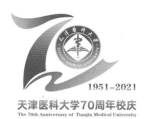

1951-2021
天津医科大学70周年校庆
The 70th Anniversary of Tianjin Medical University

内科疾病疑难病例精解

天津医科大学总医院

主编 付蓉 王邦茂

上海科学技术文献出版社
Shanghai Scientific and Technological Literature Press

图书在版编目（CIP）数据

内科疾病疑难病例精解/付蓉，王邦茂 主编．—上海：上海科学技术文献出版社，2022

ISBN978-7-5439-8460-8

Ⅰ.①内… Ⅱ.①付… ②王… Ⅲ.①内科—疑难病—病案—分析 Ⅳ.①R5

中国版本图书馆 CIP 数据核字（2021）第 206483 号

策划编辑：张　树
责任编辑：应丽春
封面设计：李　楠

内科疾病疑难病例精解
NEIKE JIBING YINAN BINGLI JINGJIE
主　　编：付　蓉　王邦茂
出版发行：上海科学技术文献出版社
地　　址：上海市长乐路 746 号
邮政编码：200040
经　　销：全国新华书店
印　　刷：朗翔印刷（天津）有限公司
开　　本：889mm×1194mm　1/16
印　　张：41.25
版　　次：2022 年 1 月第 1 版　2022 年 1 月第 1 次印刷
书　　号：ISBN978-7-5439-8460-8
定　　价：418.00 元
http://www.sstlp.com

谨以此书献给：

中国共产党建党 100 周年！

天津医科大学建校 70 周年！

天津医科大学总医院建院 75 周年！

所有为天津医科大学内科学事业作出贡献的前辈和同事们！

内科疾病疑难病例精解
编委会

名誉主编

张建宁　雷　平

主　编

付　蓉　王邦茂

副主编

（按姓氏笔画排序）

卢　飚　冯　靖　刘　铭　闫铁昆　杨　清
张文学　钟殿胜　逄崇杰
姜　葵　曹　洁　魏　蔚

编　委

（按姓氏笔画排序）

丁　凯	丁　喆	于　涛	于雪芳	于新立
马　辉	马　晴	王　苹	王　娟	王　清
王　瑜	王　鑫	王一浩	王坤玲	王保平
王晓梅	王颖媛	孔令平	边　波	曲　瑾
吕　星	朱崇贵	任　毅	刘　夏	刘　惠
刘文楠	刘建梅	刘培培	关莎莎	汤绍芳
许　楠	阮颖新	孙文闻	苏　帅	李　汇
李　硕	李凤翱	李永乐	李丽娟	李丽燕
李京艳	李津娜	肖　平	吴月清	吴成程
吴宪明	何　庆	张　弘	张　娜	张　静
张　薇	张文娟	张荣新	张琳琳	张鹏程
张燕平	陈　明	陈　鑫	邵　宜	邵媛媛
苑记清	周　伟	周　琰	周　璐	郑振峰
孟凡路	孟新民	赵　威	赵荣志	赵海燕
郝山凤	荣庆林	胡水怡	姚　薇	袁双龙
袁梦华	耿　凯	贾俊亚	柴　韵	徐鹏程
郭一凡	郭伟红	黄进勇	曹晓沧	曹海龙
梁春坡	董笑影	韩鸿玲	翟　静	薛　杨

秘　书

王新语　冯向丽

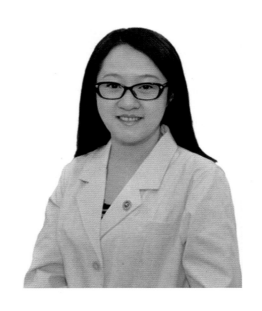

第一主编简介

付蓉，医学博士，主任医师，二级教授，博士生导师，香港大学医学院、澳大利亚墨尔本大学访问学者。

现任天津医科大学总医院副院长，兼任中华医学会血液学分会常务委员，中华医学会血液学分会红细胞疾病学组副组长，中国医师协会血液科医师分会委员，天津市医学会血液病学分会主任委员，天津市医师协会血液科医师分会副会长。Journal of clinical laboratory analysis（SCI）杂志共同主编，《中华血液学杂志》副主编，《临床血液学杂志》《中国实用内科杂志》《中国肿瘤临床杂志》杂志编委，国家自然科学基金评审专家，中华医学科技奖评审专家，中华医学会医疗事故鉴定专家等。曾获天津市"131人才工程"（第二层次人选）、天津医科大学首届"新世纪人才"、天津医科大学总医院"新世纪人才"等称号，2014年获得天津市青年科技奖，2018年入选天津市首批卫生计生行业高层次人才选拔培养工程，获"津门医学英才"称号，2020年入选"天津名医"。

付蓉教授致力于血液内科的临床医疗、教学和科研工作，尤其对骨髓衰竭性疾病、恶性血液病的诊治有深入研究，执笔《再生障碍性贫血诊断与治疗中国专家共识（2017年版）》《阵发性睡眠性血红蛋白尿诊断与治疗中国专家共识》《获得性纯红细胞再生障碍诊断与治疗中国专家共识（2015年版）》，参与制定《多发性骨髓瘤中西医结合诊疗专家共识（2019）》《红细胞寿命测定在血液系统疾病中的临床应用中国专家共识》《自身免疫性溶血性贫血诊断与治疗中国专家共识（2017年版）》。参与成立全国重型再生障碍性贫血、阵发性睡眠性血红蛋白尿症协作组。

付蓉教授发表论文90余篇，其中被SCI收录50余篇。承担国家级、省市级课题10余项，参与编写《造血系统疾病治疗诊断规范教程》《血液病治疗学》《血液病诊治新思维及探索》《物理诊断学（第3版）》等著作，获得天津市科技进步二等奖4项，天津医科大学科技成果一等奖1项。

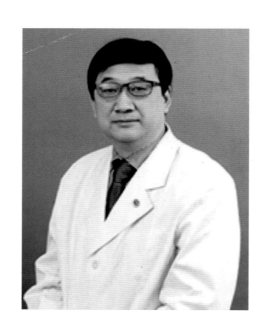

第二主编简介

王邦茂，医学博士，主任医师，二级教授，博士生导师，美国范德堡大学（Vanderbilt University）消化疾病研究中心访问学者。

现任天津医科大学总医院内科/消化科主任，天津市消化疾病研究所所长，天津市消化疾病重点实验室主任。兼任中国医师协会消化和内镜医师分会常务委员，海峡两岸消化分会常务委员，中华医学会消化学分会委员及食管协作组副组长，中华医学会消化内镜学分会常务委员及胃病协作组组长，中国中西医结合消化内镜分会副主任委员，中国中西医结合学会胃食管反流病专家委员会主任委员，国家卫健委消化内镜质控中心专家，天津市医师协会及抗癌协会副会长，天津市医学会消化内镜分会主任委员，天津市消化系病质量控制中心主任，国家及天津市消化疾病重点临床专科、天津市国际合作研究基地（消化）、天津市消化疾病研究中心和国家炎症性肠病区域质控中心负责人。《中华内科杂志》《中华消化杂志》《中华消化内镜杂志》《中华胰腺病杂志》《天津医药》和《天津医科大学学报》等杂志编委。

先后获得了天津市"五一劳动奖章"、天津市"十佳医务工作者"、天津市"好医生"、天津医科大学"优秀教师"称号，并连续四年获得天津医科大学总医院"十佳科主任"荣誉。承担和完成了国家自然基金，教育部和卫生部、天津市科委重点项目和自然基金等20余项，获得国家专利10余项。获得教育部和天津市科技进步二、三等奖4项，填补天津市卫生新技术空白10余项，主编主译教科书和参编各类教课书20余部。培养博士硕士研究生130余名，发表文章400余篇，其中SCI论文100余篇。

主要致力于功能性胃肠病、炎症性肠病和自身免疫性肝病等消化系统疑难病的诊断和治疗。

序 一

天津医科大学总医院作为一所大学医院，有着悠久的历史，在内科学领域有很多优势学科，如国家重点学科内分泌学科，国家临床重点专科消化内科、呼吸内科，也涌现出了包括内分泌学专家朱宪彝教授在内的一大批知名专家学者。

医学是一门实践科学，要想成为一名优秀的医生，需要长期的临床积累。天津医科大学总医院内科学教研室高度重视临床教学工作，自建院以来长期坚持临床教学查房，其中典型病例教学对培养医学生和年轻医生的临床思维能力具有重要意义。

本书编写组收录了呼吸科等 10 个科室的 100 个典型病例，从住院医师汇报病例切入，在主治医师初步分析考虑的基础上，充分利用天津医科大学总医院 MDT 团队，在综合了多学科专家的会诊意见后，明确诊断并实施治疗，最后的专家点评对整个病例进行总结提炼。本书病例内容丰富，覆盖面广，不论是对于医学生还是临床医务工作者均具有较高的参考价值。

天津医科大学总医院党委书记
中华医学会神经外科学会主任委员

张建宁

2021 年 6 月

序　二

随着现代医学的发展，内科学已经形成了包括呼吸系统、循环系统、消化系统、泌尿系统、血液系统、内分泌代谢系统和风湿性疾病等分支学科的庞大科学体系，是整个临床医学的基础。同时，医学教育除了介绍海量的医学知识之外，更为重要的是培养医学人才善于透过现象看本质，运用已有的医学知识去有效地解决具体的临床病例，逐步形成临床思维的智慧。所以说，在我院内科教研室和大内科系统各学科专家的共同努力下，这本厚重的《内科疾病疑难病例精解》实属经典之作。

作为临床医学院，坚守和发扬临床思维，既是丰富临床实践的应有之意，更是自身优秀传统的延续。翻开院史，1946 年我院建院时院风严谨、管理严格，基本上仿效当时最先进的北京协和医院的各项管理制度，包括三级查房制度、临床病例讨论制度、每周学术报告会制度等。中华人民共和国成立后加入总医院的朱宪彝和赵以成教授都毕业于北京协和医学院，毕业后二人分别在协和医院内科和外科接受严格的住院医师培训。这两位享誉国内外的医学大家，为总医院的学科建设与人才培养做出了不可磨灭的特殊贡献。因此，无论从组织文化上还是专家风格上，在 75 年的发展历程中我院受到了"协和风格"深深的影响，一些优秀的临床实践和医学教学传统至今仍然指导着我院医疗、教学和科研。

《内科疾病疑难病例精解》是内科教研室传承优秀临床传统的重要体现，是一本充满情怀的书。书中每一个病例都来源于临床一线，值得认真反思总结、反复琢磨品味。衷心希望这本书成为大家在医学成长之路上的良师益友。

天津医科大学副校长

天津医科大学总医院党委副书记、院长

2021 年 6 月

前　言

　　临床医学是一门实践科学，要求每位临床工作者在认真学习医学相关知识的基础上不断进行临床实践。人体又是一个复杂的有机整体，随着医学技术不断进步和临床专业学科不断细分，如何培养既全面又专业的临床医生已成为医学教育的重要课题。"内科学是医学之母"，让每位临床医生在临床上面对复杂和重症的患者既能认识和处理内科基本问题，又能解决本专业的高难问题，是内科学临床教学的重要任务。因此，本着培养既有全面的内科基本能力又有高难的专业技术能力的医学人才精神，天津医科大学总医院内科教研室团队收集了本学科各专业科室多年来经大内科例行多学科讨论后的临床实战病例编写了这本《内科疾病疑难病例精解》。

　　天津医科大学总医院始建于 1946 年，是当时的全国五所中央医院之一。建院之初，来自北京协和医院、齐鲁医学院、重庆和南京中央医院等国内著名大学和医院及留学欧美的内科专家陆续汇聚建立内科，可谓名家荟萃。至 1986 年，吴洁、朱宪彝、张成大、郭仓、石毓澍、朱德民、杜文彬教授等国内外著名的内科专家先后担任天津中央医院暨后来的天津市立总医院、天津医科大学总医院的内科主任。自内科建立后，朱宪彝校长在天津市率先创立了每周一次的"大内科多学科疑难病"讨论制度，邀请全院或全市临床和基础相关学科的专家共同讨论临床疑难病例。自 1986 年内科分为多个专业科室至今，先后在内科联席主任和内科教研室主任刘文会、黄象谦、翟德佩、王佩显、冯凭、巩路、邵宗鸿和王邦茂等教授和各专业科室主任共同努力下，坚持并不断完善了每周一次的"大内科多学科疑难病"病例讨论制度。75 年来，此项制度已成为我院重要的临床和教学特色之一，既解决了临床疑难问题，又培养了住院医师、研究生和进修医师的临床疑难、罕见和重症病例的诊治思路和处理能力。为国内培养了大批优秀的临床医学人才，也成为天津医科大学总医院的医师和从我院走出去的每一位医师的终生难忘记忆！

　　天津医科大学总医院"大内科多学科疑难病"讨论制度由内科每个专业科室每周依次轮流提供临床实际病例。每次由各专业科室的住院医师用中英文汇报病历，主治医师进行病例分析，邀请的相关专业的专家就相关的专业问题进行分析点评，最后由各专业科室和内科教研室主任结合相关文献总结。参会的住院医师、研究生、进修医生和医院的青年医师、主治医师和高级医师均可提问或点评。每一次病例讨论后，也会对既往讨论的病例结果进行反馈。

在中国共产党建党 100 周年、天津医科大学建校 70 周年、天津医科大学总医院大内科建科 75 周年之际，我们秉承着继承我院数代医学前辈的梦想，挑选了 100 例多年来我科临床遇到的疑难、罕见或危重病例。所选病例均来自临床，贴近实战，在相关学科都具有代表性，且多数病例均涉及到临床多学科的相关问题。每个病例真实展现临床遇到相关难题，临床医师进行逻辑分析和实际处理的过程。每个病例均汇集了相关学科专家的实际分析和总结，且都有相关知识的最新文献复习。力求让读者通过一个病例的学习，学会在临床上如何诊断和处理类似的病例，达到培养既全面又专业的临床医生的目的。

在本书的编写过程中，我们力求概念准确，层次清楚，逻辑严密。病例汇报精炼，多学科会诊重点突出，专家总结客观全面，文献复习简短新颖。另外，参与本书的编委团队均来自临床一线，既有全面的专业知识和较高的学历水平，又有着丰富的临床经验和能力，力求每个病例让读者有所收获。但是，由于临床和基础知识发展迅猛，编者水平有限，书中难免有不妥之处，望广大读者给予批评指正！

最后，谨以此书献给为天津医科大学内科学事业作出贡献的所有前辈和同事们！

2021 年 6 月于天津

目 录

第一章 呼吸科典型病例

病例1 关节痛、发作性咳嗽、双眼及下颌肿胀

一、病例简介

患者，女，48岁，工人，主因多关节痛5年、发作性咳嗽2年、双眼肿胀1年，加重4个月入院。

现病史：患者5年前自觉关节（双肘关节、双手近端指间关节）对称性疼痛，遇冷时加重，多次查类风湿因子（RF）均升高，未服用相关药物。2年前发作性咳嗽，冷热变化加重，伴喷嚏、流涕，偶喘鸣，支气管舒张试验阳性，诊断"支气管哮喘"，予信必可都保、孟鲁斯特纳治疗3个月后停用。1年前发现双眼肿胀，时重时轻，右侧为著。半年前穿高领毛衣时发现左侧颌下肿物，B超示双侧颌下腺体积增大伴回声不均，双侧颌下多发淋巴结肿大。4月前感冒后出现咳嗽伴喘憋，2~3次/日，白天为主，严重时伴说话中断不成句，端坐呼吸，先后就诊多家医院，应用信必可都保、思力华能倍乐控制欠佳，间断应用泼尼松口服。为进一步诊治收入我科。近2年体重下降约5kg。

既往史：过敏性鼻炎病史20年；肺结核病史30年，已治愈。

体格检查：T 36.6℃，P 83次/分，R 16次/分，BP 144/94mmHg。神清语利，查体合作。皮肤黏膜无黄染，双眼肿胀，右侧为著，右眼上睑可扪及质硬肿块，约1cm×0.5cm（图1-1），双侧眼球未见活动受限，视野无缺损。双侧颌下区肿大，左侧显著（图1-2）。双合诊：双侧颌下腺质硬，表面凹凸不平，界限清晰，左侧体积大于右侧。左颌下区淋巴结融合、无痛性肿大，约1.5cm×2cm大小，边界尚清，无破溃，余未明显扪及。双肺呼吸音粗，可闻及弥漫性哮鸣音。余查体阴性。

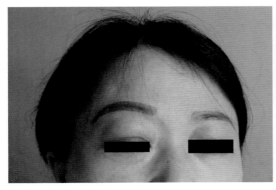

图1-1 双眼肿胀，右眼上睑质硬肿块

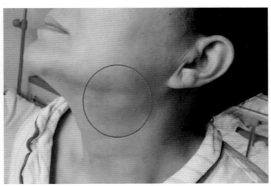

图1-2 左颌下肿物

二、辅助检查

血常规：WBC 7.20×10⁹/L，N 40.0%，L 41.1%，E 9.9%，Hb 136g/L，PLT 230×10⁹/L，CRP 2.13mg/dl。

肿瘤标志物正常。

甲状腺功能及抗体：TSH 5.0019μIU/ml，ATA 104U/ml，余正常。

免疫全项+风湿抗体：IgG 2150mg/dl，IgE 916U/ml，RF 344U/ml，C3 65.2mg/dl，C4 13mg/dl。RA7项：RF-IgG 77.2U/ml。IgG4亚类：IgG₂ 10.4g/L，IgG4 20.8g/L。

胸部HRCT（图1-3）：两肺支气管壁增厚，部分支气管扩张，右肺中叶为著；两肺多发磨玻璃密度影、斑片影、树芽影，右肺中叶为著，考虑感染性病变；两肺多发微、小结节影；两肺门及纵隔内多发增大淋巴结影，考虑为反应增生性淋巴结可能性大。

肺功能：FEV₁/FVC 61.71，FEV₁ 65.5%，FENO 66。

甲状腺B超：甲状腺体积偏小（左：3.8cm×1.1cm×1.4cm，右：3.8cm×1.1cm×1.3cm，峡部：0.2cm），实质血流信号略增多。

眼科B超：双眼玻璃体内点状弱回声，玻璃体混浊；右眼上直肌可见10.38mm×5.06mm低回声区，外直肌可疑回声减弱，泪腺可见低回声区。

眼眶CT：双侧泪腺体积弥漫性增大，请结合临床并进一步检查双侧筛窦、上颌窦炎，鼻咽顶后壁软组织略增厚。

全身PET-CT（图1-4）：双侧泪腺腺体增厚（右侧为著，SUVmax 7.6）、双侧颌下腺形态饱满（SUVmax 9.0）、双肺胸膜下区多发软组织密度小结节及树芽影（左肺下叶为著、SUVmax 3.7）、左侧颈部及胸部多发增大淋巴结影（左侧胸锁乳突肌区多发增大淋巴结影，SUVmax 9.5；双肺门及上纵隔气管肿物、纵隔内气管前间隙、主肺动脉窗、隆突下多发增大淋巴结影，SUVmax 9.5）、双肾实质形态饱满、代谢增高，考虑为炎性免疫性疾病。IgG4相关性疾病不除外。考虑心包腔微量积液、子宫肌瘤变性。

支气管镜：镜下未见明显肿物。快速现场细胞学（ROSE）：炎症改变。BALF：CD4/CD8 1.16%；淋巴细胞52.71%，嗜中性粒细胞5.03%，巨噬细胞、鳞状上皮细胞及其他42.16%，嗜酸性粒细胞0.10%；X-pert及抗酸染色阴性。病理：（右肺上叶前段亚段、右肺中叶外侧段亚段、左主支气管下壁肺活检）气道黏膜慢性炎症，肺泡隔纤维组织增生，肺泡上皮增生，未见编织状纤维化及闭塞性血管炎。

双侧颌下腺B超：双侧颌下腺弥漫性病变（考虑慢性炎症改变），双侧颌下区多发淋巴结肿大。

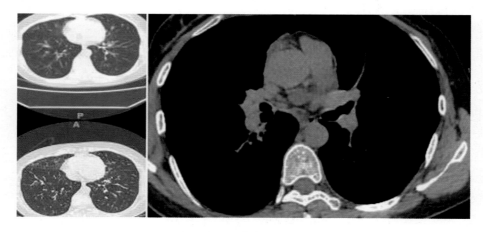

图1-3 胸部HRCT

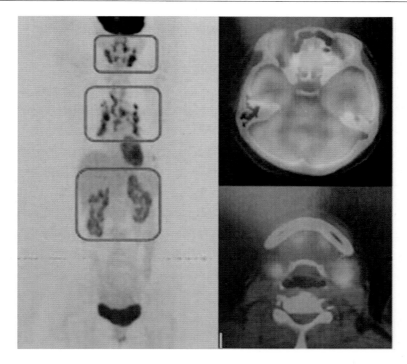

图 1 - 4　全身 PET - CT：MIP/融合图像

三、初步诊断

1. IgG4 相关性疾病？
2. 支气管哮喘。
3. 支气管扩张。
4. 过敏性鼻炎。
5. 变态反应性支气管肺曲霉菌病？
6. 类风湿关节炎？

四、治疗经过

入院后予以对症治疗：①解痉平喘、止咳祛痰；②雾化吸入；③吸氧；④监护，积极完善各项检查。

五、李津娜副主任医师分析病例

1. 患者中年女性，慢性病程，急性加重。

2. 患者支气管哮喘诊断明确，近 4 个月反复加重，逐渐发展为难治性哮喘，血嗜酸细胞增多，胸部 CT 可见支气管扩张，需除外变态反应性支气管肺曲霉菌病（ABPA）；特异性 IgE 及烟曲霉均不符合 ABPA 诊断。

3. 肺门、纵隔、颈部等部位多发淋巴结肿大、结合 PET - CT、气管镜病理、ACE 等相关检查，结节病、淋巴瘤、其他肿瘤的可能性相对较小。

4. 患者同时存在肺、泪腺、颌下腺、关节等多器官病变，是全身某种系统性疾病一元论解释所有症状，还是多系统疾病，需进一步明确。

5. 患者双眼肿胀，右眼存在硬结，既往使用激素可缩小，双眼 B 超或 CT 均可见双侧泪腺病变，颌下腺 B 超示颌下腺肿大，泪腺、颌下腺病变的疾病需考虑 IgG4 相关性疾病，PET - CT 亦给予相应提示。确诊需要充分的病理学支持，因此病理取材部位非常重要，而对于疑难病，病理组织需要取材充分，能够满足病理检查染色的数量，淋巴结和相关病变腺体或者 PET - CT 高代谢部位都是理想部位，目前外科会诊认为淋巴结穿刺活检不能达到预期，如何获得满意的病理组织取材是下一步诊疗关键。

六、MDT 讨论目的

1. 疾病的诊断及鉴别诊断。

2. 结合临床表现和相关检查，临床高度怀疑为 IgG4 相关性疾病，如何获得满意的病理组织取材。

七、多学科会诊意见

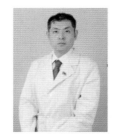

李凤翱，内分泌代谢科博士，天津医科大学总医院内分泌代谢科副主任医师。擅长垂体、肾上腺、性腺疾病、生长发育异常、甲状腺疾病的诊疗。

内分泌代谢科李凤翱副主任医师：本例患者甲状腺功能提示 TSH 轻微升高，ATA 显著升高，甲状腺体积减小，考虑为甲状腺疾病终末期表现，慢性甲状腺炎可确诊，是否与 IgG4 - RD 相关，暂不能确定。内分泌角度出发，IgG4 - RD 最常累及垂体和甲状腺，导致垂体炎和 Riedel's 甲状腺炎。垂体炎主要表现为垂体增大，中枢性尿崩症，垂体前叶功能减退。建议完善垂体 MRI 平扫，若有占位，进一步行活检。IgG4 相关甲状腺炎可与桥本甲状腺炎重叠，目前不能确定导致慢性甲状腺炎的病种类别。若 IgG4 - RD 确诊，鉴于内分泌部分，建议激素剂量 0.6mg/(kg·d) 或者 30~40mg/d，治疗疗程至少 6 个月。

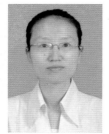

孙文闻，孙文闻，医学博士，天津医科大学总医院风湿免疫科副主任。现任天津市医学会风湿病学分会常务委员，天津市医师协会风湿免疫医师分会常务委员，中华医学会内科学分会免疫净化与细胞治疗学组委员会委员，中国医师协会免疫吸附学术委员会委员，中国医师协会风湿免疫科医师分会风湿病相关影像学组委员，海峡两岸医药卫生交流协会风湿免疫病学专业委员会委员感染学组常务委员，中华临床免疫和变态反应杂志编委。获科技成果 2 项及市科技进步三等奖。

风湿免疫科孙文闻副主任医师：典型的 IgG4 - RD 主要从入选标准、排除标准以及评分三方面着手，入选标准：必须证明至少有一个器官受累表现与 IgG4 - RD 一致。排除标准：从临床、血清学、影像学、病理学以及已知疾病多方面排除。在符合入选标准，不满足除外标准后从以下几方面进行综合评分：病理、免疫组化、血清学 IgG4 滴度、各脏器病变程度或范围。本例患者血清 IgG4 >5 倍正常上限 +14 分，双侧泪腺、颌下腺受累 +14 分；目前虽病例未能取得，但该患者至少 28 分（>20 分），故符合 IgG4 - RD 临床诊断。建议病理确诊后尽早激素治疗。患者虽有双侧对称小关节疼痛以及 RF 升高，根据 2010 年 ACR/EULAR 的 RA 分类标准，该患者得分 5 分，且患者慢性病程，未见关节畸形及晨僵等其他 RA 征象，目前不能确诊 RA，但随访中需警惕。患者存在轻微口干，饮水后可缓解，需鉴别干燥综合征与 IgG4 相关涎腺炎，因缺乏干燥综合征其他临床表现及特异性 SSA 及 SSB 抗体，故不考虑干燥综合征。总之，建议颌下腺取材，确诊后首选激素治疗，短期内即可明显改善，亦可使用免疫抑制剂，CTX 最常使用。若局部症状加重，可加用激素。患者 PET - CT 提示双肾髓质存在病变，而 IgG4 - RD 累及肾脏主要表现为皮质病变，皮质纤维化，建议完善双肾 B 超。

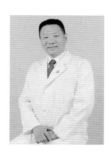

陈秋松，男，医学博士，副主任医师，任职于天津医科大学总医院 PET - CT 影像诊断科。专业领域为体部良恶性病变的正电子显像诊断，对于呼吸系统相关疾病、神经内分泌肿瘤的诊断有一定的研究。

PET - CT 影像诊断科陈秋松副主任医师：患者病变器官同时累及泪腺和颌下腺，结合化验结果，未见明显肿瘤病变征象，另外 PET - CT 扫描可见多个高代谢位点，考虑 IgG4 - RD 可能性大，最终需依靠组织学病理及免疫组化染色确诊。IgG4 - RD 常累及胰腺、胆管等。目前有文献表明 FDG - PET/CT 在 IgG4 - RD 初始诊断中的潜在价值，但关于双肾摄取增高是否为 IgG4 累及所致尚待讨论，需排除糖尿病肾病及 ANCA 相关性肾病。

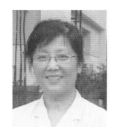

宋文静，女，天津医科大学总医院病理科副教授。1991 年于天津医科大学获硕士学位，硕士研究生导师，主专临床病理诊断(不含中枢神经系统疾病)。

病理科宋文静副教授：患者中年女性，多腺体病变，结合化验及检查结果，IgG4 相关性疾病有待明确。从病理学角度讲，IgG4 - RD 有三个特征性组织学特点：致密性淋巴浆细胞浸润、席纹状纤维化和闭塞性静脉炎。IgG4 - RD 主要累及涎腺、淋巴结、肾脏、肺脏等，一般淋巴结较为隐匿，病理呈滤泡样增生，但结构未见破坏，穿刺所得标本可能不足，浆细胞量及 IgG4/IgG 比值不能满足诊断，最终病理确诊不确切可能性大。切除完整的腺体组织对于诊断帮助更大，建议足量取材。

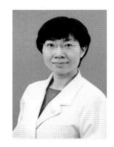

杨文慧，女，副主任医师。2003 年于天津医科大学眼科专业获得硕士学位，任职于天津医科大学总医院眼科。擅长：眼部先天性、外伤性畸形的整形及眼部美容手术。

眼科杨文慧副主任医师：患者中年女性，慢性病程，存在双侧泪腺及颌下腺无痛性肿大，激素治疗有效，结合相关化验检查，考虑米库利兹病(MD)可能性大。MD 属于 IgG4 - RD 疾病中的一种，具体诱因尚不清楚，也称为良性淋巴上皮病变，多见于泪腺、涎腺和下颌下腺，呈双侧、无痛、对称性肿大。眼科角度来讲，IgG4 - RD 最常累及泪腺，亦可累及脉络膜，但相对少见。本例患者不建议泪腺取材，因术后出现干眼症风险较大。另外可进行实验性治疗，使用小剂量激素 0.6mg/(kg·d) 或者 30~40mg/d，疗程大致 3~6 个月。

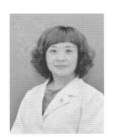

王寅，女，副主任医师。2010 年于华西口腔医学院口腔颌面外科获得博士学位，任职于天津医科大学总医院口腔外科。擅长：口腔颌面颈部及涎腺肿瘤的诊治，颌面部骨折的修复。

口腔外科王寅副主任医师：患者中年女性，双侧颌下腺肿大伴周围淋巴结肿大，双合诊可触及双侧颌下腺质硬，表面凹凸不平，界限清晰，左侧体积大于右侧。左颌下区淋巴结融合、无痛性肿大，约 1.5cm×2cm 大小，边界尚清。考虑颌下腺炎，该病病因主要分为两大类，即涎腺结石和无涎腺结石，而无涎腺结石者以慢性硬化性颌下腺炎居多，大多数进行免疫组化可见 IgG4 升高。本例患者结合症状及查体结果：颌下腺肿大，左侧为著，导管无条索，可扪及周围淋巴结肿大。IgG 升高且 IgG4 升高。考虑 IgG4 - RD 导致颌下腺僵硬，呈结节状可能性大，颌下腺功能基本丧失，行左侧颌下腺切除后周围小腺体可替代分泌唾液，故对患者唾液分泌功能影响较小，且并发症较少，因此建议行左侧颌下腺全切进行病例组织学及免疫组化染色进一步确诊。

MDT 后诊治经过：口腔外科协助下局麻后行左侧颌下腺切除术。病理回报：送检涎腺组织一块，大小约 4cm×3.5cm×1.5cm，切面灰黄色实性多结节状，另见淋巴结 3 枚(图 1 - 5)；(左颌下腺)部分区域腺泡破坏，淋巴细胞和浆细胞浸润伴淋巴滤泡形成，纤维组织增生，浆细胞 CD38 和 CD138 阳性，IgG 及 IgG4 弱阳性，IgG4/IgG >40%，不除外 IgG4 相关硬化性病变；(左颌下腺)淋巴结反应性增生；免疫组化染色示 CD20、CD3 相应的 B、T 淋巴细胞阳性，CD21 示 FDC 网存在，Ki - 67 生发中心内高表达(图 1 - 6)。

本例患者最终确诊 IgG4 - RD，治疗上予甲泼尼龙 40mg 治疗，5 天后双眼及右侧颌下腺肿胀较前明显减小，质地较前变软，右眼硬结消失。肺功能：FEV_1 65.5%，FEV_1/FVC 61.7%，提示中度阻塞性通气功能障碍,弥散功能正常。支气管舒张试验阳性。院外规律服用甲泼尼龙24mg 1 次/日口服,之后逐渐减量,同时联合布地奈德福莫特罗粉吸入剂(信必可都保)、孟鲁司特钠等治疗。患者哮喘症状未再反复,胸部 CT 中双肺多发磨玻璃密度影、树芽影及结节影较前明显好转,血清 IgG4 水平进行性下降。

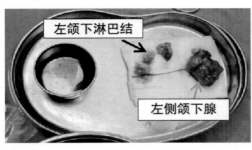 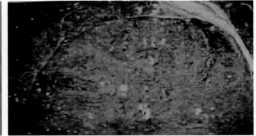

图 1-5 左侧颌下腺及颌下淋巴结　　　　　图 1-6 左侧颌下腺病理

八、专家点评

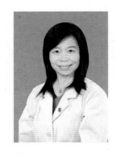

曹洁,女,主任医师,博士研究生导师,天津医科大学总医院呼吸与危重症医学科科主任、学科带头人。擅长呼吸危重症、慢性气道疾病、睡眠呼吸疾病、呼吸系统疑难危重症等多领域规范化诊疗。

呼吸与危重症医学科曹洁主任医师:难治性哮喘是指尽管按照 GINA 步骤 4 或 5 进行了治疗仍未得到控制的哮喘[例如:中等剂量或高剂量吸入性糖皮质激素(ICS)及第二种控制药物;维持性口服皮质类固醇],或者需要这种治疗以保持良好的症状控制并减轻哮喘病情加重的风险。当哮喘难以控制时应寻求是否存在合并症或因其他诊断导致,其中包括检测血清 IgG、IgE 以及嗜酸细胞。

IgG4 - RD 是一种慢性系统性疾病,近年来有文献表明许多 IgG4 - RD 患者常常存在过敏特征,如湿疹、过敏性鼻炎、哮喘等,因此难治性哮喘患者还应考虑 IgG4 - RD,特别是伴有多系统表现的患者,因此认真询问病史及伴随症状和细致的体格检查尤为重要。IgG4 - RD 可累及多个器官,主要包含胰腺、泪腺、颌下腺、甲状腺、胆管、肺、肾脏等,其病因目前尚未明确。IgG4 - RD 近年来诊断率增加,根据 2019 年诊断标准,需满足入选标准,不满足排除标准,之后进行综合评分,总纳入评分≥20,则符合 IgG4 - RD 分类。治疗首选激素,反应良好,治疗剂量建议为 0.6mg/(kg·d)或者 30~40mg/d。

九、文献汇总

IgG4 - RD 是一种免疫介导的系统性疾病。2011 年在国际会议上正式命名主要包含 MD、IgG4 相关泪腺炎、AIP(自身免疫性胰腺炎)、Ormond 病(腹膜后纤维化)等疾病。目前 IgG4 - RD 流行病学难以确定。其病因也尚未明确,有学者认为可能与遗传、细菌感染和分子模拟、免疫失调等有关,但 IgG4 是否直接介导疾病过程尚未可知。从年龄来看,IgG4 - RD 主要影响中、老年男性,而 IgG4 相关性涎腺炎与此不同,性别差异并不显著。IgG4 - RD 最常累及器官为胰腺和唾液腺。一项 235 例 IgG4 - RD 患者的日本队列研究结果与此一致,另外超过一半的病人有两个或两个以上受影响的器官。

IgG4 - RD 无论哪一类疾病谱均需要结合临床症状,血清学指标、放射学以及病理进行诊断,其中组织病理学为金标准。IgG4 - RD 患者临床症状一般不具有特异性,大多数呈亚急性表现,少数出现急性症状,如发烧、体重减轻、急性期反应物增加和全身炎症其他表现。该类疾病病程较长,症状反复发作,迁延不愈,病程中存在自发好转现象。血清学方面,文献表明大约在 3%~30% 的 IgG4 - RD 患者血清 IgG4 浓度正常,因此仅使用 IgG4 血清浓度诊断或者否定 IgG4 - RD 是不可靠的。放射学方面，IgG4 - RD 经常出现类似恶性肿瘤征象，因此鉴别诊断至关重要，病理组织学也成为鉴别诊断或排除肿瘤的一种重要手段。IgG4 - RD 与结节病类似，虽然病变累及多个脏器，但受累器官病理形态均一致，三个特征性组织学为致密性淋巴浆细胞浸润、席纹状纤维化和闭塞性静脉炎。席纹状纤维化虽然在 AIP 中常见，但在 IgG4 相关性泪腺炎中并不常见，闭塞性静脉炎在 IgG4 相关性唾液腺炎和泪腺炎中也不常见。实际上临床工作中单纯病理组织并不能满足诊断需要，还需免疫组化染色与其他疾病进一步鉴别，主要为 IgG 细胞及 IgG4 + 细胞，并将两者进行比值计算。2011 年日本指南中指出组织病理应满足 IgG4 + 细胞/IgG 细胞 > 40%，IgG4 + 细胞/HP > 10%。2016 年 Mehmet Ozgur Avincsal 和 Yoh Zen 等人发表的文献表明不同受累器官 IgG4 + 细胞/HP 界值不同。2019 年 ACR/EULAR 则根据 IgG4 + 细胞/IgG 细胞以及 IgG4 + 细胞/HP 比值得分情况进行计算。

　　IgG4 - RD 是一种免疫性疾病，同时存在过敏特征，大约高达 40% 的 IgG4 - RD 患者存在过敏性疾病，如哮喘或慢性鼻窦炎。两者之间一些细胞因子存在相互重叠与交叉。目前激素仍为 IgG4 - RD 的一线治疗药物，更多药物有待探索。

（呼吸与危重症医学科：李津娜　王　翔　陈　茉　赵海燕）

参 考 文 献

［1］Global Initiative for Asthma. Global strategy for asthma management and prevention. Updated,2020,www. ginasthma. org.

［2］Wu Y, Xu ZR, Zhou WJ. Immunoglobulin G4 - related disease with features of Mikulicz's disease and autoimmune pancreatitis which firstlypresented as asymptomatic lymphadenopathy：a case report［J］. Chin Med J（Engl），2015，128（5）：706 - 707.

［3］Rao D,Natter P,Fernandes R,et al. A Case Report of Mikulicz Syndrome［J］. J Radiol Case Rep,2017,11（7）：1 - 7.

［4］Takagi H,Iwama S, Sugimura Y, et al. Diagnosis and treatment of autoimmune and IgG4 - related hypophysitis：clinical guidelines of the Japan Endocrine Society［J］. Endocrine journalvol, 2020, 67（4）：373 - 378.

［5］Stone JH, Zen Y, Deshpande V. IgG4 - related disease［J］. N Engl J Med, 2012, 366（6）：539 - 551.

［6］Wallace ZS, Naden RP, Chari S, et al. The 2019 American College of Rheumatology/European League Against Rheumatism Classification Criteria for IgG4 - Related Disease［J］. Arthritis Rheumatol, 2020, 72（1）：7 - 19.

［7］Kay J, Upchurch KS. ACR/EULAR 2010 rheumatoid arthritis classification criteria［J］. Rheumatology（Oxford）, 2012, 51 Suppl 6：vi5 - vi9.

［8］Kamisawa T, Okazaki K. Diagnosis and Treatment of IgG4 - Related Disease［J］. Curr Top Microbiol Immunol, 2017, 401：19 - 33.

［9］Takahashi H, Yamashita H, Morooka M, et al. The utility of FDG - PET/CT and other imaging techniques in the evaluation of IgG4 - related disease［J］. Joint Bone Spine, 2014, 81（4）：331 - 336

［10］Nakatani K, Nakamoto Y, Togashi K. Utility of FDG PET/CT in IgG4 - related systemic disease［J］. Clin Radiol, 2012, 67（4）：297 - 305.

［11］Campochiaro C, Ramirez GA, Bozzolo EP, et al. IgG4 - related disease in Italy：clinical features and outcomes of a large cohort of patients［J］. Scand J Rheumatol, 2016, 45（2）：135 - 45.

［12］Lee YS, Cho HJ, Yoo HS, et al. A case of IgG4 - related disease with bronchial asthma and chronic rhinosinusitis in Korea［J］. J Korean Med Sci, 2014, 29（4）：599 - 603.

［13］Della - Torre E, Germano T, Ramirez GA, et al. IgG4 - related disease and allergen - specific immunotherapy［J］. Ann Allergy Asthma Immunol, 2020, 124（6）：631 - 633.

［14］Wang X, Wan J, Zhao L, et al. IgG4 - related disease with tracheobronchial miliary nodules and asthma：a case report and review of the literature［J］. BMC Pulm Med, 2019, 19（1）：191.

［15］Stone JH，Khosroshahi A，Deshpande V，et al. Recommendations for the nomenclature of IgG4 – related disease and its individual organ system manifestations［J］. Arthritis Rheum，2012，64（10）：3061 – 3067.

［16］Okazaki K，Umehara H. Current Concept of IgG4 – Related Disease［J］. Curr Top Microbiol Immunol，2017，401：1 – 17.

［17］Ishikawa Y，Terao C. Genetic analysis of IgG4 – related disease［J］. Mod Rheumatol. 2020 Jan；30（1）：17 – 23.

［18］Koneczny I. A New Classification System for IgG4 Autoantibodies［J］. Front Immunol，2018，9：97.

［19］Nirula A，Glaser SM，Kalled SL，et al. What is IgG4？ A review of the biology of a unique immunoglobulin subtype［J］. Curr Opin Rheumatol，2011，23（1）：119 – 124.

［20］Inoue D，Yoshida K，Yoneda N，et al. IgG4 – related disease：dataset of 235 consecutive patients［J］. Medicine（Baltimore），2015，94（15）：e680.

［21］Kamisawa T，Zen Y，Pillai S，et al. IgG4 – related disease［J］. Lancet，2015，385（9976）：1460 – 1471.

［22］Opriță R，Opriță B，Berceanu D，et al. Overview of IgG4 – Related Disease［J］. J Med Life，2017，10（4）：203 – 207.

［23］Khosroshahi A，Wallace ZS，Crowe JL，et al. International Consensus Guidance Statement on the Management and Treatment of IgG4 – Related Disease［J］. Arthritis Rheumatol，2015，67（7）：1688 – 1699.

［24］Avincsal MO，Zen Y. The Histopathology of IgG4 – Related Disease［J］. Curr Top Microbiol Immunol，2017，401：45 – 60.

［25］Baqir M，Garrity JA，Vassallo R，et al. Asthma and orbital immunoglobulin G4 – related disease［J］. Ann Allergy Asthma Immunol，2016，116（4）：313 – 316.

［26］Gao Y，Zheng M，Cui L，et al. IgG4 – related disease：association between chronic rhino – sinusitis and systemic symptoms［J］. Eur Arch Otorhinolaryngol，2018，275（8）：2013 – 2019.

［27］Kamisawa T，Anjiki H，Egawa N，et al. Allergic manifestations in autoimmune pancreatitis［J］. Eur J Gastroenterol Hepatol，2009，21（10）：1136 – 1139.

病例 2　不明原因发热带来的意外发现

一、病例简介

患者，女，54 岁，主因发热 10 余天就诊。

现病史：患者入院前 10 余天无明确诱因出现发热，体温最高 37.8℃，夜间为主，无寒战，伴咳嗽，无痰，无胸痛及咯血，无胸闷憋气，无盗汗、乏力，无恶心呕吐，无腹痛腹泻，无关节疼痛；外院胸部 CT（图 1 – 7）：左肺上叶舌段斑片、迂曲管状影及小结节影，对症抗炎效果不佳。为求进一步诊治收住我科。患者自发病来精神可，睡眠饮食可，二便正常，体重正常。

既往史：肺结核病史 30 年，曾抗结核治疗，胸椎结核病史 28 年，已行手术治疗。否认皮肤毛细血管扩张等其他疾病病史。

体格检查：T 36.0℃，P 88 次/分，R 18 次/分，BP 115/74mmHg。

神清语利，查体合作。全身皮肤黏膜无黄染、无发绀。未见杵状指。口唇不发绀，双肺呼吸音清，未闻及干湿性啰音及杂音。心界不大，心率 88 次/分，律齐，各瓣膜区未闻及杂音。腹软，肝脾肋下未触及，肝区无叩击痛，腹部未触及包块。脊柱四肢无畸形，双下肢不肿，无杵状指（趾）。

二、辅助检查

入院后检查：

血常规：WBC 7.24×10^9/L，N 70.0%，Hb 142g/L，PLT 291×10^9/L，CRP 2.14 mg/dl。

肝肾功能、电解质、肿瘤标志物均正常。

血气分析（未吸氧）：pH 7.439，PO_2 56.5mmHg，PCO_2 32.4mmHg，$AaDO_2$ 54.4mmHg，SO_2 90%。

风湿抗体：ANA 阳性（胞浆型 1:80，核颗粒型 1:80），抗 SSA 抗体及抗 SSB 抗体弱阳性，余阴性。

肺功能：FEV$_1$ 2.32L，FEV$_1$pre 97%，FEV$_1$/VCmax 103.2%，TLCO 79%，KCO 92%，提示通气功能正常，弥散功能轻度减低。

三、初步诊断

1. 肺部阴影待查　血管畸形？社区获得性肺炎？
2. 陈旧性肺结核。
3. 陈旧性胸椎结核。

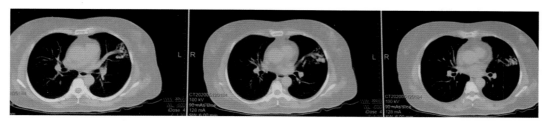

图 1-7　胸部平扫 CT

四、治疗经过

1. 入院后监测体温，临床无明显感染表现，暂未予抗生素治疗。

2. 积极完善胸部强化 CT 及三维重建（图 1-8、图 1-9）：左肺上叶舌段可见多发迂曲血管影及结节影，与临近左肺上叶肺静脉、肺动脉相联通，提示左肺上叶肺动静脉畸形，并发现肝脏富血供结节，进一步行腹部 B 超及核磁检查（图 1-9）。

3. 右心声学造影：考虑符合肺动静脉瘘。

4. 腹部 B 超：脂肪肝，肝右后叶极低回声包块。

5. 肝脏 MR 增强（普美显，图 1-10）：肝右叶富血供肿块，考虑肝细胞癌可能性大。

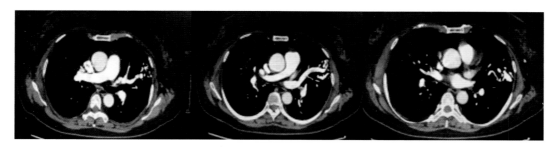

图 1-8　胸部强化 CT

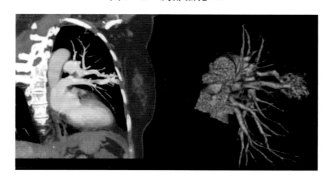

图 1-9　胸部 CT + 三维重建：考虑左肺上叶舌段动静脉畸形

注：左肺上叶舌段可见多发迂曲血管影及结节影，与临近左肺上叶肺动脉/肺静脉相连通，动脉期呈明显强化，左肺上叶肺静脉增粗

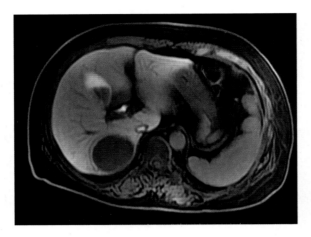

图 1 - 10   肝脏强化 MR(普美显)

注:肝脏大小、形态未见明显异常,肝右叶后上段与后下段可见稍长 T_2 信号肿块影,大小约 5.2cm×4.2cm,于 DWI 呈高信号,动脉期可见明显强化,门静脉期及实质期强化减低并可见包膜强化,肝胆期未见摄取

五、李津娜副主任医师分析病例

1. 患者中年女性,以发热就诊,轻微呼吸道表现,胸部影像学如果不仔细观察很容易误诊为社区获得性肺炎,再结合患者既往结核病史,如果未进行强化 CT 检查而进行气管镜检查,后果十分危险。

2. 患者既往结核病病史,本次就诊未见典型结核中毒表现以及炎症指标升高,且肺部 CT 未见典型肺结核征象,因此不考虑肺结核。

3. 患者肺部阴影未见肿块影、毛刺、空洞、胸膜牵拉、纵隔淋巴结肿大等征象,肿瘤标志物正常范围,不支持恶性肿瘤病变。

4. 肺部阴影呈长条形,似乎与血管密切相关,因此行肺部增强 CT 及三维重建以及右心声学造影排除了心源性分流,考虑肺动静脉瘘,目前暂无遗传、创伤、淀粉样变、支扩等证据,因此导致肺动静脉瘘原因尚不明确。

5. 目前患者肺动静脉瘘的临床表现并不突出,但是存在低氧血症,且经过氧疗未见改善。从肺功能观察到总弥散功能减低,而单个肺泡弥散功能正常范围,侧面反映出毛细血管短路导致低氧,与肺动静脉瘘相符。

6. 胸部强化 CT 扫描范围至肝脏时观察到肝脏肿块影,其中有血管走行。完善腹部 B 超及肝脏 MRI 强化(普美显)不能鉴别是肝良性肿瘤还是肝癌。

7. 目前患者存在肺动静脉瘘和肝脏肿瘤两大主要疾病,下一步治疗方案如何选择。

六、MDT 讨论目的

1. 肺动静脉瘘诊断。

2. 肝脏肿瘤性质   良性? 恶性?

3. 肺动静脉瘘和肝脏肿瘤的诊疗方式,是先后还是同时,如果是先后,先进行哪项治疗。

七、多学科会诊意见

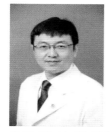

李东，男，主任医师。2008 年于天津医科大学获博士学位，任职于天津医科大学总医院医学影像科。擅长：心胸疾病影像诊断。

医学影像科李东主任医师：本例患者胸部 CT 提示左肺病变，追溯既往胸片未能获得。肺部影像学表现一般从实质、间质以及血管三方面着手，病变性质大致分为感染性病变、肿瘤性病变以及血管病变。感染性病变影像多数表现为实变、磨玻璃密度影、空洞、树芽影等征象，与本例不符。肺癌影像学表现：周围型一般表现为肿块影，边界不清，伴有毛刺、胸膜牵拉等；中央型常表现为肺门肿块，部分空洞样改变，伴有纵隔淋巴结肿大等，本例不符。从患者胸部强化 CT 看，肺部病灶血管强化十分明显，血管内造影剂充盈良好，左肺上叶舌段静脉明显增粗，末端有一团血管团，结合三维重建可见动静脉短路，因此符合典型肺动静脉畸形图像。肝脏肿块从强化 MRI 看，可见稍长 T_2 信号，DWI 呈高信号，动脉期可见明显强化，门静脉期及实质期强化减低并可见包膜强化，肝胆期未见摄取，有快进快出表现，符合肝癌影像学表现。

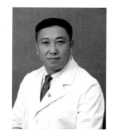

杨振文，医学博士，副主任医师。毕业于中国协和医科大学阜外心血管病医院并获博士学位，南京医科大学博士后经历，任职于天津医科大学总医院心血管内科。主要从事先天性心脏病的介入治疗、肺动脉高压诊疗和慢性血栓栓塞性肺高压的介入治疗及心脏瓣膜病的介入治疗工作。

心血管内科杨振文副主任医师：患者肺动静脉瘘诊断明确，该疾病分为单发和多发，单发肺动静脉瘘一般低氧不明显，多发肺动静脉瘘低氧显著，肺动静脉瘘可合并脑脓肿和血栓等疾病。治疗方面：目前有介入以及外科手术两种治疗手段。外科手术创伤大，建议完善右心导管明确肺动脉压后决定。患者虽无血流动力学改变，但低氧血症长期无法纠正，血管会越来越粗，未来症状会越来越重，建议积极治疗。若可行介入治疗，建议左肺动脉封堵。

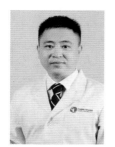

杜鑫，男，医学博士，天津医科大学总医院心脏超声中心主任，英国牛津大学及帝国理工大学工作学习 4 年。主要从事超声心动图及心血管内科的临床工作，擅长心脏瓣膜疾病、心肌疾病、心包疾病和先天性心脏病的超声诊断，并负责我院和天津市多家医院的疑难、少见及复杂心血管疾病的超声会诊工作。

心脏超声中心杜鑫副主任医师：肺动静脉瘘一般不影响心脏的血流动力学，因此经胸超声心动图检查通常无特殊发现。右心声学造影因其无创、敏感性高而用作筛查卵圆孔未闭、肺动静脉瘘的首选检查，但阳性结果只能提示出现心内或肺内分流，区分哪种分流还要结合微泡出现途径、时相与时长，两者的鉴别非常重要。肺动静脉瘘受肺动静脉交通压力驱动，Valsalva 动作对其影响较小，肺内分流的微泡一般在 3～6 个心动周期出现于左心腔，10 个心动周期后左心腔出现同右心腔密度的浓密微泡，当停止微泡注射后，右心腔内微泡消失，左心腔内仍存在微泡。本例患者与之相符，结合胸部强化 CT 及三维重建，诊断明确。

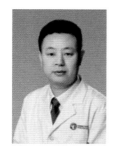

陈钢，男，主任医师，毕业于西安医科大学，任职于天津医科大学大学总医院肺部肿瘤外科，行政副主任。专门从事肺部及纵隔肿瘤的诊断、外科手术及综合治疗工作，率先开展胸部微创手术，精通所有术式的胸腔镜微创肺切除手术。在早期肺癌诊断治疗、肺小结节的诊断以及精准肺段切除方面经验丰富。

肺部肿瘤外科陈刚主任医师：患者目前肺动静脉瘘诊断明确。肺动静脉瘘存在以下两方面问题：①右向左分流导致无法纠正的低氧血症；②形成微栓，从而导致多个脏器血栓栓塞。本例患者符合第一条，但目前尚未引起活动耐量下降等症状，建议外科手术根治。若行手术治疗，建议左肺上叶切除或胸腔镜下操作。因患者有肺结核病史，若胸膜粘连明显会导致胸腔镜操作难度加大，必要时仍需开胸手术。由于术后恢复时间较长，建议先解决肝脏肿物，明确肿块性质。在此期间建议多次复查血气分析及关注症状变化。

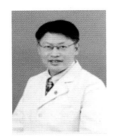

田伟军，男，医学博士，主任医师，任职于天津医科大学大学总医院普外－肝胆胰脾。擅长：肝、胆道、胰腺肿瘤手术。针对肝癌开展包括肝脏极量切除、尾状叶切除手术、微波消融及靶向等手段综合治疗、肝门胆管癌多学科综合治疗、腹腔镜肝胆胰腺肿瘤微创手术等。

普外科田伟军主任医师：我国肝癌最常见原因为乙肝导致，无乙肝患者出现肝癌相对少见，诊断需慎重，肝脏普美显 MRI 提示肝脏肿块恶性病变可能性大，若行肝穿刺易造成穿刺道转移，因此不适合肝穿。建议手术切除，送检病理进行确诊。另外胸、腹部手术创伤较大，不建议同时进行。腹部手术前我们将进一步进行吸氧前后血气分析，与麻醉科共同制定更安全全面的麻醉手术方案。

MDT 后诊治经过：肝脏手术前完善腹部强化 CT（图 1－11）。术前准备完毕后于全麻下行腹腔镜肝 S6、7 段切除，并送检病理（图 1－12）：间叶组织来源肿瘤，肿瘤以梭形细胞为主，伴有细胞多形性，背景含较多炎细胞，免疫组化染色示：肿瘤细胞 Vimentin 和 GS 阳性，HSP70、MelanA、Bcl－2 和 STAT6 部分阳性，CD23、S－100 和 HMB45 少许阳性，CK7、CK19、Hepatocyte、Arg－1、GPC3、ALK、Calponin、CD31、CD34、CD21 和 CD117 阴性，考虑为炎症性肌成纤维细胞肿瘤（中间型）。术后恢复良好，肺动脉瘘定期随访观察中。

最终诊断：①肺动静脉瘘；②肝脏炎症性肌成纤维细胞瘤。

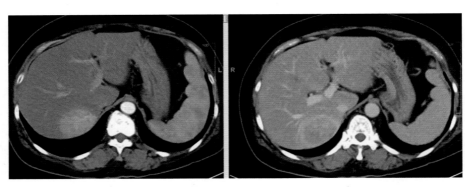

图 1－11　腹部强化 CT

注：肝右叶可见肿块影，大小约 5.2cm×4.1cm，动脉期呈明显强化，门脉期及实质期可见对比剂廓清，考虑肿瘤性病变，孤立性纤维瘤（上皮样血管瘤）可能性大，腺瘤不除外

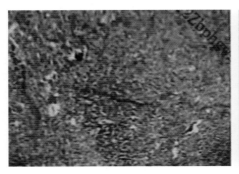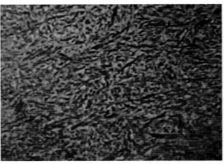

图 1－12　肝脏肿物病理及免疫组化染色

八、专家点评

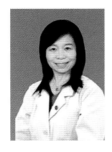

曹洁，女，主任医师，博士研究生导师，天津医科大学总医院呼吸与危重症医学科科主任、学科带头人。擅长呼吸危重症、慢性气道疾病、睡眠呼吸疾病、呼吸系统疑难危重症等多领域规范化诊疗。

呼吸与危重症医学科曹洁主任医师：肺动静脉瘘（PAVF）是一种罕见的血管畸形病变，患病率 0.38‰，是指肺动脉与肺静脉间的短路，即肺动脉血液不经肺泡直接流入肺静脉。多为先天性，也可由肺部创伤累及肺血管形成。先天性肺动静脉瘘随着年龄增长而进展，65% 有家族性和遗传性出血性毛细血管扩张症（HHT）。发绀、红细胞增多和杵状指为典型三联征，但较为少见，部分患者因咯血、咳嗽、矛盾性栓塞就诊。另外，难以纠正的低氧血症是其一大特点，主要由于动静脉短路，肺动脉血流未经充分氧合即进入肺静脉回流至左心导致。右向左分流可引起脑脓肿、脑栓塞等致死性并发症，亦可发生咯血或细菌性心内膜炎而危及患者生命。根据肺动静脉瘘输入血管数目分为 2 型（图 1 - 13）：①单纯型：输入动脉和输出静脉各一支，交通血管呈瘤样扩张，瘤囊无分隔；②复杂型：输入动脉和输出静脉为多支，交通血管呈瘤样扩张，瘤囊常有分隔或为迂曲血管。小的肺动静脉瘘通常无需治疗，较大的肺动静脉瘘可通过微创介入栓塞或外科切除病变肺段等手术治疗。肺动静脉瘘在没有强化的胸部 CT 极易误诊为肺炎、肿瘤等病变，临床医生需仔细进行鉴别其与血管间关系，及时进行胸部强化 CT 检查，必要时需行血管造影确诊。

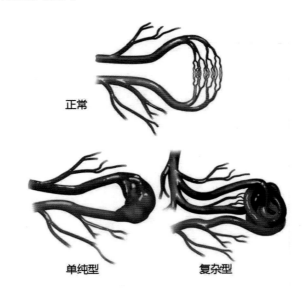

正常

单纯型　　复杂型

图 1 - 13　肺动静脉瘘分型示意图

炎症性肌成纤维细胞瘤（IMT）属于一种罕见的，间叶组织来源的良性肿瘤，有局部浸润或转移等恶性征象，其发病机制尚不清楚。由于纤维炎症条件的定义和命名仍在发展，IMTS 的真正发病率和患病率很难估计。IMT 在各个年龄均可发病，但主要发生在儿童和年轻人的软组织和内脏，肺部最常见，但也可出现于肠系膜、网膜、腹腔脏器、腹膜后、骨盆、腹部软组织、纵隔、头颈部、上呼吸道、躯干和四肢等部位。其临床特征是通过 IMT 的位置来确定的，15%～30% 的患者表现为发热、体重减轻和不适。实验室检查结果包括血沉升高、CRP 升高、小细胞低色素性贫血和血小板增多。术前诊断较为困难，最终需组织病理学评估。主要治疗手段为手术切除。

九、文献汇总

PAVF 是一种血管解剖畸形，将肺动脉与肺静脉直接连接，缺乏毛细血管网，从而形成短路血流导致从右向左分流。超过 80% PAVF 是由先天因素造成，小部分是由后天因素造成，如创伤、转移癌、长期肝硬化等。典型三联征为发绀、红细胞增多和杵状指，但较为少见，超过一半患者是无症状的。据报道，有些患者以并发症就诊，如咯血、咳嗽、自发性血胸、运动障碍、心绞痛等。大多数 PAVF 的瘘管位于胸膜下或肺实质的外三分之一，故自发性血胸风险增加，一旦破裂，可能致死。正常情况下肺动脉内血液为静脉血，经氧合后由肺静脉回流至左心房，将氧气输送至全身。而 PAVF 患者由于缺乏未能充分氧合导致不同程度的低氧及红细胞增多等化验指标异常。除此之外对肺功能也有一定影响。虽然肺动脉造影术是诊断"金标准"，但因为矛盾栓塞等风险，目前逐渐被胸部 CTA 联合经胸右心声学造影所取代。目前主要有两种治疗方法，即外科手术和介入治疗。

IMT 是一种来源于间叶的良性肿瘤，较为罕见，近年来报道增加，该类肿瘤曾被称为炎性假瘤，可发生于肺、胸膜、面部、鼻腔、内脏等部位，往往具有局部浸润及复发表现，少数存在转移。50% 的 IMTS 中可见导致 ALK 基因过度表达的特征性易位，这可能是一个有利的预后因素，也为治疗提供一种新手段。IMT 的影像学特征是异质性的，反映了组织病理学表现，可以从一个不明确的、浸润性病变到一个清晰的软组织肿块，其对应肿块中不同比例的炎症和纤维成分。目前完全手术切除是主要治疗方法。然而，不可切除和转移的炎性肌成纤维细胞瘤可以用全身治疗，包括糖皮质激素、放疗和（或）化疗。

（呼吸与危重症医学科：李津娜　王　翔　陈　茉　赵海燕）

参 考 文 献

［1］Kamath SG, Vivek G, Borkar S, et al. Pulmonary arteriovenous malformation presenting as a large aneurysm［J］. BMJ Case Rep, 2012：2012.

［2］Cartin‐Ceba R, Swanson KL, Krowka MJ. Pulmonary arteriovenous malformations［J］. Chest, 2013, 144(3)：1033 – 1044.

［3］Bicakcioglu P, Gulhan SS, Sayilir E, et al. Surgical treatment of pulmonary arteriovenous malformations［J］. Turk J Med Sci, 2017, 47(1)：161 – 166.

［4］Shovlin CL, Condliffe R, Donaldson JW, et al. British Thoracic Society Clinical Statement on Pulmonary Arteriovenous Malformations［J］. Thorax, 2017, 72(12)：1154 – 1163.

［5］Cholvi‐Calduch R, Fernandez‐Moreno MC, Diaz‐Tobarra M, et al. Hemoperitoneum secondary to perforated inflammatory myofibroblastic tumor：A case report of an unusual complication［J］. Rev Esp Enferm Dig, 2016, 108(1)：51 – 52.

［6］Chelliah MP, Do HM, Zinn Z, et al. Management of Complex ArteriovenousMalformations Using a Novel Combination Therapeutic Algorithm［J］. JAMA Dermatol, 2018, 154(11)：1316 – 1319.

［7］Na YS, Park SG. Inflammatory myofibroblastic tumor of the pleura with adjacent chest wall invasion and metastasis to the kidney：a case report［J］. J Med Case Rep, 2018, 12(1)：253.

［8］Surabhi VR, Chua S, Patel RP, et al. Inflammatory Myofibroblastic Tumors：Current Update［J］. Radiol Clin North Am, 2016, 54(3)：553 – 563.

［9］Rotenberg C, Bonay M, El Hajjam M, et al. Effect of pulmonary arteriovenous malformations on the mechanical properties of the lungs［J］. BMC Pulm Med, 2017, 17(1)：64.

［10］Yeo CD, Roh SY, Shin OR, et al. A case of pulmonary metastasis of giant cell tumor of bone presenting as pulmonary arteriovenous malformation[J] . J Formos Med Assoc, 2015, 114(4): 369－372.

[11] Kopetz S, Jimenez C, Tu SM, et al. Pulmonary arteriovenous fistula in a patient with renal cell carcinoma[J] . Eur Respir J, 2007, 29(4): 813－815.

[12] Choi SH, Goo JM, Kim HC, et al. Pulmonary arteriovenous fistulas developed after chemotherapy of metastatic choriocarcinoma[J] . AJR Am J Roentgenol, 2003, 181(6): 1544－1546.

[13] Ghersin E, Hildoer DJ, Fishman JE. Pulmonary arteriovenous fistula within a pulmonary cyst － evaluation with CT pulmonary angiography[J] . Br J Radiol, 2010, 83(990): e114－117.

[14] Kamath SG, Vivek G, Borkar S, et al. Pulmonary arteriovenous malformation presenting as a large aneurysm[J] . BMJ Case Rep, 2012, 2012.

[15] Hanley M, Ahmed O, Chandra A, et al. ACR Appropriateness Criteria Clinically Suspected Pulmonary Arteriovenous Malformation[J] . J Am Coll Radiol, 2016, 13(7): 796－800.

病例 3　呼吸困难伴肺内阴影

一、病例简介

患者，女，61 岁，主因"咳嗽、咳痰 3 个月，喘息 1 个月余"入院。

现病史：患者 3 个月前感冒后出现咳嗽、咳痰，痰为白色黏液痰，量少，不易咳出，偶有痰中带血，为鲜红色血丝，伴发热，最高体温 38.5℃，应用抗生素、止咳药后，热退，咳嗽、咳痰未见好转。1 个月前无明显诱因下出现喘息，活动后明显，夜间可平卧入睡，应用噻托溴铵粉吸入剂（思力华）、沙美特罗替卡松粉吸入剂（舒利迭）治疗后，喘息略有好转。自起病来，患者精神饮食睡眠可，二便如常，体重减轻 5kg。

既往史：既往 15 年前因声音嘶哑行喉镜检查，经组织活检病理证实为喉淀粉样变，定期复查喉镜，未接受任何治疗。既往体健，已婚已育。否认冠心病、糖尿病、高血压、肿瘤等其他家族遗传性疾病史。体格检查：T 36.5℃，P 75 次/分，R 17 次/分，BP 125/80mmHg。

神清语利，查体合作。皮肤巩膜无黄染。无口唇及甲床发绀，无颈静脉充盈，气管位置居中，胸廓正常，颈部、腋窝下、腹股沟淋巴结未触及明显肿大。无肋间隙增宽，叩诊双肺呈清音，双肺可闻及吸气相与呼气相干鸣音，心音可，心律齐，未闻及杂音，腹软，无压痛、反跳痛及肌紧张，振水音（－），肠鸣音 4 次/分，双下肢不肿。

二、辅助检查

肺功能检查示：第 1 秒用力呼气容积（FEV_1）为 0.74L，FEV_1/FVC 为 0.37，一氧化碳弥散量为 75.8mmol/（min·kPa）。

胸部强化 CT＋三维重建（图 1－14）：声门至气管、双侧主支气管管壁弥漫性增厚，右下肺门区软组织密度影并多发钙化，右中间支气管下叶支气管闭塞，不除外肿瘤性病变，右下叶实变，索条，树芽影。

三、初步诊断

1. 肺部阴影待查。

2. 肺肿瘤？

3. 肺结核？

4. 支气管肺淀粉样变？

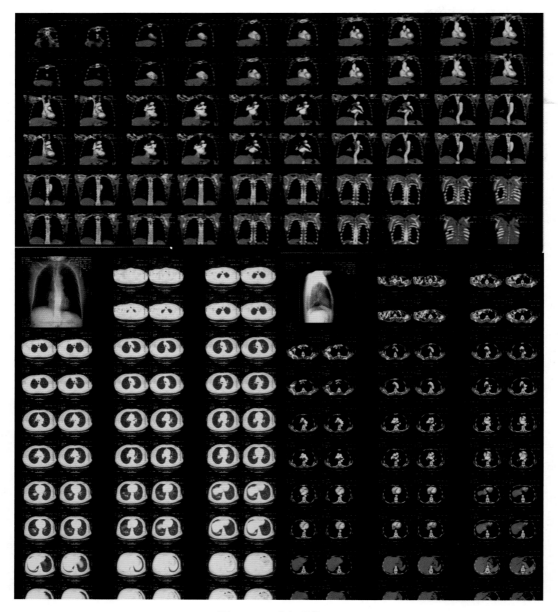

图 1 - 14　胸部强化 CT

四、诊疗经过

患者入院后给予初步治疗：①监护；②吸氧；③药物吸入及静脉给予平喘治疗；④监测血气分析，纠正电解质酸碱平衡紊乱。经过初步治疗后，患者生命体征平稳，但是患者胸部影像学性质原因未明。

五、李硕主任医师分析病例

患者老年女性，慢性起病，以咳嗽、咳痰和呼吸困难为主诉，既往有喉淀粉样变病史，查体听诊双肺可闻及吸气相与呼气相干鸣音，胸部 CT 检查提示声门至气管、双侧主支气管管壁弥漫性增厚，右下肺门区软组织密度影并多发钙化，右中间支气管下叶支气管闭塞。肺功能提示严重的阻塞性通气功能障碍。患者咳嗽咳痰、进行性呼吸困难与严重的阻塞性通气功能障碍有关，但患者否认吸烟史及职业粉尘和有毒有害气体接触史，否认过敏性鼻炎、支气管哮喘病史，缺乏慢性阻塞性肺病的高危因素。同时患者有喉淀粉样变病史，胸部 CT 检查提示声门至气管、双侧主支气管管壁弥漫性增厚，不除外患者同时存在喉及支气管弥漫性淀粉样变的可能，需要进行支气管镜黏膜活检明确诊断。由于淀粉样变可能继发于全身性疾病，同时完善肿瘤免疫相关检查待回报。患者右下肺门区软组织密度影并多发钙化，右中间支气管下叶支气管闭塞，目前不能除外肿瘤性病变，支气管镜检查可帮助明确诊断。由于软组织密度肿块中可见多发点状钙化影，不除外结核感染所致，同时进行 PPD 检测和痰抗酸染色及结核菌 PCR 检测以明确诊断。

住院期间完善相关化验检查，免疫相关检查，抗体谱阴性，蛋白电泳阴性，肿瘤标志物阴性。心肌酶阴性，心脏生物标志物阴性，超声心动图阴性，腹部 B 超未见明显异常，24 小时尿蛋白定量均未见明显异常。行骨髓活检示：粒红巨细胞系均增生，未发现单克隆性浆细胞。

气管镜所见：喉部可见散在黏膜白色隆起，右侧声带活动欠佳，左侧声带水肿，活动正常，声门下方主气道气管环消失，膜部隆起，致主气道开口狭窄，黏膜水肿，表面欠光滑，黏膜局部呈黄色改变，隆突增宽，左主气道开口狭窄，远端尚通畅。右中叶及下叶开口闭塞，气管镜不能进入（图 1 - 15），于右上叶开口、右中间干开口侧壁、右主气道侧壁行多处黏膜活检。

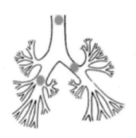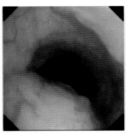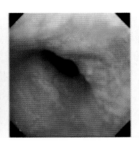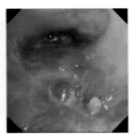

图 1 - 15　气管镜下改变

气管镜活检病理示：黏膜慢性炎症，间质纤维组织轻度增生，并见较多粉染物质沉积，刚果红染色阳性，甲基紫染色阳性，符合淀粉样物质。局部可见泡沫细胞聚集，多核巨细胞反应及肉芽肿形成，并见含铁血黄素沉积（图 1 - 16）。

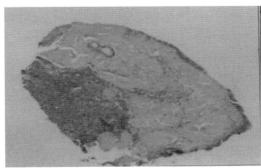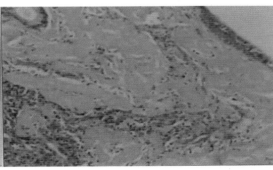

图 1 - 16　气管镜病理表现

住院期间患者应用支气管扩张剂及激素治疗后症状缓解，肺功能部分恢复，第 1 秒用力呼气容积（FEV_1）上升至 1.39L，FEV_1/FVC 上升至 0.57。为明确病因讨论进一步治疗方案，我们开展了多学科会诊以指导下一步诊疗。

六、MDT 讨论目的

1. 患者影像学及病理学结果是否能明确淀粉样病变的诊断？
2. 淀粉样变为原发性还是继发性？与 15 年前"喉淀粉样变"是否同源性？

3. 患者目前病情平稳，但病情随时可能加重，如何进一步治疗？

七、多学科会诊意见

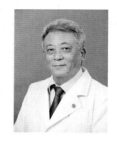

于铁链，男，教授，博士研究生导师，1994 年于天津医科大学获博士学位，任职于天津医科大学总医院医学影像科。擅长心胸疾病特别是疑难病、罕见病、危重症的影像学诊断。

放射科于铁链教授：原发性气管支气管淀粉样变 CT 及三维重建具有典型的影像学改变，可见气管、支气管管壁波浪状不规则增厚，管壁内膜结节、斑块，气管壁环行或不对称性狭窄，主支气管、叶、段支气管管腔弥漫或局限性狭窄，可出现特征性条形钙化影、钙化岛，支气管阻塞后可导致肺不张。反复感染后可出现肺实变表现。此外还可出现支气管扩张及阻塞性肺气肿等。使用放射性同位素标记淀粉蛋白 P 进行成像，可评估体内淀粉样蛋白沉积程度和分布情况；这种方法诊断原发性淀粉样变或继发性淀粉样变的敏感性和特异性分别为 90% 和 93%。胸内淋巴结淀粉样变患者使用 18 - 氟脱氧葡萄糖 PET 扫描可为阳性。

回到本病例，患者胸 CT 显示声门至气管、双侧主支气管管壁弥漫性增厚，管壁内膜表面欠光滑，气管支气管呈现明显弥漫性狭窄，右下肺门区软组织密度影并多发钙化，表现为明显的钙化岛表现，右中间支气管下叶支气管闭塞，导致右下叶实变，索条，树芽影，表现为阻塞性肺炎，结合患者既往喉淀粉样变病史，首先考虑气管支气管淀粉样变，患者往往首先出现喉部淀粉样变，随着病情进展淀粉样变发展至气管及支气管。由于患者纵隔窗显示纵隔及肺门淋巴结未见明显增大及融合，故不首先考虑肿瘤性病变，但亦不能完全除外，需要通过支气管镜肺组织活检明确诊断。

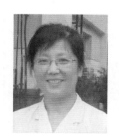

宋文静，女，天津医科大学总医院病理科副教授。1991 年于天津医科大学获硕士学位，硕士研究生导师，主专临床病理诊断(不含中枢神经系统疾病)。

病理科宋文静副教授：病理检查是目前诊断淀粉样变的金标准。活检物经苏木素伊红染色后于黏膜下可见不规则结节状或弥漫性片状均质嗜伊红物质沉积，其周围存在不同数量的浆细胞和多核巨细胞浸润，经刚果红染色呈玫瑰红色，有双折光性，在偏光显微镜下呈黄绿两色性双折光体，可被结晶紫染色，PAS 染色为紫色。活检标本行免疫组化染色后可确定淀粉样变的类型。原发性淀粉样变在免疫荧光显微镜下可见 κ 或 λ 链表达。继发性淀粉样变血清淀粉样 A 蛋白染色阳性。含有淀粉样蛋白组织激光行激光显微切割术和串联质谱法，是目前最准确明确淀粉样沉积物亚型的方法。通过激光显微切割技术，可将相关细胞从刚果红染色的石蜡切片上分离出来。通过以质谱法为基础的蛋白质组学分析技术，可明确淀粉样蛋白的类型。染色体异常，如 18 单体(最常见)和 7、9、11、18 和 X 三体，在原发性淀粉样变患者中很常见。

本病例支气管镜黏膜活检病理示：黏膜慢性炎症，间质纤维组织轻度增生，并见较多粉染物质沉积，刚果红染色阳性，甲基紫染色阳性，符合淀粉样物质，可见泡沫细胞聚集，多核巨细胞反应及肉芽肿形成，并见含铁血黄素沉积，未见肿瘤细胞。由于当时技术条件原因未行偏光显微镜检查及激光显微切割术。但患者支气管黏膜活检和肺活检病理刚果红染色和甲基紫染色均符合支气管淀粉样变，且患者既往曾行喉镜检查，病理诊断为喉淀粉样变，建议借当年病理腊片，与现有的切片进行对比，复核诊断，有条件行偏光显微镜检查及激光显微切割术。

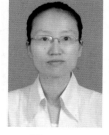

孙文闻，孙文闻，医学博士，天津医科大学总医院风湿免疫科副主任。现任天津市医学会风湿病学分会常务委员，天津市医师协会风湿免疫医师分会常务委员，中华医学会内科学分会免疫净化与细胞治疗学组委员会委员，中国医师协会免疫吸附学术委员会委员，中国医师协会风湿免疫科医师分会风湿病相关影像学组委

员,海峡两岸医药卫生交流协会风湿免疫病学专业委员会委员感染学组常务委员,中华临床免疫和变态反应杂志编委。获科技成果 2 项及市科技进步三等奖。

风湿免疫科孙文闻副主任医师:淀粉样变可以是原发性的,也常见于继发于免疫系统疾病,例如干燥综合征等,可能与机体的免疫功能紊乱,浆细胞功能亢进及免疫球蛋白沉积有关。诊断为淀粉样变后建议筛查风湿免疫相关指标,明确有无全身基础疾病。患者为老年女性,否认关节、皮肤、肌肉等免疫相关症状,筛查风湿抗体免疫全项均为阴性,同时尿常规正常,24 小时尿蛋白正常,抗中性粒细胞抗体(ANCA)阴性,肿瘤标志物阴性,骨髓穿刺未见单克隆性浆细胞,目前不考虑存在免疫相关性疾病及肿瘤相关性疾病,未见引起淀粉样变的全身因素,所以暂不考虑本例患者为继发性气管支气管淀粉样变,首先考虑为原发性喉、气管支气管淀粉样变。

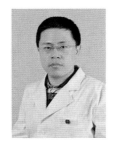

冯靖,男,博士,主任医师,教授,博士研究生导师,天津医科大学总医院呼吸与危重症医学科科主任。美国杜克大学医学中心(DUMC)呼吸、变态反应和重症监护科博士后,美国国立卫生研究院(NIH)/环境与人类健康科学中心(NIEHS)博士后。专业方向:介入呼吸病学、慢性气道疾病(哮喘、慢阻肺)、睡眠呼吸暂停。

呼吸科支气管镜介入团队冯靖主任医师:本例患者支气管镜镜下所见,喉部黏膜可见散在白色隆起,右侧声带活动欠佳,左侧声带水肿,活动正常,声门下方主气道气管环消失,膜部隆起,致主气道开口狭窄,黏膜水肿,表面欠光滑,黏膜局部呈黄色改变,隆突增宽,左主气道开口狭窄,远端尚通畅。右中叶及下叶开口闭塞,气管镜不能进入(图 1 - 15),分别于右上叶开口、右中间干开口侧壁、右主气道侧壁行多处黏膜活检。现场快速细胞学评价未见明显核异质细胞,可见大量泡沫巨噬细胞及淋巴细胞,少许肉芽肿性改变。镜下支气管黏膜呈普遍弥漫性改变,考虑为良性疾病,结合病史符合气管支气管淀粉样变。患者右中叶及右下叶开口闭塞,建议择期行全麻下支气管镜介入治疗,可根据患者临床症状及支气管阻塞情况选择支气管镜球囊扩张及支架置入术。

八、专家点评

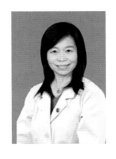

曹洁,女,主任医师,博士研究生导师,天津医科大学总医院呼吸与危重症医学科科主任、学科带头人。擅长呼吸危重症、慢性气道疾病、睡眠呼吸疾病、呼吸系统疑难危重症等多领域规范化诊疗。

呼吸与危重症医学科曹洁教授:淀粉样变可侵犯全身多个器官,呼吸系统各部位均可受累。喉淀粉样变是呼吸道局灶性淀粉样变最常见的部位,主要症状表现为声音嘶哑,严重者可有吸气性呼吸困难、喉鸣等上呼吸道梗阻症状。喉镜检查可以见到弥漫性黏膜肥厚及息肉样肿物。气管支气管淀粉样变以多灶性黏膜下斑块最常见,病变一般不扩展至支气管壁外。临床常表现为活动后呼吸困难、喘鸣、咳嗽、咯血等。继发感染时表现为阻塞性肺炎和肺不张。由于血管壁淀粉样变导致血管脆性增加及收缩性减弱,且常伴有凝血机制障碍,故咯血颇为常见。肺淀粉样变可表现为单结节型(可演变为多结节)、多结节型、粟粒型(含融合结节型)或肺间质(肺泡隔)弥漫型。主要症状为咳嗽、无痰或少痰、咯血和活动后气促。

如果淀粉样物沉积于舌部可引起阻塞性睡眠呼吸紊乱;沉积于气管支气管可引起气流受阻或出血;肺间质弥漫性沉积可导致换气功能障碍和呼吸衰竭;胸膜或横膈沉积可导致胸腔渗液或呼吸肌无力。

病理结果提示器官淀粉样变并不是诊断的结束,应该积极进行继发因素的筛查,特别是免疫相关性疾病和肿瘤相关性疾病的排查。目前针对气管支气管和肺淀粉样变并没有特效的治疗手段,应用肾上腺皮质激素、免疫抑制剂有助于缓解病情。由于气管支气管淀粉样变导致气道狭窄的患者可给予局部支气管镜球囊扩张、支架放置、激光手术或放射治疗，可以明显改善患者的生活质量。

九、文献汇总

淀粉样变是一组以细胞外淀粉样蛋白质沉积为特征的临床综合征，可侵犯全身各个器官。本病一般分为原发性(AL)和继发性(AA)淀粉样变。目前认为，淀粉样物质是一种球蛋白和黏多糖的复合物，主要来源于免疫球蛋白，可能与机体的免疫功能紊乱，浆细胞功能亢进及免疫球蛋白沉积有关。这些纤维状蛋白质沉积于组织细胞间隙，最常累及心脏、血管壁、胃肠道、气管、肺、胸膜、肾脏、肝脏、舌、皮肤等器官。继发性淀粉样变最长继发于免疫系统疾病，如干燥综合征等。

肺淀粉样变可作为全身淀粉样变的一部分，也可仅仅累及呼吸道。根据淀粉样蛋白沉积部位，可分为：①气管支气管淀粉样变，最常见；②弥漫性肺间质、弥漫性肺实质或肺泡隔淀粉样变；③结节性淀粉样变，淀粉样蛋白形成结节；④淋巴结淀粉样变，胸内外淋巴结肿大；⑤胸膜淀粉样变；⑥喉淀粉样变；⑦膈肌淀粉样变，较罕见。气管支气管淀粉样变临床以多灶性黏膜下斑块最常见，其次为单灶瘤块样肿物，弥漫浸润型最少见。最常见的临床表现为呼吸困难、咳嗽、咯血和声音嘶哑等。因常有继发感染，咳嗽呈持续性，伴咳脓痰，可有发热、肺部干湿啰音。支气管阻塞可造成肺叶或肺段不张。淀粉样物沉积导致血管脆性增加和出血机制障碍，故咯血颇为常见。淀粉样物沉积导致管腔狭窄，气流受阻而出现阻塞性通气功能障碍；沉积的淀粉样物使肺组织顺应性下降，伴随病程进展，可合并肺气肿，并可出现限制性通气功能障碍；因肺实质乃至肺泡壁多损害，一般不出现弥散功能障碍。支气管镜组织活检是诊断气管支气管淀粉样变的主要手段，镜下可见支气管壁多处或单灶隆起或普遍狭窄，有时支气管被完全阻塞。隆起处呈光滑无蒂结节，大小不等，其上覆盖苍白上皮，碰触后极易出血。病理检查是目前诊断淀粉样变的金标准。

目前对于支气管肺淀粉样变尚缺乏特效的治疗手段，肾上腺皮质激素、免疫抑制剂、秋水仙碱有助于缓解病情。随着气管镜介入技术的发展，气管支气管淀粉样变患者可给予局部支气管镜球囊扩张、支架放置、激光手术或放射治疗，可以明显提高患者的生活质量和生存时间。

（呼吸与危重症医学科：李 硕 李彩丽）

参 考 文 献

[1] Ayyildiz V, Aydin Y, Ogul H. Unusual Cause of Bronchial Obstruction：Tracheobronchial Amyloidosis[J]. Arch Bronconeumol, 2020, S0300 – 2896(20)30039.

[2] Baumgart JV, Stuhlmann – Laeisz C, Hegenbart U, et al. Local vs. systemic pulmonary amyloidosis – impact on diagnostics and clinical management.[J]. Virchows Arch, 2018, 473(5)：627 – 637.

[3] Kang HW, Oh HJ, Park HY, et al. Endobronchial amyloidosis mimicking bronchial asthma：a case report and review of the literature[J]. Open Med(Wars), 2016, 11(1)：174 – 177.

[4] Lu X, Luo T, Liu L, et al. Clinical features of primary tracheobronchial pulmonaryamyloidosis[J]. Zhonghua Yi Xue Za Zhi, 2019, 99(12)：918 – 922.

[5] Kunal S, Dhawan S, Kumar A, et al. Middle lobe syndrome：an intriguing presentation of tracheobronchialamyloidosis[J]. BMJ Case Rep. 2017 May 22；2017：bcr2017219480.

[6] Tomono H, Soda H, Fukuda Y, et al. Intrathoracic amyloid tumors that presented as yellowish multinodular endobronchial protrusions with irregular vascularity and easy bleeding[J]. Thorac Cancer, 2019, 10(10)：2026 – 2030. doi：10. 1111/1759 – 7714. 13159.

[7] Morales A, Pari M, López – Lisbona R, et al. Colchicine Treatment for Tracheobronchial Amyloidosis[J]. Respiration, 2016, 91(3)：251 – 255.

病例4 咳嗽伴呼吸困难

一、病例简介

患者，男，55岁，主因"咳嗽2个月"入院。

现病史：患者于入院2个月前无明显诱因出现咳嗽，夜间明显，平卧位加重，伴活动后喘息。就诊于外院，查血常规：WBC 10.06×10^9/L，Hb 157g/L，PLT 290×10^9/L，中性粒细胞百分比60.70%，血气分析示：pH 7.42，PCO_2 42mmHg，PO_2 57mmHg，HCO_3^- 26.6mmol/L，考虑支气管炎、Ⅰ型呼吸衰竭，予以左氧氟沙星抗感染，止咳、化痰、平喘等对症支持治疗，症状未见明显缓解。入院前1周出现间断肢体麻木感，无活动障碍。后就诊于我院行肺功能检查示：中重度混合性通气功能障碍，弥散功能中度减低，FeNO 89ppb，考虑支气管哮喘。为进一步诊治收住我科。患者自发病体重下降近10kg。

既往史：高血压史5年，血压最高160/90mmHg，口服左旋氨氯地平5mg治疗，血压控制在130/80mmHg左右。糖尿病史5年，口服阿卡波糖治疗，空腹血糖控制在7～8mmol/L，餐后10mmol/L左右。过敏性鼻炎病史1年。

体格检查：T 36.5℃，P 92次/分，R 18次/分，BP 120/70mmHg。神清语利，查体合作。皮肤巩膜无黄染，无肝掌以及蜘蛛痣。无颈静脉充盈。颈部、腋窝下、腹股沟淋巴结未触及明显肿大。桶状胸，叩诊双肺呈清音，双肺呼吸音粗，可闻及干鸣音。心界叩诊无扩大，心律齐，无杂音。腹部柔软，剑突下可及压痛，无肌紧张以及反跳痛。四肢无水肿。

二、辅助检查

入院后查，血常规：WBC 13.86×10^9/L，Hb 99g/L，PLT 464×10^9/L，NEUT 89.5%，LYM 5.6%，EOS 16.5%。

凝血功能：D-Dimer 2806μg/L，余未见异常。

肝肾功能：ALT 55U/L，AST 60U/L，TP 18g/L，Cr 144μmol/L，余未见异常。

免疫功能：ESR 58mm/h，CRP 14.60mg/dl；ANA 1:100，斑点型；ANCA（-）。

降钙素原：0.41ng/ml。

胸部CT：两肺间质纹理增多，间质病变；肺气肿；右肺中叶及左肺上叶条索影；右肺下叶部分支气管腔扩张；两侧少量胸腔积液伴双侧胸膜增厚；两侧腋窝及纵隔可见多发淋巴结。

腹部B超：双肾弥漫性病变，腹腔少量积液。

三、初步诊断

1. 嗜酸细胞增高原因待查 慢性嗜酸粒细胞性肺炎？特发性高嗜酸性粒细胞综合征？变应性支气管肺曲霉病？嗜酸细胞性肉芽肿性多血管炎？支气管哮喘？

2. 高血压病2级（极高危）。

3. 2型糖尿病。

4. 过敏性鼻炎。

四、治疗经过

患者入院后，给予初步治疗：①左氧氟沙星抗感染；②布地奈德福莫特罗吸入；③止咳、化痰、平喘；④降压、降糖等治疗。但患者嗜酸粒细胞增高原因未明。

五、李硕主任医师分析病例

患者病例特点如下：①中年男性，慢性起病；②咳嗽 2 个月余，肢体麻木 1 周伴消瘦；③桶状胸、双肺可及干鸣音；④血常规发现嗜酸性粒细胞 >10% ；Ⅰ型呼吸衰竭。肺功能检查示：中重度混合性通气功能障碍，弥散功能中度减低，呼出气一氧化氮（FeNO）升高；胸 CT 提示：双侧支气管、血管束增粗，可见细支气管扩张，右上肺索条影，双侧胸膜增厚；⑤常规抗感染效果不佳。

患者有过敏性鼻炎病史，哮喘样症状发作，化验发现外周血嗜酸性粒细胞 >10%，肺部阴影，抗感染效果不佳，有四肢麻木症状，考虑嗜酸细胞性肉芽肿性多血管炎（EGPA）可能性大，同时不能除外 POEMS 综合征，监测嗜酸性粒细胞变化，进一步完善鼻窦 CT、肌电图及纤维支气管镜检查取组织活检明确诊断。

六、MDT 讨论目的

1. 患者咳嗽病因，是否和哮喘相关？
2. 患者外周血嗜酸性粒细胞增多原因？

七、多学科会诊意见

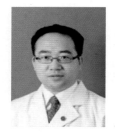

郑振峰，男，副主任医师，任职于天津医科大学总医院肾内科。擅长急慢性肾小球肾炎、急慢性肾功能不全、膜性肾病、IgA 肾病、狼疮性肾炎等疾病的诊治。

肾内科郑振峰副主任医师：患者目前多脏器受累，结合肾脏 B 超及肌酐变化，考虑急性起病可能性大，建议完善抗肾小球基底膜抗体除外急进性肾小球肾炎；完善免疫固定电泳、血液及尿液轻链定量以除外单克隆免疫球蛋白病；监测嗜酸性粒细胞变化，不能除外过敏性间质性肾炎；追问患者是否有重金属毒物接触史以除外毒物引起相关疾病；患者近 1 个月出现四肢麻木感，完善 VEGF 因子，不能除外 POEMS 综合征的可能性，必要时完善肌电图检查；患者白蛋白入院时 18g/L，与尿蛋白漏出量不相符，建议完善 24 小时尿蛋白，适当抗凝治疗，警惕肿瘤性病变。

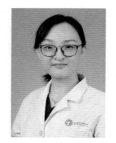

张薇，女，主任医师，博士，硕士研究生导师，任职于天津医科大学总医院血液科。中国抗癌协会血液病转化委员会青年委员，中国医药教育协会血液专业委员会青年委员，中国医药教育协会白血病专业委员会委员，天津市医师协会血液内科医师分会委员，天津市中西医结合学会血液学专业委员。

血液科张薇主任医师：当外周血嗜酸粒细胞绝对计数 $>0.5 \times 10^9/L$ 时称为嗜酸粒细胞增多症（eosinophilia）。高嗜酸粒细胞增多症（hypereosinophilia，HE）是指外周血 2 次检查（间隔时间 >1 个月）嗜酸粒细胞绝对计数 $>1.5 \times 10^9/L$ 和（或）骨髓有核细胞计数嗜酸粒细胞比例 ≥20% 和（或）病理证实组织嗜酸粒细胞广泛浸润和（或）发现嗜酸粒细胞颗粒蛋白显著沉积（在有或没有较明显的组织嗜酸粒细胞浸润情况下）。HE 病因可分为遗传性（家族性）、继发性、原发性和意义未定（特发性）四大类。HE 常出现相关的器官受损，常见的为肺、心脏、消化道、皮肤和其他脏器组织，并且可出现血栓及外周或中枢神经系统功能障碍。

回归本病例，患者贫血伴外周血嗜酸细胞明显升高，肺部阴影伴多脏器损伤，嗜酸粒细胞增多症不能除外，建议应仔细询问有无过敏性疾病、有无皮疹或淋巴结肿大史、有无心肺和胃肠道症状。有无发热、盗汗、体重下降、瘙痒和酒精诱导的疼痛等体质性症状。详细询问旅游史，特别是有无热带地区旅游史。复查血常规 + 分类，明确白细胞分类，加查血三项、铁三项；情况允许完善骨髓穿刺及 PDGFR-α 基因等检查；明确患者高血压、糖尿病、肝肾相关慢性疾病情况。

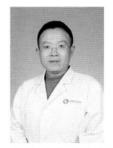

赵威，男，北京协和医学院临床医学博士，副主任医师，任职于天津医科大学总医院消化内科。第一作者发表中华期刊及SCI文章10余篇，参与国家自然科学基金2项。目前担任中华医学会功能性胃肠病学组委员，中华中西医结合消化内镜分会心身委员会委员，天津中西医结合消化病学会委员。擅长：功能性胃肠病及动力障碍性疾病的基础及临床诊治。

消化科赵威副主任医师：嗜酸细胞胃肠炎可出现腹痛、腹泻、消化道出血甚至肠道穿孔等胃肠道症状。活检可发现胃肠壁嗜酸性粒细胞浸润，少部分可见肉芽肿形成或结节性肿块，导致肠梗阻，若病变侵犯浆膜，可导致腹膜炎、腹水，此外，胃肠道血管炎可引起胃肠道缺血性改变。

回归本病例，患者多次嗜酸性粒细胞明显增高，患者目前暂无消化道症状，应警惕嗜酸性胃肠炎。病情允许，可进一步行胃肠镜等检查明确肠道情况，并取活检明确诊断。患者白蛋白偏低，考虑与丢失过多及合成不足相关；询问患者病史，既往曾有大便次数增多症状，且尿蛋白阳性，亦不能除外肠道丢失的可能性，关注患者大便次数；患者肝功能异常，有长期饮酒史，不能除外酒精肝可能性，同时完善自身免疫性肝病、甲肝、戊肝，可予保肝治疗。

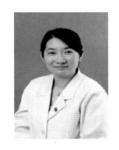

张娜，女，硕士，副主任医师，任职于天津医科大学总医院风湿免疫科。中华医学会风湿病分会青年委员，中国医师协会风湿免疫科医师分会青年委员，中国医师协会风湿免疫科医师分会风湿病相关肺血管/间质病（学组）委员会委员。

风湿免疫科张娜副主任医师：患者慢性病程，急性起病，入院后查嗜酸性粒细胞多次升高伴发热，除肺部病变，还出现肾脏病变、神经病变等全身多系统受损征象，需进一步寻找血管炎证据。完善相关血管炎抗体检查，完善鼻窦CT，病情允许予病理活检，进一步明确有无嗜酸细胞性肉芽肿性多血管炎可能。

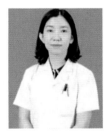

王钰，女，副主任医师，任职于天津医科大学总医院神经内科。擅长帕金森病、认知功能障碍、脑血管病等疾病的诊断和治疗。

神经内科王钰副主任医师：嗜酸细胞性肉芽肿性多血管炎患者70%有神经系统受累，可有多发性单神经炎或感觉运动混合性外周神经病变。典型的多发性单神经炎表现为垂腕或足下垂，可经神经传导检查或神经活检确诊，25%的患者有中枢神经系统受累，表现为脑部弥漫性病变及脑血管事件。

回归本病例，患者喘息、乏力，伴双下肢麻木、疼痛，查体示四肢腱反射减低，考虑周围神经受损，但病程较短，建议完善肌电图＋神经传导速度，进一步明确有无嗜酸细胞性肉芽肿性多血管炎，可予营养神经治疗。

会诊结束后，MDT专家组与家属充分沟通，完善相关检查。

鼻窦CT：鼻窦炎。骨髓穿刺示骨髓及外周血嗜酸细胞增多，均为成熟嗜酸细胞。

气管镜：未见明显异常，于右下叶外后基底段肺活检，病理示末梢肺组织示淋巴细胞、嗜中性粒细胞和嗜酸性粒细胞浸润（图1-17）。

最终患者诊断为嗜酸细胞性肉芽肿性多血管炎（EGPA）。予甲强龙120mg静脉治疗后逐渐减量，并予营养神经及平喘、止咳等治疗。患者症状好转出院。院外继续口服激素，后加用环磷酰胺口服治疗。患者体温未再升高，自觉周身麻木及乏力症状减轻。

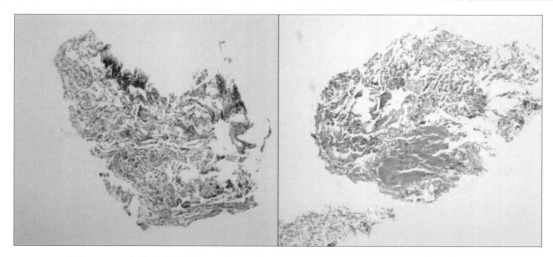

图 1 - 17　患者支气管镜肺活检示淋巴细胞、嗜中性粒细胞和嗜酸性粒细胞浸润

八、专家点评

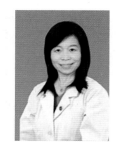

　　曹洁，女，主任医师，博士研究生导师，天津医科大学总医院呼吸与危重症医学科科主任、学科带头人。擅长呼吸危重症、慢性气道疾病、睡眠呼吸疾病、呼吸系统疑难危重症等多领域规范化诊疗。

　　呼吸与危重症医学科曹洁主任医师：嗜酸细胞性肉芽肿性多血管炎（EGPA）是一种以哮喘、血和组织中嗜酸性粒细胞增多、嗜酸细胞性坏死性血管炎伴血管外坏死性肉芽肿为特征的系统性小血管炎。可累及肺、皮肤、中枢神经系统、消化道、肾、心脏等器官。EGPA 发病高峰年龄为 30～40 岁，男女均可发病，病因不明。与其他血管炎不同，EGPA 最早且最易累及呼吸道和肺脏，绝大多数首发症状为喘息样发作和鼻－鼻窦炎症状，因此首诊于呼吸内科，且常误诊为难治性支气管哮喘。大部分 EGPA 患者在出现多器官损害后才得以确诊，给治疗带来困难，并影响预后。

　　38%～50% 的 EGPA 患者 p－ANCA 阳性，其中 p－ANCA 阳性的患者中 92%～100% 均为 MPO－ANCA 阳性；约 9% 的 EGPA 患者为 c－ANCA 阳性，但 ANCA 阴性时不能排除 EGPA 的可能。ANCA 阳性患者出现发热及肾脏受累的发生率高，胸部影像学出现较多的肺部蜂窝样改变，而 ANCA 阴性患者的通气功能明显下降。

　　鼻窦 CT 检查可发现鼻窦炎的表现。肺部影像学表现为多变的游走性病变，激素治疗后短时间内变化明显。常见的影像学异常包括广泛的支气管壁增厚、斑片状磨玻璃影和肺纹理增粗，还可出现多发小叶中心结节、树芽征、小结节、空气潴留、支气管痰栓、肺气肿、实变灶、支气管扩张、肺小血管纹理增粗、肺不张、肺间质性改变、纵隔淋巴结肿大、胸腔积液及胸膜增厚等，这些肺部影像学表现是 EGPA 与难治性哮喘鉴别的重要依据之一。

　　病理学检查对 EGPA 的诊断非常有帮助。EGPA 病变可以累及肺脏、心脏、肾、皮肤、胃肠道、淋巴结、胰腺、脾等，典型表现为肉芽肿和坏死性病变，坏死灶内可见 EOS、嗜酸性坏死碎片、夏科－雷登结晶，周围有类上皮细胞和多核巨细胞形成的肉芽肿。EGPA 经纤维支气管镜肺活检（TBLB）病理发现典型坏死性肉芽肿性病变的阳性率不高，电视胸腔镜手术（VATS）肺活检的临床价值要大于 TBLB，但由于是有创性检查，需要十分慎重。

　　目前 EGPA 的诊断标准主要参考 1990 年美国风湿病学会提出的分类标准（表 1 - 1）。EGPA 一旦确诊，需详细评估呼吸系统、肾、心脏、胃肠道和（或）外周神经等多器官受累情况。

表1-1　1990年美国风湿病学会制定的EGPA分类标准

标准	定义
哮喘样表现	喘息病史或呼气相弥漫性高调啰音
外周血嗜酸粒细胞增多	>10%
单发或多发性神经病变	由系统血管炎引发的单神经或多发性单神经病变或多神经病变(手套或袖套样分布)
肺非固定性浸润影	影像学检查提示游走性或短暂性肺部浸润影(不包括固定性浸润影)
鼻窦病变	鼻窦疼痛或压痛,鼻窦影像学提示鼻窦透亮度下降
活检提示血管外嗜酸粒细胞浸润	活检结果(包括动脉、小动脉、小静脉)示血管外大量嗜酸粒细胞浸润

注:本标准中第1条指哮喘样表现,包括喘息及呼气弥漫性高调啰音等

九、文献汇总

嗜酸性肉芽肿性多血管炎(eosinophilic granulomatosis with polyangiitis, EGPA)是一种可累及全身多个系统的、少见的自身免疫性疾病,主要表现为外周血及组织中嗜酸粒细胞增多、浸润及中小血管的坏死性肉芽肿性炎症。文献报道,近50%的患者ANCA检测阳性,属于抗中性粒细胞胞浆抗体(ANCA)相关性系统性血管炎。1951年由美国病理学家Jacob Churg和Lotte Strauss发现并报道。国外报道的总患病率为10.7/1 000 000~13/1 000 000,年发病率为0.5/1 000 000~6.8/1 000 000。支气管哮喘人群中EGPA的发病率为0~67/1 000 000,年发病率则高达64.4/1 000 000,远高于总人群中EGPA的发病率。

EGPA可累及鼻窦、肺、皮肤、神经系统、心脏、胃肠道、肾脏等多个脏器,其中绝大多数患者存在哮喘和(或)变应性鼻炎。目前认为,EGPA的发病机制为ANCA介导的血管壁损伤和嗜酸粒细胞浸润。ANCA介导的EGPA以肾脏受累为主,还可出现紫癜、肺泡出血、鼻窦炎等,周围神经病变的发生率较高;而嗜酸粒细胞浸润介导的EGPA以肺部受累为主,心脏受累(如心包炎和心肌病)、胸腔积液和发热的发生率更高。EGPA自然病程可分为前驱期、组织嗜酸粒细胞浸润期和血管炎期,但不是所有EPGA患者均会经历3个分期,且分期没有明显的界线,可同时出现喘息、嗜酸粒细胞浸润和血管炎的表现。

EGPA前驱期除出现一般症状如发热、全身不适外,常出现多种呼吸道疾病症状,96%~100%的患者可出现喘息、咳嗽、呼吸困难等,与单纯哮喘难以鉴别。大部分患者有多组鼻窦受累,少部分患者可累及眼眶,极少数患者可出现鼻腔或鼻窦肉芽肿、出血及鼻腔结痂等肉芽肿性血管炎改变,还可出现分泌性中耳炎及神经性耳聋等。组织嗜酸粒细胞浸润期常表现为外周血嗜酸粒细胞增多及器官浸润(包括肺、心肌、胃肠道等),60%~70%的患者出现肺部受累。组织嗜酸粒细胞浸润期可持续数月或数年,有些患者亦可出现在血管炎期。血管炎期常表现为严重的喘息、呼吸困难及系统性(坏死性)血管炎引起的一系列继发性改变,如发热、咯血、皮肤损害、心功能不全、肾功能不全及神经系统损伤等。

需要仔细询问病史并进行体检,及早发现EGPA可疑病例。外周血嗜酸粒细胞的比例常高于10%,是EGPA诊断依据之一。长期口服激素(包括含有激素的中药复方)可影响外周血嗜酸粒细胞的实际水平。仔细询问病史,尤其是了解发病时或治疗前的血嗜酸粒细胞比例,有助于早期发现EGPA。EGPA喘息症状出现时常伴有外周血嗜酸粒细胞比例增高。此外,诱导痰或支气管肺泡灌洗液(BALF)中嗜酸粒细胞明显增高也是重要特征之一,EGPA患者BALF中嗜酸粒细胞的比例可高达25%以上。嗜酸粒细胞增高患者应与嗜酸粒细胞增多相关性疾病进行鉴别,包括遗传性(家族性)高嗜酸粒细胞增多症、继发性(反应性)高嗜酸粒细胞增多症、原发性(克隆性)高嗜酸粒细胞增多症和

特发性高嗜酸粒细胞增多症等。

EGPA 的治疗取决于疾病的严重程度、受累的器官、病情是否活动等因素。EGPA 患者的预后与最初治疗方案相关。制订治疗方案前要先进行 5 因子评分以评估是否存在预后不良的因素。5 因子评分：0 分：EGPA 患者可使用激素控制症状；≥1 分，建议激素和免疫抑制剂联合治疗。总体治疗方案分为诱导缓解和维持治疗 2 个阶段。缓解的定义为临床表现［除外哮喘和（或）耳鼻喉部表现］消失。诱导缓解治疗方案主要包括激素和（或）免疫抑制剂（如环磷酰胺），诱导缓解治疗的疗程目前尚无定论；病情达到缓解后，维持治疗推荐使用硫唑嘌呤或甲氨蝶呤，维持治疗疗程尚无定论，2015 年全球 EGPA 诊治专家共识推荐的治疗时间为疾病达到缓解后至少 24 个月。

EGPA 首位死亡原因是心力衰竭或心肌梗死，其次是肾衰竭和中枢神经系统病变。哮喘频繁发作及全身血管炎进展迅速者预后不佳。年龄 >65 岁是高病死率的因素之一，心肌受累可能降低生存率。p - ANCA 阳性及周围神经病变可能是疾病复发的危险因素。早期发现 EGPA 患者，是 EGPA 早期诊断、规范治疗、提高疗效、降低疾病致残率和病死率的关键，有利于提高我国对 EGPA 的诊治。

（呼吸与危重症医学科：李　硕　李　鑫）

参 考 文 献

［1］Sablé - Fourtassou R，Cohen P，Mahr A，et al. Antineutrophil cytoplasmic antibodies and the Churg - Strauss syndrome［J］. Ann Intern Med，2005，143（9）：632 - 638.

［2］Comarmond C，Pagnoux C，Khellaf M，et al. Eosinophilic granulomatosis with polyangiitis（Churg - Strauss）：clinical characteristics and long - term followup of the 383 patients enrolled in the French Vasculitis Study Group cohort［J］. Arthritis Rheum，2013，65（1）：270 - 281.

［3］李杰，张黎明，赵雯，等. 嗜酸性肉芽肿性血管炎 43 例临床分析［J］. 中华医学杂志，2016，96（10）：787 - 791.

［4］Groh M，Pagnoux C，Baldini C，et al. Eosinophilic granulomatosis with polyangiitis（Churg - Strauss）（EGPA）Consensus Task Force recommendations for evaluation and management［J］. Eur J Intern Med，2015，26（7）：545 - 553.

［5］Feng RE，Xu WB，Shi JH，et al. Pathological and high resolution CT findings in Churg - Strauss syndrome［J］. Chin Med Sci J，2011，26（1）：1 - 8.

［6］Mahr A，Guillevin L，Poissonnet M，et al. Prevalences of polyarteritis nodosa，microscopic polyangiitis，Wegener's granulomatosis，and Churg - Strauss syndrome in a French urban multiethnic population in 2000：a capture - recapture estimate［J］. Arthritis Rheum，2004，51（1）：92 - 99.

［7］Szczeklik W，Sokołowska BM，Zuk J，et al. The course of asthma in Churg - Strauss syndrome［J］. J Asthma，2011，48（2）：183 - 187.

［8］Ormerod AS，Cook MC. Epidemiology of primary systemic vasculitis in the Australian Capital Territory and south - eastern New South Wales［J］. Intern Med J，2008，38（11）：816 - 823.

［9］Abril A. Churg - strauss syndrome：an update［J］. Curr Rheumatol Rep，2011，13（6）：489 - 495.

［10］Greco A，Rizzo MI，De Virgilio A，et al. Churg - Strauss syndrome［J］. Autoimmun Rev，2015，14（4）：341 - 348.

［11］Baldini C，Talarico R，Della Rossa A，et al. Clinical manifestations and treatment of Churg - Strauss syndrome［J］. Rheum Dis Clin North Am，2010，36（3）：527 - 543.

［12］Papadimitraki ED，Kyrmizakis DE，Kritikos I，et al. Ear - nose - throat manifestations of autoimmune rheumatic diseases［J］. Clin Exp Rheumatol，2004，22（4）：485 - 494.

［13］Katerenchuk IP，Tkachenko LA，Yarmola TI，et al. Churg - strauss syndrome：clinical case and its feautures［J］. Wiad Lek，2019，72（4）：723 - 726.

［14］李国安，蔡柏蔷. 变应性肉芽肿性血管炎 25 例临床分析［J］. 中华结核和呼吸杂志，2012，35（1）：45 - 49.

［15］Hellmich B，Ehlers S，Csernok E，et al. Update on the pathogenesis of Churg - Strauss syndrome［J］. Clin Exp Rheumatol，2003，21（6 Suppl 32）：S69 – S77.

［16］中华医学会血液学分会白血病淋巴瘤学组.嗜酸粒细胞增多症诊断与治疗中国专家共识（2017 年版）［J］.中华血液学杂志，2017，38（7）：561 – 565.

［17］Samson M，Puéchal X，Devilliers H，et al. Long – term outcomes of 118 patients with eosinophilic granulomatosis with polyangiitis（Churg – Strauss syndrome）enrolled in two prospective trials［J］. J Autoimmun，2013，43：60 – 69.

病例5　胸痛、肺部结节、皮下结节

一、病例简介

患者女，63 岁，因"间断胸痛 1 个月余，加重半月"入院。

现病史：患者 1 个月前劳累后出现左下季肋部胸痛，深呼吸症状加重，右侧卧胸痛减轻，无咳嗽、咳痰、咯血，无胸闷、憋气。半月前胸痛加重，为双下季肋胸痛，疼痛有游走感，伴发热 2 天，体温最高 38.3℃，伴盗汗、乏力。外院就诊，血常规：WBC 17.04 × 10^9/L，RBC 4.81 × 10^{12}/L，Hb 126g/L，PLT 178 × 10^9/L，EOS% 25.7%，EOS 4.38 × 10^9/L。胸部强化 CT：双肺胸膜下多发结节，占位性病变？右肺中叶及左肺上叶小结节；左侧少量胸腔积液；纵隔及双侧腋窝区多发淋巴结。予口服莫西沙星，后患者胸痛稍缓解，仍间断低热。精神尚可，食欲正常，睡眠尚可，便秘，小便如常，体重未见明显下降。

既往史：2 型糖尿病 24 年，血糖控制欠佳；发现嗜酸性粒细胞增高 8 年，未诊治。左眼视网膜脱落术后。磺胺类药物过敏史。个人史、婚育史、家族史无特殊。

体格检查：T 36.3℃，R 83 次/分，R 19 次/分，BP 126/64mmHg。神志清，精神可，查体合作，口唇不发绀。左侧大腿皮下可扪及肿块（图 1 – 18），边界清楚，质硬，无压痛。双肺呼吸音清，未闻及干湿性啰音。心脏腹部（ - ）。

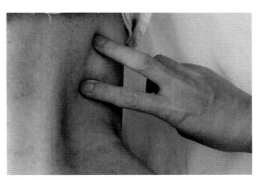

图 1 – 18　左侧大腿皮下可扪及肿块

二、辅助检查

既往化验，2012（眼科医院）血常规：WBC 10.1 × 10^9/L，EOS 48.7%，EOS 4.9 × 10^9/L。

2014 年（体检）血常规：WBC 12.5 × 10^9/L，EOS 60.8%，EOS 7.58 × 10^9/L。

2019 年（体检）血常规：WBC 11.40 × 10^9/L，EOS 51.3%，EOS 5.84 × 10^9/L。

入院化验，血常规：WBC 12.12 × 10^9/L，EOS 28%，EOS 3.37 × 10^9/L。

CRP：1.13mg/dl↑（参考值范围：<0.8mg/dl）。

糖化血红蛋白：10.5%↑（参考值范围：4% ~6%）。

肝功能:ALB 30g/L↓(参考值范围:35~55g/L)。GLO 46g/L↑(参考值范围:20~40g/L)。

肾功能、电解质、凝血功能、PCT、肿瘤标志物:未见明显异常。

腹部 B 超:脾脏形态饱满,表面光滑,实质回声均匀,脾静脉略扩张;肝、胆、胰未见明显异常;双肾未见明显异常。

心脏彩超:主动脉瓣钙化,二尖瓣、三尖瓣反流(轻度),左室舒张功能改变。

妇科超声:子宫左前壁低回声团(考虑子宫肌瘤),双侧附件区未见明显肿物。

左下肢体表肿物超声:左侧大腿后方患处肌层(考虑半肌间)及肌腱、腱周异常(炎性?请结合其他检查);左侧大腿后方中部皮下肌肉浅层多发片状无回声区(考虑积液)伴周围软组织增厚、回声增强。

肺功能示:FVC 2.49L,FEV$_1$ 1.87L,FEV$_1$/预计值 82.6%,FEV$_1$/FVC 75.01%,MEF50 1.72L/s,MEF50/预计值 48.1%,CaNO 6.1ppb,FeNO50 36ppb,提示小气道功能障碍,弥散功能轻度减低,支气管舒张试验阴性。

胸部 CT:两肺多发大小不等结节,胸膜下为著,边缘毛糙;纵隔多发淋巴结增大,心影不大双侧少量胸腔积液,左侧叶间积液(图1-19、图1-20)。

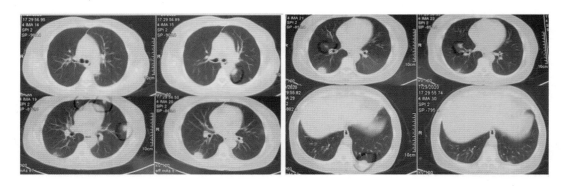

图 1-19　胸 CT(2020 年 7 月 29 日)(外院)

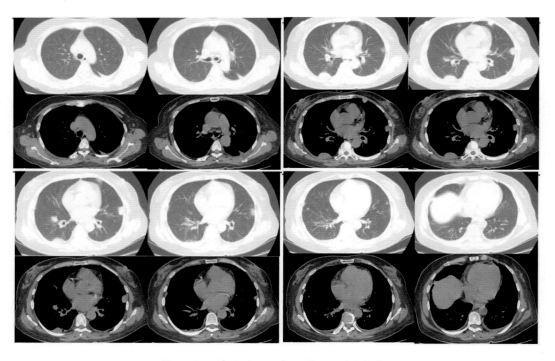

图 1-20　胸 CT(2020 年 8 月 12 日)(我院)

经皮肺穿刺，（右肺下叶背段）检材为末梢肺组织，间质显著纤维化伴慢性炎细胞浸润，部分肺泡腔内成纤维细胞栓形成，局灶肺泡上皮增生，免疫组化染色示：CK 上皮细胞阳性，CD20、CD3 和 Mum-1 相应 B、T 淋巴细胞和浆细胞阳性；应临床要求：六胺银染色未见真菌，抗酸染色阴性，炎性假瘤（机化性肺炎）不能除外。偶见 IgG4 阳性浆细胞，IgG4：IgG≤40%（图 1-21）。

骨髓穿刺病理：骨髓增生活跃，粒红比例大致正常，可见偏成熟嗜酸性粒细胞数量相对增多，巨核细胞数量及形态未见特殊；免疫组化染色示 Lysozyme 散在多量阳性，MPO 散在阳性，CD117、CD34、CD99 偶见阳性，CD61 巨核细胞阳性，结合血象，HES 待除外，请结合临床。送检标本中 FIL1P1-PDGFRA 基因定量分析结果为阴性或低于最低检测下限（图 1-22）。

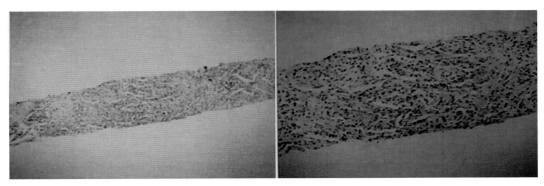

图 1-21　经皮肺穿刺病理

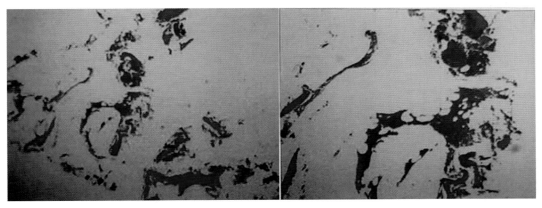

图 1-22　骨髓穿刺病理

三、初步诊断

1. 肺部阴影。
2. 嗜酸性粒细胞增多症？
3. 2 型糖尿病。
4. 子宫肌瘤。
5. 左侧大腿后方肌层肿物？

四、治疗经过

患者入院后给予初步治疗：左氧氟沙星抗感染治疗，积极进行肺活检等组织病理检查仪明确嗜酸粒细胞增高的原因。

五、李硕主任医师分析病例

患者病例特点：①患者老年女性，亚急性起病，以胸痛、发热为主诉；②多次化验外周血嗜酸粒细胞增多。既往曾有嗜酸粒细胞增多病史；③查体可见皮下结节；④胸部 CT 可见两肺多发大小不等结节,胸膜下为著,边缘毛糙;纵隔多发淋巴结增大,心影不大;双侧少量胸腔积液,左侧叶间积液;⑤经抗感染治疗,胸CT较前进展。

结合此病例,患者肺部阴影伴有嗜酸粒细胞增多,需考虑如下鉴别诊断:寄生虫和真菌感染,变应性支气管肺曲霉病(ABPA),嗜酸性肉芽肿性多血管炎(EGPA),外源性变应性肺泡炎(过敏性肺炎),慢性嗜酸性粒细胞肺炎,血液系统肿瘤,嗜酸性粒细胞增多综合征等疾病。需进一步详细询问患者的旅居史和特殊环境接触史以排查寄生虫和真菌感染及过敏性肺炎可能。患者既往否认支气管哮喘病史,查体未闻及明显干鸣音,故变应性支气管肺曲霉病可能性不大。嗜酸性肉芽肿性多血管炎是主要累及中、小动脉的系统性血管炎,以哮喘、坏死性肉芽肿样血管炎、血管外肉芽肿、外周血嗜酸性粒细胞增多和多器官组织嗜酸性粒细胞浸润为特征。本例患者缺乏多系统受累的证据,故暂不考虑。慢性嗜酸性粒细胞肺炎:常见于哮喘和过敏性鼻炎病史的患者。90%的患者存在血嗜酸性粒细胞增多,50%存在痰嗜酸性粒细胞增多,影像学表现为磨玻璃和肺实变。典型表现为非肺段分布,病变位于上肺和外周并不能完全除外该诊断。患者骨髓穿刺结果暂不支持血液系统肿瘤,但除髓系肿瘤外部分淋巴瘤、急性淋巴细胞白血病的血液、骨髓和淋巴结中也可见到嗜酸性粒细胞增多,有待进一步完善相关检查。

经皮肺穿刺病理回报不除外 HES,那么 HES 诊断是否成立?嗜酸性粒细胞增多综合征(hypereosinophilic syndrome,HES)是一组病因不明、血及骨髓嗜酸性粒细胞持续性增多、组织中嗜酸性粒细胞浸润为特征的疾病,需要充分排除免疫、肿瘤等继发因素。临床表现除嗜酸性粒细胞增多外,常伴有心脏、肺、皮肤、胃肠、神经系统等器官损害。基于此,我们开展了多学科会诊以指导下一步诊疗。

六、MDT 讨论目的

1. 患者外周血嗜酸性粒细胞增高的原因?
2. 嗜酸性粒细胞增多综合征的诊断是否成立?
3. 进一步治疗指导。

七、多学科会诊意见

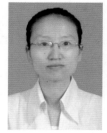

孙文闻,女,医学博士,天津医科大学总医院风湿免疫科副主任。现任天津市医学会风湿病学分会常务委员,天津市医师协会风湿免疫医师分会常务委员,中华医学会内科学分会免疫净化与细胞治疗学组委员会委员,中国医师协会免疫吸附学术委员会委员,中国医师协会风湿免疫科医师分会风湿病相关影像学组委员,海峡两岸医药卫生交流协会风湿免疫病学专业委员会委员感染学组常务委员,中华临床免疫和变态反应杂志编委。获科技成果 2 项及市科技进步三等奖。

风湿免疫科孙文闻副主任医师:患者嗜酸细胞升高伴有肺内多发实变影,需要警惕免疫相关的疾病,主要是嗜酸性肉芽肿性多血管炎(EGPA):也称为 Churg-Strauss 综合征(CSS)。这种疾病是主要累及中、小动脉的系统性血管炎的一种类型,以哮喘、坏死性肉芽肿样血管炎、血管外肉芽肿、外周血嗜酸性粒细胞增多和多器官组织嗜酸性粒细胞浸润为特征。常见多器官受累包括肺、心脏、肝脏、脾、皮肤、周围神经、胃肠道和肾脏。胸部 CT 显示靠近外周胸膜和小叶分布的玻璃或实变,小叶中心结节,支气管壁增厚和小叶间隔增厚。患者目前没有除血液系统、呼吸系统、皮肤以外其他系统受累表现,目前不考虑嗜酸性粒细胞血管炎诊断,但患者嗜酸细胞升高明显,临床可加用激素对症治疗,密切监测免疫功能、血常规变化,建议完善胃肠镜检查以明确有无胃肠道嗜酸性粒细胞浸润;完善左侧大腿背侧肿块活检以明确有无肌肉嗜酸性粒细胞浸润或其他异常。

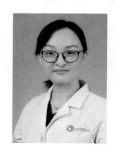

张薇,女,主任医师,博士,硕士研究生导师,任职于天津医科大学总医院血液科。中国抗癌协会血液病转化委员会青年委员,中国医药教育协会血液专业委员

会青年委员,中国医药教育协会白血病专业委员会委员,天津市医师协会血液内科医师分会委员,天津市中西医结合学会血液学专业委员。

血液科张薇主任医师:患者嗜酸细胞升高病程较长,关于嗜酸细胞升高需要鉴别血液系统疾病,主要包括髓系增殖性肿瘤、淋巴瘤、骨髓异常增生综合征等。患者病程长,一般状态佳,考虑血液系统恶性肿瘤可能性不大,建议完善 bcr/abl、FGFα、FIL1P1-PDGF RB、MDS 基因检测以排查原发性嗜酸粒细胞增多症,完善体表淋巴结超声、PET-CT 检查以排查淋巴瘤、髓系增殖性肿瘤、MDS 可能,完善血液三项、铁三项评估是否存在小细胞低色素性贫血可能。

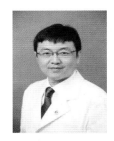

李东,男,主任医师。2008 年于天津医科大学获博士学位,任职于天津医科大学总医院医学影像科。擅长:心胸疾病影像诊断。

放射科李东主任医师:患者胸部 CT 提示双肺多发实变影,分布以胸膜下为主,呈宽基底表现,密度均匀,未见明显强化信号,且复查 CT 病灶短期内进展,未见空洞出现,未见明显游走性病灶表现,无明显磨玻璃密度渗出影及间质性肺泡炎征象,目前从影像学角度考虑过敏性肺炎、嗜酸性肉芽肿性血管炎和魏格纳肉芽肿可能性不大。不能除外慢性嗜酸粒细胞性肺炎,建议完善气管镜检查行肺泡灌洗以检测有无肺泡灌洗液中嗜酸性粒细胞增高。

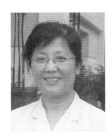

宋文静,女,副教授。1991 年于天津医科大学获硕士学位,硕士研究生导师,任职于天津医科大学总医院病理科,主专临床病理诊断(不含中枢神经系统疾病)。

病理科宋文静副教授:患者经皮肺穿刺病理结果显示间质显著纤维化伴慢性炎细胞浸润,部分肺泡腔内成纤维细胞栓形成,局灶肺泡上皮增生,未发现肺组织中有嗜酸性粒细胞浸润及肿瘤性细胞,主要表现为机化性肺炎,可能是继发于免疫系统异常的表现,切片中可见 B、T 淋巴细胞和浆细胞阳性;应临床要求进行六胺银染色未见真菌,抗酸染色阴性,偶见 IgG4 阳性浆细胞,IgG4:IgG≤40%。骨髓穿刺病理提示骨髓增生活跃,粒红比例大致正常,可见偏成熟嗜酸性粒细胞数量相对增多,巨核细胞数量及形态未见特殊;免疫组化染色示 Lysozyme 散在多量阳性,MPO 散在阳性,CD117、CD34、CD99 偶见阳性,CD61 巨核细胞阳性,送检标本中 FIL1P1-PDGFRA 基因定量分析结果为阴性,结合血象,HES 待除外。目前不能排除肺部病灶与全身嗜酸性粒细胞增高是两种独立的疾病。

经过多学科专家会诊,MDT 专家组与家属充分沟通,完善相关检查。我们进一步寻找患者嗜酸粒细胞靶器官受累的证据,完善了相关检查。

胃镜检查(图 1-23):胃底黏膜见弥漫性隆起,表面糜烂,行黏膜活检。

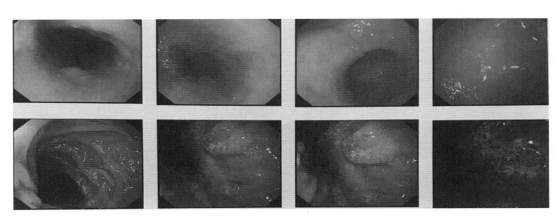

图 1-23　胃镜检查

注:检查所见:食管 25cm 约见 0.6cm×0.6cm 隆起,表面光滑,贲门闭合欠佳,胃底黏膜见弥漫性隆起 2 处,表

面糜烂，NBI 显示：不均匀深染，细微结构欠清楚，于巨大隆起表面检 6 块，胃底脑回状，橘红色，胃角形态完整。胃底黏膜光滑，蠕动正常，色泽红白相间。幽门可见，圆形，开闭自如，黏膜光滑，色泽淡红。十二指肠球部黏膜光滑，未见溃疡。球后未见异常

胃镜病理（图 1 – 24）：B 细胞淋巴瘤，考虑 MALT 淋巴瘤，增殖活跃，不除外向弥漫大 B 细胞淋巴瘤转化。

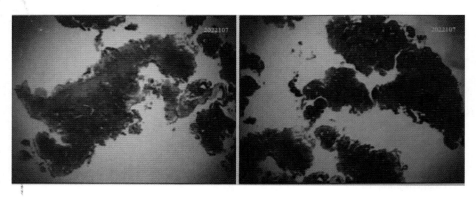

图 1 – 24　胃镜病理

PET – CT 检查：胃大弯侧胃壁不规则增厚，代谢异常增高，结合病史，符合淋巴瘤图像特征。双肺胸膜下区多发大小不等软组织密度结节影、左侧大腿后方半腱肌区长条形软组织密度影、腹部及左下肢多发淋巴结影，代谢异常增高，考虑淋巴瘤浸润。脾大。

患者转往血液科继续治疗。行 R – CHOP 方案化疗，利妥昔单抗注射液（美罗华）600mg d0，CTX 800mg d1，多柔比星脂质体 40mg d1，酒石酸长春瑞滨注射液（盖诺）30mg d1，甲强龙 80mg d1 ~ d5。皮下结节明显缩小。复查胸部 CT（图 1 – 25）较前明显好转。

出院诊断：①黏膜相关淋巴组织结外边缘区 B 细胞淋巴瘤；②机化性肺炎；③嗜酸性粒细胞增多；④贫血；⑤2 型糖尿病；⑥子宫腺肌瘤？

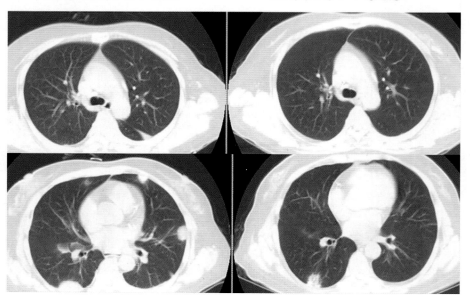

图 1 – 25　复查胸部 CT 对比

八、专家点评

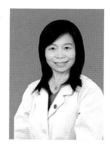

曹洁，女，主任医师，博士研究生导师，天津医科大学总医院呼吸与危重症医学科科主任、学科带头人。擅长呼吸危重症、慢性气道疾病、睡眠呼吸疾病、呼吸系统疑难危重症等多领域规范化诊疗。

呼吸与危重症医学科曹洁主任医师：黏膜相关淋巴组织（MALT）淋巴瘤有以下几个特征：①临床通常无症状；②与自身免疫性疾病、吸烟有关；③可能与3－三体综合征、Bcl－10突变及染色体易位（11；18）有关；④胸部CT：多发性或孤立性结节，多发性或局限性实变区，沿支气管血管束分布，部分有空气支气管征，边缘可见小毛刺和晕征；30%出现纵隔及肺门淋巴结肿大，增强后明显强化；生长缓慢；PET/CT：一半出现高代谢病灶。

MALT淋巴瘤诊断标准：①明确的组织病理学诊断；②单侧或双侧肺、肺叶或主支气管受累，伴或不伴有肺门或纵隔淋巴结侵犯；③确诊后3个月内无肺和支气管外组织或器官淋巴瘤。嗜酸性粒细胞增多综合征（hypereosinophilic syndrome，HES）是一组病因不明、血及骨髓嗜酸性粒细胞持续性增多、组织中嗜酸性粒细胞浸润为特征的疾病。临床表现除嗜酸性粒细胞增多外，常伴有心脏、肺、皮肤、胃肠、神经系统等器官损害。本病的特点是嗜酸性粒细胞的多器官浸润，最多见的是心肌浸润，导致心肌小动脉栓塞，心肌纤维化，瘢痕形成、坏死，表现为进行性心力衰竭、心律失常、奔马律、心包摩擦音，另较常见肺浸润、中枢神经系统浸润及皮肤浸润，浸润的部位及脏器的损害是判断病情和预后的重要指标。

HES的诊断标准：①外周血持续性嗜酸性粒细胞增多，绝对计数超过 $1.5 \times 10^9/L$ 达6个月以上；②骨髓嗜酸性粒细胞增多；③除外其他原因引起的嗜酸性粒细胞增多，如寄生虫感染、过敏性疾病、药物反应、肿瘤等；④有皮肤等组织和脏器受累证据。因此患者一般情况良好，嗜酸性粒细胞升高病史多年，胸部病变病理提示机化性肺炎，骨髓穿刺病理提示HES，此病例极易误诊为HES，但仍需格外注意，HES是排他诊断，尤其是与恶性肿瘤的鉴别，尤其是MALT淋巴瘤这类惰性淋巴瘤，极易漏诊。

总结此病例，有以下几个重点提示：①站在系统性疾病肺部表现的角度去思考，尽可能完善检查；②临床遇到嗜酸粒细胞增多，除了呼吸系统，还需关注胃肠道、心脏、神经肌肉、皮肤等全身系统的问诊及查体，寻找蛛丝马迹；③影像学角度鉴别肺阴影合并嗜酸性粒细胞增多的鉴别诊断；④多学科会诊拓宽疾病诊疗思路，使患者最大获益。

九、文献汇总

嗜酸性粒细胞是一种多功能白细胞，涉及广泛的炎症反应的发病机制。它调节几个器官系统内炎症灶位点的免疫反应。嗜酸性粒细胞性肺病包括与组织或外周血嗜酸性粒细胞增多有关的多种肺病。一些作者将这组疾病分为原发性或继发性，取决于是否存在已知的潜在病因。原发性嗜酸性粒细胞性肺病包括单纯性肺嗜酸性粒细胞增多症、急性嗜酸性粒细胞性肺炎、慢性嗜酸性粒细胞性肺炎、嗜酸性粒细胞增多症和嗜酸细胞性支气管炎。嗜酸性粒细胞增多症也可发生在过敏性支气管肺曲菌病，支气管中心肉芽肿病或寄生虫或真菌感染以及对药物或毒素的反应的患者中。此外，血管炎患者可见嗜酸粒细胞增多症，包括过敏性肉芽肿病和血管炎。虽然许多其他疾病可能与轻度嗜酸粒细胞增多症（包括哮喘、肺纤维化和分枝杆菌感染）有关，但这些疾病通常不被认为是嗜酸性粒细胞性肺病，因为与嗜酸性粒细胞增多的关系很小，并且不影响嗜酸性粒细胞增多症的病程。临床上，放射学和病理学发现的整合有助于最合适的诊断。如果患者在图像上有肺部阴影，并且外周嗜酸性粒细胞增多（定义为绝对血嗜酸性粒细胞计数超过 $0.5 \times 10^9/L$），则可以诊断为嗜酸性粒细胞性肺病。

1. 原发性嗜酸细胞性肺病

（1）单纯肺 EOS 增多症：也称为 Loeffler 综合征，单纯的肺嗜酸性粒细胞增多症的临床特征是没有症状或可能包括咳嗽、发烧和呼吸困难的轻微症状，预后良好，4 周内自发消退很常见。大部分病例发生在过敏性支气管肺曲霉病，或寄生虫感染，或由于药物反应引起的患者。单纯性肺嗜酸性粒细胞增多的季节性变异也表明，环境抗原可能是某些病例的原因。

（2）急性嗜酸性粒细胞性肺炎：与单纯性肺嗜酸性粒细胞增多症相反，急性嗜酸性粒细胞性肺炎是一种严重的临床疾病，其特征是呼吸衰竭。几天内出现发热、咳嗽和呼吸困难。外周嗜酸粒细胞增多症在发病时并不常见，但通常在疾病过程后期被发现。急性嗜酸性粒细胞性肺炎对类固醇有反应并且不会复发。通过适当的及时治疗，存活率明显提高。急性嗜酸性粒细胞性肺炎患者的影像学可通常表现为两肺的混杂密度影，磨玻璃样改变和实变，支气管周围和间隔增厚。胸腔积液很常见。

（3）慢性嗜酸性粒细胞性肺炎：典型病理表现为富含嗜酸性粒细胞的渗出物，其填充肺间质和肺泡。慢性病程，症状包括咳嗽、高烧、盗汗、呼吸困难以及明显的体重减轻。大多数患者存在血嗜酸性粒细胞增多，部分患者存在痰嗜酸性粒细胞增多。对类固醇的反应非常好，然而与急性嗜酸性粒细胞性肺炎不同，类固醇戒断后部分慢性嗜酸粒细胞增多症患者会出现临床复发。慢性嗜酸细胞性肺炎的影像学表现为磨玻璃和肺实变。典型的表现在上肺和肺外周，少数病例中存在胸腔积液。随着疾病不同阶段，CT 可能会显示纵向垂直平行于胸膜表面的纵向带。治疗后，某些患者可能会发现残留的肺纤维化。

（4）高 EOS 综合征（HES）：是指一组异质性疾病，以外周血和骨髓 EOS 持续增多、多器官受累为特征的临床综合征。心脏和神经系统受累最为常见，40% 的患者累及肺脏，还可累及皮肤、关节、胃肠道等多个系统。外周血中 EOS 显著增多（计数常 $> 10 \times 10^9/L$、百分比高达 30% ~ 70%），可出现 EOS 前体细胞和粒细胞前体细胞。累及肺部时 BALF 中 EOS 比例可超过 70%。本病临床表现和影像学缺乏特异性，诊断需排除其他 ELD。诊断标准包括：①持续的 EOS 增多 $> 1.5 \times 10^9/L$，超过 6 个月或 6 个月内死亡（目前认为不应限定 6 个月的病程）；②缺乏寄生虫、过敏或其他已知原因所引起 EOS 增多的证据；③多器官受累及多系统功能不全的证据。糖皮质激素仍是 HES 的主要治疗手段。

2. 继发性嗜酸性肺病

（1）变应性支气管肺曲菌病：它是由对曲霉属物种抗原的超敏反应引发的，常见于哮喘和囊性纤维化患者。这种疾病的特征是外周血嗜酸性粒细胞增多和血清 IgE 水平升高。急性发作期间的症状包括咳嗽、喘息和褐色黏液栓塞的咳痰，还会出现全身症状，如发烧和体重减轻。胸片和 CT 显示肺的上部区域和相对应支气管扩张，呼吸道充满黏液和碎屑中心管状实变。这些发现被称为指套征。

（2）寄生虫或真菌感染：几种寄生虫和真菌感染会产生肺部阴影的外周嗜酸性粒细胞增多。这些包括类圆线虫病、蛔虫病、血吸虫病、肺吸虫病。患病率在很大程度上取决于地理位置和患者的旅行历史。影像学表现广泛，并且因特定感染而异，但通常包括气腔模糊，结节或两者同时存在。

（3）变应性肉芽肿性血管炎：也称为 Churg - Strauss 综合征，可发生在哮喘患者身上，通常伴有明显的嗜酸性粒细胞增多。过敏性鼻炎、呼吸困难、咳嗽和咯血是常见的症状。这种全身性疾病可能涉及肾脏、胃肠道、皮肤、肌肉、关节和中枢神经系统。治疗的基础是类固醇，在严重的情况下，应用免疫抑制剂。CT 显示靠近外周胸膜和小叶分布的玻璃或实变，小叶中心结节，支气管壁增厚和小叶间隔增厚。

（呼吸与危重症医学科：李　硕　刘　丹）

参 考 文 献

[1] Bhatt NY, Allen JN. Update on eosinophilic lung diseases[J]. semin Respir Crit Care Med, 2012, 33(5): 555 – 571.

[2] Cottin V, Cordier JF. Eosinophilic lung diseases[J]. Immunol AllergY Clin North Am, 2012, 32(4): 557 – 586.

[3] Fernandez PE, Olson AL, Frankel SK. Eosinophilic lung diseases[J]. Med Clin Noah Am, 2011, 95(6): 1163 – 1187.

[4] Allen JN, Davis WB. Eosinophilic lung diseases[J]. Am J Respir Crit Care Med, 1994, 150(5 Pt 1): 1423 – 1438.

[5] Rhee CK, Min KH, Yim NY, et al. Clinical characteristics and corticosteroid treatment of acute eosinophilic pneumonia [J]. Eur Respir J, 2013, 41(2): 402 – 409.

[6] Marchand E, Etienne – Mastroianni B, Chanez P, et al. Idiopathic chronic eosinophilic pneumonia and asthma: how do they influence each other? [J]. Eur Respir J, 2003, 22(1): 8 – 13.

[7] Cottin V, Cordier JF. Eosinophilic pneumonias[J]. Allergy, 2005, 60(7): 841 – 857.

[8] Sheikh J, Weller PF. Clinical overview of hypereosinophilic syndromes[J]. Immunol Allergy Clin North Am, 2007, 27: 333 – 355.

[9] Agarwal R. Allergic bronchopulmonary aspergillosis[J]. Chest, 2009, 135(3): 805 – 826.

病例6　发热伴肺部阴影

第一部分

一、病历简介

患者，女，83岁，退休，主因"发热伴喘息6天"入院。

现病史：患者于入院6天前无诱因出现发热，伴头痛，体温最高39℃，伴流涕、咽痛、全身酸痛及周身乏力，伴有恶心、呕吐，偶有咳嗽、咳痰、喘息，咳少量白色黏痰，夜间可平卧，双下肢无水肿，无咯血、胸痛，无头晕，无反酸、烧心，无腹痛、腹泻、尿频、尿急等不适，就诊于某医院，先后予头孢克肟、莫西沙星、他唑仙抗感染、地塞米松退热等治疗，患者仍间断发热，以下午为著，体温最高达41℃，为求诊治入我院。

既往史：2015年脑梗死病史，偶有饮食、饮水呛咳的症状。否认肝炎、结核等传染性疾病史。

体格检查：T 39℃，P 120次/分，R 25次/分，BP 171/80mmHg。神志清楚，查体合作，语言功能尚可。全身皮肤黏膜无明显苍白黄染及新发出血点。浅表淋巴结无肿大。球结膜无充血水肿。口唇无发绀。颈软，无抵抗。听诊双肺呼吸音粗，右肺可闻及湿啰音。心音低钝，心音可，心律齐，各瓣膜听诊区未闻及杂音。腹膨隆，无压痛、反跳痛、肌紧张。双下肢不肿，病理征示阴性。

二、辅助检查：

血气分析（FiO_2 83%）：pH（T）7.426，PCO_2（T）30.80mmHg，K^+ 3.18mmol/L↓，PO_2（T）63.90mmHg，HCO_3^- 19.50mmol/L。

血常规：WBC $13.86×10^9$/L↑，Hb 105g/L↓，PCT 10.31ng/ml↑；CRP 21.80mg/dl↑。

凝血功能：纤维蛋白原7.92g/L↑，血浆D－二聚体＞10 000ng/ml（FEU）↑；B型钠尿肽（博适）2160.0pg/ml↑。

生化检查:肌钙蛋白 T 0.273ng/ml↑,钾 3.1mmol/L↓,肌酸激酶 189U/L↑,肌酸激酶同工酶 8U/L。

病原微生物抗体:嗜肺军团菌 IgM 抗体(−),嗜肺军团菌 IgG 抗体(−);肺炎衣原体抗体(−);肺炎支原体抗体:(−)。

抗核抗体阳性(核颗粒型 1:80),抗 SSA 抗体阳性↑,抗 Ro−52 抗体阳性↑,类风湿因子 24.50U/ml↑,ANCA(−)。

肿瘤标志物:铁蛋白 529.25ng/ml↑,细胞角蛋白 19 片段 7.17ng/ml↑,鳞状细胞癌抗原 3.30μg/L↑,人附睾上皮分泌蛋白 4(HE4)249.20pmol/L↑。

胸部 CT 示(图 1−26):右肺上叶大片实变影,右肺中叶及下叶多发斑片状实变影。

三、初步诊断

1. 社区获得性肺炎。

2. Ⅰ型呼吸衰竭。

3. 心功能不全(心功能Ⅳ级)。

4. 电解质紊乱。

四、治疗经过

患者入院后给予高流量吸氧、莫西沙星抗感染、利尿、控制心衰、抗凝、纠正电解质紊乱等治疗。患者仍有发热,肺内感染病原体仍未明确,最终通过支气管镜检查+mNGS,结果回报为高序列数的鹦鹉热衣原体,遂加用多西环素肠溶胶囊(0.1g 1 次/12h)继续治疗 14 天,患者体温逐渐下降,呼吸功能改善。治疗 8 天后复查胸部 CT(图 1−27)提示病灶较前明显吸收。出院后 1 个月随访,无发热及咳嗽咳痰等不适。

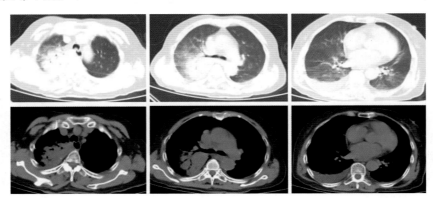

图 1−26　入院时胸部 CT

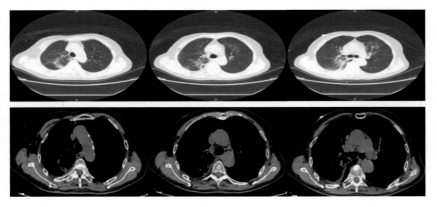

图 1−27　治疗 8 天后复查胸部 CT

五、呼吸科李硕主任医师分析病例

病例特点如下：①老年女性，急性起病；②发热伴喘息，乏力6天；③抗感染治疗效果欠佳。

分析：患者发热伴肺部阴影，炎症指标明显增高，血液高凝状态，Ⅰ型呼吸衰竭，同时合并心衰，符合重症社区获得性肺炎的诊断标准，抗感染治疗效果欠佳，需要进一步明确病原体，同时多项肿瘤标志物升高，需要除外肺内肿瘤性病变，可行纤维支气管镜检查及灌洗液的二代基因测序；患者肺泡灌洗液：结核分枝杆菌脱氧核糖核酸检测（-）；肺泡灌洗液涂片（-）、细菌培养（-）、抗酸染色（-）；肺泡灌洗液外送基因二代测序，检测结果为鹦鹉热衣原体，序列数为2066。现场细胞学（图1-28）结果：见成纤维细胞、中性粒细胞、巨噬细胞、单核细胞、淋巴细胞。根据气管镜结果，诊断为鹦鹉热衣原体肺炎明确。患者血浆第二聚体和纤维蛋白原升高，完善肺动脉CTA明确有无肺栓塞的可能；患者BNP明显升高，双侧胸腔积液，合并心功能不全，完善心脏超声；患者多项风湿免疫治疗异常，干燥综合征相关抗体及皮肌炎相关抗体阳性，但患者无明显口感、眼干、多肌痛、技工手及肺内间质改变等，请风湿免疫科会诊，除外免疫相关肺损害。

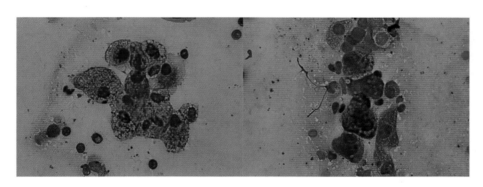

图1-28　ROSE 结果

六、MDT 讨论目的

1. 患者目前诊断社区获得性肺炎明确，但抗感染治疗效果欠佳，需进一步明确肺内感染病原体。

2. 患者多项免疫指标异常，需除外免疫相关肺损伤。

3. 患者行纤维支气管镜检查，解读现场细胞学及 NGS 结果。

七、多学科会诊意见

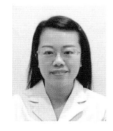

张燕平，女，主任医师，任职于天津医科大学总医院感染科。擅长诊治各种感染性疾病，如感染性心内膜炎、手术部位感染、中央导管相关血流感染、腹腔感染、败血症等，在不明原因长期发热疾病的诊断、抗菌药物合理使用及医院感染的预防与控制上均有丰富的临床经验。

感染科张燕平主任医师：患者老年女性，急性起病，主要表现为高热伴喘息，呼吸衰竭，周身乏力，血炎症指标WBC、C-RP、PCT明显升高，D二聚体、纤维蛋白原明显升高，首先考虑为感染性疾病；患者无皮损等，病灶无空洞改变，暂不考虑球菌可能；老年女性，既往多种疾病，炎症指标明显升高，故不除外阴性杆菌肺炎的可能，但无明显咳痰，注意非典型病原体可能；常见病原体抗体检测，如军团菌、支原体、衣原体等阴性，G和GM实验阴性，先后多种抗生素治疗效果不佳，需要进一步完善其他少见病原体检测。风湿免疫指标中类风湿因子、抗Ro-52、抗-SSA等阳性，仍需要密切观察临床变化，排除风湿免疫科其他相关疾病。

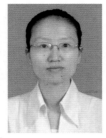

孙文闻，女，医学博士，天津医科大学总医院风湿免疫科副主任。现任天津市医学会风湿病学分会常务委员，天津市医师协会风湿免疫医师分会常务委员，中华医学会内科学分会免疫净化与细胞治疗学组委员会委员，中国医师协会免疫吸附学术委员会委员，中国医师协会风湿免疫科医师分会风湿病相关影像学组委员，海峡两岸医药卫生交流协会风湿免疫病学专业委员会委员感染学组常务委员，中华临床免疫和变态反应杂志编委。获科技成果2项及市科技进步三等奖。

风湿免疫科孙文闻副主任医师：患者老年女性，因高热伴喘息、呼吸衰竭入院，入院查风湿免疫全项提示类风湿因子、抗 Ro - 52、抗 - SSA 等阳性，铁蛋白明显升高，肺内表现呈实变，不除外血管炎可能，但患者无咯血，无肾功能改变，无中耳炎及鼻窦炎等，不符合典型的血管炎改变，此外患者，无皮疹，无技工手及皮损，无明显口干、眼干，不符合典型的皮肌炎表现；可完善血管炎抗体、GBM 抗体、肌炎抗体谱等除外我科相关疾病。

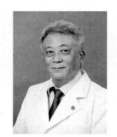

于铁链，男，教授，博士研究生导师。1994 年于天津医科大学获博士学位，任职于天津医科大学总医院医学影像科。擅长心胸疾病特别是疑难病、罕见病、危重症的影像学诊断。

影像科于铁链教授：患者右上肺团块状实变，周边渗出影，右侧胸腔积液，需要与衣原体肺炎、肺结核、肺部肿瘤、血管炎鉴别。首先与肺结核鉴别，患者影像表现为右上肺团块状实变，周边渗出影，虽为结核的好发部位，但无卫星灶，无树芽征，无空洞、钙化等改变，暂不考虑肺结核。患者老年女性，右上肺团块实变影，伴胸腔积液，周边有明显渗出，其内见支气管充气征，支气管走形自然，无膨胀性生长改变，无胸膜牵拉，无血管造影征，无长短毛刺等，暂不考虑肿瘤性病变。与血管炎的鉴别，病理结果虽为肉芽肿性变化，非多发性，沿支气管分布的炎性细胞浸润及肉芽肿，患者临床症状无咯血，虽临床部分免疫学指标异常，不符合肉芽肿性多血管炎的表现。

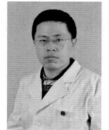

冯靖，男，博士，主任医师，教授，博士研究生导师，天津医科大学总医院呼吸与危重症医学科科主任。美国杜克大学医学中心（DUMC）呼吸、变态反应和重症监护科博士后，美国国立卫生研究院（NIH）/环境与人类健康科学中心（NIEHS）博士后。专业方向：介入呼吸病学、慢性气道疾病（哮喘、慢阻肺）、睡眠呼吸暂停。

天津医科大学总医院呼吸与危重症医学科冯靖主任医师：患者行纤维支气管镜检查，提示右肺上叶支气管黏膜肿胀充血，管腔通畅，未见狭窄及新生物，管腔内分泌物不多，行肺泡灌洗液二代基因测序检查、支气管黏膜活检、现场细胞学检测，镜下见大量的泡沫巨噬细胞及成纤维细胞，提示机化样改变。根据二代测序结果为鹦鹉热衣原体，序列数为2066，结合肺部影像学改变，诊断为鹦鹉热衣原体肺炎明确。

第二部分

一、病例简介

患者，男，60 岁，主因"发热1周"入院。

现病史：患者入院前1周着凉后出现发热，体温达38.6℃，伴头痛，无其他相关伴随症状，自服头孢类药物治疗，仍有反复发热，于外院查肺 CT（图 1 - 29）示右肺中叶实变影，给予莫西沙星、激素等治疗 3 天,仍有反复发热收入我科。

既往史:40 年前急性肾小球肾炎病史,已愈。高血压史 10 年,血压控制可。肝脓肿引流术后 15 年。右股骨干骨折术后半年,局部愈合良好。否认肝炎、结核等传染性疾病史。

体格检查:T 38.6℃,P 100 次/分,R 22 次/分,BP 140/80mmHg。神志清楚,查体合作。全身皮肤黏膜无明显苍白黄染及新发出血点,浅表淋巴结无肿大,球结膜无充血水肿。口唇无发绀,颈软,无抵抗。听诊双肺呼吸音粗,右肺可闻及湿啰音。心音低钝,心音可,心律齐,各瓣膜听诊区未闻及杂音。腹膨隆,无压痛、反跳痛、肌紧张。双下肢不肿,病理征示阴性。

二、辅助检查

血常规:WBC 5.92×10^9/L,NEUT 75%,CRP 13.3mg/dl↑。

病原体抗体:嗜肺军团菌 IgG 抗体(可疑阳性),肺炎支原体抗体(-),肺炎衣原体抗体(-),隐球菌荚膜抗原(-)。

肿瘤标志物(-)。

抗核抗体阳性(核颗粒型 1:80)。

胸部 CT 示:右心缘旁片状实变影。

三、初步诊断

1. 社区获得性肺炎 非典型病原体肺炎不除外?
2. 继发性机化性肺炎。
3. 高血压病Ⅲ级(高危)。

四、治疗经过

入院后给予莫西沙星、甲泼尼龙治疗,仍有反复发热,最高体温达 38.5℃,伴剧烈头痛,药物治疗效果欠佳,初始治疗 12 天后复查胸 CT(图 1-31)肺部渗出吸收不明显行支气管镜检查+二代基因测序,结果报告为鹦鹉热衣原体,现场细胞学(图 1-30)呈典型的机化性肺炎改变,遂加用米诺环素(100mg 1 次/12h)、甲泼尼龙逐渐减量(40mg 2 次/日×5d→40mg 1 次/日×3d→20mg 1 次/日×3d→逐渐减停),症状逐渐改善,1 个月后复查胸部 CT(图 1-32)较前明显吸收。

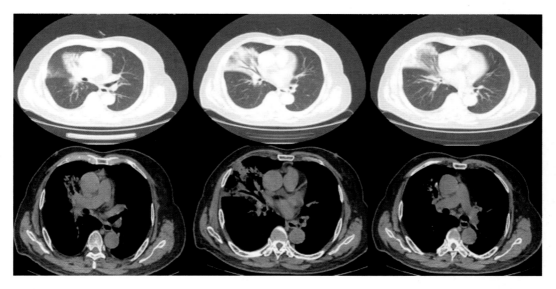

图 1-29 入院胸部 CT

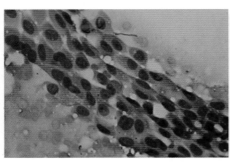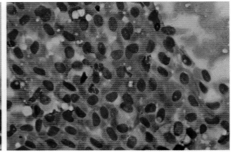

图 1 - 30　ROSE 结果

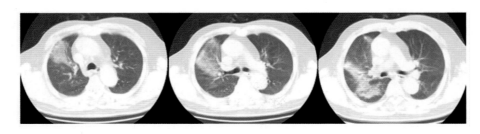

图 1 - 31　初始治疗 12 天后复查胸部 CT

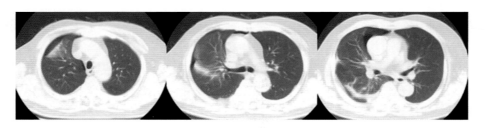

图 1 - 32　加用米诺环素治疗后复查胸部 CT

五、呼吸科任毅副主任医师分析病例

患者中年男性，急性起病，发热伴头痛，应用头孢类及喹诺酮类等抗生素治疗，效果欠佳，症状无改善，激素退热效果欠佳，血象正常，中性粒细胞比例偏高，炎症指标稍高，军团菌抗体弱阳性，右肺中叶实变影，可见明显的支气管充气征，诊断为社区获得性肺炎，但抗感染治疗效果欠佳，详细追问病史，患者入院前 20 天鸽棚清粪 2 小时，不除外衣原体感染的可能，建议行纤维支气管镜检查及灌洗液二代基因测序，明确可能的病原体，气管镜结果：结核分枝杆菌脱氧核糖核酸检测（－）、肺泡灌洗液涂片（－）、细菌培养（－）、抗酸染色（－），肺泡灌洗液外送基因二代测序检测结果为鹦鹉热衣原体序列为 128。ROSE 示镜下可见大量成纤维细胞、纤维细胞、组织细胞、巨噬细胞、单核细胞、淋巴细胞。诊断鹦鹉热衣原体肺炎明确，因患者同时存在明显机化样改变，建议激素治疗。患者血军团菌抗体弱阳性，但二代基因测序未检测到相关序列，且喹诺酮类抗生素治疗效果欠佳，故不考虑军团菌肺炎的可能。

六、MDT 讨论目的

1. 患者整个病程中存在明显的头痛，请神经内科会诊，除外相关疾病。

2. 患者抗感染治疗效果欠佳，请感染科及影像科会诊，对肺部病变进行鉴别诊断。

3. 患者行气管镜检查，解读现场细胞学及 NGS 结果。

七、多学科会诊意见

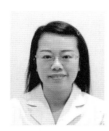

张燕平，女，主任医师，任职于天津医科大学总医院感染科。擅长诊治各种感染性疾病，如感染性心内膜炎、手术部位感染、中央导管相关血流感染、腹腔感染、败血症等，在不明原因长期发热疾病的诊断、抗菌药物合理使用及医院感染的预防与控制上均有丰富的临床经验。

感染科张燕平主任医师：患者中年男性，主要表现为发热伴头痛，急性起病，无咳嗽、咳痰，无腹痛、腹泻，无尿频、尿急、尿痛等，血白细胞不高，炎症指标偏高，军团菌抗体弱阳性，肺部影像学表现为右肺中叶实变，首先考虑感染性疾病，军团菌肺炎不除外，但莫西沙星抗感染效果欠佳，建议完善纤维支气管镜检查及基因测序，明确诊断。

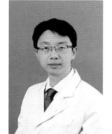

朱晓东，男，医学博士，主任医师，硕士生导师，任职于天津医科大学总医院神经内科。擅长帕金森病、帕金森综合征、特发性震颤及肌张力障碍等锥体外系疾病的诊断及治疗。开展帕金森病患者运动功能、认知水平以及抑郁焦虑状态评估、帕金森病影像学 PET – CT 多巴胺转运蛋白等新的诊断项目以及帕金森病康复、睡眠等方面研究。

神经内科朱晓东主任医师：患者中年男性，入院表现为发热伴头痛，急性起病，先后多种抗生素治疗效果欠佳，查体无颈强直，无眼震，无口角歪斜，伸舌无齿偏，四肢肌力对称，无减低，病理征未引出，查头部 CT 未见新发缺血及出血性改变，无占位及异常病变，暂不考虑脑炎及脑血管病等，予对症处理，积极查明原发病。

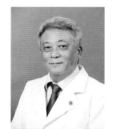

于铁链，男，教授，博士研究生导师。1994 年于天津医科大学获博士学位，任职于天津医科大学总医院医学影像科。擅长心胸疾病特别是疑难病、罕见病、危重症的影像学诊断。

影像科于铁链教授：患者影像表现为右肺中叶实变，类似环礁样改变，首先考虑机化性肺炎，需要与真菌性肺炎、肺 MALT 淋巴瘤鉴别。首先与真菌性肺炎鉴别，患者该影像学呈明显的反晕征，但无空洞改变，周边无明显渗出，暂不考虑。与肺 MALT 淋巴瘤的鉴别，虽为肺内局限性团块状实变，但此次就诊前肺内无病变，且此病变密度较低，纵隔无淋巴结肿大，暂不考虑肺 MALT 淋巴瘤。

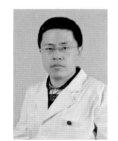

冯靖，男，博士，主任医师，教授，博士研究生导师，天津医科大学总医院呼吸与危重症医学科科主任。美国杜克大学医学中心（DUMC）呼吸、变态反应和重症监护科博士后，美国国立卫生研究院（NIH）/环境与人类健康科学中心（NIEHS）博士后。专业方向：介入呼吸病学、慢性气道疾病（哮喘、慢性阻塞性肺疾病）、睡眠呼吸暂停。

天津医科大学总医院呼吸与危重症医学科冯靖主任：患者行纤维支气管镜检查，镜下见气管及分支通畅，未见狭窄及新生物，无明显分泌物，行肺泡灌洗液二代基因测序及支气管黏膜活检，现场细胞学检测镜下观察到，活检部位见纤维细胞及成纤维细胞，炎细胞浸润，呈机化性肺炎改变；二代基因测序结果为鹦鹉热衣原体，序列数为 128 个，诊断为鹦鹉热衣原体肺炎明确。

八、专家点评

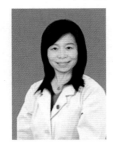

曹洁，女，主任医师，博士研究生导师，天津医科大学总医院呼吸与危重症医学科科主任、学科带头人。擅长呼吸危重症、慢性气道疾病、睡眠呼吸疾病、呼吸系统疑难危重症等多领域规范化诊疗。

以上两例患者均有明确的鸟类接触史，表现为急性起病，发热伴呼吸道症状，第二例患者伴随明显的头痛，经验性抗感染治疗效果欠佳，诊断社区获得性肺炎明确，但治疗过程曲折，部分发展为重症患者，建议早期行纤维支气管镜检查及灌洗液的二代基因测序，明确病原体，早期明确诊断，改善预后。

九、文献汇总

近年来随着宠物鸟类饲养的不断增多，鹦鹉热衣原体感染呈现逐渐上升趋势。鹦鹉热衣原体为胞内寄生病原菌，病原菌经肺吸入后，先入血在肝脾单核巨噬系统内增殖，再由血播散至全身器官，可以累及肺、肝、脾、肾脏及中枢神经系统等。鹦鹉热衣原体肺炎为人畜共患病，主要由鹦鹉科、鸽子等禽类传播，流行病学史重要，部分病人可无明确接触史或直接鸟类接触史。早期引起中性粒细胞为主的炎性反应，病理基础主要为血管周围炎症反应并向周围扩散，引起小叶性和间质性肺炎，以下垂部位明显。大多起病急骤，主要表现为发热、干咳、肌痛、头痛，头痛为特征表现，或仅表现为不明原因发热而缺乏呼吸系统症状，临床表现差异较大；病情严重者可发展至重症肺炎，出现呼吸困难、发绀、烦躁及昏迷等，往往预后不佳；同时又由于常合并多器官系统受累，易误诊为军团菌肺炎；肺部影像学主要为沿胸膜下分布的单发结节、实变或磨玻璃影，容易与隐球菌感染等侵袭性肺真菌病相混淆，但本文中两例患者真菌相关检查阴性，而且二代测序结果无真菌序列，未给予抗真菌治疗，均好转出院。鹦鹉热衣原体的病原学主要依靠抗体检测，国际上标准的衣原体血清学诊断方法是微量免疫荧光法，不仅需要在专业实验室进行，而且只能作为回顾性诊断；PCR在急性期敏感度可增高，但无法明确病原体类型，尤其对于新型或罕见病原体感染以及混合感染，二代测序具有明显的优越性；药物治疗首选四环素类（强力霉素、米诺环素），疗程7~10天，特殊情况需要3~4周。但近年来相关研究发现，衣原体属中的沙眼衣原体对四环素类的耐药性明显增加，国外以往一项关于衣原体体外药敏实验研究结果显示，莫西沙星对衣原体属具有较强的抗菌活性，对肺炎衣原体、沙眼衣原体、鹦鹉热衣原体的 MIC 为 $0.03 \sim 0.125\mu g/ml$，如今国外也仅有个案报道喹诺酮类药物对鹦鹉热衣原体治疗有效。因此，我们虽在两例患者病程早期，即入院时已给予莫西沙星，但未奏效，患者发热等症状未得到改善。鹦鹉热衣原体肺炎病原诊断困难，耐药率高，重症鹦鹉热衣原体肺炎死亡率较高，因此早期明确诊断显得尤为重要，现场细胞学评价（ROSE）联合二代基因测序技术（mNGS）具有明显的优势，可为临床诊疗指明方向。目前多项研究均已验证了 ROSE 联合 mNGS 对于肺部感染性疾病的诊断明显优于其他检测方式。

（呼吸与危重症医学科　李　硕　任　毅）

参 考 文 献

［1］Fraeyman A, Boel A, Van Vaerenbergh K, et al. Atypical pneumonia due to Chlamydophila psittaci: 3 case reports and review of literature［J］. Acta Clin Belg, 2010, 65(3): 192-196.

［2］Petrovay F, Balla E. Two fatal cases of psittacosis caused by Chlamydophila psittaci［J］. J Med Microbiol, 2008, 57 (10): 1296-1298.

［3］Gacouin A，Revest M，Letheulle J，et al. Distinctive features between community－acquired pneumonia（CAP）due to Chlamydophila psittaci and CAP due to Legionella pneumophila admitted to the intensive care unit（ICU）［J］. Bur J Clin Microbiol Infect Dis，2012，3131（10）：2713－2718.

［4］Strambu I，Ciolan G，Anghel L，et al. Bilateral lung consolidations related to accidental exposure to parrots［J］. Pneumologia，2006，55（3）：123－127.

［5］Donati M，Fermepin MR，Olmo A，et al. Comparative in－vitro activity of moxifloxacin，minocycline and azithromycin against Chlamydia spp［J］. J Antimicrob Chemother，1999，43（6）：825－827.

［6］DE Boeck C，Dehollogne C，Dumont A，et al. Managing acluster outbreak of psittacosis in Belgium linkedto a pet shop visit in The Netherlands［J］. Epidemiol Infect，2016，144（8）：1710－1716.

［7］Liu NN，Feng J，Cao J，et al. Metagenomic next－generation sequencing diagnosis of peripheral pulmonary infectious lesions through virtual navigation，radial EBUS，ultrathin bronchoscopy，and ROSE. Journal of international medical research，2019，0（0）：1－8.

［8］Wang JH，Han YL，Feng J，et al. Metagenomic next－generation sequencing for mixed pulmonary infection diagnosis. Pulmonary Medicine，2019，（19）：252.

［9］Wang JH，Han YL，Feng J，et al. Metagenomic Next－Generation Sequencing versus Traditional Pathogen Detection in the Diagnosis of Peripheral Pulmonary Infectious Lesions. Infection and Drug Resistance，2020，13：567－576.

病例7　双肺多发结节

一、病例简介

患者，女，45岁，教师，主因"发现双肺多发结节影5个月"入院。

现病史：患者于入院前5个月体检时胸片发现两肺多发结节影，遂至外院行胸CT（图1－33）（2012年10月31日）示双肺多发大小不等结节，左肺上叶前段及双肺下叶基底段软组织密度影。患者无任何不适主诉。入院查肺功能正常并行纤维支气管镜检查示镜下所见正常，行纤支镜肺活检病理未见异常。患者又至肿瘤医院行PET－CT检查示：双肺多发大小不等结节及肿块，PET显像未见明显放射性浓聚，考虑为转移的可能性大，建议定期复查肺CT。患者一直没有任何临床症状，未予药物治疗。患者入院前5天于我院门诊行胸部增强CT（图1－35）检查示：两肺多发大小不等结节及肿块，部分强化明显，部分与肺内血管相贴。两肺门不大，纵隔内可见多发小淋巴结。双胸膜无增厚。本次检查与2012年11月12日外院PET－CT（图1－34）大致比较示：两肺多发结节及肿块较前增多，首先考虑转移性病变，血管炎性肉芽肿不除外，建议临床进一步检查（穿刺活检）。患者为求进一步明确诊断而收治我科。

既往史：既往体健，子宫肌瘤切除术后11年，无烟酒嗜好，否认家族性遗传病史。

体格检查：T 36.5℃，P 70次/分，R 17次/分，BP 120/70mmHg。神清语利，查体合作。皮肤巩膜无黄染，无肝掌以及蜘蛛痣。颈部、腋窝下、腹股沟淋巴结未触及明显肿大。颈软，气管居中，无颈静脉充盈。胸廓正常，无肋间隙增宽，叩诊双肺呈清音，呼吸音清音，未闻及啰音，未闻及哮鸣音，心界叩诊无扩大，心律齐，无杂音。腹部柔软，剑突下可及压痛，无肌紧张以及反跳痛，振水音（－），肠鸣音4次/分。四肢无水肿。

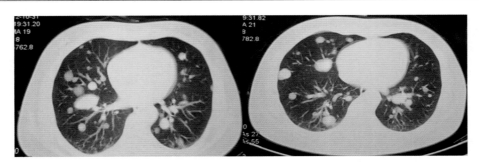

图 1-33　胸部 CT 示：双肺多发大小不等结节

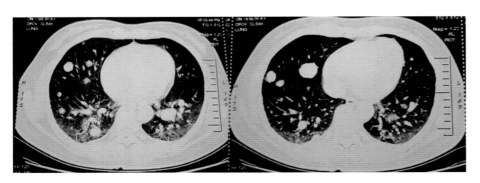

图 1-34　PET-CT 抗感染治疗后双肺多发结节未见减少

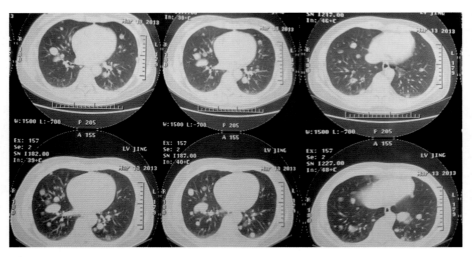

图 1-35　胸部 CT 两肺多发结节及肿块较前增多

二、辅助检查

血尿便常规、肝肾功能未见异常。

肺癌四项、铁蛋白、CA19-9、CA242、CA153、人附睾上皮分泌蛋白 4 均正常范围。

免疫全项、风湿抗体系列 + ANCA 未见异常。

肺炎支原体、衣原体、军团菌抗体阴性，G 实验阴性，血沉 11mm/h，PPD 实验（-）。

血气分析：pH 7.46，PCO_2 37mmHg，PO_2 84mmHg，SO_2 97%。

纤维支气管镜检查：灌洗液细胞分类与计数：巨噬细胞 77.5%，淋巴细胞 19.5%，中性粒细胞 3%，嗜酸粒细胞 0%，肺泡灌洗液未找到细菌、真菌及酵母样孢子，抗酸染色（-）。盆腔 MR 平扫：子宫形态饱满，肌层信号欠均匀，宫颈多发囊肿。

三、初步诊断

1. 双肺多发结节肿块性质待定。

2. 子宫肌瘤切除术后。

四、治疗经过

患者无明显不适主诉，未予药物治疗。主要进行各种化验及检查，并进行了气管镜检查。

五、马辉副主任医师分析病例

1. 患者中年女性，教师，查体发现肺内多发大小不等的结节和肿块，无明显的临床症状，查体没有阳性体征发现。

2. 既往体健，子宫肌瘤切除术后 11 年，无烟酒嗜好，否认家族性遗传病史。发现结节到现在已经 5 个月余，曾经抗感染治疗，复查胸部 CT 似乎有增大趋势，患者血液检查肿瘤、感染、免疫的相关检查均没有指导性的提示。

3. 全身的 PET - CT 显示双肺多发大小不等结节及肿块，显像未见明显放射性浓聚，考虑为转移的可能性大，仍然不能进行良恶性的判定。外院气管镜下未见明显的气道肿物及狭窄，本院气管镜检查也没有阳性发现，似乎内科诊断陷入僵局。需要影像科以及胸外科进一步会诊。

六、MDT 讨论目的

1. 肺内多发结节的性质。

2. 下一步是否有胸腔镜下结节切除活检的指征。

七、多学科会诊意见

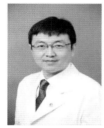

李东，男，主任医师，天津医科大学总医院医学影像科。2008 年于天津医科大学获博士学位。擅长：心胸疾病影像诊断。

放射科李东主任医师：两肺散在多发结节影，大小不等、边界较清，成随机分布。这是转移瘤的特征性表现，但原发灶则需要结合临床相关信息进一步查找。

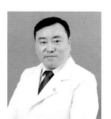

李昕，男，医学博士，副主任医师，任职于天津医科大学总医院肺部肿瘤外科，行政副主任。擅长肺部结节、肺部良恶性肿瘤的微创外科治疗，以及肺癌的全程管理、综合治疗。

肺部肿瘤外科李昕副主任医师：中年女性，肺内散在大小不等结节影，无明显临床症状，半年内两肺多发结节及肿块较前增多，首先考虑转移性病变，肉芽肿性病变不除外。既往行气管镜检查未见异常提示病变不累及气管内膜，胸外科医生在此病的诊断上往往以提供确切的病理样本为主，大穿刺样本可提供明确诊断，病变较小或穿刺不易时，采用外科胸腔镜的方法完整切除一个至数个肺部病灶，可以提供更充足的组织样本进行病理诊断。

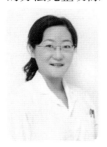

董丽霞，女，博士，博士研究生导师，主任医师，任职于天津医科大学总医院呼吸与危重症医学科，行政副主任。擅长呼吸危重症、肺栓塞等肺血管疾病、急性呼吸道传染性疾病、疑难肺部感染、睡眠呼吸疾病等呼吸系统疾病救治。

呼吸与危重症医学科董丽霞主任医师：这是一个典型的肺内阴影性质待查的病例。肺内影像确实比较少见，良恶性鉴别比较困难。虽然 PET - CT 显示考虑转移病灶，但是病灶 SUV 值不高，没有发现原发病灶。基于现在的血清学检查结果也没有特别的指向。从临床上看，患者一般情况良好，无明显不适主诉，进食好二便正常，体重无变化，似乎不支持恶性肿瘤肺内转移。无发热咳嗽等呼吸道症状也不太支持呼吸道感染性疾病。各种免疫指标均正常，且没有风湿、干燥、肌痛等免疫系统疾病的临床表现，免疫病的肺损害也基本排除。患者应该是一种少见病的肺表现，诊断仍需要拿到确切的病理明确。既然气管镜没有发现气管内病灶可以考虑经皮肺穿刺或者外科胸腔镜进一步明确诊断。

会诊结束后，MDT专家组与家属充分沟通，将可能出现情况以及并发症充分告知。家属同意外科胸腔镜手术。

外科胸腔镜病理结果：患者于入院一周后行胸腔镜下右肺楔形切除术，术中发现：右肺各叶肺内均可触及多个直径1~2.5cm的结节，个别结节突出于脏层胸膜，质较硬，探及一长径约3cm的枣样肿物游离于中下叶斜裂间，其外观与肺表面结节相仿，其表面覆盖的脏层胸膜形成蒂样组织连接于右肺下叶，蒂内有丰富的血管通过。冰冻切片：（右肺结节）平滑肌肿瘤。冰冻剩余标本：肺组织两块，其中可见三个灰白色结节，分别大小3cm×2.8cm×1.5cm，1.2cm×1.2cm×0.7cm和0.7cm×0.6cm×0.5cm（右肺下叶）平滑肌肿瘤伴局部坏死，免疫组化染色示SMA、Desmin、ER、PR和Bcl-2均阳性，CK和EMA均阴性，Ki-67阳性细胞约1%，结合病史，可符合良性转移性平滑肌瘤。

八、专家点评

曹洁，女，天津医科大学总医院呼吸与危重症医学科科主任医师，博士研究生导师，科主任、学科带头人。擅长呼吸危重症、慢性气道疾病、睡眠呼吸疾病、呼吸系统疑难危重症等多领域规范化诊疗。

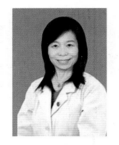

呼吸与危重症医学科曹洁主任医师：肺平滑肌瘤患者几乎均为女性，平均年龄47岁（30~74岁），常有子宫平滑肌瘤病史，发生于切除后3~20年。影像学表现为双肺多发弥漫性结节，部分病例可伴有胸膜、腹膜多发性瘤结节。肺平滑肌瘤病累及的部位主要是肺（多为双侧多个病变，单侧多个病变者占17%，仅一个病变者占13%），也可出现在皮肤、大网膜、下腔静脉、右心房、四肢的肌肉及骨盆等部位。大多数病人无特殊临床症状，多为体检时发现，症状的轻重与结节的大小及多少有关，约1/3患者有咳嗽或呼吸困难等症状，随着病情的进展出现呼吸功能不全、呼吸衰竭及死亡。根据肿瘤发病部位，肺平滑肌瘤分为三种临床类型：①肺间质型，较多见。一般多无症状，肿瘤巨大时可有胸闷、呼吸困难。本病例属于此型；②支气管内型，仅少于肺间质型。易早期出现刺激性干咳和反复在同一部位发生阻塞性肺炎等表现，但均无特异性；③肺血管型，罕见。可有反复咯血表现。肺平滑肌瘤影像学表现无明显特征。根据肿瘤生长部位不同而表现不同。70%双侧多发，17%单侧多发，仅13%为孤立性结节。该病的鉴别诊断主要包括伴有明显的平滑肌成分的错构瘤、原发性平滑肌瘤及平滑肌肉瘤、转移性高分化平滑肌肉瘤、瘢痕和纤维性肺疾病的化生性平滑肌以及淋巴管平滑肌瘤病。

九、文献汇总

肺平滑肌瘤病的组织学起源至今尚存争议，有学者认为它是因对雌激素反应而导致的多发性平滑肌原位增生，也有学者认为是分化好的子宫平滑肌肉瘤的肺转移，但多数学者认为它是良性子宫平滑肌瘤转移至肺所形成的瘤结节。之所以认为它为转移性肿瘤是因为文献报道肺平滑肌瘤病均发生在子宫平滑肌瘤切除后的女性患者，本例患者分别于子宫平滑肌瘤切除后10年发现的双肺多发结节占位，且有报道同时伴有胸膜及腹膜多发结节的病例，更有研究证明多数病例子宫及肺的肿瘤为单克隆起源，这进一步支持了肺平滑肌瘤病为转移性的观点。之所以认为它为良性病变，是因为瘤细胞均为分化成熟的平滑肌细胞，核型规则，细胞无异型性，无核分裂象，这些都不符合恶性肿瘤特点。但是，是否存在肺的原发性平滑肌瘤病还有待于考证，因为文献报道仍有少数病例发生于儿童及男性，且病变组织内包含有多少不等的残留肺泡，肺组织内未见有血管瘤栓，这些不是转移性肿瘤的特点。

临床上一旦怀疑肺平滑肌瘤,一般均需手术切除,少数支气管内病灶,无远端肺实质病变者可通过纤维支气管镜摘除或大部分摘除后行激光治疗。手术切除范围应根据肿瘤部位与大小选择单纯肿瘤切除、肺段切除、肺叶切除或袖状切除术,最大限度保留正常肺组织。有学者在肺结节内发现了雌、孕激素受体,而认为该病可能与雌激素的刺激有关,故文献报道目前多采用激素治疗,如三苯氧胺(tamoxifen)、雷洛昔芬(raloxifene)等,并提出用雌激素控制合并外科手术切除卵巢的治疗方法。本病大多数患者的预后较好,患者的生存期为 6 ~ 101 个月,中位数为 94 个月,也有自然愈合的报道。Schneider 等随访了 10 例子宫平滑肌瘤肺转移的患者,平均随访时间 4.7 年,所有患者无局部症状出现,也无死亡。但也有死于本病报道,因此 Patton 等认为此病是一种具有低度恶性潜能或交界性的肿瘤。

总之,在两肺多发性结节的诊断中不仅要考虑到常见的恶性转移瘤,还要考虑到少见的肺平滑肌瘤,特别是现在或过去有子宫肌瘤的年轻女性患者,诊断及治疗更需慎重。

(呼吸与危重症医学科:马 辉)

参 考 文 献

[1] Hara J, Nishi K, Tsunezuka Y, et al. A case of pulmonary benign metastasizing leiomyoma from the uterus. Nihon Kokyuld Gakkai Zasshi, 2011, 49(9): 658 – 662.

[2] M lika M, Ayadi—Kaddour A, Smati B, et al. Benign metastasizing leiomyoma: report of 2 cases and review of the literature. Pathologica, 2009, 101(1): 9 – 11.

[3] Egberts JH, Schafmayer C, Bauerschlag DO, et al. Benign abdominal and pulmonary metastasizing leiomyoma of the uterus. Arch Gynecol Obstet, 2006, 274(5): 319 – 322.

[4] Allen MS. Multiple benignlungtumors(Review) [J]. Seminar Thorac Cardiovase Surg, 2003, 15: 310 – 314.

[5] Tietze L, Gunther K, Horbe A, et al. Benign metastasizing leiomyoma: a cytogenetically balanced but clonal disease. Hum Pathol, 2000, 31: 126 – 128.

[6] Patton KT, Cheng L, Papavero V, et al. Benign metastasizing leiomyoma: clonality, telomere length and clinicopathologic analysis. Mod Pathol, 2006, 19(1): 130 – 140.

[7] Yoon G, Kim TJ, Sung CO, et al. Benign metastasizing leiomyoma with multiple lymph node metastasis: a case report. Cancer Res Treat, 2011, 43: 131 – 133.

[8] Patton KT, Cheng L, Papavero VB, et al. Benign metastasizing leiomyoma: clonality, telomere length and clinic 0pathologicanalysis. Mod Pathol, 2006, 19(1): 130 – 140.

[9] Schneider T, Kugler, Kayser K, et al. Benign, pulmonary metastatic leiomyoma of the uterus. Chirurg, 2001, 72(3): 308 – 311.

病例 8 慢性咳嗽

一、病例简介

患者,女,25 岁,职员,因"咳嗽 8 个月"入院。

现病史:患者入院前 8 个月受凉后出现咳嗽,咳嗽为阵发性,闻及刺激性气味及运动后加重,且夜间出现喘息症状,自述能闻及喘鸣音,伴有流鼻涕、打喷嚏,偶有咳黄白痰,量少,不易咳出,无胸痛、咯血、乏力、盗汗、反酸、嗳气等症状,自觉无发热,未规律监测体温。患者自行服用抗感染药物(具体不详),症状无缓解,遂就诊于某三甲医院,行血常规检查提示正常,肺功能检查支气管激发试验阳性,考虑诊断支气管哮喘,给予布地奈德福莫特罗粉吸入剂(信必可都保)吸入治疗,患者喘息症状有所减轻,但仍有刺激性咳嗽,于入院前4个月出现咳嗽加重,咳黄白痰,伴发热38℃,再次就诊于上述医院,复查血常规提示 WBC 11.41×10⁹/L,胸片提示双肺纹理增多,右肺上叶及左肺下叶可见散在斑点影(图1-36),肺功能支气管激发试验阴性,给予左氧氟沙星抗感染并继续信必可都保吸入治疗,患者体温恢复正常,但咳嗽症状无缓解,仍为刺激性咳嗽,并伴有喘息,无痰,为进一步诊治至我院就诊,患者自发病以来体重较前无明显改变,食欲精神可。

既往史:既往体健。对头孢类药物过敏,对牛、羊肉及海鲜过敏,表现为皮疹。否认结核病史。无吸烟饮酒史。

体格检查:T 36.8℃,P 85次/分,R 18次/分,BP 115/80mmHg。发育正常,营养中等,无口唇发绀,全身浅表淋巴结未触及肿大。双肺呼吸音低,散在干鸣音,以左侧为著,心律齐,心率85次/分,未闻及病理性杂音。腹部未见明显异常。双侧下肢无水肿。

二、辅助检查

入院前,血常规:WBC 8.57×10⁹/L,Hb 110g/L,PLT 157×10⁹/L,NEUT 62.1%,EOS 2%。

入院前4个月查胸片:双肺纹理增多,右肺上叶及左肺下叶可见散在斑点影(图1-36)。

入院前1天复查胸片:两肺纹理增多,右上肺散在斑点影,左下肺多发斑片影(图1-37)。

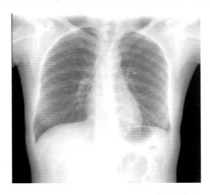

图1-36 入院前4个月查胸片检查

注:双肺纹理增多,右肺上叶及左肺下叶可见散在斑点影(入院前4个月)

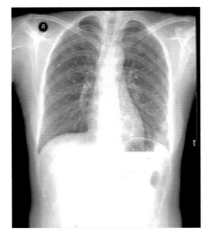

图1-37 入院前1天复查胸片检查

注:两肺纹理增多,右上肺散在斑点影,左下肺多发斑片影(入院前1天)

三、初步诊断

慢性咳嗽原因待查。

四、王娟副主任医师分析病例

患者病例特点如下：①青年女性，慢性病程；②既往体健，但存在食物药物过敏史；③主要症状表现为刺激性咳嗽，痰少，伴喘息，以夜间、遇刺激性气味及活动后症状加重，可闻及喘鸣音；④经过规范的哮喘治疗后患者症状不缓解。

临床上，咳嗽是呼吸内科患者最常见的症状，但由于病因繁多涉及面广，确诊困难，甚至有很多病人长期无法确诊，频繁剧烈的咳嗽对患者日常生活造成严重的影响，增加了患者的痛苦。慢性咳嗽最常见的原因包括咳嗽变异性哮喘、上气道咳嗽综合征、嗜酸粒细胞性支气管炎、胃食管反流性咳嗽等。

对于一个慢性咳嗽的患者，初始治疗并未达到满意的效果，临床医生此时一定要回答这样几个问题：①该患者支气管哮喘的诊断是否正确？②如果正确，治疗是否规范，如果规范，是否为难治性哮喘？③如果不正确，应该考虑哪些鉴别诊断？鉴别诊断主要包括以下疾病：心源性哮喘，慢性阻塞性肺病，气道肿物或异物，变应性支气管肺曲霉病，变应性肉芽肿性血管炎，复发性多软骨炎，嗜酸粒细胞性肺浸润等，需要进一步完善相关检查，以指导诊断及治疗。

五、完善进一步检查

1. 一般检查

（1）血常规：WBC 8.57×10^9/L，NEUT 62.1%，EOS、Hb 和 PLT 均正常。

（2）血沉 39mm/h。

（3）肝功能、肾功能：正常。

（4）血清结核抗体(＋)。

（5）结核菌素纯蛋白衍化物(PPD)试验(＋＋)

（6）免疫全项、风湿抗体、抗中性粒细胞胞浆抗体：阴性。

（7）IgE：7.73U/ml，正常。

2. 肺功能检查　FVC 52.6%，FEV 147.2%，FEV_1/FVC 78.29%，FeNO 15ppb。

3. 胸部 CT　双肺多发结节，实变，树芽影，以左肺下叶为著。右肺上叶点状钙化灶，考虑陈旧性病变(图 1 - 38)。

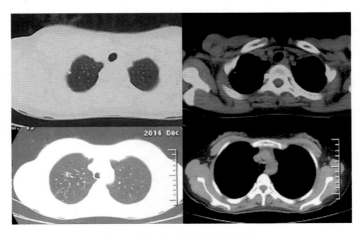

图 1 - 38　入院后胸部 CT(1)

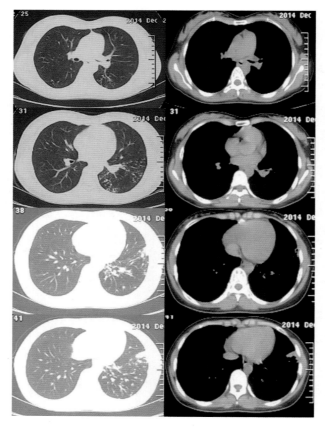

图 1 - 38 入院后胸部 CT(2)

4. 气管镜检查(图 1 - 39)　主气管环模糊,隆突增宽,见大量黏稠脓性分泌物,大气道黏膜呈花斑样改变,大气道左侧可见条形溃疡,表面附有较多坏死物;右侧支气管大致正常;左侧舌支开口附有干酪样坏死物,左侧下叶各段支气管开口狭窄,表面附有较多坏死物,气管镜不能进入。

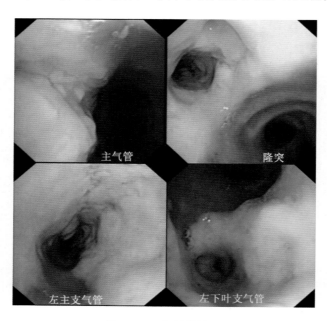

图 1 - 39 气管镜检查

气管镜下分泌物检查：抗酸染色（＋＋），x－pert 阳性。

病理：可见干酪样坏死，类上皮细胞及肉芽肿性病变，首先考虑结核（图1－40）。

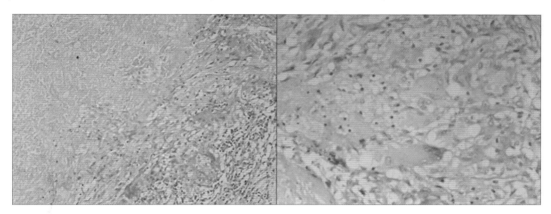

图1－40 病理（中倍）

六、MDT 讨论目的

1. 患者最终诊断是否可明确气管支气管结核？
2. 患者后续治疗方案？
3. 通过该病例为今后的临床工作提供什么样的警示？

七、多学科会诊意见

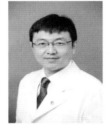

李东，男，主任医师。2008 年于天津医科大学获博士学位，任职于天津医科大学总医院医学影像科。擅长：心胸疾病影像诊断。

影像科李东主任医师：该患者初始就诊时并未行胸部影像学检查，当患者出现发热症状时行胸片检查，提示有感染性病变的可能，但当时从胸片上并不能明确为何种感染性疾病。入院后完善的胸部 CT 检查，提示双肺多发结节，实变，树芽影，以左肺下叶为著。右肺上叶点状钙化灶，考虑陈旧性病变。从影像学上考虑患者右上肺有钙化灶，存在既往肺部疾患，大多数情况下为陈旧结核病所致，而新出现的肺部结节、实变、树芽影可提示感染性疾病，单纯从影像学上并不能明确为何种感染所致。通过气管镜检查最终明确为结核感染所致。气管支气管结核在普通 X 线胸片上一般表现为肺结核改变，也可无明显异常。气管支气管结核合并气道狭窄时可表现为阻塞性肺炎、肺充气不良、肺不张或局限性肺气肿等。气管、支气管的高分辨率 CT、多维重建等影像学技术，对气管、支气管病变的部位、范围、合并气道狭窄与否、狭窄程度及狭窄原因等诊断有帮助。为临床诊断是否需要进行支气管镜检查作出评估，为确诊后制定气道内介入治疗方案提供重要参考，但临床上气管支气管结核的定性诊断和分型诊断等仍需依赖支气管镜检查来确定。

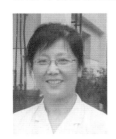

宋文静，女，副教授，天津医科大学总医院病理科。1991 年于天津医科大学获硕士学位，硕士研究生导师，主专临床病理诊断（不含中枢神经系统疾病）。

病理科宋文静副教授：经支气管镜可取得气管、支气管病变组织标本，组织病理学表现为渗出、增生及变性 3 种反应同时存在，发现类上皮细胞、郎汉斯巨细胞、干酪性坏死等有助于结核病的诊断。病变组织抗酸染色发现抗酸杆菌支持气管支气管结核的诊断。该例患者的病理表现可见干酪样坏死、类上皮细胞及肉芽肿性病变，抗酸染色特染为阳性，可确诊结核病。

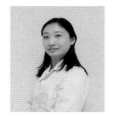

邵红霞，女，博士，副主任医师，任职于天津市海河医院结核科。哥伦比亚大学博士后，天津大学海河医院感染间质病科，天津市防痨协会临床专业委员会委员兼秘书，天津市医学会感染病学分会青年委员，天津市医师协会感染科医师分会会委员。

天津市海河医院结核科邵红霞副主任医师：气管支气管结核是结核病的特殊临床类型，属于下呼吸道结核，多发于青中年女性，临床表现缺乏特异性，部分临床表现缺如，单纯从症状和体征上无法确认。而且普通胸片的误诊率和漏诊率较高。高分辨CT对诊断有帮助，支气管镜检查仍然是不可缺少的确诊手段。该患者为慢性病史，长期咳嗽且治疗并未见好转，从临床上应该考虑到气管内膜病变的可能，气管镜是必不可少的检查。该患者最终通过支气管镜检查确诊，镜下改变属于溃疡坏死型，而且程度较重，可能遗留器质性的狭窄、闭塞、软化等改变，从而影响患者的肺功能。如果治疗及时，病灶好转愈合可形成小的瘢痕。如果向支气管腔溃破引起黏膜溃疡、肉芽组织增生，容易出血并有支气管播散。如病灶向外发展可破坏支气管软骨，支气管壁的破坏可以导致管腔狭窄以致于闭塞，可引起局限性、阻塞性肺气肿、张力性空洞、继发感染和肺不张等改变。该患者需要转往专科医院给予正规抗结核治疗并联合经支气管镜介入治疗，为患者减轻气道狭窄，尽力保存患者的肺功能。

会诊结束后，MDT专家组与家属充分沟通，患者转结核病专科医院进一步治疗。

八、专家点评

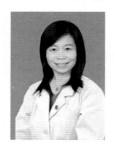

曹洁，女，主任医师，博士研究生导师，天津医科大学总医院呼吸与危重症医学科科主任、学科带头人。擅长呼吸危重症、慢性气道疾病、睡眠呼吸疾病、呼吸系统疑难危重症等多领域规范化诊疗。

呼吸与危重症医学科曹洁主任医师：慢性咳嗽是呼吸科常见的临床症状之一，由于其病因繁多，诊断存在困难，虽然大多数情况下是常见原因，但也有一部分患者的诊断会使临床医生陷入困境。需要临床医生仔细询问病史、查体，逐步安排检查，不放过任何蛛丝马迹，以减少误诊和漏诊。气管支气管结核虽然近几年有明显的增加趋势，但仍然是慢性咳嗽的少见原因，由于其症状、体征不典型，容易引起漏诊误诊，最主要的原因是临床医生的认识不足。该患者在入院前的诊治过程为我们每一个临床医生敲响了警钟，让我们认识到了支气管激发试验阳性并不是哮喘的独有特征，当患者出现喘息，伴刺激性咳嗽，肺部听诊可闻及哮鸣音，应用支气管扩张剂及激素无效时，不应满足于支气管哮喘的诊断，必须进一步检查寻找原因。对药物不敏感，往往提示非支气管痉挛所致，而可能与支气管器质性狭窄有关，需进一步做胸部CT及支气管镜检查，以免延误诊治。

该病例正是由于对胸部影像学及初始治疗后的效果未进行积极随访，以致于没有及时安排进一步检查，造成了漏诊，这值得我们深思，因为教训是惨痛的。该患者最终确诊已是发病8个月之后，气管镜下改变已出现严重的溃疡和坏死，很有可能会遗留器质性的狭窄、闭塞、软化等改变，从而影响患者的肺功能及生活质量。这让我们充分认识到了应足够重视慢性咳嗽的鉴别诊断，特别是考虑常见疾病后，治疗效果欠佳的人群，一定要及时安排进一步相关检查，以便在今后的临床工作中减少误诊漏诊。

九、文献汇总

咳嗽是呼吸科常见的临床症状之一，对咳嗽的患者，在确立诊断的过程中首先需要询问患者咳嗽持续的时间，区分急性、亚急性或慢性咳嗽，缩小诊断范围。而慢性咳嗽在临床上常常会对患者及医生造成很大的困扰。慢性咳嗽最常见的原因包括咳嗽变异性哮喘、上气道咳嗽综合征、嗜酸粒细胞性支气管炎、胃食管反流性咳嗽等，但是慢性咳嗽的原因经常很难确诊。

　　气管支气管结核虽然近几年有明显的增加趋势，但仍然是慢性咳嗽的少见原因。气管支气管结核是结核病的特殊临床类型，属于下呼吸道结核，多发于青中年女性，典型临床表现可有刺激性剧烈咳嗽、咳痰、咯血及呼吸困难等呼吸道症状。部分患者伴有发热、盗汗、消瘦等全身症状。查体可闻及肺部哮鸣音、干湿性啰音及呼吸音减弱，出现胸廓不对称、气管偏移等。气管支气管结核临床表现缺乏特异性，部分临床表现缺如，单纯从症状和体征上无法确诊。而且普通胸片的误诊率和漏诊率较高。高分辨 CT 对诊断有帮助，支气管镜检查仍然是不可缺少的确诊手段。

　　该患者最终通过支气管镜检查确诊，镜下改变属于溃疡坏死型，而且程度较重，尽管经过正规的治疗，仍有可能遗留器质性的狭窄、闭塞、软化等改变，从而影响患者的肺功能，这让我们有深深的遗憾。气管支气管结核病理改变也是从渗出性病灶开始，其后即形成结核结节和干酪样改变。如果治疗及时，病灶好转愈合可形成小的瘢痕。如果向支气管腔溃破引起黏膜溃疡、肉芽组织增生，容易出血并有支气管播散。如病灶向外发展可破坏支气管软骨，支气管壁的破坏可以导致管腔狭窄以致于闭塞，可引起局限性、阻塞性肺气肿、张力性空洞、继发感染和肺不张等改变。治疗不及时病变从可逆向不可逆转变，内科治疗效果欠佳甚至需要外科手术的介入，势必导致患者肺功能受影响，影响生活质量。故早期发现、及时治疗是十分重要的。

（呼吸与危重症医学科：王　娟　吴月清）

参 考 文 献

［1］中华医学会呼吸病学分会哮喘学组．咳嗽的诊断与治疗指南（2015）［J］．中华结核和呼吸杂志，2016，39（5）：323－354.

［2］中华医学会结核病学分会，《中华结核和呼吸杂志》编辑委员会．气管支气管结核诊断和治疗指南（试行）［J］．中华结核和呼吸杂志，2012，35（8）：581－587.

病例 9　咳嗽、活动后气短

一、病例简介

　　患者，中年男性，主因"咳嗽 2 个月加重伴活动后气短 2 周"入院。

　　现病史：患者入院前 2 个月受凉后出现阵发性干咳，以夜间为主，闻刺激性气味后加重，伴发热，体温最高 38℃，伴轻度乏力，无胸痛、胸闷、呼吸困难等不适，就诊于当地医院输液治疗（具体用药不详），患者体温降至正常，但仍有咳嗽、乏力。入院前 2 周出现活动后气促，活动耐量较前下降，日常轻体力活动尚可，伴咳嗽加重，影响睡眠，无端坐呼吸，无粉红色泡沫痰，无胸痛，无咯血。就诊于我院门诊，胸片示：两肺片状、斑片状稍高密度影，来我科住院治疗。患者自发病来，神志清，精神可，饮食可，睡眠欠佳，体重无著变。

　　既往史：高血压病史 10 余年，最高 180/120mmHg，未规律服药，否认结核史，否认外伤史，否认食物药物过敏史。

　　体格检查：T 36.8℃，P 89 次/分，R 20 次/分，BP 175/120mmHg，双肺呼吸音清，双肺未闻及干湿啰音，余体征均阴性。

二、辅助检查

　　血常规：WBC 9.48×10^9/L，中性粒细胞百分比 62.5%。

胸CT(2013年7月2日)：双肺弥漫磨玻璃密度影，首先考虑肺间质病变，不除外感染性病变、肿瘤性病变，建议治疗后复查。

三、初步诊断

肺内阴影待查：

1. 双肺间质疾病　肺泡蛋白沉积症？机化性肺炎？过敏性肺炎？
2. 肺炎？肺真菌感染？
3. 肺结核？
4. 恶性肿瘤？肺泡癌？淋巴瘤肺浸润？

四、治疗经过

入院后予左氧氟沙星抗感染、氨溴索化痰、多索茶碱平喘等对症治疗。

五、呼吸科张静主任医师分析病例

患者病例特点如下：①中年男性，慢性病程；②以咳嗽2个月、活动后气短2周，病程中有过发热；③查体未见阳性体征；④胸CT示双肺弥漫磨玻璃密度影。

该患者从胸部影像学看是一个双肺弥漫病变原因待查，影像学特点是磨玻璃密度影为主，临床诊断方面首先考虑以磨玻璃表现为主的双肺间质疾病，比如肺泡蛋白沉积症、过敏性肺炎等，但患者咳嗽症状为主，病程中有过发热，体温最高38℃，因此需要积极寻找病原学证据除外肺部感染性疾病。患者近2周出现活动后气短，可否用一元论解释，如果可以需要考虑哪些可以累及肺脏间质的疾病，特别是以双肺弥漫磨玻璃密度影形式表现的疾病。除间质性肺疾病以外，免疫相关肺间质疾病，肺部感染如肺真菌感染、肺结核等，恶性肿瘤性疾病如肺泡癌、淋巴瘤肺浸润等都需要加以鉴别诊断。

患者有发热、干咳及活动后气短，但无进行性加重的呼吸困难，胸CT示双肺弥漫磨玻璃密度影，暂不能排除肺泡蛋白沉积症、过敏性肺炎诊断；患者虽有干咳、发热，但血TB-Ab、血1，3-β-D葡聚糖、肺炎支原体抗体等感染相关血清学检查均阴性，目前真菌性肺炎、肺结核、支原体肺炎等诊断证据暂不充分；患者胸部CT提示双肺弥漫磨玻璃密度影，首先考虑肺间质病变，不除外感染性病变、肿瘤性病变，无明显泡沫状痰液，未完善肿瘤标志物全项及病理学检查，尚不能除外肺泡癌诊断；患者干咳、发热伴活动后气短，血象明显异常，未完善全身浅表淋巴结、腹腔淋巴结及病理学检查，尚不能除外淋巴瘤肺浸润。

补充化验结果：血常规：WBC 7.27×10^9/L，N% 66.9%，L% 20.4%；肝功能：AST 75U/L，LDH 332U/L，余(-)；肾功能(-)；电解质(-)；免疫全项(-)；风湿抗体(-)；ANCA(-)；血清梅毒抗体(-)；血清HIV抗体(-)；血清乙肝抗体(-)；痰抗酸染色(-)；痰涂片找到革兰染色阴性杆菌和革兰染色阳性球菌；肺功能：DLCO 59%↓，FEV$_1$ 97%，FEV$_1$/FVC 95%；血气分析：(2013年7月2日)pH 7.43，PCO$_2$ 36mmHg，PO$_2$ 53mmHg；(2013年7月3日)pH 7.49，PCO$_2$ 31mmHg，PO$_2$ 48mmHg。

诊治经过：入院后予左氧氟沙星抗感染、氨溴索化痰、多索茶碱平喘等对症治疗，症状无明显好转，行支气管镜示：声带活动度好，大气管环清楚，隆突锐利。左、右主支气管及各段支气管开口通畅，间嵴锐利，黏膜光滑。镜下未见明显异常。TBLB：(-)；刷片：(-)。BALF细胞计数：巨噬细胞64.43%↓(>85%)，淋巴细胞24.16%↑(10%~15%)，中性粒细胞9.4%↑(≤3%)。患者症状未见明显好转，基于此，我们开展了多学科会诊以指导下一步诊疗。

六、MDT讨论目的

1. 该患者双肺弥漫病变原因不明，现有化验检查没有阳性发现，需要MDT指导。
2. 患者目前病情尚平稳，但血气分析提示I型呼吸衰竭，病情随时可能加重，如何进一步治疗？

七、多学科会诊意见

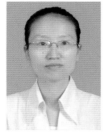

孙文闻，女，医学博士，天津医科大学总医院风湿免疫科副主任。现任天津市医学会风湿病学分会常务委员，天津市医师协会风湿免疫医师分会常务委员，中华医学会内科学分会免疫净化与细胞治疗学组委员会委员，中国医师协会免疫吸附学术委员会委员，中国医师协会风湿免疫科医师分会风湿病相关影像学组委员，海峡两岸医药卫生交流协会风湿免疫病学专业委员会委员感染学组常务委员，中华临床免疫和变态反应杂志编委。获科技成果2项及市科技进步三等奖。

风湿免疫科孙文闻副主任医师：患者中年男性，发热、干咳伴活动后气短，G试验及血清结核抗体阴性，胸CT示双肺弥漫磨玻璃密度影，不除外肺部感染。患者对左氧氟沙星治疗反应欠佳，细菌性感染可能性不大，患者G试验、血清结核抗体阴性，但仍不能排除肺真菌感染及肺结核可能。肺真菌感染是最常见的深部真菌病，分为肺念珠菌病、肺曲霉病及肺隐球菌病，多见于广泛使用广谱抗生素、糖皮质激素、细胞毒药物及免疫抑制剂者、器官移植及免疫缺陷患者，临床表现多无特异性，病理学诊断为金标准。肺结核多有结核感染中毒症状，如长期午后低热、盗汗、乏力、食欲减退及体重下降等，常见咳嗽、咳痰及痰中带血，亦可表现为刺激性咳嗽、大咯血及胸痛等。主要依靠PPD、痰涂片找抗酸杆菌、痰培养、X-pert、T-spot、病理学诊断等检查方法确诊。回到本病例，患者存在发热、干咳伴活动后气短，气管镜检查未发现肺真菌感染及结核感染证据，暂不支持肺感染性疾病可能，需进一步检查，以明确诊断。

其次患者双肺弥漫病变伴Ⅰ型呼吸衰竭，需要鉴别结缔组织疾病相关的肺间质疾病。但本病例风湿免疫相关指标均阴性，暂无证据支持。

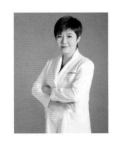

马晴，女，副主任医师，任职于博士天津医大总医院肿瘤内科。主要研究方向：肺癌，消化道肿瘤。

肿瘤科马晴副主任医师：患者发热、干咳伴活动后气短，不能除外淋巴瘤可能性。淋巴瘤是起源于淋巴组织的恶性肿瘤，以无痛性进行性淋巴结肿大为特征，常发生脏器浸润，尤其易浸润淋巴细胞丰富的器官，结外淋巴瘤多发生在肝脾及胃肠道。肺原发淋巴瘤较少见，在淋巴瘤中约占0.4%，预后较好，常无呼吸系统症状，影像学检查也不能发现浸润型播散，易发生漏诊，如病变部位广泛，可能影响肺功能，早期积极有效治疗十分重要。本病例，胸部CT未发现明显肿大淋巴结，患者尚需完善腹腔淋巴结及全身浅表淋巴结超声检查，若有肿大淋巴结，需行浅表淋巴结活检及PET-CT协助诊断。

本例患者尚需除外肺泡癌诊断。肺泡癌分为三种类型：黏液型、非黏液型、混合型。临床表现主要为部分患者会出现咳嗽、咳痰、胸痛、呼吸困难、体重减轻，黏液型细支气管肺泡癌（黏液腺癌）可见支气管溢液，患者咳大量泡沫痰或黏痰，每日痰量可>100ml，逐渐加重的呼吸困难，可导致顽固性低氧血症。肺部病理检查是确诊的金标准，对于不宜手术的多叶段或弥漫性病变，细针穿刺活检和支气管镜是常用手段，组织病理学是金标准。患者经支气管镜检查，未发现恶性肿瘤证据，必要时行PET-CT检查。

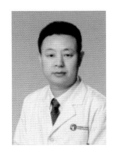

陈钢，男，主任医师，毕业于西安医科大学，任职于天津医科大学大学总医院肺部肿瘤外科，行政副主任。专门从事肺部及纵隔肿瘤的诊断、外科手术及综合治疗工作，率先开展胸部微创手术，精通所有术式的胸腔镜微创肺切除手术。在早期肺癌诊断治疗、肺小结节的诊断以及精准肺段切除方面经验丰富。

肺外科陈刚主任医师：患者中年男性，慢性病程，以咳嗽和活动后气短为主诉，胸CT示双肺弥漫磨玻璃密度影，首先考虑肺间质病变，支气管镜检查无阳性发现，建议完善外科胸腔镜手术，留取较大块肺组织送检病理学检查，以明确诊断。

会诊结束后，MDT专家组与家属充分沟通，将可能出现情况以及并发症充分告知。家属同意行胸腔镜手术。

肺外科手术：

患者行外科胸腔镜手术：送检肺组织一块，8cm×1.7cm×1.2cm，（左下肺）检材为末梢肺组织，肺泡腔内充满颗粒状蛋白性物质，肺泡间隔窄，组织特染示：PAS阳性，PAS＋消化阳性，AB弱阳性，六胺银阴性，结合临床，符合肺泡蛋白沉积症（图1-41）。

最终诊断：①肺泡蛋白沉积症；②肺炎。

治疗经过：分别于2013年8月21日和2013年8月28日在手术室行静脉全麻下全肺灌洗术，灌洗液如图1-42。灌洗前后胸部CT对比如图1-43，全肺灌洗后肺部磨玻璃影像明显吸收，呼吸衰竭得到纠正，咳嗽和呼吸困难症状明显缓解。

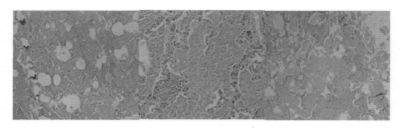

图1-41　外科胸腔镜送检肺组织病理

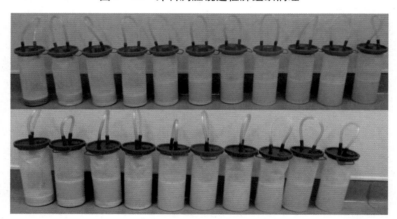

图1-42　全麻下全肺灌洗术后肺泡灌洗液

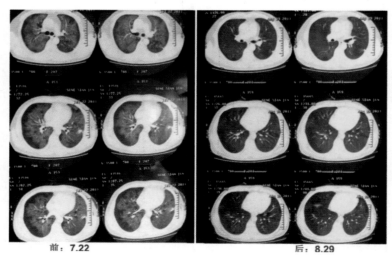

前：7.22　　　　　　　　　　　后：8.29

图1-43　全麻下全肺灌洗术后胸部CT前后对比

八、专家点评

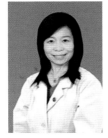

曹洁，女，主任医师，博士研究生导师，天津医科大学总医院呼吸与危重症医学科科主任、学科带头人。擅长呼吸危重症、慢性气道疾病、睡眠呼吸疾病、呼吸系统疑难危重症等多领域规范化诊疗。

呼吸与危重症医学科曹洁主任医师：肺泡蛋白沉积症（pulmonary alveolar proteinosis，PAP）是一种原因未明的少见疾病。该病由 Rosen 于 1958 年首次报道。发病年龄在 20~50 岁，男性约是女性的 4 倍。其特点是肺泡内有不可溶性富磷脂蛋白沉积，临床症状主要表现为气短、咳嗽和咳痰。胸部 HRCT：两肺弥漫性分布斑片状磨玻璃影（"铺路石"征）。病理学检查以肺泡内充满有过碘酸雪夫（PAS）染色阳性的蛋白样物质为特征。根据病因可有原发性、继发性和先天性之分。

病因和发病机制包括：①表面活性物质清除障碍；②肺泡巨噬细胞功能缺陷；③继发于其他疾病，临床上有些疾病特别是血液系统恶性肿瘤可发生肺泡蛋白沉着症，如髓白血病、淋巴瘤、Fanconi 贫血以及 IgG 型免疫球蛋白病等；④吸入物的异常损伤，某些理化因素和矿物粉尘吸入有关，如矽尘和铝尘等；⑤基因突变；⑥GM - CSF 及其受体异常。

病理改变：①肉眼观察：肺大部呈实变，胸膜下可见弥漫性黄色或灰黄色小结节或小斑块，结节直径由数毫米到 2cm，切面可见黏稠黄色液体流出。如不合并感染，胸膜表面光滑；②光镜检查：肺泡及细支气管腔内充满无形态的、过碘酸雪夫（PAS）染色阳性的富磷脂物质。肺泡间隔正常或肺泡隔数目增多，但间隔内无明显的纤维化。肺泡腔内除偶尔发现巨噬细胞外无炎症表现；③电镜检查：肺泡腔内碎片中存在着大量的层状结构，由盘绕的 3 层磷脂构成，其结构类似肺泡表面活性物质。

临床表现：男性＞女性，男女之比约 2.5∶1，本病任何年龄均可发病，从婴儿到 70 岁老人，但 30~50 岁的中年人常见，约占病例总数的 80%。差异很大，有的可无任何临床症状，仅在体检时发现，此类约占 1/3，约有 1/5 的病人则以继发性肺部感染症状为首发表现，有咳嗽、发热、胸部不适等；另有约 1/2 的病人隐袭起病，表现为咳嗽、呼吸困难、乏力，少数病例可有低热和咯血，呼吸道症状与肺部病变受累范围有一定关系。

体格检查一般无特殊阳性发现，肺底有时可闻及少量捻发音，虽然呼吸道症状与肺部病变受累范围有关，但临床体征与胸部 X 线表现不平衡是本病的特征之一。重症患者可出现发绀、杵状指和视网膜斑点状出血。极少数病例可合并肺心病。

肺泡蛋白沉着症患者合并机会感染的几率较大，为 15% 左右，除了常见的致病菌外，一些特殊的病原菌如奴卡菌属、真菌属、组织胞浆菌、分枝杆菌及巨细胞病毒等。

实验室及辅助检查：①血常规：多数患者血红蛋白正常，仅少数轻度增高，白细胞一般正常；②ESR 一般正常；③血生化：多数患者的血清乳酸脱氢酶（LDH）明显升高，而其特异性同工酶无明显异常。少数患者还可有血清球蛋白的增高，但无特异性。血清中肺泡表面活性物质相关蛋白 A（SP - A）和肺泡表面活性物质相关蛋白 D（SP - D）升高；④痰液检查：有学者发现 PAP 患者痰中 PAS 染色阳性；痰中 SP - A 浓度升高；⑤动脉血气分析：血氧分压和氧饱和度降低；⑥肺功能：轻度的限制性通气功能障碍，表现为肺活量和功能残气量的降低，但肺弥散功能降低最为显著；⑦胸部 X 线示：双肺弥漫性细小的羽毛状或结节状浸润影，边界模糊，并可见支气管充气征；这些病变往往以肺门区密度较高，外周密度较低，酷似心源性肺水肿纹理模糊，以下肺野明显；病变一般不发生钙化，也不伴有胸膜病变或肺门及纵隔淋巴结肿大；⑧HRCT 示：磨玻璃状和（或）网状及斑片状阴影，可为对称或不对称性，有时可见支气管充气征。磨玻璃影分布与炎性病变不同，不具有叶段分布的特点。病变与周围肺组织间常有明显的界限且边界不规则，形成较特征性的"地图样"改变或"铺路石"征

（crazy paving sign）。病变部位的小叶内间隔和小叶间间隔常有增厚。晚期可表现为肺间质纤维化和实变影；⑨支气管肺泡灌洗液检查：典型的呈牛奶状或泥浆样。肺泡蛋白沉积物的可溶性很低，一般放置 20min 左右，即可出现沉淀。BALF 细胞分类对 PAP 诊断无帮助。BALF 中可以巨噬细胞为主，也可以淋巴细胞为主，CD4/CD8 比值可以增高也可降低。BALF 的生化检查如 SP－A、SP－D 可明显升高。BALF 加福尔马林离心沉淀后，用石蜡包埋，进行病理切片检查，可见独特的组织学变化：在弥漫性的嗜酸颗粒的背景中，可见大的、无细胞结构的嗜酸性小体；PAS 染色阳性，而奥星蓝（Alcian blue）染色及黏蛋白卡红染色阴性。

鉴别诊断：肺炎、肺霉菌病、卡氏肺囊虫肺炎；结节病、IPF、结缔组织病肺损害；肺水肿，矽肺。

治疗：部分患者可自行缓解，对于症状轻微或无临床症状的患者，可以不马上进行治疗，随诊观察。

药物治疗：对于症状轻微或生理功能损害较轻的患者，可以考虑使用溶解黏液的气雾剂或口服碘化钾治疗，但效果均不可靠。糖皮质激素对 PAP 无治疗作用，使用可能会促进继发机会性感染，所以临床上不提倡使用糖皮质激素。

氧疗。

全肺灌洗：最有效，改善病人的症状、运动耐受能力、提高动脉血氧分压、降低肺内分流，改善肺功能。近年来改善肺泡巨噬细胞功能，降低机会感染的发病率。适应证：诊断明确，日常活动受到明显限制，均可认为具有全肺灌洗的指征。Rogers 等提出的指征是：①诊断明确；②分流率 >10%；③呼吸困难症状明显；④显著的运动后低氧血症。方法：全身麻醉下，经口插入双腔气管插管，分别向支气管内套囊（一般位于左主支气管内）和气管套囊充气，以确保双侧肺完全密闭，然后用 100% 的纯氧给双肺通气至少 20min，以洗出肺泡内的氮气。在用 100% 的纯氧给双肺通气 20min 后，在呼气末，夹闭待灌洗侧肺的呼吸通路，接通灌洗通路，以 100ml/min 左右的速度向肺内注入加温至 37℃的生理盐水，然后回收同量的肺灌洗液。这个过程可反复进行，直至回收液完全清亮，总量一般 20～40L。一侧肺灌洗之后，是否立即行对侧肺灌洗，需取决于病人的当时情况而定。优点：灌洗较为彻底，患者可于灌洗后 48h 内症状和生理指标得到改善，一次灌洗后可以很长时间不再灌洗。缺点：所需技术条件较高，需全麻，具有一定的危险性。主要并发症：①肺内分流增加，影响气体交换；②灌注的生理盐水流入对侧肺；③肺水肿；④低血压；⑤液气胸；⑥支气管痉挛；⑦肺不张；⑧肺炎等。

经纤维支气管镜分段支气管肺泡灌洗：安全、简便、易推广使用、可反复进行以及病人易接受；但清除不彻底，常需反复多次灌洗。

新的治疗方法展望：GM－CSF 替代疗法疗，疗效尚需更多临床实验证实。

基因治疗：有学者将正常 SP－B 基因、GM－CSF 基因通过病毒载体转入动物体内，并且成功表达，今后能否用于临床治疗也尚需进一步研究。

预后：肺泡灌洗使 PAP 患者的预后有了明显改善。有 60% 的患者经灌洗治疗后，病情可以改善或痊愈。有少数患者尽管反复灌洗，病情仍呈进行性发展，最终可发展为肺间质纤维化。影响 PAP 预后的另一重要因素是肺部继发感染，尤其是机会感染的几率大大增加，是导致死亡的重要因素。

九、文献汇总

肺泡蛋白沉积症（pulmonary alveolar proteinosis，PAP）是由 Rosen 在 1958 年第一次提出并描述的一种以肺泡内过碘酸雪夫试验（pulmonary alveolar proteinosis，PAS）阳性的蛋白样物质异常沉积为主要特征的疾病，是一种少见的肺部弥漫性疾病。PAP 属于罕见病种，全世界的发病率大约为 1/1 000 000，男性 : 女性的发病率为（2.1～2.7）: 1。PAP 可分为三种类型：遗传型、继发型和自身免疫型。其中自身免疫型约占已报道病例 90% 以上，其发生发展与抗巨噬细胞集落刺激因子（granulocyte macrophage colony stimulating factor，GM – CSF)抗体有关。继发性 PAP 多继发于血液性疾病、感染性疾病、肿瘤及环境因素等。日本 Ishii H 等研究了 1999—2009 年 404 个细胞学或病理学诊断为 PAP 的患者，结果显示在成人继发型 PAP 中，血液性疾病占 75% 以上，以多发性骨髓瘤为主，预后差，生存率 <20 个月。遗传型 PAP 多见于儿童，与编码表面蛋白 B/C、GM – CSF 受体的 α 链等的基因异常突变有关。

PAP 的临床表现无特异性，多起病隐匿，以活动后气促、咳嗽、渐进性呼吸困难为主要表现，继发感染后可伴发发热、咳黄色脓痰、血白细胞升高等表现。本病往往无肺内体征，主要是由于周边含气肺组织被蛋白样物质所填充，吸入气流难以使其移动，从而不能在呼气过程中产生湿啰音。若肺部听诊有湿啰音及爆裂音者，应考虑并发有肺部感染。由于 PAP 患者肺泡表面活性物质异常沉积有利于细菌生长且降低了下呼吸道的防御功能，故易继发肺部感染。

PAP 的典型胸部 X 线表现为双侧弥漫细小羽毛状或结节状影，多分布于肺门周围或肺底部，而极少见于肺尖部。这种表现与肺水肿类似，但不存在心影扩大或胸膜渗出影可区别。胸部 CT 或高分辨 CT(HRCT)对 PAP 有诊断价值，其主要表现为磨玻璃样改变，小叶间隙和间隔不规则增厚，表现为"铺路石"征或"疯狂的堆砌(crazy – paving)"，即为 PAP 特征性的影像学表现。这种影像学的表现与蛋白样物质在气腔及毗邻小叶间隙的堆积，伴或不伴间质纤维化有关。但这种表现特异性不高，也可以是损伤性或心源性肺水肿、肺泡出血、特殊病原体肺感染(支原体、肺孢子虫)、吸入性脂质性肺炎及支气管肺泡癌等的影像学表现。

患者的肺功能可呈限制型或阻塞型(吸烟者)，但大多数可正常，最有意义的改变为肺弥散功能(DLCO)及动脉血氧分压下降，伴肺泡 – 动脉氧分压差增大。此可评估疾病的严重程度、进展情况以及对治疗的反应。

对于自免型 PAP 患者，应用目前最广泛的乳胶凝集试验测定血清抗 GM – CSF 抗体，敏感性和特异性分别达 100% 及 98%。另外血清表面蛋白 SP – A、– B、– D 的增加与疾病的严重程度有关，其中只有 SP – D 会随着疾病的治疗的恢复。研究显示血清乳酸脱氢酶(LDH)的升高可能也与疾病严重程度有关，多为正常值的 2～3 倍，其机制可能与肺泡巨噬细胞和肺泡 II 型上皮细胞死亡的增多有关。Cun S Fang 等研究发现 LDL – C、LDL – C/HDL – C 也可能用来作为检测此类 PAP 病人严重程度的可靠指标。

支气管镜下肺泡灌洗液(BALF)检查可以用来诊断 PAP，PAP 患者典型支气管灌洗液呈牛奶状或米汤样，静置后出现泥浆样沉淀和半透明上清液。另外光镜下可见增大的泡沫状巨噬细胞内的噬酸性颗粒及胞外均匀分布的球状玻璃样物质呈 PAS 染色阳性及 Alcian blue 染色阴性。电镜下的超微结构分析则可以发现大量与髓磷脂结构类似的板层小体。但此方法阳性率不高，可能是灌注到正常肺泡组织或脂蛋白沉积物较少。例如本病例患者，虽灌洗液肉眼可见浅乳色，但 PAS 染色等无阳性发现故未能明确诊断。

BALF 液体特点及 HRCT 表现基本可以诊断 PAP，但最终确诊在于肺组织活检病理检查，包括支气管镜下及外科手术下肺活检，前者可避免手术，但假阴性率较高，且有气胸及大出血的风险。例如本例患者就是假阴性的表现，因此对于气管镜活检病理阴性但临床上高度怀疑 PAP 的患者需要行多次支气管镜肺活检，或建议行外科胸腔镜或开胸肺活检以获取足量且病变明确的肺组织。PAP 患者肺组织光镜下的显著特点是肺泡腔部分或全部填满了 PAS 阳性颗粒状嗜酸性脂蛋白样物质，且肺泡巨噬细胞异常增大，其胞内存在着类表面活性物质，偶可见淋巴细胞浸润，成纤维细胞或纤维化。

PAP 的治疗方法要根据其类型来分。遗传型 PAP 多为支持治疗，肺移植为其最佳治疗方案。继发性 PAP 多以治疗原发病为主。而特发型 PAP 目前的最佳治疗方案为全肺灌洗(whole lung lavage，WLL)。WLL 最早是在 19 世纪 60 年代 Dr. Jose Ramirez – Rivera 首次应用反复节段性灌洗的物理方法来去除沉积在肺泡内的异物。而在这之前，患者往往死于渐进性呼吸衰竭或继发性呼吸道条件致病菌感染，其中条件致病菌可源于单纯肺部的免疫力下降或者全身抵抗力下降。虽然节段性灌洗可以改善患者的肺功能，但是可操作性较差，很难广泛应用。在之后的近50年里，该方法被不断地改进，包括全身麻醉的广泛应用、灌注量的增加、生理盐水的应用，结合胸部叩诊，高压氧的应用，体外氧合膜的使用以及双侧肺序贯灌注治疗的开展等。WLL虽然目前还没有随机临床试验来支持，但是很多证据还是显示WLL治疗是特发型PAP最有效的治疗方法。许多患者在做完第一次WLL后可以有包括临床上、功能上及影像学上的明显改善，其所带来的效益可持续约15个月左右，大部分患者仍需反复灌洗。WLL的推荐指征为支气管镜下或外科手术肺活检病理诊断为PAP，存在持续或渐进的呼吸衰竭或存在活动后气促。在某些中心，海平面 PaO_2 <65mmHg，$P(A-a)O_2$ >40mmHg 或分流量超过10%～12%为WLL指征。WLL的禁忌证有不能纠正的持续低氧饱和度、惊厥、高热、心肺功能不稳定等。因WLL需除外感染性病变，而且一旦肺泡腔内的蛋白样物质得以清除，患者氧合功能可以得到快速的提高。WLL的主要并发症有低氧血症、胸膜腔积液、气胸、液气胸等。因此在灌注过程中应严格记录生理盐水的输入及输出量，并注意灌入量不能超过排出量100ml。对于存在较大全麻风险及无法使用WLL大插管的小儿患者，可行局麻下纤维支气管镜下肺段或肺叶灌洗。

（呼吸与危重症医学科：张 静 石 瑜）

参 考 文 献

［1］Rosen SH, Castleman B, Liebow AA. Pulmonary alveolar proteinosis[J]. N Engl J Med, 1958, 258(23): 1123 – 1142.

［2］Khan A, Agarwal R. Pulmonary alveolar proteinosis. Respir Care, 2011, 56(7): 1016 – 28. doi: 10.4187/respcare.01125. Epub 2011 Apr 15. PMID: 21496372.

［3］Patel SM, Sekiguchi H, Reynolds JP, et al. Pulmonary alveolar proteinosis. Can Respir J, 2012, 19(4): 243 – 245. doi: 10.1155/2012/841530. PMID: 22891182; PMCID: PMC3411387.

［4］Campo I, Kadija Z, Mariani F, et al. Pulmonary alveolar proteinosis: diagnostic and therapeutic challenges. Multidiscip Respir Med, 2012, 7(1): 4. doi: 10.1186/2049 – 6958 – 7 – 4. PMID: 22958344; PMCID: PMC3415123.

［5］Ishii H, Tazawa R, Kaneko C, et al. Clinical features of secondary pulmonary alveolar proteinosis: pre – mortem cases in Japan. Eur Respir J, 2011, 37(2): 465 – 468. doi: 10.1183/09031936.00092910. PMID: 21282812.

［6］Bai J, Li H, Shi J, et al. Biochemical index and immunological function in the peripheral blood of patients with idiopathic pulmonary alveolar proteinosis. Biomed Rep, 2013, 1(3): 405 – 409. doi: 10.3892/br.2013.66. Epub 2013 Feb 20. PMID: 24648958; PMCID: PMC3917050.

［7］Fang CS, Wang YC, Zhang TH, et al. Clinical significance of serum lipids in idiopathic pulmonary alveolar proteinosis. Lipids Health Dis, 2012, 11: 12. doi: 10.1186/1476 – 511X – 11 – 12. PMID: 22252101; PMCID: PMC3271981.

［8］高占成，薛青，徐钰，等. 肺泡蛋白沉积症2例报告并文献回顾[J]. 中国危重病急救医学, 2003, (07): 411 – 414.

［9］汪长珍，王建春. 肺泡蛋白沉积症8例诊治体会及文献复习[J]. 临床肺科杂志, 2012, 17(08): 1486 – 1488.

病例 10　反复咳嗽、咳痰、咯血

一、病例简介

患者，男，57岁，主因"间断咳嗽、咳痰19年，咯血10年，加重2天"入院。

现病史：患者于入院前19年间断出现咳嗽、咳痰，冬季加重，口服抗生素后可缓解，未正规诊治。入院前10年因受凉后咳嗽、咳痰加重，伴明显喘息，于我科完善相关检查，痰培养提示曲霉菌属，痰涂片查见菌丝及孢子，胸部CT示双肺弥漫性小叶中心、细支气管周围分布斑片、树芽样影，部分支气管壁增厚，临床考虑慢阻肺合并侵袭性肺部真菌感染，予抗真菌等药物治疗，院外序贯口服药物治疗，动态复查胸CT示两肺多发斑片影、实变及结节样影较前明显减少，后停伏立康唑口服。之后患者因咯血再次入住我科，行支气管镜检查：右上叶后段开口可见血迹，（肺泡灌洗液）1-3-β-D葡聚糖400pg/ml，进一步行CT引导下经皮肺穿刺活检，病理结果（图1-45）回报见曲霉菌生长，诊断侵袭性肺曲霉菌病，继续抗真菌药物治疗，病情稳定后患者停药。之后患者反复咯血，伴有咳痰，量不多，自行服用云南白药治疗后可好转。入院前6年因咯血行胸部CT检查提示存在支气管扩张。入院前3年患者咯血加重，咯血量增多，约200ml/d，于我院查胸部CT（图1-44）提示左肺上叶空洞，其内可见空气新月征，保守治疗效果欠佳，于胸腔镜辅助下行左肺上叶切除术治疗，术后咯血较前明显减轻，病理结果回报可见霉菌团块，符合肺曲霉病。入院前2年患者再次因咯血于我科住院治疗，胸部增强CT提示：左上叶术后改变，左肺门区实变影及斑片影范围较前增大，右肺下叶新见磨玻璃密度影，行支气管动脉造影、支气管动脉栓塞术治疗（检查提示左右支气管动脉体-肺分流，经导管左右支气管动脉主干、左侧内乳动脉及颈横动脉分支动脉栓塞术）；经治疗后患者咯血缓解，未再出现咯血。此次入院前2天，患者无明显诱因再次出现咯血，咯鲜血两次，总量约50ml左右，于我院完善胸部CT提示左上叶术后改变，纵隔内新见多发致密影，左肺门区实变影及斑片影范围较前减小。给予血凝酶、垂体后叶素、氨溴索、莫西沙星等药物治疗。患者咯血逐渐减轻，间断咯小口鲜血，总量约30ml/d。近1天，未再咯血，少许咳痰，无发热，为进一步系统诊治收入我科治疗。

既往史：否认高血压、糖尿病、冠心病、脑血管病、癫痫等病史，否认肝炎、结核病史，有手术、输血史，否认外伤史，否认食物、药物过敏史，预防接种史不详。

体格检查：T 35.5℃，P 62次/分，R 12次/分，BP 127/73mmHg。神清，全身皮肤黏膜无黄染、皮疹及新发出血点，浅表淋巴结未及肿大。球结膜无充血水肿。口唇不发绀，咽不红，扁桃体不大。颈软，无抵抗，颈静脉无怒张。胸廓正常，叩诊清音，双肺呼吸清晰，双肺偶可闻及少许湿性啰音，未闻及干鸣音。叩诊心界不大，心音不低，心律齐，各瓣膜听诊区未闻及杂音。腹平坦，腹软，无压痛、反跳痛、肌紧张。双下肢不肿。

二、辅助检查

痰培养：曲霉菌属。

痰涂片：查见菌丝及孢子。

经皮肺穿刺肺活检：肺穿刺物见纤维结缔组织与慢性炎症伴急性炎症反应，并见曲霉菌生长；肺组织抗酸染色（-）；肺组织培养：未见细菌、奴卡氏菌生长。

胸CT：两肺多发斑片影、实变及结节样影，左上叶尖后段可见团块样实变影。

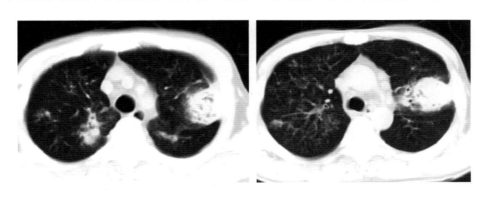

图1-44　胸部CT（术前）

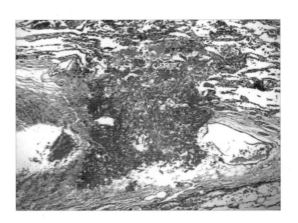

图 1-45　左上肺叶切除病理结果

注：见霉菌团块，符合肺曲霉病。

三、初步诊断

1. 肺曲霉菌病。

2. 支气管扩张继发感染。

3. 慢性阻塞性肺疾病。

四、治疗经过

入院后予抗感染、平喘、化痰及对症支持治疗。

五、曹耀前主治医师分析病例

1. 宿主因素　患者 COPD 基础，反复应用广谱抗生素及糖皮质激素，营养不良，低蛋白血症。

2. 临床标准　患者有呼吸道症状（发热、咳嗽、呼吸困难），广谱抗生素疗效差，胸部 CT 示双肺弥漫性小叶中心、细支气管周围分布斑片、树芽样影，部分支气管壁增厚。

3. 微生物学标准　痰培养曲霉菌属，G 试验阳性。

4. 组织病理学　肺曲霉病。

综合以上因素，临床诊断侵袭性肺部真菌感染成立，抗真菌及对症支持治疗。

六、MDT 讨论目的

1. 抗真菌治疗疗程。

2. 病情转归及预后。

七、多学科会诊意见

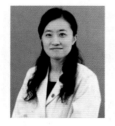

　　赵海燕，女，医学博士，主任医师，任职于天津医科大学总医院呼吸与危重症医学科。中华医学会呼吸病学分会呼吸治疗学组委员，擅长肺部感染性疾病、慢阻肺及呼吸危重症等呼吸疾病的救治。

　　呼吸科赵海燕主任医师：侵袭性肺部真菌感染（IPFI）的高危人群为患有血液系统疾病、外周血中性粒细胞减少、艾滋病、器官移植、正在接受免疫抑制剂治疗等免疫功能低下人群。目前认为 COPD 是非经典免疫抑制宿主罹患侵袭性肺曲霉菌病（IPA）最主要的基础疾病，有较高的发病率和死亡率。该患者具备宿主因素、临床特征、微生物学检查及组织病理学表现，确诊 IPA。抗真菌治疗同时积极控制原发病、调节免疫状态。

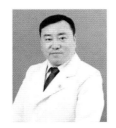

李昕,男,医学博士,副主任医师,任职于天津医科大学总医院肺部肿瘤外科,行政副主任。擅长肺部结节、肺部良恶性肿瘤的微创外科治疗,以及肺癌的全程管理,综合治疗。

肺部肿瘤外科李昕副主任医师:患者重度 COPD 基础,呼吸道症状反复,间断咯血伴呼吸困难,动态监测胸部 CT 病情变化明显,病情进展时出现两肺多发片状实变、结节及磨玻璃影,其内见气腔;多次痰培养示曲霉菌属,保守治疗效果欠佳,于胸腔镜辅助下行左肺上叶切除术治疗,术后咯血较前明显减轻,可继续药物治疗。

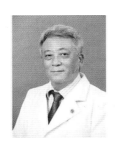

于铁链,男,教授,博士研究生导师。1994 年于天津医科大学获博士学位,任职于天津医科大学总医院医学影像科。擅长心胸疾病特别是疑难病、罕见病、危重症的影像学诊断。

影像科于铁链主任医师:侵袭性肺部真菌感染最常见的胸部 CT 征象,结节、实变、磨玻璃影、晕轮、空洞等;常发生于免疫功能不全者,如糖尿病、慢性阻塞性肺部疾病、长期激素应用者、中性粒细胞严重减少的免疫抑制患者等,影像学表现为单侧或双侧肺叶段分布的多发结节或(和)实变,可伴有空洞,缺乏特异性,易误诊为肺结核,空气新月征为 IPA 的特异性表现。本病例初期胸部 CT 示双肺弥漫性小叶中心、细支气管周围分布斑片、树芽样影,部分支气管壁增厚,随诊病情进展,动态复查胸部 CT 提示两肺病变较前融合成片,多发斑片影、实变及结节样,左上叶尖后段可见团块样实变影、类似空洞样改变,影像需与肺结核、球菌、肿瘤等鉴别。

八、专家点评

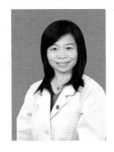

曹洁,女,主任医师,博士研究生导师,天津医科大学总医院呼吸与危重症医学科科主任、学科带头人。擅长呼吸危重症、慢性气道疾病、睡眠呼吸疾病、呼吸系统疑难危重症等多领域规范化诊疗。

呼吸与危重症医学科曹洁主任医师:侵袭性肺部真菌感染(IPFI)的高危人群为血液系统疾病、外周血中性粒细胞减少、患有艾滋病、器官移植、正在接受免疫抑制剂治疗等免疫功能低下人群。越来越多的研究报道,COPD 并发侵袭性肺曲霉菌病(IPA)有较高的发病率和死亡率,目前认为 COPD 是非经典免疫抑制宿主罹患 IPA 最主要的基础疾病,尤其是 GOLD 3/4 级 COPD 患者是发生 IPA 的独立预测因子之一。

COPD 患者由于吸烟、反复呼吸系统感染、糖皮质激素应用、气道结构改变均会影响气道的免疫状态,容易造成真菌的定植和寄生,COPD 急性发作时患者免疫功能紊乱、营养状态低下,广谱抗生素的应用、糖皮质激素剂量的增加,造成气道的菌群失调,增加特殊感染的机会性入侵。

侵袭性肺曲霉菌病的高危因素:①此前 2 个月内出现过持续的中性粒细胞减少(≥10d);②此前 1 个月内曾接受或正在接受免疫抑制剂治疗;③AIDS 患者或存在移植物抗宿主病;④有侵袭性真菌感染史;⑤有慢性基础疾病;⑥持续应用糖皮质激素 3 周以上或长期使用广谱抗生素;⑦重大创伤/手术、长期住院、机械通气、留置导管等。

积极寻找病原学,包括支气管镜、经皮肺穿刺活检等方法,有创检查是感染性疾病的病原学诊断的有力武器。本病例患者慢阻肺基础,常规抗感染、平喘和祛痰等治疗效果不佳,反复咯血,痰微生物学回报提示真菌感染,药物保守治疗后症状反复,最终外科干预治疗。本病例早期通过经皮肺穿刺活检确诊侵袭性肺部真菌感染,对诊断和后续治疗起到了关键作用。

九、文献汇总

慢性阻塞性肺疾病(chronic obstructive pulmonary disease,COPD)是呼吸系统常见病和多发病,

严重影响患者的劳动能力和生活质量。2018 年新发布的我国 COPD 流行病学调查结果显示，COPD 的患病率占 40 岁以上人群的 13.7%。侵袭性肺曲霉病（invasive pulmonary aspergillosis，IPA）在免疫缺陷等免疫功能受损患者中已经得到高度重视，近年来随着广谱抗生素及糖皮质激素的应用增多，慢阻肺合并侵袭性肺曲霉病（invasive pulmonary aspergillosis，IPA）发病率上升，有研究结果显示，全球 COPD 患者合并侵袭性肺曲霉菌病病死率高达 72.1% ~95.0%。因此，对 COPD 患者并发慢性侵袭性肺曲霉菌病患者的治疗需要给予特别的重视。

COPD 患者并发 IPA 的因素较复杂，长期大量广谱抗生素及激素使用是重要的危险因素。其机制主要是皮质激素影响免疫功能、吞噬细胞通过免疫介导对曲霉菌的破坏以及中性粒细胞对曲霉的杀伤，也有学者认为，是否发生曲霉感染每个个体使用激素量的阈值不同，频繁使用激素，无论是静脉使用还是吸入，都可能导致曲霉感染。此外，COPD 患者肺部受损的严重程度、疾病分期、遗传因素等都增加了合并 IPA 的风险。

慢阻肺患者发生曲霉感染可由多种因素造成：①呼吸道纤毛清除功能受损：长期吸入烟草烟雾和反复肺部感染导致纤毛功能障碍，气道对微生物病原体的清除能力降低；②长期使用激素：长期使用吸入糖皮质激素或急性加重期使用全身激素治疗，对中性粒细胞、单核细胞、淋巴细胞的分布和功能可产生显著影响，可增加曲霉感染的风险；③长期住院或应用广谱抗生素，导致气道真菌定植机会增加；④慢阻肺患者肺部表面活性物质的异常或缺乏、肺泡巨噬细胞和模式识别受体缺陷在一些慢阻肺患者发生侵袭性肺曲霉病中也起到一定作用。

根据肺真菌病诊断和治疗专家共识，侵袭性肺真菌病的诊断依据如下：①主要临床特征：感染早期胸部 X 线和 CT 检查可见胸膜下密度增高的结节影，病灶周围可出现晕轮征；发病 10 ~15d 后，肺实变区液化、坏死，胸部 X 线和 CT 检查可见空腔阴影或新月征；②次要临床特征：持续发热 >96h，经积极的抗生素治疗无效；具有肺部感染的症状及体征：咳嗽、咳痰、咯血、胸痛和呼吸困难及肺部啰音或胸膜摩擦音等体征；影像学检查可见除主要临床特征之外的、新的非特异性肺部浸润影。

微生物学检查：①合格痰标本直接镜检发现曲霉，且培养连续≥2 次分离到同种真菌；②支气管肺泡灌洗液（BALF）直接镜检发现曲霉，真菌培养阳性；③血清半乳甘露聚糖抗原检测（GM 试验）连续 2 次阳性。

确诊（proven）：符合宿主发病危险因素≥1 项、具有侵袭性肺真菌病的临床特征并具有肺组织病理学和（或）微生物学证据：①无菌术下取得的肺组织、胸腔积液或血液标本培养有真菌生长；②肺组织标本、胸腔积液或血液镜检发现曲霉菌；需除外污染。

临床诊断（probable）：同时符合宿主发病危险因素≥1 项、侵袭性肺真菌病的 1 项主要临床特征或 2 项次要临床特征以及 1 项微生物学检查依据。

拟诊（possible）：同时符合宿主发病危险因素≥1 项、侵袭性肺真菌病的 1 项主要临床特征或 2 项次要临床特征。

侵袭型肺曲霉病的治疗：可选用药物：伏立康唑、伊曲康唑、卡泊芬净或米卡芬净，含脂质两性霉素 B，有效治疗 2 ~3 周均可为伏立康唑或伊曲康唑口服。

临床医生应充分关注 COPD 合并真菌感染：提高诊断意识，避免不足和过度两种倾向。提高早期诊断水平对降低 COPD 合并 IPA 的死亡率大有益处，重视病原学诊断是治疗成功的关键；针对病原学及时调整治疗方案，选择恰当药物对治疗成败至关重要。

（呼吸与危重症医学科：赵海燕　孙淑磊　曹耀前）

<h1 style="text-align:center">参 考 文 献</h1>

［1］Wang C, Xu J, Yang L, et al. Prevalence and risk factors of chronic obstructive pulmonary disease in China(the China Pulmonary Health［CPH］study): a national cross – sectional study［J］. Lancet, 2018, 391(10131): 1706 – 1717.

［2］Bulpa P, Dive A, Sibille Y. Invasive pulmonary aspergillosis in patients with chronic obstructive pulmonary disease［J］. Eur Respir J, 2007, 30(4): 782 – 800.

［3］Guinea J, Torres – Narbona M, Gijon P, et al. Pulmonary aspergillosis in patients with chronic obstructive pulmonary disease: incidence, risk factors, and outcome［J］. Clin Microbiol Infect, 2010, 16(7): 870 – 877.

［4］Samarakoon P, Soubani A. Invasive pulmonary aspergillosis in patients with COPD: a report of five cases and systematic review of the literature［J］. Chron Respir Dis, 2008, 5(1): 19 – 27.

［5］Patel DA, Gao X, Stephens JM, et al. US hospital database analysis of invasive aspergillosis in the chronic obstructive pulmonary disease non – traditional host［J］. J Med Econ, 2011, 14(2): 227 – 237.

［6］He Q, Li H, Rui Y, et al. Pentraxin 3 Gene Polymorphisms and Pulmonary Aspergillosis in Chronic Obstructive Pulmonary Disease Patients［J］. Clin Infect Dis, 2018, 66(2): 261 – 267.

［7］中华医学会呼吸病学分会感染学组, 中华结核和呼吸杂志编辑委员会. 肺真菌病诊断和治疗专家共识［J］. 中华结核和呼吸杂志, 2007, 30(11): 821 – 834.

<h1 style="text-align:center">病例 11　咳嗽、胸痛、发热</h1>

一、病例简介

患者, 男, 31 岁, 主因"间断咳嗽胸痛 2 年, 伴发热、视力下降 6 天"于 2018 年 2 月 7 日入院。

现病史: 患者于入院前 2 年, 无明显诱因出现咳嗽, 右侧胸痛, 无明显咳痰, 无发热, 无咯血, 无活动后喘息, 于河北甲医院查胸部 CT(2016 年 2 月 27 日)示右侧大量胸腔积液, 引流为血性, 予氨曲南抗感染治疗 1 天。后转至河北乙医院住院治疗, 患者住院期间右侧胸腔积液较前增多, 胸水常规生化提示渗出液, 病理示: 送检标本查见大量淋巴细胞和少量间皮细胞。先后应用氨曲南、他唑仙抗感染治疗效果不佳。于 2016 年 3 月 22 日行右侧开胸探查术, 右侧陈旧性血胸清除术、右侧脓胸廓清、纤维板剥脱术, 患者仍间断发热, 伤口愈合不佳, 皮下软组织感染, 行多处皮下引流, 先后升级抗生素为美平、亚胺培南抗感染, 但效果不佳。患者住院治疗 113 天, 带闭式引流管出院, 住院期间体重下降约 15kg。出院后患者一般情况尚可, 间断引流每日几十毫升, 不规律北京 301 等医院门诊就诊, 不规律抗感染治疗。于入院前 6 天, 无明显诱因出现发热, 每日体温最高 38 ~ 40℃, 伴视力下降, 眼睛分泌物增多, 眼部胀痛明显, 无畏寒、寒战, 无明显咳嗽、咳痰, 无胸痛、咯血等不适, 北京同仁医院眼科超声波检查(2018 年 2 月 1 日)示双眼玻璃体内异常回声, 性质? 玻璃体混浊, 视网膜脱离可能性大, 当时不规律抗感染治疗 5 天(具体不详), 未见好转。于入院前 1 天我院急诊检查: WBC 11.64×10^9/L、RBC 4.98×10^{12}/L、Hb 141g/L、PLT 239×10^9/L、N 79%, PCT 0.37ng/ml, 胸部 CT(2018 年 2 月 7 日, 图 1 – 46)示左肺尖厚壁空洞, 右肺多发索条影、实变影, 右侧胸腔积液, 予左氧氟沙星滴眼液治疗。现患者为求进一步诊治收入我科。患者自患病以来, 精神饮食睡眠欠佳, 大小便可, 体重未测。

既往史：否认肝炎、结核等传染病史，否认高血压、冠心病、糖尿病病史。腰椎增生病史5年，行物理治疗。否认外伤、输血史，否认吸烟饮酒史，否认家族性遗传病史。

体格检查：T 38.3℃，P 115bpm，R 23次/分，BP 135/62mmHg，SPO$_2$ 95%。神志清楚，双眼视力差，仅有眼前光感，双眼分泌物多。右侧呼吸音低，右侧胸引置管，皮肤可见多处瘢痕。心音可，律齐，未及杂音。腹软，未及压痛、反跳痛及肌紧张。双下肢水肿阴性。四肢肌力正常。

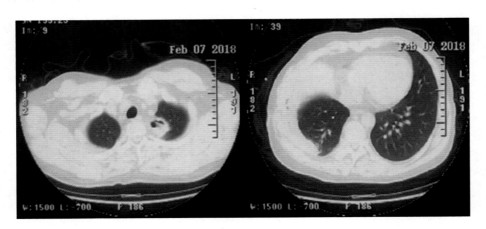

图1-46 胸部CT平扫(2018年2月7日)

二、辅助检查

WBC 11.64×10^9/L、RBC 4.98××10^{12}/L、Hb 141g/L、PLT 239×10^9/L、N 79%，PCT 0.37 ng/ml。胸部CT(2018年2月7日，图1-46)左肺尖厚壁空洞，右肺多发索条影、实变影，右侧胸腔积液。凝血功能、肝功能、肾功能、血脂、乙肝和丙肝抗体、肿瘤全项、尿常规均未见异常。

三、初步诊断

1. 肺部阴影。
2. 脓毒症。
3. 双眼眼内炎。
4. 脓胸术后。
5. 右侧血气胸术后。
6. 软组织感染术后。

四、治疗经过

患者入院前在外院时评估有双眼内炎。入院前体温控制不佳，视力极差，入院当日联合眼科及麻醉科等相关科室协作，当日急诊行双眼手术，术后应用局部及全身抗感染药物效果不理想。既往患者胸腔积液培养多耐药的肺炎克雷伯菌，初始经验抗感染治疗，初始体温控制不理想。

五、赵海燕主任医师分析病例

患者病例特点：①青年男性，慢性病程急性加重；②有间断咳嗽、胸痛症状，近1周有发热伴视力下降；③入院查体体温高，心率快，视力下降；④入院查白细胞升高，CRP，PCT升高，既往胸腔积液引流培养肺炎克雷伯菌胸部CT提示左肺尖厚壁空洞，感染性病变不除外；右侧胸腔积液。还是考虑感染性疾病。

患者入院时有视力下降等症状。外院时评估有双眼内炎。入院前体温控制不佳，视力极差，入院当日联合眼科及麻醉科等相关科室协作，当日急诊双眼后入路玻璃体切割术并应用局部及全身抗感染药物效果不理想，后行右眼眼球摘除术，术后应用药物治疗。

既往患者胸腔积液培养多耐药的肺炎克雷伯菌，胸部影像提示右侧胸腔积液，既往脓胸引流术后病史，入院查白细胞升高，CRP、PCT升高，考虑感染性疾病，参考既往胸腔积液培养药敏，给予亚胺培南/西司他丁抗感染治疗。间断应用抗生素抗感染治疗，效果不佳，体温控制不理想。原因为何？

　　初步分析：年轻男性，慢性病程急性发病，有发热、咳嗽、胸痛、视力下降等症状。否认既往免疫肿瘤病史，入院筛查肿瘤免疫相关化验无异常。患者胸部CT提示左肺尖厚壁空洞，感染性病变不除外；右侧胸腔积液。入院查白细胞升高，CRP、PCT升高，既往胸腔积液引流培养肺炎克雷伯菌。留取胸腔积液培养仍为肺炎克雷伯菌。入院时双眼内炎，术后病理（右）眼球结构大致存在，呈眼内炎伴球内积脓；巩膜局部肉芽组织生长伴纤维（图1-47）。眼分泌物及胸水培养均为肺炎克雷伯菌ESBL阳性。药敏：亚胺培南敏感，阿米卡星敏感，其余耐药。初步分析感染性疾病方向明确。抗感染治疗效果不佳原因为何？是因为抗感染没有覆盖致病菌？还是因为抗感染药物剂量不够？还是因为多耐药菌单药治疗效果不佳？还是因为并发症有局部脓肿？还是因为治疗疗程不够等。后续我们结合培养药敏试验更改抗感染方案，应用亚胺培南/西司他丁联合阿米卡星抗感染，同时改善患者营养状态。另外，我们积极评估患者全身情况，患者腹部影像评估示：脾大，脾静脉扩张；肝、胆未见明显异常；胰腺头、体未见明显异常，胰尾显示不清；双肾形态饱满。腰椎CT：脊柱腰$_4$、腰$_5$椎体不规则骨质破坏，伴腰$_4$椎体下缘至腰$_5$椎体下缘水平椎前条带状稍低软组织密度影，结合病史，不除外感染性病变。后多次复查留取血培养，培养结果仍为肺炎克雷伯菌，超广谱β-内酰胺酶阳性，仍为多耐药，对亚胺培南和阿米卡星敏感。患者症状及体温有所控制仍不十分理想。基于此我们开展了多学科会诊以指导下一步诊疗。

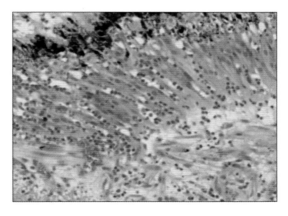

图1-47　左眼球结构大致存在，呈眼内炎伴球内积脓；巩膜局部肉芽组织生长伴纤维

六、MDT讨论目的

1. 患者初始体温控制不理想原因。
2. 患者目前病情平稳，但病情随时可能加重，如何进一步治疗？

七、多学科会诊意见

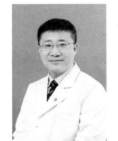

　　逄崇杰，男，主任医师，硕士研究生导师，任职于天津医科大学总医院感染科。长期从事不明原因发热、感染性疾病和耐药细菌、真菌感染诊疗、抗菌药物临床使用会诊与管理、医院感染控制方面工作。

　　感染科逄崇杰主任医师：患者青年男性，慢性病程急性发病，有发热、咳嗽、胸痛、视力下降等症状。胸部CT提示左肺尖厚壁空洞，感染性病变不除外；右侧胸腔积液。入院查白细胞升高，CRP、PCT升高，心率和呼吸频率增快，还是首先考虑感染性疾病。患者胸腔积液，眼内分泌物及血培养阳性，培养病原菌是肺炎克雷伯菌，考虑脓毒症诊断明确。按脓毒症严重程度可分脓毒症、严重脓毒症和脓毒性休克。严重脓毒症是指脓毒症伴有器官功能障碍、组织灌注不良或低血压。脓毒性休克是指严重脓毒症给予足量的液体复苏后仍然伴有无法纠正的持续性低血压，也被认为是严重脓毒症的一种特殊类型。对于严重脓毒症治疗原则有密切监护，积极早期液体复苏。当然控制感染很关键。结合本病例，病原菌肺炎克雷伯菌，是多耐药菌，可以联合用药控制感染，局部脓肿引流也很关键，如胸腔积液引流。

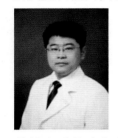

赵新，硕士，副主任医师，任职于天津医科大学总医院影像科。获天津市科学技术进步三等奖 1 项，天津市抗癌协会肿瘤影像专业委员会委员。从事影像诊断工作近 20 年，擅长消化、泌尿及生殖系统影像诊断。

影像科赵新副主任医师：患者腰椎 CT 提示脊柱腰$_4$、腰$_5$椎体不规则骨质破坏，伴腰$_4$椎体下缘至腰$_5$椎体下缘水平椎前条带状稍低软组织密度影，结合病史，不除外感染性病变。结合患者胸腔积液，眼内分泌物及血培养阳性，培养病原菌是多耐药肺炎克雷伯菌，考虑骨髓炎诊断。骨髓炎为一种骨的感染和破坏，可由需氧或厌氧菌，分枝杆菌及真菌引起。骨髓炎是指化脓性细菌感染骨髓、骨皮质和骨膜而引起的炎症性疾病，多数由血源性引起，也多由外伤或手术感染引起。治疗原则是病灶彻底清除及全身抗感染治疗。

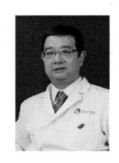

胡志东，男，硕士，硕士研究生导师，检验技师，天津医科大学总医院医学检验科科主任。擅长：感染性疾病病原学检验、细菌耐药机制与自身免疫性疾病实验诊断。

检验科胡志东主任检验技师：肺炎克雷伯菌是肠杆菌科克雷伯氏菌属中最为重要的一类菌，肺炎克雷伯菌为革兰阴性杆菌。细菌具有荚膜，在肺泡内生长繁殖时，引起组织坏死、液化、形成单个或多发性脓肿。病变累及胸膜、心包时，可引起渗出性或脓性积液。病灶纤维组织增生活跃，易于机化；纤维素性胸腔积液可早期出现粘连。在院内感染的败血症中，克雷伯杆菌以及绿脓杆菌和沙雷氏菌等均为重要病原菌，病死率较高。本病例患者血培养、胸腔积液及眼分泌物培养均是多耐药肺炎克雷伯菌，可以检测肺炎克雷伯菌株的毒力，若是高毒力肺炎克雷伯菌就会大大增加抗感染控制病情的难度。

补充及完善病例：多次复查留取血培养，肺炎克雷伯菌，超广谱 β – 内酰胺酶阳性。同时对菌株（血培养、胸腔积液及眼分泌物）进一步行荚膜血清型及毒力基因检测。采用聚合酶链反应（PCR）检测主要荚膜型（K1，K2，K57）和毒力基因（rmpA、aerobactin）。结果示菌株荚膜分型均属于 K1 型，毒力基因 rmpA、aerobactin 均为阳性，符合高毒力菌株。

将亚胺培南/西司他丁调整至 1g 静脉注射 1 次/8h 同时联合阿米卡星加强抗感染，患者体温逐渐下降，两周后体温正常，胸痛、腰痛缓解，胸部 CT（2018 年 2 月 27 日，图 1 –48）较前好转，病情好转出院。出院后随访，患者体温正常，胸痛、腰痛缓解。

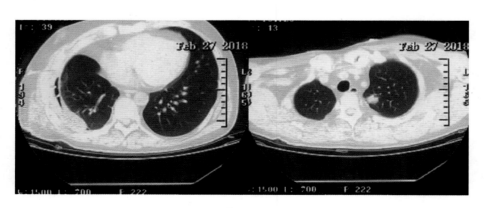

图 1 –48　胸部 CT 平扫（2018 年 2 月 27 日）

八、专家点评

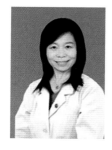

曹洁，女，主任医师，博士研究生导师，天津医科大学总医院呼吸与危重症医学科科主任、学科带头人。擅长呼吸危重症、慢性气道疾病、睡眠呼吸疾病、呼吸系统疑难危重症等多领域规范化诊疗。

呼吸与危重症医学科曹洁主任医师：患者青年男性，慢性病程急性发作。无免疫缺陷情况，有脓胸、眼内炎、骨髓炎。入院时诊断有眼内炎。感染性眼内炎一经诊断，应尽早手术。入院当天眼科联合麻醉协助行眼科手术。后患者血培养阳性，血培养、胸腔积液及眼分泌物均为肺炎克雷伯菌。初始应用抗感染及局部处理效果不理想。后对菌株（血培养、胸腔积液及眼分泌物）进一步行荚膜血清型及毒力基因检测。采用聚合酶链反应（PCR）检测主要荚膜型（K1、K2、K57）和毒力基因（rmpA、aerobactin）。结果示菌株荚膜分型均属于K1型，毒力基因 rmpA、aerobactin 均为阳性，符合高毒力菌株。参考培养药敏联合用药并加大剂量及疗程，最终控制患者病情。

高毒力肺炎克雷伯菌（hypervirulent Klebsiella pneumoniae，hvKP）绝大部分报道的病例是在亚洲地区，在亚洲以外地区报道的 hvKP 感染患者也主要是亚裔居民。hvKP 不同于普通肺炎克雷伯菌（classic Klebsiella pneumoniae，cKP），hvKP 感染者中多为免疫功能正常的中青年，且多为社区获得性感染，引起包括肝脓肿、肺炎、脑脊髓膜炎、眼内炎等，并能转移播散感染，一旦 hvKP 菌株对抗生素产生耐药，其后果将是灾难性的。本病例中感染涉及胸腔、肺、眼、脊柱、血流等多部位，肺炎克雷伯菌荚膜血清型及毒力基因检测结果提示为高毒力型且为 ESBL 阳性，药敏为多重耐药菌，这种毒力强、ESBL 阳性、耐药性高的肺炎克雷伯菌所致迁徙性感染极为罕见，值得临床医生重视，为今后抗感染规范诊治敲响警钟！

九、文献汇总

肺炎克雷伯菌是引起社区和医院获得性感染不可忽视的病原体。一般情况下肺炎克雷伯菌不致病，当机体免疫力下降或长期使用抗生素导致菌群失调时可引起感染。但高毒力肺炎克雷伯菌（hypervirulent klebsiella pneumoniae，hvKP）不同于普通肺炎克雷伯菌（classic Klebsiella pneumoniae，cKP），hvKP 主要感染健康的年轻个体，常引起肺炎、肝脓肿、脑脊髓膜炎、眼内炎等多部位严重感染。目前，毒力强且耐药性高的肺炎克雷伯菌非常少见，一旦 hvKP 获得耐药性后将成为超级细菌，给临床治疗带来极大困难。

hvKP 首次被关注，是 1986 年在中国台湾出现无肝胆疾病史的患者发生了肺炎克雷伯菌性肝脓肿，且出现了转移性感染——脓毒性眼内炎。对该病例致病菌的研究发现这种肺炎克雷伯杆菌与传统肺炎克雷伯杆菌相比具有高黏液性和强毒力的特征，被认为是一种新的侵袭性疾病。之后，该菌的报道越来越多，绝大部分报道的病例是在亚洲地区，在亚洲以外地区报道的 hvKP 感染患者也主要是亚裔居民。hvKP 不同于 cKP，hvKP 感染者中多为免疫功能正常的中青年，且多为社区获得性感染，引起包括肝脓肿、肺炎、脑脊髓膜炎、眼内炎等，并能转移播散感染，一旦 hvKP 菌株对抗生素产生耐药，其后果将是灾难性的。

hvKP 的独特毒力一部分来自于其荚膜结构，它决定了细菌的黏附、抗血清杀菌、抗吞噬和远处定植的特性，不同荚膜血清型之间的毒力有差异，K1、K2、K5、K16、K20、K54、K57 和 KNl 被认为是高毒力的荚膜血清型。其中 K1 是公认的毒力最强且最为常见的荚膜血清型。HvKP 黏稠的性状是荚膜大量合成的结果，与此相关的是黏液表型调控基因 A（regulator of mucoid phenotype gene A，rmpA）的表达。rmpA 基因和部分编码铁载体的基因共同存在于一个大小为 180～220 kb 的质粒上，这种质粒只存在于 hvKP 中，而不存在于 cKP 中。此外，铁离子在促进细菌的生长和繁殖中也发挥了重要作用，细菌通过铁载体来获取铁离子。研究发现气杆菌素是肺炎克雷伯菌分泌的最重要的铁载体，也是其重要的毒因子，可使肺炎克雷伯菌毒力显著增强。与 cKP 相比，hvKP 分泌的铁载体更多且获取铁离子的能力更强,是 hvKP 保持毒力的必备条件之一。

本病例菌株荚膜分型属于 K1 型,毒力基因 rmpA、aerobactin 均为阳性,提示为高毒力菌株,由此也解释了为何此无基础疾病的青年患者出现严重的多部位迁徙性感染。

肺炎克雷伯菌是一种易产生耐药性的细菌,而大部分 hvKP 菌株对常用抗菌药物(氨苄西林除外)仍是敏感的,或许跟 hvKP 感染多为社区获得性有关。产 ESBL 和 KPC 酶的 hvKP 相对少见,多耐药的 hvKP 亦报道很少。本病例中感染涉及胸腔、肺、眼、脊柱、血流等部位,肺炎克雷伯菌荚膜血清型及毒力基因检测结果提示为高毒力型且 ESBL 阳性,药敏为多重耐药菌,这种毒力强、ESBL 阳性、耐药性高的肺炎克雷伯菌所致迁徙性感染极为罕见,值得临床医生重视,为今后抗感染的规范诊治敲响警钟!

(呼吸与危重症医学科:赵海燕　李津娜　张金棒)

参 考 文 献

[1] Liu YC, Cheng DL, Lin CL. Klebsiella pneumoniae liver abscess associated with septic endophthalmitis[J]. Arch Intern Med, 1986, 146(10): 1913 – 1916.

[2] Yeh KM, Kurup A, Siu LK, et al. Capsular serotype K1 or K2, rather than magA and rmpA, is a major virulence determinant for Klebsiella pneumoniae liver abscess in Singapore and Taiwan[J]. J Clin Microbiol, 2007, 45(2): 466 – 471.

[3] Chung DR, Lee SS, Lee HR, et al. Emerging invasive liver abscess caused by K1 serotype Klebsiella pneumoniae in Korea[J]. J Infect, 2007, 54(6): 578 – 583.

[4] Li W, Sun G, Yu Y, et al. Increasing occurrence of antimicrobial – resistant hypervirulent(hypermucoviscous) Klebsiella pneumoniae isolates in China[J]. Clin Infect Dis, 2014, 58(2): 225 – 232

[5] Pan YJ, Fang HC, Yang HC, et al. Capsular polysaccharide synthesis regions in Klebsiella pneumoniae serotype K57 and a new capsular serotype[J]. J Clin Microbiol, 2008, 46(7): 2231 – 2240.

[6] Cheng NC, Yu YC, Tai HC, et al. Recent trend of neerotizing faseiitis in Taiwan: focus on monomicrobial Klebsiella pneumoniae neerotizing fasciitis[J]. Clin Infect Dis, 2012, 55(7): 930 – 939.

[7] Chen YT, Chang HY, Lai YC, et al. Sequencing and analysis of the large virulence plasmid pLVPK of Klebsiella pneumoniae CG43[J]. Gene, 2004, 337: 189 – 198.

病例 12　间断发热、呛咳、白细胞减少

一、病例简介

患者,男,80 岁,因"间断发热 3 个月余"入院。

现病史:患者于入院前 3 个月余无明显诱因开始发热,伴咽痛,无明显咳嗽、咳痰、喘息,体温最高 39℃,就诊于外院,完善血常规:WBC 3.2×10^9/L,NEUT% 67.5%,PLT 128×10^9/L,RBC 3.12×10^{12}/L,Hb 102g/L,胸片(图 1 – 49)示两肺纹理增粗紊乱,双下肺间质样改变,予左氧氟沙星抗感染治疗后好转。入院前 2 个月患者因结节性红斑口服中药治疗,期间间断发热,每日下午和晚上体温稍高,T 37.5 ~ 37.8℃,伴咳嗽咳痰,咳少量白色黏痰,伴乏力,活动耐量下降,进食偶有呛咳,无胸闷、胸痛、夜间平卧困难等,再次就诊于外院,完善胸 CT(图 1 – 50)可见双肺纹理增多,走形紊乱,部分交织成网格,两肺多发散在斑片、磨玻璃及絮状影,提示双肺多发炎性病变,双肺间质性改变,左侧胸腔积液并局限性肺膨胀不全,外院考虑肺炎、左侧胸腔积液、贫血、白细胞减少,

予美罗培南联合左氧氟沙星抗感染，期间仍间断高热，Tmax 39.4℃，WBC、RBC、Hb 进行性下降，WBC 1.9×10^9/L，NEUT% 69.4%，PLT 119×10^9/L，Hb 54g/L，更换亚胺培南联合左氧氟沙星抗感染，体温无好转，不除外血液性疾病，转诊我院血液科，复查胸 CT（图 1-51）双肺多发网格、索条、斑片、实变影，影像学较前明显进展，予美罗培南、利奈唑胺抗感染、伏立康唑抗真菌，对症化痰、升白、输血等治疗，患者症状无明显好转，行骨髓穿刺，除外血液性疾病，诊断慢性病贫血，T-SPOT 可疑阳性，不除外肺结核，入院前 1 个半月转诊结核病专科医院继续治疗，期间应用异烟肼、利福平、乙胺丁醇，仍间断发热，体温 38℃左右，未确诊肺结核。入院前 1 个月再次于外院住院治疗，完善血常规：WBC 4.19×10^9/L，N 71.4%，PLT 124×10^9/L，HGB 78g/L，1-3-β-D 葡聚糖 781.2pg/ml，CRP 16.7mg/L，PCT 0.05ng/ml，PET-CT 检查未见明显恶性征象，先后予伏立康唑 + 哌拉西林舒巴坦、美罗培南 + 莫西沙星、万古霉素、替加环素 + 亚胺培南抗感染、抗真菌治疗，输注白蛋白、丙种球蛋白等对症治疗，复查胸 CT（图 1-52）较前稍有好转，但患者仍间断发热，T 37.8～39℃。为求进一步诊治收入我科。患者自起病以来，精神欠佳，饮食、睡眠欠佳，大便 3 天未排，体重约下降 5kg。

既往史：三年前丹毒病史，否认高血压、糖尿病、冠心病病史，否认乙肝、结核等传染性病史。1 年前行疝气手术，2 个月前因贫血输血治疗。否认食物、药物过敏史，预防接种史不详。

体格检查：T 36.2℃，P 73 次/分，R 20 次/分，BP 115/58mmHg。神志淡漠，言语错乱，双肺呼吸音低，肺底可闻及湿啰音，余体征均阴性。

二、辅助检查

入院后查血常规：WBC 1.48×10^9/L，NEUT% 56.1%，PLT 94×10^9/L，RBC 2.3×10^{12}/L，Hb 73g/L；CRP 8.32mg/dl，PCT 0.66ng/ml，ESR 68mm/h，1-3-β-D 葡聚糖 123pg/ml；血气分析：PH 7.58，PO_2 76mmHg，PCO_2 39mmHg，HCO_3^- 36.6mmHg；ALB 29g/L；K^+ 2.2mmol/L；肿瘤标志物：Fer 1575.66ng/ml，细胞角蛋白 19 片段 3.73ng/ml；免疫全项：IgG 1750mg/dl，IgA 549mg/dl，IgM 35mg/dl，ANA 阳性（1:100 胞浆颗粒型），anti-R052 弱阳性，ANCA 阴性。肾功能、凝血功能，BNP，心肌酶均未见异常。

胸 CT（图 1-53）：双肺间质纹理增多，小叶间隔增厚，双肺多发网格影、索条影、磨玻璃影及实变影，右肺尖可见钙化、索条影，考虑陈旧性病变。双侧胸腔积液。两肺多发大小不等的囊状透亮影。气管腔内附壁致密影。纵隔内可见多发肿大淋巴结，部分钙化。心影饱满、心腔密度减低。两侧胸膜增厚。

PET-CT：①双肺间质性炎症，双肺上叶陈旧性结核；双肺肺气肿。②双侧胸腔积液，双侧胸膜增厚，动脉硬化，贫血；③右侧颈根部、纵隔内及腹膜后多发淋巴结伴部分代谢轻度增高，考虑淋巴结炎性增生，请结合临床；④肝右叶钙化灶，脾大，前列腺钙化灶；⑤甲状腺体积缩小，密度欠均匀，请结合 B 超检查；⑥双侧基底节区腔隙灶，脑白质缺血性改变，脑萎缩；⑦全身骨骼系统代谢弥漫性增高，请结合临床。脊柱退行性改变。

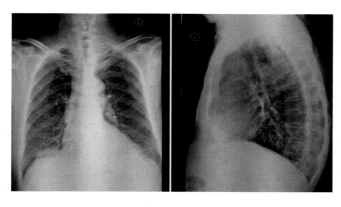

图 1-49　入院前 3 月胸部 X 正侧位片

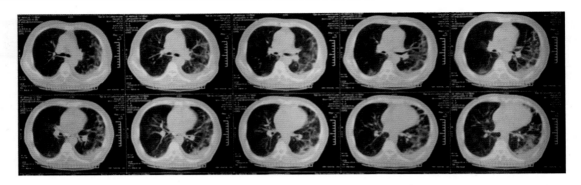

图 1-50 入院前 2 月胸部 CT 肺窗

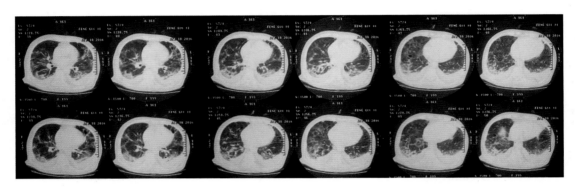

图 1-51 入院前 46 天胸部 CT 肺窗

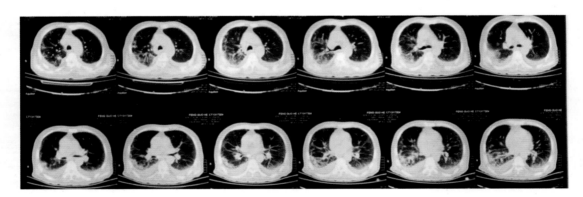

图 1-52 入院前 25 天胸部 CT 肺窗

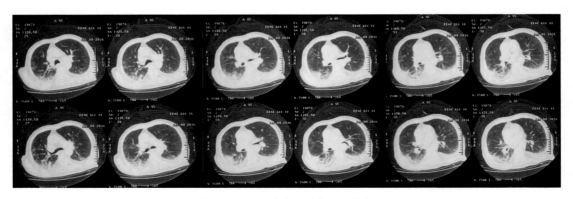

图 1-53 入院当天胸部 CT 肺窗

三、初步诊断

1. 肺炎。
2. 间质性肺病。
3. 胸腔积液。
4. 白细胞减少。
5. 中度贫血。
6. 低钾血症。
7. 低蛋白血症。
8. 疝气术后。
9. 脑萎缩。

四、治疗经过

患者入院前 3 个月间就诊于多家医院住院治疗，先后使用左氧氟沙星、美罗培南、亚胺培南、利奈唑胺、哌拉西林舒巴坦、莫西沙星、替加环素、万古霉素等抗生素抗感染治疗，伏立康唑抗真菌治疗，异烟肼、利福平、乙胺丁醇诊断性抗结核治疗，患者仍间断发热，临床症状及胸部影像学反复。入院后予对症化痰、抗感染治疗，患者仍有间断发热。

五、赵海燕主任医师分析病例

患者病例特点如下：①患者老年男性，病程较长；②反复发热 3 个月余，体温最高 39.4℃，伴咳嗽、咳少量白色黏痰、乏力、活动耐量降低；③胸部 CT 示双肺多发网格、索条、斑片、实变影，考虑炎症性病变；④抗感染治疗效果差。

该患者发热原因待查。引起发热的病因很多，按有无病原体侵入人体分为感染性发热和非感染性发热两大类。感染性发热通常是各种病原体进入人体后引起的，常见的病原体有细菌、病毒、支原体、立克次体、螺旋体、真菌、寄生虫等。非感染性发热通常由病原体以外的其他病因引起的发热，包括吸入热（由于组织坏死，组织蛋白分解和坏死组织吸收引起，如物理或机械性损伤、血液系统疾病、肿瘤性疾病、血栓栓塞性疾病），变态反应性发热（如风湿热、药物热、血清病及各种结缔组织病），中枢性发热（如中暑、重度安眠药中毒、颅内出血或颅内肿瘤细胞浸润、自主神经功能紊乱、感染后低热等），其他（如甲状腺功能亢进、痛风、严重脱水、引致热源引起的输液或输血反应等）。

该患者发热伴肺部阴影，抗感染治疗效果差，入院后完善气管镜检查：镜下可见左肺下叶较多黄白色黏稠分泌物。气管镜下痰：未找见细菌，未见真菌菌丝和酵母样孢子，抗酸染色阴性。入院后查体神志淡漠，言语错乱。基于此，需要感染科、影像科、神经内科的进一步会诊。

六、MDT 讨论目的

1. 患者反复发热可能的病因？
2. 患者下一步应如何治疗？

七、多学科会诊意见

张燕平，女，主任医师，任职于天津医科大学总医院感染科。擅长诊治各种感染性疾病，如感染性心内膜炎、手术部位感染、中央导管相关血流感染、腹腔感染、败血症等，在不明原因长期发热疾病的诊断、抗菌药物合理使用及医院感染的预防与控制上均有丰富的临床经验。

感染科张燕平主任医师：患者老年男性，慢性病程，社区起病，间断发热 3 个月余，伴咳嗽、咳痰、乏力，胸 CT 是双肺炎症性病变，但反复经抗感染、抗真菌、诊断性抗结核治疗均未见明显好转，需鉴别是否为非感染性发热。非感染性发热是由病原体以外的其他病因引起的发热。常见原因有吸收热、变态反应性发热、中枢性发热、甲状腺功能亢进、痛风、严重脱水，因制热原引起的输液或输血反应。该患者 WBC、RBC、Hb 进行性下降，行骨髓穿刺后除外血液性疾病，诊断慢性病贫血。行 PET - CT 检查未见全身肿瘤病变征象，完善风湿免疫疾病相关检查不足以诊断结缔组织病。肺部影像学表现为双肺多发网格、索条、斑片、实变影，可伴胸腔积液形成。经排查，上述非感染性发热的常见原因在该患者中均无确切证据。仔细复习该患者病例，该患者老年男性，外院检查报告提示脑萎缩，入院查体神志淡漠，言语错乱。此类患者需格外警惕误吸风险。经详询病史，患者饮食呛咳史数月，遂考虑呛咳误吸引起吸入性肺炎的可能。

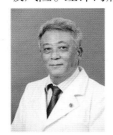

于铁链，男，教授，博士研究生导师。1994 年于天津医科大学获博士学位，任职于天津医科大学总医院医学影像科。擅长心胸疾病特别是疑难病、罕见病、危重症的影像学诊断。

影像科于铁链教授：发热伴肺部阴影在临床很常见，可由感染性和非感染性疾病中的多种病因引起。肺部感染是发热伴有肺部阴影最常见的原因，常见的发热伴肺部阴影感染性疾病包括肺炎、肺脓肿、肺结核及支气管扩张并感染等，非感染性疾病包括肺癌、血液系统疾病、结缔组织疾病、间质性肺疾病、血管炎、过敏性肺炎、放射性肺炎、肺水肿及肺栓塞等。需要注意的是，该老年患者肺部影像学的病变以双肺下叶背段为著，这符合吸入性肺炎的影像学特征。吸入性肺炎的胸部影像学分布通常为重力依赖区肺段受累，故直立位误吸时的肺下叶，卧位误吸时的下叶背段或上叶后段，易受误吸影响。如合并肺部厌氧菌感染，后期可出现化脓和坏死的特征，如肺脓肿或脓胸。

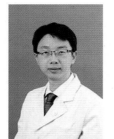

朱晓东，男，医学博士，硕士生导师，主任医师，任职于天津医科大学总医院神经内科。擅长帕金森病、帕金森综合征、特发性震颤及肌张力障碍等锥体外系疾病的诊断及治疗。开展帕金森病患者运动功能、认知水平以及抑郁焦虑状态评估、帕金森病影像学 PET - CT 多巴胺转运蛋白等新的诊断项目以及帕金森病康复、睡眠等方面研究。

神经内科朱晓东主任医师：该老年男性患者有饮食呛咳史数月。吞咽困难、饮食水呛咳的症状可发生于脑血管病（如脑出血、脑梗死等）、运动神经元病、脑内占位、脑萎缩等神经系统疾病，而反复呛咳是肺部反复感染的一个重要原因。急性脑血管病导致的呛咳可以留置胃管，逐渐恢复经口进食。如呛咳症状不能改善，长期留置胃管亦可增加吸入性肺炎的风险，可改变食物性状、进食习惯，如糊状半流质饮食，分次喂食，少食多餐，坐位或半坐位进食等。还可进行中医治疗或康复治疗。

MDT 结束后，综合考虑患者符合吸入性肺炎。予留置胃管鼻饲流质饮食避免经口进食引起的误吸，抬高床头。予哌拉西林他唑巴坦抗感染治疗、化痰、护胃、促进胃肠动力、补钾、升白等对症治疗。经治疗后患者体温未再升高，咳嗽咳痰明显好转，好转出院。

八、专家点评

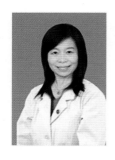

曹洁，女，主任医师，博士研究生导师，天津医科大学总医院呼吸与危重症医学科科主任、学科带头人。擅长呼吸危重症、慢性气道疾病、睡眠呼吸疾病、呼吸系统疑难危重症等多领域规范化诊疗。

呼吸与危重症医学科曹洁主任医师：该患者是一例老年男性的社区获得性肺炎，反复发热 3 个月余，外院先后应用多种抗生素抗感染治疗均无效。入院后经详询病史，发现患者饮食呛咳史数月，结合患者影像学，考虑吸入性肺炎。入院后予留置胃管避免经口进食引起的误吸后，抗感染治疗效果明显。在临床诊疗过程中,如遇抗生素治疗无效的肺炎,需详询病史,考虑非感染性因素导致肺炎可能。神经系统疾病、长期卧床、鼻饲饮食,以及服用抑酸药、镇静剂、硝酸脂类药物可能是诱发老年肺部感染患者发生吸入性肺炎的影响因素。

临床上多数老年患者吸入性肺炎缺乏典型肺炎症状体征,易被误诊为一般感染性社区获得性肺炎,但常规抗感染治疗常无效,针对病因阻断吸入途径能获得良好的治疗效果。需要注意的是,在该病例中我们采用留置胃管阻断吸入途径,虽然留置胃管可加强营养、防止呛咳,在脑卒中患者中应用广泛,但在卒中相关性肺炎预防方面,留置胃管仅能提供有限保护作用,留置胃管本身也是吸入性肺炎的危险因素,尚需康复治疗改善患者吞咽功能。

九、文献汇总

肺部感染是老年人死亡常见原因,其中吸入性肺炎(aspiration pneumonia,AP)在老年人群中患病率和病死率非常高。吸入性肺炎是指吸入食物、口咽分泌物、胃内容物及其他液体或固体物质引起的肺部化学性或合并细菌性炎症。发生吸入性肺炎通常需要以下两个条件:1. 保护下呼吸道的常规防御功能受损,包括声门关闭功能、咳嗽反射及其他廓清机制;2. 存在损害下呼吸道的吸入物,损害方式包括直接毒性作用(胃酸)、细菌感染引起的炎症过程刺激,或者未清除的液体或颗粒物质所致气道阻塞。

一项回顾性研究纳入 1348 例社区获得性肺炎住院患者,认为其中 13.8% 的患者存在误吸风险;危险因素包括神经系统疾病、意识下降、食管疾病、呕吐或已证实的误吸。以下几种情况易发生吸入性肺炎:①意识减弱,导致咳嗽反射和声门关闭受损,最常见于滥用酒精或违禁药品或者麻醉时,也发生于全面性癫痫发作时;②神经功能障碍所致吞咽困难;③上消化道疾病,包括食管疾病、涉及上呼吸道或食管的手术及胃反流;④气管造口术、气管插管、支气管镜、上消化道内镜和鼻胃管喂养对声门关闭或贲门括约肌的机械性破坏;⑤咽部感觉缺失和其他各种因素,如迁延性呕吐、大容量管饲、胃造口喂养、卧位和淹溺。这些情况都有频繁或大量误吸的特性,增加了发生吸入性肺炎的可能性。另外,口腔牙齿卫生不良也可增加吸入性肺炎的风险,可能是微生物及其在吸入物中的高浓度导致。

年龄增长是吸入性肺炎的重要危险因素。长期护理机构内的患者和有共存疾病的患者尤其容易受累。一项前瞻性人群研究评估了吸入性肺炎的危险因素,其纳入 1946 例肺炎住院患者,来自长期护理机构或社区。社区获得性肺炎患者中 10% 存在误吸,而长期护理机构获得性肺炎患者中这一比例为 30%。两组间的误吸危险因素不同:社区获得性吸入性肺炎患者最常见的危险因素包括酒精、药物或肝衰竭导致的意识障碍,而 72% 的长期护理机构获得性吸入性肺炎患者有导致吞咽困难的神经系统疾病。另一篇报道纳入了 134 例老年患者(平均年龄 84 岁),根据饮水试验结果,55% 的患者有口咽吞咽困难。有进食或饮水时呛咳史很可能提示误吸,但误吸也可以无任何表现。通过使用各种体积和黏稠度的液体进行床旁吞咽试验,很容易确定吞咽困难。一些老年科医生还建议,饮水 10ml 液体后进行脉搏血氧测定是简单安全的床旁检测方法,以识别需要限制液体的脑卒中患者。

吸入性肺炎的最常见的类型是由正常存在于上呼吸道或胃部的细菌引起。以前,吸入性肺炎通常是指毒性较低的细菌所致感染,主要是口腔的厌氧菌和链球菌,在有误吸倾向的易感宿主体内这是正常菌群的常见组成部分。后来的研究又强调了更常见且毒性更强,见于医院获得性肺炎和卫生保健相关性肺炎的细菌,如葡萄球菌、铜绿假单胞菌及其他需氧或兼性革兰阴性杆菌。细菌感染所致吸入性肺炎的主诉症状差异较大,取决于患者就诊时所处的感染病程、涉及的细菌,以及宿主状态。大多数患者表现为肺炎的常见表现,包括咳嗽、发热、咯脓痰和呼吸困难,病程较长者可伴有体重减轻和贫血。与大多数社区获得性肺炎病例相比,涉及厌氧菌的吸入性肺炎常常进展缓慢且寒战不常见,通常伴有牙周疾病。医院获得性吸入性肺炎常涉及金黄色葡萄球菌或革兰阴性杆菌,这些细菌常定植于住院患者的口腔内。若误吸胃酸或感染涉及金黄色葡萄球菌或革兰阴性杆菌,则进展明显更快。

抗生素是细菌感染所致吸入性肺炎的最重要治疗内容。当厌氧菌是吸入性肺炎的可能致病菌并需要肠外给药时，可使用氨苄西林、舒巴坦作为一线治疗。若患者病情不严重并能耐受口服方案，可选用阿莫西林－克拉维酸。基于体外抗菌活性和有限临床资料，可选择的其他方案有甲硝唑联合阿莫西林，或联合青霉素。克林霉素有引发艰难梭菌感染的风险，但若患者对青霉素过敏，仍可选克林霉素。若患者对青霉素过敏但能使用头孢菌素类，也可选用头孢曲松或头孢噻肟联合甲硝唑。虽然莫西沙星具有体外抗呼吸道病原体（包括厌氧菌）的活性，但尚未充分研究其用于吸入性肺炎，而且一些数据表明厌氧菌对莫西沙星的耐药率正在上升。此外，氟喹诺酮类药物与其他某些类抗生素相比，艰难梭菌感染风险更大。

对于医院获得性或健康护理相关吸入性肺炎，需氧菌（尤其是革兰阴性杆菌和金黄色葡萄球菌）比厌氧菌重要，而且通常容易检出，所以治疗应针对需氧菌。但如果患者有牙周疾病，可采用能覆盖需氧菌和厌氧菌的抗菌方案。碳青霉烯类（亚胺培南、美罗培南）或哌拉西林－三唑巴坦可覆盖几乎所有厌氧菌及大多数需氧革兰阴性杆菌。如患者有耐甲氧西林金黄色葡萄球菌（methicillin resistant staphylococcus aureus，MRSA）感染的危险因素（如 MRSA 定植），还需使用抗 MRSA 活性的药物（万古霉素或利奈唑胺），但如果后续未检出 MRSA，则应停用该药。当需氧菌是主要病原菌或与厌氧菌共存时，应根据呼吸道需氧菌培养和药敏结果调整抗生素方案。

吸入性肺炎的抗生素治疗时长由医生决定，研究尚不充分。若患者没有并发空洞和脓胸，疗程通常是 7 天。伴有胸腔积液的患者应用胸膜腔穿刺术以排除脓胸，脓胸常并发于有厌氧菌感染的肺炎。肺脓肿患者需要更长时间的抗生素治疗，通常治疗应该达到临床症状缓解、胸部影像学检查肺部病灶明显改善。

临床上很多老年患者吸入性肺炎缺乏典型肺炎症状体征，易被误诊为一般感染性社区获得性肺炎，但常规抗感染治疗常无效，针对病因阻断吸入途径能获得良好的治疗效果。本病例的患者是一例老年男性的社区获得性肺炎，反复发热，外院应用多种抗生素联合抗感染治疗均无效，入院后经详询病史后考虑吸入性肺炎，予留置胃管避免经口进食引起的误吸后，予抗感染治疗效果明显。需要注意的是，在该病例中我们采用留置胃管阻断吸入途径，虽然留置胃管可加强营养、防止呛咳，在脑卒中患者中应用广泛，但在卒中相关性肺炎预防方面，留置胃管仅能提供有限保护作用，留置胃管本身也是吸入性肺炎的危险因素，尚需康复治疗改善患者吞咽功能。

（呼吸与危重症医学科：赵海燕　张晏文）

参 考 文 献

[1] Ikeda N, Aiba M, Sakurai T, et al. [Death in geriatric pneumonia patients]. Nihon Ronen Igakkai zasshi Japanese journal of geriatrics, 2011, 48(3): 282-288.

[2] Heppner HJ, Sehlhoff B, Niklaus D, et al. [Pneumonia Severity Index(PSI), CURB-65, and mortality in hospitalized elderly patients with aspiration pneumonia]. Zeitschrift fur Gerontologie und Geriatrie, 2011, 44(4): 229-234.

[3] Taylor JK, Fleming GB, Singanayagam A, et al. Risk factors for aspiration in community-acquired pneumonia: analysis of a hospitalized UK cohort. The American journal of medicine, 2013, 126(11): 995-1001.

[4] Mandell LA, Niederman MS. Aspiration Pneumonia. Reply The New England journal of medicine, 2019, 380(21): e40.

[5] Muder RR. Pneumonia in residents of long-term care facilities: epidemiology, etiology, management, and prevention. The American journal of medicine, 1998, 105(4): 319-330.

[6] Reza Shariatzadeh M, Huang JQ, Marrie TJ. Differences in the features of aspiration pneumonia according to site of ac-

quisition：community or continuing care facility. Journal of the American Geriatrics Society，2006，54（2）：296 – 302.

［7］ Cabre M，Serra – Prat M，Palomera E，et al. Prevalence and prognostic implications of dysphagia in elderly patients with pneumonia. Age and ageing，2010，39（1）：39 – 45.

［8］ Smith HA，Lee SH，O'Neill PA，et al. The combination of bedside swallowing assessment and oxygen saturation monitoring of swallowing in acute stroke：a safe and humane screening tool. Age and ageing，2000，29（6）：495 – 499.

［9］ Polverino E，Dambrava P，Cilloniz C，et al. Nursing home – acquired pneumonia：a 10 year single – centre experience. Thorax，2010，65（4）：354 – 359.

［10］ Carratala J，Mykietiuk A，Fernandez – Sabe N，et al. Health care – associated pneumonia requiring hospital admission：epidemiology，antibiotic therapy，and clinical outcomes. Archives of internal medicine，2007，167（13）：1393 – 1399.

病例 13　发热、咯血、肺部阴影

一、病例简介

患者，男，51 岁，职员，主因"间断发热、咯血 1 个半月，加重 5 天"入院。

现病史：患者于入院前 1 个半月开始无明显诱因出现间断发热，多于下午开始发热，体温最高 37.8℃，口服退热药物后可缓解，无畏寒寒战，伴咯血，为痰中带血丝，每天 5～10 口，无明显呼吸困难，无喘息，无胸痛，无盗汗，于外院行胸 CT 检查提示左肺上叶阴影，予莫西沙星抗感染治疗症状无明显缓解，查结核抗体、痰找抗酸杆菌均阴性。1 周后复查行胸 CT 示左肺上叶多发斑片影及实变影，较之前略有进展，查血 G 试验、GM 试验、PCT 未见异常，行气管镜检查未见明显异常，肺泡灌洗液 GM 试验阳性，考虑不除外曲霉菌感染，予以伏立康唑抗真菌治疗后体温恢复正常，但每日晨起仍有痰中带血丝，于 2 周后再次复查胸 CT 提示病变较前进展，考虑不除外免疫相关疾病，加用甲强龙片 24mg 口服出院。出院后仍有痰中带血，复查胸 CT 病变较前略局限，甲强龙逐渐减量至每日 8mg。入院前 1 周再次出现发热，体温最高 38.1℃，仍有痰中带血，无呼吸困难等不适，为进一步诊治收入我科。

既往史：1 年前因风湿性心脏病、房颤行开胸二尖瓣（生物瓣膜）置换术、三尖瓣修补术，术中同时行房颤射频消融术治疗，术后规律服用阿司匹林、华法林。否认高血压、糖尿病病史，否认肝炎、结核病史，否认重大外伤、输血史，否认食物药物过敏史。

体格检查：T 38.5℃，P 98 次/分，R 16 次/分，BP 138/80mmHg。神清语利，查体合作。无颈静脉充盈，气管位置居中，胸廓正常，颈部、腋窝下、腹股沟淋巴结未触及明显肿大。胸廓对称，无肋间隙增宽，叩诊双肺呈清音，呼吸音清音，未及干湿啰音，心界叩诊无扩大，心率 98 次/分，节律规整，心尖部可闻及 2 级舒张期杂音。腹部柔软无压痛及反跳痛，肠鸣音 4 次/分。四肢无水肿。

二、辅助检查

入院后查血常规：WBC 9.32×10^9/L，Hb 132g/L，PLT 167×10^9/L，NEUT 77.6%。

CRP 11.70mg/dl。

免疫全项 + ANCA：抗核抗体 1：100（斑点型），抗 nRNP 抗体弱阳性，抗中性粒细胞胞浆抗体（ANCA）阴性。

凝血功能、肝功能、肾功能、血脂、乙肝和丙肝抗体，肿瘤全项，尿常规均未见异常。

腹部 B 超：肝胆胰脾未见异常。

超声心动示 EF 65%，左房增大，人工二尖瓣功能正常，三尖瓣成形术后。

入院后复查胸CT(2018年6月14日)示左肺上叶多发实变影、磨玻璃密度影及斑片结节影,左肺下叶磨玻璃密度影,首先考虑感染性病变合并肺泡积血,与入院前外院几次胸CT相比可见肺部病变较前进展,如图1-54。

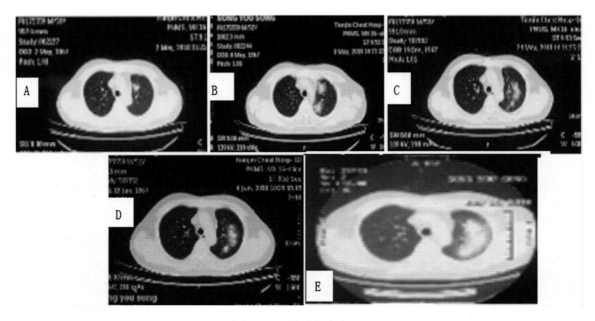

图1-54 院后复查胸CT

注:图A:2018年5月2日胸CT,左上肺小片影;图B:2018年5月8日胸CT,左上肺阴影进展;图C:2018年5月24日胸CT,左上肺阴影较前进展;图D:2018年6月12日胸CT,左上肺阴影较前局限;图E:2018年6月14日胸CT,左上肺阴影迅速进展

三、初步诊断

1. 肺部阴影待查 肺炎?曲霉菌性肺炎?机化性肺炎?肺肿瘤?
2. 风湿性心脏病 二尖瓣(生物瓣膜)置换术后、三尖瓣修补术后。
3. 房颤射频消融术后。
4. 血管炎?

四、治疗经过

入院后查血结核抗体、痰找抗酸杆菌均阴性,完善血G试验、GM试验、降钙素原(PCT)等检查均未见异常;入院后抽取血培养,20小时后回报:人葡萄球菌人型亚种。因血培养示人葡萄球菌人型亚种,考虑患者风心病、二尖瓣置换术后病史,不除外感染性心内膜炎,予以利奈唑胺抗球菌治疗,但其症状无明显好转,且超声心动及复查血培养未见异常,遂于6月20日停用;入院后两次检查免疫全项+ANCA结果均为阴性,遂停用甲强龙(外院住院时开始应用)。于2018年6月15日完善气管镜检查,镜下可见左上叶升支活动性出血(图1-55),肺泡灌洗液培养、涂片未见异常。气管镜病理结果:左上叶肺活检,检材末梢肺组织示肺泡间隔纤维组织增生,肺泡上皮细胞增生,肺泡腔内含铁血黄素细胞沉积,另见少量小气道黏膜示慢性炎症;抗酸染色和六胺银染色结果为阴性;刷片未见肿瘤细胞。患者仍间断咯血及低热,遂于2018年7月5日行CT引导下经皮肺穿刺活检,以进一步寻找咯血及肺部阴影病因。

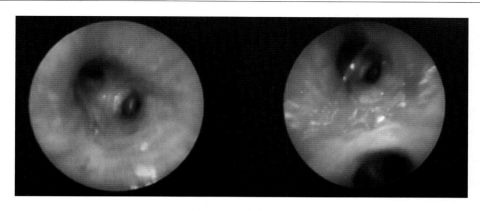

图 1-55　气管镜下

注：图 A：为左上叶开口，可见新鲜血迹；图 B：为左上叶升支开口的新鲜出血

五、周伟主治医师分析病例

患者病例特点如下：①中年男性，症状反复发作；②间断发热、咯血 1 个半月；③胸 CT 提示肺部阴影；④经抗细菌、真菌及抗炎治疗后症状均未见好转，仍有间断咯血且肺部阴影较前进展。

因此考虑患者咯血可能与肺部阴影有关，尽快明确肺部阴影性质最为关键。咯血是呼吸系统常见的症状之一，引起咯血的原因包括呼吸系统疾病，如肺结核、支气管扩张、肺癌等，另外循环系统疾病、外伤或者其他多种原因均可能引起咯血，比如肺栓塞、血管炎等。此位患者发热、咯血及左肺上叶阴影，鉴别诊断首先需排除结核感染，患者先后于外院和我院多次检查结核抗体、抗酸染色、灌洗液检查等均阴性，气管镜检查未见阳性发现，故结核感染可能性不大；另外咯血及肺部阴影，临床尚需排除真菌感染可能，而反复留取痰细菌学检查及相应指标均阴性，且先后气管镜检查未见明显异常，故真菌感染证据不足；患者肺部阴影经气管镜及经皮肺穿刺活检未见肿瘤细胞等，故而肿瘤证据不足。

由于患者仍反复咯血及肺部阴影病因未能明确，我们进行了 CT 引导下经皮肺穿刺活检，病理回报：检材少量坏死组织，周围末梢肺组织肺泡上皮增生，肺泡间隔纤维组织增生伴炎细胞浸润及肉芽组织形成。病理会诊提示：部分肺组织凝固性坏死，可见肺组织残影，不除外缺血性坏死或梗死。根据病理提示，再结合患者房颤射频消融术病史，立即行 CT 肺血管造影检查（2018 年 7 月 21 日），结果显示：左上肺静脉管壁增厚管腔狭窄（图 1-56），考虑左上肺静脉左心房入口附近闭塞（或重度狭窄）；左上叶肺水肿、出血，不除外梗死及继发感染。

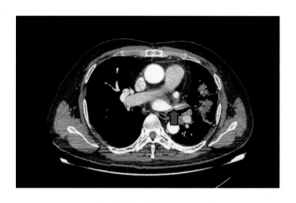

图 1-56　CT 肺血管造影检查（2018 年 7 月 21 日）

注：箭头所示处为左上肺静脉狭窄处

那么该例患者的咯血和肺部阴影是否为肺静脉狭窄所致呢？为进一步明确患者的病因及下一步治疗措施，我们开展了多学科会诊以指导下一步诊疗。

六、MDT 讨论目的

1. 患者反复咯血是否为肺静脉狭窄所致？
2. 患者肺部阴影与咯血病因是否一致？
3. 患者仍间断咯血，明确肺静脉狭窄，如何进一步治疗？

七、多学科会诊意见

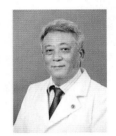

于铁链，男，教授，博士研究生导师。1994 年于天津医科大学获博士学位，任职于天津医科大学总医院医学影像科。擅长心胸疾病特别是疑难病、罕见病、危重症的影像学诊断。

放射科于铁链教授：近年来，随着房颤消融技术的普及，其相关并发症自然应运而生，消融后肺静脉狭窄是其重要但常被低估的并发症。对于怀疑肺静脉狭窄的患者可以进行影像学检查，包括经食道超声心动图、计算机断层扫描（CT）、选择性肺静脉造影、磁共振成像（MRI）和通气灌注扫描等均可协助肺静脉狭窄的诊断，但究竟何种检查方法在反映肺静脉狭窄时更有优势尚不得而知。CT 检查是目前最常用的无创性诊断方法。该方法费用相对较低，增强和三维重建后可清楚显示各肺静脉开口直径及其分支，区分血管壁上的钙化斑与腔内造影剂，对肺静脉远段异常的显示优于心血管造影及超声心动图。相比超声心动图及心血管造影，CT 观察更全面，对肺部感染、外围型肺动脉狭窄、气管狭窄及椎体畸形更显优势，对临床鉴别诊断及治疗具有很大的参考指导价值。

回到本病例，前后有几次 CT 平扫检查，均显示左肺上叶多发实变影、磨玻璃密度影及斑片结节影，左肺下叶磨玻璃密度影；而最近一次 CT 肺血管造影检查，经造影剂对比后显示左上肺静脉管壁增厚、管腔狭窄，结合临床考虑左上肺静脉左心房入口附近闭塞（或重度狭窄）；左上叶肺水肿、出血，不除外梗死及继发感染的可能。因患者肺静脉狭窄部位的原因，在超声心动图上未能明确显示。

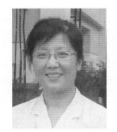

宋文静，女，副教授，1991 年于天津医科大学获硕士学位，硕士研究生导师，任职于天津医科大学总医院病理科。主专临床病理诊断（不含中枢神经系统疾病）。

病理科宋文静副教授：肺静脉狭窄病理改变为肺静脉开口、肺外、内肺静脉或肺静脉 - 左心房吻合口等部位出现节段性或弥漫性非特异性的内膜纤维化，内膜过度增生，导致肺静脉管腔狭窄。因为本例患者留取的是肺组织标本，只能观察肺组织的病理改变，检材为末梢肺组织，病理显示肺泡间隔纤维组织增生，肺泡上皮细胞增生，肺泡腔内含铁血黄素细胞沉积，另见少量小气道黏膜示慢性炎症，只能间接提示肺组织缺血性坏死或梗死。

付强，男，副主任医师，2006 年于山东大学获博士学位，任职于天津医科大学总医院心血管外科。擅长血管疾病的介入、外科手术，冠心病、瓣膜病的微创、常规手术。为心脏、血管患者提供量身定做的精准个体化治疗方案，可以在常规外科手术和新型介入治疗之间无缝切换。

心血管外科付强副主任医师：近年来随着射频导管消融在房颤治疗中的应用越来越多，因射频消融导致肺静脉狭窄的报道亦逐渐增多，房颤射频消融成为成人获得性肺静脉狭窄的又一发病原因。有研究表明，房颤射频消融所致肺静脉狭窄患者中约有 16% 存在咯血症状，且有部分患者以咯血为首发症状。肺静脉狭窄患者临床症状多无特异性，可表现为咳嗽、咯血、胸痛、反复呼吸道感染、渐进性呼吸困难等，多数患者首诊于呼吸科，因呼吸科医生对房颤消融病史的敏感度较低，对于此并发症的认识不足，极易导致漏诊或误诊。回顾本例患者，患者既往房颤射频消融手术史，此次以反复咯血和发热为主要症状，伴随肺部阴影，结合CT肺血管造影检查，提示左上肺静脉管腔狭窄、管壁增厚，患者肺静脉狭窄诊断基本成立。

目前对于成人获得性肺静脉狭窄多采用导管介入治疗。对于有症状的重度肺静脉狭窄应该早期干预。球囊血管成形术最初效果很好，但是1年内再狭窄的发生率可以达到50%。支架植入（特别是植入直径10mm的支架）可减少再狭窄率。术后抗凝治疗可以预防再狭窄的发生，常用药物包括氯吡格雷、阿司匹林和华法林。结合该患者可以和家属协商下一步是否同意行球囊成形术等治疗，但应告知其家属术后再狭窄发生率较高，如家属同意可进一步治疗。药物方面目前可以继续阿司匹林、华法林等抗凝治疗。

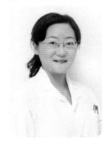

董丽霞，女，博士，主任医师，博士研究生导师，任职于天津医科大学总医院呼吸与危重症医学科，行政副主任。擅长呼吸危重症、肺栓塞等肺血管疾病、急性呼吸道传染性疾病、疑难肺部感染、睡眠呼吸疾病等呼吸系统疾病救治。

呼吸与危重症医学科科董丽霞主任医师：咯血是呼吸系统常见症状之一，对于咯血患者首先要行肺部影像学检查。当咯血患者合并肺部阴影时，首先需要排除普通感染、结核、肺部真菌感染和免疫系统疾病、肿瘤等情况。回顾该患者的诊断和治疗过程，由于患者在咯血同时合并发热症状，且以午后低热为主，诱导医生进行了一系列感染指标的筛查，另外该病例发病过程中从未出现明显呼吸困难等特征性的症状，这些均不同程度干扰了医生的诊断思路，导致诊治过程中走了许多弯路；但经过病理提示和影像学检查，最终明确了肺静脉狭窄的诊断，从而揭开了咯血的谜团。

会诊结束，MDT专家组与家属充分沟通，将下一步可行的治疗方案告诉家属。该患者和家属协商后暂时不同意行球囊成形术等外科治疗，同意目前继续阿司匹林等抗凝治疗，并长期心外科随诊。

八、专家点评

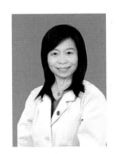

曹洁，女，主任医师，博士研究生导师，天津医科大学总医院呼吸与危重症医学科科主任、学科带头人。擅长呼吸危重症、慢性气道疾病、睡眠呼吸疾病、呼吸系统疑难危重症等多领域规范化诊疗。

呼吸与危重症医学科曹洁主任医师：咯血是呼吸系统常见的症状之一，引起咯血的原因包括呼吸系统疾病，如肺结核、支气管扩张、肺癌等，另外循环系统疾病、外伤或者其他多种原因均可能引起咯血，比如肺栓塞、血管炎等。发热是内科常见而不易查明原因的症状，令许多临床医生费解。而当患者同时合并咯血和发热，且经普通治疗无效时，医生往往会从影像学角度进一步详细检查。值得注意的是，在考虑呼吸系统疾病的同时，一定要警惕肺外疾病包括肺血管疾病导致的呼吸道症状，如肺静脉狭窄、肺血管畸形等。

本例患者以咯血、间断发热为主要症状，影像学提示肺内阴影范围逐渐进展，按照常规诊断思维，多位接诊医生均从肺内病变角度进行思考，曾考虑为普通感染、结核、肺部真菌感染和免疫系统疾病等情况，并先后给予相应治疗，诊治过程颇为曲折，但是最终明确了肺静脉狭窄的诊断。

目前对于房颤消融术后肺静脉狭窄研究较多的是心血管医生，然而由于此类患者常以呼吸道症状为首发表现，常首诊于呼吸内科，由于接诊医生对于房颤消融术并发症的认识不足，极易导致漏诊或误诊。反思此病例的诊疗过程，提醒我们应该进一步提高对射频消融术后肺静脉狭窄的诊断意识，增加多学科经验交流。

九、文献汇总

肺静脉狭窄(pulmonary venous stenosis, PVS)是指由于先天或后天获得因素造成肺静脉管腔狭窄进而导致肺静脉血液回流受阻的一系列临床疾病,部分患者以咯血为首发症状而就诊。PVS分为原发性肺静脉狭窄与获得性肺静脉狭窄,原发性肺静脉狭窄发病率为0.4%,是一种病死率极高的罕见疾病,是血管胚胎发育时期左右肺静脉与左心房吻合异常所致。成人获得性肺静脉狭窄常有明确的原因,常见的有肿瘤、结节病或纤维性纵隔炎。近年来随着射频消融术在房颤治疗中的广泛应用,成人APVS多与治疗心房颤动的射频消融术中肺静脉电隔离有关,与射频消融术的消融部位、射频能量、消融时间等因素相关,临床症状无特异性,早期常被误诊为肺部感染、肺栓塞、肺结核、肺部肿瘤等而延误治疗。

作为房颤射频消融术的并发症之一,肺静脉狭窄患者常在手术后数周到数月出现症状。最近一项研究中指出,最常见的症状是呼吸困难(67%)、咳嗽(45%)、疲劳(45%)和运动耐受性下降(45%),咯血的发生率是27%。

射频消融术后肺静脉狭窄机制并不清楚,Ernst等学者认为可能是射频损伤导致肌细胞坏死,成纤维细胞增生,血管管壁增厚硬化,最终造成管腔狭窄。房颤射频消融术后肺静脉狭窄的发生率现今各研究报道不一,从0~42.4%,常因部分无临床症状的患者未行相关检查无法确诊、症状发生时间不等而无长期随访等原因被低估。Saad等学者对608位房颤射频消融的病人进行研究,分别在术前、术后1个月、术后3个月、术后6个月、术后12个月行CTA检查以评估肺静脉情况,研究发现术后新发轻度肺静脉狭窄47人(7.7%),中度狭窄27人(4.4%),重度狭窄21人(3.4%)。Cappato等人报道称在181个实验中心收集的房颤消融患者数据显示1.3%的患者存在典型的肺静脉狭窄。有数据统计,近年来,房颤消融术虽经过了改良,但出现严重肺静脉狭窄的房颤消融术患者仍至少有5%。

这些报道所显示的该并发症的发生率并非真实发生率,可能有以下原因导致了对其发生率的低估:①隐性肺静脉狭窄的存在,即使存在狭窄,但因其他肺静脉的代偿,肺静脉压力未见升高;或即使一条肺静脉完全阻塞,患者仍无症状。且目前多数时间仅对有症状患者行相关检查;②肺静脉狭窄在消融术后会进展,Cha等通过增强螺旋CT对25支狭窄肺静脉的开口直径进行测量,结果证实,肺静脉狭窄在术后第1周进展最快,进展速度虽逐渐减慢,但6个月以后仍有进展;③肺静脉造影、螺旋CT、磁共振造影、食管超声心动图等均可用来诊断肺静脉狭窄,检查手段的不同也会影响肺静脉狭窄的诊断。

射频消融术后肺静脉狭窄逐渐引起临床医生重视,其临床症状无特异性,患者临床表现不一,需要引起高度重视。作为临床医生,对不明原因咯血就诊的患者,若既往有房颤射频消融病史,应警惕肺静脉狭窄的发生,做到早期诊断,有效治疗。

(呼吸与危重症医学科:周 伟 李彩丽)

参 考 文 献

[1] Holt DB, Moller JH, Larson S, et al. Primary pulmonary vein stenosis[J]. Am J Cardiol, 2007, 99(4): 568.

[2] den Bakker MA, Thomeer M, Maat AP, et al. Life – threatening hemoptysis causedby chronic idiopathic pulmonary hilar fibrosis with unilateral pulmonary veinocclusion. AnnDiagn Pathol, 2005, 9: 319 – 322.

[3] Nunes H, Humbert M, Capron F, et al. Pulmonary hypertension associated withsarcoidosis: mechanisms, hemodynamics and prognosis. Thorax, 2006, 61: 68 – 74.

[4] Rostamian A, Narayan SM, Thomson L, et al. The incidence, diagnosis, and management of pulmonary vein stenosis as a complication of atrial fibrillation ablation[J]. J Interv Card Electrophysiol, 2014, 40(1): 63 – 74. DOI: 10.1007/

s10840 – 014 – 9885 – z.

［5］ De Potter TJ，Schmidt B，Chun KR，et al. Drug – eluting stentsfor the treatment of pulmonary vein stenosis after atrialfi-brillation ablation［J］. Europace，2011，13（1）：57 – 61.

［6］ Fender EA，Widmer RJ，Hodge DO，et al. Packer Severe Pulmonary Vein Stenosis Resulting From Ablation for Atrial Fi-brillation［J］. Circulation，2016，134：1812 – 1821.

［7］ Ernst S，Ouyang F，Goya M，et al. Total pulmonary vein occlusion as a consequence of catheter ablation for atrial fibrilla-tion mimicking primary lung disease. Journal of Cardiovascular Electrophysiology，2003，14（4）：366 – 370.

［8］ Saad EB，Rossillo A，Saad CP，et al. Pulmonary vein stenosis after radiofrequency ablation of atrial fibrillation：function-al characterization，evolution，and influence of the ablation strategy，Circulation，2003，108（25）：3102 – 3107.

［9］ Cappato R，Calkins H，Chen SA，et al. Worldwide survey on the methods，efficacy，andsafety of catheter ablation for hu-man atrial fibrillation［J］. Circulation，2005，111：1100 – 1105.

［10］ Saad EB，Marrouche NF，Saad CP，et al. Pulmonary vein stenosis after catheter ablation of atrial fibrillation：emergence of a new clinical syndrome［J］. Ann Intern Med，2003，138（8）：634 – 638.

［11］ Saad EB，Cole CR. Use of intracardiac echocardiography for prediction of chronic pulmonaryvein stenosis after ablation of atrial fibrillation［J］. Cardiovasc Electrophysiol，2002，13（10）：986 – 989.

［12］ Tse HF，Reek S，Timmermans C，et al. Pulmonary vein isolation using transvenous cathetercryoablation for treatment of atrial fibrillation without risk of pulmonary vein stenosis［J］. AmColl Cardiol，2003，42（4）：752 – 758.

病例 14　发热、咳嗽、呼吸困难

一、病例简介

患者，女，15 岁，学生，主因"间断发热伴咳嗽半月"入院。

现病史：患者于入院前半月无明显诱因出现发热，体温最高达 40.5℃，伴畏寒、寒战、肌肉酸痛、咽痛，伴咳嗽，咳少量白黏痰，易咳出，夜间为著，明显影响睡眠，遂就诊于我院急诊，查胸片示双肺感染性病变，右下肺为著；血常规示 WBC 6.4×10^9/L，N% 76.3%，考虑：肺炎，给予头孢类抗生素抗感染 5 天，患者体温波动于 37 ~ 37.8℃，咽痛好转，仍有间断咳嗽。5 天前于我院感染科住院治疗，查胸 CT（2017 年 11 月 23 日）示两肺多发片状、细网格样影，右肺下叶为著，考虑感染性病变伴右肺下叶不张。予头孢曲松、米诺环素、奥司他韦抗感染治疗，体温波动于 36.5 ~ 37.5℃。2 天前患者出现胸闷及呼吸困难，血氧饱和度波动于 88% ~ 94%，D – Dimer > 10 000ng/ml，行胸部强化 CT 考虑肺栓塞，遂转入我科重症监护病房。

既往史：患者既往体健，否认高血压、糖尿病、冠心病病史，否认肝炎、结核等传染病史，否认手术、外伤及输血史，否认食物、药物过敏史，否认烟酒史，否认毒物接触史。未婚未育，月经规律。否认家族遗传病史及传染病史。

体格检查：T 37.1℃，P 99 次/分，R 24 次/分，BP 125/70mmHg。神清，查体合作，全身皮肤黏膜无明显苍白黄染。球结膜无水肿，口唇无发绀。咽不红，扁桃体不大。颈软，无强直。双肺呼吸音粗，右下肺呼吸音低，心音可，律齐，各瓣膜听诊区未闻及病理性杂音，腹平软，无压痛、反跳痛、肌紧张，双下肢无水肿。

二、辅助检查

血常规：WBC 10.62×10^9/L，N 92.1%，L 5.1%，Hb 100g/L，PLT 234×10^9/L。

肝功能：ALB 29g/L，LDH 423U/L。

CRP 7.75mg/dl，PCT 0.15ng/ml，ESR 45mm/h。

D - Dimer 9478ng/ml。

免疫：IgE 653mg/dl；补体 C3 70.3mg/dl，补体 C4 9.29mg/dl，ANCA（-）；心磷脂抗体（-）。

支原体抗体：阴性。

呼吸道病原体九项：抗 EB 病毒核抗原 IgG 抗体，抗 EB 病毒衣壳抗原 IgG 抗体为阳性。余为阴性。

血气分析及尿便常规均为阴性。

三、初步诊断

1. 肺炎。

2. 急性肺动脉栓塞。

3. 贫血。

4. 低蛋白血症。

四、诊疗经过

患者入院后，给予初步治疗：①吸氧；②绝对卧床；③给予阿奇霉素抗感染治疗；④患者血流动力学稳定，为非大面积栓塞，予低分子肝素抗凝治疗。经初步治疗后患者生命体征稳定，同时进一步寻找病原学证据及肺栓塞的病因。

五、周伟主治医师分析病例

患者病例特点如下：①青少年女性，急性起病；②发热、咳嗽为主诉，痰为少许白痰；③胸部影像学特点为双肺多发片状、细网格样影，边界不清；④白细胞不高，中性粒细胞比例升高，淋巴细胞比例降低，经验性抗感染治疗后体温较之前下降，但未降至正常，且咳嗽、咳痰等呼吸道症状好转；⑤患者在病情一度好转情况下突发呼吸困难、血氧饱和度下降伴有 D - Dimer > 10 000ng/mL，胸部强化 CT 提示肺栓塞。

入我科后实验室检查，胸 CT 强化报告回报：左肺上叶下舌段，左肺下叶外、后基底段肺动脉可见充盈缺损影。双侧肺动脉主干远端及其段级分支肺动脉内均可见充盈缺损，考虑左肺多发急性肺动脉栓塞。与前述胸 CT 平扫比较：两肺实变影范围较前增大，密度增高，考虑感染性病变较前进展加重，右侧胸腔积液较前增多（图 1 - 57）。

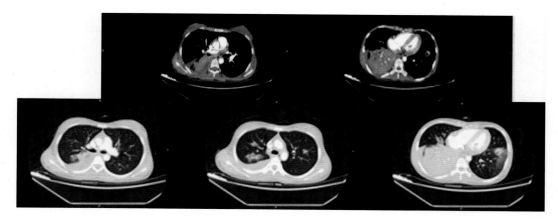

图 1 - 57　两肺实变影范围较前增大，密度增高，右侧胸腔积液

首先，患者病程起始出现发热及咳嗽等呼吸道症状，结合胸部影像学首先考虑感染性疾病；其次，患者肺栓塞与肺炎是否有关，可否用一元论解释，如果可以需要考虑哪些病原体感染可继发肺栓塞。临床诊断方面需筛查肺栓塞常见原因如免疫系统疾病、恶性肿瘤、血液肿瘤、易栓症等。

患者肺栓塞诊断明确，筛查常见原因：免疫全项及风湿抗体，抗中性粒细胞胞浆抗体及余免疫全项均阴性；抗心磷脂抗体阴性，肿瘤标志物 CA199、CA153、CA125 均提示肠道肿瘤的标志物升高，完善腹部强化 CT 示结直肠积粪，余未见明显异常；患者青年女性，进一步筛查易栓症：血栓弹力图为阴性；抗凝血酶活性及蛋白 C 活性，蛋白 S 含量均为阴性；为除外下肢 DVT 行下肢深静脉未发现血栓；病原学方面复查肺炎支原体 IgM 抗体：阳性 $1:80$；D – Dimer $> 10\,000.00$ng/ml；完善胸部 B 超：右侧胸腔积液少量，左侧未见明显积液；复查血常规：WBC 9.31×10^9/L，N 73.5%，L 18.5%，Hb 99g/L，PLT 402×10^9/L；住院期间继续予阿奇霉素抗感染，应用甲龙抗炎治疗 3 天，继续予低分子肝素抗凝治疗，患者目前体温下降但未降至正常，复查支原体抗体 $1:320$，CRP 0.22mg/dl，PCT < 0.05ng/ml，D – Dimer 2682ng/ml。关于支原体的细菌学检查及抗体检查结果是否有临床意义，影像学表现是否与支原体肺炎符合，基于上述情况，我们开展了多学科会诊以指导下一步诊疗。

六、MDT 讨论目的

1. 支原体抗体检查结果是否有临床意义？
2. 影像学表现是否与支原体肺炎符合？
3. 患者目前病情平稳，为青少年女性，治疗疗程及后续序贯口服抗凝药物治疗方案？

七、多学科会诊意见

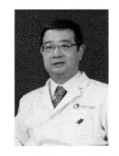

胡志东，男，硕士，检验技师，硕士研究生导师，天津医科大学总医院医学检验科主任。擅长：感染性疾病病原学检验、细菌耐药机制与自身免疫性疾病实验诊断。

检验科胡志东主任检验技师：支原体是介于细菌和病毒之间、革兰染色阴性、兼性厌氧、无细胞壁的最小微生物。病原学检测方法主要有培养、核酸扩增技术和检测血清中特异性抗体。肺炎支原体培养和分离：经典的肺炎支原体培养分离是对咽拭子、气管吸出物、胸腔穿刺液和肺泡灌洗液进行肺炎支原体的分离培养，是诊断最可靠的依据，但 MP 培养条件苛刻，生长缓慢，因而缺乏早期诊断价值。肺炎支原体核酸扩增诊断技术：PCR 检测时间短，敏感度及特异度高成为临床实验室诊断支原体感染的主要方法，是作为早期快速诊断的重要手段。血清学检测：血清学检测是目前临床诊断支原体感染的主要手段。血清学检测主要检测 MP – IgM、MP – IgG。单次 MP – IgM 抗体滴度 $\geqslant 1:160$ 对 MP 近期感染或急性感染有诊断价值。MP – IgM 测定也可以出现假阳性和假阴性，故 2～3 周复查 MP – IgM 或 IgG 抗体滴度呈 4 倍或 4 倍以上升高，提示近期有 MP 感染。一般认为 IgM 抗体（ELISA 法）滴度 $\geqslant 1:16$ 则有可能诊断，IgM 抗体 $\geqslant 1:64$，或恢复期抗体滴度有 4 倍增高，可进一步确诊。MP – IgM 是机体受 MP 感染时最早出现的特异性抗体，一般在临床症状出现后 7 天左右（儿童 4～5 天）出现，而其高峰时间在 4～6 周，持续时间比较长，因此 MP – IgM 阳性未必真的就是此次感染。MP – IgG 可用于回顾性诊断，其在起病 1 个月左右达高峰，可持续 6 个月，是病原学追踪的较好手段，但无早期诊断价值。回到本病例，患者初始支原体抗体阴性，1 周后 IgM 抗体阳性，滴度 $1:320$，抗体由阴性转为阳性且滴度明显增高，故支原体感染诊断明确。

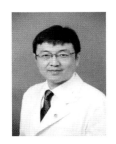

李东，男，主任医师。2008 年于天津医科大学获博士学位，任职于天津医科大学总医院医学影像科。擅长：心胸疾病影像诊断。

影像科李东主任医师：肺部阳性体征少而影像学表现明显是支原体肺炎的一个重要特点，影像学多样化表现而无特征性表现，影像学表现变化很大，从微小病变到广泛实变都有可能。病变多为边缘模糊、密度较低的云雾样片状浸润影，从肺门向外周肺野放射，肺实质受累时也可呈大片实变影。部分病例表现为段性分布或双肺弥漫分布的网状及结节状间质浸润影，可以伴有间质改变。胸腔积液少见。与普通细菌性肺炎通常表现为下肺单一的实变影或片状浸润影相比，支原体肺炎累及上肺者或同时累及双肺者更多，且吸收较慢，即使经过有效治疗，也需要2~3周才能吸收，部分患者甚至延迟至4~6周才能完全吸收。也可以呈多叶段分布，其他尚可以有节段性不张、结节状浸润和肺门淋巴结肿大，2%~10%的患者可出现少量胸腔积液。结合本病例双肺斑片及实变影，边缘模糊，以右下肺为著，伴有右侧少量胸腔积液，故考虑感染性病变，不除外支原体感染影像学改变。

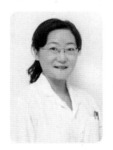

张燕平，女，主任医师，任职于天津医科大学总医院感染科。擅长诊治各种感染性疾病，如感染性心内膜炎、手术部位感染、中央导管相关血流感染、腹腔感染、败血症等，在不明原因长期发热疾病的诊断、抗菌药物合理使用及医院感染的预防与控制上均有丰富的临床经验。

感染科张燕萍主任医师：患者青少年女性，急性起病，以发热、咳嗽为主诉，痰为少许白痰，胸部影像学特点为双肺多发片状、细网格样影，边界不清；血清学检测 MP - lgM 阳性且滴度呈4倍以上明显增高，支原体肺炎诊断明确。支原体肺炎的临床表现可以仅以低热、疲乏为主，也可出现突发高热并伴有明显的头痛、肌痛及恶心等全身中毒症状；呼吸道症状以干咳最为突出，常持续4周以上，多伴有明显的咽痛等；此外支原体肺炎可出现肺外表现，包括麻疹样或猩红热样皮疹、消化道症状（胃肠炎）、心包炎、心肌炎、脑膜脑炎、脊髓炎、溶血性贫血，甚至弥散性血管内凝血等症状。但合并肺栓塞可能为少见肺外症状，原因可能为支原体可以产生多聚糖，通过单核细胞诱导促凝血的发生，另外重症感染后静脉壁损伤、血流缓慢及高凝状态等均可导致血栓形成。

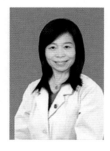

董丽霞，女，博士，主任医师，博士研究生导师，任职于天津医科大学总医院呼吸与危重症医学科，行政副主任。擅长呼吸危重症、肺栓塞等肺血管疾病、急性呼吸道传染性疾病、疑难肺部感染、睡眠呼吸疾病等呼吸系统疾病救治。

呼吸与危重症医学科董丽霞主任医师：患者青少年女性，急性起病，支原体肺炎诊断明确，治疗过程中突发呼吸困难伴血氧饱和度下降，结合 D 二聚体显著升高，进一步行强化 CT 检查发现肺栓塞。对于青少年肺栓塞确实相对少见，其治疗包括抗凝治疗和溶栓治疗，其中抗凝治疗推荐普通肝素或低分子肝素至少5天，随后过渡为维生素 K 拮抗剂华法林，目前关于新型口服抗凝药物在18岁以下患者中研究比较少，故不推荐使用；那么该患者在低分子肝素抗凝治疗后可过渡为华法林口服，治疗疗程为3~6个月。

会诊结束后，结合患者目前体温正常且咳嗽、咳痰症状明显好转，继续阿奇霉素抗感染，华法林与低分子肝素重叠5天后停用，PT - INR 维持在2~3。患者入院第18天出院并继续口服华法林，监测凝血功能指标。3个月后复查胸部 CT 提示两肺段及以上肺动脉未见确切栓塞征象，D - Dimer 降至正常，患者停用华法林，呼吸科门诊继续随访。

八、专家点评

曹洁，女，主任医师，博士研究生导师，天津医科大学总医院呼吸与危重症医学科科主任、学科带头人。擅长呼吸危重症、慢性气道疾病、睡眠呼吸疾病、呼吸系统疑难危重症等多领域规范化诊疗。

呼吸与危重症医学科曹洁主任：肺炎支原体肺炎（MPP），通常简称为支原体肺炎，是由肺炎支原体（MP）引起的呼吸道和肺部间质性病变为主的急性炎症，该病有一定的自愈性，但也出现脑膜炎、心肌炎、心包炎、肾炎、免疫性溶血性贫血等肺外并发症等可能危及生命。肺炎支原体肺炎是我国社区获得性肺炎（CAP）最常见的病原体之一，约占所有 CAP 病原体的 5%～30%，临床症状特点为肺部阳性体征少，而影像学表现重，且多变化，呈毛玻璃状；且影像学改变早于临床。肺外表现相对较多；外周白细胞不高。病程长，常规抗炎效果不佳。亚急性发病。约半数病人无症状，有肺炎典型表现者仅占 10%。症状表现多样，最突出的症状就是持续性干咳，可在起病的 1～2 天逐渐加重，之后可出现少量白色黏痰或少量脓性痰，偶有少量血丝，咳嗽在发热和其他症状消失后可能持续 2 周。血清学检测是目前临床诊断支原体感染的主要手段。血清学检测主要检测 MP－IgM、MP－IgG。单次 MP－IgM 抗体滴度≥1:160 对 MP 近期感染或急性感染有诊断价值。IgM 测定也可以出现假阳性和假阴性，故 2～3 周复查 MP－IgM 或 IgM 抗体滴度呈 4 倍或 4 倍以上升高，提示近期有 MP 感染。一般认为 IgM 抗体（ELISA 法）滴度≥1:16 则由可能诊断，IgM 抗体≥1:64，或恢复期抗体滴度有 4 倍增高，可进一步确诊。青少年好发，症状相对较轻，干咳为主，胸部体征甚少，而 X 线病变相对较重。

支原体肺炎合并肺栓塞可能为少见肺外症状，既往可见部分文献报道，形成原因可能与支原体感染后血液高凝状态、免疫改变、血管内皮损伤有关。儿童肺栓塞的治疗包括抗凝治疗和溶栓治疗，其中抗凝治疗推荐普通肝素或低分子肝素至少 5 天，随后过渡为维生素 K 拮抗剂华法林，目前关于新型口服抗凝药物在儿童中研究比较少，治疗疗程为 3～6 个月；而溶栓治疗适用于威胁生命或导致严重并发症的病例；本病例患者血流动力学稳定，肺栓塞为非大面积，予以低分子肝素序贯华法林抗凝治疗。

九、文献汇总

支原体肺炎（MMP）呈重症或难治性的原因是多方面的：①肺部与全身过强的炎症反应，临床上有持续高热，CRP 显著升高，淋巴细胞减少，铁蛋白、转氨酶以及乳酸脱氢酶增高；②合并 MP 肺外并发症，近年来报道的肺外并发症包括心脏或动脉血栓、结节性红斑、皮肤淋巴细胞性血管炎、角膜下脓疱、急性小脑共济失调、斜视、眼痉挛－肌痉挛综合征、丘脑坏死、肺栓塞、肾动脉栓塞等；③合并其他病原体（细菌、病毒、其他非典型微生物）的感染；④MP 感染的高载量；⑤MP 对大环内酯类耐药，与耐药相关的重要特征是包括质粒和转运子等外基因在正常生理状态下不直接作用于支原体，因此耐药机制包括 23S rRNA V 因子的点突变，这也是支原体耐药的主要机制；其次合成支原体核糖体的操纵子只有 1 种，耐药突变主要是核糖体基因点突变，从而导致蛋白合成减少；⑥机体高凝状态促使微血栓甚至肺栓塞形成，使局部供血不足造成肺组织坏死；⑦社区获得性呼吸窘迫综合征毒素产生；⑧气道上皮细胞损伤，细菌刺激局部气道释放炎症因子并导致氧化应激及炎症反应，或者通过自身免疫反应或者免疫复合物形成，损伤气道上皮细胞。本例中患者支原体肺炎过程中发现肺栓塞，肺栓塞常见原因筛查均为阴性，故考虑患者肺栓塞为支原体肺炎的肺外表现，两者之间因果关系需要进一步临床研究及实验证实。血管内血栓形成虽发生率低，但致死率高，故需提高对合并血栓性疾病的认识。

目前支原体肺炎引起栓塞的原因还没有完全被阐明，但一些研究表明可能与支原体感染后血液高凝状态、免疫改变、血管内皮损伤有关。支原体相关血液高凝状态的现象并不少见。Li 等研究表明，支原体感染患者 FIB 和 D－Dimer 水平更高，TT 及 APTT 水平更低，提示支原体感染患者血液高凝状态及血栓风险更高，分析其原因可能与支原体感染导致免疫蛋白、炎症介质释放，这些因子通过分子模拟、感染后自身免疫反应、免疫介导损伤在血液高凝状态中发挥作用。文献报道支原体感染通过炎症反应损伤血管内皮细胞，导致抗凝与促凝失衡，炎症因子如肿瘤坏死因子（TNF－α）可加剧促凝反应。炎症反应也可损伤肝细胞，一些抗凝因子包括抗凝血酶Ⅲ（AT－Ⅲ）和蛋白 C 的合成受影响，加速促凝过程。此外，支原体感染后栓塞与免疫改变有关，支原体的脂蛋白和多糖类被当成人体组织的共同抗原，激发免疫反应导致器官受损。抗心磷脂抗体被当成一种自身抗体，以血小板或者血管内皮细胞表面的心磷脂结构为靶器官，内皮细胞一旦受损即表达促凝和抗纤维蛋白溶解成分，如 vWF、TXA3、P－选择素和 PAI－1，导致血栓形成。一些感染包括支原体感染可能导致抗磷脂和抗心磷脂抗体一过性增高。最近一些报道很好地证实了支原体感染可能合并抗磷脂抗体和抗心磷脂抗体及血液高凝状态。因此在检查过程中需注意对于高危因素的筛查，如 AT－Ⅲ、蛋白 C、蛋白 S、抗磷脂抗体（抗心磷脂抗体、狼疮凝集物、抗 β_2 糖蛋白）等检测。本病例中抗心磷脂抗体及血栓筛查均为阴性，炎症指标 CRP 升高，经激素治疗后血栓进一步形成的趋势得到抑制，侧面说明炎症反应在 MP 合并栓塞可能与炎症反应有关，其炎症反应程度与栓塞风险相关性需要进一步研究证实。

肺栓塞的临床表现具有非特异性，因而对存在高凝状态具有血栓形成可能的，需要加强辅助检查监测。本病例中 D － Dimer 检测有明显升高，D － Dimer 作为交联型纤维蛋白经纤溶酶作用后的终末产物，反映凝血及纤溶功能，其升高主要反映了血管内血栓形成及继发纤溶的发生。D － Dimer 多于支原体感染后 1 周左右升高，2 周达高峰，与本病例的栓塞好发时间基本相符，一般 3 周降至正常。因此，对于怀疑合并血栓性疾病患者，要积极行 D － Dimer 检查。

根据 2012 年美国胸内科医师协会颁布的儿童和青少年抗血栓指南，儿童发生血栓栓塞性疾病治疗包括抗凝治疗和溶栓治疗，其中抗凝治疗推荐普通肝素或低分子肝素至少 5 天，随后过渡为维生素 K 拮抗剂华法林，治疗疗程为 3～6 个月；而溶栓治疗适用于威胁生命或导致严重并发症的病例。在随诊过程中警惕血栓形成后综合征，包括肢体肿胀等，本病例中患者不存在下肢静脉栓塞且随症过程中未新发相关症状。

总之，临床诊治过程中发现越来越多的 RMPP，MPP 合并肺外症状的重要原因是剧烈炎症反应正逐渐被临床工作者接受，因此抗炎治疗是必要的治疗手段。MP 感染合并栓塞的报道罕见，但对于合并与临床不相符的血氧饱和度下降及 D 二聚体明显升高，需要警惕合并血栓形成的可能性，及早排查，避免对循环、凝血等造成严重损害。

（呼吸与危重症医学科：周　伟　李彩丽　吴月清）

参 考 文 献

［1］Oh JW. The efficacy of glucocorticoid on macrolide resistant Mycoplasma pneumonia in children［J］. Allergy Asthma Immunol Res, 2014, 6(1): 3 － 5.

［2］Narita M. Classification of Extrapulmonary Manifestations Due to Mycoplasma pneumoniae Infection on the Basis of Possible Pathogenesis. Front Microbiol, 2016, 7: 23.

［3］Bébéar C, Pereyre S. Mechanisms of drug resistance in Mycoplasma pneumoniae. Curr Drug Targets Infect Disord, 2005, 5(3): 263 － 71.

［4］Narita M. Two unexpected phenomena in macrolide － resistant Mycoplasma pneumoniae infection in Japan and the unique biological characteristics of Mycoplasma pneumoniae. J Infect Chemother, 2011, 17(5): 735 － 736.

［5］Li T, Yu H, Hou W, et al. Evaluation of variation in coagulation among children with Mycoplasma pneumoniae pneumonia: a case － control study. J Int Med Res, 2017, 45(6): 2110 － 2118.

［6］Narita M. Pathogenesis of extrapulmonary manifestations of Mycoplasma pneumoniae infection with special reference to pneumonia. J Infect Chemother, 2010, 16: 162 － 169.

［7］Meng T, Wang JC. Observation in children with mycoplasma pneumoniae pneumonia changes of plasma endothelin and antithrombin － Ⅲ. Journal of practical medical techniques, 2006, 13: 39 － 40.

［8］Narita M. Pathogenesis of extrapulmonary manifestations of Mycoplasma pneumoniae infection with special reference to pneumonia. J Infect Chemother, 2010, 16: 162 － 169.

［9］Bakshi M, Khemani C, Vishwanathan V, et al. Mycoplasmapneumonia with antiphospholipid antibodies and a cardiac thrombus. Lupus, 2006, 15: 105 － 106.

[10] Brown SM, Padley S, Bush A, et al. Mycoplasma pneumonia and pulmonary embolism in a child due to acquired pro-thrombotic factors. Pediatr Pulmonol, 2008, 43: 200 – 202.

[11] Graw – Panzer KD, Verma S, Rao S, et al. Venous thrombosis and pulmonary embolism in a child with pneumonia due to Mycoplasma pneumoniae. J Natl Med Assoc, 2009, 101: 956 – 958.

[12] Nagashima M, Higaki T, Satoh H, et al. Cardiac thrombus associated with Mycoplasma pneumoniae infection. Interact Cardiovasc Thorac Surg, 2010, 11: 849 – 851.

[13] Monagle P, Chan AKC, Goldenberg NA, et al. Antithrombotic therapy in neonates and children: Antithrombotic Therapy and Prevention of Thrombosis, 9th ed: American College of Chest Physicians Evidence – Based Clinical Practice Guidelines. Chest, 2012, 141(2Suppl): e737S – e801S.

病例15　咳嗽、咳痰、喘息、发热

一、病例简介

患者，女，73 岁，因"咳嗽咳痰活动后喘息 1 个月余，发热 3 天"入院。患者于入院前 1 个月余，无明显诱因出现一过性意识丧失，发作时间不超过 3 分钟，无恶心呕吐，无头疼头晕及肢体活动障碍，随即出现咳嗽，先为干咳，清晨著，后出现咳痰，痰黄黏，偶有血丝，伴腥味，无发热，同时出现活动后喘息，无心悸胸痛，无夜间呼吸困难，双下肢无水肿，就诊于天津市汉沽医院，胸部 CT 提示：右肺斑片影。经抗炎治疗症状稍好转。入院前 3 天出现发热，体温最高 37.8℃，下午著，伴盗汗，无畏寒寒战，外院血、尿常规，血沉，肝肾功能均正常，肿瘤标志物未见异常，肺功能：FEV_1/FVC 66.2%，FEV_1/预计值 82.4%。肺部 CT：右肺下叶可见不规则片状阴影，右肺上叶前段可见点状密度影（图 1 – 58）。为求进一步治疗收入我科，患者自发病以来，精神差，饮食睡眠差，二便可，体重减轻约 5kg。

既往史：高血压病史 10 年，最高 150/90mmHg，服用氨氯地平，血压控制在 130/80mmHg。否认糖尿病、冠心病及肺结核病史。

入院查体：T 36.8℃，P 74 次/分，R 21 次/分，BP 121/78mmHg（1mmHg = 0.133ka）。神志清楚，查体合作，皮肤黏膜无苍白，全身浅表淋巴结未及肿大，球结膜无充血水肿，口唇无发绀，颈软，颈静脉无充盈，胸廓对称，双肺呼吸音清，右肺底可闻及湿啰音，心率 74 次/分，律齐，心音可，各瓣膜未及病理性杂音，腹软，无压痛及反跳痛，肝脾未及，双下肢不肿。

二、辅助检查

血常规：多次检查，WBC($6.18 \sim 8.2$)$\times 10^9$/L，中性粒细胞 52% ~68%，血红蛋白和血小板均正常，血沉 20mm/h。

肝肾功能：正常。

免疫全项（－），自身抗体（－）（包括抗核抗体、抗 dsDNA、Sm 抗体、抗线粒体抗体等），感染相关检查：

降钙素原（PCT）0.05μg/ml，C – 反应蛋白（CRP）1.81mg/L。

结核菌素纯蛋白衍化物（PPD）试验（－）。

T 淋巴细胞刺激 – 干扰素释放试验（T – SPOT）（－）。

血清病原抗体（梅毒、结核、肺炎支原体、肺炎衣原体、军团菌等）：均阴性。

胸部 CT 回报（图 1 – 59）：右肺实变影。

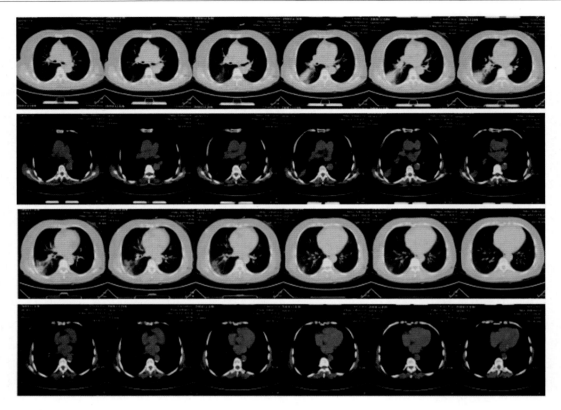

图 1-58　外院胸部 CT

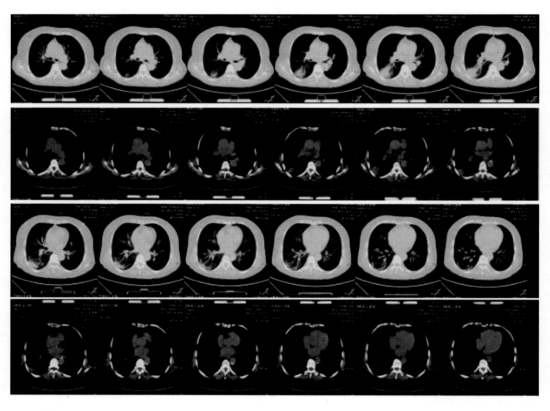

图 1-59　外院复查 CT

三、初步诊断

1. 肺部阴影待查　肺炎？肺结核？肺肿瘤？
2. 高血压病 1 级(低危)。

四、治疗经过

入院后予舒普深抗炎治疗，病理回报：机化性肺炎，停用抗生素，给予甲泼尼龙 40mg 1 次/日静脉输液 5 天，随后序贯口服甲泼尼龙并逐渐减量治疗。

五、吴月清副主任医师分析病例

患者特点：①患者老年女性，起病缓慢；②以咳嗽、咳痰，活动后喘息 27 天，发热 3 天入院；③入院查体右下肺呼吸音低，可闻湿性啰音；④外院检查提示外周血白细胞、CRP、血沉、肝肾功能、免疫全项正常，痰培养未见致病菌，多次痰抗酸染色均示阴性；⑤外院治疗半个月后与发病时胸部 CT 比较：右肺下叶背段楔形高密度影范围较前稍增大，提示炎症较前略有进展。曾先后给予莫西沙星治疗 6 天，同时依替米星 7 天、美罗培南 14 天抗感染治疗，症状加重且出现发热，而且胸部 CT 显示右肺炎症较前进展；⑥入院后气管镜检查(图 1－60)：痰及灌洗液培养(3 次)均未见致病菌；灌洗液细胞计数：未见中性粒细胞及淋巴细胞增多；支气管肺泡灌洗液(BALF)G 试验阴性；痰病原检测 5 次，均阴性(包括普通细菌、真菌、抗酸染色)；⑦检测：G 和 GM 试验均阴性。

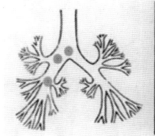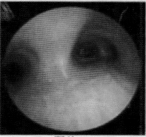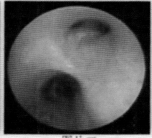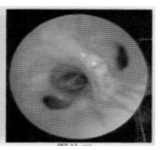

图 1－60　气管镜下表现

入院后我们考虑患者存在以下三个方面的问题：①该患者是否为感染性肺疾病？②可能病原体感染类型？③是非感染导致吗？

临床上对于该患者的病因我们往往需综合考虑病因、诱发因素、发病缓急、伴随症状，结合临床检查结果、影像学表现，以及治疗效果。

首先考虑感染因素：肺炎。依据感染获得的场所和病原学特点不同而分为社区获得性肺炎、院内获得性肺炎。该患者如考虑感染应首先考虑社区获得性肺炎(CAP)，其常见病原学为革兰阳性球菌、非典型病原体、普通病毒等病原感染。患者晕厥后可能存在误吸导致肺炎。针对肺部感染病原体需要鉴别以下几种情况(表 1－2)。

表 1－2　鉴别诊断

	细菌性肺炎	非典型病原体肺炎	病毒性肺炎	真菌肺炎	肺结核
诱因	细菌感染	非典型病原体感染,支原体,军团菌,衣原体	病毒感染	免疫功能低下,粒缺或接触真菌环境,长期使用广谱抗生素	老人儿童免疫功能低下,与结核杆菌感染者密切接触等

续表

	细菌性肺炎	非典型病原体肺炎	病毒性肺炎	真菌肺炎	肺结核
症状	发热，咳嗽咳痰，胸痛，呼吸困难等	发热，咳嗽一般干咳为主，肺外症状较常见	发热，上呼吸道感染前驱症状，干咳痰少，具有流行性	低热，咳嗽咳痰	低热2周以上，伴盗汗，纳差，消瘦，乏力，咳嗽，咳痰或咯血。可有胸痛，胸闷或呼吸困难
特征	肺部可闻湿啰音	肺部体征不明显，可有湿啰音	肺部体征不明显	有或无干湿啰音	肺部体征不典型
血常规	白细胞增高，中性粒细胞比例增高	白细胞增高不明显，以中性粒细胞增高为主	白细胞正常，稍高或降低，淋巴细胞比例增高或降低	白细胞正常或者稍增高	白细胞无明显异常
胸片或CT	浸润影、实变影、间质性改变、胸腔积液，可并发脓胸、肺脓肿	病变双侧、多发多样性；大片、斑片，斑点结节状、条索、纱网状影；可出现空洞	多为间质性病变，小片浸润影	典型的曲霉感染表现为"晕征"和"新月征"，也可见巨大空洞	好发于上叶尖段及下叶背段，大多表现斑片状、云絮状影，边缘模糊，可有空洞，播散灶，浸润影与结节状病灶共存

针对患者，细菌性肺炎：其虽有呼吸道症状及发热，影像肺部实变影，但白细胞正常，抗生素治疗无效，因此不符合典型细菌性肺炎。

非典型病原体肺炎：患者起病慢，多痰，但无明显肺外表现，血常规正常，喹诺酮（莫西沙星）治疗14天无效，证明非典型病原体肺炎除外。

真菌感染：患者临床及影像均不支持此诊断。

病毒性肺炎：患者发病时间非流感流行季节，无前驱上呼吸道症状，患者晨起有大量脓痰，临床及影像也不支持该类肺炎。

肺结核：患者病程近1个月，但午后低热，盗汗乏力不明显，虽然浸润影发生在下叶背段，但其影像学不符合结核病特点，且多次痰、支气管灌洗液抗酸染色均阴性，结核菌素纯蛋白衍化物（PPD）试验（－），T淋巴细胞刺激干扰素释放试验（T－SPOT）（－），也可以排除肺结核。综合上述分析，我们考虑该患者此次病变为非感染性病变可能性大。

六、MDT 讨论目的

患者病因该如何考虑呢？下一步检查治疗方案。

七、多学科会诊

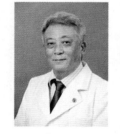

于铁链，男，教授，博士研究生导师。1994年于天津医科大学获博士学位，任职于天津医科大学总医院医学影像科。擅长心胸疾病特别是疑难病、罕见病、危重症的影像学诊断。

放射科于铁链教授：患者肺部CT右肺下叶可见不规则片状阴影，渗出影实变影，部位在下叶背段，结可好发在此，结合患者有误吸可能，也可造成肺部感染性病变，但是抗炎治疗无效，所以存在非感染病变可能，如机化性肺炎（OP），影像学表现为五多一少（多形态、多发性、多变性、多复发性、多双肺受累，少蜂窝肺），最常见的表现为双肺多发的斑片状实变影。病理诊断是关键。

肺癌，影像学大概有以下几种情况：①早期肺癌，X线检查虽尚未能显现肿块，但可能看到由于支气管阻塞引起的局部肺气肿、肺不张或病灶邻近部位的浸润性病变或肺部炎变；②中央型肺癌，常显示肺叶或一侧全肺不张，靠近肺门区边缘不整齐或分叶状肿块和纵隔淋巴结肿大影像；③周围型肺癌，最常见的X线表现为肺野边缘部位孤立性圆形成椭圆形块影，轮廓不规则，常呈现小的分叶或切迹，边缘模糊、毛糙，常发出细短的毛刺影。病变进展后肿块周围尚可出现肺不张、肺炎、胸膜腔积液等征象。可伴有阻塞性肺炎、肺不张或肺实变，以及肺门或/和纵隔淋巴结肿大，可形成癌性空洞。

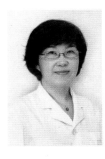

吴月清，女，副主任医师，任职于天津医科大学总医院呼吸与危重症医学科。中华医学会呼吸病学分会哮喘学组委员，中国咳嗽联盟委员，天津市医学会呼吸病分会哮喘学组副组长，天津医师协会呼吸专业委员会委员。擅长支气管哮喘、慢性咳嗽等气道疾病。

呼吸与危重症医学科吴月清副主任医师：以上我们针对肺部感染性疾病进行了讨论，对于非感染性肺阴影，临床出现呼吸道症状及发热，同时肺部影像出现实变影者常见肿瘤性疾病、风湿免疫病肺损害、机化性肺炎等。

肿瘤性肺疾病，如原发性肺癌可有咳嗽、咳痰、咯血、胸疼、呼吸困难、发热以及肿瘤压迫和转移的症状，如声带麻痹、上腔静脉压迫综合征，全身转移等相应器官系统症状的发生。肺癌所导致的阻塞性肺炎可以出现肺实变影，合并肺脓肿，临床确诊较为容易，经气管镜和胸部CT检查大多可明确。本例患者明显不具备上述特征，暂不考虑肺部肿瘤病变。

风湿免疫疾病合并肺损伤，其临床表现除了发热外，往往伴有肾脏、关节、皮肤、肌肉和血液等多系统损伤，单一累及肺组织者少见。当累及肺组织时，大多是双肺弥漫性间质损伤或弥漫性肺泡出血，很少是单一肺叶受累。该患者发热但无多系统损伤，多次免疫全项检查未见异常，肺部病变单一不符合风湿免疫病表现，故发生风湿免疫病性肺损伤的可能性不大。

机化性肺炎（OP）。该类疾病根据病因是否明确，分为隐源性机化性（COP）和继发性机化性肺炎（SOP）。OP多发生在中老年人，多为亚急性起病，主要临床表现为干咳、发热、呼吸困难，伴有全身不适、乏力、消瘦等，偶有咯血、胸痛、关节痛等症状。肺部爆裂音是OP最常见的体征。其中COP的影像学表现为多形态、多发性、多变性、多复发性、多双肺受累，少蜂窝肺。最常见的表现为双肺多发的斑片状实变影。病理诊断是关键。SOP的病因常见三类：①感染性疾病：包括细菌、病毒、真菌、原虫等感染；②与药物或其他治疗相关：包括各种药物反应、免疫抑制剂、干扰素等；③吸入性损伤及其他不明原因的情况：如结缔组织病、移植术后、肿瘤或骨髓增殖性疾病、ARDS、过敏性肺炎、慢性嗜酸性细胞性肺炎、韦格纳肉芽肿、结节病。该患者病理提示机化性肺炎，患者咳痰症状明显，痰量较多，且气管镜下可见较多脓性分泌物，以右下肺背段为主。这些表现似与隐源性机化性（COP）肺炎有矛盾之处，我们有必要进一步探讨病因。

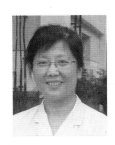

宋文静，女，副教授。1991年于天津医科大学获硕士学位，硕士研究生导师，任职于天津医科大学总医院病理科，主专临床病理诊断（不含中枢神经系统疾病）。

病理科宋文静副教授：患者气管镜肺活检显示肺泡腔内可以见到泡沫细胞及成纤维细胞栓形成，且Ⅱ型上皮细胞增生考虑符合机化性肺炎（图1-61）。

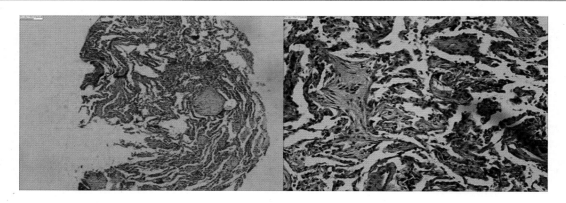

图 1 - 61　气管镜肺活检病理

　　补充及完善病例：经再三追问病史，患者存在鼻塞数年，无明显鼻腔分泌物，但晨起咽喉部常有黏稠分泌物，量多，未引起重视。结合气管镜下可见大气道及右下叶支气管腔内大量分泌物，该患者大量分泌物是否来源于上呼吸道？为此予患者行头颅 CT 检查，结果回报：左侧上颌窦，双侧筛窦及蝶窦炎（图 1 - 62），诊断慢性鼻窦炎。该患者下呼吸道分泌物来源终于明确。分析患者分泌物来源于上呼吸道，于夜间睡眠平卧时出现鼻后滴漏，导致分泌物流入下呼吸道，特别是右侧支气管之特殊解剖结构，使大量分泌物沉积于右下叶背段支气管，从而常年刺激气道黏膜，形成机化性肺炎。因此该患者应为慢性鼻窦炎导致机化性肺炎，属于继发性机化性肺炎（SOP）。患者诊断明确后在鼻窦炎治疗同时，停用所有抗生素，给予甲泼尼龙 40mg 1 次/日静脉输液 5 天，随后序贯口服甲泼尼龙并逐渐减量治疗，1 个月后复查 CT（图 1 - 63）：右下肺炎明显吸收。治疗 3 个月后复查 CT（图 1 - 64）：右下肺炎基本完全吸收。

　　最终诊断：①继发性机化性肺炎（SOP）；②无反应性肺炎；③慢性鼻窦炎。

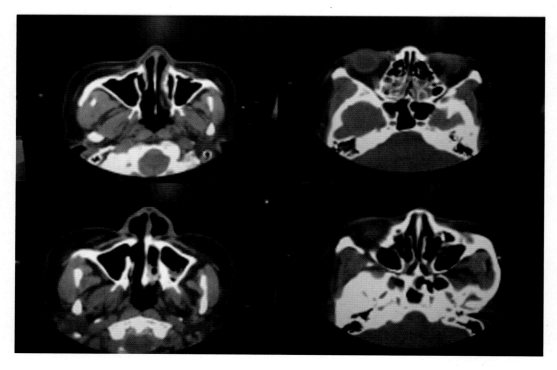

图 1 - 62　头颅 CT

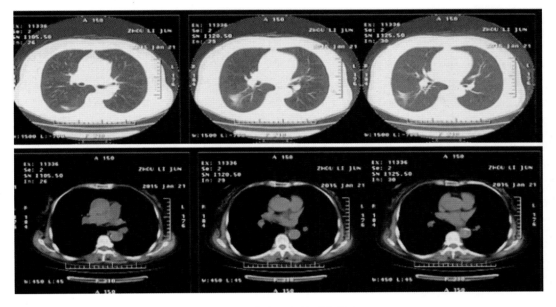

图 1 - 63　治疗 1 个月后胸部 CT

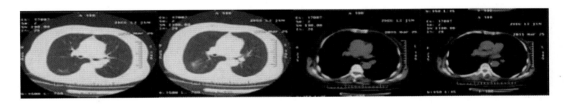

图 1 - 64　治疗 3 个月后胸部 CT

八、专家点评

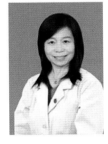

曹洁，女，主任医师，博士研究生导师，天津医科大学总医院呼吸与危重症医学科科主任、学科带头人。擅长呼吸危重症、慢性气道疾病、睡眠呼吸疾病、呼吸系统疑难危重症等多领域规范化诊疗。

呼吸与危重症医学科曹洁主任医师：无反应肺炎定义为在接受抗感染治疗的情况下，CAP 患者没有获得显著改善的一种临床情况。临床对无反应性肺炎由于诊断性检验的局限，绝大部分 CAP 仍沿用经验性治疗。如何处理这些对常规治疗无反应的患者是经验性治疗面临的难点。经验性抗感染治疗失败时，应重新对患者进行全面的临床评估，深入病原学及影像学检查。开阔思路，积极寻找疾病诊断的依据，可以借助无创、有创检查方法，包括病史的耐心询问，认真仔细的体格检查，影像学资料的参考，以及经支气管镜和（或）经皮肺穿刺活检以取得细菌学、组织细胞学及病理学证据，得出正确诊断。

本例肺炎前期经过近 1 个月的多种抗生素治疗无效，源于临床医生忽视了非感染因素所致的肺炎。该患者经病理诊断最终确诊机化性肺炎，但是诊断并没有到此终结，所幸的是发现了该患者与机化性肺炎不符的临床特征，并深入检查，最终明确了患者上呼吸道鼻窦炎是引发机化性肺炎的根本原因。设想一下，如没有发现鼻窦炎，仅按机化性肺炎诊治，本次肺炎有可能很快治愈，但患者肺炎还会反复发作甚至恶化。本案例提示年轻医生不仅要具有广阔的临床思维，还要具有扎实的基本功，包括病史的耐心询问、认真仔细的体格检查，尤其要重视患者的临床征象，只有这样才能防止临床误诊、漏诊，及因此导致的病情延误及医疗资源的浪费。

九、文献汇总

机化性肺炎(organizing pneumonia, OP)于 1983 年由 Davison 等首次描述,是各种原因引起的肺组织修复性炎症反应。该疾病好发于中老年人,50~60 岁居多,无明显性别差异,儿童少见。按病因可分为特发性(COP)及继发性(SOP)。OP 的病理表现:大体标本多为灰白色的肺组织,部分病灶内可见坏死脓液;镜下可见肺泡腔及终末小支气管内慢性炎性细胞浸润,同时可见肉芽肿组织、间质纤维组织及成纤维细胞增生,肺泡壁增厚及纤维化伴大量炎性细胞浸润,其中炎性细胞以淋巴细胞及浆细胞为主。OP 的临床表现无特异性,常见的表现为咳嗽、咳痰,少数可出现发热、痰中带血,还有少数病例会出现盗汗、消瘦等症状。查血象常提示中性粒细胞比率增加,C 反应蛋白可高于正常值,这种改变在 COP 中更为常见。

OP 的影像学表现具有多样性,可呈现磨玻璃样影、实变影、肿块影、结节灶及条索影,在 CT 平扫多数 OP 密度表现为均匀,强化 CT 下可呈现均匀或不均匀强化,静脉期强化程度高于动脉期,呈渐进性强化。在 OP 诊断过程中需与感染性、非感染性病变进行鉴别,例如:①肺癌:局灶型肺癌常有深分叶、短毛刺,合并含气支气管征时长表现为管壁僵硬,病灶旁支气管血管受累,表现为串珠样及支气管截断改变,通常伴有淋巴结增大,强化时可呈现不规则强化;弥漫性肺癌多表现为肺外周多发实变影,其内可见"枯树枝征"。OP 与肺癌鉴别时需借助病理明确;②淋巴瘤:胸部 CT 常表现为斑片、实变影,可有含气支气管征,但气管走形自然,无中断现象或支气管闭塞表现;③肺炎:常有发热、咳嗽、咳痰等临床表现,同时伴有血象的变化,病变分布不同于 OP,OP 病变主要分布于胸膜下或支气管血管束旁;④血管炎:常多脏器受累,多合并 ANCA 阳性,影像学可合并空洞形成或多发磨玻璃密度影。

OP 的治疗:SOP 的预后相对 COP 较差,SOP 的治疗除了需要糖皮质激素治疗,原发病的治疗也非常关键,例如,药物诱发的 OP,可停用相关药物;放疗所致 OP 通常对糖皮质激素治疗敏感,但复发率也较高。因此,综上,OP 影像学并无特异性,在疾病诊断过程中必须结合患者病史及查体等临床信息综合考量,对疑似病例加强随访,在治疗没有好转时,要积极寻找原因,避免耽误病情。

(呼吸与危重症医学科:吴月清)

参 考 文 献

[1] Saliha Y, Berna A, Yurdanur E, et al. Retrospective evaluation of patients with organizing pneumonia: is cryptogenic organizing pneumonia different from secondary organizing pneumonia?. Tuberk Toraks, 2017, 65(1): 1 – 8.

[2] Baque – Juston M, Pellegrin A, Leroy S, et al. Organizing pneumonia: what is it? A conceptual approach and pictorial review. Diagn Interv Imaging, 2014, 95(9): 771 – 777.

[3] 中华医学会, 中华医学会临床药学分会, 等. 成人社区获得性肺炎基层合理用药指南[J]. 中华全科医师杂志, 2020, 19(9): 783 – 791.

第二章 消化科典型病例

病例1 腹胀、腹痛

一、病例简介

患者，女，53岁，主因"上腹胀痛1年余，加重1个月"入院。

现病史：患者1年余前无明显诱因出现上腹胀痛，为隐痛，数天发作1次，与进食及体位变化无关，可自行缓解，伴有后背部两侧肋骨下缘疼痛、恶心等不适，无反酸、嗳气、呕吐，无腹泻、便秘及便血等，就诊于当地医院，查肝功能：TP、ALB、GLO正常，ALT 1116U/L、AST 575U/L、ALP 223U/L、γ-GGT 389U/L、TBIL 34.9μmol/L、DBIL 18.41μmol/L，保肝治疗后遂来我院进一步就诊，门诊查ANA 1:200（斑点型，胞浆颗粒型）、肝功能：TP 88g/L、GLO 41g/L、ALB 47g/L、ALT 100U/L、AST 141U/L、ALP 150U/L、γ-GGT 382U/L、TBIL 19.2μmol/L、DBIL 9.3μmol/L，予双环醇及复方甘草酸苷等保肝治疗，定期于门诊复查肝功能指标无明显好转，腹胀仍有间断发作。遂于我院第一次住院治疗，完善肝穿刺活检提示：肝小叶结构欠清晰，肝细胞广泛水变性，可见点状坏死，肝小叶间散在淋巴细胞浸润，汇管区淋巴细胞及浆细胞浸润，可见界板炎，未见碎屑状坏死及肝细胞玫瑰花结结构（图2-1）。免疫全项示：IgG 2380mg/dl、ANA 1:400（均质型、斑点型），抗Ro-52抗体阳性、RHF 399U/ml。EBV-IgM、IgG均阳性，胃镜示：慢性萎缩性胃炎伴胆汁反流（病理：萎缩性胃炎，部分腺体肠化伴轻度非典型增生），出院诊断为自身免疫性肝炎、慢性胃炎，口服泼尼松40mg/d，后逐渐减量至5mg/d治疗，辅以复方甘草酸苷及瑞巴派特等保肝护胃治疗。出院后定期复查肝功能各项指标逐渐转为正常。1个月前患者因发热就诊于我院急诊，复查肝功能示转氨酶再度异常，腹胀较前加重，泼尼松加量至15mg/d。现为进一步诊治入我科。

既往史：颈椎病、胸椎血管瘤病史1年余，否认糖尿病、高血压、冠心病等慢性病史，否认肝炎、结核等传染病史。否认家族遗传性疾病史。

体格检查：T 36.5℃，P 82次/min，R 16次/min，BP 107/63mmHg。神清语利，查体合作。皮肤巩膜无黄染，无肝掌以及蜘蛛痣。无颈静脉充盈，气管位置居中，胸廓正常，颈部、腋窝下、腹股沟淋巴结未触及明显肿大。无肋间隙增宽，叩诊双肺呈清音，呼吸音清音，未闻及啰音，未闻及哮鸣音，心界叩诊无扩大，心律齐，无杂音。腹部柔软，无肌紧张、压痛以及反跳痛，肝脾未及，振水音（-），肠鸣音4次/分。四肢无水肿。

二、辅助检查

血常规：WBC 4.19×10^9/L，中性粒细胞百分比58.5%，Hb 130g/L。

多次肝功能：第一次：ALT 99U/L↑，AST 42U/L↑，γ-GGT 58U/L↑，ALP60U/L、TBIL 10.2μmol/L、DBIL 2.8μmol/L。第二次：ALT 107U/L↑，AST 28U/L，γ-GGT 100U/L↑，ALP58U/L、

TBIL 6.3μmol/L、DBIL 2.3μmol/L。

免疫全项：IgG 1580.00mg/dl↑，抗核抗体阳性1∶200，均质型、斑点型，抗SSA抗体：阳性，抗Ro
-52抗体：阳性，类风湿因子：25.60U/ml↑。IgG4 12.6g/L（2018年2月23日）→4.93g/L（2018年
12月11日）→4.29g/L（2018年12月24日）。我院参考值：0.03~2.01g/L。

血沉、CRP、PCT无异常；铁蛋白247.2ng/ml↑。

游离甲功：FT3 4.67pmol/L，FT4 10.24pmol/L，TSH 5.651μIU/ml↑。TRAb、ATG、ATA未见
异常。

非嗜肝病毒：CMV（-）；EBV-IgM阴性、EBV-IgG阳性；胃肠镜：胃窦黏膜欠光滑，充血水肿；胃
黏膜病变性质待定（病理：轻度黏膜慢性炎症，部分腺体轻度非典型增生）；结直肠未见异常；内痔。

腹部CT（2018年2月）：①乙状结肠、及直肠局部壁厚；②子宫饱满，密度不均，前部致密影，考虑
钙化；③盆腔少量积液；④肠系膜及腹膜后多发淋巴结。腹部CT（2018年12月）：乙状结肠及直肠局
部壁厚基本同前。结肠肝曲壁稍厚，请结合临床及内镜检查。子宫饱满较前缓解，其内密度仍欠均，
前部致密影较前无著变。盆腔积液吸收。

胸部CT（2018年2月）：①双肺间质纹理增多；②左肺叶间胸膜走行区钙化小结节，考虑陈旧病
变；③腋窝、纵隔内部分淋巴结略饱满；④心包积液；⑤前纵隔胸腺区少许索条影及微小结节，性质待
定。胸部CT（2018年12月）：双肺间质纹理增多较前变化不著。左肺叶间胸膜走行区钙化小结节影
同前（Im31）。腋窝、纵隔内淋巴结较前变化不著。心影不大，少量心包积液较前减少。前纵隔胸腺
区少许索条影较前变化不著。双侧胸膜较前略增厚。甲状腺右叶低密度小结节同前。

颈腰椎X线：颈椎病，腰椎骨质增生，腰3椎体轻度后滑移。

甲状腺超声：甲状腺弥漫性病变；甲状腺右叶中下部低回声结节伴多发钙化（TI-RADS 4a类，由
于结节血流信号极其丰富，建议进一步检查）；甲状腺左叶上极低回声结节（TI-RADS 3类）。腮腺
超声示：双侧腮腺弥漫性病变。颌下腺超声示：双侧颌下腺弥漫性病变；双侧颌下区多发淋巴结轻度
肿大。

既往肝穿病理进一步加做免疫组化：肝小叶结构欠清晰，肝细胞广泛水变性，可见点状坏死，肝小
叶间散在淋巴细胞浸润，汇管区淋巴细胞和浆细胞浸润，可见界板炎，未见碎屑状坏死及肝细胞玫瑰
花结结构。免疫组化染色：浆细胞CD38和CD138阳性，IgG4约10%浆细胞阳性。

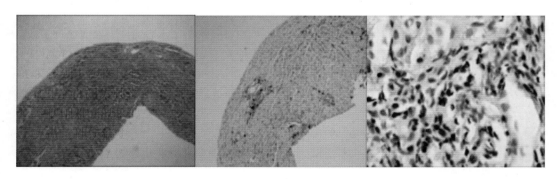

图2-1　患者肝活检病理学改变及IgG4免疫组化染色

三、初步诊断

1. 自身免疫性肝炎。
2. 颈椎病。
3. 胸椎退行性病变。
4. 慢性胃炎。

四、治疗经过

此次住院期间予以泼尼松 15mg 1 次/日、奥美拉唑抑酸、磷酸铝凝胶保护胃黏膜、熊去氧胆酸利胆、异甘草酸镁 200mg 1 次/日护肝等治疗。入院后第 3 天发作低热、畏寒、寒战，予加用头孢噻肟抗感染治疗，5 天后再度发热，伴有咳嗽、咳痰，继续抗感染、止咳、化痰治疗，症状改善。

五、曹海龙主治医师分析病例

1. 患者老年女性，病程慢性反复，以上腹胀痛 1 年余，加重 1 个月为主诉，肝功能异常为主要表现，服用保肝药物未出现明显好转。

2. 确诊自身免疫性肝炎后，口服激素起始用量 40mg/d 逐渐减量到 5mg/d，门诊复查肝功能转氨酶水平逐渐恢复正常。

3. 入院前 1 个月患者因发烧于我院急诊就诊，予以头孢西丁治疗，复查发现肝功能水平再次出现异常。患者平时无肝病家族史、无饮酒、肥胖、病毒性肝炎及特殊用药史；血清 IgG4 水平持续升高，γ-球蛋白、血清 IgG、抗核抗体等免疫指标阳性；且肝脏穿刺病理符合自身免疫性肝炎表现；糖皮质激素治疗反应好，治疗期间转氨酶可降至正常。该患者 AIH 的综合评分 24 分，简易评分 8 分。AIH 诊断明确。

4. 此次住院期间予以泼尼松 15mg 1 次/日、奥美拉唑抑酸、磷酸铝凝胶保护胃黏膜、熊去氧胆酸利胆、异甘草酸镁 200mg 1 次/日护肝等治疗。

5. 入院后第 3 天发作低热、畏寒、寒战，予加用头孢噻肟抗感染治疗、5 天后再度发热，伴有咳嗽、咳痰，继续抗感染、止咳、化痰治疗，症状改善后出院后继续口服泼尼松 15mg 1 次/日 + 甘草酸制剂治疗，继续随访。

六、MDT 讨论目的

在患者的风湿免疫全项中抗 SSA 抗体(+)，抗 Ro-52 抗体(+)，再次追问患者病史，诉平日口眼干燥，安排患者进行甲状腺、腮腺及颌下腺超声检查。检查结果可见：甲状腺弥漫性病变，甲状腺右叶中下部低回声结节伴多发钙化(TI-RADS 4a 类，结节血流信号极其丰富)；甲状腺左叶上极低回声结节(TI-RADS 3 类)；双侧腮腺、颌下腺弥漫性病变；双侧颌下腺区多发淋巴结轻度肿大。不排除患者有其他免疫相关性疾病；干眼征相关检查：BUT(OD 4 秒、OS 3 秒)；Schirmer 试验(OD 5mm、OS 4mm)；角膜染色(右-、左+)。基于此，我们建议患者复查肝穿刺或对既往肝组织进行 IgG4 免疫组化染色，免疫组化结果回报：浆细胞 CD38 和 CD138 阳性，约 10 个 IgG4 阳性浆细胞/HP。我们开展了多学科会诊予以指导下一步诊疗。

七、多学科会诊意见

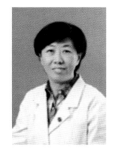

周晓洁，天津医科大学总医院免疫科副主任医师。从医 30 年，擅长风湿病如类风湿性关节炎、脊柱关节炎、系统性红斑狼疮等诊治，积累了丰富经验。

免疫科周晓洁副主任医师： 患者老年女性，以上腹胀痛 1 年余，加重 1 个月为主诉，肝功能异常为主要表现，排除病毒性肝炎和酒精依赖性肝炎可能性，抗核抗体等免疫指标阳性且肝穿刺病理结果回报界板炎，符合自身免疫性肝炎的诊断标准。而肝穿病理免疫组化可见每个视野约 10 个 IgG4 阳性浆细胞；血清 IgG4 水平升高，激素治疗反应好，符合 IgG4 相关自身免疫性肝炎的诊断标准。而根据口眼干燥及其相关检查，可以考虑患者合并干燥综合征。

干燥综合征是一种主要累及外分泌腺体的慢性炎症性自身免疫性疾病，由于 B 细胞和 T 细胞对自身抗原的异常反应所致，这是一类严重的疾病，主要与疾病的全身性侵袭有关。除有涎腺和泪腺受损功能下降而出现口干眼干外，部分患者合并有自身免疫性肝炎或原发性胆汁性胆管炎等腺体外症状。干燥综合征的诊断标准包括血清抗体检测及唾液腺组织活检。治疗方法包括全身治疗和局部治疗。回到本病例，患者出现各个腺体弥漫性病变可能与干燥综合征以及 IgG4 相关性疾病有关，目前监测肝功能指标平稳，可不予以激素加量，若控制不佳，可予以艾拉莫德 1 片/d 起始加量。

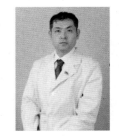

李凤翱，内分泌代谢科博士，天津医科大学总医院内分泌代谢科副主任医师。专业特长：垂体肾上腺性腺疾病、生长发育异常、甲状腺疾病。

内分泌科李凤翱副主任医师：患者甲状腺弥漫性病变，甲状腺右叶中下部低回声结节伴多发钙化以及血清 IgG4 水平持续升高，γ-球蛋白、抗核抗体等免疫指标阳性符合 IgG4 相关性疾病，考虑甲状腺改变可能与 IgG4 相关，继续贵科激素治疗；患者甲状腺功能以及甲状腺抗体指标正常，且无临床表现，如情绪易激动、心悸乏力、多汗、怕热、消瘦、食欲亢进或腹泻，可排除 Graves 病，仍不排除其他如肿瘤可能性。甲状腺肿瘤为头颈部常见肿瘤，女性多见，因其恶性程度不高，可进行观察随诊，定期复查甲状腺功能以及超声等检查。必要时可请普通外科穿刺甲状腺以明确诊断。

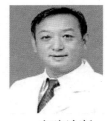

付强，医学博士，天津医科大学总医院普外科主任医师，担任世界中联虚实挂线专业委员会第一届理事会理事、世界华人医师协会会员等。

普通外科付强主任医师会诊：患者甲状腺为 4a 类结节，考虑到结节＜1cm，且血流信号极其丰富，穿刺出血风险较大；而行腮腺、颌下腺穿刺亦可明确诊断原发病。但沟通后患者要求暂缓穿刺。

出院诊断：
1. IgG4 相关性疾病。
2. IgG4 相关自身免疫性肝炎？
3. 结缔组织病　干燥综合征。
4. 甲状腺结节。
5. 慢性胃炎。
6. 颈椎病。
7. 胸椎血管瘤。

八、专家点评

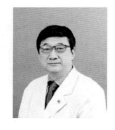

王邦茂，主任医师，二级教授，博士生导师。现任天津医科大学总医院消化科主任、天津市消化疾病研究所所长、天津市消化病学重点实验室主任、国家临床药理机构及国家和天津重点临床专科负责人。擅长消化系统疑难病的诊断和治疗。

IgG4 相关性疾病（IgG4 - RD）是一种多器官慢性复发性的纤维炎症综合征，是一身免疫性疾病的一种；其特点为血清 IgG4 水平升高，组织中 IgG4 阳性浆细胞浸润。不同器官的表现不同，组织学特点为广泛的 IgG4 阳性浆细胞浸润、间质纤维化和闭塞性静脉炎。炎症反应致纤维化，导致永久性器官损伤和功能不全。典型表现为各器官肿大，最常见于胰腺、胆管、腹膜后、肾脏、肺、唾液腺和泪腺、眼眶和淋巴结。激素及利妥昔单抗等药物，可通过减少 B 细胞来减轻炎症反应患者的预后良好，死亡病例较为罕见。

IgG4 - RD 有 5 种典型特征：HISORt，即组织病理学和免疫染色（Histology and Immunostaining）、影像学（Imaging）、血清学（Serology）、器官受累（Other organ involvement），以及治疗反应（Response to steroid therapy）。IgG4 - RD 病理学组织主要有淋巴浆细胞浸润、高百分比 IgG4 阳性浆细胞、席纹状纤维化、闭塞性动脉炎以及轻到中度组织嗜酸性细胞浸润等表现。影像学表现中，被侵袭的胰腺

CT 影像可呈现腊肠状的囊性边缘，这名患者的 CT 也有如此表现；肝内胆管也可呈现类似于原发性硬化性胆管炎的表现。

自身免疫和传染源是 IgG4 相关性疾病的潜在免疫触发因子。白细胞介素 4、5、10、13 和 TGF-β 通过免疫反应过表达，激活 Treg 细胞。这些细胞嗜酸性粒细胞增多，血清 IgG4 和 IgE 浓度升高，同时促进纤维化进程。而炎性细胞的大量浸润导致器官损伤，引起该部位肿瘤扩散和器官功能障碍。目前 IgG4 水平诊断 IgG4-RD 敏感性达到 85%，而特异性可达 93%。IgG4-RD 最常受累的 7 种器官为胰腺、泪腺及唾液腺、胆管、腹膜后、肺以及肾脏，受累器官易形成肿大性病变。当涉及重要脏器时，应明确积极治疗，否则 IgG4-RD 会导致严重的器官功能障碍和衰竭。日本发表的声明建议泼尼松每天每公斤体重 0.6mg 的剂量治疗患者 2~4 周，随后在 3~6 个月逐渐缩小至每天 5mg，最后以每天 2.5~5mg 的剂量服用 3 年；糖皮质激素在大多数 IgG4-RD 患者中治疗反应好，对于单一激素治疗不能控制疾病，且长期激素治疗带来明显毒副作用者，可选用激素和免疫抑制剂（如硫唑嘌呤）联合治疗。而对于复发或难治性疾病的患者，利妥昔单抗更为有效：在接受利妥昔单抗治疗的患者中，IgG4 浓度下降大，而其他亚类浓度保持稳定；这与数周内临床症状的改善有关。IgG4-RD 大部分病人预后良好，而长期预后尚不明确。IgG4 水平越高，发生多器官受累的可能性越大，有部分患者在疾病的发展过程中进展为恶性肿瘤。

IgG4 相关 AIH 是近年来提出的 AIH 的一个新亚型，具有 AIH 的基本特征，同时又有新的特点：血清 IgG4 水平升高，组织学 IgG4 阳性浆细胞浸润，对激素的治疗反应好且复发率低，本例患者正是如此。

九、文献汇总

IgG4 相关性疾病（IgG4-RD）是一种免疫介导的疾病，2003 年首次被系统性地描述，如 Ⅰ 型自身免疫性胰腺炎、Mikulicz 病、硬化性胆管炎、腹膜后纤维化、肥厚性脑膜炎以及 Riedel 甲状腺炎。IgG4 在结构和功能上都是独特的抗体，约占健康人群总 IgG 的 5% 左右，与其他亚类相比，血清 IgG4 在健康人群中的浓度相差 100 倍，但每个人体内的 IgG4 浓度是稳定的。

IgG4 的独特之处在于其半抗体交换反应，与其他亚类相比，IgG4 分子重链之间二硫键不稳定，在重链间没有二硫键的情况下，非共价键可使链随机分离和重组，从而形成具有两个不同抗原结合位点的不对称抗体。产生的分子无法使抗原交联，从而失去形成免疫复合物的能力。在某些情况下，IgG4 具有类风湿因子活性，可以结合其他 IgG4 抗体。与经典类风湿因子作用方式不同，IgG4 和 IgG 之间的相互作用发生在 Fc 恒定域间，这是 Fab 臂交换反应的潜在瞬时中间产物，可能助于分子的抗炎功能。

病理组织活检仍是诊断该病的基石，组织和血清中 IgG4 浓度升高亦有助于诊断 IgG4 相关性疾病。IgG4 相关性疾病的主要病理形态学特征为密集的淋巴浆细胞浸润、闭塞性静脉炎、轻至中度的嗜酸性粒细胞浸润；在腺体器官中，浸润物倾向于聚集在导管结构周围，破坏受累器官。Th2 细胞免疫反应初始的免疫刺激被认为是自身免疫，而 Th2 细胞免疫反应与 IgG4-RD 有关。血清 IgG4、胰管、胆管和唾液腺导管的正常上皮结合，这些位点的自身抗原包括碳酸酐酶、胰蛋白酶原，这其中部分抗体在各种外分泌其中表达，这可能与 IgG4 相关性疾病的全身表现有关。

IgG4-RD 通常表现为亚急性，没有发热和 C 反应蛋白升高。这类疾病是通过放射学或病理标本中意外发现的。有些患者多年疾病局限于单一器官；而有些患者除了主要器官受累外，还有其他受累的器官。自身免疫性胰腺炎患者以胰腺为主要受累器官外，一部分患者合并肾小管间质肾炎。临床表现包括轻度蛋白尿以及非肾小球性血尿的存在。IgG4 相关性疾病两个常见的发现为肿瘤性病变和过敏性疾病。IgG4-RD 似乎占许多器官肿瘤性肿胀比例较大；许多患者同时伴有过敏性症状，如支气管哮喘。

对治疗的反应性是 IgG4-RD 的另一个临床特征，在 ACR-EULAR IgG4-RD 的分类标准中，未对适当疗程的糖皮质激素有反应是一个重要的排除标准；IgG4 – RD 对激素治疗的反应突出了"纤维炎症"的组织学性质；而在其他免疫介导的纤维化疾病中，治疗后纤维化病变的可逆性是不常见的。

（消化科：周家欣　曹海龙）

参 考 文 献

[1] Sugai S. Sjogren's syndrome associated with liver and neurological disorders, and malignant lymphoma. Intern Med, 2000, 39(3):193 – 194.

[2] Katsuyuki Miyabe, et al. astrointestinal and Extra – Intestinal Manifestations of IgG4 – Related Disease. Gastroenterology, 2018, 155(4): 990 – 1003.

[3] Stone JH, Zen Y, Deshpande V. IgG4 – Related Disease. N Engl J Med, 2012, 366(6):539 – 551.

[4] Kamisawa T, Okazaki K, Kawa S, et al. Japanese consensus guidelines for management of autoimmune pancreatitis Ⅲ Treatment and prognosis of AIP. J Gastroenterol, 2010, 45: 471 – 477.

[5] Khosroshahi A, Carruthers M, Deshpande V, et al. Rituximab for the treatment of IgG4 – related disease: lessons from ten consecutive patients. Medicine(Baltimore), 2012, 91: 57 – 66.

[6] Kamisawa T, Funata N, Hayashi Y, et al. A new clinicopathological entity of IgG4 – related autoimmune disease. J Gastroenterol, 2003, 38: 982 – 984.

[7] Kuttner H. Über entzündliche tumoren der submaxillar – speicheldrüse. Beitr Klin Chir, 1896, 15: 815 – 834.

[8] Mikulicz J. In Billroth T. Über eine eigenartige symmetrische erkränkung der thränen——und mundspeicheldrüsen. Beiträge zur Chir Festschrift Gewidmet Stuttgart Ger Ferdinand Enke, 1892:610 – 30.

[9] Ormond JK. Bilateral ureteral obstruction due to envelopment and compression by an inflammatory retroperitoneal process. J Urol, 1948, 59: 1072 – 1079.

[10] Zinkraf E. A case of exocrine and endocrine pancreatic insufficiency following sclerosing pancreatitis complicating an unusual pancreatic deformity. Frankf Z Pathol, 1951, 62: 13 – 21.

[11] Riedel B. Die chronische zur Bildung eisenharter Tumoren fuhrende Entzündung der Schildrüse. Verhandlung der Dtsch Gesellschaft für Chir, 1896, 25: 101.

[12] Hamano H, Kawa S, Horiuchi A, et al. High serum IgG4 concentrations in patients with sclerosing pancreatitis. N Engl J Med, 2001, 344: 732 – 738.

[13] Schuurman J, Perdok GJ, Gorter AD, et al. The inter – heavy chain disulfide bonds of IgG4 are in equilibrium with intra – chain disulfide bonds. Mol Immunol, 2001, 38: 1 – 8.

[14] van der Neut Kolfschoten M, Schuur – man J, Losen M, et al. Anti – inflammatory activity of human IgG4 antibodies by dynamic Fab arm exchange. Science, 2007, 317: 1554 – 1557

[15] Aalberse RC, Stapel SO, Schuurman J, et al. Immunoglobulin G4: an odd antibody. Clin Exp Allergy, 2009, 39:469 – 477

[16] Rispens T, Ooievaar – De Heer P, Vermeulen E, et al. Human IgG4 binds to IgG4 and conformationally altered IgG1 via Fc – Fc interactions. J Immunol, 2009, 182: 4275 – 4281.

[17] Deshpande V, Gupta R, Sainani NI, et al. Subclassification of autoimmune pancreatitis: a histologic classification with clinical significance. Am J Surg Pathol, 2011, 35: 26 – 35

[18] Aparisi L, Farre A, Gomez – Cambronero L, et al. Antibodies to carbonic anhydrase and IgG4 levels in idiopathic chronic pancreatitis: relevance for diagnosis of autoimmune pancreatitis. Gut, 2005, 54: 703 – 709.

[19] Yadav D, Notahara K, Smyrk TC, et al. Idiopathic tumefactive chronic pancreatitis: clinical profile, histology, and natural history after resection. Clin Gastroenterol Hepatol, 2003, 1: 129 – 135.

[20] Kamisawa T, Anjiki H, Egawa N, et al. Allergic manifestations in autoimmune pancreatitis. Eur J Gastroenterol Hepatol, 2009, 21: 1136 – 1139.

[21] Wallace ZS, Naden RP, Chari S, et al. The 2019 American College of Rheumatology/European League Against Rheumatism classification criteria for IgG4 – related disease. Ann Rheum Dis, 2020, 79(1): 77 – 87.

病例2　腹痛、腹泻

一、病例简介

患者，男，75岁，主因"上腹痛、腹泻2个月，纳差1个月"入院。

现病史：患者缘于2个月前无明显诱因出现上腹痛，为间断性隐痛，进食后加重，疼痛不向其他部位放射，伴有腹泻，黄色稀便，无黏液脓血便，每天2~3次，量中等，无反酸烧心，无恶心、呕吐，当地诊所给予口服"奥美拉唑肠溶胶囊、地衣芽孢杆菌"，上述症状无明显减轻。1个月前出现纳差，进食量明显减少，并出现反酸烧心，味觉逐渐减退，头发及眉毛脱落，手掌及嘴唇皮肤色素沉着，于当地县医院行胃镜：慢性胃炎，结肠炎；病理回报：（胃角胃窦、结肠）黏膜急慢性炎症改变。于当地县医院治疗给予"雷贝拉唑抑酸，氨基酸"等营养支持后症状无好转，随后出现右手拇指及左足拇指疼痛，体重2个月下降10kg，为进一步诊治来我院，门诊以腹痛收入我科。

既往史：40年前外伤导致左手拇指末节缺损；个人史、家族史无特殊。

体格检查：T 36.3℃，P 87次/分，R 18次/分，BP 100/62mmHg。头发及眉毛稀疏，双侧手掌及嘴唇口周皮肤色素沉着（图2-2），全身淋巴结未触及肿大。颜面无水肿，睑结膜无苍白，巩膜无黄染，口腔黏膜无溃疡及白苔。心肺查体无异常，腹平坦，未见胃肠型及蠕动波，未见腹壁静脉曲张，无压痛、反跳痛、肌紧张，肝、脾未及，Murphy征（-），移动性浊音阴性，双下肢无水肿。四肢活动自如，左手拇指末节缺损，右手拇指及双足拇趾指甲变黄厚。

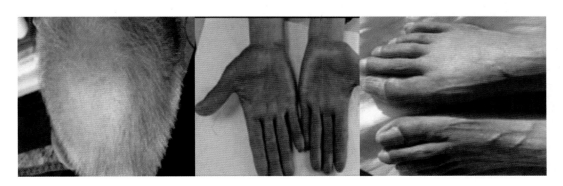

图2-2　入院时脱发、皮肤色素沉着及拇趾指甲色黄增厚

二、辅助检查

入院后化验室检查：血常规、尿便常规未见异常，肝功能、肾功能正常；梅毒、艾滋、乙肝、丙肝阴性；肿瘤标志物：CEA 7.45ng/ml，CA199 74U/ml。抗核抗体谱未见异常；甲状腺功能未见异常；凝血机制正常；D-二聚体567μg/L。

影像学检查，腹部增强CT：肝血管瘤，双肾结石，胃窦及十二指肠壁增厚，小肠及结肠部分肠壁增厚。胸部CT未见异常。

内镜检查，胃镜检查（图2-3）：胃底、胃体、胃角、胃窦黏膜充血水肿，胃窦、胃体、胃角及十二指肠弥漫息肉样隆起；肠镜（图2-4）：结直肠可见弥漫性息肉样病变。

病理检查：如图2-5所示。

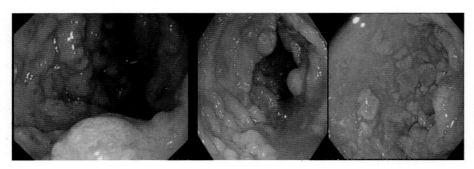

图 2 - 3　胃镜

注：胃及十二指肠多发息肉样病变

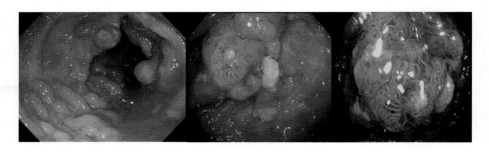

图 2 - 4　肠镜

注：结肠可见黏膜充血水肿，可见多发息肉样隆起，部分呈球形

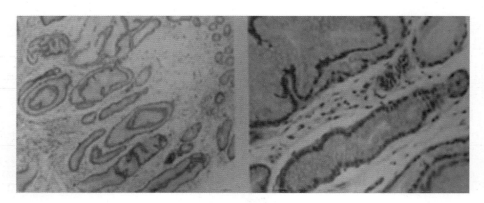

图 2 - 5　病理

注：胃窦：黏膜慢性炎伴糜烂，固有层间质水肿伴慢性炎细胞浸润，可见少量嗜酸性粒细胞浸润；结肠：黏膜慢性炎伴糜烂，隐窝上皮增生，间质水肿伴慢性炎细胞浸润，可见少量嗜酸性粒细胞浸润

三、初步诊断

1. 胃肠多发息肉。
2. 肝血管瘤。
3. 双肾结石。

四、治疗经过

患者入院后给予初步治疗：PPI 抑制胃酸，复方氨基酸营养支持，益生菌调理肠道菌群治疗，症状缓解不明显。

五、陈亚兰主治医师分析病例

患者病例特点：①老年男性，慢性起病；②上腹痛、腹泻 2 个月，纳差 1 个月；③查体：眉毛及头发部分脱落，双侧手掌及嘴唇口周皮肤色素沉着，右手拇指及双足拇趾甲变黄厚。心肺腹查体未见明显异常；④辅助检查，肿瘤标志物：CEA 7.45ng/ml，CA199 74U/ml；其他未见明显异常。腹部增强CT：胃窦及十二指肠壁增厚，小肠及结肠部分肠壁增厚。内镜检查，胃肠镜可见胃肠多发弥漫性隆起息肉样变。病理：黏膜固有层间质水肿伴慢性炎细胞浸润。

结合患者存在皮肤色素的沉着，以及指甲的变黄变厚，有消化道症状，内镜的胃肠道多发息肉样隆起，患者存在多个系统的病变表现，病情复杂，目前腹痛与腹泻考虑与胃肠道的多发息肉样病变有关，明确胃肠道息肉病变的疾病至关重要，需要考虑到以下疾病的鉴别诊断。

表 2-1　胃肠道多发疾病鉴别诊断

疾病	好发年龄	遗传因素	好发部位	肠外表现	病理特点
Cronkhite - Canada	中老年	无	胃肠	指（趾）甲营养不良，脱发、皮肤色素沉着	腺瘤性错构瘤
Menetrier 病	各年龄	无	胃	低蛋白	胃黏膜肥厚
Peutz - Jeghers	青年	常染色体显性	胃肠	口唇黏膜、指（趾）末端黑斑	错构瘤
Cowden 综合征	青年	常染色体显性	消化道	皮肤、口腔及乳腺错构瘤变，早发性乳腺癌和甲状腺癌	错构瘤
Turcot 综合征	青年	遗传病	消化道	中枢神经系统恶性肿瘤	腺瘤性
家族性腺瘤性息肉病	青年	常染色体显性	小肠、结肠	—	腺瘤性

目前诊断尚不明确，患者存在多个系统的病变表现，此病为一元论还是多个系统疾病的综合表现？多发的胃肠道多发息肉是否需要进一步内镜下治疗？外科手术治疗？基于这些问题开展多学科会诊以指导下一步诊治。

六、MDT 讨论目的

1. 目前患者的诊断不明确。
2. 此病多系统累及，是一种疾病的多种表现？多种疾病的并存？
3. 患者一般治疗效果差，随时可能出现病情加重，如何进行下一步治疗？

七、多学科会诊意见

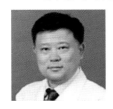

曹晓沧，医学博士后，主任医师，教授，任职于天津医科大学总医院消化科。中华医学会消化学分会炎症性肠病学组消化内镜委员会委员。

消化科曹晓沧主任医师：患者老年起病，慢性病程，以胃肠道弥漫性息肉、指（趾）甲营养不良、脱发、皮肤色素沉着、腹泻、体重减轻和味觉障碍为表现，首先需要考虑 Cronkhite - Canada syndrom（CCS）。CCS 的主要临床表现为脱发、皮肤色素过度沉着和指（趾）甲营养不良，其他突出的症状包括体重减轻、蛋白丢失性肠病、腹泻、腹痛、恶心、呕吐、味觉障碍和萎缩性舌炎。国内有学者提出了中老年起病、无遗传背景、临床表现、内镜表现和病理改变的诊断五要素，但是五项中单独一项无诊断意义。诊断 CCS 前需要与以下疾病相鉴别：①Addison 病：于成年人发病，患病率约为 0.4%；临床表现可有精神差、食欲减退、容易疲乏、体重减轻、低血压、皮肤色素沉着等；病因可分为原发性及继发性，原发以肾上腺结核、自身免疫及恶性肿瘤治疗为主，常继发性以鞍区肿瘤、垂体病变、席汉综合征、手术及药物作用；化验室检查可见贫血，高钾血症,低钠血症,低血糖,肾上腺皮质激素提示皮质醇明显减低,促肾上腺皮质激素升高;影像学可见肾上腺结核、肿瘤等;总结此患者症状有相似,但影像学未见肾上腺结核及肿瘤等,肾上腺皮质激素正常范围,可排除 Addison 病。②CCS 常需与 Peutz-Jeghers 综合征、Cowden 综合征、Turcot 综合征和家族性腺瘤性息肉病进行鉴别。Menetrier 病各年龄段均可发病,主要的发病部位在胃,是由于胃黏膜的过度增生而使胃壁广泛增厚,多数患者存在胃丢失蛋白情况,本患者有肠道多发的息肉,与本病不符。Cowden 综合征、Peutz-Jeghers 综合征、Turcot 综合征和家族性腺瘤性息肉病为遗传性疾病,家族病史及肠外表现,内镜下的表现及病理可进行鉴别。CCS 此病罕见,目前我国仅报道了 90 余例,其病因及发病机制尚不明确,治疗无统一方案,目前治疗以内科治疗为主,激素治疗有效,少数患者可能出现肠梗阻,恶变等情况下可能需要手术治疗,此病 5 年死亡率为 55%,故早期对 CCS 的确诊及治疗对疾病的控制至关重要。

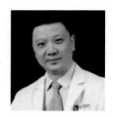

门剑龙,生物医学工程博士,天津医科大学总医院精准医学中心主任。天津市卫计委临床检验质控中心副主任委员。

精准医学门剑龙主任:Cronkhite-Canada syndrom 此病为罕见病,诊断多结合临床表现、内镜表现及病理。临床上有消化道息肉病,且伴有皮肤色素沉着的疾病要考虑息肉综合征(Peutz-Jeghers syndrome,PJS),PJS 又名黑色素斑-肠息肉综合征,是一种以口唇颊黏膜和四肢末端等部位黑色素斑点沉着、胃肠道多发息肉为特征的常染色体显性遗传疾病,发病率为 1/20 万,其中 40%~50% 有家族史,主要由染色体 19p13.3 上的 LKB1/STK11(丝氨酸/苏氨酸激酶)基因突变导致,BRG1、STRAD-a、M025-a 也与本病的发生及发展有关。PJS 诊断采用 WHO 标准:①胃肠道息肉数量不少于 3 个,组织学符合 PJP 的特点(具有典型的病理特征是平滑肌起源于黏膜肌层,像网状延伸至息肉的黏膜下层);②患者有家族史;③皮肤、黏膜色素沉着。分析本患者的特点:①老年发病;②有皮肤色素沉着,但为弥漫性的色素沉着,非斑点样色素沉着;③无家族病史;④且患者的胃肠息肉病理特点与 PJS 不相符,综合以上分析结果目前不考虑 PJS。目前可根据临床表现、内镜、组织学等确诊 CCS,尽管现阶段临床数据多倾向支持 CCS 为非家族遗传性疾病,但目前国内外仍有少数家族性成员发病的个案报道,印度学者曾报道了 1 对父子同患该病但未行基因检测;国内曾有报道了 1 对母子同患病的病例,并行基因检测发现母子有相同位点的基因突变,APC 基因 c.3921-3925delAAAAG(p.Ile1307fsX6)位点缺失突变,已有该位点在遗传性胃肠息肉病患者中检出的相关文献报道,目前对 CCS 患者进行个案基因检测的报道较少,仍无大量的证据表明该病有家族性倾向,也尚未排除后代中出现相关症状或患病的可能性。

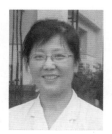

宋文静,女,副教授,任职于天津医科大学总医院病理科。1991 年于天津医科大学获硕士学位,硕士研究生导师,主专临床病理诊断(不含中枢神经系统疾病)。

病理科宋文静主任医师:CCS 患者内镜下可见胃肠道弥漫性多发息肉,以结直肠和胃多见,也可累及十二指肠和小肠,而在食管极为罕见。息肉内镜下表现多为无蒂或亚蒂,形态不一,呈结节状、葡萄状或珊瑚样,直径多为 2mm 至 5cm,表面常充血水肿,可伴有糜烂或出血。胃肠息肉的病理类型以增生性息肉、腺瘤性息肉和错构瘤性息肉较为常见,食道息肉活检显示非特异性炎症,有些显示食道鳞状乳头状瘤。主要的息肉组织学表现为腺体囊性扩张伴间质水肿,部分囊腺充满蛋白样液体或浓缩黏液,伴有明显的炎性细胞浸润,通常以嗜酸性粒细胞、淋巴细胞和中性粒细胞浸润为主。即使息肉和息肉间区域在内窥镜下黏膜看起来正常,但组织学仍有水肿,固有层和黏膜下层充血和慢性炎症改变。这些息肉与幼年息肉、腺瘤性息肉或炎性息肉相似,但 CCS 更具有显著的基质和固有层水肿变化、嗜酸性炎症、囊性扩张和腺体扭曲。此患者的内镜符合 CCS 的内镜下特点,病理为黏膜的慢性炎症,间质的水肿，慢性炎细胞浸润，符合 CCS 的病理特点，故本病的 CCS 诊断明确。

结合本病例最终诊断：Cronknite - Canada 综合征，治疗给予雷贝拉唑抑酸，纠正电解质紊乱，补充白蛋白，营养支持的基础上，加用甲泼尼松龙 8mg/d 口服，并给予补钙治疗。1 周后患者食欲好转，无腹痛、腹胀，无恶心、呕吐，大便正常；1 个月后出现新发生长，指甲变白，皮肤色素减退(图 2 - 6)。激素治疗有效，目前患者病情平稳，进一步随访中。

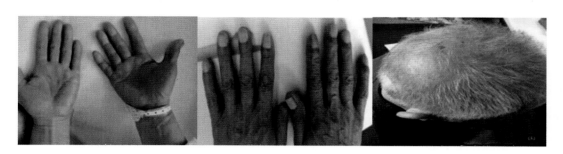

图 2 - 6 激素治疗 1 个月后出现皮肤色素沉着减退，有新发生长，指甲变白

八、专家点评

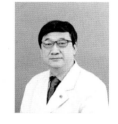

王邦茂，主任医师，二级教授，博士生导师。现任天津医科大学总医院消化科主任，天津市消化疾病研究所所长，天津市消化病学重点实验室主任，国家临床药理机构及国家和天津重点临床专科负责人。擅长消化系统疑难病的诊断和治疗。

Cronkhite - Canada 综合征(CCS)是一组罕见的临床综合征，临床表现为脱发、皮肤色素沉着和指(趾)甲营养不良，内镜下可见胃肠道息肉，故国内又将 CCS 称为(胃肠道)息肉病 - 色素沉着 - 秃发 - 指(趾)甲营养不良(萎缩)综合征。本病例患者的临床表现及内镜表现，病理符合 CCS 的诊断，诊断此病应与其他胃肠道息肉相关疾病作为鉴别诊断。目前对此病的病因仍不明确，有学者认为此病与自身免疫反应、遗传易感因素与基因突变、肠道细菌过度生长或幽门螺杆菌感染、精神压力、劳累、应激反应、微量元素缺乏等相关。基于 CCS 疾病的罕见性及对其病因研究认识的缺乏性，关于 CCS 最佳的临床治疗方案仍处于探索阶段，常推荐的治疗方案是糖皮质激素、PPI 及营养支持联合治疗，目前认为治疗活动期的 CCS 最有效的办法为泼尼松(30 ~ 49mg/d)；同时一定要警惕并发症的发生，定期随访工作同样重要。

九、文献汇总

Cronkhite - Canada 综合征(cronkhite canada syndrome，CCS)是由美国内科医生 Cronkhite 和放射科医生 Canada 在 1955 年在《新英格兰医学杂志》上首次报道的一组非常罕见的临床综合征，于 1966 年 Jarnum 首次确定 Cronkhite - Canada 综合征这一术语。CCS 的主要临床表现为脱发、皮肤色素沉着和指(趾)甲营养不良，内镜下可见胃肠道息肉，故国内又将 CCS 称为(胃肠道)息肉病 - 色素沉着 - 秃发 - 指(趾)甲营养不良(萎缩)综合征，其他症状有慢性腹泻、腹痛，体重减轻，蛋白丢失，恶心、呕吐，味觉障碍和萎缩性舌炎。

Cronkhite - Canada 综合征是一种罕见疾病，目前国内外共有近 600 例报道，其中大宗报道来自于日本，2017 年日本学者 Watanabe C 调查发现，于 1980—2011 年共报道了 383 例 CCS，报道发病男女比例为 1.84:1，平均发病年龄为 63.5 岁，青少年发病报道病例少见。国内于 1985 年徐可宽首次报道了该病。

CCS 是一种罕见疾病，其病因与发病机制不明确。在过去，精神和身体压力被报道为诱发因素。最近有越来越多的证据表明，自身免疫机制参与了这一过程，Sweetser 及 Riegert - Johnson 教授认为

IgG4 可能参与 CCS 的病理生理变化过程,同时 CCS 部分患者抗核抗体(ANA)升高,以及常合并一些自身免疫性疾病(系统性红斑狼疮、膜性肾小球肾炎、类风湿性关节炎、甲状腺功能减退或硬皮病等),且用激素及免疫抑制剂治疗后患者临床症状明显好转,因此考虑 CCS 的发病很可能与自身免疫性因素有关,其具体作用及机制有待进一步探考。

　　CCS 内镜下表现可见胃肠道弥漫性多发息肉,以结直肠和胃多见,也可累及十二指肠和小肠,以前报道中食管病变极为罕见,相反在日本一项对 210 例 CCS 调查研究显示有 26 例(12.3%)患者有食管息肉,并且发现胃和结肠受累程度严重,小肠及食管多数为稀疏小息肉。内镜下息肉多表现为无蒂或亚蒂,形态不一,呈结节状、葡萄状或珊瑚样,直径多为 2mm 至 5cm,表面常充血水肿,可伴有糜烂或出血。息肉的病理类型以增生性息肉、腺瘤性息肉和错构瘤性息肉较为常见。

　　基于 CCS 疾病的罕见性及对其病因研究认识的缺乏性,治疗缺乏统一方案,目前常推荐的治疗方案是糖皮质激素、PPI 及营养支持联合治疗,关于 CCS 最佳的临床治疗方案仍处于探索阶段。

(消化内科:曹晓沧　陈亚兰)

参 考 文 献

[1] cronkhite LW Jr, Canada WJ. Generalized gastrointestinal polyposis; anunusual syndrome of polyposis, pigmentation, alopecia and onychotrophia[J]. N Engl JMed, 1955, 252(24): 1011 – 1015.

[2] Jarnum S, Jensen H. Diffuse gastrointestinal polyposis with ectodermal changes. A case with severe malabsorption and enteric loss of plasma proteins and electrolytes[J]. Gastroenterology, 1966, 50(1): 107 – 118.

[3] 王静云、陆文全、宁寒冰. Cronkhite – Canada 综合征临床分析. 河南医学研究, 2019, 28(11): 1931 – 1935

[4] 曹晓沧、王邦茂、张洁, 等. Cronkhite – Canada 综合征 32 例临床分析. 中国实用内科杂志, 2006: 9 – 11

[5] Firth C, Harris LA, Smith ML, et al. A case report of cronkhite – canada syndrome complicated by membranous nephropathy. Case Rep Nephrol Dial, 2018, 8: 261 – 267[PMID: 30643792 DOI: 10.1159/000494714]

[6] 花秀梅、梅柏、建安, 等. 胃肠道息肉为特征的 Cronkhite – Canada 综合征临床分析[J]. 中华消化内镜杂志, 2017, 34(3): 203 – 205.

[7] Patil V, Patil LS, Jakareddy R, et a1. Cronkhite – Canadasyn – drome: a report of Lwo familial cases[J]. Indian J Gastroenterol, 2013, 32(2): 119 – 122.

[8] Watanabe C, Komoto S, Tomita K, et al. Endoscopic and clinical evaluation of treatment and prognosis ofCronkhite – Canada syndrome: a Japanese nationwide survey. J Gastroenterol, 2016, 51(4): 327 – 336.

[9] Faria MAG, Basaglia B, Nogueira VQM, et al. A Case of Adolescent Cronkhite – Canada Syndrome. Gastroenterology Res, 2018, 11(1): 64 – 67.

[10] 徐可宽. Cronkhite – Canada 综合征一例. 中华内科杂志, 1985, 24(1): 43.

[11] Goto A. Cronkhite – Canadasyndrome: epidemiological study of 110 case sreported in Japan[J]. Nihon Geka Hokan, 1995, 64(1): 314.

[12] Sweetser S, Ahlquist DA, Osborn NK, et al. Clinicopathologic features and treatment outcomes in Cronkhite – Canada syndrome: support for autoimmunity. Dig Dis Sci, 2012, 57: 496 – 502.

[13] Riegert – Johnson DL, Osborn N, Smyrk T, et al. Cronkhite – Canada syndrome hamartomatous polyps are infiltrated with IgG4 plasma cells[J]. Digestion, 2007, 75(2 – 3): 96 – 97.

[14] Takeuchi Y, Yoshikawa M, Tsukamoto N, et al. Cronkhite – Canada Syndrome with Colon Cancer, Portal Thrombosis, High Titer of Anti – Nuclearantibodies, and Mem – branous Glomerulonephritis. Journal of Gastroenterology, 2003, 38(8): 791 – 795.

[15] Patil V, Patil LS, Jakareddy R, et al. Cronkhite – Canada Syndrome: A Report of Two Familial Cases. Indian Journal of Gastroenterology, 2013, 32(2), 119 – 122.

［16］晁帅恒,李修岭,张梦婷,等.Cronkhite - Canada 综合征 83 例临床分析［J］.中国临床研究,2018,31(3):397 - 399.

［17］Dore MP, Satta R, Murino A, et al. Long - lasting remission in a case of Cronkhite - Canada syndrome. BMJ Case Rep, 2018.

［18］Cho W, Nam K, Bang KB, et al. Cronkhite - Canada Syndrome Showing Good Early Response to Steroid Treatment. Korean J Gastroenterol, 2018, 71(4): 239 - 243.

［19］Riegert - Johnson DL, Osborn N, Smyrk T, et al. Cronkhite - Canada syndrome hamartomatous polyps are infiltrated with IgG4 plasma cells. Digestion, 2007, 75(2 - 3): 96 - 97.

病例 3 贫血伴心慌

一、病例简介

患者,男,33 岁,因"发现贫血半年余,加重伴乏力心慌 10 天"入院。

现病史:患者于入院前半年余体检发现贫血,Hb 52g/L,予口服铁剂治疗,未予重视。患者于入院前 10 天工作时出现乏力伴心慌,自诉大便颜色正常,无腹痛腹泻,无呕血便血,无反酸烧心,无关节痛、皮疹、脱发、光过敏等不适。遂就诊于当地医院,化验示 Hb 24g/L,便潜血阳性,予输血治疗后好转。考虑为消化道出血,为求进一步治疗收入我科。

既往史:患者既往 2 年余小肠穿孔,当地医院手术治疗。否认高血压、糖尿病、心脑血管病、甲状腺疾病等慢性病史。否认肝炎、结核等传染病史。否认外伤史。既往有输血史,无输血不良反应。否认药物过敏史,否认食物过敏史,预防接种史不详。否认吸烟、饮酒史。未服用 NSAIDS 药物。已婚,已育 2 女,均体健。家族中否认类似患者,否认家族遗传史。

体格检查:T 36.5℃,P 88 次/分,R 16 次/分,BP 124/66mmHg。神清语利,查体合作。皮肤巩膜无黄染,前额皮肤增厚,皮脂溢出,额头皱纹多。牙齿畸形。无肝掌以及蜘蛛痣。无颈静脉充盈,气管位置居中,胸廓正常,颈部、腋窝下、腹股沟淋巴结未触及明显肿大。无肋间隙增宽,双肺呼吸音清,未闻及啰音,未闻及哮鸣音,心界叩诊无扩大,心律齐,无杂音。腹部柔软,剑突下可及压痛,无肌紧张以及反跳痛,振水音(-),肠鸣音 2 次/分。四肢肥大,杵状指,无水肿(图 2 - 7)。

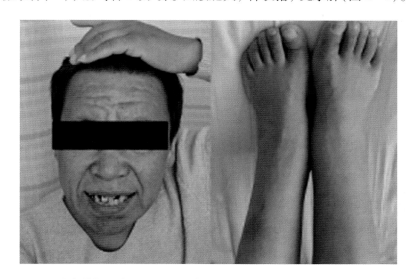

图 2 - 7 患者前额皮肤增厚、皮脂溢出,额头皱纹多;牙齿畸形;踝关节异常粗大

二、辅助检查

入院查血常规:WBC 6.66×10^9/L,NEU 4.54×10^9/L,RBC 4.36×10^{12}/L,Hb 91g/L,ESR 15mm/h。

粪钙卫蛋白：823.0μg/g。

血钙、磷：Ca 2.28mmol/L、PHOS 1.51mmol/L、25OHVD 21.30nmol/L。

生长两项：IG1 101.00ng/ml，GH 0.37ng/ml。

免疫全项：IgG 587.00mg/dl，ANA 1∶80，核仁型，Anti-Ro-52 弱阳性；ANCA 阴性。

肿瘤标志物：Fer<1.00ng/ml。AFP、CEA、CA199、T-PSA 均未见异常。

铁三项：IRON 2.3μmol/L，TIBC 64.1μmol/L，UIBC 61.8μmol/L。

血液三项：Fer<1.00(ng/ml)，Fol 5.03ng/ml，维生素 B_{12} 584.39pg/ml。

全腹部增强 CT(图 2-8A)：腹部符合腹部术后改变；中下腹部分小肠聚集，肠壁略厚，回盲部多发增大淋巴结影；肝内多发异常强化，考虑海绵状血管瘤；胆囊壁稍厚；脾大，门静脉高压，脾静脉增粗；胃壁厚。

胶囊镜(图 2-8B)：小肠内可见多发溃疡病变，覆黄白苔，局部覆黑苔。外院病理切片会诊咨询意见示：(小肠)黏膜慢性炎症伴急性炎反应，多发溃疡形成，灶性腺体轻度非典型增生，浆膜见大量急性脓性渗出物，符合穿孔所致病理改变。

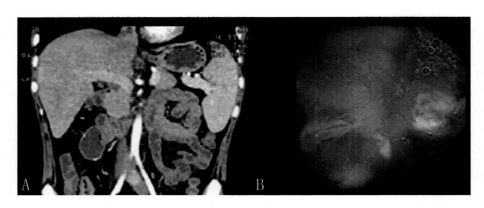

图 2-8 腹部 CT 及胶囊镜

胸 CT：未见明显异常。

胃、肠镜：未见明显异常。

三、初步诊断

1. 消化道出血 术后吻合口出血？炎症性肠病？消化性溃疡出血？消化道肿瘤？肝硬化胃底食管静脉曲张破裂出血？

2. 贫血。

3. 小肠穿孔术后。

四、治疗经过

患者入院后，给予初步治疗：①嘱患者软食，忌辛辣、刺激食物；②予右旋糖酐铁补充血清铁；③予康复新液、瑞巴派特保护消化道黏膜；④予枯草杆菌二联活菌肠溶胶囊调节肠道菌群。经过初步治疗后，患者生命体征平稳，但是患者消化道溃疡病因未明，异常面容病因未明。

五、陈鑫主治医师分析病例

患者病例特点如下：①患者中年男性，慢性起病；②以贫血为主诉；③体格检查前额皮肤增厚、皮脂溢出，额头皱纹多；牙齿畸形；踝关节异常粗大；④既往有小肠穿孔及手术病史。

胶囊镜示：小肠内可见多发溃疡病变，覆黄白苔，局部覆黑苔。全腹部增强 CT 示：中下腹部分小肠聚集，肠壁略厚，回盲部多发增大淋巴结影；脾大，门静脉高压。

首先,患者血色素减低,便潜血阳性,既往有小肠穿孔及手术病史,不除外术后吻合口出血。内镜发现小肠多发溃疡,但无明显的溃疡出血,原因不能除外血液系统疾病及恶性肿瘤;其次,查体发现前额皮肤增厚、皮脂溢出,额头皱纹多;牙齿畸形;踝关节异常粗大。可否用一元论解释,如果可以需要考虑哪些可以累及皮肤、骨骼及消化道的代谢性疾病及恶性肿瘤。临床诊断方面需考虑克罗恩病、消化性溃疡出血、恶性肿瘤,以及罕见代谢性疾病等。

患者有小肠多发溃疡,不除外克罗恩病。患者肿瘤全项指标、全腹增强 CT 及消化道内镜未见肿瘤,但尚不能除外肿瘤可能性。患者血液三项及铁三项示铁蛋白减低,但尚未完善骨穿,不能除外血液系统疾病。患者前额皮肤增厚、皮脂溢出,额头皱纹多;牙齿畸形;踝关节异常粗大。但生长激素未见异常,肢端肥大症的证据尚不充分。患者目前消化道溃疡及异常面容病因未明,考虑罕见病不除外,请内分泌科、血液科、普外科、影像科及口腔科进一步会诊。

六、MDT 讨论目的

1. 小肠多发溃疡的病因是什么?
2. 小肠多发溃疡和患者异常面容和四肢体征可否用一元论解释。

七、多学科会诊意见

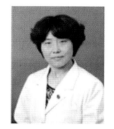

贾红蔚,博士,副主任医师,任职于天津医科大学总医院内分泌科。担任中华骨质疏松学会青年委员。

内分泌科贾红蔚主任:患者中年男性,慢性起病,以贫血为主诉。患者前额皮肤增厚、皮脂溢出,额头皱纹多;牙齿畸形;踝关节异常粗大。同时合并小肠溃疡考虑厚皮性骨膜病可能性大。厚皮性骨膜病又称原发性肥大性骨关节病系一种罕见的发育性遗传性疾病,多表现为常染色体显性遗传,少数表现为常染色体隐性遗传及 X 性联遗传。男女发病比例为9: 1。有显著的家族发病倾向,有家族史患者占25%～40%。厚皮性骨膜病发病机制尚不清楚,目前认为与2个基因突变有关,如15－羟基前列腺素脱氢酶(HPGD)基因和阴离子转运蛋白家族2A1(SLCO2A1)基因,均导致前列腺素降解障碍,尿前列腺素 E2(prostaglandin E2,PGE2)水平升高,导致该病发生。厚皮性骨膜病诊断标准及分型:3 条主要标准(杵状指/趾、皮肤增厚和骨膜增生)和9 条次要标准(皮脂溢出、毛囊炎、多汗、关节炎/关节痛、指/趾端骨质溶解、胃溃疡/胃炎、自主神经综合征如脸红、肥厚性胃病、脑回状头皮)。符合3 条主要标准和数条次要标准为完全型,符合2 条主要标准和数条次要标准为不完全型,符合1 条主要标准和数条次要标准为顿挫型。

该患者前额皮肤增厚、皮脂溢出,额头皱纹多,牙齿畸形,踝关节异常粗大,生长激素正常,考虑厚皮性骨膜病可能性大,患者同时合并消化道溃疡,可能与厚皮性骨膜病致病基因 SLCO2A1 突变引起的 SLCO2A1 基因相关的慢性肠病(chronic enteropathy associated with SLCO2A1 gene,CEAS)有关。建议完善双手、胸腰椎、骨盆及头颅平片,可完善血尿钙磷、骨标三项、PTH、维生素 D 除外其他代谢性骨病,完善小肠镜取病理协助诊治。条件许可完善基因检测。

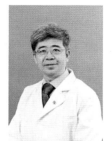

王化泉,主任医师,博士研究生导师,天津医科大学总医院血液科副主任。美国 Moffitt(墨菲特)肿瘤中心访问学者,中华医学会血液学分会红细胞(贫血)学组副组长兼秘书,中华医学会血液学分会白血病－淋巴瘤学组委员,国家自然科学基金评审专家、国家医药管理局医疗器械评审专家。

血液科王化泉主任医师:患者中年男性,慢性起病,以贫血为主诉。患者血红蛋白异常减低,脾大、门静脉高压,不能除外骨髓纤维化。骨髓纤维化是一种由于骨髓造血组织中胶原增生,其纤维组织严重地影响造血功能所引起的一种骨髓增生性疾病。本病具有不同程度的骨髓纤维组织增生,以及主要发生在脾、其次在肝和淋巴结内的髓外造血。骨髓纤维化属少见疾病，发病率0.2/100 000～2/100 000。发病年龄多在50～70岁，也可见于婴幼儿，男性略高于女性。

典型的临床表现：①逐渐出现的疲乏无力、消瘦衰弱；②皮肤黏膜苍白、紫癜；③部分患者有骨关节疼痛、肾绞痛、发热，左上腹不适、沉重压迫感或疼痛；④肝脾肿大，以脾肿大显著；⑤晚期患者可有严重贫血和出血。幼红细胞及幼粒细胞性贫血，并有较多的泪滴状红细胞，骨髓穿刺常出现干抽，脾常明显肿大，并具有不同程度的骨质硬化。患者内镜发现小肠溃疡。小肠淋巴瘤可有溃疡表现，一般多见于中年人，常见的受累部位为回肠，表现为肠壁的浸润增厚、息肉和溃疡等。肠淋巴瘤症状较明显，表现为恶心、呕吐、食欲下降、乏力、盗汗、体重减轻。腹痛明显，可为脂肪泻，还可出现高热、肠穿孔或进行性不完全性肠梗阻，黏液脓血便较少见。

诊断原发性消化道淋巴瘤须符合以下条件：①浅表淋巴结不肿大；②胸部CT检查正常，无纵隔淋巴结肿大；③以消化道病变为主，如有淋巴结受侵，只能局限于受侵部位唯一淋巴引流区；④白细胞计数、分类正常；⑤无肝或脾脏受累。

本病例患者血红蛋白异常减低，血液三项及铁三项示铁蛋白减低，但尚未完善骨穿，不能除外骨髓纤维化。目前患者考虑厚皮性骨膜病可能性大，不除外脾大、门静脉高压可能与原发疾病导致骨髓纤维化有关，建议完善骨髓穿刺检查。患者临床表现及相关检查不支持肠淋巴瘤诊断，建议完善小肠镜取病理后进一步排除。

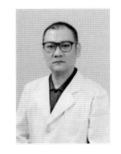

郭昊，医学博士，副主任医师，任职于天津医科大学总医院普外科。作为主要负责人完成并参与研究国家自然科学基金3项。

普外科郭昊副主任医师：患者中年男性，慢性起病，以贫血为主诉，既往小肠穿孔及手术史。小肠镜及胶囊镜示小肠内可见多发溃疡病变，未见吻合口出血。考虑小肠吻合口出血可能性小。克罗恩病的诊断需结合病理结果。克罗恩病是一种原因不明的肠道炎症性疾病，可侵及胃肠道的任何位置，但好发于末端回肠和右半结肠。该病好发于青壮年人群。克罗恩病为贯穿肠壁各层的增殖性病变，可侵犯肠系膜和局部淋巴结，本病的病变呈节段分布，与正常肠段相互间隔，界限清晰，呈跳跃区的特征。病理表现为炎症波及肠壁各层，浆膜面充血水肿、纤维素渗出；病变黏膜增厚，可见裂隙状深溃疡，黏膜水肿突出表面呈鹅卵石样改变；肠壁增厚，肉芽肿形成，可使肠腔变窄。

本病例中，回顾患者2年前的手术记录示小肠部分扩张、节段性缩窄、坏死伴穿孔及大量中性粒细胞浸润，多发性小肠溃疡，周围肠壁急、慢性炎症及憩室。建议完善小肠病理除外克罗恩病。患者CT示海绵状血管瘤，脾大，门静脉高压，脾静脉增粗。结合内镜不考虑肝硬化胃底食管静脉曲张破裂出血。食管胃底静脉曲张为门脉高压症主要临床表现之一，并为上消化道出血的常见病因。肝硬化病例中，12%～85%有食管静脉曲张。

门脉高压症患者往往有三个方面的临床表现：①原发病的表现：门脉高压症90%为肝硬化引起，而肝硬化患者常有疲倦、乏力、食欲减退、消瘦；②门脉高压症表现；③出血及其继发影响。该患者无肝病史，CT未见肝硬化，内镜未见食管静脉曲张，考虑患者门脉高压病因为非肝硬化，可能与厚皮性骨膜病有关，建议完善内分泌检查进一步诊断。

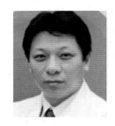

孙浩然，男，副教授，天津医科大学总医院放射科主任。中华医学会放射学会腹部专业委员会委员，中国医师协会放射医师分会委员。

影像科孙浩然副主任医师：患者中年男性，慢性起病，以贫血为主诉，既往小肠穿孔及手术史。腹部增强CT：中下腹部分小肠肠壁略厚，回盲部多发增大淋巴结影。克罗恩病病因不明，可能与感染、体液免疫和细胞免疫有一定关系。肠壁增厚，肉芽肿形成，可使肠腔变窄；受累肠系膜水肿、增厚和淋巴结炎性肿大。克罗恩病 CT 可见多发节段性、跳跃性病变，管壁明显增厚，且多以肠系膜侧为著，肠腔呈不对称狭窄、管壁分层强化，黏膜层、浆膜层强化明显，黏膜下层水肿增宽。横断面呈"靶征"，提示病变处于活动期，管壁不强化或轻度均匀强化，无分层，提示病变处于静止期或慢性期。

患者腹部增强 CT 中下腹部分小肠聚集，肠壁略厚，回盲部多发增大淋巴结影，但缺乏克罗恩病跳跃性改变或分层强化等典型表现，支持克罗恩病证据不足。此外，患者 CT 提示脾大，门静脉高压，脾静脉增粗，胃壁厚，结合胃镜除外肝硬化胃底食管静脉曲张破裂出血。考虑可能与厚皮性骨膜病相关，完善相关检查后进一步诊治。

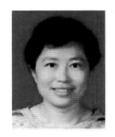

张结，副主任医师，任职于天津医科大学总医院口腔科。中华口腔医学会会员，全国牙周病专委会委员，全国老年口腔医学专委会委员。

口腔科张结副主任医师：患者中年男性，慢性起病，以贫血为主诉。查体发现牙齿畸形。牙齿畸形是指在生长发育过程中由先天的遗传因素或后天的环境因素造成的牙齿、颌骨、颅面的畸形。牙齿畸形的病因分为遗传因素及后天因素。双亲的牙齿畸形可遗传给子女。后天因素包括在胎儿期母亲受到外界因素影响、小儿疾病、人工哺乳时的奶瓶位置及喂养姿势不正确等。

本病例患者牙齿可见龋齿、残冠、残根。追问患者家族史，患者两个女儿存在牙齿畸形。不除外患者牙齿畸形与厚皮性骨膜病遗传相关。

小肠镜、X 线及基因检测。小肠镜（图 2-9）：进入小肠约 30cm，弥漫性不规则溃疡，覆白苔，NBI：周边黏膜水肿，腺管开口增粗，取 4 块组织行病理活检。小肠镜病理回报：（小肠，30cm）黏膜慢性炎症伴急性炎反应及溃疡形成，小肠绒毛结构紊乱、短缩甚至消失，部分腺体轻度非典型增生，未见肉芽肿。双侧肱骨正侧位 + 双侧股骨正侧位 + 双侧尺桡骨正侧位 + 双手正斜位 + 腰胸椎正侧位 + 骨盆正位 + 头颅正侧位：双侧肱骨、尺桡骨、股骨及所示胫腓骨近端骨肥大，骨皮质增厚，骨膜增生，双侧肱骨干下段、双侧股骨干上段髓腔内低密度影，双手掌骨、近中节指骨干不同程度增粗，颅骨及双侧髂骨缘骨皮质增厚，以上考虑厚皮性骨膜病（图 2-10），请结合临床及实验室检查。腰椎曲度变直。骨盆插入部骨质增生。基因检测（图 2-11）：SLCO2A1 基因突变。因经济原因患者拒绝骨髓穿刺。

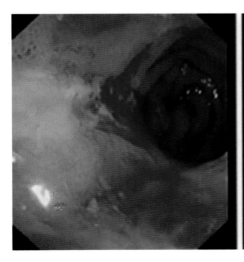
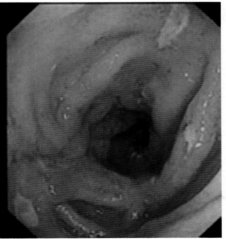

图 2-9 小肠镜

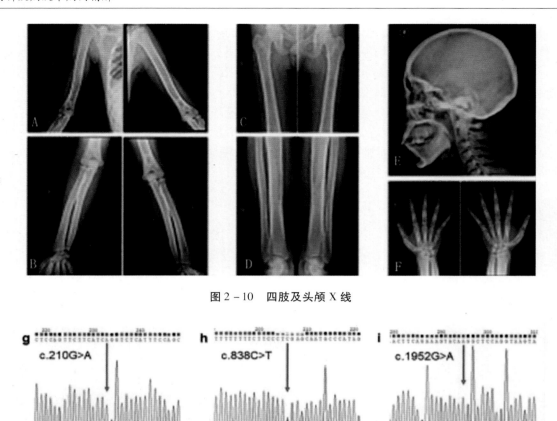

图 2 - 10　四肢及头颅 X 线

c.210G>A　　　c.838C>T　　　c.1952G>A

图 2 - 11 基因检测

八、专家点评

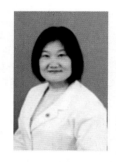

姜葵,医学博士,主任医师,教授,博士生导师。中华医学会消化分会幽门螺杆菌学组委员,中华医学会消化内镜分会肠镜学组委员。擅长幽门螺杆菌及酸相关疾病,消化道早癌。

消化科姜葵主任:小肠溃疡的病因包括药物相关性小肠溃疡(如服用 NSAIDs药物)、肠淋巴瘤、炎性肠病(如克罗恩病)、感染(包括结核、病毒、肠胞浆菌病)、血管相关(血管炎、过敏性紫癜血管炎)、嗜酸细胞性胃肠炎等疾病。少见疾病包括隐源性多灶性溃疡性狭窄性小肠炎(Cryptogenic multifocal ulcerous stenosing enteritis,CMUSE)和 CEAS。CMUSE 是一种发病机制尚不明确的罕见的小肠溃疡性疾病。其临床特征为反复发作的小肠多发浅表溃疡和肠腔硬化狭窄。CEAS 是由 SLCO2A1 基因突变引起的遗传性疾病,其特征在于多种非特异性组织学的小肠溃疡,SLCO2A1 也是厚皮性骨膜病的致病基因。

随着内镜的发展和广泛应用,如双气囊小肠镜和胶囊内镜,使内镜医师能够观察全部小肠的黏膜病变。因此使小肠疾病的诊断率大大提高。但仅靠内镜往往难以将这些疾病区分,特别是克罗恩病和 CEAS,需要借助病理甚至基因检测。克罗恩病是近年来逐渐被消化科医师认识的一种病因尚不十分明确的慢性非特异性炎症性疾病。本病诊断较为困难,要结合病史、内镜、病理、影像学等手段综合评估。克罗恩病为贯穿肠壁各层的增殖性病变,可侵犯肠系膜和局部淋巴结。病变呈节段性或跳跃性,病变黏膜增厚,可见裂隙状深溃疡,黏膜水肿突出,表面呈鹅卵石样改变;肠壁增厚,肉芽肿形成。CT 可见多发节段性、跳跃性病变,管壁明显增厚,且多以肠系膜侧为著,肠腔呈不对称狭窄、管壁分层强化。该患者的溃疡位于进入小肠约 30cm,而克罗恩病好发部位位于回肠末端,内镜下溃疡表现及病理与典型克罗恩病不符合,CT 未见克罗恩病特征性改变,缺乏克罗恩病诊断依据。

CEAS 是一种罕见的、以慢性失血和蛋白流失为特征的常染色体隐性遗传疾病,表现为非特异性小肠溃疡。SLCO2A1 基因已被鉴定为 CEAS 的致病基因,同时也是厚皮性骨膜病一种亚型的致病基因。厚皮性骨膜病患者多见于男性,常在青春期后不久发病。颜面、前额、头部皮肤肥厚,呈皱褶状,手足皮肤也肥厚,四肢骨骼及指骨关节肥大,手指及足趾呈杵状,X 线示骨膜增厚。CMUSE 的典型病理表现为只累及黏膜层和黏膜下层的表浅溃疡,而纤维化和炎性浸润可达到深层组织。部分病例可见黏膜下层纤维化增厚、小静脉增厚、炎性浸润、血栓形成或静脉内膜炎。但 CMUSE 的病理往往无绒毛萎缩、淋巴增殖、巨细胞肉芽肿。该患者皮肤粗糙增厚、杵状指和骨膜增厚,符合厚皮性骨膜病的诊断标准,同时伴有重度贫血和小肠溃疡,小肠病理示绒毛萎缩,基因检测为 SLCO2A1 基因突变,因此诊断为厚皮性骨膜病合并 CEAS。

CEAS 是由 SLCO2A1 基因突变引起的遗传性疾病,其特征在于多种非特异性组织学的小肠溃疡,然而,目前我们对 CEAS 或 PHO 的临床特征知之甚少。CEAS 的临床特征与克罗恩病的临床特征相似,有时难以鉴别。因此,对于临床怀疑患有 CEAS 的患者,推荐对 SLCO2A1 基因进行遗传分析。

九、文献汇总

厚皮性骨膜病又称原发性肥大性骨关节病,是一种罕见的遗传性疾病,发病机制尚不清楚。厚皮性骨膜病可分为常染色体隐性 1 型和 2 型。前者由 HPGD 基因突变引起,于出生后 1 年即发病,无性别差异,PGE2 升高而前列腺素 E 代谢产物(prostaglandin E metabolite,PGE－M)降低;后者由 SLCO2A1 基因突变引起,该基因也称前列腺素转运蛋白,于青春期起病,均为男性,尿 PGE2 和 PGE－M 均升高。厚皮性骨膜病以指杵状、骨膜增生和厚皮为特征。其他临床体征和症状包括皮脂溢出、毛囊炎、多汗症、关节病等。常染色体隐性 1 型和 2 型厚皮性骨膜病在临床表现上有所不同,2 型患者的皮肤表现(皮厚和皮脂性)不如原发性严重,但在骨关节病和疼痛方面较严重,特别是合并先天性心脏病。根据受累组织不同,分为完全型、不完全型和非典型(顿挫型)三种形式。完全型表现为典型的上述三联征;不完全型表现为骨膜增生明显而皮肤增厚不明显;非典型表现为皮肤增厚明显和骨膜增生不明显。据报道,2 型患者比 1 型患者更容易发生胃肠道并发症。

最近 Umeno 等人提出 CEAS,也称为慢性非特异性多发性溃疡性小肠病(chronic nonspecific ulcers of the small intestine,CNSU),不同于克罗恩病和其他已知的炎症性肠病。在他们的研究中,一些 CEAS 患者具有杵状指、皮肤粗糙增厚等符合厚皮性骨膜病诊断的临床表现。有趣的是,所有同时符合 CEAS 和厚皮性骨膜病诊断标准的患者全是男性,而女性 CEAS 患者未发生厚皮性骨膜病。根据这些发现,有学者认为 SLCO2A1 基因突变可能是厚皮性骨膜病和 CEAS 的触发因素,但其他因素(例如性别)可能改变这两种疾病的发展。已证实 SLCO2A1 蛋白在健康人血管内皮细胞的细胞膜上和小肠黏膜的黏膜下层表达,3 例 CEAS 患者中有 2 例证实了 SLCO2A1 蛋白在切除的肠道组织表达缺失,而 22 例克罗恩病或肠白塞病患者中该蛋白表达均为阳性。

目前对于厚皮性骨膜病没有确切根治的特效方法,以对症治疗为主。非甾类抗炎药、糖皮质激素、秋水仙碱等常用于改善关节症状。异维 A 酸可改善患者皮脂腺增生、皮肤粗糙、痤疮等症状。面部皮肤增生影响容貌及功能时,可行整形治疗。双膦酸盐类药物及关节镜下滑膜切除术可改善关节症状。厚皮性骨膜病属自限性疾病,少年及青春期活跃,至成年进入无症状的稳定期(皮肤和骨的进展变化继之 5～20 年),本病预后一般良好。

(消化科:陈　鑫　孙恺蒂　何其瑾)

参 考 文 献

［1］ Matucci – Cerinic M，Lotti T，Jajic I，et al. The clinical spectrum of pachydermoperiostosis(primary hypertrophic osteoar-thropathy). Medicine (Baltimore)，1991，70(3)：208 – 214.

［2］ Castori M，Sinibaldi L，Mingarelli R，et al. Pachydermoperiostosis：an update. Clin Genet，2005，68(6)：477 – 486.

［3］ Uppal S，Diggle CP，Carr IM，et al. Mutations in 15 – hydroxyprostaglandin dehydrogenase cause primary hypertrophic osteoarthropathy. Nat Genet，2008，40(6)：789 – 793.

［4］ Zhang Z，Xia W，He J，et al. Exome sequencing identifies SLCO2A1 mutations as a cause of primary hypertrophic osteo-arthropathy. Am J Hum Genet，2012，90(1)：125 – 132.

［5］ Coggins KG，Coffman TM，Koller BH. The Hippocratic finger points the blame at PGE2. Nat Genet，2008，40(6)：691 – 692.

［6］ Poormoghim H，Hosseynian A，Javadi A. Primary hypertrophic osteoarthropathy. Rheumatol Int，2012，32(3)：607 – 610.

［7］ Oikarinen A，Palatsi R，Kylmäniemi M，et al. Pachydermoperiostosis：analysis of the connective tissue abnormality in one family. J Am AcadDermatol，1994，31(6)：947 – 953.

［8］ Umeno J，Esaki M，Hirano A，et al. Clinical features of chronic enteropathy associated with SLCO2A1 gene：a new entity clinically distinct from Crohn's disease. J Gastroenterol，2018，53：907 – 915.

［9］ Umeno J，Hisamatsu T，Esaki M，et al. Ahereditary enteropathy caused by mutations in the SLCO2A1 gene，encoding a prostaglandin transporter. PLoS Genet，2015，11：e1005581.

［10］ Yamaguchi S，Yanai S，Nakamura S，et al. Immunohistochemicaldifferentiation between chronic enteropathy associated withSLCO2A1 gene and other inflammatory bowel diseases. Intest Res，2018，16：393 – 399.

病例 4 乏力、腹胀和腹痛

一、病例简介

患者，女，70 岁，因"食欲下降 3 个月，乏力、腹胀和腹痛 1 个月"入院。

现病史：患者入院前 3 个月无明显诱因出现食欲下降，未重视。入院前 1 个月出现 7 天未解大便，口服麻仁软胶囊、莫家清宁丸、黑豆茸等药物后便秘腹泻交替，腹胀明显，间断左腹疼痛不适，伴纳差，偶伴恶心，乏力明显，无呕吐、反酸、憋气。患者来我院消化科门诊就诊，查肝功能：ALB 32g/L，GLO 49g/L，GGT 123U/L，Cr 46μmol/L。血常规：WBC 11. 58 × 10^9/L，PLT 367 × 10^9/L，N 75. 7%。肿瘤全项：Fer 235. 93ng/ml，CA – 125 899. 20U/ml，尿常规未见异常。全腹部 CT 平扫：肝周及脾周积液；盆腔大量积液；肠系膜密度增高呈云雾状及索条状并多发小结节影；腹膜弥漫性增厚，周围可见小结节影；脐周腹壁薄弱处腹腔内部分脂肪疝出，考虑脐疝；肝顶区低密度结节影；胆囊壁厚，胆囊结石（图 2 – 12A）。进一步就诊我院急诊，查 ESR 52mm/h，免疫全项 + 风湿：IgG 1860mg/dl，IgM 41. 90mg/dl，CRP 5. 65mg/dl。查腹部 B 超见中量腹腔积液，予腹水穿刺抽取淡黄色液体 1000ml。腹水常规：比重 1. 026，其他细胞 5%，黏蛋白定性（ + + + ）。腹水生化：LDH 138U/L，ADA 10. 1U/L，TP 40g/L，hs – CRP 30. 39mg/L。给予泮托拉唑、乳果糖、莫沙必利、创成药物、托拉塞米治疗。入院前 2 天患者出现低热，多于下午升高，最高达 37. 6℃，完善血清结核抗体和 T – spot 检查，均显示阴性。患者腹胀、腹痛症状稍缓解，为求进一步诊治由急诊转入我科。

既往史和家族史：平素健康状况一般。高血压病史 20 余年，最高 200/100mmHg，口服缬沙坦治疗，血压控制在 150/80mmHg。胆囊结石和脐疝 20 余年。否认冠心病、糖尿病及家族遗传性疾病史。头孢西丁皮试阳性。父亲患胃癌。

体格检查：T 36.8℃，P 92 次/分，R 18 次/分，BP 142/75mmHg。发育正常，营养中等，面容平静，可正常应答，自主体位，查体合作。皮肤巩膜无黄染，无肝掌以及蜘蛛痣。无颈静脉充盈，气管位置居中，胸廓正常，颈部、腋窝下、腹股沟淋巴结未触及明显肿大。无肋间隙增宽，叩诊双肺呈清音，呼吸音清音，未闻及啰音，未闻及哮鸣音，心界叩诊无扩大，心律齐，无杂音。腹膨隆，脐疝，脐周皮疹，腹部移动性浊音（＋），双下肢轻度水肿。

二、辅助检查

入院后查血清 IgG 亚类：IgG4 2.76g/L，肝胆酶、胰酶和肾功能等均无明显异常。

腹部增强 CT：网膜、腹膜及系膜弥漫性增厚，密度增高，系膜多发小淋巴结节影及多发迂曲血管影；脐疝；肝实质强化程度减低，肝顶囊肿；胆囊壁厚，胆囊结石（图 2-12B）。

胸部 CT 平扫：考虑两肺支气管炎；两肺多发磨玻璃密度影，双肺多发散在索条影，考虑慢性炎症，不除外合并感染；心影增大；双侧胸膜增厚；左侧胸腔积液。

超声心动图：主动脉硬化，室壁运动不协调，左室舒张功能减低。

腹穿留取腹水常规：单个核细胞 25%，其他细胞 0%，比重 1.022，黏蛋白定性实验阳性（＋＋＋），有核细胞计数 1900×10⁶/L。腹水生化：TP 37g/L，LDH 187.0U/L，ADA 11.1U/L，hs-CRP 25.79mg/L。腹水病理：可见核异质细胞。

肠镜检查：结肠多发息肉。病理：（肠镜 90cm）管状腺瘤，腺体呈低级别上皮内瘤变，（肠镜 40cm）符合增生性腺瘤性混合性息肉，部分腺体轻度非典型增生。

胃镜检查：食管中度静脉曲张，慢性胃炎。

妇科 B 超：萎缩子宫，宫腔少量积液，盆腹腔积液。

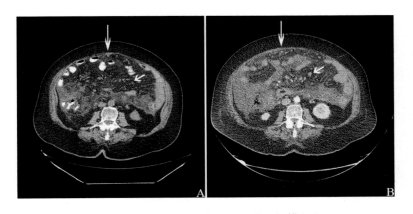

图 2-12　腹部 CT 平扫（A）和增强扫描（B）

注：肠系膜结节样增厚，密度增高（短箭头），腹膜弥漫性增厚，周围可见小结节影（长箭头）

三、初步诊断

1. 腹水原因待查　感染？肿瘤？免疫相关性？
2. 胆囊结石。
3. 脐疝。
4. 高血压病 3 级（很高危）。

四、治疗经过

患者入院后予以抑酸、抗感染、利尿、通便、补液、营养支持等对症支持治疗，不适症状有所缓解，但仍有腹胀和纳差。此外，患者腹水的原因未明确。

五、陈鑫主治医师分析病例

病例特点如下：①老年女性，慢性起病；②食欲下降3月，乏力、腹胀和腹痛1个月；③腹部B超示中量腹水，腹水化验提示为渗出液。

对于此患者，明确腹水的原因是解决患者目前诊断以及治疗的关键问题。胸CT平扫考虑两肺支气管炎，两肺多发磨玻璃密度影，双肺多发散在索条影，考虑慢性炎症，不除外合并感染；化验CRP、ESR升高，白细胞、中性粒细胞升高。不除外感染因素，需进一步完善腹水培养等协助诊治。

腹部CT示网膜、腹膜及系膜弥漫性增厚，密度增高，系膜多发小淋巴结节影及多发迂曲血管影；患者有肿瘤家族史。不能除外肿瘤可能，必要时PET-CT进一步协助诊断。

免疫全项示IgG和IgG4升高，另外网膜、腹膜及系膜弥漫性增厚。不能除外免疫相关性疾病，必要时腹膜穿刺活检。

六、MDT讨论目的

1. 明确腹水的原因 感染？肿瘤？免疫相关性？
2. 下一步的诊疗？

七、多学科会诊意见

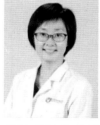

张琳琳，博士，副主任医师，任职于天津医科大学总医院肿瘤科。中国中西医结合学会身心专业委员会委员，天津医科大学总医院"新世纪人才"。擅长各种常见恶性实体肿瘤的化疗和靶向治疗等。

肿瘤科张琳琳副主任医师：患者老年女性，食欲下降、乏力、腹胀和腹痛，腹部CT示网膜、腹膜及系膜弥漫性增厚，密度增高，系膜多发小淋巴结节影及多发迂曲血管影，患者有消化道肿瘤家族史，此外肿瘤标志物CA-125高，故不能除外转移性腹膜肿瘤可能。

转移性腹膜肿瘤临床多见，是癌细胞经血路腹膜转移或腹膜直接种植生长所致。转移性腹膜肿瘤主要发病部位是腹腔内器官，以卵巢癌和胰腺癌最多，其次为胃、子宫、结肠及淋巴系统。腹腔转移肿瘤因其来源组织及肿瘤病理性质的不同而有不同表现。除原发肿瘤的表现外，转移性腹膜肿瘤主要表现为腹水、腹胀、腹痛、贫血和体重减轻。

回到本病例，患者虽有消化道肿瘤家族史，且肿瘤标志物CA-125高，但胃肠镜和妇科B超检查均未发现明显异常，故暂不支持转移性腹膜肿瘤的诊断，需完善腹水沉渣检查，必要时PET-CT进一步协助诊断。

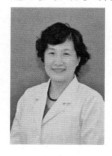

张旭红，副主任医师，任职于天津医科大学总医院妇产科。擅长宫颈癌、卵巢癌等妇科肿瘤的手术治疗、放疗和化疗。

妇产科张旭红副主任医师：患者血清CA-125高，提示妇科肿瘤可能。CA-125是1981年由Bast等从上皮性卵巢癌抗原检测出可被单克隆抗体OC125结合的一种糖蛋白，来源于胚胎发育期体腔上皮，在正常卵巢组织中不存在，因此最常见于上皮性卵巢肿瘤（浆液性肿瘤）患者的血清中，其诊断的敏感性较高，但特异性较差。

血清CA-125升高的临床意义：①卵巢癌病人血清CA-125水平明显升高，化疗和手术有效者CA-125水平很快下降。若有复发时，CA-125升高可先于临床症状之前；②其他非卵巢恶性肿瘤也有一定的阳性率，如乳腺癌、胰腺癌、胃癌、肺癌、结肠直肠癌及其他妇科肿瘤；③非恶性肿瘤，如子宫内膜异位症、盆腔炎、卵巢囊肿、胰腺炎、肝炎、肝硬化等虽有不同程度升高，但阳性率较低；④在胸腹水中发现有 CA-125 升高，羊水中也能检出较高浓度的 CA-125；⑤早期妊娠的头 3 个月内，也有 CA-125 升高的可能；⑥盆腹腔结核 CA-125 也会呈数十倍升高。

回到本病例，患者血清 CA-125 虽高，但患者绝经后无阴道异常出血，妇科 B 超检查亦未发现异常，故暂排除妇科肿瘤可能，患者血清 CA-125 升高可能与腹水有关。腹水检查目前均未见肿瘤细胞，可再行腹水沉渣检测。

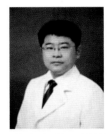

赵新，硕士，副主任医师，任职于天津医科大学总医院影像科。获天津市科学技术进步三等奖 1 项，天津市抗癌协会肿瘤影像专业委员会委员。从事影像诊断工作近 20 年，擅长消化、泌尿及生殖系统影像诊断。

影像科赵新副主任医师：患者腹部 CT 示网膜、腹膜及系膜弥漫性增厚，密度增高，系膜多发小淋巴结节影及多发迂曲血管影。PET-CT 进一步示腹膜多发不规则结节样增厚，代谢异常增高，考虑恶性病变，腹膜原发浆液性乳头状癌不除外；腹膜多发淋巴结影，代谢异常增高，考虑转移可能性大（图 2-13）。影像学提示腹膜原发浆液性乳头状癌。腹膜原发浆液性乳头状癌是指原发于腹膜间皮的恶性肿瘤，呈多灶性生长，临床少见。组织学特征与原发于卵巢的分化程度相同的同类型肿瘤相一致，而卵巢本身正常或仅浅表受累。其影像学表现与腹膜转移瘤相似，但其他脏器内未见原发灶。CT 平扫常提示腹腔积液，腹膜不规则增厚，多可见增大的淋巴结；增强 CT 常提示病灶处结节中度强化，增大的淋巴结表现为均匀的轻中度强化；PET-CT 常提示腹膜不规则结节样增厚和多发淋巴结影，代谢异常增高。

回到本病例，患者胃肠镜和妇科 B 超均未发现明显异常，排除转移性腹膜肿瘤，影像学表现符合腹膜原发浆液性乳头状癌，建议进一步普外科诊治。

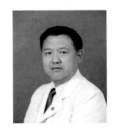

逯宁，副主任医师，副教授，任职于天津医科大学总医院普外科。长期从事腹部脏器移植的实验研究和外科危重症的治疗。曾任中华医学会外科学会手术学组委员，天津医学会肝病学会委员，擅长消化系统肿瘤及外科危重症的治疗。

普外科逯宁副主任医师：患者老年女性，因食欲下降、乏力、腹胀和腹痛入院，PET-CT 提示腹膜原发浆液性乳头状癌。该肿瘤起病缓慢而隐袭，早期多无自觉症状，当肿瘤生长到一定大小或累及其他器官后方出现临床症状。腹痛、腹胀、腹围增大是最常见 3 大症状，腹痛不剧烈，只觉腹部胀感或不适感。主要体征是腹部包块与腹水，腹部包块常较大，边界不清，腹水增长迅速，多为血性。因无特异性诊断方法，术前误诊率较高，直至术中见腹膜广泛瘤结节，而卵巢肉眼正常或浅表受侵方得诊断。诊断主要依靠 B 超、CT、腹水细胞学检查，确诊须经剖腹探查腹膜活检。治疗主要为手术切除，应力争彻底切除肿瘤，不能彻底切除者应行减瘤手术力争残余瘤在 2cm 以内，必须强调双侧卵巢同时切除，以观察卵巢病变情况；化疗药物以卵巢癌方案为好，即以顺铂为主的方案。

回到本病例，结合患者入院相关检查，考虑恶性病变可能性大，需进一步行超声引导下腹腔穿刺活检术明确诊断。为减轻腹腔肿瘤负荷，同时减少腹水量，可予顺铂针腹腔灌注化疗，必要时经剖腹探查腹膜活检。

患者转入普外科：超声引导下腹腔穿刺活检术未明确肿瘤的诊断，为减轻腹腔肿瘤负荷和减少腹水量，予顺铂针 50mg 腹腔灌注化疗，待身体基本情况改善后无明显手术禁忌证，行全麻下开腹探查、大网膜切除活检、肠系膜结节切除活检、脐疝修补、腹腔引流术，术中未发现明显肿瘤病灶。

术后病理：大网膜和肠系膜有大量淋巴细胞和浆细胞浸润并纤维化；免疫组化染色示大量 IgG4 阳性浆细胞浸润（45/HPF），IgG4/IgG 为 50%；弹性纤维染色示闭塞性静脉炎（图 2-14）。基于临床，影像学和组织病理学的发现，确诊为 IgG4 相关性疾病。口服泼尼松 40mg 每天，治疗 2 周后剂量逐渐减量，4 周后患者症状明显改善，炎症标志物，血清 IgG 和 IgG4 恢复正常。随访 16 个月后，患者仍处于临床和生化缓解期，无复发或其他器官受累。

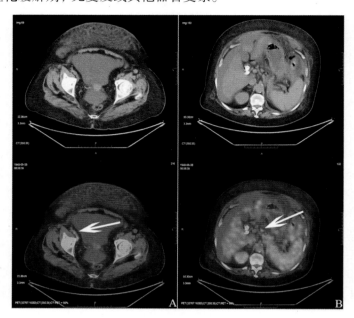

图 2 – 13 腹部 FDG – PET/CT

注：腹膜弥漫性增厚（图 A，箭头）和多发肿大的淋巴结影（图 B，箭头），代谢异常增高

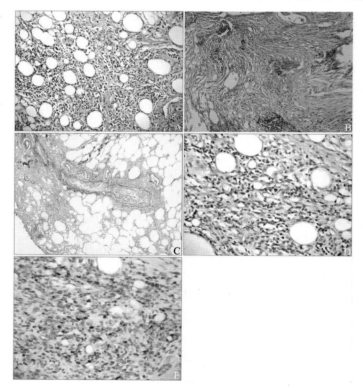

图 2 – 14 组织病理

注：大量淋巴细胞及浆细胞浸润伴纤维化（图 A、图 B 苏木精伊红染色，200×），闭塞性静脉炎（图 C，弹性纤维染色，200×）。可见大量 IgG 阳性（图 D）和 IgG4 阳性（图 E）浆细胞浸润（免疫组化染色，400×）

八、专家点评

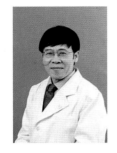

吕宗舜,主任医师,教授,硕士生导师,任职天津医科大学总医院消化科。中华医学会内科学分会常务委员,天津市内科学会副主任委员,天津市中西医结合学会消化专业委员会常务委员。擅长消化系疾病诊断、治疗及消化内镜下疾病的诊治。

腹水的形成是腹腔内液体的产生和吸收失去动态平衡的结果,每种疾病腹水的形成机制是几个因素联合或单独作用所致。全身性因素包括血浆胶体渗透压降低、钠水潴留和内分泌障碍。局部因素包括液体静水压增高、淋巴流量增多回流受阻、腹膜血管通透性增加和腹腔内脏破裂。

腹水是多种疾病的表现,根据其性状、特点,通常分为漏出性、渗出性和血性三大类。漏出性腹水常见原因有肝源性、心源性、静脉阻塞性、肾源性、营养缺乏性、乳糜性等;渗出性腹水常见原因有自发性细菌性腹膜炎,继发性腹膜炎(包括癌性腹水),结核性腹膜炎,胰源性、胆汁性、乳糜性真菌性腹膜炎等;血性腹水常见原因有急性门静脉血栓形成、肝细胞癌结节破裂、急性亚大块肝坏死、肝外伤性破裂、肝动脉瘤破裂、宫外孕等。

本例患者为老年女性,慢性起病,以食欲下降、乏力、腹胀和腹痛为主诉,腹部 B 超示中量腹水,结合腹水化验考虑为渗出液。入院后初步考虑腹水的原因为感染性、肿瘤性或免疫性。经过多学科会诊,进一步完善相关检查以及剖腹探查腹膜活检后,最终确诊为免疫球蛋白 G4 相关性疾病(IgG4 – RD)。

IgG4 – RD 是一组近年来新被定义的自身免疫性疾病,可以累积全身多脏器,多伴血清 IgG4 水平增高。该病主要的组织病理表现为以 IgG4 阳性浆细胞为主的淋巴浆细胞浸润,并伴有席纹状纤维化、阻塞性静脉炎、嗜酸性粒细胞浸润。IgG4 – RD 累及某些器官如胰腺和肝脏,常被误诊为肿瘤。本例 IgG4 – RD 累及腹膜,极为罕见,影像学检查提示腹膜原发浆液性乳头状癌,最后经剖腹探查腹膜活检后被确诊。

九、文献汇总

IgG4 – RD 是一种由免疫介导、可在全身不同器官发生的纤维炎症性病变,表现为大量 IgG4 阳性淋巴细胞和浆细胞浸润,进而引起脏器肿大、增厚或结节形成,并倾向于形成肿块性损害。IgG4 – RD 患者大多伴有血清和组织 IgG4 水平升高。

IgG4 – RD 可同时或先后累及机体各个器官并产生相应症状,其临床表现多样化。患者大多以亚急性起病,常因肿块性损害而就诊,提示 IgG4 – RD 的可能,进一步检查后可确诊。目前认为该病最常累及的消化系统器官为唾液腺和胰腺。本病例为 IgG4 – RD 累及腹膜,极为罕见。PubMed 检索显示,仅有 16 例 IgG4 – RD 累及腹膜。

组织病理学检查是诊断 IgG4 – RD 的金标准,优于细胞学检查,但需足量取样。大体可见受累脏器肿胀,出现肿块或结节,甚至影响脏器功能。IgG4 – RD 病理学检查有 4 个重要表现:①致密的淋巴细胞和浆细胞浸润(近 100%);②席纹状纤维化(约 74%),这是一种非常见的胶原沉积形式;③闭塞性静脉炎(约 40%);④轻中度的组织嗜酸性粒细胞浸润(约 40%)。病理学检查结合免疫组化染色结果(组织 IgG4$^+$ 浆细胞浸润)强烈提示 IgG4 – RD。然而纤维化较严重的患者 IgG4 浆细胞数量亦可减少,此时 IgG4/IgG 比值的诊断价值凸显,该比值 >40% 时强烈提示 IgG4 – RD。因各脏器受累所出现的临床表现并不一致,诊断标准尚未有定论。

2012 年日本学者提出适用于 IgG4 – RD 的综合性诊断标准:①体检或辅助检查提示 1 个或多个器官弥漫性或局限性增大、增厚、水肿或呈结节状;②血清 IgG4 水平 >135mg/dl;③病理学检查可见明显的淋巴细胞或浆细胞浸润以及纤维化,IgG4/IgG >40%,IgG4$^+$ 浆细胞 >10/HPF。以上标准均满足即可确诊。

部分 IgG4 – RD 患者可自行缓解,或长期处于无进展状态而无需治疗。对泪腺或唾液腺病变,如症状不明显，应予观察而暂不治疗，但对重要脏器受累者需尽早并积极处理。治疗有效者宜维持治疗，以减少复发。目前糖皮质激素仍是最主要的治疗药物，专家共识推荐其作为 IgG4 - RD 的一线治疗方案，30 ~40mg/d 泼尼松龙维持 2 ~4 周用于诱导缓解。经 4 周诱导缓解治疗，需经 3 ~6 个月缓慢减量至 2.5 ~5.0mg/d 的小剂量继续维持治疗 3 年。对于传统的免疫抑制剂，如硫唑嘌呤、甲氨蝶呤等，常用作协助激素减量。此外，利妥昔单抗通过靶向清除 $CD20^+$ B 淋巴细胞，对多数 IgG4 - RD 有较好的治疗效果。部分患者为尽快缓解梗阻、压迫症状并获取病变组织以行病理学检查，或因占位性病变考虑恶性肿瘤，可能需行手术治疗。

　　IgG4 - RD 患者继发恶性肿瘤的风险较正常人稍高，部分患者可因脏器功能衰竭而死亡，少数患者可不经治疗自行改善病情，因此对多数患者应予以长期积极治疗。IgG4 - RD 常于诱导缓解阶段复发，且就诱导缓解后是否需长期维持治疗尚无定论。总之，糖皮质激素仍是诱导缓解和维持治疗的首选。

（消化科：朱兰平　陈　鑫）

参 考 文 献

[1] Miyabe K, Zen Y, Cornell LD, et al. Gastrointestinal and extraintestinal manifestations of IgG4 - related disease. Gastroenterology, 2018, 155: 990 - 1003.

[2] Brito - Zerón P, Ramos - Casals M, Bosch X, et al. The clinical spectrum of IgG4 - related disease. Autoimmun Rev, 2014, 13(12): 1203 - 1210.

[3] Deshpande V, Zen Y, Chan JK, et al. Consensus statement on the pathology of IgG4 - related disease. Mod Pathol, 2012, 25(9): 1181 - 1192.

[4] Okazaki K, Umehara H. Are Classification Criteria for IgG4 - RD Now Possible? The Concept of IgG4 - Related Disease and Proposal of Comprehensive Diagnostic Criteria in Japan. Int J Rheumatol, 2012, 2012: 357071.

[5] 罗清清，陈胜良. 消化系统的 IgG4 相关性疾病. 胃肠病学，2015, 23(1): 45 - 48.

[6] Khosroshahi A, Wallace ZS, Crowe JL, et al. Second International Symposium on IgG4 - Related Disease. International Consensus Guidance Statement on the Management and Treatment of IgG4 - Related Disease. Arthritis Rheumatol, 2015, 67(7): 1688 - 1699.

病例 5　恶心、呕吐伴乏力

一、病例简介

　　患者，男，32 岁，无业，主因"恶心、呕吐伴乏力 11 年，加重 3 个月"入院。

　　现病史：患者于入院前 11 年间断出现活动后恶心、呕吐，呕吐物为胃内容物，无酸臭味，吐后乏力，伴喘息、心悸，无便秘，就诊于当地医院，查血常规、肝肾功能、心电图、头 CT 及腹部 B 超未见明显异常，行胃镜检查示慢性胃炎，诊断呕吐待查、慢性胃炎，予抑酸、促动力及对症治疗，患者 11 年来前述症状反复发作，1 ~2 次/年，无明显诱因，无进行性加重，患者情绪差，曾因某药物诱发休克抢救 1 次（具体不详），血气示代谢性酸中毒，乳酸 15mmol/L，多次行胃镜检查示慢性胃炎，诊断呕吐待查、慢性胃炎、重症肌无力？焦虑抑郁状态，予抑酸、促动力及抗焦虑抑郁治疗，患者入院前 3 个月情绪波动及劳累后出现恶心呕吐，程度、频率均较前加重，伴腹胀、乏力，休息后部分缓解；排气、排便正常，于当地医院查血常规、肝功能、电解质、血糖、甲状腺功能未见异常，予促动力、抗焦虑抑郁治疗,效果不佳。现为求进一步诊治收入院。自患病以来,患者食欲欠佳,情绪不佳,二便大致正常,体重近期无著变。

既往史:既往体健,否认肝炎、结核等传染病史,否认高血压、糖尿病、冠心病等病史,否认手术外伤史,否认食物药物过敏史,否认输血史。育有1子,孩子及爱人体健,否认家族性遗传病史。

体格检查:T 36.5℃,P 98次/分,R 18次/分,BP 127/68mmHg。发育正常,贫血貌,睑结膜苍白,双上肢肌力Ⅴ级,双下肢近端肌力Ⅳ级,远端肌力Ⅲ级;肌张力低;双上肢腱反射(+),双下肢腱反射(-),双侧巴氏征(-);四肢远端痛觉过敏,关节位置觉正常,未见肌肉萎缩,余体征均阴性。

二、辅助检查

血常规:WBC $4.4 \times 10^9/L$, Hb 117g/L, MCV 96.7fl(参考值范围82~100fl), PLT $129 \times 10^9/L$。血液三项:铁蛋白180.68ng/ml,叶酸4.24ng/ml,维生素B_{12} 83ng/ml(参考值范围187~883ng/ml);乳酸4.2mmol/L(参考值范围0.5~1.6mmol/L)。

肝肾功能、电解质、凝血功能、尿便常规、血氨、乙丙肝、血糖、血脂、肌酶、BNP、游离甲功、甲状旁腺素、肾上腺皮质功能、性激素、免疫全项、风湿抗体、免疫固定电泳、血锌均无异常。

胸部CT平扫:①两肺散在索条影,考虑慢性炎症,不除外感染性病变;②两肺透过度不均匀减低,考虑小气道病变或肺血分布不均;③两肺间质纹理增多;④心影饱满;⑤双肺少量胸腔积液。

超声心动图:二尖瓣反流(轻度)、三尖瓣反流(轻度)。

全腹CT平扫:①胃充盈不佳,壁厚,请结合临床及内镜检查;②胆囊壁厚,密度不均,请结合超声检查;③脾大;④肠系膜及腹主动脉旁多发淋巴结,部分轻度肿大;⑤膀胱充盈欠佳,壁厚,请结合超声检查。

头部MR平扫:脑质未见确切异常;脑电图:正常范围;肌电图:上下肢均存在周围神经损害,以感觉为主,轴索受累为著。

三、初步诊断

1. 呕吐原因待查　消化系统疾病?(器质性疾病?功能性胃肠病?)神经系统疾病?代谢及内分泌系统疾病?精神心理疾病?

2. 焦虑抑郁状态。

四、治疗经过

患者入院后,给予初步治疗:甲钴胺补充维生素B_{12}、维生素B_6缓解恶心呕吐症状,氟哌噻吨美利曲辛片缓解焦虑抑郁状态。经过初步治疗后,患者恶心呕吐症状缓解,但恶心呕吐及肌无力病因未明。

五、赵威主治医师分析病例

患者病例特点如下:①青年男性,慢性病程;②以恶心、呕吐及乏力为主诉;③查体贫血貌,睑结膜苍白,双下肢近端肌力Ⅳ级,远端肌力Ⅲ级,肌张力低。

患者血压不低,血电解质在正常范围,缺乏Addison's病和其他肾上腺功能不全等代谢紊乱的证据;正常的血糖水平使得糖尿病酮症酸中毒的可能性亦不大;免疫全项、风湿抗体均阴性,结缔组织病证据暂不充分;患者既往汽车维修工作史,而此次入院血铅正常,亦缺乏中毒相关证据;影像学和脑电图没有显示占位性病变或癫痫发作的证据;当然,功能性恶心和呕吐障碍,如周期性呕吐综合征或慢性恶心呕吐综合征,也应考虑在内,但首先应排除器质性病因。

患者肌无力症状明显,肌电图提示周围神经病变,且维生素B_{12}水平显著低于正常,而维生素B_{12}缺乏症常见的神经表现包括感觉异常、虚弱、步态异常和行为改变。维生素B_{12}缺乏的常见原因包括营养不良(例如限制饮食或某些药物)、吸收受损(例如炎症性肠病或萎缩性胃炎)和消耗过度。该患者饮食均衡,既往体健,无特殊病史,故考虑吸收受损的可能性大。虽然贫血是维生素B_{12}缺乏的典型表现之一，但维生素 B_{12} 缺乏难以解释患者长达 2 个月的贫血，这说明贫血可能另有隐情。

回顾病史，我们发现患者既往乳酸高达 15mmol/L，入院后乳酸水平亦持续高于正常上限，这与线粒体疾病临床表现相似，尤其是线粒体肌病，其特征是近端肌病，运动性肌肉疼痛和疲劳。结合患者症状考虑不除外该病，建议行肌肉活检术及基因检测。同时，我们请多学科会诊以指导下一步诊疗。

六、MDT 讨论目的

1. 患者恶心呕吐及肌无力的可能病因？
2. 患者肌无力症状仍未明显缓解，如何治疗？

七、多学科会诊意见

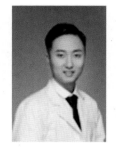

张楠，张楠，博士，主任医师，博士研究生导师，任职于天津医科大学总医院神经内科。担任中国老年保健协会阿尔茨海默病分会常务委员兼副秘书长。擅长痴呆和认知障碍相关疾病的精准诊断、药物治疗和康复训练；缺血性脑血管病的诊治。

神经内科张楠主任医师：患者青年男性，以恶心、呕吐及乏力为主诉，中枢性呕吐的神经系统疾病包括颅内感染、脑血管疾病、颅脑损伤及癫痫持续状态等，而本患者无发热，头部 MR 平扫提示脑质未见确切异常，且脑电图也在正常范围，追问病史，患者既往脑脊液检查亦无明显异常，结合患者症状及体征，考虑不能除外线粒体脑肌病。线粒体脑肌病包括：①慢性进行性眼外肌麻痹，患者多在儿童期发病，首发症状为眼睑下垂和眼肌麻痹，缓慢进展为全眼外肌麻痹、眼球运动障碍，也可出现咽部肌肉和四肢无力；②Kearns‑Sayre 综合征，患者多在 20 岁前发病，病情进展较快，常死于心脏病，临床表现包括慢性进行性眼外肌麻痹、视网膜色素变性、心脏传导阻滞，及平衡性差、走路不协调、神经性耳聋等神经系统表现；③线粒体脑肌病伴高乳酸血症和卒中样发作，患者多在 40 岁前发病，病情会逐渐加重，表现为中风样发作伴偏瘫、偏盲或皮质盲、偏头痛、恶心、呕吐、反复癫痫发作、智力低下、身材矮小、神经性耳聋等；④肌阵挛性癫痫伴肌肉破碎红纤维，患者多在儿童期发病，有家族史，表现为肌阵挛性癫痫发作、小脑性共济失衡，常合并智力低下、听力障碍和四肢近端无力。回到本病例，该患者 21 岁发病，具有恶心、呕吐及肌无力症状，化验示乳酸水平持续高于正常，故不能除外线粒体脑肌病，需进一步完善基因检测、肌肉活检以明确诊断。

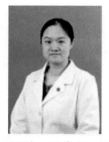

王瑜，博士，副主任医师，任职于天津医科大学总医院内分泌代谢科。长期从事糖尿病发病机制、预防糖尿病及其急慢性并发症的相关研究，承担天津医科大学的教学任务及临床教学工作，擅长糖尿病、甲状腺疾病、血脂异常、高血压等疾病的诊治。

内分泌代谢科王瑜副主任医师：患者青年男性，恶心、呕吐病史 11 年，临床上常见的糖尿病酮症酸中毒、甲状腺危象、甲状旁腺危象、肾上腺皮质功能不全、低血糖、低钠血症等均可出现恶心、呕吐，而在本病例中，患者血电解质、血糖、尿酸、尿常规、血脂、游离甲状腺功能、甲状旁腺素、肾上腺皮质功能、性激素及垂体 MRI 均未见明显异常，未发现可解释症状的内分泌疾病线索，建议继续监测患者血常规、乳酸水平。

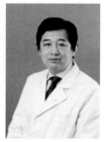

戚峰，博士生导师，教授，任职于天津医科大学总医院普通外科。担任医大总医院空港医院综合外科科主任，医大总医院外科教研室常务副主任。长期从事普通外科的临床、教学和科研工作，尤其注重于胃肠外科的临床治疗和基础研究。

普通外科戚峰教授：患者恶心、呕吐，引起恶心、呕吐的病因很多，胃、十二指肠疾病，如胃炎、消化性溃疡、急性胃扩张、幽门梗阻、十二指肠壅滞症等；肠道疾病，如急性阑尾炎、肠梗阻、急性出血坏死性肠炎等；肝胆胰疾病，如肝炎、肝硬化、胆囊炎、胰腺炎等；腹膜及肠系膜疾病，如急性腹膜炎，均可出现反射性呕吐。回到本病例，患者腹部 CT 未提示梗阻、胰腺炎等证据，患者有排气、排便，无隔夜宿食，不伴发热、腹痛、腹泻、寒战、黄疸等症状，且呕吐与进食无明显关联，故暂不支持外科疾病所致的恶心、呕吐及相关症状，但仍需密切监测病情进展，进一步查明病因。

会诊结束后，完善相关检查，取肌肉活检行光镜病理诊断示：（左三角肌）送检骨骼肌组织形态考虑肌源性损害；电镜诊断：电镜下见肌原纤维排列基本规则，局部肌膜皱缩呈锯齿状，余未见特异超微结构病理改变；代谢性肌病基因检测（图 2 - 15）：检测到受检者携带 MUT 基因一个杂合致病性变异和一个杂合可疑致病性变异，考虑 mut 型甲基丙二酸血症；血同型半胱氨酸：正常；血有机酸：丙酰肉碱/乙酰肉碱 0.38（参考值范围：0.02 ~ 0.2）；尿有机酸：甲基丙二酸 - 2 14.9（参考值范围：0 ~ 1）。

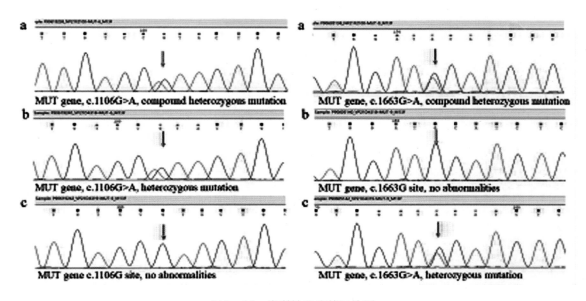

图 2 - 15　代谢性肌病基因检测

注：图 a：MUT 基因 c.1106G > A 和 MUT 基因 c.1663G > A。该患者存在复合杂合突变。图 b：MUT 基因的 c.1106G > A 出现杂合突变，而 MUT 基因 c.1663G 位点在其父亲体内无异常。图 c：c.1106G 位点正常，但 c.1663G > A 在其母亲体内出现杂合突变。[c. 是编码序列（Coding sequence）的缩写]

胃镜：胃体黏膜光滑，色泽红润，小弯可见 0.3cm × 0.3cm 息肉样隆起（图 2 - 16A），诊断慢性胃炎、胃息肉样隆起，超声胃镜：肿物位于黏膜下层，混杂不均匀回声，切面大小 0.3cm × 0.3cm，诊断慢性胃炎、胃体黏膜下肿物；胃体黏膜下肿物遂行 EMR 切除术，术后病理：（胃体）神经内分泌肿瘤（图 2 - 16B），G_2；免疫组化染色示肿瘤细胞呈 CgA、Syn、CD56、CK 阳性，CD20、CD3 阴性，Ki - 67 index 约 5%。胃底活检示萎缩性胃炎（图 2 - 16C）。胃活检标本的免疫组化染色显示内因子抗体阳性（图 2 - 16D 和图 2 - 16E）。血清抗胃壁细胞抗体 IgG（ + ），抗内因子抗体 IgG（ + ），胃泌素 77.4pg/ml（参考值范围 28.1 ~ 106.5pg/ml）。

继续予甲钴胺、黛力新及左卡尼汀治疗，治疗 1 个月后患者恶心、呕吐明显减轻，乏力较前明显缓解，精神状态良好，食欲可，四肢肌力恢复至 V 级，躯体感觉异常消失，复查血及尿有机酸，下降至正常范围，5 个月后复查血常规示血红蛋白上升趋势，维生素 B_{12} 水平恢复正常，患者转回当地继续上述药物治疗。

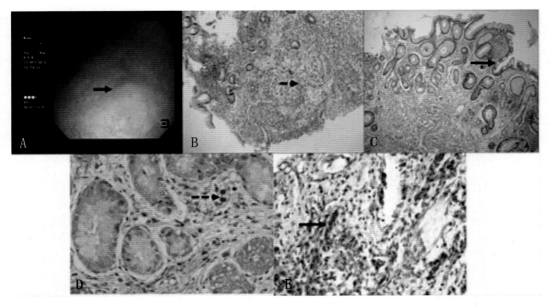

图 2 - 16　胃镜及病理

注：图 A：胃镜下胃体处一息肉样隆起，直径 0.3cm（实线箭头）；图 B：组织学表现为胃神经内分泌肿瘤（虚线箭头）（苏木精、伊红染色，×40 放大）；图 C：杯状细胞形成（实线箭头）（苏木精、伊红染色，×100 放大）；图 D：免疫组化分析：重组抗内因子抗体阳性（虚线箭头）（×400 放大）；图 E：胃神经内分泌肿瘤细胞的重组抗内因子抗体阳性（实线箭头）（×400 放大）

八、专家点评

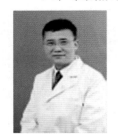

刘文天，主任医师，教授，博士生导师，天津医科大学总医院消化科副主任。中华医学会消化疾病学分会第八届常务委员，中华消化杂志编委，中华保健医学杂志编委。擅长内镜诊疗技术（包括胃镜、肠镜、超声内镜及小肠镜下消化道出血治疗及早期胃肠肿瘤切除）。

消化科刘文天主任医师：甲基丙二酸血症，由 Oberholzer 等率先发现并报道，是一种遗传异质性的代谢性疾病。根据表型，该病可分为两种形式：一种是单独性甲基丙二酸血症，这与下列四种突变基因（MUT、MMAA、MMAB 和 CD320）中的某种分型有关，对应的疾病分型为 mut、cblA、cblB 和 Tcblr，这些基因编码甲基丙二酸代谢的酶；另一种是甲基丙二酸血症和同型半胱氨酸尿症，这与下列五种突变基因（MMACHC、MMADHC、MBRD1、HCFC1 和 ABCD4）中的某种分型有关，对应的疾病分型为 cblC、cblD、cblF、cblX 和 cblJ，这些基因编码钴胺素酶（cbl、维生素 B_{12}）的新陈代谢。该病为常染色体隐性遗传，任何上述基因缺陷均会导致甲基丙二酸产生过多，从而发生甲基丙二酸血症。

甲基丙二酸血症的饮食治疗包括高糖和低蛋白饮食。左旋肉碱可以弥补二次肉碱缺乏症。此外，所有疑似病人均应予维生素 B_{12} 试验性治疗。当然，目前有许多新的基因组疗法，包括基因添加、基因组编辑和系统 mRNA 治疗等，这些均在甲基丙二酸血症的治疗中显示出巨大的前景。

自身免疫性萎缩性胃炎，是慢性萎缩性胃炎中的一种类型，由于其自身免疫性损伤发生在壁细胞，导致内因子分泌受损，这是维生素 B_{12} 缺乏的一个重要原因。自身免疫性萎缩性胃炎常见于妇女和老年人，内因子抗体阳性是自身免疫性萎缩性胃炎的特征。虽然自身免疫性萎缩性胃炎众所周知，但其潜在的肿瘤的并发症却很少有人关注。指南推荐萎缩性胃炎患者应每 3～5 年进行一次内镜随访，以期早期发现胃神经内分泌肿瘤。

九、文献汇总

甲基丙二酸血症是一种新生儿先天性有机酸代谢异常性疾病，在中国的发病率为 1:（250 000 ~ 48 000）。大多数患者在出生后不久就会出现病情急剧恶化和代谢性酸中毒。由于罕见的发病率和广泛的临床表现，成人的甲基丙二酸血症很难诊断，且相关报道少见。溶血性尿毒症综合征、肺动脉高压、精神症状、认知能力下降和共济失调是幼儿甲基丙二酸血症的主要特征，而在成人中，除了认知障碍和共济失调，血栓栓塞事件和神经病变是主要症状。

甲基丙二酸血症的诊断是基于甲基丙二酸水平升高和基因型分析。人类 MUT 基因中有近 250 个可导致甲基丙二酸血症的有害突变位点，但目前只有 1 例报道 MUT 基因突变导致的成人型甲基丙二酸血症。在本例患者中发现的两种有害突变，虽然先前有过相关报道，但均为幼儿期发病。而这是第一例成年发病（21 岁）伴有 c. 1106 G > A 和 c. 1663 G > A 复合杂合突变和错义突变的甲基丙二酸血症，比文献报道的晚发病 12 ~ 20 年。

胃神经内分泌肿瘤有 4 种类型：Ⅰ 型与自身免疫性萎缩性胃炎相关，表现为多发小病变；Ⅱ 型通常在多发性内分泌肿瘤 1 相关的胃泌素瘤的患者中发现，可导致 Zollinger - Ellison 综合征；Ⅲ 型为散发性病变，最有可能发生转移；Ⅳ 型为低分化神经内分泌癌。所有的 Ⅱ 型、17% ~ 73% 的 Ⅰ 型和 25% ~ 50% 的 Ⅲ 型均与多发性内分泌肿瘤 - 1 基因的杂合性缺失有关，该基因型与 MUT 基因的关系尚不清楚，有待进一步研究。

据报道，在自身免疫性萎缩性胃炎患者中，有 0.4% 的患者会发生 Ⅰ 型胃神经内分泌肿瘤。一种可能的发生机制是高胃泌素血症，会导致肠嗜铬细胞样增生，并最终发展为神经内分泌肿瘤。有研究显示，慢性萎缩性胃炎患者发生 Ⅰ 型胃神经内分泌肿瘤的独立危险因素为男性、嗜铬粒蛋白 A 水平 > 61 U/L 和存在肠上皮化生。

综上，临床医师在遇到慢性恶心呕吐的病例时，应考虑到遗传代谢性疾病的可能性，并且在慢性恶心呕吐的检查中，血气分析起着至关重要的作用，而功能性胃肠病的诊断亦需警惕器质性疾病。

（消化科：赵　威　崔膑心）

参 考 文 献

［1］Oberholzer VG, Levin B, Burgess EA, et al. Methylmalonic aciduria. An inborn error of metabolism leading to chronic metabolic acidosis. Arch Dis Child, 1967, 42: 492 – 504.

［2］Wang F, Han L, Yang Y, et al. Clinical, biochemical, and molecular analysis of combined methylmalonic acidemia and hyperhomocysteinemia(cblC type) in China. J Inherit Metab Dis, 2010, 3: S435 – S442.

［3］Zhao Z, Chu CC, Chang MY, et al. Management of adult - onset methylmalonic acidemia with hypotonia and acute respiratory failure: A case report Medicine, 2018, 97: e11162.

［4］Nikou GC, Angelopoulos TP. Current concepts on gastric carcinoid tumors. Gastroenterology research and practice, 2012, 2012: 287825.

［5］Vannella L, Sbrozzi - Vanni A, Lahner E, et al. Development of type Ⅰ gastric carcinoid in patients with chronic atrophic gastritis. Alimentary pharmacology & therapeutics, 2011, 33: 1361 – 1369.

［6］Campana D, Ravizza D, Ferolla P, et al. Risk factors of type 1 gastric neuroendocrine neoplasia in patients with chronic atrophic gastritis. A retrospective, multicentre study. Endocrine, 2017, 56: 633 – 638.

病例6　发热伴胸痛、吞咽痛

一、病例简介

患者，男，60岁，因"发热、胸痛和吞咽痛10天"入院。

现病史：患者10天前无明显诱因出现发热，体温最高38.6℃，多出现于下午，伴吞咽痛，自服头孢菌素治疗7天症状无明显好转，期间出现乏力、纳差，后于当地医院就诊。血常规：白细胞计数2.8×10^9/L，中性粒细胞计数1.4×10^9/L，红细胞计数3.96×10^{12}/L，血红蛋白107g/L。胸部CT平扫：食管上段管壁不规则增厚，管腔变窄，边界与周围不清；纵隔内（隆突下间隙、气管前间隙及主肺动脉窗）可见多个增大淋巴结影。胃镜检查：距门齿20~24cm处可见糜烂、充血、水肿，中央可见一约$1.0cm \times 0.6cm$溃疡，覆白苔，后方可见明显搏动。患者发病以来，体重减轻约2.5kg，二便大致正常，为求进一步诊治遂来我院。

既往史：既往体健，否认冠心病、糖尿病、高血压、肿瘤等其他家族遗传性疾病史，否认肝炎、结核等传染性疾病史，否认近期结核患者接触史。

体格检查：T 37℃，P 75次/min，R 19次/min，BP 126/80mmHg（1mmHg = 0.133ka），神清语利，查体合作。皮肤巩膜无黄染，无肝掌以及蜘蛛痣。口腔内见多发浅溃疡。无颈静脉充盈，气管位置居中，胸廓正常，颈部、腋窝下、腹股沟淋巴结未触及明显肿大。无肋间隙增宽，叩诊双肺呈清音，呼吸音清音，未闻及啰音，未闻及哮鸣音，心界叩诊无扩大，心律齐，无杂音。腹部柔软，未及压痛、反跳痛及肌紧张，振水音（ - ），肠鸣音4次/分。四肢无水肿。

二、辅助检查

入院后查血常规：WBC 3.75×10^9/L，RBC 3.83×10^{12}/L，PLT 89×10^9/L，HGB 103g/L，LYMPH% 42.1%。

凝血功能：D - 二聚体 > 10000μg/L（参考值： < 500μg/L）。

C反应蛋白：36.9mg/L（参考值： < 8mg/L）。

血沉：60mm/h（参考值： < 15mm/h）。

抗核抗体（ANA）：阳性。

全血需氧菌及厌氧菌培养：阴性。

浅表淋巴结B超：双侧腋窝、腹股沟区及颈部多发淋巴结肿大。

三、初步诊断

1. 发热待查　感染性发热？恶性肿瘤？结缔组织病？
2. 食管溃疡性质待定。

四、治疗经过

患者入院后，给予初步治疗，禁食水、抑酸、保护黏膜、抗炎、退热、升高白细胞对症治疗1周，症状无明显好转，复查胃镜发现距门齿22~25cm处食管上段壁深溃疡且较前增大（$3.0cm \times 1.0cm$），此时前次胃镜病理结果回报慢性炎症。患者仍有发热，体温波动在37.0~38.0℃。

五、赵威主治医师分析病例

患者病例特点如下：①老年男性，急性起病；②发热、胸痛和吞咽痛10天；③口腔黏膜多发浅溃疡；④中性粒细胞减少，淋巴细胞比例升高，浅表以及纵隔淋巴结增大，胃镜发现食管溃疡。

首先,患者病程中存在发热,原因不能除外感染性疾病、恶性肿瘤及结缔组织病;其次,胃镜提示的食管深大溃疡与患者的发热症状是否有关?可否用一元论解释?如果可以需要考虑哪些可以累及食管的感染性疾病、恶性肿瘤及结缔组织病,以溃疡形式表现?临床诊断方面需考虑结缔组织病如白塞氏病,恶性肿瘤如食管恶性溃疡、淋巴瘤,炎症性肠病如克罗恩病,以及特殊病原体感染等。

患者有口腔及食管溃疡,但无外生殖器溃疡,完善针刺实验结果为阴性,缺乏白塞病证据;免疫及风湿抗体,除 ANA 阳性,抗中性粒细胞胞浆抗体及余免疫全项均阴性,胸部 CT 未见结节样病变,血管炎及其他结缔组织病证据暂不充分;虽有纵隔淋巴结肿大、双侧腋窝、腹股沟区及颈部多发浅表淋巴结肿大,但无肝脾肿大,腹腔及腹膜后亦未见肿大淋巴结,肿瘤标志物阴性,缺乏肿瘤典型表现,但食管溃疡病理结果未回报,暂不能排除肿瘤可能性;患者无腹痛、腹泻,腹部影像学及肠镜检查缺乏消化道多部位受累表现,亦缺乏炎症性肠病证据;呼吸道病原体、EB 病毒、巨细胞病毒、细小病毒、肝炎、梅毒、HIV、布鲁氏菌、血清结核抗体筛查均为阴性。

住院期间以消化道溃疡给予抑酸、保护黏膜、抗炎、退热、升高白细胞对症治疗 1 周,症状无明显好转,复查胃镜发现距门齿 22～25cm 处食管上段壁深溃疡且较前增大(3.0cm×1.0cm),此时前次胃镜病理结果回报慢性炎症。患者仍有发热,体温波动于 37.0～38.0℃。基于此,我们开展了多学科会诊以指导下一步诊疗。

六、MDT 讨论目的

1. 患者发热是否可以完全归因于食管溃疡,还是另有其因?

2. 患者食管溃疡经常规治疗一周后无好转且有增大趋势,随之可能出现消化道大出血、穿孔、感染等并发症,需要尽快找出原因,对症治疗。

七、多学科会诊意见

魏蔚,主任医师,博士生导师,天津医科大学总医院风湿免疫科科主任。中华医学会风湿病分会常务委员,中国医师协会风湿病学分会常务委员,中国医师协会风湿免疫科医师分会风湿病相关肺血管/间质病委员会副主任委员,天津市医学会风湿病学分会主任委员,天津市医师协会风湿病分会副会长。

免疫科魏蔚主任医师:患者老年男性,发热、胸痛和吞咽痛,口腔多发浅溃疡,食管深大溃疡,从结缔组织病角度考虑不能除外白塞氏病。白塞氏病是一种慢性系统性血管炎性疾病,青壮年女性多见,以口腔和生殖器溃疡、眼炎等为临床特征,病情反复发作,可同时出现多脏器受累。消化道受累的发生率约为 10%～50%,口腔至肛门均可受累,最常见的发病部位为回盲部及上行结肠,食管或胃受累较少见。

白塞病食管病变首次报道于 1971 年。临床表现无明显特异性,可表现为常见的上腹饱胀、嗳气、反酸烧心、纳差、吞咽困难、胸骨后痛等,严重者可出现消化道出血、穿孔等并发症。溃疡为内镜下常见表现,多位于食管中下段,也可弥漫分布于整个食管甚至延及咽部。溃疡直径为 0.2～5.0cm,边界清楚,呈圆形、类圆形、纵行及不规则形,底部或平坦或结节不平,周边黏膜隆起,可单发或多发。除食管溃疡外,白塞病食管病变还可表现为弥漫食管炎、多发糜烂、食管狭窄等。小血管炎为基本病理改变,此外有血管周围非特异性单核细胞、中性粒细胞浸润等。

回到本病例,患者存在口腔溃疡,但病史中无外生殖器溃疡、皮损等表现,查体未发现皮肤结节红斑、痤疮样皮疹以及眼、神经系统、血管受累等证据。针刺反应阴性,内镜检查仅见食管深大溃疡,病理结果考虑慢性炎症,无消化道多部位受累的证据,此病人 ANA 阳性(滴度 1:80 均质型),对该病例疾病诊断无特异意义,建议随访自身抗体结果,观察变化。

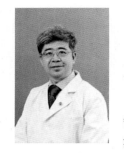

王化泉,主任医师,博士研究生导师,天津医科大学总医院血液科副主任。美国 Moffitt(墨菲特)肿瘤中心访问学者,中华医学会血液学分会红细胞(贫血)学组副组长兼秘书,中华医学会血液学分会白血病-淋巴瘤学组委员,国家自然科学基金评审专家、国家医药管理局医疗器械评审专家。

血液科王化泉主任医师: 患者发热,食管深大溃疡,纵隔淋巴结肿大,双侧腋窝、腹股沟区及颈部多发淋巴结肿大,不能除外淋巴瘤可能性。淋巴瘤是起源于淋巴组织的恶性肿瘤,以无痛性进行性淋巴结肿大为特征。最常见的以溃疡为表现的淋巴瘤是 NK/T 细胞淋巴瘤,常见的累及部位为鼻腔、鼻咽部或周围的组织,呈破坏性损害,约 1/3 的患者具有鼻腔以外其他软组织(如皮肤、胃肠道、呼吸道或睾丸等)受累,而无浅表淋巴结肿大。食管淋巴瘤以 B 细胞淋巴瘤多见,诊断原发性消化道淋巴瘤须符合以下条件:①浅表淋巴结不肿大;②胸部 CT 检查正常,无纵隔淋巴结肿大;③以消化道病变为主,如有淋巴结受侵,只能局限于受侵部位唯一淋巴引流区;④白细胞计数、分类正常;⑤无肝或脾脏受累。临床疑诊淋巴瘤侵及食管,必须行全面检查,只有全部符合以上 5 个标准,且无食管以外消化器官受累时才能确诊为原发性食管恶性淋巴瘤。而本病例,患者腹腔及腹膜后未见肿大淋巴结,无肝脾肿大,肿瘤标志物阴性,食管溃疡病理考虑慢性炎症,无其他消化道受累,但考虑到患者发热、溃疡较深大、一般治疗无效,建议必要时浅表淋巴结活检及 PET-CT 协助诊断。

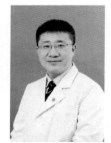

逢崇杰,男,主任医师,硕士研究生导师,天津医科大学总医院感染科科主任。长期从事不明原因发热、感染性疾病和耐药细菌、真菌感染诊疗、抗菌药物临床使用会诊与管理、医院感染控制方面工作。

感染科逢崇杰主任医师: 患者发热,体温波动于 37.0~38.0℃,建议筛查常见感染源。感染性疾病中,食管结核、病毒感染、真菌感染等在内镜下表现与食管恶性肿瘤相似,需要结合患者的病史及特殊实验室检查,才能作出正确的诊断。

病毒性食管炎常见于高龄、恶性肿瘤、放化疗、激素治疗等免疫低下的患者。人类免疫缺陷病毒、巨细胞病毒、单纯疱疹病毒、人类乳头瘤病毒感染均可累及食管,造成食管溃疡。Lv 等报道了 16 例人类免疫缺陷病毒感染合并食管溃疡的病例,溃疡多位于食管中下段,可单发也可多发,长 1~10cm,宽 1~3cm,为凿壁样深大溃疡,边界一般清楚,基底干净或伴灰白苔,周围黏膜充血水肿不明显,若表现为多发溃疡,病变间黏膜一般正常,血清和(或)组织中发现该病原体可诊断本病。艾滋病患者的食管溃疡多数是由于合并巨细胞病毒和单纯疱疹病毒感染所致,少数由人类免疫缺陷病毒感染直接造成。疱疹病毒性食管炎早期可见水疱,大小不等的类圆形溃疡散在分布,边缘可有黄色渗出。典型的单纯疱疹病毒感染所致的食管溃疡呈火山口溃疡或散在分布的浅溃疡,高达 70% 通过活组织检查可发现病毒包涵体。Takeuchi 等报道了 1 例 61 岁食管单纯疱疹病毒感染病例,内镜下可见食管多发火山口样深大溃疡,基底干净,边界清楚,病变间黏膜正常。器官移植也是单纯疱疹病毒、巨细胞病毒等病原体感染的高危因素。Yazawa 等报道了一例肾移植术后发生巨细胞病毒性食管炎的病例,内镜表现为食管下段巨大溃疡,边界清晰,基底干净,周围黏膜充血水肿不明显。Jia 等报道了 1 例人类乳头瘤病毒感染导致的食管溃疡,溃疡位于食管下段,大小约 3cm×1cm,形态不规则,边界清楚,基底较干净,周围可见环堤样隆起,周围黏膜充血水肿明显。当患者存在人类免疫缺陷病毒感染、器官移植、糖尿病等导致免疫力低下的疾病时,还可能出现食管真菌感染。白色念珠菌是引起真菌性食管炎最常见的病原体,内镜下通常表现为白斑、白色渗出物、浅溃疡等。另外,也有曲霉菌导致食管溃疡的报道。在 Cappell 等报道的曲霉菌感染患者中,溃疡基底有脓性分泌物,边界光滑。有时真菌感染的内镜表现缺乏特异性改变,当疑诊食管真菌感染时,行食管刷检或组织病理学检查发现真菌菌丝可确诊。此外,在免疫力低下的患者中,某些特殊细菌感染也可导致食管溃疡形成。食管放线菌病可表现为食管溃疡，但亦可以表现为白斑、结节等，诊断主要依靠病原体镜检及培养。Fukua 等报道了 1 例与放线菌相关的食管溃疡，内镜下见食管中段巨大溃疡，溃疡基底覆盖白色肿块样物质，病理组织检查发现硫黄颗粒，抗菌药物治疗后溃疡愈合。

回到本病例，乙丙肝病毒、HIV、巨细胞病毒、细小病毒、EB 病毒、梅毒血清学反应均为阴性，布氏杆菌病筛查结果阴性，呼吸道常见病原体筛查阴性。血清结核抗体阴性，而结核菌素试验（+++），$T-SPOT. TB(CFP10)$ $4.0 \times 10^{-5} SPCs/PBMC$（参考值：$< 2.4 \times 10^{-5} SPCs/PBMC$），故不能排除结核感染及食管结核的可能性。患者浅表淋巴结肿大，建议进行淋巴结活检，再次食管溃疡组织学检查查找干酪样坏死等表现。

补充及完善病例：结核菌素试验后当日患者出现四肢痛性红斑及大关节游走性疼痛，行 X 线检查未发现关节骨质破坏；浅表淋巴结活检发现干酪样肉芽肿（图 2-17）。因经济原因患者拒绝 PET-CT。

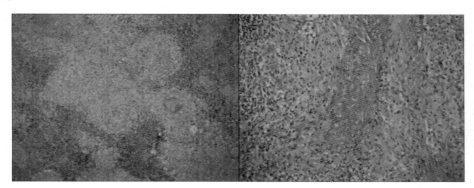

图 2-17 淋巴结病理提示淋巴结肉芽肿性病变，可见干酪样坏死

邵红霞，女，博士，副主任医师，任职于天津市海河医院结核科。哥伦比亚大学博士后，天津大学海河医院感染间质病科。天津市防痨协会临床专业委员会委员兼秘书，天津市医学会感染病学分会青年委员，天津市医师协会感染科医师分会会委员。

海河医院邵红霞副主任医师：患者老年男性，发热，以午后多发，食管深大溃疡，浅表及纵隔淋巴结肿大，反复追问病史发现其母 40 年前曾患肺结核，结合淋巴结病理结果，因此拟诊食管结核。食管结核是结核菌感染所致的一种食管壁炎性肉芽肿性病变，发病率低，以继发于邻近器官组织结核多见，原发性食管结核罕见。近年来发病率有增加趋势，可发生于各年龄组人群，以中青年较多见。临床表现多种多样，最常见的症状是吞咽困难，其次为胸骨后疼痛，全身表现可有低热、乏力、体重减轻等结核感染中毒症状。内镜下主要有溃疡型和增生型两种表现，前者干酪样病灶向管腔溃破形成溃疡，后者呈瘤样或外压性肿物凸向管腔，表面黏膜常完整，色泽可正常或充血。内镜活检是非手术确诊的唯一手段，但检出阳性率并不高。治疗主要是应用抗结核药物，经正规抗结核治疗可获不同程度改善。

结合本病例予以异烟肼 300mg、利福喷丁胶囊 0.45g（每天 1 次）、盐酸乙胺丁醇胶囊 0.75g（周一、周五各 1 次）抗结核治疗。抗结核治疗 3 天后体温恢复正常，四肢痛性红斑及大关节游走性疼痛症状完全消失。1 个月后患者吞咽疼痛症状消失，复查胃镜发现食管溃疡明显好转，仅见一长约3.0cm 纵行瘢痕（图 2-18）。经查阅文献及天津市海河医院专家指导，考虑患者于 PPD 试验后当日出现的四肢痛性红斑及大关节游走性疼痛系 Poncet 综合征，也属结核感染中毒症状之一。

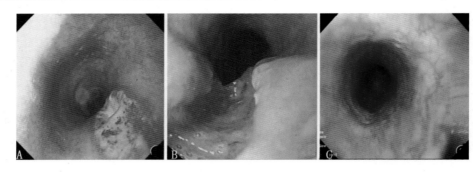

图 2 - 18　胃镜

注：图 A：胃镜下距门齿 20 ~ 24cm 处可见糜烂、充血、水肿，糜烂中央可见一约 1.0cm×0.6cm 溃疡，覆白苔，后方可见明显搏动；图 B：入院后 14d 复查胃镜，发现距门齿 22 ~ 25cm 处食管上段壁一 3.0cm×1.0cm 深溃疡（较前增大），基底凹凸不平，覆白苔，周边颗粒样隆起；图 C：抗结核治疗 1 个月后复查胃镜发现食管溃疡明显好转，仅见一长约 3.0cm 纵行瘢痕

八、专家点评

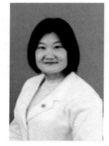

姜葵，医学博士，主任医师，教授，博士生导师。中华医学会消化分会幽门螺杆菌学组委员，中华医学会消化内镜分会肠镜学组委员。擅长幽门螺杆菌及酸相关疾病，消化道早癌。

消化内科姜葵主任医师：食管溃疡是指在多种致病因子的作用下，食管黏膜发生炎性反应与坏死，进而形成溃疡，溃疡穿透黏膜肌层，严重者可达固有肌层或更深。临床上引起食管溃疡的疾病较多，除了食管癌、食管淋巴瘤等恶性疾病外，引起食管溃疡的良性疾病也较多。一些少见病因如克罗恩病、白塞氏病可累及食管。病毒、真菌、结核分枝杆菌等病原体感染少部分也可累及食管，表现为溃疡。

克罗恩病是近年来逐渐被消化科医师认识的一种病因尚不十分明确的慢性非特异性炎症性疾病，部分克罗恩病可累及食管，食管克罗恩病的发病率为 0.2% ~ 1.8%，但克罗恩病仅累及食管约占食管溃疡的 0.2%。食管克罗恩病好发于中青年，病程较长，起病较缓，临床表现异质性较大，常见的有吞咽痛、烧心、胸骨后疼痛，同时伴有腹痛、腹泻以及消化道外表现等，极少数食管克罗恩病可出现食管纵隔瘘和纵隔气肿、食管狭窄等并发症。本病诊断较为困难，要结合病史、内镜、病理、影像学等手段综合评估，因单独累及食管的克罗恩病极其少见，故若仅有食道病变，诊断本病要非常慎重。本例患者无腹痛、腹泻，腹部影像学及肠镜检查缺乏消化道多部位受累表现，故缺乏炎症性肠病证据。

结核表现无特异性并可发生于任何组织器官，胃肠道以 3% ~5% 的发病率排在常受结核侵袭肺外器官的第 6 位。食管结核更为罕见，约占胃肠道结核的 0.2% ~1.0%。有研究显示，食管结核多位于食管中段（69.5%），其次为食管下段（22.1%），上段最为少见（8.4%）。病变可表现为溃疡型、肿块型、肿块溃疡型及瘘管型。本例表现为食管中段的深溃疡。食管结核患者最常见的症状是吞咽困难、吞咽疼痛及胸骨后痛，全身症状如发热、消瘦，厌食症也很常见。本例也以食管溃疡伴发热、吞咽疼痛为主要症状。此外，本例患者结核菌素试验后当日出现四肢痛性红斑及大关节游走性痛，而 X 射线检查并无关节骨质破坏，诊断考虑合并 Poncet 综合征。Poncet 综合征是人体感染结核杆菌后机体对结核杆菌毒素的一种变态反应性疾病，而非关节结核，临床上极易误诊为风湿或类风湿疾病。

对于绝大部分食管结核抗结核治疗是有效的，当临床高度怀疑食管结核时，可在与患方充分沟通的前提下行诊断性抗结核治疗，若病变明显好转，则支持诊断，反之则需考虑其他疾病可能。当内镜发现食管深大溃疡时，在除外恶性肿瘤的前提下要考虑结核分枝杆菌感染的可能性，如果活组织检查没有特异性发现，则在排除其他疾病的情况下，尽可能寻找结核分枝杆菌感染的证据。因原发于食管的结核极其少见，应注意其他部位是否有结核分枝杆菌感染，尤其是肺部，必要时可考虑抗结核诊断性治疗。若病理检查能发现特异性干酪样肉芽肿或者病原体检查阳性，则可以确诊。

九、文献汇总

食管结核在临床上较少见，原发于食管的结核病更为少见，常继发于纵隔结核、肺结核、喉结核等。临床可表现为吞咽困难、咳嗽、胸痛、发热、盗汗以及体重减轻等。内镜可表现为食管溃疡、食管黏膜组织异常增生或者是颗粒型，其中食管溃疡是食管结核最常见的镜下改变，病变一般位于食管中段，部分可累及食管固有肌层，甚至穿孔，形成食管支气管瘘、食管纵隔瘘等。蒋迎九等报道的164例食管结核的荟萃分析中，156例有症状记录，均有不同程度的吞咽困难，其中进行性吞咽困难1例、轻度吞咽困难155例，伴吞咽时胸骨后疼痛88例（55.5%），伴低热咳嗽73例（47.1%），存在食管结核病史或其他部位结核者98例（63.2%）。

Poncet综合征是1897年由Poncet首先提出的一种非特异性非感染性的关节炎，亦称结核风湿症或结核变态反应性关节炎，是人体感染结核杆菌后机体对结核杆菌毒素的一种变态反应性疾病，而非关节结核，临床上极易误诊为风湿或类风湿疾病。Poncet综合征患者的皮肤损害常表现为结节性红斑和皮下小结，多于关节症状同时出现，多见于小腿伸侧面和踝关节附近，呈此起彼伏或间歇性分批出现。结核菌素及其致敏机体所产生的变态反应物质，较结核杆菌易随血流到达上述关节，从而出现关节疼痛并四肢伸侧面痛性红斑。

辅助检查有助诊断食管结核。①胸部CT检查有助于发现感染灶、并发症、评估疗效及预后，常可表现为肺部病变、纵隔淋巴结增大及增厚的中段食管；②胃镜在诊断病变、取得病理活检及结核杆菌方面至关重要，因肉芽肿常位于黏膜下，故活检应取材于糜烂边缘。然而，干酪样肉芽肿或抗酸杆菌的检出率相当低，经典肉芽肿仅在50%病例中见到，而抗酸杆菌仅在少于25%病例中发现；③实验室指标C反应蛋白、血沉、干扰素细胞因子的检测如T-SPOT.TB或结核菌素试验也是诊断结核的重要方法。其中，T-SPOT.TB是利用结核特异抗原ESAT-6及CFP-10，通过酶联免疫斑点技术ELISPOT检测受试者体内是否存在结核效应T淋巴细胞，从而判断目前受试者是否感染结核杆菌（现症感染），具有很高的敏感度和特异度，且不受机体免疫力和卡介苗接种的影响。本例患者血清结核抗体阴性，但结核菌素试验和T-SPOT.TB检查均为阳性，提示联合多项结核检查有助于提高结核发现率，但考虑到结核菌素试验的局限性，未来T-SPOT.TB可能发挥越来越重要的作用。此外，本例发病初ANA阳性，经过多次针对性辅助检查并不支持结缔组织病、炎症性肠病等免疫相关疾病，且经抗结核治疗后复查免疫全项ANA转为阴性。查阅文献发现，结核杆菌感染者可出现ANA阳性，除ANA外还可出现抗ds-DNA等抗体的阳性。这可能是由于抗结核杆菌抗体与人体组织之间通过分子模拟或其他形式存在着某种交叉反应，另外可能也提示在抗结核杆菌感染过程中体液免疫也发挥着重要作用，而这些抗体常于感染恢复后消失。因此，ANA抗体虽对于免疫性疾病具有重要提示与诊断价值，但也可出现于感染性疾病中，临床诊断时需综合考量。在食管结核的治疗方面，目前主要以三联或四联抗结核化疗为主。

（消化内科：赵　威　郭丽萍）

参 考 文 献

［1］Lv B, Cheng X, Gao J, et al. Human immunodeficiency virus（HIV）is highly associated with giant idiopathic esophageal ulcers in acquired immunodeficiency syndrome（AIDS）patients. Am J Transl Res, 2016, 8(10):4464-4471.

［2］Takeuchi Y, Tagashira Y, Kawai S, et al. Volcano-like shallow oesophageal ulcers in a patient with a history of cordblood transplantation. Lancet Infect Dis,2016 ,16(3):384.

[3] Yazawa M, Sasaki H, Sakurai Y, et al. Early post – transplant diagnosis of cytomegalovirus esophagitis in an ABO – incompatible kidney transplant recipients: A case report. Transpl Infect Dis, 2018, 20: e12827.

[4] Jia N, Tang Y, Li Y, et al. A case report: Does the ulcer belong to esophageal carcinoma or HIV? Medicine(Baltimore), 2017, 96: e9137.

[5] Cappell MS, Singh D, Sage R, et al. Resolution of Isolated, aspergillus colonization in a deep esophageal ulcer in an immunocompetent patient with ulcer healing without specific antifungal therapy. Dig Dis Sci, 2016, 61: 2445 – 2450.

[6] Fukuda S, Watanabe N, Domen T, et al. A case of esophageal actinomycosis with a unique morphology presenting as a refractory ulcer. Clin J Gastroenterol, 2018, 11: 38 – 41.

[7] Tandon A, Lombard C, Triadafilopoulous G. Double – edged sword: esophageal and colonic Crohn's disease. Dig Dis Sci, 2016, 61: 1487 – 1490.

[8] Wang W, Ni Y, Ke C, et al. Isolated Crohn's disease of the esophagus with esophago – mediastinal fistula formation. World Journal of Surgical Oncology, 2012, 10: 208.

[9] Rueda JC, Crepy MF, Mantilla RD. Clinical features of Poncet's disease. From the description of 198 cases found in the literature. Clin Rheumatol,2013,32(7):929 – 935.

病例 7　胸痛、呕血

一、病例简介

患者,男,22 岁,学生,因"突发胸痛伴呕血 3 天"入院。

现病史:患者入院前 3 天因考试前情绪紧张以及压力较大自觉腹部不适,腹胀,进食后呕吐,呕吐剧烈,呕吐物为胃内容物,呕吐物中含有黄绿色胆汁,无鲜血以及咖啡样物。后再次呕吐,呕吐物中含有暗红色血约 100ml,并伴突发胸痛,胸痛位于胸部正中,呈钝痛,可忍受,持续性,间断加重。无心慌、气短,无咳嗽、咳痰,无咯血,无呼吸困难,无黑便以及黏液脓血便,无腹泻,无腹痛,无发热,无头晕头痛。患者到当地医院急诊就诊,查心电图正常,查血常规 Hb 115g/L,考虑上消化道出血可能性大,给予禁食水、抑酸、止血、抗感染、补液等治疗后胸痛稍好转,但患者仍存在间断呕吐少量血性液体,无食物以及胃内容物,并伴黑便,黑便呈柏油样,便前自觉肠鸣增多,无腹痛,便后肠鸣减轻,黑便 1 ~ 2 次/日,量约 300g/次。急诊观察期间出现发热,无寒战,体温最高 38℃。家属要求转到上级医院诊治,遂来我院就诊。门诊以上消化道出血、胸痛呕吐待查收入院。

既往史:贲门失弛缓症 6 年,经口内镜下肌切开术(POEM 术)治疗 3 年,术后一直进食良好,未再发作吞咽困难,但是偶有反酸烧心。既往体健,未婚未育。否认冠心病、糖尿病、高血压、肿瘤等其他家族遗传性疾病史。

体格检查:T 37.5℃,P 95 次/分,R 17 次/分,BP 120/70mmHg。

神清语利,查体合作。皮肤巩膜无黄染,无肝掌以及蜘蛛痣。无颈静脉充盈,气管位置居中,胸廓正常,颈部、腋窝下、腹股沟淋巴结未触及明显肿大。无肋间隙增宽,叩诊双肺呈清音,呼吸音清音,未闻及啰音,未闻及哮鸣音,心界叩诊无扩大,心律齐,无杂音。腹部柔软,剑突下可及压痛,无肌紧张以及反跳痛,振水音(-),肠鸣音 4 次/分。四肢无水肿。

二、辅助检查

入院后查血常规:WBC 19.34 × 10^9/L, Hb 119g/L, PLT 266 × 10^9/L, NEUT 81.0%, CRP 10.7mg/dl。

便常规：化学法（＋＋＋＋），免疫法（＋）。

凝血功能、肝功能、肾功能、血脂、乙肝和丙肝抗体、肿瘤全项、尿常规均未见异常。

腹部 B 超：肝胆胰脾未见异常。

复查心电图：未见异常。

急诊胃镜检查（图 2 - 19）：食管腔内可见大量新鲜出血，进镜距门齿 30cm 可见球型肿物，占据整个食管腔，伴有表面糜烂以及渗血，未能继续进镜。

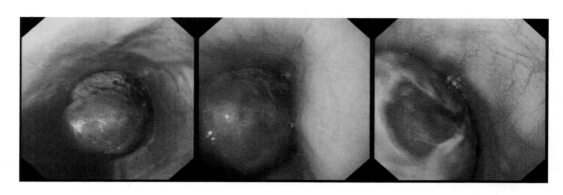

图 2 - 19　胃镜结果

注：进入食管内，可见食管管腔扩张，残存部分血性液体，距离门齿 30cm 处可见球状肿块堵塞食管管腔，肿块侧面可见糜烂充血

三、初步诊断

1. 消化道出血，食管肿物？
2. 呕吐胸痛待查。

四、治疗经过

患者入院后，给予初步治疗：①监护；②吸氧；③禁食水；④静脉 PPI 抑制胃酸治疗；⑤补液，纠正电解质酸碱平衡紊乱。经过初步治疗后，患者生命体征平稳。但是患者消化道出血病因未明，呕吐和胸痛病因未明。

五、苏帅主治医师分析病例

患者病例特点如下：①青年男性，急性起病；②胸痛伴有呕血 3 天；③剑突下可及压痛；④血常规发现贫血，胃镜：食管中段可见肿物。

因此考虑食管肿物与上消化道出血以及胸痛呕吐相关。明确食管肿物的来源以及性质是解决患者目前诊断的关键问题。食管肿物分为良性和恶性，目前此患者食管肿物起源无法分辨，因此食管肿物需要考虑到如下疾病并进行鉴别诊断（表 2 - 2）。

对于此患者，首先想到食管肿物，但同时不要忽略其他因素，比如纵隔占位挤压所致、全身系统疾病以及极少见的病因等。另外是治疗方面，当务之急除了禁食水、补液、紧急止血、维持生命体征之外，进一步检查确诊并针对病因治疗。对于此患者，尽快安排腹部和胸部 CT 检查，待情况允许，可进行超声内镜检查。

随后予患者安排紧急胸腹部 CT 平扫（图 2 - 20）：食管裂孔可见开大，大部分胃突入胸腔内，疝入后纵隔。考虑食管裂孔疝。

表 2 – 2　食管疾病鉴别诊断

与以下食管疾病相鉴别	
1.食管炎　　(1)反流性食管炎　　　　Barrett 食管、食管裂孔疝　　(2)放射性食管炎　　(3)其他	9.食管先天性疾病　　(1)食管蹼　　(2)先天性食管狭窄　　(3)先天性食管过短　　(4)先天性食管扩张
2.食管癌	10.食管受压
3.食管良性肿瘤	(1)食管纵隔疾病
4.食管憩室与憩室炎	(2)心血管疾病
5.食管内异物	(3)甲状腺肿大
6.食管黏膜下脓肿	(4)脊柱病变
7.食管结核	11.食管克罗恩病
8.食管良性狭窄	

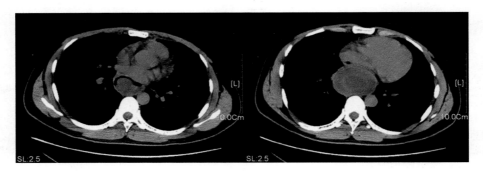

图 2 – 20 胸部 CT 检查

注：食管裂孔开大，大部分胃突入胸腔内，疝入后纵隔

经过 CT 检查，发现患者大部分胃疝入胸腔纵隔，考虑患者呕吐、胸痛以及呕血与此相关。因此考虑引起胸痛和呕血的食管肿物是由于胃疝入胸腔所致。食管裂孔疝出现胃嵌顿并发上消化道出血是非常棘手的，患者目前是需要保守治疗还是手术治疗，需要影像科以及胸外科和普外科的进一步会诊。

六、MDT 讨论目的

1. 消化道出血病因与呕吐胸痛病因是否是食管裂孔疝引起的胃嵌顿所致？
2. 消化道出血与呕吐胸痛是否有其他可能病因？
3. 患者目前病情平稳，但病情随时可能加重，如何进一步治疗？

七、多学科会诊意见

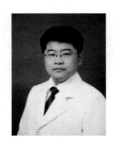

　　赵新，硕士，副主任医师，任职于天津医科大学总医院影像科。获天津市科学技术进步三等奖 1 项，天津市抗癌协会肿瘤影像专业委员会委员。从事影像诊断工作近 20 年，擅长消化、泌尿及生殖系统影像诊断。

　　影像科赵新副主任医师：通过胸部以及腹部 CT 不考虑食管占位可能，应该诊断为食管裂孔疝。食管裂孔疝定义是部分胃组织或腹腔内其他脏器通过膈食管裂孔进入胸腔。食管裂孔疝引起的病理生理改变主要包括胃底疝入膈食管裂孔及其伴随的胃食管反流，以及对膈裂孔部位包绕食管的迷走神经左右干的刺激。内镜检查中常发生恶心时胃黏膜进入食管腔内的现象，但如果疝入的仅是黏膜和部分黏膜下层，而非胃壁全层，则不属于食管裂孔疝。食管裂孔疝的症状表除了出现胃食管反流的症状外，还可表现为急性上腹剧痛、心律失常和呕血。典型的呕血表现是清晨口腔溢出鲜血而可无疼痛，与胃底黏膜疝入后嵌顿致糜烂出血有关。

结合患者病史以及临床表现，胃镜和胸腹部 CT 发现：该患者胃通过松弛的食管裂孔后疝入胸腔，并有部分胃壁进入食管，考虑这与患者剧烈呕吐引起腹压升高有关。结合病史，目前患者疝入胸腔内的胃出现了嵌顿伴出血，这与患者胸痛和呕血相吻合，但是并不明确胃缺血坏死的范围，因此需要胸外科以及普外科会诊，决定下一步治疗方案。

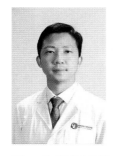

陈渊，天津医科大学总医院，副主任医师，博士，硕士研究生导师，胸外科副主任。中国抗癌协会纵隔分委会青年委员。

胸外科陈渊副主任医师：患者为青年男性，主因突发呕吐胸痛伴呕血 3 天入院，急性起病，目前胃镜以及胸腹 CT 发现食管裂孔疝，且患者食管裂孔疝考虑为Type Ⅰ型滑动型食管裂孔疝（分型如下）。考虑胃通过松弛的食管裂孔后疝入胸腔，并有部分胃壁进入食管，进入食管的胃壁可能出现嵌顿坏死，从而引起胸痛以及呕血。考虑嵌顿在纵隔的胃不除外已经出现缺血坏死，因此需要紧急手术，进一步明确情况。

食管裂孔疝的分型：

Type Ⅰ：滑动型食管裂孔疝。

Type Ⅱ：食管旁裂孔疝。

Type Ⅲ：混合型食管裂孔疝。

Type Ⅳ：巨大型食管裂孔疝（除部分或全部胃进入胸腔外并伴有腹腔其他脏器，如大网膜、结肠等）。

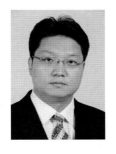

刘刚，教授，主任医师，博士研究生导师，任职于天津医科大学总医院普通外科。美国哈佛医学院麻省总医院访问学者。

普外科刘刚主任医师：胸外科以及影像科会诊比较全面解释了患者出现目前症状的原因。从普外科方面来看，患者是腹部的器官（胃）疝入胸腔纵隔，需要将疝入纵隔的胃回复到正常位置，并观察是否出现坏死，如果坏死严重需要切除，当然手术过程中会尽最大限度保留没有坏死的胃，尽量保存患者胃的器官功能，提高患者术后生活质量。

因此考虑将以胸外科为主，开胸手术，普外科为辅，患者术式可选择如下：①如果食管裂孔疝并发嵌顿胃发生大部分坏死，那么施行胃全部切除术，空肠食管吻合，疝修补术；②如果食管裂孔疝并发嵌顿胃或者食管出现少部分坏死，那么施行胃食管部分切除，空肠残胃吻合，疝修补术；③食管裂孔疝嵌顿无胃坏死，那么施行胃还纳术，疝修补术。

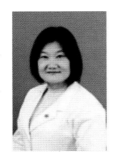

姜葵，医学博士，主任医师，教授，博士生导师。中华医学会消化分会幽门螺杆菌学组委员，中华医学会消化内镜分会肠镜学组委员。擅长幽门螺杆菌及酸相关疾病，消化道早癌。

消化科姜葵主任医师：苏帅主治医师分析病例比较全面，同时影像科、胸外科以及普外科都给予了比较中肯的意见。根据目前患者的症状表现、胃镜以及胸腹部 CT 的检查结果，患者食管裂孔疝诊断明确，但是疝入纵隔的胃是否因嵌顿出现坏死并不明确。因此患者需要紧急手术来进一步确诊以及治疗。

　　既往曾有文献报道贲门失弛缓症应用 Heller 手术治疗后出现胃食管套叠的情况，但是这种情况极其少见。患者曾经有贲门失弛缓症病史 6 年，并且做了 POEM 手术 3 年，在此次剧烈呕吐的诱因下患者是否可能出现胃食管套叠呢？目前并不清楚。POEM 手术与 Heller 手术类似，我们要想到此种少见病的可能。另外，影像学虽然不支持食管占位可能，但是我们仍然不能完全排除食管占位，我们要高度警惕。因此我们在术前要全面评估患者病情，尽量做到充分准备。

　　另外，患者为青年男性，起病较急，对于手术本身、手术的风险以及近远期并发症，患者及家属都并不清楚，且没有心理准备，因此术前进行良好的沟通是手术成功的另一关键因素。

　　会诊结束后，MDT 专家组与家属充分沟通，将可能出现情况以及并发症充分告知。家属同意急诊手术。

　　胸外科手术（普外科配合）：全麻下开胸探查，大部分胃疝入胸腔纵隔，胃小弯前壁黏膜突入食管腔内，黏膜坏死，食管管腔明显扩张。考虑食管裂孔疝合并胃食管套叠。术中将突入食管腔内胃壁以及疝入胸内胃恢复正常解剖位置，观察 4 个小时，缺血胃黏膜颜色逐渐恢复正常，胃蠕动恢复。因此采取第三治疗方案——胃食管套叠还纳术以及食管裂孔疝修补术。

　　最终患者诊断为上消化道出血、胃食管套叠、食管裂孔疝、贲门失弛缓症 POEM 术后。术后予患者：①禁食水，补液，维持电解质酸碱平衡；②抑制胃酸，抗感染；③营养支持。患者术后 11 天康复出院。

　　术后 3 个月随访胃镜：进镜距门齿 35cm 见吻合口，吻合口黏膜片状糜烂，并可见条索状白色瘢痕。胃底贲门口可见白色条索状手术瘢痕（图 2-21）。

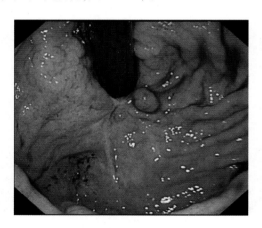

图 2-21　随访胃镜

注：胃底贲门口可见白色条索状手术瘢痕

八、专家点评

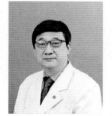

　　王邦茂，主任医师，二级教授，博士生导师。现任天津医科大学总医院消化科主任，天津市消化疾病研究所所长，天津市消化病学重点实验室主任，国家临床药理机构及国家和天津重点临床专科负责人。擅长消化系统疑难病的诊断和治疗。

　　消化内科王邦茂主任医师：患者因"突发胸痛伴呕血 3 天"入院，既往有贲门失弛缓症 6 年，入院前 3 年行经口内镜下肌切开术（POEM 术）治疗。通过内镜检查、胸腹部 CT 检查以及最终手术诊断为上消化道出血、胃食管套叠、食管裂孔疝、贲门失弛缓症。患者胸痛以及呕血与胃食管套叠引起部分胃黏膜出血相关。胃食管套叠与食管裂孔疝相关，但是其与贲门失弛缓症 POEM 手术是否相关呢？该患者于 16 岁时被诊断为贲门失弛缓症，当时的症状为吞咽流质以及固体食物困难，并在 19 岁时接受了 POEM 手术。POEM 术后他的吞咽困难症状得到明显改善，但是偶有反酸烧心，症状并不严重，一直没有引起重视，直到入院前 3 天因考试前紧张突然出现胸部不适，呕吐胸痛和呕血。文献报道 Heller 手术是治疗贲门失弛缓症的标准术式，其治疗贲门失弛缓症后曾有 RGEI 的报道。POEM 手术与 Heller 手术类似。近些年来，POEM 手术因为有效、微创以及安全被用来治疗贲门失弛缓症，此患者选择了 POEM 术治疗，众所周知 POEM 术治疗中会切开食管下括约肌(LES)。LES 是一个特殊的增厚区域——环形肌层，LES 的环状肌纤维切开后可降低 LES 压力。当腹压急剧升高，部分胃有可能通过食管裂孔后疝入胸腔，同时一部分胃通过进入食管出现套叠。同时该患者因为呕吐腹腔内压力突然增加可能是 RGEI 的危险因素，并且有相关方面的报道。并且贲门失弛缓症患者食管管腔会出现扩张，POEM 术后食管管腔并不能恢复如初，这就使得胃进入食管出现套叠成为可能。因此食管腔的扩张也可能是 RGEI 的病因之一，且也有类似的相关报道。文献报道胃膈、胃肝、胃脾、胃肠、网膜等连接韧带的松弛，也是发生 RGEI 的危险因素，但是该患者并没有发现相关的证据。该患者最终通过手术诊断胃食管套叠，并且考虑胃食管套叠与贲门失弛缓症 POEM 术可能相关。

患者同时有食管裂孔疝，食管裂孔疝患者往往也有较大的膈裂孔，因此重建膈裂孔也是抗反流治疗的重要内容，如果药物保守治疗无效，往往需要开腹手术。混合型食管裂孔疝由于常出现并发症，如胸内胃嵌顿、出血或穿孔，因此推荐采用手术治疗。

这名患者经过院外 3 天的保守治疗，并没有完全缓解症状，RGEI 未能自行恢复，同时由于并存食管裂孔疝，最终进行了外科手术治疗并取得了良好的治疗效果。

九、文献汇总

胃食管套叠于 1840 年由 Von Rokitansky 通过尸检发现并首次报道，Lannon 和 Culiner A 于 1946 年进行了相似的描述。胃食管套叠是胃壁全层都进入食管并阻碍食管正常的通道。先前报道的 RGEI 病例是通过内窥镜或外科手术诊断以及治疗缓解，其表现为贲门周围韧带的松弛，胃肠周围系膜过长或胃肠周围韧带松弛。肠套叠与胃食管套叠相似，经常发生在管腔直径有短暂变化的区域，如回肠末端。肠套叠会导致肠道部分或完全阻塞，从而引起低血容量、脱水和休克。胃食管套叠与肠套叠发生原理相似。

Heller 术是治疗贲门失弛缓症的方法之一。既往文献有报道 Heller 术后有发生 RGEI 的病例。Heller 术与 POEM 术虽有不同，却有相似之处，但是经口内镜下肌切开术是相对安全且微创，通常用于治疗门失弛缓症。然而，POEM 术之后的 RGEI 是非常罕见的。

目前 RGEI 的病因仍然未知。文献报道最有可能参与 RGEI 发生的五个风险因素是饮食失调、酗酒、体力消耗、小肠梗阻、消化系统疾病和妊娠。除了风险因素外，还有一些诱发因素，如食管裂孔疝、胃剧烈收缩、运动障碍或既往有胃外科手术病史，如 POEM、腹腔镜 Les 肌切开术或者胃底折叠术等。我们的患者的病因可能涉及 3 个危险因素：①POEM 术造成下食道括约肌(LES)的压力降低；②剧烈呕吐，腹腔内压力突然升高。根据 Post PJ 等人的报道，RGEI 可能是由于严重呕吐引起的腹腔内压力突然升高所致；③贲门失弛缓症引起的食管扩张。

RGEI 的治疗包括保守治疗、内镜干预和手术。手术前应进行液体治疗并改善电解质和酸碱异常。对保守治疗或内镜干预无效的患者应进行手术。如果进行早期手术干预和支持治疗，预后会更好；如果出现穿孔和腹膜炎患者的预后会很差。

（消化科：苏　帅　晋　弘）

参 考 文 献

［1］ Kumar I, Chauhan RS, Verma A. Retrograde gastroesophageal intussusception: an exceedingly rare complication of Heller myotomy in a patient with achalasia cardia. Turk J Gastroenterol, 2017, 28: 316 – 318.

［2］ Misra L, Fukami N, Nikolic K, et al. Peroral endoscopic myotomy: procedural complications and pain management for the perioperative clinician. Med Devices (Auckl), 2017, 10: 53 – 59.

［3］ Tessolini JM, Tunis AS, Vlachou P. An unusual cause of recurrent dysphagia. Gastroenterology, 2016, 151: e5 – 6.

［4］ Ujiki MB, Hirano I, Blum MG. Retrograde gastric intussusception after myotomy for achalasia. Ann Thorac Surg, 2006, 81: 1134 – 1136.

［5］ Gowen GF, Stoldt HS, Rosato FE. Five risk factors identify patients with gastroesophageal intussusception. Arch Surg, 1999, 134: 1394 – 1397.

病例 8　皮肤黄染伴瘙痒

一、病例简介

患者，女，57 岁，因"皮肤黄染伴瘙痒 10 余天"入院。

现病史：患者 11 年前因胆囊结石行胆囊切除术，术后出现皮肤黄染伴胰腺肿大，于 10 年前行胆肠吻合手术，术中切除胆管行病理学检查，诊断为原发性硬化性胆管炎。10 年来，患者肝功能 ALP、GGT 波动于 300U/L 左右，ALT、AST 正常，间断全身皮肤黄染、瘙痒，伴尿色加深，未予特殊治疗。入院 10 天前患者出现全身皮肤轻度黄染、瘙痒，伴尿色加深。无心慌气短，无咳嗽、咳痰，无咯血，无呼吸困难，无黑便以及黏液脓血便，无恶心、呕吐，无腹泻、腹痛，无发热，无头晕、头痛。肝功能指标 ALT 244U/L，AST 603U/L，ALP 603U/L，GGT 635.6U/L，LDH 222U/L，TBil 39.8μmol/L，DBil 27.8μmol/L，门诊予保肝治疗，后为行进一步诊治入院。

既往史：高血压病史 10 年，糖尿病病史 7 年，否认饮酒史、特殊药物治疗史以及肝炎、结核病史。否认冠心病、肿瘤等其他家族遗传性疾病史。

体格检查：T 36.5℃，P 68 次/分，R 17 次/分，BP 130/80mmHg。神清语利，查体合作。皮肤巩膜轻度黄染，无肝掌以及蜘蛛痣。无颈静脉充盈，气管位置居中，胸廓正常，颈部、腋窝下、腹股沟淋巴结未触及明显肿大。无肋间隙增宽，叩诊双肺呈清音，呼吸音清音，未闻及啰音，未闻及哮鸣音，心界叩诊无扩大，心律齐，无杂音。腹部柔软，剑突下可及压痛，无肌紧张以及反跳痛，振水音（－），肠鸣音 4 次/分。四肢无水肿。

二、辅助检查

入院后查，免疫学指标：抗核抗体 1∶100 阳性胞浆颗粒型，抗平滑肌抗体、抗肝肾微粒体－1 抗体、抗线粒体抗体、抗线粒体抗体 M2 型、抗核膜糖蛋白 210、抗可溶性酸性磷酸化蛋白 100 抗体均阴性；IgG 13.40g/L（参考值：＜15.60g/L），IgG4 3.69g/L（参考值：0.03~2.01g/L）；肿瘤全项检查：CA19－9 73.63U/ml（参考值：＜37.00U/mL），癌抗原 242 27.68U/ml（参考值：＜20.00U/ml）。

便常规：化学法（－），免疫法（－）。

凝血功能，肾功能，血脂，乙肝和丙肝抗体，尿常规均未见异常。

腹部 B 超：肝胆胰脾未见异常。

心电图：未见异常。

磁共振胰胆管造影和上腹部 MRI 检查：提示肝脏形态不规则，考虑为胆汁淤积性肝硬化（图 2 – 22）。

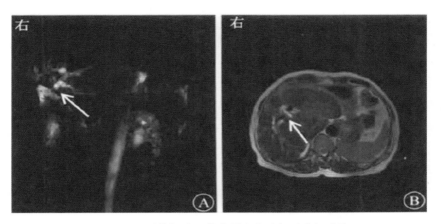

图 2 – 22　磁共振胰胆管造影和上腹部磁共振成像

注：图 A：磁共振胰胆管造影示肝肠吻合口狭窄（箭头所指）；图 B：上腹部磁共振成像横轴位 T_2 加权像示肝内胆管扩张（箭头所指）

复查手术病理切片：将 10 年前组织样本再次进行病理学染色示肝门部于致密纤维结缔组织散在分布少许小胆管，间质内大量淋巴细胞和浆细胞浸润，小胆管周围未见明显纤维化（图 2 – 23）。免疫组织化学染色示浆细胞 CD38 和 CD138 呈阳性，IgG4 阳性浆细胞 >10/高倍视野，IgG4 阳性细胞与 IgG 阳性细胞比值 >40%。

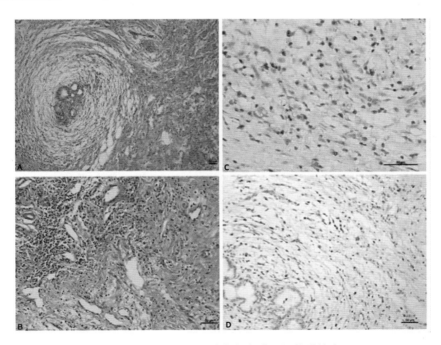

图 2 – 23　病理组织染色与免疫组织化学染色

注：图 A：肝门部于致密纤维结缔组织散在分布少许小胆管，图 B：间质内大量淋巴细胞和浆细胞浸润，小胆管周围未见明显纤维化。图 C：浆细胞 CD38 和 CD138 呈阳性，IgG4 阳性浆细胞 >10/高倍视野，图 D：IgG4 阳性细胞与 IgG 阳性细胞比值 >40%

三、初步诊断

1. IgG4 相关胆管炎。
2. 胆肠吻合术后。

四、治疗经过

患者入院后，给予初步治疗：①予还原性谷胱甘肽、异甘草酸镁等对症保肝治疗；②予口服泼尼松 40mg/d，并逐渐减量，12 周减量至 5mg 维持。经过初步治疗后，患者生命体征平稳。3 个月后随诊患者肝功能恢复正常。

五、周璐主治医师分析病例

患者病例特点如下：①中年女性，10 年前胆肠吻合术病史；②术后病理提示原发性硬化性胆管炎；③10 年间肝功能持续异常伴皮肤瘙痒；④激素治疗敏感。

患者本次入院后行免疫学、自身抗体和影像学检查，以明确肝功能异常的病因。其中除抗核抗体外，免疫疾病相关的自身抗体均为阴性，免疫球蛋白 IgG 正常，但 IgG4 明显升高，这提示了存在 IgG4 相关性疾病的可能。但患者肿瘤全项检查指标 CA19－9 和癌抗原 242 存在不同程度的升高，不能除外恶性肿瘤的可能。

进一步将患者 10 年前手术病理切片进行重新分析和免疫组化染色发现，浆细胞明显浸润，IgG4 阳性细胞比值显著升高，这均提示 IgG4 相关性疾病的诊断。根据 IgG4 相关性疾病的指南，所有拟诊原发性硬化性胆管炎的患者，均应行 IgG4 筛查，进行 IgG4 相关胆管炎的鉴别。随着我们对 IgG4 相关胆管炎的知识积累，本疾病对激素敏感，早期激素治疗显著改善预后。

患者入院后行磁共振胰胆管造影和上腹部 MRI 提示肝脏形态不规则，肝内胆管扩张，磁共振胰胆管造影示肝肠吻合口狭窄，考虑为胆汁淤积性肝硬化，结合患者 11 年前原发性硬化性胆管炎的临床诊断鉴别诊断困难，我们请影像科、病理科和风湿免疫科会诊进一步指导诊治。

六、MDT 讨论目的

1. 患者既往原发性硬化性胆管炎的诊断如何与 IgG4 相关胆管炎鉴别？
2. 患者目前肝功能水平恢复正常，是否维持激素治疗？

七、多学科会诊意见

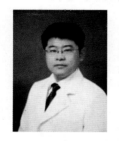

赵新，硕士，副主任医师，任职于天津医科大学总医院影像科。获天津市科学技术进步三等奖 1 项，天津市抗癌协会肿瘤影像专业委员会委员。从事影像诊断工作近 20 年，擅长消化、泌尿及生殖系统影像诊断。

影像科赵新副主任医师：核磁胆管成像是鉴别 IgG4 相关胆管炎和原发性硬化性胆管炎的重要方法。IgG4 相关硬化性胆管炎的胆管造影可见节段性胆管狭窄、胆管壁环腔均匀增厚，而"树枝样、串珠样"改变更常见于原发性硬化性胆管炎患者。原发性硬化性胆管炎可能发生在肝外或肝内胆管且往往是广泛分布的，而 IgG4 相关硬化性胆管炎一般只涉及肝外胆管。

既往研究提示，胆管受累是 IgG4 相关硬化性胆管炎复发的独立危险因素。因此，对于胆管受累的疑似 IgG4 相关硬化性胆管炎患者更应关注其临床诊断和预后复发情况。但单纯依靠胆管造影仍难以鉴别两种疾病，还应结合其他表现，如 IgG4 相关硬化性胆管炎患者常有弥漫性腊肠样胰腺水肿伴胰管不规则狭窄的影像学表现。

本例患者曾行胆肠吻合术，磁共振胰胆管成像示肝肠吻合口狭窄，横轴位 T_2 加权像示肝内胆管扩张，考虑为胆汁淤积性肝硬化，诊断上需结合血清学和病理学明确诊断。

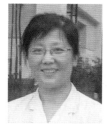

宋文静,女,副教授,任职于天津医科大学总医院病理科。1991年于天津医科大学获硕士学位,硕士研究生导师,主专临床病理诊断(不含中枢神经系统疾病)。

病理科宋文静主任医师:患者于11年前外科胆肠吻合手术切除胆管重新免疫组化染色,示浆细胞CD38和CD138呈阳性,IgG4阳性浆细胞>10个/高倍视野,IgG4阳性细胞与IgG阳性细胞比值>40%,考虑IgG4相关硬化性胆管炎的可能。

原发性硬化性胆管炎的典型病理表现为大中型胆管破坏、僵硬伴胆管"洋葱皮样"纤维化,而IgG4相关硬化性胆管炎主要表现为胆管壁的IgG4阳性浆细胞大量浸润,出现淋巴浆细胞性炎性反应、席纹状纤维化和闭塞性静脉炎,免疫染色结果显示IgG4阳性细胞>10个/高倍视野或IgG4阳性细胞/IgG阳性细胞>0.4时对其有诊断意义。

目前文献推荐的诊断界值:病理组织中IgG4阳性浆细胞浸润为10个/高倍视野。虽然原发性硬化性胆管炎患者也可有门管区胆管和肝外胆管的IgG4阳性细胞浸润,但IgG4阳性细胞<10个/高倍视野。中性粒细胞的浸润常见于原发性硬化性胆管炎,而IgG4相关硬化性胆管炎的炎性反应浸润主要由淋巴细胞、浆细胞和嗜酸粒细胞组成。

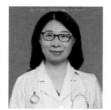

魏蔚,主任医师,博士生导师,天津医科大学总医院风湿免疫科科主任。中华医学会风湿病分会常务委员,中国医师协会风湿病学分会常务委员,中国医师协会风湿免疫科医师分会风湿病相关肺血管/间质病委员会副主任委员,天津市医学会风湿病学分会主任委员,天津市医师协会风湿病分会副会长。

风湿免疫科魏蔚主任医师:目前研究提示,两种疾病的自身抗体谱存在差异。一半以上IgG4相关硬化性胆管炎患者血清中能检测到抗核抗体,部分患者类风湿因子阳性,而免疫性疾病的标志性抗体,如抗干燥综合征抗原A抗体、抗干燥综合征抗原B抗体和抗线粒体抗体几乎检测不到。Fc受体样基因3和细胞毒性T淋巴细胞抗原4中基因多态性的特定类型与IgG4相关硬化性胆管炎和自身免疫性胰腺炎明显相关。这些特异性抗体在疾病的鉴别诊断中具有重要价值。此外,原发性硬化性胆管炎患者血清中也可检测到多种自身抗体,包括抗核抗体、抗平滑肌抗体、抗内皮细胞抗体、抗双磷脂酰甘油抗体等,但上述自身抗体并不是原发性硬化性胆管炎所特有,无特异性诊断价值。

既往研究发现,原发性硬化性胆管炎患者中凋亡相关标志物可溶性细胞内黏附分子水平升高,且与疾病的活动性和预后相关。另一项研究发现,原发性硬化性胆管炎患者胆汁中钙卫蛋白含量明显升高,与血清碱性磷酸酶水平和组织学评分相关,有望成为新的诊断标志物。

血清IgG4水平升高不能单纯认为是良性病变。若血清IgG4水平高于当地人群IgG4正常值上限的2倍,确定良性病变的可能性在99%以上。近年来,血清IgG4水平在诊断IgG4相关硬化性胆管炎和其他胆管疾病的可靠性方面存在许多质疑。IgG4相关硬化性胆管炎患者中,血清IgG4升高是该病的特征性表现,而非特异性标志,单独IgG4升高不能作为诊断该病的金标准。约26%的IgG4相关硬化性胆管炎患者起病时血清IgG4水平正常,也有报道称9%~36%的原发性硬化性胆管炎患者IgG4水平不同程度升高。

因此,不能将IgG4作为评估IgG4相关硬化性胆管炎的唯一生物学标志,应结合其临床表现、活组织检查、影像学特点等综合考虑诊断。对于疑诊为原发性硬化性胆管炎患者,推荐常规筛查血清IgG4。流程为首先检测血清IgG4并排除引起胆汁淤积的其他疾病,如IgG4正常则为原发性硬化性胆管炎,并监测IgG4水平;如IgG4水平上升,获病理学支持或激素治疗有效,则为IgG4相关硬化性胆管炎;如IgG4水平上升,但病理学证据不足且激素无效则为原发性硬化性胆管炎。

八、专家点评

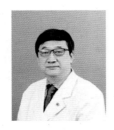

王邦茂,主任医师,二级教授,博士生导师。现任天津医科大学总医院消化科主任,天津市消化疾病研究所所长,天津市消化病学重点实验室主任,国家临床药理机构及国家和天津重点临床专科负责人。擅长消化系统疑难病的诊断和治疗。

消化内科科主任王邦茂:2015 年首个 IgG4 相关性疾病(IgG4 - RD)国际指南共识,对指导 IgG4 - RD 的临床实践有重要意义。IgG4 - RD 是全身系统性自身免疫性疾病,目前其病因不明,临床表现为 IgG4 阳性浆细胞浸润,器官组织中大量淋巴浆细胞归巢,血清 IgG4 水平上升。于 2012 年首次提出了 IgG4 - RD 的病理诊断共识及分类标准,但目前该诊断标准的应用还十分有限。研究发现,胆管系统是除胰腺外消化系统最常见的受累器官,累及胆管系统的 IgG4 - RD 也称为 IgG4 相关硬化性胆管炎。其血清学特征为血浆 IgG4 升高,临床表现为慢性进行性阻塞性黄疸,多伴有上腹部不适或隐痛、消瘦、发热等,常合并自身免疫性胰腺炎。

IgG4 相关硬化性胆管炎和原发性硬化性胆管炎虽均属胆汁淤积性肝病,临床症状有诸多相似之处,但两者仍有其各自独特表现。梗阻性黄疸是 IgG4 相关硬化性胆管炎常见的临床表现,而在原发性硬化性胆管炎中较为少见。原发性硬化性胆管炎患者以乏力、皮肤瘙痒为主要症状,15% ~55% 的患者诊断时无症状,仅在体格检查时因发现碱性磷酸酶升高而诊断,晚期原发性硬化性胆管炎患者可出现食管静脉曲张和腹水等肝硬化门静脉高压表现。相较之下,大部分 IgG4 相关硬化性胆管炎伴有自身免疫性胰腺炎,高达 92% 的患者会有胰腺受累的表现,常累及单个或多个器官。最近一项前瞻性队列研究纳入 118 例 IgG4 - RD 患者,受累脏器和临床表现多种多样,绝大多数患者表现为 2 个以上器官受累,少数患者的受累器官达 7 个以上。若其他器官受累时 IgG4 相关硬化性胆管炎患者也可有相应表现,如唾液腺肿大和反复发作胰腺炎等,而这些表现在原发性硬化性胆管炎中少见。但文献指出,单凭临床表现不能鉴别这两种疾病,仍需结合进一步检查。

IgG4 相关硬化性胆管炎患者对激素治疗敏感,但目前尚无有效治疗原发性硬化性胆管炎的药物。对于熊去氧胆酸是否适用于原发性硬化性胆管炎患者,美国肝病研究学会年会给出的意见为:对于成年原发性硬化性胆管炎患者,不推荐使用 UDCA 作为药物治疗。由于肠道感染及微生态失衡可能在原发性硬化性胆管炎的发病过程中扮演重要角色,有学者尝试将抗生素用于原发性硬化性胆管炎的治疗。最近药物试验数据表明,万古霉素能使部分原发性硬化性胆管炎患者血清碱性磷酸酶水平降低。某些生物制剂,如抗人赖氨酸氧化酶单克隆抗体对原发性硬化性胆管炎的疗效也已进入实验阶段。相较之下,IgG4 相关硬化性胆管炎对激素的反应良好,但尚无统一的标准,大多参照自身免疫性胰腺炎的治疗方案,复发后激素治疗仍有效,晚期 IgG4 相关硬化性胆管炎往往被认为对激素治疗无效。除此之外,硫唑嘌呤、霉酚酸酯和环磷酰胺亦有效。利妥昔单克隆抗体是针对 B 淋巴细胞 CD20 抗原的单克隆抗体,已成功用于对其他免疫抑制剂无效的 IgG4 相关硬化性胆管炎患者。

过去对 IgG4 相关硬化性胆管炎的概念认识较少,且诊断标准不明确,大量 IgG4 相关硬化性胆管炎患者被误诊为原发性硬化性胆管炎而延误最佳诊治时机。随着 2012 年建立 IgG4 相关硬化性胆管炎临床诊断标准,以及对该病重视程度的增加,有必要对拟诊原发性硬化性胆管炎患者进行血清 IgG4 筛查,进而明确诊断,早期予激素诊断性治疗,有助于改善患者预后,防止疾病的进一步发展。IgG4 相关硬化性胆管炎和原发性硬化性胆管炎是否属于同一疾病谱,IgG4 相关硬化性胆管炎是否为原发性硬化性胆管炎的特殊表现形式也有待进一步研究。

周璐主治医师分析病例比较全面,同时影像科、病理科以及风湿免疫科都给予了比较中肯的意见。根据目前患者的症状表现、影像以及病理学的检查结果,患者 IgG4 相关硬化性胆管炎诊断明确,建议应用低剂量激素维持治疗,并定期监测肝功能水平变化。

九、文献汇总

IgG4 – SC(immunoglobulin G4 – related sclerosing cholangitis, IgG4 – SC)与原发性硬化性胆管炎(primary sclerosing cholangitis, PSC)临床表现、血清学和影像学表现具有高度相似性,且 IgG4 – SC 是近年才逐渐被认识,临床上易被误诊为 PSC。其血清学特征为血浆 IgG4 升高,临床表现为慢性进行性阻塞性黄疸,多伴有上腹部不适或隐痛、消瘦、发热等,常合并自身免疫性胰腺炎。组织学表现为:①明显的淋巴细胞和浆细胞浸润及纤维化;②IgG4 阳性浆细胞 >10/高倍视野或 IgG4 阳性细胞与 IgG 阳性细胞比值 >40%;③席纹状纤维化;④闭塞性静脉炎。虽然免疫组织化学法对 IgG4 – SC 的诊断意义重大,但在临床上行胆管病理活组织检查较困难,病理学诊断标本多因误诊手术切除后获得,因此胆管影像和是否合并胆管外器官受累对于 IgG4 – SC 具有诊断意义。

典型的胆管影像包括两方面:一是局限或弥漫的胆管狭窄;二是胆管壁环腔均匀增厚。Naitoh 等报道,IgG4 – SC 患者胆管非狭窄段增厚 >0.8mm 时,与恶性疾病鉴别的敏感度和特异度均 >90%。Hart 等研究显示,胆管受累是 IgG4 – SC 复发的独立危险因素。影像学也可伴有炎性假瘤,故与胆管恶性肿瘤鉴别困难。为避免不必要的手术,影像学表现为胆管呈节段性狭窄或合并胰腺病变时,需考虑 IgG4 – SC 的可能。3 例既往诊断为 PSC 的患者,其血清 IgG4 升高,应用激素治疗后肝功能和胆管影像学显著好转。研究发现,PSC 患者对激素治疗的反应不一,部分患者激素治疗有效,这些患者诊断为 PSC 还是 IgG4 – SC,需进一步临床观察。目前,尚缺乏关于 PSC 与 IgG4 – SC 误诊率方面的大样本临床研究。部分基层医院尚未普及血清学和病理学 IgG4 检查,可能使部分 IgG4 – SC 患者被误诊,延误最佳治疗时机。

IgG4 – SC 患者对激素治疗敏感,但目前尚无有效治疗 PSC 的药物。对于熊去氧胆酸是否适用于 PSC 患者,美国肝病研究学会不推荐成年 PSC 患者使用 UDCA 治疗。相较之下,IgG4 – SC 对激素的反应良好,但尚无统一的标准,大多参照自身免疫性胰腺炎的治疗方案,复发后激素治疗仍有效。推荐剂量为泼尼松 30mg/d。治疗 2~4 周病情好转时,每周减量 5mg,达 5mg/d 时维持治疗;也可初始 40mg/d,共治疗 1 周,后每周减 5mg,至 5mg/d 时维持治疗,直至完全缓解。有文献报道 IgG4 – SC 患者经激素规范治疗后,IgG4 水平不能恢复正常的患者极易复发且预后不良。因此,监测血清 IgG4 水平是 IgG4 – SC 诊断、鉴别诊断和判断预后的重要手段。

临床上,所有拟诊原发性硬化性胆管炎的患者,均应行 IgG4 筛查,进行 IgG4 相关胆管炎的鉴别。早期识别 IgG4 相关胆管炎,早期激素治疗,是防治肝硬化、改善预后的关键。

(消化科:李燕妮　周　璐)

参 考 文 献

[1] Chapman R, Fevery J, Kalloo A, et al. Diagnosis and management of primary sclerosing cholangitis. Hepatology, 2010, 51(2): 660 – 678.

[2] Islam AD, Selmi C, Datta – Mitra A, et al. The changing faces of IgG4 – related disease: Clinical manifestations and pathogenesis. Autoimmun Rev, 2015, 14(10): 914 – 922.

[3] Naitoh I, Nakazawa T, Hayashi K, et al. Comparison of intraductal ultrasonography findings between primary sclerosing cholangitis and IgG4 – related sclerosing cholangitis. J Gastroenterol Hepatol, 2015, 30(6): 1104 – 1109.

[4] Hart PA, Kamisawa T, Brugge WR, et al. Long – term outcomes of autoimmune pancreatitis: a multicentre, international analysis. Gut, 2013, 62(12): 1771 – 1776.

[5] Lindor KD, Kowdley KV, Harrison ME. American College of Gastroenterology. ACG Clinical Guideline: Primary Sclerosing Cholangitis. Am J Gastroenterol, 2015, 110(5): 646 – 660.

［6］Singh S，Talwalkar JA. Primary sclerosing cholangitis：diagnosis，prognosis，and management. Clin Gastroenterol Hepatol，2013，11（8）：898－907.

［7］Joshi D，Webster GJ. Immunoglobulin G4－related sclerosing cholangitis. Hepatology，2015，61（4）：1432－1434.

［8］Kamisawa T，Zen Y，Pillai S，et al. IgG4－related disease Lancet，2015，385（9976）：1460－1471.

［9］Miki A，Sakuma Y，Ohzawa H，et al. Immunoglobulin G4－related sclerosing cholangitis mimicking hilar cholangiocarcinoma diagnosed with following bile duct resection：report of a case. Int Surg，2015，100（3）：480－485.

病例9　腹痛伴皮肤黄染

一、病例简介

患者，女，27 岁，因"间断右上腹部疼痛伴皮肤黄染 5 年余"入院。

现病史：患者 5 年前无明显诱因出现右上腹阵发性绞痛，伴皮肤黏膜黄染，小便色深，大便正常，无恶心及呕吐等其余不适症状。于当地医院行检查示，肝功能：ALT 174U/L，AST 85U/L，ALP 184U/L，GGT 219U/L，TBIL 178.4μmol/L，DBIL 143.5μmol/L。甲、乙、丙、丁、戊型肝炎抗体均阴性，免疫指标抗核抗体（ANA）、抗平滑肌抗体（SMA）、抗肝肾微粒体－1 抗体（ALKM）、抗线粒体抗体（AMA）、抗核膜糖蛋白 210 抗体（gp210）、抗可溶性酸性磷酸化蛋白 100 抗体（sp100）等均阴性；IgG、IgM、IgG4 均正常；腹 B 超和 MRI 检查提示：肝内胆管扩张伴结石、胆总管扩张、胆总管下端多发结石、胆囊增大、胆囊多发泥沙样结石。诊断为胆总管多发结石、胆囊多发结石，遂行经内镜逆胰胆管造影术＋内镜下括约肌切开取石。术后患者腹痛缓解，肝功能明显改善。术后 5 年来，患者仍间断右上腹痛，性质同前，未规律治疗。5 年中肝功能始终未恢复正常，GGT 波动于 64～156.6U/L。B 超检查提示肝内胆管结石持续存在。患者本次为进一步明确诊断入院。患者自发病以来，精神尚可，食欲下降，大便如常，小便如常，体重未见明显变化。

既往史：既往体健，否认冠心病、糖尿病、高血压、肿瘤等其他家族遗传性疾病史。否认饮酒史、特殊药物治疗史以及肝炎、结核病史，否认不良饮食习惯。其母有系统性红斑狼疮和甲减病史。未婚。

体格检查：T 36.4℃，P 82 次/分，R 13 次/分，BP 118/72mmHg。神清语利，查体合作。皮肤巩膜无黄染，无肝掌以及蜘蛛痣。无颈静脉充盈，气管位置居中，胸廓正常，颈部、腋窝下、腹股沟淋巴结未触及明显肿大。无肋间隙增宽，叩诊双肺呈清音，呼吸音清音，未闻及啰音，未闻及哮鸣音，心界叩诊无扩大，心律齐，无杂音。腹部紧张度尚可，右上腹轻压痛，无反跳痛及肌紧张，无肝区叩击痛，墨菲征阴性，振水音（－），肠鸣音 4 次/分。四肢无水肿。

二、辅助检查

入院后查，肝功能：ALT 60U/L，AST 83U/L，GGT 169U/L，余正常。既往肝功能变化，见表 2－3。血常规、血淀粉酶、血脂均正常。

免疫学检查示 ANA 阳性 1：100 斑点型（2 次），AMA、AMA－M2、SMA、ALKM、sp100、gp210、dsDNA 等抗体均阴性，IgG 15.9g/L（正常值＜15.6g/L），IgM、IgG4 均正常。

病毒性肝炎抗体均阴性。血清铜蓝蛋白、α－抗胰蛋白酶、铁蛋白、游离甲功均正常。ABCB4 基因突变检测结果阴性。

表 2 - 3　患者肝功能变化

日期	备注	ALT 5~40U/L	AST 8~40U/L	ALP 40~150U/L	GGT 7~49U/L	TBIL 3.4~20μmol/l	DBIL 0.1~6.8μmol/l
2012 年 4 月15日	首发胆道症状	174	85	184	219	178.4	143.5
2012 年 4 月27日	ERCP 术后1周	73	54	149	105	40.8	30.4
2012 年 5 月14日		33	25	153	126	20.2	15.4
2012 年 8 月28日	GGT 异常	28.4	25	150	156.6	6.1	2.6
2012 年 11 月21日	GGT 异常	36.8	41.5	124.8	91.9	7.2	3.1
2013 年 3 月21日	GGT 异常	23.4	27.5	124.5	134.1	7.4	3.2
2014 年 3 月8日	GGT 异常	16.2	20.9	116.4	64	11.3	4.1
2016 年 12 月3日	GGT 异常	53	37	105	175	11.7	4.5

腹 B 超提示：肝内胆管结石(图 2 - 24)。

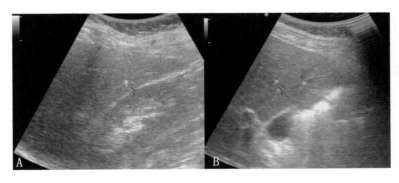

图 2 - 24　腹部 B 超

注：多次腹部 B 超提示肝内胆管结石，图 A(2014 年 12 月)、图 B(2015 年 4 月)

肝组织病理提示：肝小叶结构存在，肝细胞水样变性，汇管区少许淋巴细胞浸润，未见肝细胞玫瑰花结，未见穿入现象，未见胆栓形成(图 2 - 25)。

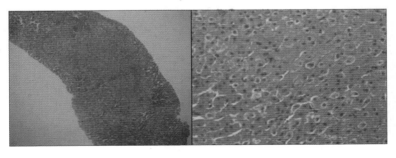

图 2 - 25　肝脏病理

三、初步诊断

1. 肝功能异常　自身免疫性肝炎？
2. 胆结石。

四、治疗经过

患者入院后，给予初步治疗：予注射用丁二磺酸腺苷蛋氨酸（思美泰）、UDCA 等对症保肝治疗，患者肝功能较前改善，但仍未明确肝功能异常及反复结石病因。

五、郭丽萍主治医师分析病例

患者病例特点如下：①青年女性，慢性起病；②肝内胆管结石，反复肝功能指标 GGT 异常；③右上腹轻压痛；④免疫学检查示 ANA 阳性 1∶100 斑点型。

首先，GGT 升高反映胆道上皮细胞的慢性炎症破坏，患者病程中存在肝内胆管结石，原因可能为结石引起的 GGT 升高。此外患者为青年女性，22 岁首发胆道症状，血清免疫学指标显示 ANA 阳性，GGT 升高较其余指标升高明显，其母亲有系统性红斑狼疮和甲减病史，故患者不能除外胆管炎症性疾病如原发性胆汁性胆管炎，但患者 B 超反复提示肝内胆管结石，应明确肝内胆管结石产生原因，为疾病更好的治疗提供帮助。

六、MDT 讨论目的

1. 患者的自身免疫性肝病的诊断是否能成立？
2. 患者为什么会反复出现结石？
3. 如何进一步治疗？

七、多学科会诊意见

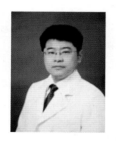

赵新，硕士，副主任医师，任职于天津医科大学总医院影像科。获天津市科学技术进步三等奖 1 项，天津市抗癌协会肿瘤影像专业委员会委员。从事影像诊断工作近 20 年，擅长消化、泌尿及生殖系统影像诊断。

影像科赵新副主任医师：患者青年女性，既往行 MRI 检查，分析患者影像资料，可见肝内胆管扩张伴结石、胆总管扩张、胆总管下端多发结石、胆囊增大、胆囊多发泥沙样结石，患者行经内镜逆行胰胆管造影术 + 内镜下括约肌切开取石术，术后 5 年内患者上腹疼痛症状反复，性质同前，应首先考虑为胆石症，建议患者完善相关影像学检查，如 MRCP 等，评估患者病情，以指导下一步治疗。

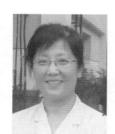

宋文静，女，副教授，任职于天津医科大学总医院病理科。1991 年于天津医科大学获硕士学位，硕士研究生导师，主专临床病理诊断（不含中枢神经系统疾病）。

病理科宋文静主任医师：患者女性，为自身免疫性疾病的高发群体，所以患者肝功能异常应除外是否为自身免疫性肝病，从病理角度去分析一下患者肝脏情况，原发性胆汁性胆管炎患者特征性的病理为非化脓性破坏性胆管炎和小叶间胆管损伤。自身免疫性肝炎典型的病理特征为界面性肝炎、汇管区和小叶内淋巴－浆细胞浸润、肝细胞玫瑰样花环以及穿入现象，4 项中具备 3 项为典型表现。患者肝脏病理学检查仅显示汇管区少许淋巴细胞浸润，未见界板炎和肝细胞玫瑰花结形成，根据 1999 年 IAIHG 提出的自身免疫性肝炎积分诊断标准，该患者治疗前评分 15 分，提示自身免疫性肝炎（autoimmune hepatitis，AIH）疑诊诊断。

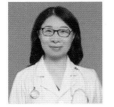

魏蔚,主任医师,博士生导师,天津医科大学总医院风湿免疫科科主任。中华医学会风湿病分会常务委员,中国医师协会风湿病学分会常务委员,中国医师协会风湿免疫科医师分会风湿病相关肺血管/间质病委员会副主任委员,天津市医学会风湿病学分会主任委员,天津市医师协会风湿病分会副会长。

免疫科魏蔚主任医师:患者青年女性,该患者反复出现肝内胆管结石,首先考虑可能由遗传因素引起,应评估是否为低磷脂相关胆石病综合征,完善 ABCB4 基因检测协助确诊,但阴性仍不能排除。患者血清免疫学指标显示 ANA 阳性,但 AMA、sp100、gp210 等抗体均阴性,血清 GGT 升高,想要诊断原发性胆汁性胆管炎应从以下四个方面去分析:①血生化检测,包括 ALP、胆红素、γ 球蛋白、IgG 等检测;②自身抗体,特征性的 AMA 抗体以及重要的 gp210 抗体、sp100 抗体;③组织学检查;④影像学检查等。所以根据患者病史资料,目前依然缺乏原发性胆汁性胆管炎的证据。

八、专家点评

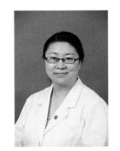

周璐,主任医师,教授,天津医科大学总医院消化内科副主任。长期从事消化科临床、教学和科研工作,主要致力于自身免疫性肝病和炎症性肠病的诊断和治疗。获得中华医学科技进步二等奖和教育部科技进步二等奖。目前担任中华医学会消化病分会青年协作组委员,天津医学会肝病学分会青年委员。担任《中华临床医师杂志》审稿人。

消化内科主任医师周璐:低磷脂相关胆石病综合征是一种罕见的与编码磷脂转运蛋白的 ABCB4 基因突变有关的胆石病,国内尚未见报道。目前其诊断标准为以下三个指标中符合两条:胆道症状(如胆绞痛、黄疸、胆管炎、急性胰腺炎),首发年龄 <40 岁,胆囊切除术后胆道症状复发,以及超声检测到肝内高回声病灶(无胆管异常的肝内胆管结石)。文献强调,ABCB4 基因检测可协助确诊,但阴性并不能排除。低磷脂相关胆石病综合征的其他临床特征包括,女性多发(女:男 =3:1),口服避孕药增加患病风险,妊娠期胆汁淤积史,一级亲属胆结石病史,UDCA 治疗有效。本例患者 22 岁首发胆道症状,B 超多次提示肝内胆管结石,未规律治疗时肝功能 GGT 持续异常。尽管该患者 ABCB4 基因突变检测为阴性结果,但上述特征提示,该患者符合低磷脂相关胆石病综合征诊断标准。低磷脂相关胆石病综合征患者的治疗主要是应用 UDCA,故给予该患者 UDCA(250mg 3 次/日)规律治疗。本例患者经 UDCA 治疗半年后肝功能恢复正常(表 2 - 4)。目前该患者持续服用 UDCA 21 个月,随访肝功能正常,腹 B 超未见肝内胆管结石。

表 2 -4　UDCA 规律服用后肝功能变化

日期	ALT 5~40U/L	AST 8~40U/L	ALP 40~150U/L	GGT 7~49U/L	TBIL 3.4~20μmol/l	DBIL 0.1~6.8μmol/l
2018年1月6日	14	17	96	53	15.8	4.6
2018年2月12日	16	16	108	53	6.1	2.0
2018年6月12日	25	25	131	47	12.2	3.9
2018年9月15日	30	27	128	48	7.3	2.6
2019年3月23日	20	19	83	44	6.0	2.0
2019年8月31日	18	18	86	48	6.1	2.0

九、文献汇总

低磷脂相关胆石病综合征(LPAC)是一种与肝内结石发生密切相关的遗传病,其主要病因为编码磷脂转运蛋白 MDR3 的 ABCB4 基因突变。磷脂是胆固醇的载体和溶剂,通过与胆汁酸结合形成混合胶束,溶解胆固醇避免胆固醇沉淀到胆管并限制胆盐的去污力从而保护胆道上皮细胞。MDR3 功能失调导致胆道磷脂酰胆碱浓度降低。磷脂酰胆碱缺乏会导致胆固醇在不同胆管中沉淀并导致胆盐对胆道上皮细胞的攻击,引起 GGT 增加。本例患者肝功能指标 GGT 持续异常,提示胆盐对胆道上皮细胞的慢性破坏。文献报道,受已知突变位点和现有检测技术的限制,只有 56% ~65% 的 LPAC 患者可检出 AB-CB4 基因突变,因此 ABCB4 突变结果阴性不能排除诊断。

对于 LPAC 患者,只有在胆囊结石伴急性胆囊炎时才有胆囊切除的指征。其他情况下(急性胰腺炎、结石移行至胆管、急性胆管炎)只有在 UDCA 治疗失败后,才应考虑胆囊切除术。文献报道,90%的 LPAC 患者因胆石症相关的慢性腹痛行胆囊切除术,而术后症状复发是 LPAC 的典型表现,这与肝内结石的移行有关。LPAC 的有效治疗药物为 UDCA。UDCA 600mg/d[7 ~ 10mg/(kg·d)] 可有效缓解症状、预防结石复发和延缓疾病的进展。对于无效和复发病例 UDCA 剂量提高至 20mg/(kg·d)时可见效。限于国内外对该病的研究较少,UDCA 疗程和停药指征未知,仍需进一步探索。临床上,及时诊断和治疗 LPAC,有助于避免不必要的手术和改善患者预后。

本例患者胆结石病程中出现转氨酶升高和 ANA 阳性,临床上免疫性肝损伤患者也常合并胆囊结石,但二者关系尚未明确。LPAC 与 AIH 之间的联系未见报道。Daniel 等的队列研究发现在长期随访中胆结石患者自身免疫性疾病的累积发生率高于无胆石者,尤其是 I 型糖尿病和自身免疫性甲状腺疾病,提示胆结石可能参与自身免疫性疾病的发生,但机制未明。胆结石和(或)胆汁酸在免疫调控中的作用值得进一步研究。

综上所述,LPAC 是一种罕见的主要发生于青年人的与基因突变有关的胆石病,肝内外胆管结石和胆囊切除术后症状复发是其典型特征。UDCA 可有效改善胆道症状。及时诊断和治疗 LPAC,有助于避免不必要的手术和改善患者预后。

(消化科:刘 曼 周思敏 张 雪 郭丽萍)

参 考 文 献

[1] Alvarez F, Berg PA, Bianchi FB, et al. International Autoimmune Hepatitis Group Report: review of criteria for diagnosis of autoimmune hepatitis[J]. J Hepatol, 1999, 31(5): 929 – 938.

[2] Rosmorduc O, Hermelin B, Boelle PY, et al. ABCB4 gene mutation – associated cholelithiasis in adults. Gastroenterology, 2003, 125(2): 452 – 429.

[3] Rosmorduc O, Poupon R. Low phospholipid associated cholelithiasis: association with mutation in the MDR3/ABCB4 gene. Orphanet J Rare Dis, 2007, 2: 29.

[4] Condat B, Zanditenas D, Barbu V, et al. Prevalence of low phospholipid – associated cholelithiasis in young female patients. Dig Liver Dis, 2013, 45(11): 915 – 919.

[5] Rosmorduc O, Hermelin B, Poupon R. MDR3 gene defect in adults with symptomatic intrahepatic and gallbladder cholesterol cholelithiasis. Gastroenterology, 2001, 120(6): 1459 – 1467.

[6] Erlinger S. Low phospholipid – associated cholestasis and cholelithiasis. Clin Res Hepatol Gastroenterol, 2012, 36 Suppl 1: S36 – 40.

[7] Poupon R, Rosmorduc O, Boelle PY, et al. Genotype – phenotype relationships in the low – phospholipid – associated cholelithiasis syndrome: a study of 156 consecutive patients. Hepatology, 2013, 58(3): 1105 – 1110.

[8] Shabanzadeh DM, Linneberg A, Skaaby T, et al. Screen – detected gallstone disease and autoimmune diseases – A cohort study. Dig Liver Dis, 2018, 50(6): 594 – 600.

病例 10 腹痛便血

一、病例简介

患者，女，57岁，因"腹痛伴恶心3天，便血1天"入院。

现病史：患者3天前无明显诱因出现右上腹部胀痛，伴恶心、呕吐，呕吐为黄色胃内容物，量约100ml，不伴有排气排便停止，不伴有腹泻，不伴有胸痛、胸闷。患者就诊于社区医院，完善血常规、电解质及淀粉酶等检查未见异常，腹部B超示胆囊内低回声团，提示胆囊息肉可能性大。遂给予患者止吐等处理，患者症状未见明显好转。患者1天前出现黑便，查血红蛋白为102g/L，粪便隐血试验阳性，不伴有头晕、头痛等不适。患者入院前8天曾因自身免疫性肝炎治疗应答不满意，于我院行第2次肝穿活检术，术中过程顺利，患者无不适出院。患者为求系统诊治就诊于我科。患者自发病以来，精神尚可，食欲下降，大便如常，小便如常，体重未见明显变化。

既往史：患者有自身免疫性肝炎病史4年，服用泼尼松40mg/d并逐渐减量至5mg/d长期维持治疗。患者既往有胆囊泥沙样结石、胆囊炎病史10年，否认冠心病、糖尿病、高血压、肿瘤等其他家族遗传性疾病史。

体格检查：T 37.5℃，P 95次/分，R 17次/分，BP 120/70mmHg。神清语利，查体合作。皮肤巩膜无黄染，无肝掌以及蜘蛛痣。无颈静脉充盈，气管位置居中，胸廓正常，颈部、腋窝下、腹股沟淋巴结未触及明显肿大。无肋间隙增宽，叩诊双肺呈清音，呼吸音清音，未闻及啰音，未闻及哮鸣音，心界叩诊无扩大，心律齐，无杂音。腹部紧张度尚可，右上腹可及压痛，无肌紧张以及反跳痛，振水音（－），肠鸣音4次/分。四肢无水肿。

二、辅助检查

入院后查：血常规见表1，免疫学指标：抗核抗体1∶200阳性胞浆颗粒型，抗平滑肌、抗肝肾微粒体1、抗线粒体M2型、抗核膜糖蛋白210、抗抗可溶性酸性磷酸化蛋白100均阴性；免疫球蛋白G 17.90g/L（正常值：＜15.60g/L），免疫球蛋白M、免疫球蛋白A均在正常范围。

病毒学检查：抗甲型、乙型、丙型、丁型、戊型肝炎病毒均阴性，抗巨细胞病毒免疫球蛋白M阴性、抗EB病毒免疫球蛋白M阴性。

血清铜蓝蛋白、α－抗胰蛋白酶、铁蛋白均正常。

肝组织病理：肝细胞弥漫性水样变性，汇管区面积扩大，并可见大量淋巴细胞和浆细胞浸润，汇管区中央可见玫瑰花结样结构（图2－26）。

血常规各参数变化如表2－5所示。

表 2 - 5　血常规各参数变化

日期	治疗	WBC(10⁹/L)	N%	PLT(10⁹/L)	HGB(g/L)
4月10日	肝穿刺术	4.73	43.9	149	137
4月19日	术后第9日	10.2	93.7	69	88
4月20日		12.31	94.3	64	84
4月25日	PTGBD 术	5.66	82.2	92	107
4月27日		4.62	74.9	85	76
5月4日		3.61	58.1	108	76
5月6日	胆囊切除术	4.78	76	71	53
5月9日		2.28	68.9	65	50
5月11日	肝右动脉栓塞术	8.33	79.9	81	87
5月13日		4.63	67.9	82	103

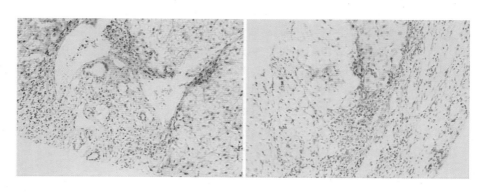

图 2 - 26　肝活检组织学

肝细胞弥漫水变性，汇管区面积扩大，可见大量淋 - 浆细胞浸润，小血管和小胆管增生，伴纤维组织增生并穿入肝实质，汇管区中央可见一个玫瑰花结结构。

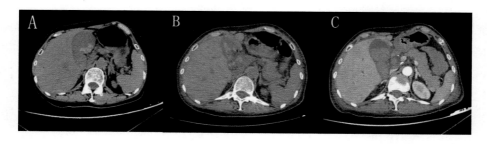

图 2 - 27　腹部 CT 影像

注：图 A(4 月 19 日)：胆囊增大，壁厚，腔内可见多发高密度影；图 B(4 月 28 日)：胆囊区结构不清，并引流管延伸至体外；图 C(5 月 5 日)：与 B 相比，胆囊体积明显增大，囊内高密度影明显增多

三、初步诊断

1. 急性胆囊炎。
2. 肝硬化食管胃底静脉曲张破裂出血？

四、治疗经过

患者入院后，给予初步治疗：予抗炎、抑酸、止血等治疗。入院后第 7 天患者体温正常，但仍间断右上腹剧烈绞痛，复查腹部 B 超：胆囊泥沙样结石、急性胆囊炎、胆汁淤积？考虑急性胆囊炎药

物保守治疗无效，遂行经皮经肝胆囊穿刺引流术（PTGBD），引流出暗褐色胆汁后患者腹痛好转。PT-GBD 术后第 3 天，引流管中开始出现暗红色血液，伴血便。胃镜检查示食管静脉曲张（轻度），未见出血及血迹。数字减影血管造影（DSA）未发现出血点，予积极止血治疗后仍持续出血，患者血压进行性下降（77/78mmHg）。疑诊胆囊结石、胆囊炎伴出血，行胆囊切除术。术后胆总管内留置 T 管仍间断引流出鲜血，且伴黑便。

五、周璐主治医师分析病例

患者病例特点如下：①老年女性，急性起病；②腹痛伴恶心 3 天，便血 1 天；③腹部紧张度尚可，右上腹可及压痛；④B 超示胆囊炎，胆囊穿刺可引流出暗红色血液。

患者老年女性，以乏力和纳差为主诉，因自身免疫性肝炎治疗应答不满意，入院拟行第 2 次经皮肝穿刺活组织检查术。肝穿刺过程顺利，术后第 5 天，患者右上腹胀痛明显，伴恶心、呕吐。查血常规、电解质和血清淀粉酶水平均未见异常。腹部超声检查示胆囊内低回声团，提示胆囊息肉可能性大。术后第 7 天出现黑便，查血红蛋白为 102g/L，粪便隐血试验阳性。患者存在上消化道出血，结合既往病史，临床诊断出血原因需考虑消化性溃疡、急性糜烂出血性胃炎、胃血管异常、胃十二指肠肿瘤、膈裂孔疝、十二指肠憩室炎、胃或十二指肠克罗恩病、嗜酸性粒细胞性胃肠炎、门脉高压引起的食管静脉曲张破裂、胆道出血、胰腺疾病、血管性疾病和血液病等。

术后第 9 天体格检查示：T 37.2℃，墨菲征阳性。腹部超声检查示胆囊体积增大，胆汁淤积，胆囊腔可见胆泥团；全腹部 CT 平扫检查示胆囊增大、胆囊多发结石、胆囊炎（图 2 - 27）。查血常规示：WBC 8.2×10^9/L，中性粒细胞占比为 0.937，血红蛋白为 88g/L，PLT 69×10^9/L；肝功能：ALT 70U/L，AST 78U/L，GGT 168U/L，TBIL 49.6μmol/L；脂肪酶、淀粉酶未见异常。疑诊为急性胆囊炎、肝硬化食管胃底静脉曲张破裂出血？予抗炎、抑酸、止血等治疗。

术后第 15 天体温正常，复查血常规示血红蛋白为 103g/L，：WBC 4.42×10^9/L，但患者仍有间断右上腹剧烈绞痛，复查腹部超声示胆囊泥沙样结石，急性胆囊炎、胆汁淤积？考虑急性胆囊炎，行保守治疗无效，遂行经皮经肝胆囊穿刺引流术（PTGBD），引流出暗褐色胆汁后患者腹痛好转。

PTGBD 术后第 3 天，引流管中开始出现暗红色血液，伴血便。胃镜检查示食管静脉曲张（轻度），未见出血和血迹。腹部超声示胆囊体积较前增大，未见出血。全腹 CT 增强检查示胆囊体积较前明显增大，胆囊内高密度影较前增多，胆总管扩张并腔内高密度影同前（图 2 - 27）。行计算机断层扫描血管成像（CTA）和数字减影血管造影检查均未发现出血点，予积极止血治疗后仍持续出血，患者血压进行性下降至 78/77mmHg（1mmHg = 0.1333kPa），疑诊为胆囊结石、胆囊炎伴出血，行胆囊切除术。术后胆总管内留置 T 管仍间断引流出鲜血，且伴黑便。再次行数字剪影血管造影检查仍未发现活动性出血点。

六、MDT 讨论目的

1. 患者腹痛伴便血的病因是什么？
2. 患者目前仍有持续性出血，如何进一步治疗？

七、多学科会诊意见

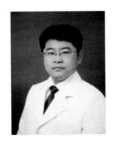

赵新，硕士，副主任医师，任职于天津医科大学总医院影像科。获天津市科学技术进步三等奖 1 项，天津市抗癌协会肿瘤影像专业委员会委员。从事影像诊断工作近 20 年，擅长消化、泌尿及生殖系统影像诊断。

影像科赵新副主任医师：患者老年女性，经皮肝穿刺术后不明原因出血，既往肝硬化失代偿期和慢性胆囊炎病史，胃肠镜检查排除胃十二指肠疾病和门脉高压引发食管静脉曲张出血可能。出血后全腹部 CT 平扫检查示胆囊增大、壁厚，腔内可见多发高密度影，胆囊多发结石、胆囊炎，遂行超声引导下经皮经肝胆囊穿刺置管引流术，使急性炎症性胆囊得到有效减压。再次行全腹 CT 平扫示胆囊区结构不清，并引流管延伸至体外。后行全腹 CT 增强检查示胆囊体积较前明显增大，胆囊内高密度影较前增多，胆总管扩张并腔内高密度影同前。考虑胆囊上端有活动性出血，不除外肝穿后肝内动脉 – 胆管瘘的可能。应完善腹部 CT 以除外腹腔内出血，再次复查血管造影指导下一步治疗。

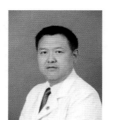

逯宁，副主任医师，副教授，任职于天津医科大学总医院普外科。长期从事腹部脏器移植的实验研究和外科危重症的治疗。曾任中华医学会外科学会手术学组委员，天津医学会肝病学会委员，擅长消化系统肿瘤及外科危重症。

普外科逯宁副主任医师：患者老年女性，有右上腹痛、血便等情况，首先考虑消化道系统活动性出血，患者曾血压进行性下降至 78/77mmHg，说明患者出血量大，应给予患者止血、禁食水、输注全血、血小板和血浆等对症支持处理，同时消化道出血易伴发感染，所以需同时给予抗感染治疗，在内科保守治疗的同时，应积极复查血管造影，努力寻找出血位置，更精准止血，决定栓塞治疗或手术治疗，若仍未找到出血点可尝试进行预防性肝右动脉栓塞术。

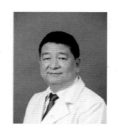

孙建中，主任医师，硕士生导师，任职于天津医科大学总医院介入科。擅长血管疾病及非血管疾病的介入诊断于介入治疗，参编 7 部专业著作，完成及参与完成科研课题 5 项，获天津市科技进步三等奖 3 项。

介入科孙建中主任医师：患者老年女性，有右上腹痛、血便、血压下降等情况，消化道出血诊断明确，且出血量大，消化道血管造影对于消化道出血具有一定的诊断意义，可在患者活动性出血时复查血管造影，寻找出血位置，若发现出血点可及时予以介入栓塞止血，但血管造影也有一定的局限性，若复查仍未发现出血部位，应请普外科手术治疗，继续当前止血、补液、输血等治疗，关注患者病情动态变化，选择最佳止血方式。

八、专家点评

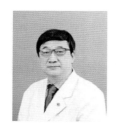

王邦茂，主任医师、二级教授、博士生导师。现任天津医科大学总医院消化科主任、天津市消化疾病研究所所长、天津市消化病学重点实验室主任、国家临床药理机构及国家和天津重点临床专科负责人。擅长消化系统疑难病的诊断和治疗。

消化内科主任王邦茂：本例患者在肝穿后第 5 天开始出现右上腹痛、发热伴黑便，经胃镜、肠镜、强化 CT、CTA 和两次 DSA 检查均未发现出血部位，这显著增加了临床诊治难度。首先，由于该患者为肝硬化失代偿期，存在中度食管静脉曲张，在右上腹显著绞痛、墨菲征阳性等急性胆囊炎症状明显、不耐受胃镜检查的情况下，我们曾考虑食管静脉曲张破裂出血是其消化道出血的原因。另外，当胃镜、肠镜检查未发现出血部位，结合既往有胆囊炎、胆石症病史，右上腹绞痛、发热、墨菲征阳性，我们曾考虑急性胆囊炎伴出血。最后，在强化 CT、CTA 和两次 DSA 检查后仍未发现出血部位，且胆囊切除术后胆总管留置 T 管仍引流出大量鲜血的情况下，考虑不除外肝穿后肝内动脉 – 胆管瘘，可行预防性肝右动脉栓塞术。在这个病例中，由于始终不能明确出血部位，本例患者在治疗过程中经历了 PTGBD 和胆囊切除等非必须的治疗措施，走了弯路。这也与我们顾虑肝右动脉栓塞可能加重肝硬化失代偿期患者的肝损伤有关。本例患者为肝硬化失代偿期，Child – Pugh A 级。肝右动脉栓塞术后未见肝损伤加重，这提示肝右动脉栓塞术对肝硬化 Child – Pugh A 级的患者是安全的。

九、文献汇总

肝穿刺技术（PLB）应用于临床有 100 多年的历史，使用过程中经过不断的改进，积累了丰富的操作经验。其作为肝病的一项诊疗技术，目前被大家广泛使用。超声引导下经皮肝穿刺术因在超声指导下实时可视、操作方便、准确性及安全性较高，广泛用于肝组织活检。其最主要且最严重的并发症就是穿刺后出血，主要表现为肝内针道、肝包膜下、胆道出血、肝内血肿。发生率约为 0.4% ~ 1.7%。回顾我院消化科 2006 年 10 月至 2017 年 3 月行超声引导下经皮肝穿刺活检术的 375 例患者，仅本文报道的 1 例患者出现严重出血（0.2%）。因此，肝穿相对安全，但仍应高度警惕术后出血，及时诊治。

　　复习文献，曾有 2 例肝穿后动脉 – 胆管瘘出血的报道，其引起的消化道出血出现于肝穿后的第 5 天左右。一例患者通过 CTA 检查确诊肝内出血部位，另一例患者第一次血管造影未发现出血点，第二次血管造影确定肝内出血部位。本例的特殊之处在于，多次影像学检查仍不能明确肝内出血部位，这与胆道出血的间歇性特点有关。因此，动脉 – 胆管瘘是肝穿后出血的重要病因，其间歇性出血的特点可能造成出血部位的判断尤为困难。

　　文献中的 2 例患者和本例患者均行肝动脉栓塞治疗且有效止血，证明血管造影栓塞术是治疗动脉 – 胆管瘘出血的有效手段。未来的工作中，我们需要提高对肝穿后肝内动脉 – 胆管瘘的认识，了解其间歇性出血特点，影像学不能发现肝内出血部位的困境。由于肝右动脉栓塞术对肝硬化 Child – Pugh A 级患者相对安全，我们可以考虑尽早行预防性肝右动脉栓塞术，避免不必要的治疗。

（消化科：周　哲　张　雪　周　璐）

参 考 文 献

［1］Sanai FM, Keeffe EB. Liver biopsy for histological assessment – the caseagainst［J］. Saudi J Gastroenterol, 2010, 16（2）: 124 – 132.

［2］Sparchez Z. Complications after percutaneous liver biopsy in diffuse hepatopathies［J］. Rom J Gastroenterol, 2005, 14（4）: 379 – 384.

［3］Seeff LB, Everson GT, Morgan TR, et al.（2010）Complication rate of percutaneous liver biopsies among persons with advanced chronic liver disease in the HALT – C trial. Clin Gastroenterol Hepatol, 2010, 8（10）: 877 – 883. Doi: 10. 1016/j. cgh. 2010. 03. 025.

［4］Howlett DC, Drinkwater KJ, Lawrence D, et al. Findings of the UK national audit evaluating image – guided or image – assisted liver biopsy Part Ⅱ. Minor and major omplications and procedure – related mortality. Radiology, 2013, 266（1）: 226 – 235. doi: 10. 1148/radiol. 12120224.

［5］Mueller M, Kratzer W, Oeztuerk S, et al. Percutaneous ultrasonographically guided liver punctures: an analysis of 1961 patients over a period of ten years. BMC Gastroenterol, 2012, 12: 173. doi: 10. 1186/1471 – 230X – 12 – 173.

［6］Gandhi V, DoctorN, Marar S, et al. Majorhemobilia – experience from a specialist unit in a developing country. TropGastroenterol Jul – Sep, 2011, 32（3）: 214 – 218.

［7］Smirniotopoulos J, Barone P, Schiffman M. Unexplained gastrointestinal bleed due to arteriobiliary fistula after percutaneous liver biopsy. Clin Imaging, 2017, 42: 106 – 108.

第三章　心内科典型病例

病例 1　水肿、高血压、泡沫尿

一、病例简介

患者，女，54岁，主因"双下肢水肿1年余，进行性麻木、无力10个月，加重2个月"入院。

现病史：患者入院前1年余无明显诱因出现双下肢水肿，无胸闷、呼吸困难，无恶心、呕吐，无血尿、夜尿增多，未予诊治。10个月前出现全身性水肿，累及颜面、躯干、四肢，伴双足麻木，伴全身触碰痛，伴明显乏力，伴憋气、夜间阵发性呼吸困难，伴头晕。测血压达180/110mmHg，就诊于外院，行超声心动图示心包积液（未见报告），考虑心衰，予利尿治疗后症状缓解，后未规律服用药物治疗。2个月前患者上述症状进一步加重，并出现行走、蹲起困难，弯腰不能，双脚麻木，发展至脚踝以上，步态不稳，有踩棉花感，以右下肢为著，无发热，无关节痛，无口眼干，曾在我院著名专家的门诊就诊，发现尿常规中蛋白（＋＋＋），考虑为疑难杂症，为求进一步诊治收入我科。起病以来，患者全身皮肤颜色变深，精神、食欲差，睡眠可，大小便正常，发病至半年前体重下降10kg，近半年来体重增加5kg。

既往史：否认肝炎、结核等传染病病史，否认风湿性关节炎病史，否认输血史，否认食物药物过敏史。

体格检查：T 36.2℃，P 75次/分，R 20次/分，BP 180/110mmHg（左上肢）、180/110mmHg（右上肢）。身材瘦小，皮肤色黑，脸部皮肤发黑、发硬，自主体位，神清、语利，查体合作。双侧瞳孔直径3.0mm，光反射灵敏，无眼震，双侧面纹对称，伸舌居中。皮肤、乳晕色素沉着。双侧腋下、腹股沟可及肿大淋巴结。颈部血管未及杂音，颈软，气管居中，甲状腺未及肿大。双肺呼吸音稍粗，未闻及啰音，双肺底呼吸音弱。心界扩大，心音可，各瓣膜听诊区未及病理性杂音。腹软，轻压痛，腹部移动性浊音（＋），肝肋下一指，全身凹陷性水肿。手指杵状指，四肢肌力Ⅴ⁻级，肌张力正常，双侧病理征阴性，共济可。

二、辅助检查

血常规：基本正常。

尿常规：尿潜血（＋＋＋），蛋白（＋），其余正常。

肝肾功能：总蛋白61g/L，血清白蛋白（ALB）36g/L，球蛋白（GLO）25g/L，肌酐（Cr）70μmol/L，血尿素氮（BUN）7.0mmol/L。

NTpro－BNP 563.4pg/ml。

游离甲功：游离 T_3（FT_3）2.52pmol/L（↓），FT_4（－），促甲状腺素（TSH）13.865μIU/ml（↑）。

尿相差镜检（2015年3月28日）红细胞来源：肾小球性红细胞70%，非肾小球性红细胞30%，备注：细菌许多。

24 小时尿蛋白 594.0mg。

肾上腺皮质功能：促肾上腺皮质激素（ACTH）132pg/ml（↑）；血皮质醇（COR）9.48μg/dl，24 小时尿 COR 26.84μg/24h（↓）。

辅助检查，心电图：胸前导联 R 波递增不良（图 3-1）。

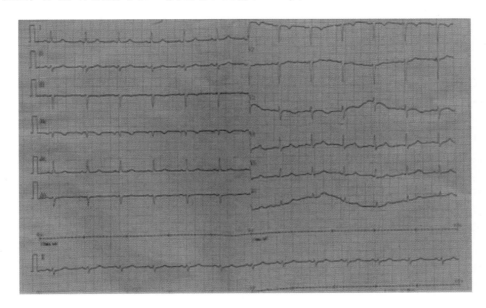

图 3-1 入院心电图

超声心动图（图 3-2）：左房 41mm，左室 54mm，右房 37mm，右室 27mm，室间隔厚度 9mm，左室后壁厚度（LVPW）9mm，射血分数（EF）66%；肺动脉收缩压 49mmHg，少中量心包积液、胸腔积液。

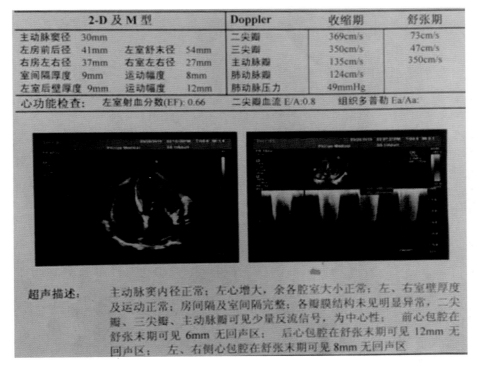

图 3-2 超声心动图

腹部超声：肝脾肿大，胆囊壁毛糙增厚，双肾实质回声增强，双侧肾上腺区未见明显异常，大量腹水，胰未见明显异常。

胃镜：慢性胃炎；病理：贲门黏膜轻度慢性炎症，间质水肿，胃窦黏膜轻度慢性炎症。

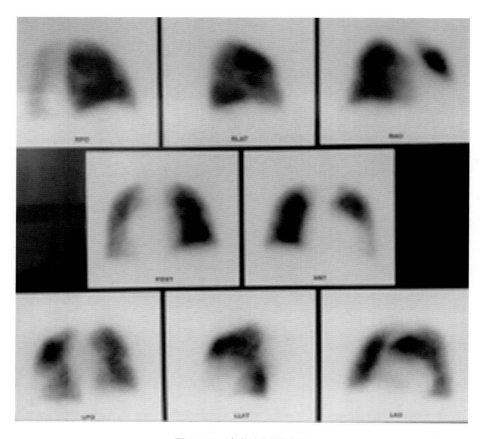

图 3 – 3　肺灌注扫描结果

肺灌注扫描（图 3 – 3）：未见典型肺栓塞性病变图像，右肺中叶部分外段血流灌注减低。

腹水常规：黄色透明，比重 1.023；黏蛋白定性实验：阴性；RBC 40 × 10^6/L，有核细胞 340 × 10^6/L；多核细胞 22%，单核细胞 78%，其他细胞 0%。

腹水生化：总蛋白 33g/L，乳酸脱氢酶 52U/L，腺苷脱氨酶（ADA）3.3U/L，高敏 C 反应蛋白（hs – CRP）0.7mg/dl，葡萄糖 6.9mmol/L，氯 111mmol/L，乳酸 0.91mmol/L。

腹水病理：未见肿瘤细胞。

风湿抗体 + 免疫全项：免疫球蛋白 G（IgG）810mg/dl，免疫球蛋白 A（IgA）776 mg/dl（↑），免疫球蛋白 M（IgM）56mg/dl，补体 C3：76.4mg/dl（↓）；补体 C4：13.6mg/dl（↓）；抗核抗体阴性；轻链 KAP 549mg/dl（↓）；轻链 LAMD 1010mg/dl（↑）。

肿瘤全项：甲胎蛋白（AFP）3.04ng/ml，铁蛋白（Fer）149.46ng/ml，癌胚抗原（CEA）< 0.50ng/ml，CA19 – 9 < 0.60U/ml，CA – 242：2.29U/ml；人附睾蛋白 4（HE4）174.85pmol/L（↑）；CA – 153 8.40U/ml。

三、初步诊断

水肿原因待查　心力衰竭？

四、于雪芳主治医师分析病例

①本例患者以水肿、可疑心衰入住心内科。入院考虑水肿常见原因待查：肾性水肿？心源性水肿？肝源性水肿？完善常规检查后，从疾病一元论出发，心源性、肝源性、肾源性、内分泌性疾病好像均不足以解释所有的临床表现；②是否为自身免疫性疾病？累及多浆膜腔，影响心脏、肺动脉、肝脾肾、皮肤肌肉，但为什么累及内分泌系统，且临床并没有长期发热、关节肿痛、皮疹等其他临床表现。是否肿瘤？结核？继续查风湿免疫全项和肿瘤标志物，抽腹水化验；③我们发现，免疫全项和免疫电泳中轻链 LAMD 阳性，且呈弱凝集。怀疑浆细胞病？系统性淀粉样变性？心肌淀粉样变性？请相关科室会诊。

五、MDT 讨论目的

1. 患者多系统损害的病因？如何进一步明确诊断？
2. 患者进一步诊疗方案？

六、多学科会诊意见

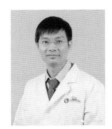

边波，医学博士，天津医科大学总医院心血管内科副主任医师。擅长高血压、心力衰竭、心身疾病、代谢性疾病综合管理等，负责科室高血压和心力衰竭等亚专业工作。

心内科边波副主任医师：绝大多数心内科医生对 POEMS 综合征都很陌生。POEMS 综合征是一种与浆细胞病有关的多系统病变，临床上以多发性周围神经病变（polyneuropathy）、脏器肿大（organomegaly）、内分泌障碍（endocrinopathy）、M 蛋白（monoclonal protein）血症和皮肤病变（skin changes）为特征，取各种病变术语的英文字首组合，命名为 POEMS 综合征。超过 95% 的 POEMS 综合征患者的 M 蛋白是 λ 轻链型，M 蛋白可能是 POEMS 综合征的根本病因。本例患者的病情符合 POEMS 综合征诊断：具有多发性周围神经病变，脏器肿大——肝脾肿大和多发性淋巴结肿大，内分泌障碍——肾上腺皮质功能和甲状腺功能低下，M 蛋白血症，皮肤病变——双下肢和颜面皮肤黑、瘦、全身水肿。

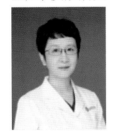

李丽娟，博士，主任医师，硕士生导师。擅长再生障碍性贫血、骨髓增生异常综合征、阵发性睡眠性血红蛋白尿等骨髓衰竭性疾病、白血病、淋巴瘤及骨髓瘤的诊断和治疗，长期致力于白血病干细胞的相关研究及流式细胞术检查在血液系统疾病中的应用。

血液科李丽娟主任医师：POEMS 综合征的诊断可以参考 2018 年欧洲骨髓瘤工作组的诊断标准。其确诊的主要标准：多发性周围神经病变（典型脱髓鞘病变）、克隆性浆细胞异常、M 蛋白、血管内皮生长因子（VEGF）升高、硬化性骨病变或 Castleman 病。次要诊断标准：内分泌疾病、器官肿大、特征性皮肤改变、视神经盘水肿、血管外容积过载和血小板增多症。POEMS 综合征的确诊需要三个主要标准，其中多发性周围神经病变和 M 蛋白是必要条件，以及至少一个次要诊断标准。因此，必要的实验室检查包括骨髓穿刺及活检、腹部及骨盆 CT 检查、全身X 线检查、PET-CT 检测、肺功能、心脏超声、内分泌功能、血清 VEGF 水平、血/尿免疫固定电泳、血清游离轻链，并进行危险分层，明确预后。POEMS 综合征目前尚无标准治疗方法，主要的治疗策略是改善症状和恢复受累器官功能。少部分局限受累的患者可以选择单独放疗。广泛受累患者的全身系统治疗，主要包括三种治疗方案：①以烷化剂为基础的传统化疗，如左旋苯丙氨酸氮芥（马法兰）、环磷酰胺联合糖皮质激素；②大剂量化疗＋自体造血干细胞移植；③靶向新药，包括免疫调节剂、蛋白酶体抑制剂和贝伐珠单抗。免疫调节剂（沙利度胺、来那度胺）、蛋白酶体抑制剂（硼替佐米）已经广泛用于浆细胞疾病，如骨髓瘤的治疗。综合分析建议，自体造血干细胞移植对高危患者有利,不适合移植的高危患者可以选择 LDex 方案,并且推荐来那度胺维持治疗,难治性或者进展的 POEMS 综合征患者可以选择硼替佐米和贝伐珠单抗。

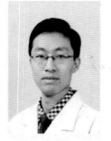

徐鹏程,肾内科主任医师,副教授,硕士生导师。擅长各种原发及继发性肾脏疾病的诊治,尤其对自身免疫性肾病有较深入研究,并能独立完成肾内科多种透析通路相关手术操作。

肾内科徐鹏程主任医师: POEMS 综合征属于罕见病,由于患者数量少,目前仅有 2016 年发表的一项关于使用沙利度胺治疗的随机对照试验,该研究证实沙利度胺对 POEMS 患者有效。其他治疗手段的应用则多根据既往的经验确定。目前广泛使用的是 2012 年梅奥医学中心提出的 POEMS 治疗流程。若在一个局限的区域发现单独或多发的骨病变,首先采用放射治疗;若是全身性病变,则需要综合治疗。目前主要采用烷化剂(环磷酰胺或马法兰)加激素、谷氨酸衍生物(沙利度胺或来那度胺)加激素的方案。这两种方案的有效率较高,但沙利度胺容易引起外周神经损害。经验性使用硼替佐米和贝伐单抗新药治疗 POEMS 综合征患者也取得了不错的效果。自体造血干细胞移植目前仍是有效率最高的治疗手段,但需要选择合适的患者。

七、会诊后诊疗方案

经会诊考虑可能为 POEMS 综合征可能。需要继续完善骨穿和活检、浆细胞流式细胞分析、神经肌电图、眼底、垂体 MRI 等检查。

全身浅表淋巴结 B 超: 双侧腹股沟可见多个低回声区,形态规则,边界清晰,部分结节内部回声不均匀,血流信号丰富,左侧较大一个约 2.7cm×0.8cm,右侧较大的一个约 3.2cm×1.3cm。双侧腋下可见多个低回声区,形态规则,边界清晰,内部回声均匀,可见少量血流信号,左侧较大一个约 2.0cm×0.7cm,右侧较大的一个约 2.5cm×0.8cm。

骨穿活检 + 病理 + 浆细胞表型: (髂骨)骨髓增生较低下,粒红比例大致正常,以偏成熟细胞为主,巨核细胞数量形态未见特殊,未见淋巴细胞增多;免疫组化染色示:CD20 和 CD3 偶见阳性。

浆细胞流式细胞仪分析: 异常浆细胞阳性,R5 中 CD38 和 CD138 表达,CD38 + CD138 + CD_{56}^+ 2 CD27 – KAP – LAM + 。

肌电图: 提示多发性周围神经病变。

垂体磁共振: 蝶鞍无扩大,垂体信号、高度未见异常,垂体柄居中,无增粗;视交叉无移位。

眼底检查: 双眼视盘边界欠清,右眼视盘周围可见线状出血。

修正诊断: POEMS 综合征。

转入血液科进一步治疗。采用环磷酰胺 + 糖皮质激素治疗,患者病情缓解。

八、专家点评

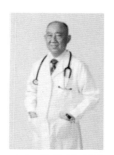

孙跃民,主任医师,任职于天津医科大学总医院心血管内科。擅长高血压、心力衰竭、血脂异常以及疑难心血管疾病的诊治。

心内科孙跃民主任医师: 如果熟悉 POEMS 综合征,诊断并不困难,但在临床实践中,很多医生包括我本人在内的许多心内科高年资医师并不熟悉该病。这提示,我们在临床工作中要避免成为视野狭窄的医生,要有专科的深度同样要有全科的广度。医生培养首先要规范问病史和体格检查,开拓临床思维,用正确的哲学思想去指导临床工作。根据边波医师的汇报,我们可以看出,本例的诊断过程中规范化培训的医生起到了很重要的作用,这也说明我们的住院医师规范化培训政策和轮转制度是非常有利于年轻医生成长的。

天津医科大学总医院向来是我国重要的疑难、危重、罕见病例诊断中心之一,我们的法宝就是大学医院的严谨规范和总医院的多学科会诊(MDT)制度。

九、文献汇总

POEMS 综合征,1958 年由 Crow 首次描述,是一种病因和发病机制不清的、罕见的多系统疾病,主要表现(按照字母顺序)为:P:多发性神经病变(包括四肢麻木无力,以下肢远端无力为主);O:器官肿大(包括肝脾大、淋巴结肿大,淋巴结活体组织病理检查常为 Castleman 病表现);E:内分泌异常(包括性功能减退、甲状腺功能减退、肾上腺皮质功能不全、糖尿病等);M:血清中存在 M 蛋白(经蛋白电泳或免疫固定电泳证实,一般都为 IgG 或 IgA-λ 型);S:皮肤改变(皮肤颜色变黑变硬、体毛增多变硬);其他表现还有腹腔积液、胸腔积液和水肿、肺动脉高压、视盘水肿等。

POEMS 综合征的确诊需要三个主要标准,其中多发性周围神经病变和 M 蛋白是必要条件,以及至少一个次要诊断标准。其确诊的主要标准:多发性周围神经病变(典型脱髓鞘病变)、克隆性浆细胞异常、M 蛋白、血管内皮生长因子(VEGF)升高、硬化性骨病变或 Castleman 病。次要诊断标准:内分泌疾病、器官肿大、特征性皮肤改变、视神经盘水肿、血管外容积过载和血小板增多症。

需要和以下疾病相鉴别,①意义未明的单克隆丙种球蛋白病(MGUS):其特征在于血清中的 M 蛋白,没有其他系统受累。应该注意的是,在患有 MGUS 的患者中可以看到多发性神经病;②多发性骨髓瘤:多发性神经病在多发性骨髓瘤(MM)患者中较为罕见,并且与伴随的淀粉样变性有关。MM 中的骨病变通常是溶骨性的。此外,MM 中的贫血、高钙血症、肾功能不全和高比例的骨髓浆细胞不是 POEMS 的特征。③骨的孤立性浆细胞瘤:通常仅显示单个溶骨性骨病变,而在 POEMS 综合征中,骨病变是骨质硬化。孤立性浆细胞瘤中不存在系统性体征和症状,例如贫血、高钙血症和肾功能不全;④淀粉样变性:通常与单克隆丙种球蛋白病、皮肤病变和多发性神经病变有关。活检所涉及的组织(脂肪抽吸物、骨髓、肾脏、心脏、腓肠神经)与 POEMS 进行鉴别诊断,显示典型的淀粉样蛋白原纤维。

POEMS 综合征目前尚无标准治疗方法,主要的治疗策略是改善症状和恢复受累器官功能。少部分局限受累的患者可以选择单独放疗。广泛受累患者的全身系统治疗,主要包括三种治疗方案:①以烷化剂为基础的传统化疗,如马法兰、环磷酰胺联合糖皮质激素;②大剂量化疗+自体造血干细胞移植;③靶向新药,包括免疫调节剂、蛋白酶体抑制剂和贝伐珠单抗。免疫调节剂(沙利度胺、来那度胺)、蛋白酶体抑制剂(硼替佐米)已经广泛用于浆细胞疾病,如骨髓瘤的治疗。综合分析建议,自体造血干细胞移植对高危患者有利,不适合移植的高危患者可以选择 LDex 方案,并且推荐来那度胺维持治疗,难治性或者进展的 POEMS 综合征患者可以选择硼替佐米和贝伐珠单抗。

POEMS 综合征患者的预后较多发性骨髓瘤好。POEMS 综合征患者发病中位年龄为 51 岁,进展缓慢,中位生存期为 97 个月,5 年生存率为 60%。马法兰(melphalan)治疗和肾功能正常有助于延长生存期。神经病变的不断恶化是 POEMS 综合征的常见结局和死因,而继发于疾病进展和化疗后的骨髓衰竭是多发性骨髓瘤的常见死因。患者主要死于疾病进展、肺炎、脓毒血症、卒中、急性髓细胞白血病和多发性骨髓瘤。

(心内科:于雪芳　吴宪明)

参 考 文 献

[1] Wang C, Huang XF, Cai QQ, et al. Prognostic study for overall survival in patients with newly diagnosed POEMS syndrome[J]. Leukemia, 2017, 31(1): 100-106.

[2] Brown R, Ginsberg L. POEMS syndrome: clinical update[J]. Journal of neurology, 2019, 266(1): 268-277.

［3］Dispenzieri A. POEMS syndrome：2017 Update on diagnosis，risk stratification，and management［J］. American journal of hematology，2017，92（8）：814－829.

［4］Jaccard A. POEMS syndrome：therapeutic options［J］. Hematol Oncol Clin North Am，2018，32（1）：141－151.

病例 2 头晕、右上肢血压升高

一、病例简介

患者，女，17 岁，主因"头晕 1 周，发现右上肢血压升高 2 天"入院。

现病史：入院前 1 周活动后出现头晕，无恶心呕吐、视物模糊，无胸闷胸痛，无腹痛腹泻，未重视。此后头晕反复出现，多于静息时发作，偶有心前区疼痛，持续数分钟至数小时，休息可缓解。入院前 2 天患者再次出现头晕，就诊于医疗机构，测得右上肢血压 180/100mmHg，左上肢血压 120/80mmHg，查心电图及心脏超声未见异常。今为进一步诊治以高血压待查收入我科。患者自发病以来精神、饮食、睡眠正常，大小便正常，体重无增减。

既往史：既往体健，无外伤手术史，无食物、药物过敏史。

否认烟酒嗜好，否认毒物、放射性物质接触史。

未婚未育。13 岁月经来潮，每次持续 5~7 天，经期不规则，无痛经。

父亲有高血压病。

体格检查：T 36.5℃，P 86 次/分，R 17 次/分，BP：右上肢血压 155/74mmHg，左上肢血压 100/62mmHg。双侧颈动脉及左侧锁骨下动脉处可闻及血管杂音，左侧桡动脉搏动较右侧减弱。双肺呼吸音粗，未闻及啰音。心率 86 次/分，律齐，心音有力，未闻及病理性杂音。腹软，脐周可闻及血管杂音，肝脾未触及，双下肢无水肿，双侧足背动脉未触及。

二、辅助检查

血常规：血红蛋白 102g/L（↓）。

尿常规：蛋白（＋－）；心肺功能五项（－）。

肝肾功能（－），电解质（－），血沉 48mm/h（↑）。

免疫全项：IgG 2370mg/dl（↑），CRP 1.67mg/dl（↑），抗链"O" 675 U/ml（↑），甲状腺功能（－）。

高血压两项（－），血糖 4.3mmol/L，肾上腺皮质功能（－），24 小时尿蛋白 252mg（↑）。

三、初步诊断

高血压原因待查。

四、治疗经过

进一步完善检查：多功能周围血管检查（PVL）（图 3－4）。

上肢动脉 B 超（图 3－5）：左侧锁骨下动脉起始段内中膜弥漫性增厚，管腔中度狭窄（50%~69%），符合大动脉炎改变。右侧锁骨下动脉与右侧颈总动脉似直接起自主动脉弓，右侧锁骨下动脉起始段管腔轻度狭窄（＜50%）。左侧肱动脉高位分支；双侧腋动脉、肱动脉、桡动脉、尺动脉未见明显异常，血流通畅。

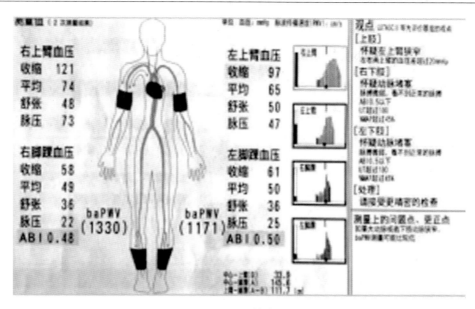

图 3 - 4　PVL 检查结果

血管名称		管腔内径(mm)	内-中膜厚度(mm)	狭窄度(%)	最大流速(m/s)	波形(相)	阻力指(RI)
左侧	锁骨下动脉	10.5/4.2		61.5	2.09		
	桡动脉	4.6	0.6		0.62		
	尺动脉	3.7	0.6		0.69		
	桡动脉	2.0			0.39		
	尺动脉	3.0			0.47		
	锁骨下动脉远端	5.1			1.13		
右侧	锁骨下动脉	10.0/5.6		<50	1.71		
	桡动脉	5.0	0.6		1.27		
	尺动脉	4.3	0.6		0.90		
	桡动脉	2.7			0.69		
	尺动脉	3.2			1.14		
	锁骨下动脉远端	5.4			1.66		

图 3 - 5　上肢动脉 B 超

血管名称		管腔内径(mm)	内-中膜厚度(mm)	狭窄度(%)	最大流速(m/s)	波形(相)	阻力指(RI)
左侧	颈总动脉	6.5/3.6	1.7	<50	1.63		
	颈内动脉	4.6	0.7		0.72		
	颈外动脉	3.7	0.7		0.86		
	椎动脉	4.2			0.64		
	锁骨下动脉	8.0/3.0	3.3	50-69	2.49		
右侧	颈总动脉	6.4/3.3	1.4	<50	1.83		
	颈内动脉	4.2	0.7		2.23		
	颈外动脉	3.9	0.7		1.08		
	椎动脉	4.1			0.75		
	锁骨下动脉	6.0	0.8		1.50		

图 3 - 6　颈动脉 B 超

颈部动脉 B 超(图 3 -6):双侧颈总动脉、左侧锁骨下动脉起始段内中膜弥漫性增厚,符合大动脉炎改变。左侧锁骨下动脉管腔中度狭窄(50% ~69%),双侧颈总动脉管腔轻度狭窄(<50%)。右侧锁骨下动脉起始段、左侧颈总动脉、双侧颈外动脉、椎动脉近中段未见明显异常,血流通畅。右侧颈内动脉血液流速加快。

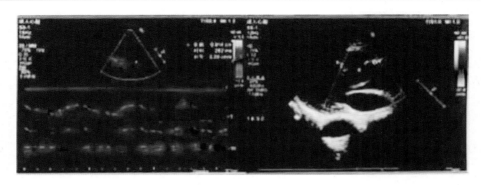

图 3-7　超声心动图

超声所见(图 3-7)：主动脉窦内径正常，主动脉弓增宽(31mm)，升主动脉增宽(37mm)，管壁增厚(3.7mm)，运动幅度减低(9mm)，降主动脉内径正常(18mm)，各腔室内径正常，左右室壁厚度及运动正常，房间隔及室间隔完整，主动脉瓣、二尖瓣、三尖瓣可见少量反流信号，为中心性，心包未见明显异常。

超声：主动脉壁增厚、弹性下降，符合大动脉炎表现。升主动脉和主动脉弓增宽，主动脉瓣、二尖瓣、三尖瓣轻度反流。

主动脉CTA：主动脉管壁增厚，降主动脉管腔不同程度变窄，以腹主动脉为著，双侧髂血管纤细。腹腔干起始部管腔重度狭窄，肠系膜上动脉近段略纤细。左侧肾上腺分歧部饱满，未见确切异常强化。

五、姚薇主治医师分析病例

①该病例是一位年轻女性，以高血压待查收入院；②入院后查体发现，患者多处血管均可闻及杂音，双上肢血压不对称，双下肢足背动脉搏动消失，结合年龄、既往病史和此次发病情况，高度怀疑是继发性高血压——大动脉炎；③随后完善了继发性高血压的筛查，患者肾功能、高血压两项、甲状腺功能、肾上腺皮质功能均正常，排除肾实质性、原发性醛固酮增多症、库欣综合征、甲亢等其他继发性高血压的可能；④PVL结果显示患者双下肢血压极低，ABI仅0.5左右，且左上肢血压明显低于右上肢。从这个结果我们可以初步判断，患者可能存在双下肢及左上肢血管狭窄。颈部和上肢血管B超的结果显示左侧锁骨下动脉中度狭窄，双侧颈总动脉及右侧锁骨下动脉轻度狭窄，这一结果进一步证实了我们的诊断。最后主动脉CTA给了我们最终的答案，患者降主动脉管腔不同程度变窄，以腹主动脉为著，最窄处管径约2mm。

六、MDT讨论目的

1. 明确诊断　确诊大动脉炎是否成立？
2. 指导进一步治疗　调整免疫治疗方案。

七、多学科会诊意见

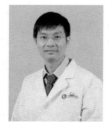

边波，医学博士，天津医科大学总医院心血管内科副主任医师。擅长高血压、心力衰竭、心身疾病、代谢性疾病综合管理等，负责科室高血压和心力衰竭等亚专业工作。

心内科边波副主任医师：同意以上诊断思路。大动脉炎是指累及主动脉及其主要分支的慢性非特异性炎症，发病年龄多在5~45岁，约90%的患者在30岁以前发病，多见于年轻女性。本病病因未明，多认为与遗传因素、内分泌异常、感染后机体免疫功能紊乱以及细胞因子的炎症反应有关。

患者起病时可有全身不适、易疲劳、发热、食欲减退、多汗、体重下降等全身症状，以及血管狭窄或闭塞后导致的组织或器官缺血症状。根据受累动脉不同，大动脉炎的类型以下：①头臂动脉型；

②胸腹主动脉型；③广泛型；④肺动脉型；⑤其他。

本病多缓慢起病，受累动脉易形成侧支循环，因此只要不累及重要脏器供血，多数患者预后良好。5年生存率为93.8%，10年生存率为90.9%，常见死亡原因为脑出血，其次为手术并发症、肾衰竭及心力衰竭。

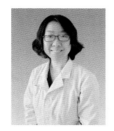

董笑影，女，医学硕士，主任医师。天津医科大学毕业后就职于天津医科大学总医院感染免疫科、风湿免疫科。擅长诊疗多种风湿免疫性疾病，对于系统性红斑狼疮、类风湿关节炎、干燥综合征、皮肌炎、硬皮病、大动脉炎等多器官、多系统损伤的一系列结缔组织病有丰富的临床经验。

免疫科董笑影主任医师：1990年美国风湿病学会关于大动脉炎的诊断标准如下：①发病年龄≤40岁；②肢体间歇性跛行；③一侧或双侧肱动脉波动减弱；④双上肢收缩压差＞10mmHg；⑤一侧或双侧锁骨下动脉或腹主动脉区闻及血管杂音；⑥动脉造影异常。符合上述6条中的3条者可诊断本病，同时需除外主动脉缩窄等疾病。结合此患者的特点、影像学及实验室检查，大动脉炎诊断明确，建议筛查肺动脉，明确有无狭窄。

对于活动期患者可用泼尼松（龙）1mg/（kg·d），病情稳定后以5～10mg/d剂量维持。单用糖皮质激素效果不佳者可合用免疫抑制剂。对静止期患者，因重要血管狭窄、闭塞，影响脏器供血者可考虑手术治疗。该患者目前诊断明确，建议加用激素及免疫抑制剂治疗，后期病情稳定可请血管外科会诊，考虑手术治疗。

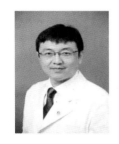

李东，主任医师，就职于天津医科大学总医院影像科。2008年于天津医科大学获得博士学位。擅长：心胸疾病影像诊断。

影像科李东主任医师：该患者CTA表现为主动脉管壁增厚，降主动脉管腔不同程度变窄，以腹主动脉为著，最窄处管径约2mm，双侧髂动脉纤细，胸腹壁多发扩张侧支血管影，符合大动脉炎影像学表现。大动脉炎主要累及主动脉及其大分支，也可累及肺动脉，发病多为年轻女性，典型的影像学表现包括疾病早期的动脉壁环形增厚，随后晚期呈管壁钙化、狭窄、闭塞，动脉瘤样扩张，形成侧支循环。最常累及的血管为锁骨下动脉和颈动脉近端。

病变早期常引起非特异性症状，识别动脉壁增厚可有助于早期诊断。疾病晚期出现于血管闭塞相关的症状，影像学检查对评价血管通畅和制定手术计划有重要价值。

此外，^{18}F-FDG-PET/CT也可用于大动脉炎诊断，尤其是早期诊断，同时对评估疾病活动度也具有较高的敏感性及特异性。^{18}F-FDG是炎症显像剂，正常血管不会摄取，当受累血管存在炎症反应时，^{18}F-FDG的摄取增高，且摄取值越高提示疾病活动度越高，因此可用于判断大动脉炎的活动性。与其他影像学方法相比，^{18}F-FDG-PET/CT能够在动脉血管壁结构改变前发现炎症反应，利于大动脉炎的早期诊断。

会诊后治疗：患者确诊大动脉炎，控制血压基础上加用糖皮质激素及免疫抑制剂治疗，随访病情变化，必要时介入/外科手术治疗。

八、专家点评

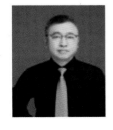

杨清，主任医师，医学博士，博士研究生导师，天津医科大学总医院心内科科主任、学科带头人，天津医科大学学科领军人才。从事复杂冠心病介入、代谢心脏病、心血管疾病的综合管理治疗等工作。

心内科杨清主任医师：该患者为青年女性，因高血压收入院，诊断大动脉炎。大动脉炎是继发性高血压的一种原因，该病的诊断需要和以下疾病相鉴别。

1. 先天性主动脉缩窄 多见于男性，血管杂音位置较高，限于心前区及肩背部，无全身炎症活动表现，胸主动脉造影可见特定部位缩窄。

2. 动脉粥样硬化 年龄大多超过50岁，男性多见，多合并多种危险因素，无全身炎症活动的表现；血管造影常合并髂动脉、股动脉及腹主动脉粥样硬化病变。

3. 肾动脉纤维肌性结构不良 好发于年轻女性，大多累及肾动脉远端及其分支，主动脉很少受累。

4. 血栓闭塞性脉管炎 好发于年轻男性，为四肢中小动脉、静脉的慢性血管闭塞性炎症，下肢常见。

5. 结节性多动脉炎 主要累及内脏小动脉，患者有发热、血沉快及脉管炎表现。

6. 胸廓出口综合征 桡动脉搏动减弱，可随头颈及上肢活动而改变搏动，上肢静脉常出现滞留现象，臂丛神经受压引起神经痛。

综上，本次医院心内科与免疫科、影像科多学科讨论大动脉炎的诊断和治疗，让大家都很有收获。今后临床上遇见这种多学科交叉病例，应该充分发挥综合医院的优势。

九、文献汇总

大动脉炎是指累及主动脉及其主要分支的慢性非特异性炎症，发病年龄多在5～45岁，约90%的患者在30岁以前发病，多见于年轻女性。本病病因未明，多认为与遗传因素、内分泌异常、感染后机体免疫功能紊乱以及细胞因子的炎症反应有关。

患者起病时可有全身不适、易疲劳、发热、食欲减退、多汗、体重下降等全身症状，以及血管狭窄或闭塞后导致的组织或器官缺血症状。根据受累动脉不同，大动脉炎的类型以下：①头臂动脉型；②胸腹主动脉型；③广泛型；④肺动脉型；⑤其他。

本病多缓慢起病，受累动脉易形成侧支循环，因此只要不累及重要脏器供血，多数患者预后良好。5年生存率为93.8%，10年生存率为90.9%，常见死亡原因为脑出血，其次为手术并发症、肾衰竭及心力衰竭。

1990年美国风湿病学会关于大动脉炎的诊断标准如下：①发病年龄≤40岁；②肢体间歇性跛行；③一侧或双侧肱动脉波动减弱；④双上肢收缩压差>10mmHg；⑤一侧或双侧锁骨下动脉或腹主动脉区闻及血管杂音；⑥动脉造影异常。符合上述6条中的3条者可诊断本病，同时需除外主动脉缩窄等疾病。结合此患者的特点、影像学及实验室检查，大动脉炎诊断明确，建议筛查肺动脉，明确有无狭窄。

（心内科：姚 薇 黄进勇）

参 考 文 献

[1] 中华医学会风湿病学分会. 大动脉炎诊断及治疗指南[J]. 中华风湿病学杂志, 2011, 15(2)：119－120.

[2] Yang L, Zhang H, Jiang X, et al. Clinical Manifestations and Longterm Outcome for Patients with Takayasu Arteritis in China. The Journal of rheumatology, 2014, 41(12):2439－2446.

[3] Hayes N, Podnar T, Qureshi S. Collapse of the Advanta V12 Large Diameter covered stent following implantation for aortic coarctation. Catheter Cardiovasc Interv, 2014, 83(1)：109－114. doi：10.1002/ccd.25139. Epub 2013 Aug 20. PMID：23900998.

[4] Sadiq M, Ur Rehman A, Qureshi AU, et al. Covered stents in the management of native coarctation of the aorta－－intermediate and long－term follow－up. Catheter Cardiovasc Interv, 2013, 82(4)：511－518. doi：10.1002/ccd.24945

[5] Damien Kenny, Ziyad M Hijazi. Coarctation of the aorta：from fetal life to adulthood[J]. Cardiology journal, 2011, 18(5)：487－495.

病例3 间断胸痛

一、病例简介

患者，男，15岁，急性面容，胸痛症状间断发作2天入院。

现病史：患者入院前2天大量饮酒、吸烟后出现疼痛症状，性质为绞痛，持续约2小时后症状自行缓解，入院前20小时再次出现胸痛症状，疼痛持续不缓解。

既往史：既往体健，否认高血压、糖尿病、高脂血症、冠心病史及家族史。既往吸烟史2年，10支/日。

体格检查：T 37.8℃，P 86次/分，R 17次/分，BP 135/74mmHg。咽部红肿，双肺呼吸音粗，未闻及啰音。心率86次/分，律齐，心音有力，未闻及病理性杂音。腹软，无压痛及反跳痛，肝脾未触及，双下肢无水肿。

二、辅助检查

心电图（图3-8）检查示窦性心律，Ⅱ、Ⅲ、aVF、$V_5 \sim V_6$导联ST段抬高$0.1 \sim 0.3$mV，$V_1 \sim V_2$导联ST段压低$0.2 \sim 0.3$mV。5min后再次复查心电图（图3-9）发现Ⅲ、aVF、$V_4 \sim V_6$导联抬高更加明显。

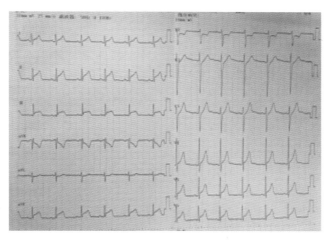

图3-8 患者入院心电图

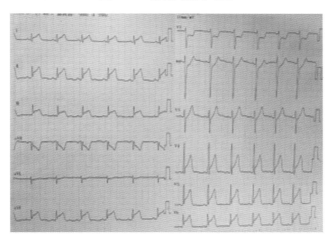

图3-9 5min后复查心电图

补充病史：追问病史，近期有发热症状，最高体温37.8℃，无咳嗽、咳痰、腹痛、腹泻、尿频、尿急等感染相关症状。

超声心动图结果如图3-10所示。

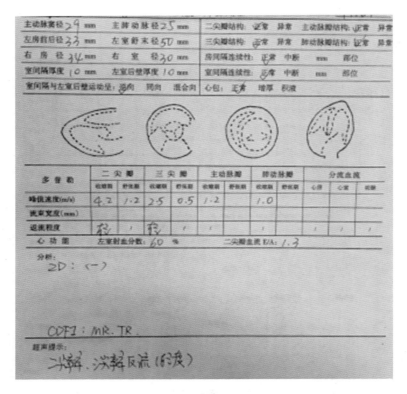

图3-10　超声心动图结果

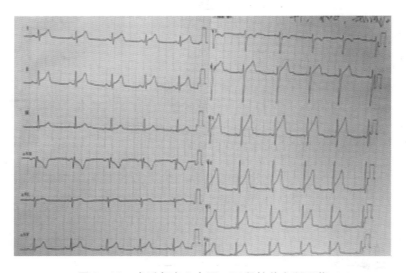

图3-11　术后复查心电图：ST段较前有所回落

三、初步诊断

心肌损伤待查：急性心肌梗死？急性心肌炎？应激性心肌病？

四、治疗经过

入院后完善心肌核磁检查，予抗炎、营养心肌、改善循环等药物治疗，患者胸痛缓解。

五、李永乐主治医师分析病例

1. 患者青年男性，近期有发热，最高体温37.8℃，胸痛持续20小时不缓解，心电图下、侧、后壁 ST 抬高，不能除外急性冠脉综合征，有急诊介入指证，立即启动导管室明确冠脉情况，急诊冠脉造影示：正常冠脉；行超声心动检查未见明显异常（图3－11）。

2. 术后监测心电图变化提示 ST 段持续抬高，未完全回落至基线，心肌酶升高，但是 R 波未见明显降低，考虑心肌损伤。发病过程中有饮酒史，伴随发热症状，且考虑患者年龄，不能除外心肌炎，完善心脏核磁检查有助于确定诊断。

3. 心脏核磁结果（图3－12）　心脏不大，左心室基底部下侧壁 T_2WI 成高信号，在 T_2 压脂像信号增高更为明显。左、右心室收缩及舒张功能未见确切异常。心肌灌注序列未见异常信号。延迟增强序列示左心室基底部下侧壁片状延迟强化。左室流出道未见明显梗阻。二、三间瓣未见明显反流信号。符合急性心肌炎表现。

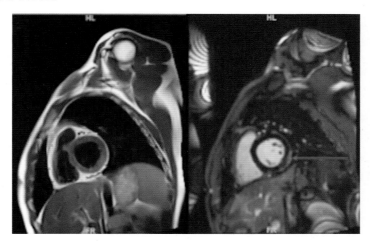

图3－12　心脏核磁结果

注：左心室基底部下侧壁 T_2WI 成高信号，在 T_2 压脂像信号增高更为明显。

出院时心电图如图3－13所示。

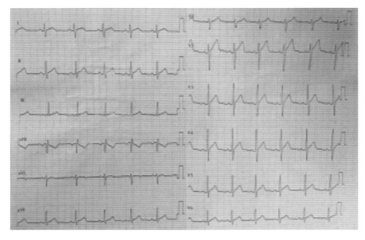

图3－13　出院时心电图

六、MDT 讨论目的

1. 明确诊断　确诊心肌炎是否成立?
2. 指导进一步治疗。

七、多学科会诊意见

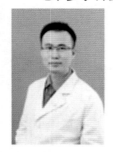

李永乐,主任医师,医学博士,硕士研究生导师,任职于天津医科大学总医院心内科。中华医学会心血管病学分会第十一届委员会代谢性心血管疾病学组成员,中华医学会心血管病学分会第九、十届委员会青年委员,中华医学会心血管病学分会第八届委员会动脉粥样硬化与冠心病学组成员,中国胸痛中心核查专家。

心内科李永乐主任医师:

1. 该例患者心电图类似急性 ST 段抬高型心肌梗死(STEMI),诊治流程应该遵循 STEMI 诊治流程,在有条件行急诊 PCI 的医院应于接诊后尽快行冠脉造影明确冠脉情况,除外急性心肌梗死可能。

2. 考虑患者目前 15 岁,既往有前驱感染症状,心电图示持续 ST 段抬高,无 R 波衰减,需要考虑其他可能,最终冠脉造影证实未见明显狭窄及斑块,诊断须考虑心肌炎、心包炎等可能。

3. 心肌炎、心包炎典型心电图表现包括如下几类:①房室阻滞:窦房阻滞或束支阻滞;②2 个以上导联出现 ST 段水平型或下斜型下移 >0.05mV,或多个导联 ST 段异常抬高或有异常 Q 波;③多源或成对室性过早搏动,自主性房性或交界性心动过速,持续性或非持续性室性心动过速,心房或心室扑动或颤动;④以 R 波为主 2 个以上导联的 T 波倒置平坦或降低。频发房性过早搏动或室性过早搏动。

急性心包炎心电特点:①PR 段的变化:除 aVR 和 V_1 导联外,其他所有的导联 PR 段均呈下移,aVR 导联 PR 段可抬高,提示包膜下心房肌受损;②ST - T 段改变:广泛性 ST 段抬高为急性心包炎的特征心电图改变。除 aVR 导联出现 ST 段下移外,其他导联均可以出现 ST 段抬高。ST 段抬高呈斜直形或弓形,凹面向上,一般不超过 0.4~0.5mV。经数日至数周后 ST 段下降、回落到基线,T 波变为低平或倒置,持续数周至数月后可逐渐恢复正常;③QRS 波群低电压:急性心包炎若伴有心包积液,QRS 波群电压通常降低。大量渗液时可见 QRS 波群电交替,甚至完全性电交替。急性心包炎常伴有窦性心动过速,多无病理性 Q 波,无 QT 间期延长。

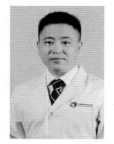

杜鑫,医学博士,副主任医师,天津医科大学总医院超声心动图中心主任。主要从事超声心动图及心血管内科的临床工作,擅长心脏瓣膜疾病、心肌疾病、心包疾病和先天性心脏病的超声诊断,并负责我院和天津市多家医院的疑难、少见及复杂心血管疾病的超声会诊工作。

心内科杜鑫副主任医师:超声心动图在心肌炎中诊断价值很高,呈如下表现:①暴发性心肌炎患者左室不扩张,室壁增厚伴收缩功能减退;②急性心肌炎有显著左室扩大,室壁厚度正常,左室收缩功能减退;③慢性心肌炎可出现心肌坏死、纤维化的超声表现,表现为心肌局灶性回声增强、室壁厚薄不均、心内膜不平整呈虫蚀样改变、室壁运动异常,严重的表现为扩张型心肌病。但心肌受累及室壁运动异常通常与冠脉血供的走形不一致,可与冠状动脉粥样硬化性心脏病相鉴别;④应用斑点追踪心肌应变技术,可以发现在 LVEF 测值正常的人群中,心肌的应变及应变率已经开始下降,提示着该患者心肌功能已经受损,可以早期识别心肌炎病人。

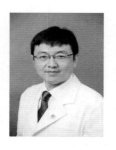

李东,主任医师,就职于天津医科大学总医院影像科。2008 年于天津医科大学获得博士学位。擅长:心胸疾病影像诊断。

影像科李东主任医师：心肌炎的核磁表现，心脏核磁(CMR)是目前对于心肌炎较好的无创检查手段，但在危重患者中无法实施。可表现为 T_1 和 T_2 信号强度增加、钆早期增强以及钆延迟增强等，为心肌的水肿、充血、坏死和纤维化提供影像学证据。

会诊后处理：明确诊断心肌炎，经过抗炎、营养心肌、改善循环等治疗，患者病情好转出院，出院复查心电图较入院时有明显好转。

八、专家点评

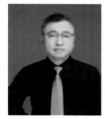

杨清，主任医师，医学博士，博士研究生导师。天津医科大学总医院心内科科主任、学科带头人，天津医科大学学科领军人才。从事复杂冠心病介入、代谢心脏病、心血管疾病的综合管理治疗等工作。

心内科杨清主任医师：该例患者最终诊断为心肌炎，虽然不是暴发性心肌炎的危重病例，但作为一例典型病例，诊疗过程仍有值得探究之处。

患者首先因胸痛症状就诊，虽然结合患者年龄较小、无明确危险因素、有发热史等方面因素，我们应想到心肌、心包炎的可能性，但由于患者有持续的胸痛症状、心电图 ST 段抬高以及后续测得的心肌标志物升高，我们仍然首先应按照胸痛中心流程中 STEMI 的处理原则，尽快进行 CAG 检查以明确有无冠心病。

心肌梗死并非只能发生于中老年患者，对于青少年，我们也有这样的经验，比如先天性冠状动脉畸形、川崎病、大动脉炎和家族性高胆固醇血症等都可能导致心肌梗死的早发。

此例患者 CAG 结果证实冠状动脉未见明显狭窄，因此需要进一步检查以明确诊断。后续的检查中，患者胸痛症状缓解后心电图未出现明显的动态演变。

心肌炎并无典型的心电图表现，可以出现各种类型的心律失常、ST 段压低或抬高、T 波高尖或低平、倒置等，当出现 ST 段抬高甚至是弓背向上抬高时往往难以与 STEMI 进行鉴别。但 STEMI 患者的心电图通常会出现动态演变，如 ST 段的回落、T 波倒置、R 波振幅减低以及 Q 波的形成，而心肌炎患者大多无明显上述演变过程。另外，该患者的超声心动检查未发现室壁运动障碍或其他心肌疾病的表现，免疫全项检查也未发现大动脉炎等免疫性疾病的线索。因此，考虑该患者心肌炎的可能性更大。为进一步确诊心肌炎，目前指南推荐心内膜活检作为诊断的金标准。但由于该检查为有创检查，操作具有一定风险，因此心脏核磁通常作为诊断心肌炎的上佳选择，此例患者也由此确诊为心肌炎。对于心肌炎的治疗，目前并无特异性疗法，多采用对症治疗，但在诊疗过程中应严密监护，以防病情进展。尽管暴发性心肌炎往往起病急骤、进展迅速，早期即可出现血流动力学异常、严重心律失常和多脏器功能衰竭，但一些起病时病情较轻的患者病情仍可进展。如出现上述情况，应积极采用各种手段纠正血流动力学异常和心律失常，评估其他脏器情况，必要时采用机械循环(IABP、ECMO 等)、呼吸辅助治疗和肾脏替代治疗。

对该例患者，还需要进一步的随访，密切随访心电图、超声心动图等资料，进一步评估患者预后。

九、文献汇总

心肌炎诊断标准：由于金标准心内膜活检常常无法实施，目前多采用临床表现和辅助检查作为诊断依据。存在以下至少 1 项临床表现和至少 1 项辅助检查标准，并且排除冠心病和可以解释症状的其他心脏疾病的患者高度怀疑心肌炎的可能，符合的诊断标准越多诊断的可靠性越高。

临床表现：①急性胸痛、心包炎样症状、假性缺血样症状；②新发(数天至 3 个月)或进行性恶化的静息或活动后呼吸困难、疲劳、心力衰竭的表现；③亚急性/慢性(>3 个月)或进行性恶化的静息或活动后呼吸困难、疲劳、心力衰竭的表现；④心悸、无法用其他心脏疾病解释的心律失常症状、晕厥、心源性猝死；⑤无法用其他心脏疾病解释的心源性休克。

辅助检查：①心电图/Holter/运动试验：Ⅰ～Ⅲ度房室传导阻滞、束支传导阻滞、ST - T 改变、窦性停搏、室速、室颤、心室停搏、房颤、R 波递增不良、室内传导阻滞、病理性 Q 波、低电压、频发早搏和室上性心动过速等；②心肌损伤标志物：TnT/TnI 升高；③心脏影像学的心脏功能和结构异常（超声心动、冠脉造影、CMR）：新发的、无法用其他心脏疾病解释的左室和/或右室功能障碍、节段性或普遍的收缩或舒张功能异常、室壁增厚、心包渗出、附壁血栓。

CMR 典型的心肌炎表现。此外，一些支持临床怀疑心肌炎诊断的次要特点包括：①T≥38.0℃，和（或）30 天以内有呼吸道（寒战、头痛、肌肉疼痛、全身不适）或胃肠道（纳差、恶心、呕吐、腹泻）感染证据；②围产期；③曾经临床怀疑或确诊心肌炎；④有个人或家族性过敏史、心脏外自身免疫性疾病或接触过有毒物质；⑤扩张型心肌病或心肌炎的家族史。

（心内科：孟新民　李永乐）

参 考 文 献

［1］Caforio AL，Pankuweit S，Arbustini E，et al. Current state of knowledge on aetiology，diagnosis，management，and therapy of myocarditis：a position statement of the European Society of Cardiology Working Group on Myocardial and Pericardial Diseases. Eur Heart J，2013，34，2636－2648.

［2］Pollack A，Kontorovich AR，Fuster V，et al. Viral myocarditis－－diagnosis，treatment options，and current controversies. Nat Rev Cardiol，2015，12（11）：670－680.

［3］方丕华，杨跃进. 阜外心电图图谱［M］. 北京：人民卫生出版社，2008.

病例 4　低血钾伴顽固性高血压

一、病例简介

患者，男，73 岁，主因"头胀伴血压升高 20 年，控制欠佳半年"入院。

现病史：患者于入院前 20 年出现头胀等不适，测血压升高，在基层医院不规律降压治疗，血压控制于 150/80mmHg 左右。近半年血压控制差，血压高达 200/110mmHg。多次在门诊调整降压药无显效，已联合应用硝苯地平控释片、厄贝沙坦氢氯噻嗪、比索洛尔等药物，且在门诊发现合并低钾血症，最低血钾仅 2.5mmol/L。自觉间断乏力，否认夜尿增多、泡沫尿，否认发作性血压升高、心悸、出汗、脸色苍白或潮红等，有夜间打鼾症，偶有劳力性胸痛。体重无显著变化。为进一步查高血压原因，尤其是原发性醛固酮增多症可能入院，入院前已调整降压药为地尔硫卓和特拉唑嗪。

既往史：陈旧性脑梗死 15 年，未遗留严重肢体功能障，现药物治疗；糖尿病史 11 年，冠心病史 5 年，5 年前曾行冠脉支架置入术治疗，现仍偶有劳力性胸痛；1 年前左下肢动脉闭塞，置入支架治疗。其他无特殊。

体格检查：P 68 次/分，BP 180/100mmHg。双上肢血压对称，肺清，心音有力律齐。双侧颈动脉区、右股动脉区可闻及杂音。其余无特殊。

初步诊断：

1. 高血压原因待查　原发性醛固酮增多症？嗜铬细胞瘤？大动脉炎？
2. 冠状动脉性心脏病　冠状动脉支架植入术后状态。
3. 陈旧性脑梗死。
4. 外周血管病。

二、辅助检查

血电解质：血钾 2.6mmol/L，血钠 140mmol/L，血氯 100mmol/L。

肝肾功能、血脂等：丙氨酸氨基转移酶（ALT）31U/L，天门冬氨酸氨基转移酶（AST）19U/L，血肌酐 60μmol/L，总胆固醇（TC）2.95mmol/L，甘油三酯（TG）1.29mmol/L，高密度脂蛋白胆固醇（HDL-C）0.81mmol/L，低密度脂蛋白胆固醇（LDL-C）1.24mmol/L，空腹血糖 6.4mmol/L。

游离甲功：正常。

超声心动图：左房（LA）45mm，左室（LV）52mm，左室射血分数（LVEF）63%，右房（RA）38mm，右室（RV）33mm，室间隔厚度（IVS）16mm，左室后壁厚度（LVPWT）16mm，左室壁对称性增厚，肺动脉收缩压（PASP）36mmHg。

颈动脉彩超：双侧颈总动脉、颈内动脉、颈外动脉、锁骨下动脉起始端、椎动脉中段内中膜增厚伴多发附壁斑块；左侧颈内动脉、左侧颈外动脉管腔重度狭窄。

三、初步诊断

高血压原因待查。

四、诊疗经过

完善相关检查：

初筛醛固酮/肾素比值（ARR）：血浆醛固酮（ALD）53.9ng/dl，肾素（PRC）8.3μIU/ml，血浆醛固酮/肾素浓度比值（ADRR）6.49。

卡托普利确诊试验：抑制前 ALD 21.9ng/dl，PRC 6μIU/ml，ADRR 3.65；抑制后 ALD 35.7ng/dl，PRC 9.6μIU/ml，ADRR 3.72。

肾上腺 CT：左侧肾上腺体部类圆形结节，考虑腺瘤或增生结节。

肾上腺静脉取血（AVS）结果：左侧 A/F 7.8，右侧 A/F 0.3，肾上下腔静脉 A/F 1.0，肾下下腔静脉 A/F 1.8，考虑左侧即患侧为优势侧。

肾动脉 CTA：双侧肾动脉起始处管腔轻度狭窄，腹腔干起始处管腔重度狭窄，肠系膜上下动脉起始处管腔轻度狭窄。

五、主治医师分析病例

心内科于雪芳副主任医师：

1. 本例患者从高血压角度分析，是一则典型的需要进一步核实高血压病因的病例，即进行继发性高血压筛查的病例。

2. 主要理由如下：难治性高血压、老年患者近期血压明显上升、高血压合并严重低钾血症。

3. 该患者合并严重动脉粥样硬化性心血管疾病，有脑梗死史、冠心病史、冠脉支架置入史、下肢动脉闭塞、下肢动脉支架置入史、糖尿病史。查明原因、良好控制血压对患者预后改善意义重大。

4. 该例高血压病因筛查的主要方向是原发性醛固酮增多症、肾动脉狭窄和肾性高血压。

六、MDT 讨论目的

1. 明确患者难治性高血压的病因诊断。

2. 患者高龄，药物难以控制的高血压，需确定进一步治疗方案。

七、多学科会诊意见

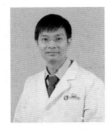

边波,医学博士,天津医科大学总医院心血管内科副主任医师。擅长高血压、心力衰竭、心身疾病、代谢性疾病综合管理等,负责科室高血压和心力衰竭等亚专业工作。

心内科边波副主任医师:患者是典型的高血压合并低钾血症,主要从肾素和醛固酮水平进行鉴别诊断。如为低肾素高醛固酮,应考虑原发性醛固酮增多症;如为高肾素高醛固酮,应考虑继发性醛固酮增多症,常见原因有重度高血压、肾动脉狭窄和肾素瘤等;如为低肾素低醛固酮,可为 Liddle 综合征、库欣综合征等。

因此,在鉴别诊断时,应至少考虑原发性醛固酮增多症、库欣综合征、表象性盐皮质激素过多综合征、Liddle 综合征、先天性肾上腺皮质增生症、继发性醛固酮增多症(肾素瘤、肾动脉狭窄、原发性高血压控制欠佳)、甲状腺功能亢进等,再应用各种针对性检查除外上述特殊继发性高血压,部分原发性高血压也可表现为高血压合并低血钾。

2016 年中国原发性醛固酮增多症诊断治疗的专家共识提出,原发性醛固酮增多症诊疗流程见图 3 - 14。

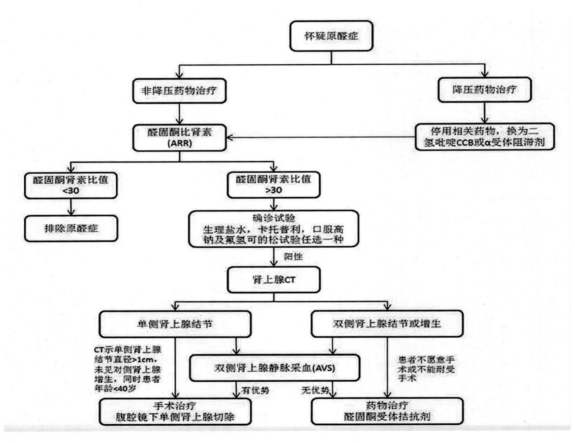

图 3 - 14　原发性醛固酮增多症诊断流程

从前述的检查结果看,本例是典型的原发性醛固酮增多症(腺瘤型),按步骤完成了 ARR 初筛、卡托普利负荷试验、肾上腺强化 CT 分型定侧、AVS 确定功能。这样的病例指南建议,下一步应行腹腔镜手术切除肾上腺腺瘤。

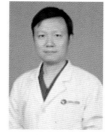

郑宇欣，副主任医师，天津医科大学麻醉学博士。2015—2017 年在美国弗吉尼亚大学进行博士后研究，长期从事临床麻醉和麻醉学基础研究，具有丰富的临床工作经验。

麻醉科郑宇欣副主任医师：从前面两位内科医生的角度讲，这例患者具有外科手术的适应证，之前心内科也已经请泌尿外科医生进行过评价。外科意见也是具有适应证，但该患者的合并症比较复杂，希望麻醉科评价外科手术风险。

从麻醉学科角度讲，这例患者确实是围术期心脑血管事件高危的病例。主要理由如下：老年患者，合并陈旧性脑梗死、颈动脉狭窄、冠心病、冠脉支架置入术后、外周血管闭塞、外周血管支架置入术后、糖尿病、高血压，且需要长期应用抗血小板药物。因他的外科手术风险高，需权衡利弊，慎重考虑行外科腹腔镜手术。

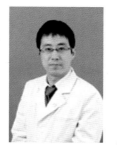

付殿勋，中国医科大学影像医学硕士，至今于天津医科大学总医院医学影像科从事介入相关诊疗工作 10 余年。主要擅长良、恶性肿瘤（肝癌、肺癌、肝血管瘤、子宫肌瘤等），外周血管性疾病（肾动脉狭窄、锁骨下动脉狭窄、上腔静脉鼻塞、外周动脉瘤），下肢静脉血栓形成及栓塞，气管、食管及胆道狭窄的微创治疗。

介入放射科付殿勋主治医师：我向各位医生介绍一种治疗肾上腺腺瘤的肾上腺射频消融技术。目前我科已经引进该技术。肾上腺热消融治疗（微波/射频消融），利用热原理使腺瘤细胞高温条件下变性坏死，达到灭活腺瘤的目的。由于创伤微小、效果确切，热消融治疗在恶性肿瘤（肝癌、肺癌）治疗中应该广泛。

因消融范围精确，最小消融范围 7mm，能尽量保护正常腺体组织不受损伤，在腺体肿瘤消融方面也应用颇多，如甲状腺、乳腺、肾上腺肿瘤等。其中，肾上腺肿瘤的微波消融始于 1996 年，射频消融始于 2000 年，具有创伤小、花费低、住院周期短、保护正常肾上腺组织不受破坏的优势。

会诊后诊疗措施：经多学科讨论及与患者充分沟通、知情同意下，我们为该患者选择了肾上腺腺瘤射频消融治疗。手术由我院介入放射科范勇、付殿勋团队执行。

术前肾上腺增强 CT 检查（图 3-15 至图 3-18）：左侧肾上腺腺瘤。

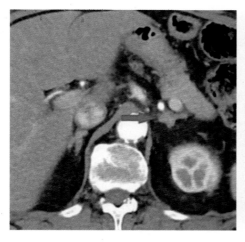 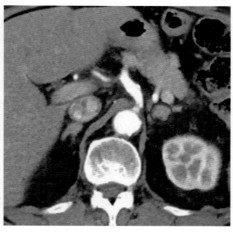

图 3-15 红色箭头指向左侧肾上腺腺瘤　图 3-16 红色圆圈指示左侧肾上腺腺瘤

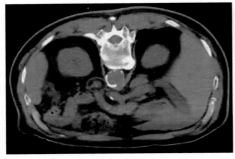 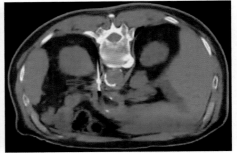

图 3 - 17　左侧肾上腺腺瘤(红圈)　　　图 3 - 18　微波针穿刺到位

肾上腺示意图如图 3 - 19 所示。微波针实物如图 3 - 20 所示。

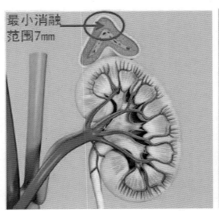 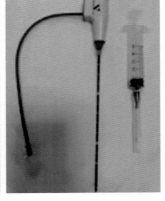

图 3 - 19　肾上腺示意图　　　图 3 - 20　微波针实物

微波消融术中如图 3 - 21 所示。

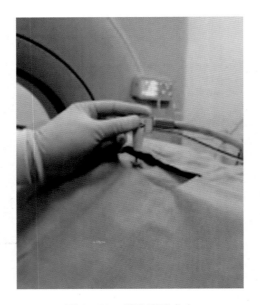

图 3 - 21　微波消融术中

肾上腺腺瘤微波消融术后一个月影像复查。

术后肾上腺 CT 增强检查(图 3 - 22 至图 3 - 24):左侧肾上腺腺瘤完全灭活、无强化(红色区域);正常肾上腺外侧肢保存,可见强化表现(绿色区域)。

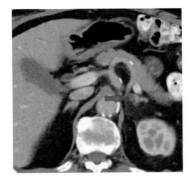 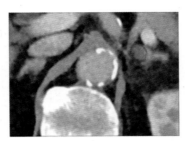 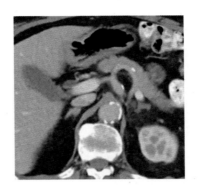

图 3 - 22　左侧肾上腺　　图 3 - 23　肾上腺腺瘤无强化(红色)　图 3 - 24　肾上腺外侧肢保存(绿色)

表 3 - 1　肾上腺腺瘤微波消融术后 1 个月转归对比

项 目	术前	术后 1 个月
醛固酮	62.3ng/dl	21.8ng/dl
肾素	7.2μIU/ml	35.1μIU/ml
醛固酮/肾素	8.65	0.62
血钾	3.4mmol/L	4.6mmol/L
血压	150/75mmHg	140/65mmHg
用药	早:硝苯地平控释片30mg1次/日,螺内酯40mg2次/日	硝苯地平控释片30mg1次/日

检查结果一目了然,该患者经肾上腺腺瘤射频消融治疗后,临床指标充分缓解,血压得以控制,血钾在不使用补钾药物和螺内酯情况下恢复正常,血浆醛固酮下降、肾素上升,ARR 比值恢复正常。

八、专家点评

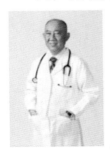

孙跃民,主任医师,任职于天津医科大学总医院心血管内科。擅长高血压、心力衰竭、血脂异常及疑难心血管疾病的诊治。

心内科孙跃民主任医师:嗜铬细胞瘤(pheochromocytoma, PHEO)是由神经嵴起源的嗜铬细胞产生的肿瘤,这些肿瘤合成和释放大量儿茶酚胺,其释放或间断或持续,导致持续性或阵发性高血压,或持续性高血压阵发性加重。患者血压平时可正常,发作时血压可急骤升高,也可在平时血压升高基础上进一步升高,也有患者出现高血压和低血压相交替的表现。患者也可表现高血压发作后出现低血压状态。血压的明显波动是嗜铬细胞瘤的特点。临床表现与儿茶酚胺分泌的多少有关。部分患者出现典型的"4P"症状,即头痛(head pain)、面色苍白(face pale)、心慌(palpaitation)和出汗(perspera-tion)。此外,因嗜铬细胞瘤分泌大量儿茶酚胺(CA)可引起糖代谢异常,释放的儿茶酚胺还可引起其他代谢紊乱,如促进脂肪分解,使血中自由脂肪酸浓度升高,增高代谢率,患者可有怕热、多汗、体重减轻等代谢增高的症状和体征,部分患者平时为低热,当血压急剧上升时体温亦随之增高,有时可达 38 ~ 39℃,并伴有白细胞增高而被误诊为感染性疾病。嗜铬细胞瘤是继发性高血压的原因之一,临床实践中高血压原因筛查时注意鉴别诊断。

天津医科大学总医院心内科一直以来与院内多学科之间密切合作,共同发展。依托全院各科强大的综合实力，不断开发、引进、转化疑难高血压诊治新技术，为天津市及全国患者服务。本例患者进行的肾上腺腺瘤射频消融术，在国内外开展尚少，因此也需要总医院高血压团队不断摸索总结，尤其是手术的适应证、禁忌证、射频过程的细节、微创介入过程中的麻醉配合和围术期血流动力学管理、术后随访内容等，目前应逐步建立自己的工作流程。

九、文献汇总

嗜铬细胞瘤来于肾上腺髓质、交感神经节或其他部位的嗜铬组织，肿瘤持续或间断地释放大量儿茶酚胺，引起持续性或阵发性高血压和多个器官功能及代谢紊乱。是继发性高血压原因之一。

嗜铬细胞瘤位于肾上腺者的占80%～90%，多为一侧性，少数为双侧性或一侧肾上腺瘤与另一侧肾上腺外瘤并存。肾上腺外嗜铬细胞瘤主要位于腹部，主要在腹主动脉旁。

（一）临床表现

以心血管症状为主，兼有其他系统的表现。

1. 心血管系统表现

（1）高血压：为最主要症状，有阵发性和持续性两型，持续性亦可有阵发性加剧。

1）阵发性高血压型：阵发性高血压发作是嗜铬细胞瘤病人的特征性表现。发作时血压骤升，收缩压达200～300mmHg，舒张压达130～180mmHg（释放去甲肾上腺素为主者更明显），伴剧烈头痛、面色苍白、大汗淋漓、心动过速（以释放肾上腺素为主者更明显）心前区及上腹部紧迫感，可有心前区疼痛、心律失常、焦虑、恐惧感、恶心、呕吐、视力模糊等。发作终止后，可出现皮肤潮红、全身发热、流涎、瞳孔缩小等迷走神经兴奋症状，并可有尿量增多。

2）持续性高血压型：对以下高血压病人应考虑铬细胞的可能性：①常用降压药效果不佳，但α受体阻断药、钙通道阻滞药有效；②交感神经过度兴奋（多汗、心动过速）、高代谢（低热、体重降低）、头痛、焦虑，伴直立性低血压或血压波动大。如上述情况见于儿童或青年人，则更应考虑本病的可能性。

部分儿童或少年病情发展迅速，呈急进型（性）高血压过程，表现为：舒张压高于130mmHg，眼底损害严重，短期内出现视神经萎缩，以至失明，可发生氮质血症、心衰、高血压脑病。

（2）低血压、休克：本病可发生低血压，甚至休克，或高血压与低血压交替发生。高血压与低血压交替发生的原因可能与肿瘤释放的缩血管物质（去甲肾上腺素、肾上腺素）和舒张血管物质比例变化有关。

（3）心脏表现：大量儿茶酚胺可引起儿茶酚胺性心肌病，伴心律失常，如期前收缩、阵发性心动过速，甚至室颤。

2. 代谢紊乱

（1）基础代谢增高：肾上腺素作用于中枢神经及交感神经系统，使病人耗氧量增加，发热、消瘦。

（2）糖代谢紊乱：肝糖原分解加速及胰岛素分泌受抑制而肝糖异生加强，可引起血糖升高，糖耐量低。

（3）脂代谢紊乱：脂肪分解加速、血游离脂肪酸增高。

（4）电解质紊乱：少数病人可出现低钾血症，也可出现高钙血症。

3. 其他临床表现

（1）消化系统：肠蠕动及张力减弱，可引起便秘，甚至肠扩张。闭塞性动脉内膜炎，肠坏死、出血和穿孔。胆石症发生率较高。

（2）腹部肿块：少数病人可出现左或右侧中上腹部肿块，扪及时注意可能诱发高血压。

（3）泌尿系统：病程长及病情重者可发生肾功能减退。病人排尿时常引起高血压发作，可出现膀胱扩张、无痛性肉眼血尿，膀胱镜检查有助于诊断。

（二）实验室检查

1. 血、尿儿茶酚胺及其代谢产物测定 持续性高血压型病人尿儿茶酚及其代物香草基杏仁酸

（VMA）及甲氧基肾上腺素（MN）和甲氧基去甲肾上腺素（NMN）的总和（TMN）皆升高，常是正常高限的两倍以上。阵发性者平时不升高，发作后才升高。

2. 胰高血糖素激发试验　对于阵发性发作者，如果一直等不到发作，可考虑做胰高血糖素激发试验，给病人静脉推注胰高血糖素1mg，注射后1~3分钟，观察血浆儿茶酚胺水平及血压。如为嗜铬细胞瘤病人，血儿茶酚胺增加3倍以上或升至200pg/ml，血压上升。

3. 影像学检查　①B超做肾上腺及肾上腺外肿瘤定位检查，直径1cm以上者阳性率高；②CT扫描，90%以上的肿瘤可准确定位；③MRI有助于鉴别嗜铬细胞瘤和肾上腺皮质肿瘤，可用于孕妇；④放射性核素标记定位和静脉导管术等，有助于定位诊断。

（三）诊断要点

本病的早期诊断甚为重要。诊断必须建立在24小时尿儿茶酚胺或其代谢产物增加的基础上。对于儿童和青年人，呈阵发性或持续性发作高血压，应考虑本病的可能性。同时要与其他继发性高血压及原发性高血压鉴别。

（四）治疗要点

手术是首选的治疗方法。

1. 药物治疗　手术前应采用α受体阻断药使血压下降，减轻心脏负担，并使原来缩减的血管容量扩大。常用口服α受体阻断药酚苄明和哌唑嗪。术前不常规使用β受体阻断药，仅在病人出现心律失常和心动过速时使用，但是使用之前必须使用α受体阻断药使血压下降。

2. 手术治疗　大多数嗜铬细胞瘤通过手术切除可得到根治，但手术有一定危险性。在麻醉诱导期及手术过程中，尤其在接触肿瘤时，可出现血压骤升和（或）心律失常。在血压骤升时可先静脉推注酚妥拉明，继以静脉滴注硝普钠控制血压。若血压骤降，周围循环不良，应补充全血或血浆，必要时可静脉滴注适量去甲肾上腺素，但不可用缩血管药物来代替补充血容量。

3. 并发症的治疗　当病人发生高血压危象时，应立即予以抢救，主要措施有：①给氧；②立即静脉缓慢推注酚妥拉明1~5mg，同时密切观察血压变化，当血压下降至160/100mmHg左右停止推注，继以酚妥拉明缓慢静脉滴注，也可舌下含服硝苯地平10mg，以降低血压；③有心律失常、心力衰者应作相应处理。

4. 恶性嗜铬细胞瘤的治疗　对化疗和放疗多不敏感，治疗较困难。如无广泛转移者应手术切除，若无法切除或完全切除，可用抗肾上腺素药物对症治疗。

（心内科：于雪芳　吴宪明）

参 考 文 献

［1］Gyamlani G，Headley CM，Naseer A，et al. Primary Aldosteronism：Diagnosis and Management. Am J Med Sci,2016,352（4）:391-398.

［2］Hundemer GL，Vaidya A. Primary Aldosteronism Diagnosis and Management：A Clinical Approach. Endocrinol Metab Clin North Am, 2019, 48(4): 681-700.

病例 5　胸痛伴呼吸困难

一、病例简介

患者，男，50 岁，主诉"胸痛伴呼吸困难 2 小时"入院。

现病史：患者入院前 2 小时饱餐后出现胸痛，伴大汗、呼吸困难、不能平卧、头晕，就诊于我院急诊，发现血压 70/40mmHg，予以多巴胺升压、利尿治疗并收入我科。

既往史：患者既往糖尿病、脂肪肝、陈旧性脑梗死病史 5 年，否认高血压，有吸烟饮酒史。

体格检查：T 36.2℃，P 105 次/分，R 25 次/分，BP 120/90mmHg[有多巴胺 6μg/(kg·min)静脉输注]，神志淡漠，双肺呼吸音粗，可闻及明显湿啰音。心音低，心率 105 次/分，奔马律，各瓣膜听诊区未及病理性杂音。腹软，无压痛、反跳痛、肌紧张，双下肢不肿。四肢肢端湿冷。

二、辅助检查

就诊于急诊时 ECG 提示窦性心动过速、完全性左束支传导阻滞，见图 3 - 25。住院后复查 ECG 提示：完全性左束支传导阻滞消失，可见 I、aVL、$V_1 \sim V_5$ 导联 ST 段抬高，见图 3 - 26。

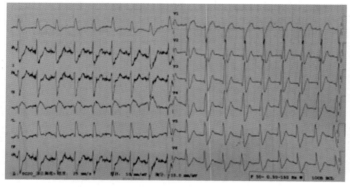

图 3 - 25　急诊心电图　　　　　　　　图 3 - 26　住院后心电图

实验室检查：CK 150U/L，CKMB 21U/L，TnI 0.5ng/ml，血肌酐 148μmol/L，肌酐清除率 59ml/(min·1.73m²)。

三、初步诊断

冠状动脉性心脏病，急性广泛前壁高侧壁心肌梗死，完全性左束支传导阻滞，心源性休克，心功能Ⅳ级(killip)，糖尿病，肾功能不全，陈旧性脑梗死。

四、诊疗经过

入院后立即阿司匹林 300mg ST(临时医嘱，立即执行)，替格瑞洛 180mg ST，瑞舒伐他汀 20mg ST。送入导管室行急诊介入诊疗。

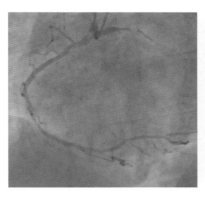 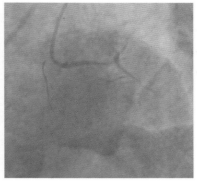

图 3 - 27 右冠开口于左冠窦, 右冠 图 3 - 28 导丝送至前降支远端后造影
中远段狭窄 60% , 左主干末端闭塞 注: 左主干末端次全闭塞伴血栓影

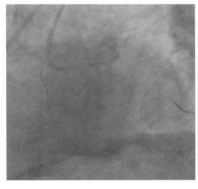 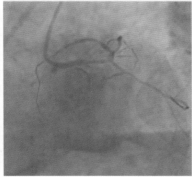 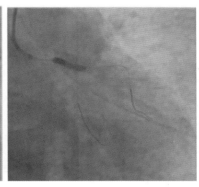

图 3 - 29 Sapphire 2.5mm × 20mm 图 3 - 30 球囊扩张后造影 图 3 - 31 Alpha 3.5mm × 24mm 支架
球囊扩张 12atm 释放

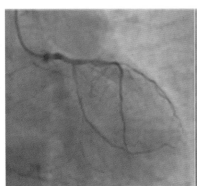 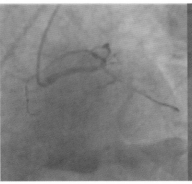 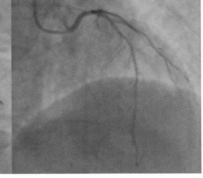

图 3 - 32 术后复查造影

　　冠脉造影提示: 右冠开口于左冠窦, 右冠中远段狭窄 60% , 左主干末端闭塞, 见图 3 - 27。依据冠脉造影结果, 立即经股动脉行主动脉内球囊反搏泵 (IABP) 植入, 经右侧桡动脉路径, 选择 6F JR4.0 指引导管钩挂左冠, 一条 Runthrough NS 导丝送至前降支远端, 造影示左主干末端次全闭塞伴血栓影, 见图 3 - 28。一条 Runthrough NS 导丝送至回旋支远端, 用 Sapphire 2.5mm × 20mm 球囊 12atm 扩张左主干至前降支病变, 见图 3 - 29。再次造影示左主干体部及前降支近段为支架着陆区, 见图 3 - 30。Alpha 3.5mm × 24mm 支架定位于左主干体部至前降支近段病变处以 12atm 释放支架, 见图 3 - 31。术后复查冠脉造影示: 左主干至前降支支架贴壁良好, 无夹层, 无血肿, 血流 TIMI 3 级, 见图 3 - 32。

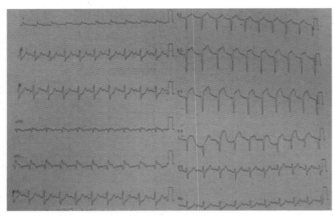

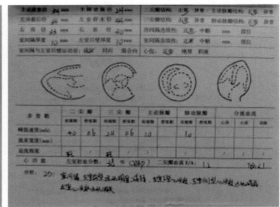

图 3 - 33　术后心电图　　　　　　　图 3 - 34　术后超声心动图

五、王清主治医师分析病例

患者入院后进行缺血及出血评分，TIMI 评分 9 分，CRUSADE 评分 54 分。患者是一位中年男性，既往糖尿病、陈旧性脑梗死病史，因缺血性胸痛症状伴心源性休克入院，诊断为急性广泛前壁高侧壁心肌梗死、完全性左束支传导阻滞、心源性休克明确，行冠脉介入检查治疗为 I 类推荐。行急诊介入检查治疗。术中造影可见左主干闭塞，考虑患者心源性休克，采用 IABP 循环辅助支持，总手术时间约 29 分钟，迅速完成血运重现。

患者术后出现呼吸困难，双肺哮鸣音，血氧饱和度下降至 85%，予以强化利尿、吸氧等治疗后呼吸困难逐渐缓解。术后监测心肌标志物，心肌酶距发病约 10 小时达峰值，CK 21892U/L，CK - MB 1328U/L。术后心电图示：ST 段较入院时有所回落，见图 3 - 33。术后超声心动图提示：在 IABP 辅助下，LVEF 约 38%，见图 3 - 34。

六、MDT 讨论目的

患者急性左主干闭塞，虽然经过急诊介入手术抢救成功，但目前心功能差，病情危重术后出现发热，合并糖尿病、肾功能异常，完善多学科会诊协助治疗。

七、多学科会诊意见

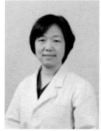

张静，医学博士，主任医师，硕士生导师，任职于天津医科大学总医院呼吸与危重症医学科。擅长睡眠呼吸疾病、慢性气道疾病等。

呼吸科张静主任医师：患者急性心肌梗死，心肌梗死面积大，死亡风险高。患者术后出现发热、咳嗽咳痰，由于术后急性肺水肿，同时体内 IABP 泵保留，临床对于发热的原因首先考虑肺感染，积极应用抗生素。除感染外，患者大面积心肌梗死会伴随吸收热，严密的体温监测对患者是很有必要的，必要时抗生素升级。

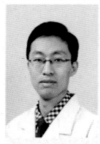

徐鹏程，肾内科主任医师，副教授，硕士生导师。擅长各种原发及继发性肾脏疾病的诊治，尤其对自身免疫性肾病有较深入研究，并能独立完成肾内科多种透析通路相关手术操作。

肾内科徐鹏程主任医师：患者急性心肌梗死、心源性休克、糖尿病合并肾功能不全，肾功能不全的主要原因包括：①心脏的急性泵功能衰竭引起肾前性灌注不足；②糖尿病合并肾脏损害。在糖尿病合并肾脏损害状态下，心脏的急性泵功能衰竭将引起肾脏功能严重恶化。治疗上需要监测肾功能、控制血糖，必要时准备床旁血液净化治疗。此类患者若不及时挽救心肌，可能肾脏将会出现不可逆的损害。

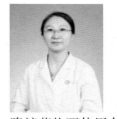

王保平，医学博士，副主任医师，任职于天津医科大学内分泌代谢科。擅长糖尿病及其并发症的治疗，以及甲状腺疾病、甲状旁腺疾病、垂体和肾上腺疾病及骨代谢疾病的诊治。

内分泌代谢科王保平副主任医师：患者糖尿病病史，本次急性心肌梗死事件考虑糖尿病血管并发症，因此平素血糖控制目标有两方面：①血糖数值达标；②降糖药物要使用存在循证医学证据的有心血管结局获益的药物。对于这个患者，合并心力衰竭，依据 DAPA - HF 研究，可以加用 SGLT - 2i 降糖治疗，同时患者存在腹型肥胖，也可以加用 GLP - 1A，甚至两种药物联合应用，达到心血管结局最大获益。

会诊后处理：结合 MDT 意见，我们加用了利拉鲁肽及达格列净治疗，同时继续抗生素控制感染，以及监测肾功能，患者好转出院。

八、专家点评

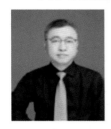

杨清，主任医师，医学博士，博士研究生导师，天津医科大学总医院心内科科主任、学科带头人，天津医科大学学科领军人才。从事复杂冠心病介入、代谢心脏病、心血管疾病的综合管理治疗等工作。

心内科杨清主任医师：左主干急性闭塞是急性心肌梗死中最严重的临床类型，约占接受冠脉造影急性心肌梗死患者的 1% 左右，病情凶险，病死率极高。由于静脉溶栓治疗往往不能获得满意的再灌注效果，急诊冠状动脉旁路移植术手术风险高，因此，急诊 PCI 治疗往往成为左主干急性闭塞的唯一选择。对于合并心源性休克的患者，尽早开通罪犯血管，同时避免再灌注损伤导致的循环崩溃，将对患者带来最大获益。无保护左主干病变所致急性心肌梗死常严重威胁患者生命。有调查显示，无保护左主干病变患者相对容易发生再灌注损伤，开通后部分患者很快出现循环崩溃，心源性休克发生率达 46% ~78%。对于左主干急性闭塞甚至无保护左主干病变患者，需早期血流动力学支持。本例患者属于无保护左主干急性闭塞病变，术中早期血流动力学支持（IABP 植入），有效改善冠脉灌注，降低心脏负荷，维持血流动力学稳定。同时手术时间短，减少扩张次数，尽量避免因无复流或慢血流所致的循环崩溃。同时，冠脉造影提示患者右冠开口异常，右冠开口于左冠状窦，对于此种高危病例，建议回旋支及右冠留置导丝，当前降支血栓脱落至回旋支或右冠时，有机会对患者栓塞的血管进行及时处理。

若患者右冠出现严重狭窄或栓塞，对于此种右冠开口于左冠状窦的病人，指引导管选择上应注意三点：①冠脉开口在哪个冠状动脉窦，选择同侧的指引导管；②采用 JL 导管时要尽量小一号；③为了增加指引导管稳定性与支撑力，此时需寻找同侧动脉壁的支撑。

患者肾功能不全合并既往陈旧性脑梗死病史，临床上属于高出血风险（HBR）人群。接受经皮冠状动脉介入治疗（PCI）的患者中，约有 20% 存在高出血风险。这类患者预后差，PCI 术后易发生出血事件，并进一步影响 PCI 术后患者的双抗治疗。因此，临床医师应加强对患者的风险评估，根据患者情况进行个体化治疗，包括具体的手术策略及药物治疗方案，若患者属于高出血风险，则在支架选择、术式选择及术后双抗治疗策略方面进行相应的调整。

本病例采用的是 Alpha 支架。Alpha 支架是氟化聚合物支架，用钴基合金为支架主体，厚度仅为 80μm，输送器为带亲水涂层快速交换式球囊导管，支架应用西罗莫斯为涂层，以氟化聚合物为药物载体，拥有较好的输送性和稳定药物释放率。恰恰满足了我们对于左主干病变治疗的要求。氟化聚合物药物洗脱支架具有优秀的生物相容性，其氟化聚合物涂层有减少血小板黏附和激活、较少的炎症反应、内皮化更快的优势，在带来安全有效治疗的同时，还可大大缩短患者双联抗血小板的治疗。氟化聚合物涂层的出现，为临床医师针对 HBR 患者制定治疗策略提供了更多思考的空间。

九、文献汇总

急性心肌梗死引起的心脏泵血功能减退称为泵衰竭，临床表现为左心衰竭、心源性休克（CS），发生率分别为 32%～48%、15%～20%，严重者两种情况可同时出现。泵衰竭患者急性心肌梗死面积常超过左心室总面积的 40%，多为广泛前壁梗死。急性心肌梗死患者的泵功能和预后直接相关，无心衰表现者病死率往往小于 10%，合并严重心衰患者死亡率约 50%，而合并心源性休克患者病死率更是高达 70%～60%。早期、快速并完全地开通梗死相关动脉是改善急性 ST 段抬高型心肌梗死（STEMI）患者预后的关键。《2017 ESC 急性 ST 段抬高型心肌梗死管理指南》强调，STEMI 患者的全程管理从首次医疗接触（FMC）开始，应最大限度地提高再灌注效率。针对急救或非 PCI 中心诊断 STEMI 患者的目标时间及再灌注策略选择，指南强调在 FMC 的 10 分钟内应获取患者心电图、并作出 STEMI 的诊断。若患者在救护车上或无 PCI 能力的医院，如果预计 120 分钟内可以完成 PCI，则首选直接 PCI 策略，力争在 90 分钟内完成再灌注（导丝通过）；如果预计 PCI 时间大于 120 分钟，则首选溶栓策略，力争在 10 分钟给予患者溶栓药物。同时，指南强烈推荐溶栓后患者应立即转运到有 PCI 条件的医院（I，A），根据溶栓情况选择挽救性 PCI 或常规 PCI 策略。对发病 12 小时内的 STEMI 患者采用介入治疗的方法直接开通梗死相关血管称为直接 PCI。由于直接 PCI 手术可迅速、完全、持久地开通梗死相关血管，相较于溶栓治疗，其梗死相关血管达到 TIMI 3 级血流率的比例较高（90% 以上），同时出血并发症较溶栓治疗低，整体疗效比溶栓治疗更好。

《2017 ESC/EACTS STEMI 血运重建指南》推荐，心源性休克患者在直接 PCI 时应该考虑对非梗死相关动脉同期实施 PCI（IIa，C）。但是，同年的一项研究结果的公布对此提出质疑。该研究发表在新英格兰杂志上，结果表示，对于 CS 患者，单纯处理罪犯血管的 30 天全因死亡率显著低于完全血运重建组（45.9% vs. 55.4%，$P = 0.01$）。在临床实践中，同台 PCI 干预多支血管时，需要考虑手术时间的延长和造影剂用量的增加对患者心肾功能的影响，以及干预非梗死相关动脉出现夹层和无复流现象的风险。临床实践中强调个体化原则，不建议常规同台完全血运重建。《2018 ESC/EACTS 心肌血运重建指南》指出，对于心肌梗死伴心源性休克患者的非梗死相关动脉，不推荐常规血运重建。对于 AMI 合并泵衰竭患者，PCI 术之外的辅助治疗显得较为重要。经皮机械辅助治疗主要包括主动脉球囊反搏（IABP）、体外膜肺氧合（ECMO）和经皮左心室辅助装置（LVAD）。

《心源性休克诊断和治疗中国专家共识（2018）》对于 CS 患者的循环辅助装置使用建议：①血流动力学不稳定 CS 患者应考虑尽快置入机械辅助装置；②如无 ECMO 和 LVAD 条件，应尽快置入 LABP，强调早期置入和使用足够的时间；③鉴于 ECMO 增加心输出量优于 IABP，有条件的医院应考虑置入 V－A 模式 ECMO，或与 IABP 合用；④有条件的医院可以考虑置入 LVAD。

（心内科：吴成程　王　清）

参 考 文 献

［1］Marije MV，Marcel AB，Maik JG，et al. A systematic review and meta－analysis on primary percutaneous coronary intervention of an unprotected left main coronary artery culprit lesion in the settjng of acute myocardial infarction［J］. JACC Cardiovasc Interv，2013，6（4）：317－324.

［2］Hochman JS，Sleeper LA，Webb JG，et al. Early revascularization and long－term survival in cardiogenic shock complicating acute myocardial infarction. JAMA，2006，295（21）：2511－2515. doi：10. 1001/jama. 295. 21. 2511.

［3］Urban P，Mehran R，Colleran R，et al. Defining high bleeding risk in patients undergoing percutaneous coronary intervention：a consensus document from the Academic Research Consortium for High Bleeding Risk. Eur Heart J，2019，40（31）：2632－2653. doi：10. 1093/eurheartj/ehz372.

病例6　胸痛伴心尖球形扩张

一、病例简介

患者，女，57 岁。主诉"胸痛 1 小时"入院。

现病史：患者入院前 1 小时因情绪波动后出现心前区闷堵样疼痛伴大汗，症状持续不缓解，就诊于我院急诊。

既往史：患者既往糖尿病，否认高血压、冠心病等病史。其父亲 59 岁因心肌梗死猝死。家属诉患者平素焦虑。

体格检查：T 36.5℃，P 100 次/分，R 25 次/分，BP 110/60mmHg。神清语利，颈软，无抵抗，双肺呼吸音粗，未闻及干湿啰音。心音有力，心率 100 次/分，律齐，各瓣膜听诊区未及病理性杂音。腹软，无压痛、反跳痛、肌紧张，双下肢不肿。

二、辅助检查

心电图示：窦性心律，心率 114bpm，$V_2 \sim V_6$、Ⅰ、aVL、Ⅱ、Ⅲ、aVF 导联 ST 段抬高（图 3 - 35）。

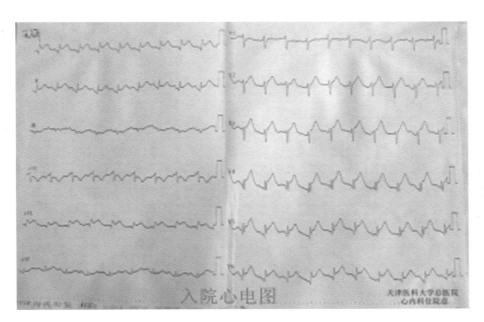

图 3 - 35　患者入院时心电图

三、初步诊断

冠状动脉性心脏病，急性广泛前壁、高侧壁、下壁心肌梗死，心功能Ⅰ级（killips）。

四、诊疗经过

急诊冠脉造影提示：左主干、前降支、回旋支、右冠状动脉无狭窄（图 3 - 36）。

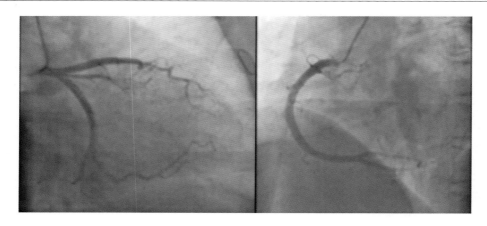

图 3 - 36　冠脉造影

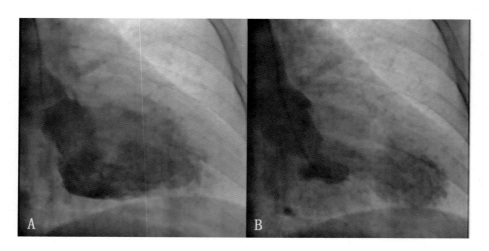

图 3 - 37　左心室造影：舒张期(图 A)、收缩期(图 B)

五、李永乐主治医师分析病例

1. 通过危险因素、诱因、症状体征、心电图表现完全符合急性广泛前壁、高侧壁、下壁心肌梗死，估计患者罪犯病变为前降支的可能性很大，近端闭塞。立即沟通家属，交代病危，谈风险、谈手术，最快速度上台进行介入检查。

2. 冠脉造影结果与临床预估不符，手术台上详细追问患者病史，患者提供发病前因就餐问题与人激烈争执后情绪极度激动，继而出现心前区闷堵样疼痛伴大汗。因此，立即行左心室造影示：章鱼篓样改变(图 3 - 37)。

3. 修正诊断，考虑患者诊断应激性心肌病，给予镇静、抗焦虑、抗凝及抗痉挛等药物治疗，患者胸痛症状逐渐缓解，超声心动图可见左室心尖部向外膨出，运动减弱，符合应激性心肌病改变。心肌标志物峰值 TnT 0. 33ng/ml(<0. 1ng/ml)，CK - MB 47U/L(0 ~24U/L)，并于 48 小时内降至正常范围。

六、MDT 目的

1. 患者目前诊断考虑应激性心肌病，经治疗心功能好转。但仍存在心功能不全合并糖尿病，应激状态下血糖控制不理想，可能造成疾病的反复。

2. 患者有明确的应激因素：情绪激动，出院后仍有再发应激性心肌病风险；住院后患者情绪焦虑，需借助临床心理治疗，缓解情绪因素，改善长期预后。

七、多学科会诊意见

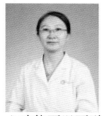

王保平,医学博士,内分泌代谢科副主任医师,任职于天津医科大学总医院内分泌科。擅长糖尿病及其并发症、甲状腺疾病、甲状旁腺疾病及骨代谢疾病的诊治。

内分泌代谢科王保平副主任医师:①患者因应激性心肌病入院,心功能不全,同时合并糖尿病。临床不除外糖尿病患者微循环功能差,精神因素应激状态下出现心脏功能下降,微循环功能进一步恶化;②虽然应激性心肌病多数预后较好,心功能可以可逆性地恢复,但仍需要控制血糖,疾病急性期可以放宽血糖管理数值,缓解期仍需降糖达标,追求心血管进一步获益;③降糖药物方面,患者心功能受损,依据目前 DAPA - HF 研究,建议加用达格列净降糖控制心功能。

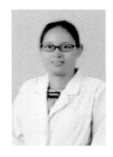

杨坤,医学博士,副主任医师,任职于天津医科大学总医院临床心理科。2007年毕业于中南大学湘雅二医院精神卫生研究所,获精神病与精神卫生学专业医学博士学位。从事精神医学临床、教学和科研工作十年,积累了较丰富的经验,对抑郁症的诊断与治疗有丰富的临床经验。

临床心理科杨坤副主任医师:①精神应激是应激性心肌病的应激因素之一。此患者合并焦虑病史,更是精神应激的易感人群。焦虑症(anxiety),又称为焦虑性神经症,是神经症这一大类疾病中最常见的一种,以焦虑情绪体验为主要特征。可分为慢性焦虑,即广泛性焦虑(generalized anxiety)和急性焦虑,即惊恐发作(panic attack)两种形式。主要表现为:无明确客观对象的紧张担心,坐立不安,还有植物神经功能失调症状,如心悸、手抖、出汗、尿频等,及运动性不安;②目前病因尚不明确,可能与遗传因素、个性特点、认知过程、不良生活事件、生化、躯体疾病等均有关系。主要根据病史、家族史、临床症状、病程及体格检查、量表测查和实验室辅助检查,由专科医生诊断。其中最主要的是临床症状和病程;③越早诊断,越早治疗,焦虑症的预后就越好。经过专科规范治疗后,绝大多数患者会得到临床康复,恢复往日的愉快心情。因此,此患者心功能进一步恢复后可以至临床心理科门诊完善焦虑相关评估。

会诊后处理:术后监测心电图:$V_2 \sim V_6$ 导联 ST 段逐渐回落,T 波双向、Ⅰ、aVL、Ⅱ、Ⅲ、aVF导联 ST 段逐渐回落(图 3 - 38 至图 3 - 41)。

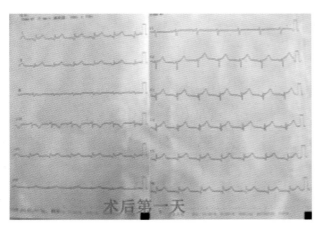
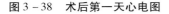

图 3 - 38　术后第一天心电图

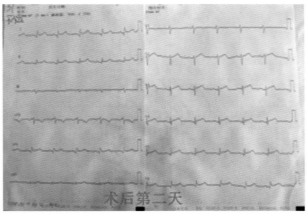

图 3 - 39　术后第二天心电图

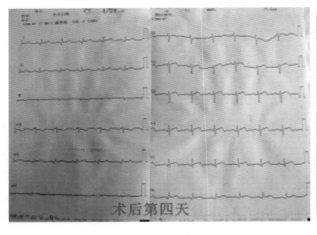

| 图 3-40　术后第四天心电图 | 图 3-41　出院时心电图 |

会诊后针对患者糖尿病治疗，我们采用达格列净控制血糖，并加以适当心理疏导及镇静安眠治疗，患者治疗 5 天后好转出院。

八、专家点评

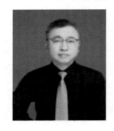

杨清，医学博士，主任医师，博士研究生导师，天津医科大学总医院心内科科主任、学科带头人，天津医科大学学科领军人才。从事复杂冠心病介入、代谢心脏病、心血管疾病的综合管理治疗等工作。

心内科杨清主任医师：应激性心肌病又称心尖球形综合征或 takotsubo 心肌病，因其收缩末期左室造影表现为奇特的圆形底部和狭窄的颈部类似捕捉章鱼的篓子而得名。该病好发于绝经期后女性人群，大约占所有急性冠脉综合征（ACS）患者的 1%～2%，大多数临床表现类似于 ACS，例如缺血性胸痛及心电图变化，甚至出现心源性休克。相当一部分患者存在心理应激。

就本例患者来看，绝经后中年女性，存在应激事件，是应激性心肌病的高发人群，但患者发病初期有严重的胸痛合并心电图广泛前壁、高侧壁甚至下壁导联 ST 段抬高，从急诊处置的角度肯定首先考虑 STEMI 可能，需要紧急完善冠状动脉造影检查，在除外冠状动脉的严重狭窄或急性闭塞后我们进一步结合患者的病史及危险因素，考虑应激性心肌病的可能，最终左室造影及后续的超声心动图检查，以及心肌标志物及心电图的动态变化均符合应激性心肌病的表现。

九、文献汇总

应激性心肌病又称 Takotsubo 综合征、心尖球样综合征、心碎综合征。1990 年，Sato 等人首次在日文文献中报道，并命名为 takotsubo 心肌病，因其收缩末期左室造影表现为奇特的圆形底部和狭窄的颈部而命名。此后随着临床重视程度的增加，欧洲、美国等均有应激性心肌病的系列病例报道。目前尚无准确的发病率统计数据。Takotsubo 综合征的特点是暂时性的室壁运动异常，与急性冠脉综合征有许多共同的特点。

应激性心肌病患者常有心电图异常表现。大部分患者前壁心电图出现异常，发病 24～48 小时常出现深倒置对称的 T 波，QT 间期延长。但尚无可靠的心电图标准区别应激性心肌病与 STEMI。大多数患者的心电图表现是短暂的，数月内完全恢复。血清学化验结果可见肌钙蛋白轻度升高，但升高幅度与室壁异常活动的幅度不成比例。

疾病的诊断仍需借助冠脉造影及左室造影检查结果。左室造影可见节段性室壁运动异常，超过单一冠脉供血范围，最常见的是心尖部室壁运动异常，少部分表现为左室中部节段性运动异常。

　　既往应激性心肌病的诊断参考 2008 年改良的 Mayo clinic 标准：①短暂性左室中部（累及或不累及心尖部）无运动或运动减弱，室壁运动异常的范围超出单支冠脉供血范围。起病前常有应激，但应激并非必要条件；②冠状动脉造影提示无冠脉阻塞或急性斑块破裂证据；③新发 ECG 异常：ST 段抬高，伴或不伴 T 波导致，肌钙蛋白轻 - 中度升高；④除外嗜铬细胞瘤及心肌炎。

　　2018 年，欧洲心脏病学会发布的 Takotsubo 综合征国际专家共识提出了新的诊断标准，如下：①短暂的左心室运动异常，室壁运动异常的范围超出单支冠脉供血范围；②起病前常有心理或躯体应激，但应激并非必要条件；③神经系统疾病（如蛛网膜下腔出血、中风/短暂缺血发作或癫痫发作）以及嗜铬细胞瘤可作为 takotsubo 综合征的诱因；④新发 ECG 异常：ST 段抬高、ST 段压低、T 波倒置、QT 间期延长；⑤大多数患者会出现肌钙蛋白轻度升高；⑥严重的冠状动脉疾病与 takotsubo 综合征可并存；⑦患者没有心肌炎的迹象；⑧绝经后女性易患。

　　应激性心肌病的治疗以对症支持为主：①去除诱发因素，治疗原发病；②急性期主要针对充血性心衰治疗，严重血流动力学障碍需要用升压药物或 IABP 辅助；③严重左室功能障碍者考虑华法林抗凝治疗。

　　预后情况：应激性心肌病院内死亡率为 1% ~ 3%，最主要死因是心源性休克、恶性心律失常及体循环栓塞。多数患者能在 1 ~ 3 个月恢复左室功能，少数住院期间可完全恢复。但少数也可发生恶性心律失常及心源性休克。因此，临床诊疗中需从 ACS 患者中尽快鉴别出本病，予以相关对症支持治疗。

（心内科：吴成程　李永乐）

参 考 文 献

[1] Lyon AR, Bossone, Schneider B, et al. Current state of knowledge on Takotsubo syndrome：a Position Statement from the Taskforce on Takotsubo Syndrome of the Heart Failure Association of the European Society of Cardiology. Eur J Heart Fail, 2016, 18(1)：8 – 27.

[2] Shao Y, Redfors B, Lyon AR, et al. Trends in publications on stress – induced cardiomyopathy. Int J Cardiol, 2012, 157：435 – 436.

[3] Prasad A. Apical ballooning syndrome：an important differential diagnosis of acute myocardial infarction. Circulation, 2007, 115：e56 – e59.

[4] Deshmukh A, Kumar G, Pant S, et al. Prevalence of Takotsubo cardiomyopathy in the United States. Am Heart J, 2012, 164：66 – 71.

[5] Templin C, Ghadri JR, Diekmann J. Clinical features and outcomes of takotsubo(stress) cardiomyopathy. N Engl J Med, 2015, 373：929 – 938.

[6] Prasad A, Lerman A, Rihal CS. Apical ballooning syndrome(tako – tsubo or stress cardiomyopathy)：a mimic of acute myocardial infarction. Am Heart J, 2008, 155：408 – 417.

[7] Ghadri JR, Wittstein IS, Prasad A, et al. International Expert Consensus Document on Takotsubo Syndrome(Part Ⅰ)：ClinicalCharacteristics, Diagnostic Criteria, and Pathophysiology. Eur Heart J, 2018, 39(22)：2032 – 2046.

病例 7　气短、乏力、蛋白尿

一、病例简介

患者，男，62 岁，主因"进食后憋胀感 2 个月，尿蛋白阳性 1 个月，乏力半月"入院。

现病史：入院前 2 个月无明显诱因进食后出现憋胀感，无胸痛及肩背部放射痛，无发热，无呼吸困难，无咯血，休息半小时可缓解，未重视及诊治。入院前1个月社区查体时发现尿蛋白（＋＋＋），无颜面部及双下肢水肿，于外院住院治疗，查血常规示嗜酸性粒细胞百分比39.93%，嗜酸性粒细胞绝对值2.91×10⁹/L，免疫：抗中性粒细胞胞浆抗体核周型（p-ANCA）阳性，髓过氧化物酶抗体（MPO-Ab）阳性，尿蛋白0.72g/24h，治疗效果欠佳。

出院后患者仍有进食后憋胀感，入院前半个月进一步就诊于外院，查肌红蛋白（Myo）125ng/ml，N-末端脑钠肽前体（NT-proBNP）12 900pg/ml，肌钙蛋白I（TNI）0.38ng/ml，考虑急性心肌梗死。查心电图：窦性心律，心率94次/分，Ⅱ、Ⅲ、avF、V₄~V₆导联ST段压低，T波倒置。血常规示白细胞12.0×10⁹/L，红细胞3.5×10¹²/L，血红蛋白105g/L，血小板51×10⁹/L，中性粒细胞百分比33.2%，嗜酸性粒细胞百分比56.2%，嗜酸性粒细胞绝对值6.74×10⁹/L。肝功能：白蛋白29g/L，球蛋白44g/L，24小时尿蛋白1.23g，具体诊疗不详。住院期间患者出现乏力、肌力减退、下肢无法抬离地面、意识欠佳，不能正常对答，无二便失禁，无口角歪斜。建议转诊至我院进一步治疗。

既往史：平素健康状况一般，否认高血压病史，有糖尿病病史5年，慢性肾脏病史40年，自诉蛋白尿已消失多年，并已停止药物治疗；否认冠心病病史，否认传染病史，预防接种史按规定，有手术史，无外伤史，否认输血史，有青霉素药物过敏史，否认食物过敏史。

体格检查：T 36.5℃，P 74次/分，R 16次/分，BP 108/79mmHg。神清语利，正常面容，皮肤黏膜无出血，无肝掌及蜘蛛痣，全身浅表淋巴结无肿大。颈软，颈动脉波动正常，颈静脉无怒张，肝颈静脉回流征阴性。气管居中，甲状腺无肿大。双肺呼吸音清，未闻及干湿啰音。心前区无隆起，心尖搏动正常，心率74次/分，律齐，肺动脉瓣听诊区可及3/6级收缩期杂音。无奇脉，腹平坦，无压痛及反跳痛，未及肝大，移动性浊音（-）。双下肢无水肿。生理反射存在，病理反射未引出，四肢肌力3级，感觉正常。

二、辅助检查

血常规：WBC 9.04×10⁹/L，RBC 3.53×10¹²/L，Hb 105g/L，PLT 76×10⁹/L，嗜酸性粒细胞百分比60.4%，嗜酸性粒细胞绝对值5.46×10⁹/L。

心肺功能五项：Myo 154ng/ml、BNP 3030pg/ml、D-二聚体2530ng/ml。

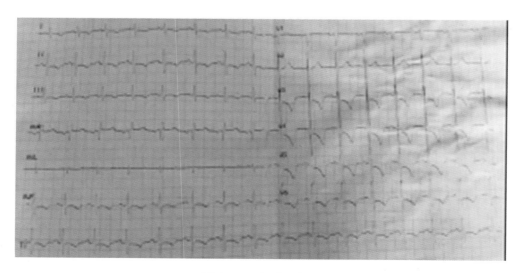

图3-42　入院心电图

心电图（图3-42）：窦性心律，心率94次/分，Ⅱ、Ⅲ、avF、V₃~V₆导联ST段压低，T波倒置。

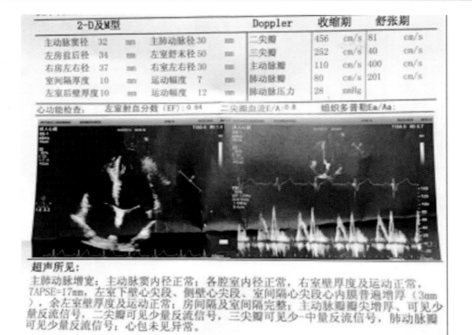

2-D及M型				Doppler	收缩期		舒张期	
主动脉窦径	32	mm	主肺动脉栓30	二尖瓣	456	cm/s	81	cm/s
左房前后径	34	mm	左室舒末径50 mm	三尖瓣	252	cm/s	40	cm/s
右房左右径	37	mm	右室左右径30 mm	主动脉瓣	110	cm/s	400	cm/s
室间隔厚度	10	mm	运动幅度 7 mm	肺动脉瓣	80	cm/s	201	cm/s
左室后壁厚度	10	mm	运动幅度 12 mm	肺动脉压力	28	mmHg		

心功能检查: 左室射血分数(EF):0.64　二尖瓣血流E/A:0.8　组织多普勒Ea/Aa:

超声所见:
主肺动脉增宽；主动脉窦内径正常；各腔室内径正常，右室壁厚度及运动正常，TAPSE=17mm，左室下壁心尖段、侧壁心尖段、室间隔心尖段心内膜普遍增厚（3mm）；余左室壁厚度及运动正常；房间隔及室间隔完整；主动脉瓣瓣尖增厚、可见少量反流信号；二尖瓣可见少量反流信号；三尖瓣可见少-中量反流信号；肺动脉瓣可见少量反流信号；心包未见异常。

图 3-43 入院超声心动图

超声心动图(3-43)：左房 42mm，左室 45mm，右房 44mm，右室 31mm，室间隔 10mm，射血分数 50%，心内膜普遍增厚伴血栓形成，肺动脉高压(收缩压约 41mmHg)，心包积液(少量)。

三、初步诊断

1. 心肌损害原因待查。

2. 心功能不全(NYHA Ⅲ级)。

3. 嗜酸性粒细胞增多症。

4. 嗜酸性粒细胞增多性心内膜炎(Loeffler 心内膜炎)？

5. 蛋白尿原因待查。

6. 2 型糖尿病。

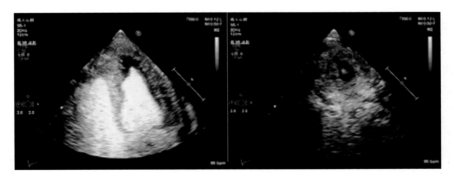

图 3-44 超声心动图造影

超声心动声学造影(图 3-44)：左心声学造影心尖四腔切面：室间隔心尖段、左室侧壁心尖段心内膜下无回声区，无造影剂灌注；左心声学造影短轴心尖切面：左室前壁心尖段、室间隔心尖段、下壁侧壁心尖段心内膜下无回声区，无造影剂灌注。

四、主治医师分析病例

心内科边波副主任医师：

1. 患者老年男性，主因进食后憋胀感 2 个月，尿蛋白阳性 1 个月，乏力半月入院，有慢性肾脏病、糖尿病病史。根据前述病历汇报，本病例主要有以下几个特点：高嗜酸性粒细胞、大量蛋白尿、心肌损害、肌肉损害、意识障碍。在外院由单一专科诊疗，效果欠佳。从疾病一元论角度讲，这些短时间内集中出现的症候群是什么，我们需要尽量用一种疾病来解释。这是我们应有的临床逻辑思维过程。

2. 先从心脏角度看，心电图 ST – T 异常、心肌标志物（包括 CK、CK – MB、TnT、BNP）升高、超声心动图示左室节段性运动障碍伴心内膜血栓形成，只有心肌梗死吗？并不是。除了心肌梗死，至少还应该考虑心肌炎可能。所幸我院超声心动图室直接报告了符合嗜酸性粒细胞增多症心脏改变（Loeffler 心内膜炎）。那肌肉损害、肾脏损害、神经损害、血液损害能一致性地用一种疾病去解释吗？这其实在全身感染性疾病、全身自身免疫性疾病甚至一些肿瘤性疾病中比较常见。

3. 结合本例突出的高嗜酸性粒细胞血症，可考虑嗜酸性粒细胞综合征，可以完美地解释上述症候群。但新的问题是，为什么会出现高嗜酸性粒细胞血症，常见的原因是继发增多，如过敏、寄生虫感染、某些肿瘤等，以及原发增多，如嗜酸性粒细胞增多的血液病等。故请我院风湿免疫科、血液科专家协同会诊。

五、MDT 目的

1. 明确患者诊断　嗜酸性粒细胞增多症心脏改变。
2. 明确嗜酸性粒细胞增多的病因。
3. 指导进一步治疗方案。

六、多学科会诊建议

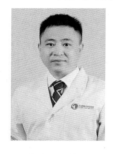

杜鑫，医学博士，副主任医师，天津医科大学总医院心脏超声中心主任。主要从事超声心动图及心血管内科的临床工作，擅长心脏瓣膜疾病、心肌疾病、心包疾病和先天性心脏病的超声诊断，并负责我院和天津市多家医院的疑难、少见及复杂心血管疾病的超声会诊工作。

超声心动图杜鑫副主任医师：嗜酸性粒细胞增多性心内膜炎（Loeffler 心内膜炎）的特征是嗜酸性粒细胞持续增高，伴有局部或广泛嗜酸性粒细胞浸润和心内膜受累，心肌和心内膜下纤维化，引起心脏舒张功能障碍，心脏扩大，心力衰竭，此病例临床上罕见。根据其病理特点可分为三期，①坏死期：主要表现为心内膜及心内膜下心肌嗜酸性粒细胞浸润及炎性改变，心内膜下心肌损伤与坏死；②血栓形成期：随着心内膜及心内膜下心肌炎症消退，心腔内附壁血栓形成；③纤维化期：嗜酸性粒细胞等炎症细胞完全消失，主要表现为胶原纤维广泛增生。

典型的超声心动图表现为心内膜增厚，多位于心室流入部及心尖部，致心尖部心腔变窄甚至闭塞。急性期心内膜与心肌间界限不清，随着病情进展，受累部位可出现附壁血栓，同时伴有舒张功能障碍的血流动力学特点。本例患者外院就诊时尚未形成血栓，超声表现无特异性，故诊断难度较大，转诊至我院时，符合典型 Loeffler 心内膜炎表现。当超声心动检查时发现心内膜普遍增厚伴血栓形成，心尖部心腔闭塞，高度警惕 Loeffler 心内膜炎。

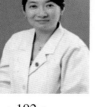

张娜，女，硕士，副主任医师，任职于天津医科大学总医院风湿免疫科。中华医学会风湿病分会青年委员，中国医师协会风湿免疫科医师分会青年委员，中国医师协会风湿免疫科医师分会风湿病相关肺血管/间质病（学组）委员会委员 。

风湿免疫科张娜副主任医师：患者老年男性，以进食后憋胀感起病，先后累及心脏、肾脏及血液系统,疑似神经系统受累,病程中曾有 ANCA 及抗 MPO 抗体阳性、外周血嗜酸性粒细胞显著升高,嗜酸性粒细胞增多症可明确诊断,在继发性嗜酸性粒细胞增多症中需高度警惕嗜酸性粒细胞性肉芽肿性多血管炎(EGPA)。EGPA 过去称为 Churg - Strauss 综合征(CSS),是一种罕见、以弥漫性坏死性血管炎伴血管外嗜酸性粒细胞肉芽肿形成为主要特征的疾病,几乎均发生在有哮喘及有组织嗜酸性粒细胞组织浸润的患者。

临床上 EGPA 通常经历以下三个阶段。①前驱阶段:可表现为新发的反复发作的哮喘,伴外周血嗜酸性粒细胞增多;②嗜酸性粒细胞器官浸润阶段:可出现肺、心脏和胃肠道嗜酸性粒细胞浸润;③血管炎阶段:可累及神经系统、肾脏及皮肤。EGPA 的分类标准包括哮喘、血嗜酸性粒细胞增多、单发性或多发性神经病变、非固定性肺内浸润、鼻旁窦病变和病理提示的血管外嗜酸性细胞浸润;满足以上 6 条标准中的 4 条或 4 条以上即可诊断。

EGPA 患者心脏受累是重要死因,常见表现心包积液和心肌病变,冠脉受累时可表现为心绞痛,严重时发生心肌梗死和猝死,而 Loffler 心内膜炎在 EGPA 心脏受累中不常见。如果病情允许,可考虑心内膜活检进一步确认诊断。此外患者有肌力减退、一过性意识障碍,建议进一步检查明确有无中枢神经系统受累。蛋白尿情况因患者既往有慢性肾脏病史,此次蛋白尿的情况还需进一步鉴别诊断。

对于新发、危及器官或生命的 EGPA,EULAR/ERA - EDTA 推荐使用糖皮质激素联合环磷酰胺或利妥昔单抗,维持治疗则推荐硫唑嘌呤。该患者现已加用糖皮质治疗,同意目前治疗,建议在积极寻找 EGPA 证据的同时,密切观察病情,酌情加用免疫抑制剂。

李丽娟,博士,主任医师,硕士生导师。擅长再生障碍性贫血、骨髓增生异常综合征、阵发性睡眠性血红蛋白尿等骨髓衰竭性疾病、白血病、淋巴瘤及骨髓瘤的诊断和治疗,长期致力于白血病干细胞的相关研究及流式细胞术检查在血液系统疾病中的应用。

血液科李丽娟主任医师:患者连续 3 次血常规发现嗜酸性粒细胞绝对值 $>1.5 \times 10^9/L$,可诊断为嗜酸性粒细胞增多症(HE)。HE 可分为遗传性、继发性、原发性和意义未定四大类。其中继发性常见于以下情况,①过敏性疾病:如哮喘、花粉症等;②皮肤病(非过敏性);③药物:如抗生素等;④感染性疾病:寄生虫感染或真菌感染等;⑤胃肠道疾病:嗜酸性粒细胞性胃肠炎、肠道炎症性疾病;⑥脉管炎:结节性多动脉炎等;⑦风湿病:系统性红斑狼疮、类风湿性关节炎等;⑧呼吸道疾病:Loeffler 综合征、过敏性支气管肺曲霉菌病等;⑨肿瘤:实体瘤、淋巴瘤和急性淋巴细胞白血病(嗜酸性粒细胞为非克隆性)、系统性肥大细胞增多症(嗜酸性粒细胞为非克隆性)等;⑩其他:慢性移植物抗宿主病等。

原发性 HE 常指嗜酸性粒细胞起源于血液肿瘤克隆,主要包括:①髓系和淋系肿瘤;②慢性嗜酸性粒细胞白血病;③不典型慢性髓性白血病伴嗜酸性粒细胞增多;④慢性粒单核细胞白血病伴嗜酸性粒细胞增多;⑤慢性髓性白血病加速期或急变期(偶见);⑥其他骨髓增殖性肿瘤急变期(偶见);⑦急性髓系白血病伴嗜酸性粒细胞增多;⑧急性淋巴细胞白血病,如果证实嗜酸性粒细胞来源于恶性克隆;⑨系统性肥大细胞增多症(嗜酸性粒细胞证实为克隆性)。

七、会诊后进一步完善检查

头部 MR:头部双侧额叶梗死。

胸部 CT:胸部两肺支气管炎,两肺纹理增多,间质病变,两肺多发索条影,右肺下叶背侧磨玻璃密度影,考虑炎症性病变;两肺钙化结节影,考虑陈旧性病变;心影增大,心包少许积液,主肺动脉干增粗,提示肺高压;双侧胸膜不规则增厚,双侧少量胸腔积液。

骨髓涂片:粒细胞系、巨细胞系增生,红细胞系增高;白细胞表型:R7 9.15%,未见异常;MPN 相关基因阴性,PDGFR 基因定量阴性;BCR - ABL 基因定量阴性。骨髓穿刺病理:骨髓部分增生极低下，部分增生较低下，粒红比例大致正常，以偏成熟细胞为主；可见嗜酸性粒系细胞稍增多，全片仅见一个巨核细胞。

该患者骨髓穿刺活检阳性、白血病分型、血涂片、染色体、小组化、MPN、BCR - ABL 等阴性、无 PDGFRA、PDGFRB 和 FGFR1 重排，无 ETV6 - JAK2 或 BCR - JAK2 融合基因，未发现恶性血液系统疾病征象，可除外原发性 HE。同时患者免疫检查有 ANCA 及抗 MPO 抗体阳性，重点可考虑免疫相关的继发性 HE，根据风湿免疫科张娜副主任医师的意见，进一步完善免疫相关检查。

HE 治疗的目的是降低嗜酸性粒细胞计数、减少嗜酸性粒细胞介导的器官功能受损。一线治疗首选糖皮质激素，患者应用糖皮质激素后，嗜酸性粒细胞百分比及绝对值均降至正常，继续目前治疗方案。

治疗 2 周后患者乏力症状较前缓解，复查如下。

血常规：WBC 7.05×10^9/L，RBC 3.5×10^{12}/L，Hb 103g/L，PLT 154×10^9/L，中性粒细胞百分比 58.1%，嗜酸性粒细胞百分比 7.0%，嗜酸性粒细胞绝对值 0.49×10^9/L。

生化：白蛋白 30g/L，门冬氨酸氨基转移酶（AST）22U/L，丙氨酸氨基转移酶（ALT）16U/L，肌酐 148μmol/L，BNP 为 2420pg/ml，D - 二聚体 2660ng/ml。

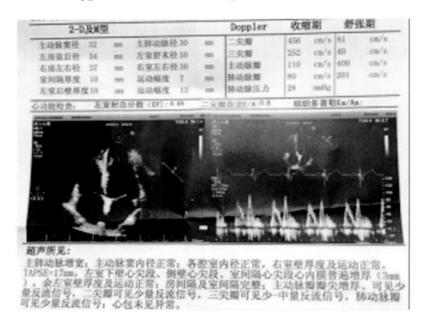

图 3 - 45　复查超声心动图

超声心动图（图 3 - 45）：左房 34mm，左室 50mm，右房 37mm，右室 30mm，室间隔 10mm，射血分数 64%，心内膜普遍增厚。心功能较前显著改善。

八、专家点评

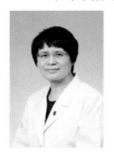

高玉霞，博士研究生导师，天津医科大学总医院主任医师。主要从事心血管内科的临床医疗、教学和科研工作。擅长疑难心血管的诊断和治疗，尤其是冠心病及冠脉介入治疗、心率失常及术前和术后管理、高血压、心力衰竭及调脂治疗等。

心内科高玉霞主任医师：综合各位医师意见，结合患者病史、临床化验及检查，该患者诊断嗜酸性粒细胞增多症、Loeffler 心内膜炎明确。该病例从临床化验、超声心动图检查以及治疗方面充分体现了我院在诊疗罕见病上的实力。该疾病是一种罕见病,其识别、诊断均非常困难,需要包括心内、血液、风湿免疫、影像等在内的多学科会诊,排除其他相关疾病后确诊。因此,临床医生要拓宽思维,不能只拘泥于本专业内容,要多多进行跨科室的思维碰撞,并结合多个临床科室的检查检验结果,才能全面完善地了解病情,作出正确诊断,为患者争取最大的获益。

目前继续予甲泼尼松龙静脉滴注、托拉塞米利尿、单硝酸异山梨酯扩张冠状动脉、左卡尼汀营养心肌、美托洛尔减慢心室率,辅以补钙、抑酸、补钾、降糖等治疗。

九、文献汇总

Loeffler 心内膜炎也被称为嗜酸性粒细胞性心内膜炎或心内膜心肌病、嗜酸性粒细胞心肌炎,是一种罕见的嗜酸性粒细胞增多症的主要并发症,其主要病生理特征为心室壁顺应性下降,并心室的急性舒张功能障碍并附壁血栓。同时,Loeffler 心内膜炎患者还可能因大量增多的嗜酸性粒细胞浸润冠状动脉导致急性心肌梗死发生。

该疾病的临床表现多样,可表现为类似急性心肌炎、感染性心内膜炎及急性心肌梗死等心脏急症,鉴别诊断存在一定的难度,如诊治不及时,可能会出现心源性栓塞、恶性心律失常或心源性休克等危重病情。

Loeffler 心内膜炎无特征性改变,需排他性诊断,心内膜心肌活组织检查为诊断金标准,但实际工作中因风险高,较少采用。可通过以下标准加以鉴别:①外周血嗜酸性粒细胞计数 $> 1.5 \times 10^9/L$ 持续 6 个月以上;②排除其他嗜酸性粒细胞增多的原因;③有心脏损伤的证据,如胸痛胸闷及呼吸困难、心肌损伤标志物的升高、ST 段抬高或 T 波倒置以及心内膜增厚或心尖部血栓等。

Loeffler 心内膜炎的治疗管理需要考虑嗜酸性粒细胞增多的病因、程度、心脏受损情况及治疗的不良反应,治疗主要目标是减轻嗜酸性粒细胞介导的心脏损伤。其治疗分为两个部分,一是降低嗜酸性粒细胞数量如皮质类固醇药物、羟基脲等;二是改善心脏损伤,应根据病情常规使用抗心力衰竭、抗凝、抗心室重构及保护心肌细胞等药物治疗。Loeffler 心内膜炎患者常因二尖瓣严重反流 而需更换二尖瓣,心内膜剥脱术及心脏移植术是 Loeffler 心内膜炎纤维化期最终治疗手段。

Loeffler 心内膜炎纤维化期 10 年生存率不到 30% , 1 年生存率为 70% ~ 80% 。类固醇或酪氨酸激酶抑制剂治疗有效的患者预后较好。

(心内科:刘文楠　边　波)

参 考 文 献

[1] Hernandez CM, Arisha MJ, Ahmad A, et al. Usefulness of three dimensional echocardiography in the assessment of valvular involvement in Loeff ler endocarditis[J]. Echocardiography, 2017, 34(7): 1050 – 1056.

[2] Osovska NY, Kuzminova NV, Knyazkova II. Loeffler endocarditis in young woman——a case report[J]. Pol Merkur Lekarski, 2016, 41(245): 231 – 237.

[3] 陈蕾蕾,王德昭.外周血嗜酸性粒细胞与急性心肌梗死关系研究进展[J].心血管病学进展,2018,39(3):413 – 416.

[4] Gao M, Zhang W, Zhao W, et al. Loeffler endocarditis as a rare cause of heart failure with preserved ejection fraction: a case report and review of literature[J]. Medicine(Baltimore), 2018, 97(11): e0079.

[5] 王振伟,王涟.Loeffler 心内膜炎的研究进展[J].心血管病学进展,2019,040(006):915 – 918.

病例 8　突发胸痛

一、病例简介

患者，男，34 岁，主因"突发胸痛 5 小时"就诊。

现病史：饱餐饮酒后发作胸痛，伴后背部痛，伴大汗、乏力，疼痛性质难以描述，自服速效救心丸治疗，疼痛持续不缓解。

既往史：既往长期吸烟史 10 年，20 支／日，高血压病史 5 年，未规律治疗。否认出血史及过敏史；母亲有脑梗死病史。

体格检查：P 62 次／分，BP：左臂 146/74mmHg、右臂 153/80mmHg，R 24 次／分，SpO_2 99%（吸氧 5L／min）。神清合作，急性面容，双肺呼吸音粗，未闻及干湿性啰音，心音有力，律齐，心尖区可闻及 2/6 级收缩期杂音，腹软，无压痛，双下肢不肿。

二、辅助检查

急查化验结果：WBC 12.5×10^9/L，RBC 4.2×10^{12}/L，HBG 145g/L，PLT 265×10^9/L。TNT 0.13ng/mL（<0.1ng/ml），CK 550U/L（<170U/L），CK-MB 30U/L（<24U/L）。Cr 79mmol/L，D-二聚体 617ng/ml（<500ng/ml）。pH 7.36，PCO_2 45mmHg，PO_2 110mmHg。

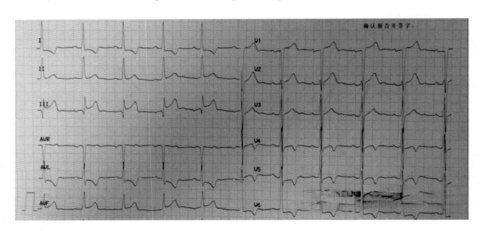

图 3-46　急诊心电图

心电图（图 3-46）：窦性心律，62 次／分，Ⅱ、Ⅲ、avF 导联 ST 段抬高 0.1~0.2mV，V_4~V_6 导联 T 波倒置。

考虑患者既往吸烟史、高血压病史等危险因素，结合胸痛症状、心电图及心肌标志物结果。

三、初步诊断

1. 冠状动脉性心脏病。
2. 急性下壁、侧壁心肌梗死。
3. 心功能Ⅰ级（killips 分级）。
4. 高血压病 3 级（极高危）。

四、诊断及治疗的相关过程

患者和家属不同意介入诊疗及药物溶栓治疗，无奈只能给予患者双联抗血小板及低分子肝素抗凝治疗，并予以吗啡阵痛对症处理。

约 90 分钟后再次询问患者病情，患者诉胸痛症状减轻，出现脐周部腹痛，疼痛剧烈，呈刀割样。

怀疑患者主动脉夹层可能，立即行主动脉 CTA，证实为主动脉夹层（Stanford A 型），累及右冠状动脉开口。

修正诊断为：①急性主动脉综合征主动脉夹层（Stanford A 型）；②急性下壁心肌梗死；③高血压病 3 级（极高危）。

转入重症监护病房，复查心电图（图 3 - 47）：窦性心律，Ⅲ、avF 导联 Q 波形成，$V_3 \sim V_6$ 导联 T 波倒置。

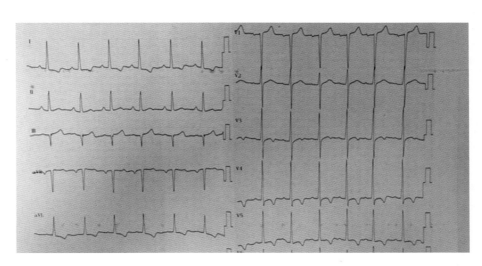

图 3 - 47　入院后心电图

复查：TNT < 0. 003ng/ml，CK 1026U/L，CK - MB 30U/L，D - 二聚体 3890ng/ml。

超声心动图：LA 32mm，LV 49mm，RA 36mm，RV 30mm，LVEF 55%，IVS 11mm，LVPW 11mm，升主动脉内径约 43mm，其内可见膜片样回声随血流流动，主动脉窦及升主动脉增宽，考虑主动脉夹层，二尖瓣、三尖瓣反流（轻度）。

五、主治医师分析病例

心内科王清副主任医师：

1. 急诊就诊的胸痛患者中，急性冠脉综合征（ACS）居致命性胸痛病因的首位。主动脉夹层虽然发生率较低，但临床中容易漏诊及误诊。

2. 本例患者是以急性下壁心肌梗死首发表现的主动脉夹层，其病理机制考虑为撕裂的主动脉内膜累积右冠状动脉开口，影响右冠状动脉血流，导致患者出现类似于急性下壁心肌梗死的临床表现。

3. 急性心肌梗死和主动脉夹层均是急性胸痛需要尽快鉴别的严重的致死性疾病，处理上却存在很大差别：急性心肌梗死患者需要紧急送往导管室行冠状动脉血运重建治疗，而主动脉夹层的患者则需尽快行外科手术进行干预；有研究表明升主动脉夹层的患者行导管诊疗增加主动脉破裂、夹层扩展及死亡风险，因此早期鉴别诊断至关重要。

六、MDT 目的

患者目前确诊主动脉夹层合并急性心肌梗死，心肌梗死原因考虑主动脉夹层累及右冠脉开口。需充分评估风险，确定进一步治疗方案。

七、多学科会诊意见

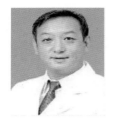

付强，山东大学医学博士，副主任医师，任职于天津医科大学总医院心血管外科。擅长血管疾病的介入、外科手术，冠心病、瓣膜病微创、常规手术。为心脏、血管患者提供量身定做的精准个体化治疗方案，可以在常规外科手术和新型介入治疗之间无缝切换。

心外科付强副主任医师：急性心肌梗死和主动脉夹层均是以急性胸痛为主要症状的严重的致死性疾病，临床治疗方面却存在很大差别，早期鉴别诊断至关重要，否则将导致严重后果。主动脉夹层的临床特征：胸痛为突发剧烈的撕裂样，胸痛多位于前胸或后背肩胛间区，部位可随夹层的扩展而变化，一侧肢体脉搏搏动消失是提示主动脉夹层的重要体征，当累及颈动脉时，可出现晕厥、偏瘫、半身麻木和乏力等。

主动脉CT造影是目前诊断主动脉夹层的金标准，可以确定撕裂部位，发现内膜瓣和真假腔，明确主要动脉受累范围以及内脏缺血情况。胸部X线检查常可发现上纵隔增宽，MRI能很准确地发现撕裂的内膜片，确定夹层的程度，并有助于发现血管内出血和穿透性溃疡，但检查时间较长，不如CTA精确。经胸超声检查简便快捷，尤其适用于近端升主动脉夹层的诊断，是急诊出诊筛查的有效手段。急性心肌梗死的临床特征：疼痛通常在胸骨后或左胸部，可向左上臂、颌部、背部或肩部放射，有时可在上腹部、颈部、下颌部等，常持续15分以上，通常呈剧烈的压榨性疼痛或紧迫感、烧灼感，常伴有呼吸困难、出汗、恶心、呕吐或眩晕等。心电图可有特征性改变及动态变化，超声心动图可在缺血损伤数分钟内发现节段性室壁运动障碍有助于心肌梗死的早期诊断。

本例患者是先发生了主动脉夹层，血管内膜撕裂累及右冠状动脉开口影响右冠状动脉血流，导致患者出现类似于急性下壁心肌梗死的临床表现。我们能够及时确诊，并采取了正确的治疗方案，使得患者转危为安，获得良好的临床效果。但是，临床病情有时候远远要更为复杂，当两者合并存在时如何去识别？是夹层累及冠脉导致心梗，或是夹层应激诱发心梗，还是心梗应激诱发夹层，还是两者没有因果关系，平行关系？再进一步想，下一步治疗策略又如何？难道两者合并存在时治疗策略都一样吗？另外，若患者已有冠心病，甚至心肌梗死的病史，患者再发严重胸痛，会不会克服惯性思维，把思维发散，除了考虑心梗再发外，会不会想到主动脉夹层，或是其他方面如肺栓塞等？目前，我们急诊胸痛三联血管CT检查针对急性心肌梗死、主动脉夹层及肺动脉栓塞起到了非常好的鉴别作用，有助于我们第一时间明确诊断，为患者得到及时、有效治疗争取了宝贵的时间。

表3-2　主动脉夹层筛查量表

病史及体征	评分
病史满足以下任意1项：马凡综合征、主动脉疾病家族史、主动脉瓣疾病、近期主动脉手术、胸主动脉瘤	1分
胸痛特点满足以下任1项：骤然出现，剧烈疼痛，撕裂样疼痛	1分
体征满足以下任1项：灌注不足表现（脉搏短绌、双侧收缩压不对称、局灶性神经功能缺损），新发主动脉瓣关闭不全杂音，低血压或休克状态	1分

注：评分0分为低度可疑，1分为中度可疑，2～3分为高度可疑

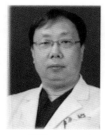

因患者为A型主动脉夹层累及右冠开口直到腹主动脉，进一步治疗方案优先考虑主动脉置换＋弓上分支重建＋降主动脉支架植入术。

王志强，天津医科大学总医院重症医学科科主任，天津医学会重症医学质控中心副主任，天津医师协会重症医学分会副会长。英国伦敦威斯敏斯特大学访问学者，日本国兵库医科大学呼吸器RCU科科员教授。从事呼吸内科、急救医学、重症医学工作30余年。对肺血流动力学、阻抗血流图学、运动肺功能与循环血流

动力学,以及肾代替治疗 CRRT、人工肝与血液灌注、脓毒症合并多脏器衰竭、ECMO 治疗等学科技术有良好的造诣。

重症医学科王志强主任:主动脉夹层总体发病率远低于急性冠脉综合征,同时因为临床表现多样,缺少急性心肌梗死明确的鉴别点,而仅仅 2% 的急性主动脉夹层患者同时合并心肌梗死,因此极易被漏诊或误诊。

本病例患者为年轻男性,合并多种心血管疾病的危险因素,以胸痛为首发症状,合并心电图及心肌标志物的动态改变,进一步增加了鉴别诊断的难度。既往统计资料显示主动脉夹层患者接近 70% 存在不典型 ST - T 改变,可能与应激以及长期的高血压心肌肥厚相关,原则上讲,急性心肌梗死的人群发病率远高于主动脉夹层,因此,为完全排除主动脉夹层而延误急性心肌梗死的诊疗并不明智。

然而,对于急性主动脉夹层的患者,急性心肌梗死的治疗方式无论是溶栓还是介入都可能加重夹层,并且出现其他重要脏器缺血损伤的可能。因此,对于高度可疑夹层的患者,需要通过查体和辅助检查谨慎地排除。

该例患者的 D - dimer、超声心动图以及主动脉 CTA 发现主动脉夹层的征象,在围术期治疗中通过充分的镇静、控制血压和心率,成功抑制了病情的恶化,为手术创造了机会。但该例患者的观察中通过对前后影像资料的对比、心肌酶的动态监测以及肝肾功能、内环境、凝血功能等一系列指标的监护达到病情的动态评估(例如影像学资料的动态复查、心肌酶动态监测曲线下面积对心肌损伤程度的评估等),时刻调整治疗方案,是治疗成功的重要保障。

会诊后治疗:患者于 2016 年 6 月 17 日行主动脉置换 + 弓上分支重建 + 降主动脉支架植入术,术后 CTA 如图 3 - 48。术后好转出院。

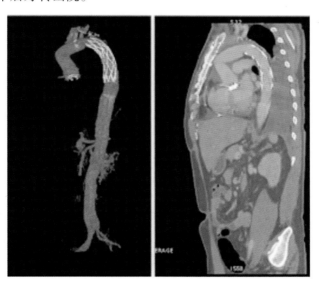

图 3 - 48　主动脉置换 + 弓上分支重建 + 降主动脉支架植入术后 CTA 结果

八、专家点评

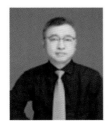

杨清,主任医师,医学博士,博士研究生导师,天津医科大学总医院心内科科主任、学科带头人,天津医科大学学科领军人才。从事复杂冠心病介入、代谢心脏病、心血管疾病的综合管理治疗等工作。

杨清主任医师点评总结:由于主动脉夹层的临床表现多样(急性心肌梗死、脑血管意外等),极易被漏诊或误诊;而主动脉夹层的病情进展迅疾,死亡率高,给急诊医师的鉴别和处理带来了很大挑战。因此对可疑的主动脉夹层患者需谨慎地结合患者病史、危险因素、症状体征、胸部 X 线、D 二聚体进行排查，对高度可疑的病例应进行进一步的可靠的影像学检查。最后，对于暂时无法确诊病因的患者，需进行跟踪随访，尽可能最终确定病因，以确保患者及时获得相应治疗。

在本例患者的治疗中，同时涉及主动脉夹层及急性心肌梗死的治疗，同时患者存在病情进展（疼痛范围扩展，考虑夹层范围扩大），不除外病情加剧，出现累计中枢神经系统以及肾脏等重要脏器的情况，危及生命。该患者的诊疗过程体现了我院综合实力强大、各学科紧密协作的优势。确诊主动脉夹层后第一时间转入重症医学科，给予患者充分的监护、镇静、生命支持等治疗，生命体征平稳后心外科尽快完成了行主动脉置换＋弓上分支重建＋降主动脉支架植入术，最终使患者转危为安。

九、文献汇总

统计资料显示，有 37% 的 A 型急性主动脉夹层的患者可出现心电图的改变，约 8% 的 A 型夹层患者心电图会出现急性 ST 段抬高的表现。肌钙蛋白 T 在急性主动脉夹层患者中常常升高。心电图的改变和心肌标志物的异常具有很大的迷惑性，容易导致该疾病的误诊。

临床上持续剧烈胸痛伴有以下情况时应怀疑存在主动脉夹层：①剧烈疼痛，尤以向背部、下腹部放射，吗啡镇痛效果欠佳；②闻及杂音，特别是主动脉瓣区新出现的杂音；③突发腹部绞痛或血尿，伴急性肾衰；④四肢脉搏不对称，特别是双上肢血压不对称，血压与休克表现不相符；⑤心电图及心肌坏死标志物不符合急性心肌梗死演变过程。

鉴别关键在于：①血压与临床表现不一致：夹层多为高血压，且四肢血压往往不对称；②胸痛与心电图、心肌酶谱表现不一致：夹层心电图、心肌酶谱多无动态演变；③症状与体征表现不一致：夹层动脉瘤在主动脉瓣区可以闻及舒张期吹风样杂音，疼痛部位较 MI 不典型；④两者病程不一样：夹层起病多迅速，胸痛持久且更剧烈；而心梗发病前仔细询问病史多会有阵发性胸痛（UA），然后才是转为持续性胸痛（MI）。所以往往遇到剧烈胸痛的病人，常规测量双上肢血压，并且行急诊 UCG 检查。

在 A 型主动脉夹层患者中，约 80% 的胸片可见纵隔增宽，但胸片不能用于主动脉夹层的排除诊断。可靠的影像学检查主要包括 CTA、主动脉造影、MRI、超声心动图等。主动脉 CTA 检查可清楚显示真、假腔，以及假腔内血栓形成和心包积液，是首选的影像学检查。

目前许多研究表明 D 二聚体在急性主动脉夹层鉴别诊断中的价值，且 D 二聚体升高的水平与夹层患者的预后相关。但不同研究之间对于 D 二聚体在 ACS 和主动脉夹层的鉴别诊断中升高的切限值并不统一，因此目前指南中并没有给出相应推荐。但急性心肌梗死的患者出现异常升高的 D 二聚体需要警惕主动脉夹层的可能。就本例患者来看，虽然入院时 D 二聚体仅有轻度的升高，但入院 12 小时内 D 二聚体水平升高达参考值的 7 倍，同样支持主动脉夹层的诊断。

（心内科：刘文楠　王　清）

参 考 文 献

［1］秦小奎，刘晓方.113 例主动脉夹层的危险因素报告及文献综合分析［J］.中华心血管病杂志,2006(6):527-529.

［2］孙涛、李志忠，王苏，陶英，阚斌，赵战勇，阴赪茜，刘巍.Ⅰ型主动脉夹层伴急性下壁心肌梗死一例［J］.中华心血管病杂志,2008,036(005):467-468.

［3］中国医师协会心血管外科分会大血管外科专业委员会.主动脉夹层诊断与治疗规范中国专家共识［J］.中华胸

心血管外科杂志, 2017, 33 (11): 641.

[4] 李世英, 贡鸣, 颜红兵. D 二聚体在急性主动脉夹层诊断和预后中的作用 [J]. 中国循环杂志, 2008, 23 (4):
282 - 285.

[5] Immer FF. Is there a place for D - dimers in acute type A aortic dissection? [J]. Heart, 2006, 92 (6): 727.

[6] Ohlmann P, Faure A, Morel O, et al. Diagnostic and prognostic value of circulating D - dimers in patients with acute aortic dissection [J]. Critical care medicine, 2006, 34 (5): 1358 - 1364.

[7] Weber T, Rammer M, Auer J, et al. Plasma concentrations of D - dimer predict mortality in acute type A aortic dissection [J]. Heart, 2006, 92 (6): 836 - 837.

[8] Walsh SJ, Jokhi PP, Saw J. Successful percutaneous management of coronary dissection and extensive intramural haematoma associated with ST elevation MI. Acute Card Care, 2008, 10 (4): 231 - 233. doi: 10. 1080/17482940701802348. PMID: 18608039.

病例9　夜间突发胸痛

一、病例简介

患者男性, 56 岁, 主因"外科手术后 1 日突发胸痛"请心内科急会诊。

现病史: 患者为泌尿外科住院患者。1 日前行左肾占位根治术, 术后无明显不适, 现突发严重胸闷喘息伴出汗, 持续不能缓解, 查 ECG 提示下壁导联 (Ⅱ、Ⅲ、avF) ST 段抬高 0.1 ~ 0.3mV, 前壁及高侧 (V_1 ~ V_6、Ⅰ、avL) 壁导联 ST 段压低 0.1 ~ 0.4mV。心内科科住院到场后予以吸氧含服硝酸甘油两次并持续静脉泵入给药后, 患者胸闷症状逐渐缓解, 至症状消失持续约 15 分钟, 复查 ECG 各导联 ST 段恢复接近基线水平。

既往病史: 1 年前因意识丧失于外院诊断室颤并行冠脉造影, 未见有意义狭窄, 不除外冠脉痉挛, 鉴于室颤的风险植入植入式除颤器 (ICD), 并长期服用抗痉挛药物治疗。既往高血压病史, 吸烟史。

体格检查: BP 128/68mmHg, P 74 次/分, SpO_2 99%。双肺听诊无明显干湿啰音, 各瓣膜听诊区未闻及明显杂音, 腹软无压痛反跳痛, 手术伤口包扎良好无渗血渗液, 双下肢无水肿。

二、辅助检查

ECG: 胸痛发作时下壁导联 (Ⅱ、Ⅲ、avF) ST 段抬高 0.1 ~ 0.3mV, 前壁及高侧 (V_1 ~ V_6、Ⅰ、avL) 壁导联 ST 段压低 0.1 ~ 0.4mV。缓解时各导联 ST 段恢复接近基线水平见图 3 - 49。

术前心脏超声: EF 65%, 各腔室大小正常, 未见室壁运动异常见图 3 - 50。术前血常规、肝肾功未见明显异常。

急查化验回报: 血气氧分压不低, 血常规血红蛋白较前未见下降, 心肌标志物 CK 112U/L, CK-MB 17U/L, cTnT 0.008n/ml, 血钾 4.3mmol/L, D - Dimer 680ng/ml。

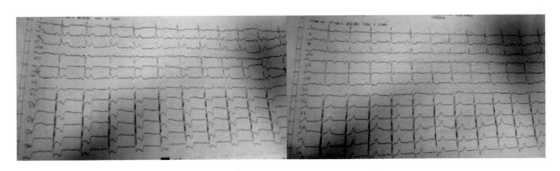

图 3 - 49　患者胸闷发作时及缓解后的心电图

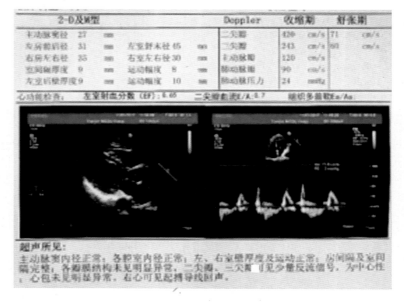

图 3 – 50 该患者超声结果

三、初步诊断

胸痛待查：急性冠脉综合征？

四、王清主治医师分析病例

1. 患者突发胸闷持续不能缓解，伴随心电图 ST 段抬高，首先考虑为急性冠脉综合征，如果后续药物治疗后症状持续不能缓解，且心电图表现为 ST 段抬高则符合 ST 段抬高心肌梗死的表现，应考虑行急诊造影检查。

2. 但患者应用硝酸甘油后症状迅速好转，心电图也逐渐恢复至基线水平，结合患者既往晕厥、室颤病史，但 1 年前冠脉造影正常，考虑本次因动脉粥样硬化斑块破裂造成急性心梗可能性较低。

3. 再结合患者长期口服抗血管痉挛药物，近期停药，且夜间间断发作胸闷，尤其发生于吸烟后，加之近期外科手术后属于应激状态，综合现病史、既往史、实验室检查考虑患者冠脉痉挛造成心脏缺血可能性大。

4. 调整治疗在硝酸甘油基础上加用有抗痉挛作用的钙离子拮抗剂（CCB）后，患者症状完全缓解未再发胸闷，因近期外科手术考虑出血风险大未行急诊造影检查。冠脉痉挛示意图见图 3 – 51。

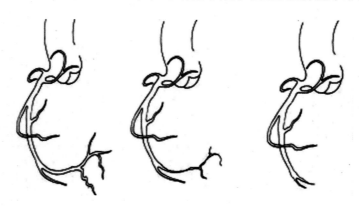

图 3 – 51 冠脉痉挛示意图

注：从左至右分别为痉挛前、痉挛后及痉挛后闭塞

五、MDT 讨论目的

患者外科手术后突发胸痛，目前诊断考虑冠脉痉挛可能性大，进一步诊疗策略需兼顾心脏风险及外科术后情况，讨论进一步治疗方案。

六、多学科会诊

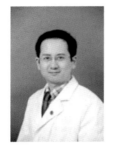

汤坤龙，中国共产党党员，主任医师，任职于天津医科大学总医院泌尿外科，从事泌尿外科及男科的相关具体工作。在泌尿生殖系统肿瘤、肾上腺疾病、前列腺疾病及男科学疾病方面积累了丰富的临床经验。擅长泌尿外科微创手术及经尿道电切手术。

泌尿外科汤坤龙主任医师：

1. 在泌尿系手术的围术期死亡者中，大量由于心血管疾病所致。因而在围术期进行心血管疾病的风险评估对于患者安全具有重要意义。影响围术期的心血管危险因素包括自身因素，其中包括心肌梗死病史、心绞痛、糖尿病、充血性心衰、临床有意义的心律失常、高血压等病症，单独或联合出现均可增加病人围术期危险。外界因素包括：手术时间、手术部位、体液丢失、围术期体液重新分配和体温变化的影响等因素。麻醉方法的选择对心血管疾病风险和手术风险关系重大。

2. ACC/AHA 指南将非心脏手术病人心血管风险程度分类：

重度：①不稳定冠脉征候；②非代偿性充血性心衰；③重度心律失常；④重度瓣膜病。

中度：①轻度心绞痛；②明确有心梗病史；③代偿性充血性心衰或有既往史；④Ⅱ型糖尿病；⑤肾功能不全。

轻度：①高龄；②心电图异常；③非窦性心率；④活动能力低下；⑤既往脑卒中；⑥未控制的高血压。

3. 手术风险分度

高危险度（心血管危险度＞5%）：急诊大手术，特别是高龄者；长时间手术时有大量液体丧失或出血者。

中危险度（心血管危险度＜5%）：头颈部手术、经腹腔或胸腔手术、其他深部手术、前列腺手术。

低危险度（心血管危险度＜1%）：内镜手术、表浅组织手术等。

4. 对于泌尿科手术围术期心血管风险评估可包含以下步骤：①心血管危险度为重度者应暂停手术；②如为中度或轻度，则依患者的活动能力而定：活动能力低下（＜4METS）则不管患者的手术危险程度如何也应接受非创伤性检查，非创伤性检查示危险度高者应延期手术，做相应的处理；危险度低者可以手术。活动能力为中等度以上（＞4METS），则依手术危险性而定：如危险性高则应据非创伤检查结果而定，如手术危险性中或低度则可手术。

5. 本病例患者情况比较特殊，在术前评估中并非高危及高风险患者，但在围术期出现了冠脉血管痉挛，从而出现心绞痛，虽然在多科室协作下患者病情转危为安，但这个特殊病例提醒我们即便充分术前评估，也不能掉以轻心，即便低危患者也可能出现严重冠脉痉挛等一些难以预料的危急情况。

目前患者术后 24 小时，出血风险高，结合既往病史，暂不行冠脉介入诊疗。

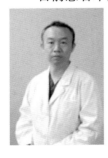

闫东来，副主任医师，任职于天津医科大学总医院麻醉科。中国心胸血管麻醉学会血液管理分会委员，天津市麻醉学会胸心血管麻醉学组委员，2008 年在芬兰坦佩雷大学医院心脏中心学习心脏手术麻醉。

麻醉科闫东来副主任医师：

1. 根据美国的数据，每年约有 1720 万例手术。接受非心脏手术的 45 岁以上患者中，有 45% 的患者存在高血压和高脂血症等多种心血管危险因素，而有 25%

的患者患有动脉粥样硬化性心血管疾病的病史。术前与心血管疾病有关的事件发生率与患者个人相关。在一项针对美国成年人的超过1000万例非心脏手术住院治疗的回顾性研究中，围术期死亡、心肌梗死和缺血性中风的总发生率为3.0%。非心脏手术后，高达20%的患者发生心肌损伤，即肌钙蛋白水平升高至99%以上。因而麻醉医师对于心血管疾病患者的充分术前评估及药物准备是十分重要的。

2. 心血管疾病患者围术期用药应十分谨慎，常规围术期使用小剂量阿司匹林（100mg/d）不会减少心血管事件，但会增加手术出血。在观察性研究中，他汀类药物与术后心血管并发症的发生率降低和死亡率降低（1.8%，不使用他汀类药物死亡率为2.3%，$P < 0.001$）有关，在进行血管外科手术的动脉粥样硬化性心血管疾病患者中应考虑使用他汀类药物。大剂量β-受体阻滞剂（如100mg琥珀酸美托洛尔）在手术前2~4小时服用，与中风的风险较高（1.0% vs 未使用β-受体阻滞剂0.5%，$P = 0.005$）和死亡率（3.1% vs 不使用β-受体阻滞剂的2.3%，$P = 0.03$）相关，因而不应该常规使用。75岁以上的成年人（9.5% vs 年轻的成人4.8%，$P < 0.001$）和有冠状动脉支架的住院患者（8.9% vs 无支架的患者1.5%，$P < 0.001$）围术期心肌梗死和重大不良心血管事件的风险更高，这些患者需要术前认真评估。

3. 在本例患者中术后出现严重冠脉痉挛，可能和手术应激、围术期应用血管活性药物相关，因而在术前评估时应格外注意病史采集判断有无冠脉痉挛病史，必要时提前应用抗痉挛药物。

七、会诊后处理

考虑患者最终诊断为冠脉痉挛。治疗方案为硝酸酯类及CCB抗痉挛治疗。患者出院后规律药物治疗，长期随访未再发胸闷及晕厥症状。

八、专家点评

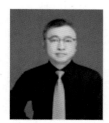

杨清，主任医师，医学博士，博士研究生导师，天津医科大学总医院心内科科主任、学科带头人，天津医科大学学科领军人才。从事复杂冠心病介入、代谢心脏病、心血管疾病的综合管理治疗等工作。

心血管内科杨清主任医师：目前，人们对CASS的认识和了解存在明显不足，很多医生对CASS重视不够。CASS的病因和发病机制尚未明确。目前仅阐明了相关的危险因素，其中肯定的危险因素包括吸烟和血脂代谢紊乱，可分别使CASS风险增加3.2倍和1.3倍；使用含可卡因的毒品、酗酒亦是诱发CASS的重要危险因素；冠状动脉粥样硬化和心肌桥等则是CASS的易患因素，但冠状动脉粥样硬化相关的其他危险因素，如高血压、糖尿病，则在多数临床研究中未发现与CASS存在相关性。

除极少数患者能捕捉到发作时心电图外，创伤性药物激发试验仍是目前诊断CASS的金标准，但国内目前缺乏相应药物，临床难以开展；非创伤性激发试验有重要的辅助诊断价值，但其敏感性不理想；联合负荷试验的非激发试验诊断方法，目前单中心报告敏感性和特异性较好，但缺乏多中心应用的经验。目前建议使用非创伤性激发试验和联合负荷试验的诊断方法。

在冠脉痉挛的治疗中，首先应该注意详细询问病史和查体，积极寻找可能导致和诱发冠脉痉挛的全身因素和疾病。CASS的防治应从病理机制和相关危险因素入手，采用以控制吸烟、调整血脂、抗血小板和CCB为主的综合防治方案。长效CCB是预防CASS复发的主要药物。CASS患者原则上不主张介入治疗，中重度冠状动脉狭窄基础上合并CAS者可能从介入治疗中获益。对于因CAS诱发的持续性室性心动过速或心室颤动等所导致的心脏骤停存活患者中，在规范药物治疗下仍反复发作者，可在进行充分评估的基础上考虑安装ICD。

结合本例患者的病史和发作特点应首先考虑CASS。在日常临床工作中，很多医生，尤其是年轻医生过于看重冠脉造影对冠心病的诊断价值，甚至认为造影正常就可以排除冠心病。这种观点是不正确的。冠心病的诊断不仅要考虑解剖问题，也要考虑冠状动脉的功能状态，既要考虑冠状动脉大血管，也要考虑微血管。

冠状动脉造影只给我们提供了冠状动脉的解剖信息，更确切地说，只提供了冠状动脉（心外膜大血管）管腔的轮廓信息，并不能完全反映冠状动脉解剖的全貌（不能显示管壁和微血管），更不能反映冠状动脉的功能状态。在临床工作中不要仅仅根据冠状动脉造影正常就轻易排除冠心病，对有典型症状发作者应当首先考虑 CAS。

九、文献汇总

冠脉痉挛定义：冠脉痉挛是一种以短暂性血管舒缩功能障碍为特征的疾病，因发生痉挛的部位、严重程度以及有无侧支循环等差异而表现为不同的临床类型，统称为冠状动脉痉挛综合征（CASS）。

典型 CAS 性心绞痛（即变异型心绞痛）的发作具有显著的时间规律性，多在后半夜至上午时段发作，正如上述病例中患者发病时间。

常表现为心前区或胸骨后压榨性或紧缩样疼痛，伴有呼吸困难及濒死感，持续数分钟甚至更长时间，含服硝酸甘油可缓解。严重者可伴有血压降低，可听到房性奔马律及二尖瓣听诊区收缩期杂音。

发作时心电图呈一过性 ST 段抬高，T 波高耸，或 T 波假性正常化。冠状动脉造影多可见动脉硬化斑块，激发试验多诱发出局限性或节段性痉挛。

完全闭塞性痉挛持续不能缓解即导致 AMI，多数在夜间或静息状态下发作。严重而持久的 CAS 可诱发各种心律失常。

反复发作的弥漫性 CAS 可导致缺血性心肌病，临床表现心衰的症状和体征，但与一般心力衰竭患者不同，钙通道阻滞剂在改善症状的同时能显著逆转心功能及室壁运动。

诊断：虽然有运动实验、心肌核素负荷试验及各种激发试验可以帮助诊断，但诊断 CASS 的重要依据仍是记录发作时心电图。在不易捕捉到发作心电图时，应进行 24～48h 的动态心电图。另冠脉造影是明确有无冠脉病变的重要检查。

治疗：

急性发作期的处理：不同类型 CASS 略有不同，总体原则是迅速缓解持续性 CAS 状态，及时处理并发症。①硝酸甘油：首选舌下含服或喷雾剂口腔内喷雾，若在 5min 左右仍未能显著好转可以追加剂量，若连续使用 2 次仍不能缓解，应尽快静脉滴注硝酸甘油。该病例患者亦是第 1 次含服硝酸甘油后未缓解，再次含服及静脉泵入硝酸甘油后症状才逐渐消失。但对于长期应用硝酸酯能否降低 MACE 的发生率尚无循证证据；②CCB：部分顽固性 CASS 患者使用硝酸甘油无效，可以改用短效 CCB 或两者联合应用，临床常用的为地尔硫卓的静脉及口服制剂。另外指南也推荐硝苯地平缓释或控释制剂主要适用于心动过缓和合并高血压的 CASS 患者。氨氯地平用于合并心功能不全、心动过缓或传导阻滞的 CASS 患者。贝尼地平具有对 L、T 和 N 通道的三通道阻滞作用，起效平缓，不激活交感，对心率无明显影响，水肿发生率相对较低，适用于各类 CASS 患者。病例中患者应用硝酸甘油后症状逐渐缓解，但出现头痛，遂改用 CCB，以地尔硫卓静脉泵入。

（3）抗血小板及镇静止痛治疗：持续性痉挛多发展为 AMI 或猝死，应尽早启动抗血小板治疗，包括负荷剂量及后续常规剂量维持。酌情应用镇静药物，但需慎用吗啡等阿片类药物，以防诱发或加重痉挛。患者左肾占位外科术后第 1 天，出血风险相对较高，经过与外科医师及家属沟通，没有应用抗血小板药物。

稳定期治疗：①危险因素和诱发因素的控制包括戒烟酒、控制血压、维持适当的体重，纠正糖、脂代谢紊乱，避免过度劳累和减轻精神压力；②药物除上述硝酸酯、CCB 及抗血小板等治疗外，还可应用钾通道开放剂，目前临床应用尼可地尔，在增加冠状动脉血流量的同时不影响血压、心率及心脏传导系统，无耐药性，可长期应用；他汀类药物可以显著降低 CASS 的发作频率并改善血管内皮功能，应根据 CASS 的临床类型确定胆固醇的目标值或降低幅度，但尚无充分的循证医学证据；③非药物手段：尽管冠脉支架的应用范围很广泛，但非阻塞性冠状动脉疾病一般不常规冠脉介入治疗和支架置入术。冠脉旁路移植术也不做常规选择。ICD 植入的作用尚不明确，现有数据仅限于小规模观察性研究。

（心内科：郭一凡　王　清）

参 考 文 献

［1］向定成，曾定尹，霍勇．冠状动脉痉挛综合征诊断与治疗中国专家共识［J］．中国介入心脏病学杂志，2015，023（004）：181－186

［2］Hung MJ. Fluctuations in the amplitude of ST－segmentelevation in vasospastic anginaTwo case reports. Ming－Jui Hung,Hung Medicine,2017,96:11

［3］Teragawa H, Nishioka K, Fujii Y, et al. Worsening of coronary spasm during the perioperativeperiod：A case report. World J Cardiol,2014,6（7）:685－688

［4］Teragawa H, Fujii Y, Ueda T, et al. Case of angina pectoris at rest and during effort due to coronary spasm and myocardial bridging. World J Cardiol. 2015;7（6）:367－372. doi:10.4330/wjc. v7. i6. 367.

病例 10　搭桥术后再发胸痛、呼吸困难

一、病例简介

患者，男，76 岁，主因"呼吸困难 20 年，再发 2 周加重 1 天"入院，

现病史：患者于入院前 20 余年前在骑行过程中出现呼吸困难，持续时间 10 分钟，休息后缓解，不伴胸痛及肩背部放射痛，不伴心悸、大汗及四肢乏力，无头晕头痛，无恶心呕吐，无黑矇晕厥。就诊于我院心内科行冠状动脉造影术示 3 支病变，于我院心外科行冠状动脉旁路移植术，分别为左乳内动脉（LIMA）－前降支，升主动脉－大隐静脉－右冠后 3 叉（aAo－SVG－RCA）和升主动脉－大隐静脉－第 1 对角支（aAo－SVG－DA）。出院后应用阿司匹林、辛伐他汀、倍他乐克药物治疗，病情缓解，后自行停药。

入院前 4 年余，患者行走 500m 后再次出现呼吸困难，持续时间约数分钟，且有心前区疼痛，性质为刺痛，持续时间 2~30 秒，伴背部疼痛及四肢乏力，不伴大汗心悸，不伴咽部紧缩感，无头晕头痛、恶心呕吐、黑矇晕厥，休息后可缓解，于我院心内科住院治疗，行冠脉 CTA 检查，检查结果示，aAo－SVG－DA：桥血管近段局部非钙化性斑块，管腔轻度狭窄，桥血管远侧段非钙化性斑块，管腔重度狭窄；aAo－SVG－RCA：桥血管粗细不均，全程多发非钙化性、钙化性斑块，管腔轻至重度狭窄；LCX：近、中段多发钙化性及混合型斑块，管腔中或重度狭窄，建议其行冠状动脉造影检查，患者及家属决定暂予药物治疗，后症状有所缓解。

入院前 3 年患者自觉上述症状加重，行走 200m 即可发作，也可于情绪紧张时发作，持续时间最长 3 分钟，最短数秒钟，伴四肢麻木及乏力，不伴胸部、肩背部疼痛，不伴大汗心悸，有双下肢轻度

水肿，无头晕头痛，无恶心呕吐，无黑矇晕厥，服用硝酸甘油可缓解，再次就诊我科，于2017年10月27日于局麻下经右侧股脉行 CAG + PCI 术，术中示：左主干管壁不规则，前降支中段闭塞；回旋支近段闭塞；右冠状动脉近段闭塞；LIMA － 前降支桥通畅，可见前降支给予后降支侧支循环，aAo － SVG － RCA 桥血管近段高度狭窄约80%，远端狭窄约99%，aAo － SVG － DA 桥血管远段吻合口狭窄约90%。因右股动脉迂曲，经左股动脉行 aAo － SVG － RCA 桥血管 PCI 术。于 aAo － SVG － RCA 桥血管病变处植入 Premier 4.0mm × 24mm 支架及 Premier 4.0mm × 16mm 支架各一枚，出院后规律服药，未再出现呼吸困难。2周前患者于行走200m后出现呼吸困难，持续约10min，休息后可缓解，未予重视，1天前于夜间排便时出现呼吸困难，伴心前区紧缩性疼痛，伴后背部疼痛，伴牙痛，持续约10min，测血压 197 ~ 210/95 ~ 110mmHg，就诊于我院急诊，查血象及心肌标志物升高，B 型钠尿肽测定 386.0pg/ml↑，血浆 D － 二聚体测定 － 定量 414ng/ml（FEU）。心电图：窦性心律，广泛导联 ST 段压低，T 波倒置，胸部 CT 提示胸部考虑两肺感染性病变，不除外心功能不全 － 肺水肿。予硝酸异山梨酯注射液（异舒吉）、头孢西丁、呋塞米等治疗，现为求进一步诊治收入我科，患者自本次发病以来，精神尚可，食欲正常，睡眠尚可，大便每日1次，小便如常，体重未见明显下降。

既往史：既往高血压病史10余年，最高血压达210/110mmHg，平素口服络活喜降压治疗，血压控制在140/70mmHg左右；2型糖尿病病史20余年，平素血糖控制在空腹 8mmol/L，餐后 11mmol/L，口服拜糖平、二甲双胍，皮下注射门冬胰岛素30降糖治疗；陈旧性脑梗死3年；否认脑出血病史，否认消化道溃疡病史，否认 COPD 及哮喘病史，有冠状动脉性心脏病家族遗传性病史。

体格检查：T 36.5℃，P 82次/分，R 18次/分，BP 146/81mmHg。神清语利，查体合作。皮肤、黏膜无明显黄染、苍白、出血。全身浅表淋巴结未及明显肿大。颈软无抵抗，颈静脉无充盈，气管居中，甲状腺无肿大。左肺呼吸音低，双下肺可闻及湿性啰音，无哮鸣音。心音有力，心律齐，心率82次/分，各瓣膜听诊区未闻及杂音。腹平软，无压痛、反跳痛、肌紧张。双下肢无水肿。生理反射正常，病理反射未引出。

二、辅助检查

血常规：血红蛋白 109g/L↓，血小板计数 294 × 10⁹/L，红细胞计数 3.27 × 10¹²/L↓，白细胞计数 8.61 × 10⁹/L，NEU 7.97 × 10⁹/L↑，NEU%：82.5%↑。

尿常规：尿葡萄糖（＋）↑，尿白蛋白（＋＋）↑。

便常规＋潜血（－）。

凝血功能：纤维蛋白原 5.01g/L↑，血浆 D － 二聚体测定：定量 884ng/ml（FEU）↑。

血脂：总胆固醇 4.83mmol/L，三酰甘油 1.14mmol/L，高密度脂蛋白胆固醇 1.13mmol/L，低密度脂蛋白胆固醇 3.57mmol/L↑。

高敏 C 反应蛋白 25.01mg/L↑，葡萄糖 7.6mmol/L↑。

肝功能：总胆红素 12.6μmol/L，乳酸脱氢酶 384.0U/L↑，球蛋白 43g/L↑，谷草转氨酶 38U/L，谷丙转氨酶 13U/L。

BNP：436pg/ml。

心肌标志物：肌钙蛋白 T 0.911ng/ml↑，肌酸激酶 281U/L↑，肌酸激酶同工酶 19U/L。

电解质：钾 3.4mmol/L↓。

肾功能：尿素 8.1mmol/L↑，肌酐 100μmol/L，尿酸 435μmol/L↑。

游离甲功（－）。

乙丙肝、梅毒、HIV（－）。

急诊胸部 CT（3－52）：胸部考虑两肺感染性病变，请结合临床及实验室检查并治疗后复查，不除外心功能不全导致的肺水肿，请结合临床并治疗后复查，胸骨骨质不规整并多发环形致密影，心影区多发点状、线状及管状高密度影，两肺间质纹理增多、间质病变；两肺气肿灶，两肺多发微、小结节影，动脉硬化；主动脉瓣区钙化灶，心腔密度减低，提示贫血；升主动脉增宽，双侧胸膜增厚，双侧少量胸腔积液，邻近肺组织膨胀不良，不除外食管裂孔疝，下段食管壁增厚，右乳区前胸壁皮下脂肪层结节影。

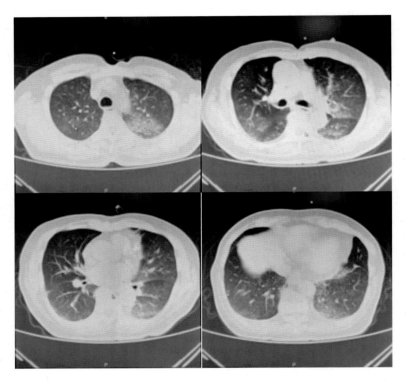

图 3 - 52　急诊胸部 CT 结果

2021 年 1 月 22 日急诊心电图如图 3 - 53 所示。2021 年 1 月 23 日入院心电图，如图 3 - 54 所示。

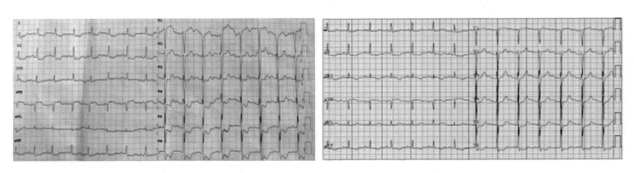

图 3 - 53　急诊心电图(2021 年 1 月 22 日)　　　　图 3 - 54　入院心电图(2021 年 1 月 23 日)

入院超声心动：LA 35mm，LV 50mm，RA 31mm，RV 29mm，LVEF 0.58。左室下壁、后壁运动减弱，二尖瓣、三尖瓣轻度反流。

三、入院诊断

冠状动脉性心脏病、急性左心衰竭、急性非 ST 段抬高型心肌梗死、冠状动脉旁路移植术后状态、冠状动脉支架植入后状态、高血压病 3 级(极高危)、肺炎？2 型糖尿病、高脂血症、陈旧性脑梗死、贫血、低钾血症。

四、药物治疗

阿司匹林 100mg 1 次／日、氯吡格雷 75mg 1 次／日抗血小板；呋塞米 20mg 静脉注射 1 次／日、螺内酯 20mg 1 次／日利尿减轻心脏负荷，并且给予重组 rh - BNP 静脉泵入治疗心衰；瑞舒伐他汀 10mg 1 次／晚调脂及雷贝拉唑 10mg 1 次／日抑酸护胃治疗；降糖治疗给予阿卡博糖 50mg 3 次／日，诺和锐 30 早 14U、晚 8U，延续了既往的降糖方案，并加用达格列净 10mg 1 次／日调控血糖，并对症补钾治疗及选用头孢西汀抗感染(图 3 - 55)。

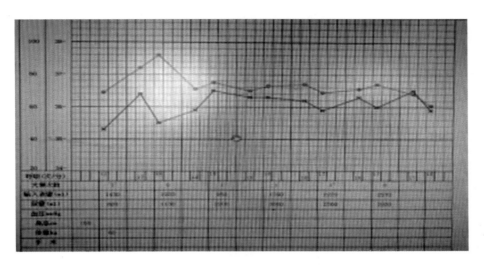

图 3 - 55 患者的出入量及心率波动情况

患者心衰的症状和体征明显好转，但夜间发作下颌痛，心电图有动态改变(3 - 56)。

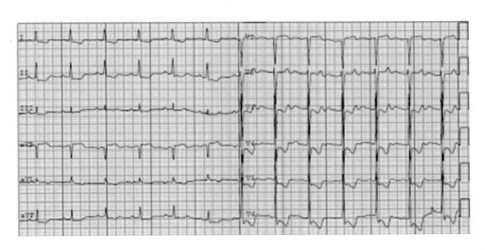

图 3 - 56 下颌痛时心电图(2021 年 1 月 26 日)

于 2021 年 1 月 27 日行 CAG + PCI 术(图 3 - 57)，术中造影示：左主干未见狭窄，前降支近中段闭塞，回旋支中段闭塞，钝缘支近段狭窄 95%，右冠开口闭塞。主动脉至对角支静脉桥血管近段狭窄 90%，主动脉至右冠静脉桥血管近段支架未见管腔丢失，远段支架次全闭塞，LIMA 至前降支桥血管通畅。

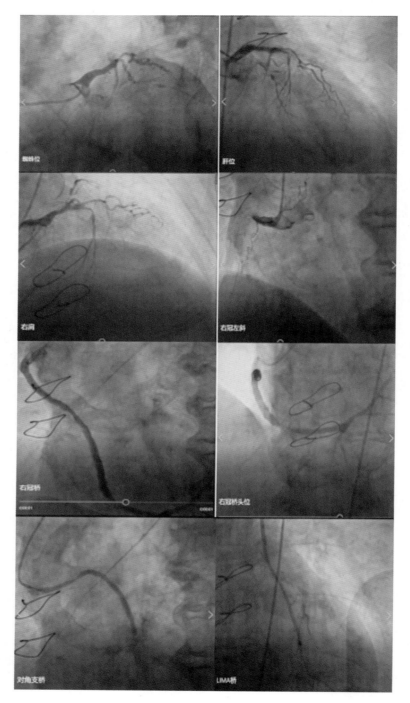

图 3 – 57　冠脉介入影像

五、王清主治医师分析病例

1. 患者老年男性，既往高血压、糖尿病病史，冠脉旁路移植术后及桥血管介入治疗病史，此次因"呼吸困难 20 年，再发 2 周加重 1 天"入院，慢性病程，急性发作，考虑心衰可能性大，且急诊化验 BNP 升高，两肺底可闻及湿性啰音，都支持心衰的诊断。

2. 心肌标志物升高，入院心电图和急诊心电图变化明显，提示急性心肌梗死。

3. 患者急诊室查血常规白细胞总数及中性粒细胞百分比均升高，胸部 CT 可见多层面的斑片影，提示存在呼吸道感染，尽管两肺胸部影像情况类似，考虑不除外与心衰相关，且患者无发热及咳黄痰的呼吸道症状，感染征象不重，但是考虑患者的年龄及冠脉病变情况，一旦感染加重，则可能造成难以挽回的后果，所以延续急诊积极的抗感染策略。

4. 患者在心衰症状减轻、体征好转后，夜间发作静息心绞痛，心电图动态演变明显，提示存在严重冠脉病变，具体到本例患者，应该是冠脉桥血管出现新的问题，在患者心衰状况得到改善后行冠脉造影术，明确冠脉病变及是否有再次血运重建的机会。

六、MDT 讨论目的

1. 患者急性心肌梗死、心功能差、合并肺部感染，如何平衡抗感染和心脏血运重建治疗的时机和治疗方案。

2. 患者既往多次血运重建，冠脉血管复杂，合并多种基础疾病，确定进一步血运重建策略：介入 vs 再次搭桥？

七、多学科会诊意见

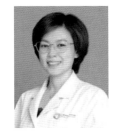

李硕，主任医师，任职于天津医科大学总医院呼吸内科。2004 年毕业于天津医科大学获硕士学位，2010 年获博士学位，擅长间质性肺病、肺部肿瘤性疾病等。

呼吸科李硕主任医师：患者感染的问题，我们应该从两个角度考虑，一是患者是否存在感染，二是抗生素的选择。我们首先复习一下社区获得性肺炎的诊断标准，包括：①新近出现咳嗽、咳痰或原有呼吸道疾病加重并出现脓性痰伴或者不伴胸痛；②发热；③肺实变体征和湿啰音；④白细胞计数 $> 10 \times 10^9/L$，或者 $< 4 \times 10^9/L$，伴或者不伴核左移；⑤胸部 X 线检查显示片状、斑片状浸润阴影或者是间质性改变伴有或者不伴有胸腔积液。

以上 1~4 条，任何一项加第 5 项并除外肺结核、肺部肿瘤、非感染性肺间质性疾病、肺水肿、肺不张、肺栓塞、肺嗜酸性粒细胞浸润症、肺血管炎等，可建立临床诊断。本例患者急诊查血象白细胞总数及中性粒细胞百分比均升高，胸部 CT 可见两肺斑片影，左肺为著，所以肺炎诊断成立。但是患者合并心衰，胸部 CT 影像比真实感染情况表现更为严重，结合考虑患者为社区获得性感染，肺炎支原体和肺炎链球菌是我国成人 CAP 的重要致病原。患者无发热，呼吸道症状不重，考虑为轻症 CAP，但是鉴于其心血管病变较为严重，同意王清主任积极抗感染的策略，可以使用青霉素类、大环内酯类、二代头孢菌素或呼吸喹诺酮类药物，同意目前的抗感染方案。抗感染治疗一般于退热 2~3 天且主要呼吸道症状明显改善后停药，不可以肺部阴影吸收程度作为停用抗菌药物的指征。通常轻、中度 CAP 患者疗程 5~7 天。非典型病原体治疗反应较慢者疗程延长至 10~14 天。感染是心衰的常见诱因，心衰又会加重感染。积极的抗感染策略和合理的抗生素选择是患者心衰好转的重要因素。

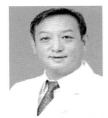

付强，男，副主任医师。2006 年于山东大学获博士学位，擅长血管疾病的介入、外科手术，冠心病、瓣膜病微创、常规手术。为心脏、血管患者提供量身定做的精准个体化治疗方案，可以在常规外科手术和新型介入治疗之间无缝切换。

心外科付强副主任医师：冠状动脉旁路移植术后再次出现缺血事件，可能是自身血管病变的进展，也可能是桥血管出现新的病变。

选择 CABG 策略的患者自身冠脉病变通常比较复杂，CABG 术后每年有 4%~8% 的患者再次出现心肌缺血症状，再次外科开胸也是一种策略，但风险较首次增加，原因在于：①CABG 术后手术粘连，解剖关系变化，二次开胸时分离粘连有可能累及心脏，损伤尚通畅的桥血管；②本身的血管随时间延长，病变也逐渐加重，可供选择搭桥的部位有限；③可供选择自身的血管桥包括动脉桥及静脉桥数量有限。

如果患者同时有动脉桥尤其是 LIMA 桥和静脉桥，静脉桥更易出现缺血病变。SVG 病变的病理发展过程大致如下：早期病变（术后 1 个月内），多与血栓形成相关，受大隐静脉取材方法、移植血管扭曲和受压、吻合口狭窄、移植血管内皮受损等影响；中期（术后 1 个月至 1 年），主要是新生内膜形成，影响因素包括手术损伤、移植桥血管内皮裸露以及血管细胞和炎症细胞分泌大量细胞活性因子、高压力动脉血流；晚期（术后 1 年以后），多是由于静脉血管动脉化后的粥样硬化形成。

结合患者的冠脉造影结果和家属意愿，选择再次介入治疗是合理可行的。

会诊后治疗：依据会诊意见，与患者头孢西丁 3g 1 次/8h 静脉点滴控制肺部感染后，采取介入策略，术中于对角支静脉桥近段植入 premier 3.5mm×28mm 支架一枚，右冠桥远段支架轻舟 4.0mm×20mm 药物球囊治疗（图 3-58）。

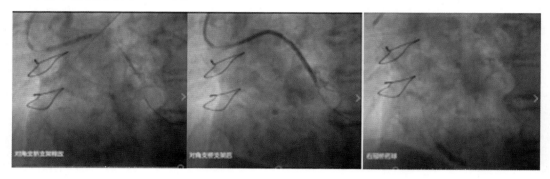

图 3-58　介入术后造影结果

2021 年 1 月 27 日术后心电图如图 3-59 所示。2021 年 1 月 28 日术后第 2 天如图 3-60 所示。

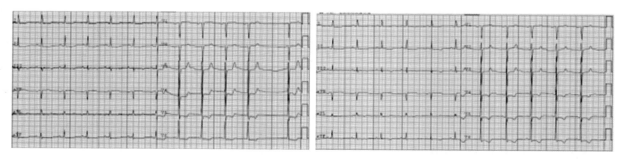

图 3-59　术后心电图（2021 年 1 月 27 日）　　　图 3-60　术后第 2 天（2021 年 1 月 28 日）

UCG：LA 35mm，LV 50mm，RA 31mm，RV 29mm，IVS 12mm，LVPW 12mm，LVEF 58%。

术后床旁超声心动图结果如图 3-61 所示。

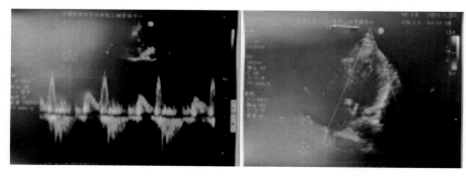

图 3-61　术后床旁超声心动图结果

术后患者胸痛及呼吸困难症状均明显缓解，病情好转出院，随访 6 个月，无再发胸痛及呼吸困难。

八、专家点评

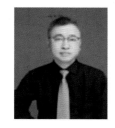

杨清，主任医师，医学博士，博士研究生导师，天津医科大学总医院心内科科主任、学科带头人、天津医科大学学科领军人才。从事复杂冠心病介入、代谢心脏病、心血管疾病的综合管理治疗等工作。

心内科杨清主任：与药物治疗和再次 CABG 相比，PCI 可有效改善冠脉血供，同时又避免了再次外科手术治疗的复杂性，已成为 CABG 术后患者的重要治疗手段。但 CABG 术后历经数年的发展及桥血管血流的影响，自身冠脉病变也更为复杂。了解 CABG 术后患者桥血管及自身冠脉病变的病理进程，方能知己知彼，降低手术的风险。

对 CABG 术后患者的 PCI 治疗，同样应当遵循完全血运重建的原则。本例患者 CABG 术后 20 年，右冠静脉桥已经接受支架植入，对该患者进行 PCI 治疗时，首先要考虑的问题通常是干预自身冠脉血管还是桥血管？

对 SVG 血管进行 PCI 治疗的不良事件发生率高于干预自身冠脉。SVG 慢性完全闭塞（CTO）PCI 治疗成功率低、并发症高，而且术后长期开通率极差。目前国内外指南均不推荐对慢性闭塞的 SVG 血管行 PCI 治疗。

但临床中 CABG 术后 SVG 急性闭塞导致的急性冠脉综合征并不少见，为挽救存活心肌、稳定血流动力学状态，紧急 PCI 治疗时可考虑对 SVG 进行干预。择期局限性非慢性闭塞的 SVG 病变，PCI 治疗可行性、安全性高，置入药物洗脱支架（DES）后远期开通率高，可作为 PCI 治疗的选择，而且本例患者自身冠脉皆为慢性闭塞病变，开通难度大，耗时更长，且急诊入院时存在心衰，故选择桥血管介入治疗。

SVG 病变同自身血管相比，PCI 治疗过程中远端血管床栓塞及慢血流、无复流风险更高，目前针对 SVG–PCI 治疗相关的推荐有 2 个：应用栓塞保护装置（embolic protection device，EPD）和药物涂层支架（DES）。而且介入手术时有些技巧能减少微循环的受损，但尚乏循证证据：①直接支架置入；②使用偏小直径的支架；③避免或者减少支架植入后扩张操作；④激光消蚀治疗（ELCA）理论上有助于减少微循环栓塞的发生。此次介入手术对角支桥血管行支架植入且没有后扩张，右冠桥血管支架内再狭窄选择药物球囊 PTCA，也是对微循环保护及介入无植入理念的体现。

围术期积极的抗感染策略，针对心衰的有效治疗，以及改善微循环药物特别是介入术中术后的应用，都对手术的安全及患者病情的改善起到举足轻重的作用。

九、文献汇总

CABG 术后患者，由于冠脉弥漫粥样硬化且合并多发狭窄、严重钙化、慢性闭塞等病变，无论是自身冠脉 PCI 还是桥血管 PCI，操作难度和风险均较高。

静脉桥血管随时间延长而逐渐退化，粥样硬化愈发严重，斑块脆弱易于形成血栓和栓塞。静脉桥血管 PCI 易出现血栓栓塞损伤微循环导致无再流，穿孔和再狭窄风险高于自身冠脉 PCI。为降低无复流或慢血流风险，可以选用栓塞防护装置（EPD），减少 PCI 靶血管远端栓塞。目前 EPD 分为三款，第一款 EPD 为远端阻塞装置，将其送至病变远端充盈球囊阻断前向血流，PCI 后抽吸血栓碎屑；第二款 EPD 为远端过滤装置，其防护栓塞的有效性和安全性与远端阻塞装置类似；第三款 EPD 为近端阻塞装置（Proxis，圣犹达，美国），在病变近端用球囊阻塞前向血流，PCI 后抽吸血栓碎屑。2018 年欧洲心肌血运重建指南推荐在静脉桥血管 PCI 中使用远端保护装置（Ⅱa，B）。

与自身冠脉 PCI 不同，在静脉桥中植入大尺寸支架会增加心肌梗死发生率，并未改善预后。研究发现根据支架与静脉桥血管管腔直径之比分为三组，<0.89 组、0.9~1.0 组和 >1.0 组、<0.89

组的斑块脱垂面积和容积最小、CK－MB 升高超过 3 倍的比例最少，但组间支架贴壁不良发生率差异无显著性，术后 1 年 TVR 和 TLR 无也明显差异。

最经常使用的动脉桥血管为乳内动脉，其次为桡动脉。常见的乳内动脉狭窄部位是冠脉吻合口，其次是乳内动脉开口，主要原因分别是对外科手术损伤的反应和动脉粥样硬化。乳内动脉 PCI 与自身冠脉 PCI 类似，桡动脉桥通畅率与乳内动脉相差不大，但 PCI 处理却较之困难。

（心内科：梁春坡　王　清）

参 考 文 献

［1］中国心脏内外科冠心病血运重建专家共识组．中国心脏内、外科冠心病血运重建专家共识．中华胸心血管外科杂志，2016，32（12）：707－716.

［2］Gyenes G, Norris CM, Graham MM, et al. Percutaneous revascularization improves outcomes in patients with prior coronary artery bypass surgery［J］. Catheter Cardiovasc Interv, 2013, 82（3）：E148－E1542.

［3］Neumann FJ, Sousauva M, Ahlsson A, et al. 2018 ESC/EACTS Guidelines on myocardial revascularization［J］. Eur Heart J, 2019, 40（2）：87－165.

［4］Hong YJ, Pichard AD, Mintz GS, et al. Outcome of undersized drug－eluting stents for percutaneous coronary intervention of saphenous vein graft lesions［J］. Am J Cardiol, 2010, 105（2）：179－185.

［5］胡盛寿，高润霖，刘力生，等.《中国心血管病报告 2018》概要. 中国循环杂志，2019，34（3）：209－219.

第四章　内分泌代谢科典型病例

病例1　乏力、怕冷伴食欲减退

一、病例简介

患者，男，67岁。主因乏力、怕冷、食欲减退3年入院。

现病史：入院前3年患者无诱因出现乏力、怕冷、食欲减退，无发热、恶心、呕吐。由坐位站起偶有头晕、黑矇，无晕厥、复视及视物模糊，无头痛、肢体活动不利及言语不清，无明显口干多饮，夜尿增多，每日尿量1500~2000ml。外院查血Na 128.6mmol/L↓，Cl 97.5mmol/L↓，FT_3 3.05pmol/L，FT_4 6.98pmol/L↓，T_3 1.42nmol/L，T_4 46.36nmol/L↓，TSH 1.7963μIU/ml，经静脉补液治疗（具体不详）患者症状无明显改善，未进一步诊治。入院前1个月患者因乏力、纳差再次就诊于外院查血Na 129.6mmol/L↓，Cl 98.0mmol/L，FT_3 1.49pg/mL↓，FT_4 0.57ng/dl↓，TSH 2.3545μIU/ml，ACTH 13.50pg/ml，Cor 1.72μg/dl↓。予静脉补钠及口服优甲乐25μg 1次/日治疗，患者血Na升至134.8mmol/L，Cl 100.6mmol/L，乏力症状仍无明显改善，为求进一步诊治收入我科。自发病以来，患者精神、饮食及睡眠差，尿量正常，大便3~5天/次，体重下降约5kg。

既往史：四肢皮疹病史5年，过敏性鼻炎病史1年余，否认高血压、冠心病、糖尿病史，否认肝炎、结核等传染病史，否认食物、药物过敏史。个人史：吸烟史40年，平均6~7支/日；饮酒史40年，平均2~3两/d。

体格检查：T 36.5℃，P 62次/分，R 18次/分，BP 85/65mmHg，W 70kg，H 181cm，BMI 21.37kg/m²。发育正常，营养中等，自主体位，意识清楚，查体合作。全身皮肤干燥，弹性减退。双侧前臂、双膝、双小腿伸侧可见片状红褐色斑丘疹，伴脱屑、抓痕及色素沉着。浅表淋巴结未触及。眼睑无水肿，口唇无发绀。颈软，甲状腺未触及。双肺呼吸音粗，未闻及干湿啰音。HR 62次/分，律齐，心音可，未闻及杂音。腹软，无压痛，肝脾肋下未及。双下肢无水肿。双侧足背动脉搏动可。生理反射存在，病理反射未引出。

二、辅助检查

血常规：WBC 2.97×10⁹/L[参考值范围：（3.5~9.5）×10⁹/L]，Hb 111g/L（参考值范围：130~175g/L），PLT 84×10⁹/L[参考值范围：（125~350）×10⁹/L]，N 36.3%（参考值范围：40%~75%），L 36.4%（参考值范围：20%~50%），M 12.5%（参考值范围：3.0%~10.0%），E 13.8%（参考值范围：0.4%~8.0%），B 1.0%（参考值范围：0.0~1.0%）。

造血原料：FER 903.2μg/L（参考值范围：30~400μg/L），SI 9.5μmol/L（参考值范围：9~32μmol/L），TIBC 32.4μmol/L（参考值范围：45~75μmol/L），UIBC 22.9μmol/L（参考值范围：31~51μmol/L），TRF 1.80g/L（参考值范围：2.0~3.6g/L），FA 1.22ng/ml（参考值范围：>3.38

ng/ml)，维生素 B$_{12}$ 377pg/ml(参考值范围：211～911pg/ml)。

血电解质：Na 134mmol/L(参考值范围：136～145mmol/L)，K 3.8mmol/L(参考值范围：3.5～5.3mmol/L)，Cl 96mmol/L(参考值范围：96～108mmol/L)，Ca 2.00mmol/L(参考值范围：2.15～2.55mmol/L)，P 1.35mmol/L(参考值范围：0.80～1.45mmol/L)，Mg 0.87mmol/L(参考值范围：0.65～1.05mmol/L)，TCO$_2$ 29mmol/L(参考值范围：21～31mmol/L)，ALP 48U/L(参考值范围：40～150U/L)。

尿电解质(尿量2000ml)：Na 48.4mmol/24h(参考值范围：130～260mmol/24h)，K 14.66mmol/24h(参考值范围：25～100mmol/24h)，Cl 37.4mmol/24h(参考值范围：110～250mmol/24h)，Ca 1.84mmol/24h(参考值范围：2.50～7.50mmol/24h)，P 12.16 mmol/24h(参考值范围：23.0～48.0mmol/24h)，Mg 1.24mmol/24h(参考值范围：2.50～8.50mmol/24h)。

肝功能：TP 70g/L(参考值范围：62～85g/L)，ALB 32g/L(参考值范围：35～55g/L)，GLO 38g/L(参考值范围：20～40g/L)，ALT 13U/L(参考值范围：5～40U/L)，AST 30U/L(参考值范围：8～40U/L)，GGT 136U/L(参考值范围：7～49U/L)，LDH 145U/L(参考值范围：94～250U/L)，TBIL 9.1μmol/L(参考值范围：3.4～20μmol/L)，DBIL 3.2μmol/L(参考值范围：0.1～6.8μmol/L)。

肾功能：BUN 3.5mmol/L(参考值范围：2.5～7.1mmol/L)，Cr 64μmol/L(参考值范围：62～133μmol/L)，UA 310μmol/L(参考值范围：140～410μmol/L)。

尿常规：GLU(－)，KET(－)，SG 1.007(1.005～1.030)，BLD(＋－)，pH 6.00(5.50～8.00)，PRO(－)，URO(－)，BIL(－)，LEU(－)。

尿相差镜检：未见异常。

肾上腺皮质功能：ACTH 13.5pg/ml(参考值范围：0.0～46.0pg/ml)，Cor 1.38μg/dl(参考值范围：5.0～25.0μg/dl)。

尿皮质醇：浓度＜1.00，总量＜20.0μg/24h(参考值范围：30～110μg/24h)。

甲状腺功能：FT$_3$ 2.6pmol/L(参考值范围：2.63～5.70pmol/L)，FT$_4$ 9.81pmol/L(参考值范围：9.01～19.05pmol/L)，TSH 0.419μIU/ml(参考值范围：0.350～4.940μIU/ml)。

甲状腺抗体：TPOAb 80.8U/ml(参考值范围：0～35U/ml)，TGAb＜20.0U/ml(参考值范围：0～40U/ml)。

性激素全项：FSH 0.45U/L(参考值范围：0.95～11.95U/L)，LH 0.03U/L(参考值范围：0.57～12.07U/L)，PRL 31.01ng/ml(参考值范围：3.46～19.40ng/ml)，E2＜10.0pg/ml(参考值范围：11.0～44.0pg/ml)，P＜0.10ng/ml(参考值范围：0.0～0.2ng/ml)，T＜12.98ng/dl(参考值范围：142.39～923.14ng/dl)。

生长两项：GH＜0.05ng/ml(参考值范围：0.05～5.00ng/ml)，IGF－1＜25.0ng/ml(参考值范围：55.0～483.0ng/ml)，PTH 4.62pmol/L(参考值范围：1.10～7.30pmol/L)，25(OH)VD3 21.61nmol/L(参考值范围：冬季15.5～113.75nmol/L，夏季17.5～133.00nmol/L)。

肿瘤全项、结核、梅毒、HIV：未见异常。

免疫全项：IgG 2050mg/dl(参考值范围：751～1560mg/dl)，IgA 242mg/dl(参考值范围：82～453mg/dl)，IgM 72.4mg/dl(参考值范围：46～304mg/dl)，C3 62.7mg/dl(参考值范围：79～152mg/dl)，C4 13.6mg/dl(参考值范围：16～38mg/dl)，CRP 0.52mg/dl(参考值范围：＜0.80mg/dl)，IgE 2050U/ml(参考值范围：＜165U/ml)，ANA(－)(参考值范围：＜1∶80)，IgG4 1720mg/dl(参考值范围：3～201mg/dl)。

血清免疫固定电泳(－)，抗中性粒细胞胞浆抗体(－)，RA7项(－)。

口服葡萄糖耐量试验：葡萄糖：0h 5.23mmol/L，0.5h 4.72mmol/L，1h 3.81mmol/L，2h 4.02mmol/L，3h 3.86mmol/L；胰岛素：0h 8.20mU/L，0.5h 9.7mU/L，1h 6.40mU/L，2h 4.80

mU/L,3h 2.30mU/L;C - 肽:0h 2.33ng/ml,0.5h 3.22ng/ml,1h 2.63ng/ml,2h 3.22ng/ml,3h 1.72ng/ml。

禁水加压试验提示完全性中枢性尿崩症。

表浅淋巴结超声:多发淋巴结肿大形态回声未见异常。

胸部 CT 平扫:两肺间质纹理增多,间质病变,间质炎症,间质纤维化趋势不除外。

全腹 CT 平扫:肝形态、大小正常,边缘光滑,各叶比例协调,肝实质密度均匀,肝内外胆管无扩张。胆囊不大,壁不厚,腔内未见异常密度影。脾、胰腺及双肾形态、大小及密度未见异常。胃充盈欠佳,壁显厚。所示肠管排列规整未见积气、积液及扩张,肠间脂肪间隙密度正常。膀胱充盈良好,其内未见异常密度影。前列腺内可见点状致密影。双侧精囊角锐利。腹腔及腹膜后未见确切肿大淋巴结。未见腹水征。印象:①胃充盈欠佳,壁厚;②前列腺钙化。

垂体 MR 平扫:垂体正常形态消失,鞍内、鞍上可见"8"字形等、短 T_1 及等、短 T_2 混杂信号,大小约 16.1mm×7.9mm,边界尚清;垂体柄显示不清,视交叉受压上抬。双侧海绵窦及双侧颈内动脉海绵窦段显示清楚。所见大脑半球、小脑及脑干形态及信号未见确切异常。双侧筛窦黏膜增厚,呈等 T_1、长 T_2 信号。印象:①鞍区占位,建议垂体 MR 增强检查;②双侧筛窦炎。

垂体 MR 增强:垂体柄呈结节样增粗并明显强化,视交叉受压略上抬。垂体左侧部上方见结节样强化信号影。垂体后叶显示欠清。双侧海绵窦及双侧颈内动脉海绵窦段显示清楚。所见大脑半球、小脑及脑干形态及信号未见确切异常。双侧筛窦黏膜增厚,呈等 T_1、长 T_2 信号。印象:垂体柄及垂体左侧部上方结节样强化信号影,考虑肉芽肿性病变。

三、初步诊断

1. 垂体炎。
2. 腺垂体功能减退症。
3. 完全性中枢性尿崩症。
4. 全血细胞减少。

四、治疗经过

经过氢化可的松 10mg 2 次/日治疗仅 2 天患者食欲体力显著改善,复查血钠可以维持在 140mmol/L。患者尿量显著增多,由入院时每日 2000ml 增至每日 5000ml,进一步完善禁水加压试验,提示完全性中枢性尿崩症。尿崩症合并腺垂体功能减退时,尿崩症状不显著,糖皮质激素替代治疗后症状再现或加重,加用弥凝 0.05mg 2 次/日治疗后患者症状显著好转,维持尿量 2000～3000ml。后续加用优甲乐治疗。

五、李凤翱主治医师分析病例

1. 患者老年男性,慢性病程,既往无药物应用史。
2. 渐进性乏力、食欲减退、怕冷、头晕、视力减退、体重下降。
3. 体格检查 精神状态差、低血压,四肢皮疹。
4. 院外及入院实验室检查多次,低钠低氯血症、三系细胞减少,嗜酸细胞增多。院外以调整电解质思路治疗未能改善患者症状。入院后评估垂体 - 肾上腺、垂体 - 甲状腺、垂体 - 性腺、GH - IGF - 1 轴功能减退,PRL 轻度升高,提示本质为腺垂体功能减退症。肿瘤全项、ANCA、结核、梅毒均为阴性。进一步寻找病因学证据,垂体 MRI 平扫及增强发现垂体柄及垂体左侧部上方结节样强化信号影,考虑肉芽肿性病变。
5. 入院后初步诊断考虑垂体炎,腺垂体功能减退症。垂体炎可引起颅内占位引起的压迫症状如头痛、恶心、呕吐、嗜睡、视力下降、双颞侧偏盲、眼肌麻痹、眼球运动障碍;腺垂体功能减退 ACTH 缺乏导致皮质醇产生减少,表现为疲乏无力、虚弱、食欲缺乏、恶心、体重减轻、血压偏低、血钠偏低等。甲状腺功能减退表现疲劳、怕冷、食欲缺乏、便秘、毛发脱落、皮肤干燥而粗糙、表情淡漠、懒言少语、记忆力减退、体重增加等。性腺功能减退表现为性欲减退、阳痿，胡须、阴毛和腋毛稀少，睾丸萎缩、肌肉减少等。生长激素不足表现为肌肉质量减少和力量减弱、耐力下降、中心性肥胖、注意力和记忆力受损、血脂异常、早发动脉粥样硬化和骨质疏松；中枢性尿崩症表现；高催乳素血症；伴发其他自身免疫性疾病症状。

6. 我们关注的垂体 MRI 结果回报考虑肉芽肿性病变。患者肿瘤全项、结核、梅毒、HIV 均阴性，影像学也不支持生殖细胞瘤、颅咽管瘤、垂体瘤、拉克氏囊肿，暂不考虑继发性垂体炎。患者有多系统受累如过敏性鼻炎、皮肤病变、淋巴结病变、肺间质纤维化，实验室检查免疫功能 IgG4、IgE 增高、嗜酸细胞增多，应注意各系统的内在联系，注意有无 IgG4 相关性疾病造成多系统病变的可能。基于此，我们请风湿免疫科、影像科、血液内科会诊以指导下一步诊疗。

六、MDT 讨论目的

1. IgG4 相关性垂体炎诊断是否成立？
2. 后续治疗方案的探讨及随诊。

七、多学科会诊意见

董笑影，女，医学硕士，主任医师，任职于天津医科大学总医院风湿免疫科。擅长于诊疗多种风湿免疫性疾病：对于系统性红斑狼疮、类风湿关节炎、干燥综合征、皮肌炎、硬皮病、大动脉炎等多器官、多系统损伤的一系列结缔组织病有丰富的临床经验。

风湿免疫科董笑影主任医师：IgG4 相关性疾病（IgG4 – related disease，IgG4 – RD）是一类免疫介导的慢性炎性、纤维化性疾病，可累及多个器官系统，常见的有胰腺、涎腺、泪腺、胆道、肾脏、肝脏、肺脏、眶周组织、腹膜后间隙、乳腺、血管、胃肠道及淋巴结，内分泌腺体受累越来越受到广泛关注。常以单个或多个器官肿大起病，伴或不伴血清 IgG4 升高。其病理组织学特征是受累器官肿大、纤维化、IgG_4^+ 浆细胞浸润和闭塞性静脉炎。IgG4 – RD 诊断标准包括器官特异性标准和综合诊断标准。应根据临床病史、体检、器官受累、血液学检查、病理学、影像特征、激素反应性等来诊断。2011 年 IgG4 – RD 的综合诊断标准：①临床检查显示一个或多个器官存在典型的弥漫性/局限性肿大或团块；②血液学检查显示血清 IgG4 水平增高（≥1350 mg/L）；③组织病理学检查显示：显著的淋巴细胞和浆细胞浸润及纤维化。IgG_4^+ 浆细胞浸润，IgG4 浆细胞/IgG + 浆细胞比例 >40% 且 > 10 个 IgG4 浆细胞/HP。确诊：①+②+③；很可能：①+③；可能：①+②；不太可能：①。该病需要注意鉴别诊断，虽然血清 IgG4 升高和组织中 IgG_4^+ 浆细胞浸润是该病的重要特征，上述表现并非 IgG4 – RD 的特有标志，应注意与恶性肿瘤（癌、淋巴瘤等）、类似疾病（如肉芽肿性多血管炎、结节病、Churg – Strauss 综合征、干燥综合征、原发性硬化性胆管炎、特发性腹膜后纤维化等）进行鉴别。上述疾病患者血清 IgG4 可以升高，组织病理也可能表现为 IgG4 浆细胞浸润，且部分疾病如淋巴瘤和免疫相关性疾病的病变在给予激素治疗后也可有一定程度的改善，因此需要根据患者临床和实验室等检查，综合分析进行甄别。2019 年 ACR 及 EULAR IgG4 – RD 分类标准目前没有任何一种分类标准能包含疾病谱中的所有患者。试图包含所有患者的诊断将不可避免降低诊断特异性，增加假阳性病例的比例。分类标准计分 ≥20 分将得到 97.8% 的特异性及 82% 的敏感性。

回到本病例患者垂体肉芽肿性病变，血液学检查显示血清 IgG4 水平显著增高，缺乏组织学病理学证据。垂体组织活检患者较难接受，能否在其他相对容易获得组织如肺脏取得活检，则诊断更为充分，也需要与恶性肿瘤和其他系统性疾病进行鉴别。分类标准制定并非完全出于对临床治疗的用途，且未纳入较少受累的垂体、甲状腺、乳房、皮肤、前列腺等，若患者临床可诊断 IgG4 – RD，即使不满足该分类标准条件，如患者缺乏组织病理学特征表现等，也可以根据临床诊断给予患者相应的免疫抑制治疗。糖皮质激素是诱导缓解的一线药物，IgG4 - RD 对其有较好的初始治疗反应，一般推荐 0.6 ~ 1.0mg/(kg·d)。

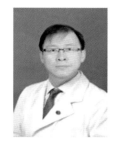

张权，主任医师，任职于天津医科大学总医院影像科。2004 年毕业于天津医科大学，获博士学位，擅长神经系统及头颈部疾病的影像诊断。

影像科张权主任医师：垂体炎影像学上主要表现为垂体弥漫性增大、垂体增强扫描明显强化，部分患者可出现垂体柄增粗，压迫视交叉。MRI 可见鞍区占位和（或）垂体柄增粗，病灶 T_2 相为高信号，T 加权呈均匀对比强化，而垂体瘤 MRI 显示垂体不对称性增大，信号不均，垂体柄有偏移。增强扫描垂体瘤轻度不均匀延迟强化，很少出现硬脑膜尾征，垂体后叶的高信号也持续存在。颅咽管好发于鞍上，多伴钙化，垂体炎很少出现钙化。需要结合临床化验除外继发性垂体炎。血液学检查显示血清 IgG4 水平显著增高，考虑 IgG4 相关性垂体炎。IgG4 - RD 除了累及内分泌腺体外，胰腺是 IgG4 - RD 最常见的受累器官之一，实际上当初 IgG4 - RD 也正是因其导致的各种胰腺病变而逐步被人们所认识。AIP 的影像表现有一定特点，大致可分为弥漫型、局灶型、多灶型三种模式。胆管是 IgG4 - RD 除胰腺外另一常见的受累器官，CT、MRI 等非侵入性检查可以全面评价胆管壁增厚、管腔扩张、肝脏等有无病变。IgG4 相关性腹膜后纤维化主要发生于老年男性，多伴有其他部位的病变。因病变压迫输尿管、血管而导致的肾功能异常、下肢水肿等。主要的影像表现为腹膜后软组织密度影包绕腹主动脉，常同时包绕下腔静脉和双侧输尿管，甚至延伸至肾周间隙及肾门内，病变在平扫 CT 为等或低密度，与肌肉密度相近，在 MRI 表现为长 T_1、长 T_2 信号。IgG4 - RD 肺部受累常与肺外病变共存（可同时发生或先后出现），少数患者可单独肺部发病。患者大多为中老年男性，IgG4 - RD 肺部受累的影像最常见表现为肺间质病变，CT 特征包括弥漫性磨玻璃密度影，支气管血管束增粗，小叶间隔及小叶间质增厚，还可见蜂窝征和支气管扩张；其他可见肺内局灶性磨玻璃密度结节、实性结节或肿块、胸膜结节等。患者可伴有纵隔及肺门淋巴结肿大。头颈部器官是除胰胆管系统外易被 IgG4 - RD 累及的区域，其中以颌下腺、腮腺、甲状腺和眼眶受累较常见。注意长期的随访和评估。

回到本病例患者垂体正常形态消失，鞍内、鞍上可见"8"字形等、短 T_1 及等、短 T_2 混杂信号，垂体柄显示不清，视交叉受压上抬。增强后垂体柄呈结节样增粗明显强化，垂体左侧部上方见结节样强化信号影，结合临床化验及血清 IgG4 水平显著增高，考虑 IgG4 相关性垂体炎可能性大。胸部 CT 平扫提示肺间质病变。全腹 CT 未见胰腺、胆管、腹膜后病变。若能取得病变组织病理则诊断更为充分。若患者拒绝有创检查也可以结合 [18]F - FDG 全身 PET/CT 显像。PET/CT 显像不仅可以显示 IgG4 - RD 累及全身脏器的情况，还有利于指导临床选择穿刺部位，避免不必要的手术治疗。治疗前后影像学比较，可以监测和评价治疗的疗效。

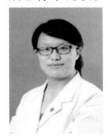

刘春燕，主任医师，血液内科博士，任职于天津医科大学总医院血液内科。擅长贫血、骨髓衰竭性血液疾病。

血液内科刘春燕主任医师：IgG4 - RD 是一类病因不明的慢性系统性自身免疫性疾病，常累及全身多部位腺体、腹膜后组织、肾脏及全身多部位淋巴结等。在 IgG4 - RD 中白细胞和血小板减少不常见，但在某些疾病如骨髓增生异常综合征、血液系统恶性疾病以及系统性红斑狼疮等自身免疫病中常见。IgG4 - RD 可以外周血嗜酸性粒细胞增多，但若显著增高需要警惕血液系统疾患。患者有轻度贫血，无慢性失血证据，长期进食差，造血原料缺乏。表浅淋巴结超声多发淋巴结肿大形态回声未见异常，肝脾无肿大。IgG4 - RD 与淋巴瘤在临床上均可表现为单一或多个脏器及淋巴结肿大，两者的鉴别主要靠组织病理学。IgG4 - RD 的组织病理学特点是弥漫淋巴浆细胞浸润、席纹状纤维化及闭塞性静脉炎，其中淋巴浆细胞浸润及席纹状纤维化是最主要的特征，此外组织中 IgG4 阳性浆细胞数及其与 IgG4 阳性浆细胞数比值明显增高。淋巴瘤组织表达特征性的肿瘤细胞标志分子，免疫球蛋白轻链为单克隆，可出现免疫球蛋白基因重排。然而这两种截然不同的疾病却可先后或同时出现在同一患者，提示两者之间可能存在某种联系，这给临床诊断及治疗提出了新的挑战。

回到本病例 IgG4 - RD 与恶性肿瘤是完全不同性质的疾病，两者可以先后或同时出现在同一患者。尽管 IgG4 - RD 与恶性肿瘤之间的内在发生联系尚未明确，但在临床工作中我们还是要对这两种疾病的诊断多加考虑，并密切随访观察。针对病变进行多部位的组织病理学检查对于明确诊断非常重要，既要避免不必要的手术，又要防止漏诊恶性疾病，错过最佳的治疗时机。建议患者行骨髓穿刺和淋巴结活检进行鉴别诊断及明确诊断。

八、专家点评

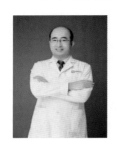

何庆，男，医学博士，美国路易斯安纳州立大学博士后，主任医师，博士研究生导师，任职于天津医科大学总医院内分泌代谢科。擅长垂体 - 肾上腺疾病、甲状腺疾病、妊娠甲状腺疾病的诊治。

内分泌代谢科何庆主任医师：2011 年 Leporati 等提出 IgG4 相关性垂体炎的器官特异性诊断标准。IgG4 相关性垂体炎：①垂体组织淋巴或浆细胞浸润，每高倍视野 >10 个 IgG4 阳性细胞；②垂体 MRI：鞍区占位和或垂体柄增粗；③其他器官活检证实 IgG4 相关性疾病；④血清学：血清 IgG4 >140mg/dl；⑤对糖皮质激素的反应：激素治疗后垂体占位迅速消退、症状好转。诊断：满足标准①；或同时满足②、③；或同时满足②、④、⑤即可诊断。经糖皮质激素治疗后，患者临床症状均缓解，影像学较前改善。病理对 IgG4 - RD 的诊断有重要价值，但垂体、腹膜后组织及胰腺等深部组织活检相对困难、风险较高。当出现多系统受累时，可选择较为表浅的器官进行组织活检病理来证实可疑诊断。风湿免疫科、影像科及血液科各位主任均提出建议患者进行组织活检穿刺辅助诊断，但患者不接受有创检查及 PET/CT 检查。对于难以获取受累组织病理的患者，也可根据对糖皮质激素治疗的反应，来协助或进一步验证诊断。

建议所有有症状的、疾病活动的 IgG4 - RD 患者进行治疗，尤其当涉及重要器官或多器官受累时。糖皮质激素是诱导缓解的一线药物，IgG4 - RD 对其有较好的初始治疗反应。对治疗的敏感性取决于受累器官的纤维化程度。早期积极干预可以延缓器官组织纤维化，从而减少并发症及不可逆的器官衰竭。因患者不接受较高剂量糖皮质激素治疗，我们应用泼尼松 30mg 1 次/日治疗，患者获得临床症状改善，精神食欲好，血常规、电解质恢复至正常范围。治疗 1 个月后嗜酸细胞、IgE、IgG 及 IgG4 较前显著下降，复查垂体 MRI 垂体占位及垂体柄增粗显著缩小，满足 IgG4 相关性垂体炎诊断标准的②、④、⑤，且同时发现患者皮疹、淋巴结病变显著好转，胸 CT 较前改善。病情较重或多系统受累者，诱导缓解阶段可同时联用免疫抑制剂治疗，如吗替麦考酚酯、他克莫司、硫唑嘌呤及环磷酰胺等。当糖皮质激素治疗无效或不能耐受时，可考虑利妥昔单抗治疗。对于该患者仍需要密切随诊，注意血标志物及垂体影像学的变化。

最终诊断：IgG4 相关性疾病、IgG4 相关性垂体炎、腺垂体功能减退症、完全性中枢性尿崩症、肺间质纤维化、淋巴结病变、皮肤病变、全血细胞减少症。

治疗：泼尼松 10mg 3 次/日，优甲乐 50μg 1 次/日，十一酸睾酮 40mg 2 次/日，弥凝 0.05mg 2 次/日，叶酸 5mg 3 次/日，维生素 B_{12} 0.5mg 3 次/日，补钾补钙抑酸治疗。

治疗前后对比如图 4 - 1 至图 4 - 4 所示。

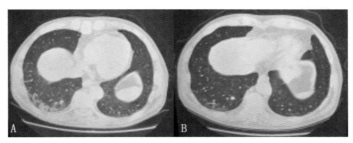

图 4 - 1　治疗前后胸 CT 对比

注：图 A：治疗前胸 CT；图 B：治疗后胸 CT

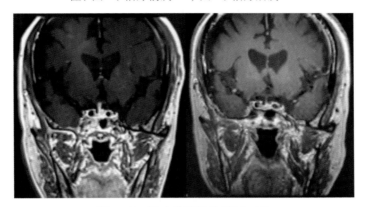

图 4 - 2　治疗前后垂体 MRI 对比

注：图 A：治疗前垂体 MRI 左侧结节高度 7.5mm；图 B：治疗后左侧结节高度 3.1mm

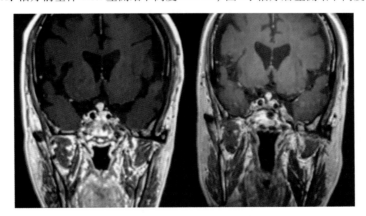

图 4 - 3　治疗前后垂体柄对比

注：图 A：治疗前垂体柄横径 6.3mm；图 B：治疗后垂体柄横径 5.5mm

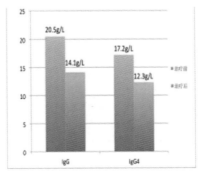

图 4 - 4　治疗前后 IgG 和 IgG4 变化趋势图

九、文献汇总

IgG4 - RD 是一种由免疫介导的慢性纤维炎性疾病，其临床特征为受累器官或组织弥漫性或局灶性肿大及硬化，常伴有血清 IgG4 水平显著增高，病理特征为受累组织中大量淋巴细胞，特别是 IgG4 阳性浆细胞浸润，不同受累器官如胰腺、胆管、泪腺、唾液腺、腮腺、肺、腹膜后、纵隔、肾脏、垂体、甲状腺等病理特征均相似。IgG4 - RD 可累及内分泌腺体，从而引发内分泌及代谢功能异常。对于垂体占位伴或不伴垂体功能减退，甲状腺肿大伴或不伴甲状腺功能减退，胰腺占位继发糖尿病等患者，均要考虑 IgG4 - RD 的可能。该病多见于中老年男性，男女发病率比例为(1.6 ~ 4):1。

IgG4 - RD 的病因及发病机制尚未明确，研究表明其与 CD_4^+ 辅助性 T 细胞(Th)和调节性 T 细胞(Treg)免疫反应相关。Th2 细胞分泌的白细胞介素(IL) - 4、IL - 5 和 IL - 13 可促进 IgG4 和 IgE 合成增加和嗜酸性粒细胞增多，并促进 IgG_4^+ 浆细胞的分化。Treg 细胞分泌细胞因子如 IL - 10 和转化生长因子 - β(TGF - β)等，通过抑制 T 细胞的活化增殖达到机体的免疫耐受和预防自身免疫性疾病的作用。IgG4 - RD 患者 CD_4^+ 细胞毒性 T 淋巴细胞(CTL)增加，可分泌 IL - 1、TGF - β，通过激活巨噬细胞和成纤维细胞而促进纤维化的发生。

受累器官数目可能与疾病复发风险呈正相关，受累器官超过 4 个的 IgG4 - RD 患者复发风险显著升高。血清 IgG4 水平与疾病复发相关，初治时血清 IgG4 较高的患者在激素减量时更易复发，治疗过程中血清 IgG4 再次升高可能与疾病反复有关。IgG4 - RD 患者可合并 IgE 和嗜酸性粒细胞数量升高，疾病复发时可检测到部分患者 IgE 和嗜酸性粒细胞水平再次升高。治疗前后这些标志物及影像学变化可以作为诊断及治疗随访的判定标准，有助于帮助制订治疗方案。

糖皮质激素目前仍是治疗 IgG4 - RD 的一线用药，然而该病临床表现的异质性提示权衡获益与风险、合理观察随访、个体化应用糖皮质激素，从而制定个体化治疗策略十分重要。一般推荐糖皮质激素 0.6 ~ 1.0mg/(kg·d)，持续 2 ~ 4 周后逐渐减量至最小维持量长期维持。IgG4 相关性垂体炎治疗后可出现垂体占位缩小，甚至空蝶鞍可能。针对患者缺乏的不同激素进行补充，治疗过程中要定期检测激素水平，调整药物剂量。对于存在尿崩症的患者，可予去氨加压素进行治疗。由于 IgG4 - RD 易复发的特点，糖皮质激素在诱导缓解阶段具有良好治疗效果，但远期疗效却并不尽如人意，特别是高达 15% ~ 60% 单用激素患者在激素减量或小剂量维持过程中出现临床复发，停药的患者复发率更高。部分研究显示激素联合吗替麦考酚酯、甲氨蝶呤、环磷酰胺、硫唑嘌呤等免疫抑制剂或可减少激素的剂量和使用时间，从而减少临床副作用及复发风险。生物制剂利妥昔单抗在欧美国家 IgG4 - RD 中获得较广泛的应用，其他生物制剂如英夫利西单抗、阿巴西普等多种靶向药物也逐渐应用于 IgG4 - RD。

IgG4 - RD 越来越受到临床医生的关注，当出现一个器官或系统损害时，应注意评价其他系统受累情况。同时需密切随访复查血清 IgG4 水平及影像学检查，警惕疾病复发及肿瘤的发生。

(内分泌代谢科：李凤翱　李宏智)

参 考 文 献

[1] 张盼盼，赵继志，王木，等. IgG4 相关性疾病 346 例临床特征分析[J]. 中华内科杂志，2017，56(9)：644 - 649.

[2] Leporati P, Landek - Salgado MA, Lupi I, et al. IgG4 - related hypophysitis: a new addition to the hypophysitis spectrum[J]. J Clin Endocrinol Metab, 2011, 96(7): 1971 - 1980.

[3] 吴晗，于淼，童安莉，等. IgG4 相关性疾病患者内分泌腺体受累的临床特征分析[J]. 中华内分泌代谢杂志，2018，34：839 - 843.

［4］张霞，张文.IgG4 相关性疾病的诊疗研究：机遇与挑战.中华临床免疫和变态反应杂志,2018,12（2）：137-140.

［5］刘立恒，王振常，杨正汉.IgG4 相关性疾病影像诊断现状与进展.磁共振成像，2016，7（7）：527-534.

［6］Wallace ZS, Naden RP, Chari S, et al. The 2019 American College of Rheumatology/European League Against Rheumatism classification criteria for IgG4-related disease［J］. Ann Rheum Dis, 2020, 79（1）: 77-87.

［7］Iaccarino L, Talarico R, ScirèCA, et al. IgG4-related diseases: state of the art onclinical practice guidelines. RMD Open, 2019, 4: e000787. doi: 10.1136/rmdopen-2018-000787.

［8］Liu Y, Wang LJ, Zhang W, et al. Hypophyseal Involvement in Immunoglobulin G4-RelatedDisease: A Retrospective Study from a Single Tertiary Center. International Journal of Endocrinology, 2018. Article ID 7637435.

［9］Iwama S, Sugimura Y, Takahashi Y, et al. Diagnosis and treatment of autoimmune and IgG4-related hypophysitis: clinical guidelines of the Japan Endocrine Society. Endocr J. 2020, 28, 67（4）: 373-378.

病例 2　甲状腺进行性肿大

一、病例简介

患者，女，66 岁，主因"发现甲状腺结节 1 年半，乏力、咳嗽、咳痰 1 个月"入院。

现病史：患者 1 年半前于当地医院查体发现双侧甲状腺多发结节——TI-RADS 3 类，后未规律复查。1 个月前患者无明显诱因出现乏力、头晕、咳嗽、咳白色泡沫痰，伴腹胀，无呼吸、吞咽困难，无腹痛、腹泻等，就诊于当地医院查甲状腺 B 超示甲状腺增大、回声不均匀，左右叶多发结节——TI-RADS 3 类（较大者考虑结节性甲状腺肿合并腺瘤，最大 27mm×25mm），自诉较 1 年余前增大，胸部 CT 提示甲状腺增大伴气管受压变窄，于当地医院住院诊治。查甲状腺功能：FT_3 12.72pg/ml，FT_4 41.43ng/dl，TSH 0.01μIU/ml，ATA 89.88U/ml，ATG275U/ml，TRAb<0.25U/L。住院期间无明显诱因出现发热，体温最高 38.9℃，伴畏寒，咳嗽咳痰症状同前，多汗，以下午及夜间为著，无心悸、手抖，无咽痛、咳黄痰，无关节及肌肉酸痛，无尿频、尿急、尿痛等不适，血常规：WBC 8.46×10^9/L，RBC 3.66×10^{12}/L，PLT 267×10^9/L，Hb 110g/L，N% 76.7%，L% 15.4%，先后予莫西沙星、注射用头孢哌酮钠舒巴坦钠（舒普深）对症治疗，效果欠佳，发热持续 5 天，停药后症状缓解，同时予以甲巯咪唑（赛治）10mg 1 次/日治疗 3 天后停药，今为求进一步诊治收入我科。

既往史：2 型糖尿病病史 10 余年，平素服用二甲双胍、格列美脲、西格列汀降糖；高血压病史 1 个月，现服用硝苯地平缓释片降压；子宫+双侧卵巢切除术病史（具体不详）；1 年前曾因外伤致"右侧肩关节骨裂"，目前右臂抬起障碍。否认甲状腺疾病家族史。

体格检查：T 36.2℃，P 100 次/分，R 15 次/分，BP 155/66mmHg。双侧甲状腺Ⅲ度肿大，质韧，偏硬，触诊边界不清，无压痛；双肺呼吸音稍粗，可闻及少许喘鸣，右肺为著，心音有力，律齐，S1 心音分裂，腹软，下腹部可及横长约 10cm 手术瘢痕，无压痛、反跳痛、肌紧张，肝脾未触及，双下肢轻度指凹型水肿，右上臂抬起困难，生理反射存在，病理反射未引出。

二、辅助检查

入院前辅助检查如表 4-1 至表 4-3 所示。

表 4-1　游离甲状腺功能

游离甲状腺功能	FT_3(3.1~6.8)	FT_4(12~22)	TSH(0.27~4.2)
入院前10天	12.72	41.43	0.01
入院前4天	20.8	55.73	0.02

表 4 - 2　甲状腺抗体

甲状腺抗体	TGAb	TPOAb	TRAb
入院前4天	275.1	89.88	<0.25

表 4 - 3　CRP

CRP	入院前10天	入院前5天	入院前4天
	98.2	70.5	65

入院前 10 天查甲状腺 B 超(外院):甲状腺体积增大、回声不均匀、左右叶多发结节(T1 - RADS 3)(较大者考虑结节性甲状腺肿合并腺瘤)。甲状腺左叶大小为:95mm×42mm×33mm,右叶大小为:90mm×37mm×30mm,峡部厚 13mm,结节最大位于左叶,大小:27mm×25mm。

心脏超声:EF 75%,肺动脉压 52mmHg,主动脉硬化,主动脉瓣钙化,左房扩大左室壁运动欠协调,左室舒张功能减低,二尖瓣轻中度反流,三尖瓣中度反流。

胸部 CT:甲状腺增大伴气管受压变窄,左肺慢性炎症,心脏饱满,主动脉及冠状动脉壁钙化。

入院后辅助检查:

肝功:ALB 31g/L,GLO 43g/L,转氨酶、胆红素及肾功能、血脂、电解质均正常。

甲状腺功能:FT_3 16.26pmol/L,FT_4 44.95pmol/L,TSH <0.004μIU/ml。

甲状腺抗体:TGAb(-),TPOAb 124U/ml,TRAb(-);甲状腺球蛋白 Tg >300ng/ml。

甲状腺超声:甲状腺体积明显增大、气管受压,双侧腺体回声不均匀减低,与正常腺体夹杂,腺体内血流信号混杂,左叶近峡部可见圆形钙化,后伴声影。

甲状腺 ECT:①双侧甲状腺摄取能力明显减低,右叶为著;②双侧甲状腺体积明显增大,下极延伸至胸骨后,左叶为著;③甲状腺叶内多发局限性低密度区及斑片状钙化影。

PET - CT:甲状腺体积增大,密度不均匀减低,代谢弥漫增高,考虑结节性甲状腺肿可能性大。

三、初步诊断

1. 甲状腺功能亢进症。
2. 甲状腺肿原因待查　甲状腺淋巴瘤? 甲状腺恶性肿瘤? 慢性纤维性甲状腺炎?
3. 桥本甲状腺炎。
4. 2 型糖尿病。
5. 高血压 2 级。
6. 肺动脉高压。

四、郭伟红主治医师分析病例

患者病例特点:①老年女性,甲状腺结节病史 1 年半,近 1 个月突然出现甲状腺肿大伴发热;②患者发热,但无明显感染证据;③甲状腺功能提示甲亢,TRAb 阴性,TPOAb 阳性;④炎症标志物升高。

患者因甲状腺进行性肿大伴发热入院,明确甲状腺肿大原因及是否与发热有关是需要解决的主要问题。患者院外虽有发热,但血常规中白细胞及中性粒细胞不高,尿常规正常,肺 CT 无明显感染迹象,PCT 正常,有咳嗽、咳痰症状,不除外上呼吸道感染,但予抗生素治疗后体温未见明显好转,故感染性发热证据不足。引起发热的甲状腺疾病常见的有亚甲炎、甲状腺脓肿、甲状腺肿瘤等,结合患者的体征、甲状腺超声、ECT 和 PET - CT 结果,以上均不考虑,甲状腺病变性质成为解决问题关键所在,为进一步明确病因,在超声引导下进行甲状腺穿刺活检,病理回报:(甲状腺左叶 CNB)考虑良性病变:免疫组化染色滤泡上皮细胞 TPO 阳性,CK19、Galectin - 3 阴性;(甲状腺右叶 CNB)

考虑良性病变，送检组织主要为纤维化组织，散在甲状腺滤泡，呈 CK 阳性；间质内大量浆细胞浸润，呈 CD38、CD138 阳性，IgG4∶IgG <40%（图 4-5）。为进一步明确甲状腺疾病的性质，我们进行了多学科会诊。

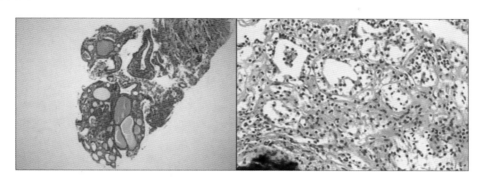

图 4-5　甲状腺穿刺病理（HE×200）

五、MDT 讨论目的

1. 明确甲状腺进行性肿大原因及病变性质。

2. 讨论下一步治疗方案。

六、多学科会诊意见

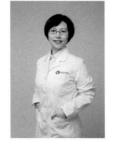

王任飞，女，主任医师，任职于天津医科大学总医院核医学科。擅长甲状腺癌的核素治疗及综合治疗、甲亢伴发复杂或严重合并症的核素治疗等。

核医学科王任飞主任医师：患者中老年女性，甲状腺结节病史，自觉近期甲状腺肿大明显，伴有憋气、声音嘶哑、发热，触诊甲状腺区无疼痛，甲状腺功能提示甲亢状态，TRAb 抗体阴性，血常规正常、Tg 显著升高，甲状腺 ECT 提示双侧甲状腺摄取能力显著降低，提示目前甲状腺功能异常为甲状腺滤泡细胞破坏、甲状腺激素释放入血所致，为一过性甲亢状态；甲状腺 ECT 同时可见甲状腺叶内多发局限性低密度区，即部分甲状腺滤泡细胞有摄取功能，有残留的甲状腺滤泡；双侧甲状腺体积明显增大，下极延伸至胸骨后，左叶为著，结合患者发病过程及甲状腺超声，患者虽有甲状腺低摄取、甲亢状态，但短期内甲状腺明显肿大致胸骨后、局部触诊质硬、无压痛，亚甲炎可除外；甲状腺脓肿一般会有持续发热，血常规可见白细胞、中性粒细胞升高，且抗生素效果较好，脓肿之外的甲状腺 ECT 摄取正常，故甲状腺脓肿不考虑；患者有声音嘶哑，不除外局部侵犯、受压，肿瘤性疾病需进一步排除，PET-CT 未见肿瘤征象，结合病理，考虑 Riedel 甲状腺炎可能性大，Riedel 甲状腺炎可进行性生长且侵犯局部周围组织，不除外同时合并结节性甲状腺肿。

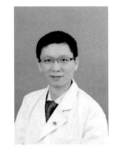

张杰，男，医学博士，主任医师，任职于天津医科大学总医院普外科。擅长甲状腺及甲状旁腺结节的超声诊断、穿刺活检、微创消融治疗。

普外科张杰主任医师：患者中老年女性，甲状腺局部生长迅速，生长迅速的甲状腺疾病有甲状腺未分化癌和 Riedel 甲状腺炎，患者甲状腺超声下显示低回声结节，正常与异常甲状腺组织夹杂，与血管关系相对密切，穿刺过程中组织较硬，CNB 穿刺物为条状成形白色组织物，结合病理考虑 Riedel 甲状腺炎，且为较早期表现。Riedel 甲状腺炎一般粘连严重，故可出现甲状腺局部侵犯症状，如声音嘶哑、压迫气管致憋气、呼吸困难，但手术难度较大，建议首先糖皮质激素治疗，如有反复复发再考虑是否手术治疗。

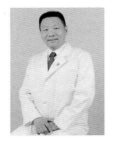

陈秋松，男，医学博士，天津医科大学总医院 PEC - CT 影像诊断科副主任医师。擅长体部良恶性病变、呼吸系统相关疾病、神经内分泌肿瘤的正电子显像诊断。

PET - CT 室陈秋松副主任医师：甲状腺淋巴瘤及系统性恶性肿瘤累及甲状腺少见。原发性恶性甲状腺淋巴瘤（PTML）是指原发于甲状腺的淋巴瘤，本病的发病近年有上升趋势，其发病率占所有甲状腺恶性肿瘤的 1% ~5%，占结外淋巴瘤的 1% ~3%，约80%合并桥本甲状腺炎，本病常发生于中老年人，女性多于男性，男女比例为1:2.7。PTML 绝大多数是 B 细胞来源的非霍奇金氏淋巴瘤，偶可见 T 细胞来源，通常为中度恶性的弥漫性大细胞淋巴瘤。病人常表现为甲状腺短期迅速增大，并可出现气管、喉部受压症状，有发热、夜汗、体重明显减轻等症状。多数病人就诊时可触及甲状腺肿块，肿块大小不等、质地硬实，常固定，活动度差。40%可出现颈部淋巴结肿大，30%的病人伴有言语不清，20%病人出现声嘶，10%出现呼吸困难，7%伴有甲状腺功能低下表现。远处转移多见于纵隔，可有骨、脾脏侵犯。系统性恶性肿瘤累及甲状腺之前都有相应原发病的临床表现，比较好鉴别。

本患者的 PET - CT 未见系统性肿瘤征象，双侧甲状腺弥漫性受累，但未见甲状腺形状破坏，故暂不考虑甲状腺恶性肿瘤；甲状腺体积增大，密度不均匀减低，代谢弥漫性增高，结合病史考虑甲状腺炎性疾病。

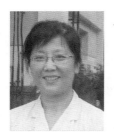

宋文静，女，天津医科大学总医院病理科副教授，硕士研究生导师。主专临床病理诊断（不含中枢神经系统疾病）。

病理科宋文静主任医师：患者的送检标本主要为纤维化组织，故需要与桥本氏甲状腺炎的纤维型、IgG4 相关性甲状腺炎相鉴别。桥本氏甲状腺炎纤维型病变侵及整个甲状腺，纤维增生主要限于甲状腺内，以小叶间的纤维组织增生为主，但肉眼外形保存，不浸润甲状腺周围组织，或粘连轻微。IgG4 相关性甲状腺炎组织病理学表现有 IgG4 阳性浆细胞浸润、特征性的席状纹纤维化及闭塞性静脉炎，高倍镜下 IgG4/IgG 阳性细胞数比例 >40%；发病特点包括：①好发于男性；②TPOAb、TgAb、TRAb 水平更高；③病情易反复、进展快，且更易发展为甲状腺功能减退；④B 超提示甲状腺局部低回声；⑤多数合并有其他器官的累及；Riedel 甲状腺炎纤维组织广泛增生玻璃样变，小叶结构破坏，炎细胞为淋巴细胞和浆细胞，病变浸润甲状腺外的周围组织为其特点。

本患者的病理提示甲状腺左叶取材部位破坏性或萎缩性滤泡为主，甲状腺右叶取材部位结构破坏、纤维化为主，无肿瘤表现，无嗜酸性变，不考虑桥本甲状腺炎，无肉芽肿性变，不考虑亚急性甲状腺炎，浆细胞升高，但 IgG4/IgG 阳性细胞数比例 <40%，不符合 IgG4 相关性甲状腺炎，结合病史考虑符合 Riedel 甲状腺炎。

七、专家点评

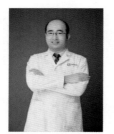

何庆，男，医学博士，美国路易斯安纳州立大学博士后，主任医师，博士研究生导师，任职于天津医科大学总医院内分泌代谢科。擅长垂体－肾上腺疾病、甲状腺疾病、妊娠甲状腺疾病的诊治。

内分泌代谢科何庆主任医师：Riedel 甲状腺炎又称为慢性侵袭性纤维性甲状腺炎或木样甲状腺炎，是甲状腺炎中非常罕见的一种类型，在甲状腺炎中的发病率为 0.04% ~0.30%。其典型特征为甲状腺组织的炎症增殖性纤维化改变，并且纤维化不局限于甲状腺内部，常超出甲状腺包膜侵及周围组织，易被误诊为其他自身免疫性甲状腺炎或甲状腺恶性肿瘤。

Riedel 甲状腺炎的始发症状与亚急性甲状腺炎类似,表现为轻度体温升高、咽喉疼痛、颈前疼痛等,中后期无特异性的临床表现,主要与病变累及的部位及范围有关。甲状腺组织纤维化可导致甲状腺肿大,且质地坚硬;当纤维化的病变组织突破甲状腺包膜累及颈部肌肉时,会压迫气管及食管,引起呼吸困难、窒息、吞咽困难,此时易被误认为是颈部恶性肿瘤。

本患者有发热、声音嘶哑、气管受压导致的憋气,甲状腺肿大进展迅速、质硬,结合各科会诊意见,Riedel 甲状腺炎诊断明确。

Riedel 甲状腺炎是良性疾病,具有自限性,但当气管和食管压迫症状明显或恶性肿瘤不能除外时需要手术治疗。因纤维化炎症进程会累及颈部肌肉、甚至会累及甲状旁腺或喉返神经,并且与上述组织分界不清,手术难以分离,术中伤及上述组织时会引起声带麻痹及甲状旁腺功能减退等并发症,因此手术的目的是缓解压迫症状,而非治愈该疾病。

Riedel 甲状腺炎的治疗无统一规范标准,糖皮质激素治疗剂量及时间尚在探索中,其他药物如吗替麦考酚酯(骁悉)、他莫昔芬等仅在个别病例报道中曾有使用,均未开展相关临床试验评估,疗效亦不确切,需长期随诊观察。

八、治疗及随访

多学科 MDT 会诊后诊断为 Riedel 甲状腺炎。基于目前国内外没有对此病的治疗统一标准,但均建议应用免疫抑制剂,文献中用糖皮质激素居多,经科内进一步讨论,予甲泼尼龙 120mg 1 次/日静脉治疗。

治疗后甲状腺功能如表 4-4 所示:

表 4-4 治疗后甲状腺功能

游离甲状腺功能	FT$_3$	FT$_4$	TSH
入院时	16.26	44.95	<0.004
入院后1周	12.80	30.35	<0.004
(未治疗)			
治疗后1周	2.8	17.49	<0.004
治疗后2周	2.32	11.29	0.012

治疗 1 周后复查甲状腺超声:甲状腺双叶体积增大,左叶大小:6.0cm×3.2cm×2.5cm,右叶大小:5.1cm×2.5cm×2.0cm,双叶腺体回声减低,以上极显著,考虑炎性改变可能,甲状腺左叶圆形钙化、双叶多发中等回声结节(TI-RADS 2 级);治疗 2 周后复查超声:甲状腺双叶体积增大,左叶大小:6.2cm×2.8cm×2.9cm,右叶大小:5.1cm×2.8cm×1.8cm,甲状腺多发结节,部分伴囊性变,部分伴环形钙化(TI-RADS 2~3 级)。2 周后改为口服甲泼尼龙 48mg 1 次/日口服继续治疗,门诊随诊调整激素用量。

九、文献汇总

Riedel 甲状腺炎的确切发病机制尚不明确,多数学者认为 Riedel 甲状腺炎是一种系统性自身免疫性疾病,近期有学者证实 Riedel 甲状腺炎组织标本中 IgG4 阳性,是 IgG4 相关性系统性疾病(IgG4-RSD)的一种,进一步证实了 Riedel 甲状腺炎是系统性自身免疫性疾病的假设。Riedel 甲状腺炎早期可表现为轻度体温升高、咽喉疼痛、颈前疼痛等,易与亚甲炎混淆,后期主要表现为甲状腺肿大,且质地坚硬,局部纤维化进展浸润可引起呼吸困难、吞咽困难、声音嘶哑或失音。Riedel 甲状腺炎可能是全身系统性纤维硬化疾病的一部分,可以同时或序贯出现其他组织器官的纤维化。

Riedel 甲状腺炎的甲状腺功能检查多数正常,仅 1/3 的患者伴有 TSH 轻度升高,而本例患者甲状腺功能提示甲亢,TPOAb 两次阳性,极易误诊为桥本甲状腺炎,Fatourechi 等报道梅奥中心 Riedel

甲状腺炎患者 TgAb 和 TPOAb 的阳性率为 45%，进一步鉴别诊断十分必要。B 超较难将 Riedel 甲状腺炎与其他甲状腺炎区分开来，ECT 提示双侧甲状腺摄取能力明显减低，考虑患者目前的甲亢状态可能为甲状腺细胞破坏所致，但不能区别 Riedel 甲状腺炎与亚甲炎、无痛性甲状腺炎等，患者甲状腺短时间内迅速肿大且有压迫症状，亦需排除甲状腺恶性肿瘤，行 PET - CT 提示甲状腺代谢弥漫增高，因 Riedel 甲状腺炎有大量淋巴细胞、浆细胞浸润，因此 F - 18 - FDG - PET - CT 可呈现高摄取，且可排除甲状腺恶性肿瘤。组织病理学检查是诊断 Riedel 甲状腺炎的金标准，淋巴细胞和浆细胞弥漫性浸润中小静脉壁的脉管炎是 Riedel 甲状腺炎的特征性表现。行甲状腺粗针穿刺后病理提示 Riedel 甲状腺炎。综合分析患者发病过程，患者近期病情进展迅速，故出现发热、甲状腺迅速肿大，临床可见炎性标志物升高，纤维化急剧进展浸润挤压正常甲状腺组织，致甲状腺滤泡破坏后释放入血，出现一过性甲亢。

Riedel 甲状腺炎的治疗目前尚无统一的规范标准。有学者报道使用糖皮质激素治疗 Riedel 甲状腺炎取得较好效果，主要表现为抑制病程进展、主观压迫症状缓解、纤维化炎症病变部分或完全缓解，但同样也有报道糖皮质激素治疗无效。因病例数较少，目前尚未开展相关临床试验评估糖皮质激素治疗的确切疗效、风险和获益比，也无法明确糖皮质激素治疗的最佳剂量及疗程，需长期随访观察。他莫昔芬(联合或不联合糖皮质激素)也被作为糖皮质激素治疗无效的 Riedel 甲状腺炎患者备选治疗方案之一，同样因病例数较少，尚无临床试验对他莫昔芬与安慰剂的疗效进行对比。

(内分泌代谢科：郭伟红　柴　韵)

参 考 文 献

[1] Hay ID. Thyroiditis：A clinical update[J]. Mayoi Clin Proc, 1985, 60(12)：836 - 843.

[2] Papi G, LiVolsi VA. Current concepts on Riedel thyroiditis[J]. Am J Clin Pathol, 2004, 121(Suppl)：S50 - S63.

[3] Divatia M, Kim SA, Ro JY. IgG4 - related sclerosing disease, an emerging entity：a review of a multi - system disease [J]. Yonsei Med J, 2012, 53(1)：15 - 34.

[4] Drieskens O, Blockmans D, van den Bruel A, et al. Riedel thyroiditis and retroperitoneal fibrosis in multifocal fibrosclerosis：positron emission tomographic findings[J]. Clin Nucl Med, 2002, 27(6)：413 - 415.

[5] Fatourechi MM, Hay ID, McIver B, et al. Invasive fibrous thyroiditis(Riedel thyroiditis)：The Mayo Clinic experience, 1976 - 2008[J]. Thyroid, 2011, 21(7)：765 - 772.

[6] Hostalet F, Hellin D, Ruiz JA, et al. Tumefactivefibroinflammatorylesion of the head and neck treated with steroids：a case report[J]. EurArch Otorhinolaryngol, 2003, 260(4)：229 - 231.

病例 3　间断神志异常

一、病例简介

患者，女，69 岁。因"间断神志异常 15 年，发现低血糖 10 年"入院。

现病史：患者于入院前 15 年无明显诱因出现清晨空腹状态下神志异常，胡言乱语，肢体无意识活动，无明显心悸、大汗，无二便失禁。平躺 1～2 小时后患者神志可逐渐恢复，伴口唇、双手麻木。多次就诊于当地神经内科，未明确诊断。症状间断发生。入院前 10 年，患者因上述症状就诊于某三甲医院，住院期间出现昏迷，查血糖 1.0mmol/L，予葡萄糖对症治疗后神志恢复，诊断低血糖症，但未明确病因及病变部位。此后患者常于凌晨 3 点左右口服葡萄糖水，预防低血糖发作，现为求进一步诊治收入院。患者自发病以来，精神尚可，睡眠尚可，食欲正常，大小便正常，体重无明显变化。

既往史：否认糖尿病、高血压等病史。9 年前行腰椎间盘突出症手术。10 年前因右踝外伤骨折行内固定术，有金属植入物。否认类似疾病家族史。

体格检查：T 36.3℃，P 61 次/分，R 18 次/分，BP 128/83mmHg，身高 162cm，体重 63kg，BMI 23.86kg/m²。神志清醒，对答切题，行动自如。颈软，甲状腺不大，双肺呼吸音清，未闻及干湿啰音。心率 61 次/分，心律齐，无病理性杂音。腹软，无压痛，无反跳痛，肝脾肋下未触及。双下肢无水肿。

二、辅助检查

患者入院次日清晨 6 点神志清楚的情况下，检测空腹静脉血糖仅 1.8mmol/L，血清胰岛素 7.9mIU/L，C 肽 1.17ng/ml，并予以对症升高血糖治疗。患者 HbA1C 4.6%，口服葡萄糖耐量试验（表 4-5），检测胰岛素抗体，肾上腺皮质功能，甲状腺功能，儿茶酚胺等激素水平。行胰腺 CT 灌注成像，功能影像学 ^{68}Ga - Exendin 4 - PET - CT 和 DOTATATE PET - CT 检查。

三、初步诊断

1. 低血糖症原因待查　胰岛素瘤？胰岛素自身免疫综合征？
2. 腰椎间盘突出症术后。
3. 踝骨折内固定术后。

四、治疗经过

患者入院后，严密监测全天血糖，尤其是夜间血糖，避免未预期的低血糖导致严重后果。

五、李京艳主治医师分析病例

患者病例特点如下：①患者老年女性，慢性起病；②间断神志异常长达 15 年，发现低血糖 10 年入院；③院外昏迷时测定血糖最低 1mmol/L，输注葡萄糖后患者神志转清，符合 Whipple 三联征（周期性发作性的昏迷和精神症状；发作时血糖低于 2.8mmol/L；口服或静脉注射葡萄糖后，症状可立即消失），因此，诊断低血糖症明确。

患者入院次日清晨 6 点神志清楚情况下，检测空腹静脉血糖仅 1.8mmol/L，血清胰岛素 7.9mIU/L，C 肽 1.17ng/ml。肾上腺皮质功能，甲状腺功能，儿茶酚胺等激素水平正常，除外了升糖激素不足。患者低血糖时，胰岛素 ≥3.0mIU/L，C 肽 ≥0.6ng/ml，诊断内源性高胰岛素血症明确。患者无降糖药物，含巯基药物等用药史，无肝肾功能不全，非胰岛细胞肿瘤等严重疾病，同时胰岛素自身抗体阴性，诊断考虑胰岛素瘤可能性大。

表 4-5　口服葡萄糖耐量试验

时间（min）	血糖（mmol/L）	胰岛素（mIU/L）	C 肽（ng/ml）
0	2.0	8.5	1.14
30	6.62	162.7	5.55
60	4.76	22.8	2.34
120	5.88	28.8	2.64
180	2.8	4.8	0.77
240	2.2	7.0	0.83

定性诊断明确后，接下来重要的就是定位诊断。我们分别行胰腺 CT 灌注成像，^{18}F - FDG - PET - CT、^{68}Ga - Exendin 4 - PET - CT 和 DOTATATE PET - CT 检查（图 4-6），同时请放射科、PET - CT 专家和外科专家多学科会诊，以确认病变性质和部位，并决策下一步治疗方案。

六、MDT 讨论目的

1. 确定患者低血糖症病因及病变部位。
2. 确定下一步治疗方案。

七、多学科会诊意见

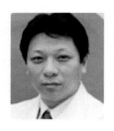

孙浩然，男，副教授。天津医科大学总医院放射科主任，中华医学会放射学会腹部专业委员会委员 中国医师协会放射医师分会委员。

放射科孙浩然副教授：胰腺灌注 CT 是最常用的胰岛素瘤影像学诊断手段，典型的胰岛素瘤表现为持续强化及高血流灌注，但约 1/4 的胰岛素瘤在增强各期表现为等密度强化，血流灌注亦低于典型的胰岛素瘤；该患者胰腺灌注 CT 提示胰腺颈部强化结节，直径约 1cm，胰岛素瘤可能性大。

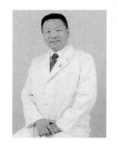

陈秋松，医学博士，天津医科大学总医院 PEC－CT 影像诊断科副主任医师。擅长体部良恶性病变、呼吸系统相关疾病、神经内分泌肿瘤的正电子显像诊断。

PET－CT 陈秋松副主任医师：^{68}Ga － Exendin 4 － PET － CT 和 DOTA － TATE PET － CT 是我院新开展的检查项目，对胰岛素瘤和神经内分泌肿瘤有较高的敏感性和特异性。该患者检查结果提示胰腺颈部外突性结节，示踪剂明显浓集，SUVmax 分别为 5.8 和 12.6，提示胰岛素瘤可能性大。

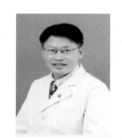

田伟军，医学博士，主任医师，任职于天津医科大学总医院普外科。擅长肝、胆道、胰腺肿瘤手术。针对肝癌开展包括肝脏极量切除、尾状叶切除手术、微波消融及靶向等手段综合治疗，取得良好效果。肝门胆管癌治疗开展多学科综合治疗扩大手术切除率，延长生存时间。胰腺癌手术经验丰富，做到无血手术切除。腹腔镜肝胆胰腺肿瘤微创手术，损伤小、恢复周期短，最大限度减少患者痛苦。

普外科田伟军主任医师：胰岛素瘤是最常见的功能性胰腺神经内分泌肿瘤之一，占胰腺肿瘤的 1%～2%。内科的定性诊断，影像学的定位诊断是指导外科手术的关键。根据患者的临床症状体征、化验检查报告、术前诊断考虑胰岛素瘤可能性大，可考虑转入外科行微创下胰岛素瘤切除术。

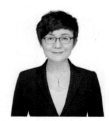

崔景秋，医学博士，主任医师，博士研究生导师，任职于天津医科大学总医院内分泌代谢科。美国密歇根大学内分泌与糖尿病研究中心博士后访问学者。第 11 届中华内分泌学会糖尿病学组、高尿酸学组成员，天津内分泌学会常务委员兼秘书，中国老年学会糖尿病专委会常务委员，中国老年学会内分泌专委会委员兼胰岛学组副秘书长，天津市中西医结合内分泌学会常务委员，中国女医师协会糖尿病专委会委员，天津市糖尿病学会委员，天津医科大学总医院新世纪人才。主持参与国家自然科学基金、天津市科委基础研究计划重点项目、国家人社部回国留学人员择优资助项目、国家科技部慢病项目等多项国家与省部级科研课题，曾获天津市科技进步一、三等奖和天津医科大学优秀博士学位论文奖，发表学术论文 60 余篇）。

内分泌代谢科崔景秋主任医师：根据患者的病史、症状、体征和辅助检查，明确诊断低血糖症，胰岛素瘤可能性大，胰腺灌注 CT 与 PET－CT 提示病变部位一致，同意进一步外科手术治疗。围术期，既要警惕低血糖再发，严密观察，又需警惕术后高血糖状况。

会诊结束后，MDT 专家组与患者及家属充分沟通，告知诊疗方案，患者及家属同意行胰腺肿瘤切除术。术后病理回报：胰腺神经内分泌肿瘤，G_2，免疫组化染色提示 CgA、Syn、CD56、CK、β －

catenin、胰岛素染色阳性(图4-7)。Ki-67约2%细胞阳性,EMA和S-100阴性。术后随访12个月,患者空腹血糖4~6mmol/L,未再有低血糖症发作。

八、专家点评

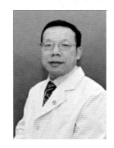

刘铭,男,医学博士,主任医师,二级教授,天津市特聘教授,博士研究生导师,任职于天津医科大学总医院内分泌代谢科。主持国际课题7项,国家重点/重大项目3项,国家基金委面上项目3项;美国和英国多家研究基金、国家基金委重点和面上项目,以及科技部重大项目评审专家;20余家SCI和中华系列杂志编委和(或)评审专家。中华内分泌学会常务委员兼内分泌罕见病学组组长,中国老年学会内分泌代谢分会常务委员和胰岛研究学会副主任委员,天津市内分泌学会主任委员。研究方向:胰岛功能和糖尿病发病机制,单基因糖尿病,内分泌罕见病。擅长:糖尿病、甲状腺疾病、垂体疾病、肾上腺疾病。

内分泌代谢科刘铭主任医师:该患者自发病至确诊并接受手术治疗时间跨度长,曾有昏迷,因此病情凶险,其规范诊疗过程给临床医生提供了诸多启示。患者以神志障碍为首发表现,曾反复在当地医院神经内科就诊,但未明确诊断。因大脑只能利用葡萄糖供能,故严重的低血糖症可引起昏迷,临床工作中易误诊和漏诊。患者血糖低于2.8mmol/L时,胰岛素≥3.0mIU/L,C肽≥0.6ng/ml,诊断内源性高胰岛素血症明确。患者无降糖药物、含巯基药物等用药史,无肝肾功能不全、非胰岛细胞肿瘤等严重疾病,同时胰岛素自身抗体阴性,诊断考虑胰岛素瘤可能性大。结合胰腺CT灌注成像,功能影像学PET-CT检查,进行定位诊断。^{68}Ga-Exendin 4-PET-CT和DOTA-TATE PET-CT是我院新近开展的检测手段。^{68}Ga-exendin-4是以GLP-1受体为靶点的分子示踪剂,90%以上的胰岛素瘤均表达GLP-1受体,同时,这一分子特征又是胰岛素瘤所特有的,因此^{68}Ga-Exendin 4-PET-CT对胰岛素瘤的敏感性和特异性都很高。神经内分泌肿瘤常过度表达生长抑素受体(somatostatin receptor,SSTR),尤以SSTR2为主,^{68}Ga-DOTA-TATE与SSTR亲和力较高,故常可示踪神经内分泌肿瘤。该患者经多重影像学检查证实病变部位,为下一步治疗提供依据。手术切除是胰岛素瘤治疗的主要方式。术后我们又对组织切片进行了GLP-1R和SSTR2染色,结果呈阳性(图4-8),进一步印证了功能影像学检查的病理基础。此外,因患者病理存在潜在恶性可能,故术后仍需长期随访。

九、文献汇总

胰岛素瘤是最常见的功能性胰腺神经内分泌肿瘤,发病率约为0.4/10万。以下结合本病例的特殊之处,做一回顾。

长期以来,胰岛素释放指数[胰岛素(mIU/L)/血糖(mg/dl)比值]>0.3被认为是内源性高胰岛素性低血糖的重要指标,但本例患者胰岛素释放指数并不高,对诊断带来干扰。事实上,随着实验方法学的改进和研究的深入,人们逐渐认识到,胰岛素和C肽的绝对值更有临床意义。2009年美国内分泌学会成人低血糖症的诊断和治疗指南明确指出,出现低血糖症状及或体征,血糖<3.0mmol/L,胰岛素>3.0mIU/L,C肽>0.6ng/ml,则支持内源性高胰岛素血症性低血糖。

关于定位诊断。近年来,非侵入性检查已逐步取代侵入性检查,发挥着重要作用。胰腺CT灌注成像检出胰岛素瘤的阳性率为92.7%,^{68}Ga-NOTA-Exendin 4-PET-CT利用胰岛素瘤中的胰高血糖素类肽受体显像,可以将胰岛素瘤定位诊断的灵敏度提升至97.7%。DOTATATE PET-CT对神经内分泌肿瘤的生长抑素受体-2有高度的亲和力。有研究表明,部分恶性胰岛素瘤不表达胰高血糖素类肽受体,仅表达生长抑素受体。本病例中,^{68}Ga-NOTA-Exendin 4-PET-CT和DOTATATE PET-CT均呈现阳性结果,结合免疫组化Ki-67阳性,应警惕恶性可能,加强随访(图4-6)。

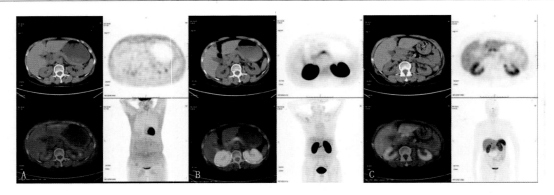

图 4 - 6　PET - CT 图像

注：图 A：^{18}F - FDG - PET - CT 未见明显异常；图 B：^{68}Ga - exendin - 4 PET - CT 提示胰腺颈部结节，SUV 值为 5.8；图 C：^{68}Ga - DOTATATE PET - CT 胰腺颈部结节，SUV 值为 12.6

胰岛素原和胰岛素染色图像如图 4 - 7 所示。

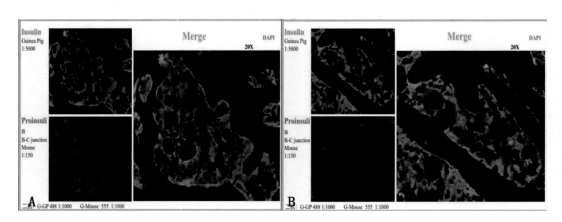

图 4 - 7　胰岛素原和胰岛素染色图像

注：胰岛素原(红色)和胰岛素(绿色)染色

GLP - 1R 和 SSTR2 染色图像如图 4 - 8 所示。

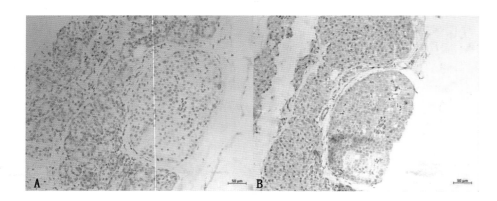

图 4 - 8　GLP - 1R 和 SSTR2 染色图像

注：图 A：GLP - 1R 染色内分泌腺弱阳性，外分泌腺强阳性；图 B：SSTR2 染色内分泌腺强阳性，外分泌腺强阳性

（内分泌代谢科：李京艳　常丽纳　郭艳飞）

参 考 文 献

[1] Cryer PE, Axelrod L, Grossman AB, et al. Evaluation and management of adult hypoglycemic disorders：an Endocrine Society Clinical Practice Guideline. The Journal of clinical endocrinology and metabolism, 2009, 94(3)：709 - 728.

[2] Luo Y, Pan Q, Yao S, et al. Glucagon - Like Peptide - 1 Receptor PET/CT with ^{68}Ga - NOTA - Exendin - 4 for Detecting Localized Insulinoma：A Prospective Cohort Study. Journal of nuclear medicine ：official publication, Society of Nuclear Medicine, 2016, 57(5)：715 - 720.

[3] Wild D, Christ E, Caplin ME, et al. Glucagon - like peptide - 1 versus somatostatin receptor targeting reveals 2 distinct forms of malignant insulinomas. Journal of nuclear medicine ：official publication, Society of Nuclear Medicine, 2011, 52 (7)：1073 - 1078.

病例4　颈部增粗伴疼痛

一、病例简介

患者，女，61 岁，因"颈部增粗 1.5 个月，颈部疼痛 1 个月"入院。

现病史：患者 1.5 个月前感冒时出现颈部增粗，无恶寒发热，无颈部疼痛，无呼吸困难，无心悸、手抖，无突眼复视，无胸闷胸痛，就诊于当地医院，查甲状腺 + 颈部淋巴结超声示：双侧甲状腺肿大伴弥漫性病变、甲状腺左叶囊性为主肿物（TI - RADS 3 类）；双侧颈部多发淋巴结肿大（最大 2.3cm × 0.9cm），未予特殊治疗。半月后患者无明显诱因出现颈部肿胀较前加重伴疼痛，并向下颌、耳部放射，伴发热，体温最高达 38℃，无寒战，无恶心、呕吐，无头痛、头晕，遂就诊于我院查血常规、降钙素原、CRP、游离甲状腺功能未见明显异常，查血沉 40mm/h，考虑为急性甲状腺炎，给予头孢西丁治疗后体温下降至正常，但颈部肿痛未见明显好转，复查甲状腺超声示：甲状腺体积增大，以左叶为著，峡部增厚，气管轻度受压；甲状腺弥漫性病变（桥本氏甲状腺炎？请结合临床化验）；甲状腺左叶中低回声结节；中央组淋巴结肿大。行甲状腺超声造影：甲状腺左叶中低回声结节，考虑脓肿可能性大（已液化）。于我院门诊行甲状腺超声细针穿刺活检，病理：意义不明确的细胞非典型病变，穿刺液送真菌、需氧菌、厌氧菌培养未见明显异常。此后患者持续口服头孢类药物治疗，复查血沉 20mm/h，游离甲状腺功能未见明显异常。患者近 1 周有平卧及重体力活动后胸闷气短，伴背部不适，自服速效救心丸无效，今日为求进一步诊治收住我科。患者自本次发病以来，精神尚可，食欲正常，睡眠欠佳，间断有尿频、尿痛，伴泡沫尿，大便不成形，体重无明显变化。

既往史：2 型糖尿病病史 10 余年，口服二甲双胍、格列美脲、阿卡波糖降糖治疗，血糖控制可。否认高血压、冠心病等慢性病病史。家族中有一姐患有甲状腺肿大。

体格检查：T 36.6℃，P 75 次/分，R 18 次/分，BP 163/93mmHg，身高 168cm，体重 86kg，BMI 30.47。神清，全身皮肤黏膜无黄染。颈部可触及数个肿大淋巴结，无明显压痛。双眼无突出，眼睑无下垂、无水肿，无上睑挛缩，眼征（ - ），结膜无充血。颈软，无抵抗感，双侧甲状腺Ⅲ度肿大，质地稍硬，有触痛，未扪及震颤，未闻及血管杂音。双肺呼吸音清，未闻及干湿啰音。心率 75 次/分，心律齐，无病理性杂音。腹膨隆，无压痛、反跳痛，无肌紧张，肝脾肋下未触及。双下肢无水肿，双侧足背动脉可触及。

二、辅助检查

见表4-6至表4-8。

表4-6　血常规

血常规	白细胞	红细胞	血小板	血红蛋白	NC%	LC%
入院前33天	7.82	4.42	188	140	79.0	16.5
入院前32天	9.26	4.13	201	133	74.70	18.50
入院前28天	5.84	4.32	234	137	66.7	24.3

表4-7　游离甲状腺功能

游离甲状腺功能	FT_3	FT_4	TSH	血沉
入院前32天	3.87	16.47	0.915	13
入院前28天	4.24	15.44	1.416	40
入院前11天	5.07	12.83	2.144	20

表4-8　甲状腺抗体

甲状腺抗体	甲状腺球蛋白抗体	甲状腺过氧化物酶抗体
入院前32天	456(0~115)	7.18(0~34)

入院后查，血常规：WBC $4.13 \times 10^9/L$，RBC $4.19 \times 10^{12}/L$，PLT $192 \times 10^9/L$，Hb 128g/L，中性粒细胞百分比57.3%，淋巴细胞百分比31.7%。

尿和便常规、肾功能和电解质均无异常。

凝血功能示D二聚体801ng/ml(升高)，余无异常。

肝功能示ALT 118U/L、AST 77U/L(均升高)，余未见异常。

空腹血糖6.8mmol/l，糖化血红蛋白7.6%。

肿瘤全项示Fer 345.34ng/ml(升高)，AFP、CEA、CA199、CA153和HE4均正常。

风湿免疫全项示IgA 607mg/dl(升高)、CRP 0.99mg/dl(升高)，抗核抗体1:80均质型，余未见异常。血沉20mm/h。

复查血游离甲状腺功能正常。甲状腺球蛋白77.5ng/ml、甲状腺球蛋白抗体70.4U/ml(均升高)。

血ACTH 48.6pg/ml(0~46)，皮质醇正常。24小时尿皮质醇正常。

尿ACR 31.6mg/g，尿微量白蛋白48.8mg/24h，尿蛋白250mg/24h。

眼底检查示右眼底硬性渗出，考虑糖尿病性视网膜病变。

骨密度示骨量减少。

下肢动脉彩超示双侧股总动脉、股浅动脉、腘动脉、胫前动脉、胫后动脉、足背动脉未见明显异常(血流通畅)。

甲状腺超声示甲状腺弥漫性病变(请结合临床化验)；甲状腺左叶炎性病变? 待排占位性病变(建议必要时可行粗针活检)。

颈淋巴结超声示：右侧颈部Ⅰ~Ⅲ区多发淋巴结轻度肿大(考虑反应性增生可能性大)；左侧颈部Ⅰ~Ⅴ区多发淋巴结肿大(建议进一步检查，必要时可行粗针活检)；甲状腺左叶下极气管旁多发低回声结节(肿大淋巴结? 请结合临床)。

颈部增强CT示：①甲状腺体积增大，以峡部及左侧叶为著，伴左侧颈动脉鞘周围多发增大淋巴结，考虑甲状腺恶性占位性病变伴淋巴结转移可能性大，请结合超声及ECT检查；②左侧梨状窝变浅；③双侧筛窦、上颌窦炎。

三、初步诊断

1. 甲状腺肿大待查 急性甲状腺炎？桥本甲状腺炎？甲状腺恶性肿瘤？

2. 颈淋巴结肿大。

3. 2 型糖尿病 糖尿病肾病、糖尿病视网膜病变。

4. 肝功能异常。

5. 骨量减少。

四、治疗经过

患者入院后，给予初步治疗：①青霉素类抗生素抗感染；②控制血糖；③保肝治疗。经过初步治疗后，患者体温可控制正常，颈部疼痛缓解，但甲状腺体积没有缩小，甲状腺肿大病因未明。

五、袁梦华主治医师分析病例

患者病例特点如下：①患者老年女性，以颈部增粗伴疼痛为主诉。②患者先出现颈部增粗，当时查 B 超提示双侧甲状腺肿大伴弥漫性病变、甲状腺结节（TI－RADS 3 类）；双侧颈部多发淋巴结肿大（最大 2.3cm×0.9cm）。之后患者出现颈部疼痛伴发热，查血常规、降钙素、CRP、游离甲状腺功能未见明显异常，查血沉 40mm/h，曾考虑为急性甲状腺炎，予头孢类抗生素治疗后体温可降至正常，但颈部肿痛未见明显好转，复查血沉 20mm/h；B 超提示甲状腺体积增大，以左叶为著，峡部增厚，气管轻度受压；甲状腺弥漫性病变；甲状腺左叶中低回声结节；中央组淋巴结肿大。行甲状腺超声造影：甲状腺左叶中低回声结节，考虑脓肿可能性大。门诊行甲状腺穿刺活检，病理回报意义不明确的细胞非典型病变，穿刺液送真菌、需氧菌、厌氧菌培养未见明显异常。此后患者停用抗生素后即出现发热，必须持续口服抗生素才能控制体温。③患者患病期间多次门诊复查甲状腺功能均未见异常。④查体患者肥胖体型，无高代谢症候群；颈部可触及数个肿大淋巴结，质地偏硬，无明显压痛；双侧甲状腺Ⅲ度肿大，质地稍硬，有明显触痛。⑤患者短期内甲状腺迅速增大并压迫气管，且多次复查甲状腺功能正常，同时合并糖尿病，是罹患恶性肿瘤的高危人群，考虑不能除外甲状腺恶性肿瘤的可能。查颈部增强 CT 提示甲状腺恶性占位性病变伴淋巴结转移可能性大。

综上所述，首先考虑诊断甲状腺癌伴淋巴结转移，但也不能除外甲状腺淋巴瘤的诊断。同时，患者甲状腺超声提示甲状腺弥漫性病变，并且甲状腺球蛋白抗体升高，不能除外合并桥本甲状腺炎的可能。患者甲状腺肿痛伴发热，抗生素治疗后体温可恢复正常，亦不除外合并急性甲状腺炎的可能。患者目前仍有甲状腺肿痛症状且不能停用抗生素（停用后即出现发热），基于此，我们开展了多学科会诊以明确诊断并指导下一步诊疗。

六、MDT 讨论目的

1. 患者甲状腺肿大的原因是由于甲状腺炎还是甲状腺恶性肿瘤？

2. 还需做哪些检查以明确诊断？

3. 如何进一步治疗？

七、多学科会诊意见

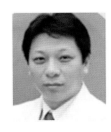

孙浩然，男，副教授。天津医科大学总医院放射科主任，中华医学会放射学会腹部专业委员会委员，中国医师协会放射医师分会委员。

影像科孙浩然主任医师：患者颈部增强 CT 首先考虑淋巴瘤而不是甲状腺癌，主要是因为患者甲状腺突然增大疼痛，如桥本甲状腺炎合并甲状腺突然增大疼痛，首先考虑淋巴瘤，并且影像学显示病变没有坏死钙化，质地均匀，更加符合淋巴瘤，同时需要 PET－CT 协助诊断。而甲状腺癌一般有坏死钙化，甲状腺不会突然增大。

甲状腺淋巴瘤是原发于甲状腺的淋巴瘤，约占所有甲状腺恶性肿瘤的 1% ~5%，在结外非霍奇金淋巴瘤中所占比例不足 2%，常见于患有桥本甲状腺炎的老年女性。甲状腺淋巴瘤的病因至今不明，可能与免疫缺陷、病毒感染有关。文献报道，桥本甲状腺炎与甲状腺淋巴瘤有明显相关性，其发生甲状腺淋巴瘤的风险为正常人群的 40 ~80 倍。甲状腺淋巴瘤病理组织学类型多样，B 细胞来源的非霍奇金淋巴瘤多见，以 DLBCL（弥漫性大 B 细胞淋巴瘤）、MALT（黏膜相关淋巴样组织淋巴瘤）为主，滤泡性淋巴瘤、慢性淋巴细胞性白血病/小淋巴细胞淋巴瘤相对少见，霍奇金淋巴瘤、套细胞淋巴瘤、Burkitt 淋巴瘤、T 细胞淋巴瘤等更为罕见。

诊断甲状腺淋巴瘤最常用的方法为影像学检查。甲状腺淋巴瘤的影像学分型分为 4 型：单发结节型、多发结节型、混合型和弥漫型，其中前 3 型在影像学中是很难鉴别的，主要类型是弥漫性淋巴瘤。CT 平扫甲状腺淋巴瘤常呈等密度或略低密度，且甲状腺淋巴瘤实质密度较均匀，钙化现象少见，较少形成囊肿或坏死灶。增强扫描后病灶呈轻中度强化、均匀强化是甲状腺淋巴瘤的主要特征。甲状腺淋巴瘤包绕血管、气管、食管较常见，并向气管食管沟延伸，累及皮肤少见，常伴有颈部淋巴结增大。

结节型甲状腺淋巴瘤需与甲状腺癌和结节型甲状腺肿及腺瘤鉴别。甲状腺癌 CT 多表现腺体内不规则低密度肿块，病灶包膜不完整，内可见钙化及坏死，增强 CT 示病灶内不均匀强化。甲状腺癌可侵犯周围组织，淋巴结可转移。结节性甲状腺肿及腺瘤 CT 多表现为腺体内规则低密度肿块，增强 CT 示病灶无或轻度强化。弥漫型甲状腺淋巴瘤需与桥本甲状腺炎鉴别，桥本甲状腺炎 CT 表现与甲状腺淋巴瘤相近，较难鉴别。病理学检查是甲状腺淋巴瘤的确诊方法。

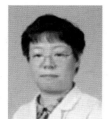

董丽艳，硕士学位，主治医师，任职于天津医科大学总医院普外科。擅长：甲状腺、甲状旁腺及乳腺疾病。

普外科董丽艳主治医师：患者老年女性，合并糖尿病，本次入院以颈部增粗伴疼痛为主要症状。在短期内患者甲状腺迅速增大并压迫气管，结合甲状腺 B 超和颈部增强 CT 检查结果，首先考虑甲状腺恶性肿瘤的可能。

甲状腺癌是最常见的甲状腺恶性肿瘤，是来源于甲状腺上皮细胞的恶性肿瘤，绝大部分甲状腺癌起源于滤泡上皮细胞，按病理类型可分为乳头状癌、滤泡状腺癌、甲状腺髓样癌和未分化癌，其中甲状腺乳头状癌属低度恶性的肿瘤，发展变化较慢，预后较好；滤泡状腺癌肿瘤生长较快，属中度恶性，易经血运转移；甲状腺髓样癌起源于甲状腺 C 细胞，恶性程度较高，可通过血道发生远处转移，血清降钙素水平明显增高是该病的最大特点，而甲状腺未分化癌预后很差，平均存活时间 3 ~6 个月。甲状腺癌中以乳头状癌在临床上较为多见，其他少见的甲状腺恶性肿瘤包括甲状腺淋巴瘤、甲状腺转移癌等。

甲状腺恶性肿瘤在临床上均可表现为甲状腺肿大伴有局部受压症状如吞咽及呼吸困难、声嘶、喘鸣等，同时可伴有颈部淋巴结肿大，通过临床表现有时难以鉴别，需要结合影像学检查，而穿刺活检获得的病理学结果是诊断的金标准。

结合患者的具体情况，建议查 PET – CT 以进一步协助诊断并明确全身有无其他部位的转移。同时建议在 B 超引导下行甲状腺粗针穿刺和颈部肿大淋巴结穿刺，通过病理学检查来明确甲状腺恶性肿瘤的病理分型。如果是甲状腺癌，建议转到我科行手术治疗。

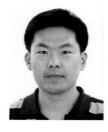

王一浩，医学博士，副主任医师，任职于天津医科大学总医院血液科。擅长：骨髓衰竭症、造血干细胞移植、出凝血疾病。

血液科王一浩副主任医师：甲状腺淋巴瘤是一种罕见的甲状腺恶性肿瘤，源于病变的甲状腺淋巴组织，其发病机制尚未明确，普遍认为与桥本甲状腺炎及自身免疫疾病相关。这可能与桥本甲状腺炎患者由于自身免疫作用，引起甲状腺淋巴细胞增生活跃，进一步发生恶变有关。由于甲状腺淋巴瘤多发生于桥本甲状腺炎的基础上,当患者存在甲状腺肿物短期内增大明显,且明确诊断桥本甲状腺炎的情况下,应考虑甲状腺淋巴瘤可能。

临床特征上,甲状腺淋巴瘤好发于 60 岁以上老年女性患者,多以颈部肿物短期内迅速增大就诊。临床上应与甲状腺未分化癌相鉴别,因为两者都具有相似的颈部肿物快速生长临床特征,多合并存在压迫症状,包括呼吸困难、吞咽困难、疼痛和声音嘶哑等。有关研究显示,绝大部分患者在诊断前 6 个月内可有颈部肿物迅速增大同时伴有压迫梗阻症状。甲状腺淋巴瘤不同的病理亚型具有不同的预后结果。最常见的亚型是 DLBCL(弥漫性大 B 细胞淋巴瘤)和 MALT 淋巴瘤(黏膜相关淋巴样组织淋巴瘤)。其中,DLBCL 是最具侵袭性的亚型,60% 的患者初诊时已出现转移病灶。而 MALT 淋巴瘤属于惰性结外边缘区 B 细胞淋巴瘤,病程进展缓慢,对常规放化疗具有更好的反应。甲状腺淋巴瘤分期同样遵循 Ann Arbor 标准,类似于其他部位淋巴瘤的分期。IE 期指病变局限于甲状腺内;IIE 期指病变局限于甲状腺及其区域淋巴结;IIIE 期指病变侵及甲状腺、膈肌两侧淋巴结和(或)脾脏;IVE 期指除原发病灶外,伴远处转移。

影像学上,有学者认为 B 超存在极低回声区并后方回声增强,是甲状腺淋巴瘤区别于其他甲状腺恶性肿瘤的特征表现。尽管 CT、MR 表现难以与其他甲状腺恶性肿瘤相鉴别,但有助于明确肿物大小及评估肿瘤浸润情况,便于临床分期。FDG - PET 同样适用于淋巴瘤,因为与 CT 和 MR 相比,FDG - PET 在淋巴瘤中具有更高的诊断准确性。

治疗上,外科手术一般只用于明确诊断及减轻局部症状。甲状腺淋巴瘤最常用的化疗方案为 CHOP 方案,对于惰性、局限的 MALT 淋巴瘤,单纯放疗同样适用,但联合放化疗治疗甲状腺淋巴瘤已被证明明显优于单一化疗。此外,还可以采用生物靶向治疗,目前利妥昔单抗被认为是继化疗后淋巴瘤治疗又一重大突破。

回到本病例,同样普外科意见,建议查 FDG - PET 并行甲状腺穿刺病理学检查来明确甲状腺恶性肿瘤的病理分型,如确诊为甲状腺淋巴瘤,建议转到我科进一步治疗。

会诊结束后,MDT 专家组与家属充分沟通,将需要做的检查和可能的治疗充分告知,家属同意 PET - CT 检查和甲状腺肿物及颈部淋巴结穿刺活检。

补充及完善病例:进一步查 PET - CT 示:①甲状腺体积增大,代谢异常增高,考虑为甲状腺恶性病变;②双颈部及胸部多发增大淋巴结,代谢异常增高,考虑为转移,以上病变考虑淋巴瘤不除外。同时行甲状腺左叶肿物及颈部淋巴结粗针穿刺,病理示:(甲状腺左叶)检材为甲状腺滤泡和弥漫分布的淋巴细胞,免疫组化染色示淋巴细胞呈 CD20 阳性、CD3 阴性,Ki - 67 index 局部约 80%,CK、CK19 和 TTF - 1 示甲状腺滤泡上皮细胞呈阳性,考虑为弥漫大 B 细胞淋巴瘤;(左颈部淋巴结)检材弥漫分布的淋巴细胞,免疫组化染色示 CD20、CD10、Bcl - 6 和 CD21 阳性,CD3 散在少数阳性,Mum - 1、CD23、CyclinD1、TTF - 1 和 CD19 阴性,Ki - 67 index 约 80%,考虑为弥漫大 B 细胞淋巴瘤。

最终患者诊断为原发性甲状腺淋巴瘤;2 型糖尿病:糖尿病性肾病,糖尿病性视网膜病变;肝功能异常;骨量减少。出院后转入血液病专科医院进一步治疗。

八、专家点评

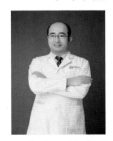

何庆,男,医学博士,美国路易斯安纳州立大学博士后,主任医师,博士研究生导师,天津医科大学总医院内分泌代谢科。擅长垂体 - 肾上腺疾病、甲状腺疾病、妊娠甲状腺疾病的诊治。

内分泌代谢科何庆主任医师:甲状腺淋巴瘤是一组少见的甲状腺恶性肿瘤,其临床症状、影像学、实验室检查多无特征性改变,易漏诊或误诊。确诊需临床、影像、病理结合,其中超声引导下粗针穿刺组织活检,辅助免疫组化、分子检测,可作为甲状腺淋巴瘤确诊的首选方式。弥漫大 B 细胞淋巴瘤正确的诊断需要血液病理学根据合适的活检和 B 细胞免疫表型的证据而得出，可以原发于淋巴结或原发于结外病变起病。超过 50% 的病人诊断时有结外病变侵犯。本病例为一例起源于甲状腺的弥漫大 B 细胞淋巴瘤，临床易误诊为甲状腺的其他疾病，有一定的借鉴意义。

对于甲状腺淋巴瘤患者的治疗，应根据其组织病理类型及临床分期等确定个性化治疗方案。有文献报道，经手术切除病灶的早期甲状腺淋巴瘤患者，获益并不好于化疗和放疗者。因此，诊断明确的甲状腺淋巴瘤患者不宜过度手术，建议到血液科进行治疗。对有压迫症状的患者，可以采取手术方式缓解症状。甲状腺淋巴瘤患者预后总体相对较好，但与其组织病理类型、分期、肿瘤生长速度等因素密切相关。

九、文献汇总

原发性甲状腺淋巴瘤是一种罕见的甲状腺恶性肿瘤，是指淋巴瘤仅累及甲状腺组织和颈部淋巴结而无相邻或远处脏器转移，约占所有甲状腺恶性病变的 0.5% ~5%，占所有结外非霍奇金淋巴瘤的 3%。50% ~80% 的甲状腺淋巴瘤是 B 细胞来源，且大多为弥漫大 B 细胞淋巴瘤，而甲状腺原发霍奇金淋巴瘤与 T 细胞淋巴瘤极为少见。甲状腺淋巴瘤或许与自身免疫性疾病存在相关性。有学者认为桥本甲状腺炎患者罹患甲状腺淋巴瘤的概率更高。

典型的甲状腺淋巴瘤常发生于 50 ~70 岁人群，男女比例约为 1∶3。临床表现为甲状腺短期迅速增大，并可出现气管、喉部受压症状，表现为吞咽困难、言语不清、声音嘶哑、呼吸困难等。多数病人就诊时可触及甲状腺肿块，肿块大小不等、质地硬实，常固定，活动度差。可累及局部淋巴结及邻近软组织，40% 的患者可出现颈部淋巴结肿大。远处转移多见于纵隔，亦可见骨、脾脏侵犯。

临床上，甲状腺淋巴瘤常需与甲状腺常见疾病鉴别，如甲状腺良性结节（包括腺瘤和结节性甲状腺肿）、甲状腺炎以及甲状腺癌等，尤其是与未分化型甲状腺癌鉴别。临床上若遇年龄较大，短期内颈部肿块迅速增大，表现出气管、喉返神经压迫症状，伴有发热、体重减轻等症状的患者，应警惕甲状腺淋巴瘤的可能。

超声检查是甲状腺肿物的首选检查方法，但甲状腺淋巴瘤超声表现多样，很难通过单纯超声检查将之与其他甲状腺疾病区分。有研究认为 PET – CT 有助于鉴别甲状腺淋巴瘤和慢性甲状腺炎。目前，穿刺活检获得的组织学病理结果仍是诊断甲状腺淋巴瘤的金标准。

关于甲状腺淋巴瘤的治疗原则至今仍有争议。早期许多学者主张手术切除。近年来随着对恶性淋巴瘤研究的深入，已证实淋巴瘤具有高度放射敏感性和化疗敏感性。手术切除在甲状腺淋巴瘤治疗中的应用逐渐下降。目前认为，联合治疗明显有助于降低复发率而提高总的生存率。

（内分泌代谢科：袁梦华）

参 考 文 献

［1］孙芮，施晴，沈容，等. 原发与继发甲状腺淋巴瘤的临床特征和预后比较［J］. 中华血液学杂志，2019，40（7）：568 – 572.

［2］Chen C，Yang Y，Jin L，et al. Primary thyroid T – lymphoblastic lymphoma：A case report and review of the literature［J］. Int J Clin Exp Pathol，2014，7：443 – 450.

［3］Szczepanek – Parulska E，SZkudlarek M，Majewski P，et al. Thyroid nodule as a first manifestation of Hodgkin lymphoma – report of two cases and literature review［J］. Diagn Pathol，2013，8（1）：116.

［4］Travaglino A，Pace M，Vavrricchio S，et al. Hashimoto thyroiditis in primary thyroid non – hodgkin lymphoma［J］. Am J Clin Pathol，2020，153（2）：156 – 164.

［5］Ahmed T，Kayani N，Ahmad Z，et al. Non – Hodgkin's thyroid lymphoma associated with Hashimoto's thyroiditis［J］. J

Pak Med Assoc, 2014, 64(3):342－344.

[6] Stein SA, Wartolsky L. Primary thyroid lymphoma: A clinical review[J]. Clin Endocrinol Metab, 2013, 98(8):3131－3138.

[7] Wang JH, Chen L, Ren K. Identification of primary thyroid lymphoma with medical imaging: A case report and review of the literature[J]. Oncol Lett, 2014, 8:2505－2508.

[8] Nakadate M, Yoshida K, Ishii A, et al. Is ^{18}F－FDG PET/CT useful for distinguishing between primary thyroid lymphoma and chronic thyroiditis? [J]. Clin Nucl Med, 2013, 38:709－714.

病例5 恶心呕吐、乏力伴色素沉着

一、病例简介

患者，女，61岁，主因"恶心呕吐、乏力伴色素沉着2年，加重1个月"入院。

现病史：患者于2年前无明显诱因出现恶心呕吐、乏力，伴色素沉着，以乳晕、掌纹处明显，就诊于当地医院对症处理后症状缓解。1年半前又出现上述症状，予同上处理后症状缓解。1个月前感头晕、乏力，且伴有胸闷、憋气、腹痛、腹胀、食欲缺乏、视物不清，于当地诊所药物治疗（具体不详）后缓解。1个月前上述症状加重，就诊于当地医院，检查示：血钠123mmol/L，24小时尿钠492.78mmol，血小板83×10^9/L，皮质醇68.72ng/ml，促肾上腺皮质激素104pg/ml，予氢化可的松100mg治疗。后出现发热，体温波动在35.0～39.0℃。后就诊于天津医科大学总医院急诊，查血钠120mmol/L，急诊予氢化可的松50mg治疗后血钠升至138mmol/L，现为进一步诊治收入我科。近1个月来，精神、饮食、睡眠差。大便2次/日，体重减轻5kg。

既往史：丙型肝炎病史，未治疗；20年前行剖宫产术；有输血史；否认药物食物过敏史；否认外伤史；否认冠心病、高血压、糖尿病病史；否认结核传染病史；否认食物药物过敏史；预防接种史按规定。个人史：出生原籍。否认吸烟、饮酒史，否认疫区接触史。无工业毒物、粉尘、放射性物质接触史。否认糖皮质激素及其他药物滥用史。婚育月经史：52岁绝经，生有2女，均体健。家族史：否认相关疾病家族史。

体格检查：T 37.8℃，P 80次/分，R 20次/分，BP 99/70mmHg，Wt 56kg，Ht 155cm，BMI 23.31kg/m^2。神志清楚，精神尚可，全身皮肤黏膜色素沉着，以颊黏膜、掌纹、乳晕初为著，无多血质貌，皮肤无宽大紫纹，浅表淋巴结无肿大，颈软，无抵抗感，甲状腺不大，听诊双肺呼吸音粗，双肺未闻及湿啰音、干啰音，未闻及哮鸣音，心率80次/分，律齐，杂音未闻及。腹部平坦，腹部有压痛，无反跳痛，肝脏未及，双下肢无水肿。

二、辅助检查

院外结果：上腹CT平扫（当地医院）：双侧肾上腺体积明显增大，形态不规则，腹膜后多发小淋巴结。头颅CT平扫（当地医院）：右侧额叶软化灶。上腹CT增强＋盆腔CT增强（当地医院）：双侧肾上腺皮质增生，左侧腹膜后多发淋巴结。

入院后进一步检查：

血常规：WBC 6.96×10^9/L，Hb 99g/L↓，RBC 3.33×10^{12}/L↓，PLT 104×10^9/L↓。

尿常规：尿pH 8.5，尿比重1.013，尿蛋白(＋－)。

肝功能：总蛋白60g/L，Alb 30g/L↓，Glb 30g/L，ALT 21U/L，AST 55U/L↑，LDH 1480U/L↑，肾功能：Cre 43μmol/L，UA 137μmol/L。

电解质：Na 134mmol/L↓，K 3.5mmol/L，Cl 96mmol/L，Ca 2.0mmol/L。

尿电解质：24小时尿钠94.56mmol↓，24小时尿钾34.7mmol，24小时尿氯81.12mmol↓。

血渗透压：316mOsm/(kg·H$_2$O)，尿渗透压：576mOsm/(kg·H$_2$O)。

垂体功能：促肾上腺皮质激素：80.7pg/ml(0.0~46.0pg/ml)，皮质醇：11.2μg/dl(5.0~25.0pg/ml)，24小时尿皮质醇(替代治疗后)：1286.4μg/24h(30.0~110.0μg/24h)。

甲状腺功能：FT$_3$ 2.11pmol/L(2.63~5.70pmol/L)，FT$_4$ 8.95pmol/L(9.01~19.05pmol/L)，TSH 0.511μIU/ml(0.350~4.940μIU/ml)；24小时尿 VMA 52.185(＜68.60)。

性激素全项：FSH 25.69U/L，LH 9.0U/L，PRL 24.45ng/ml，E2＜10.0pg/ml，P＜0.10ng/ml，T＜12.98ng/dl。

RAAS：血浆肾素4.3μIU/ml(2.8~39.9μIU/ml)，血浆醛固酮2.1ng/dl(3.0~23.6μIU/ml)。

相关检查提示：HIV(－)，结核抗体(＋)，结核感染T细胞检测(－)，布什杆菌抗体(－)，肿瘤全项：AFP(－)，CEA(－)，HE4(－)，Fer 779.88ng/ml(4.63~204.00ng/ml)，血沉50mm/h，血尿β$_2$微球蛋白(－)。

影像学检查：肾上腺MRI提示双侧肾上腺不规则结节性增粗，DWI呈高信号，考虑淋巴瘤、结核待除外，建议PET-CT。

三、初步诊断

1. 低钠血症原因待查　肾上腺皮质功能减退症？抗利尿激素不适当分泌综合征？

2. 双侧肾上腺占位　肾上腺淋巴瘤？

四、治疗经过

治疗上给予氢化可的松替代及支持对症治疗，患者精神、食欲等明显好转。

五、朱崇贵主治医师分析病例

1. 患者老年女性，既往丙肝病史，此次主要症状为乏力伴有消化道症状，结合查体发现色素沉着，以乳晕、掌纹处等摩擦处明显，院外化验提示低钠血症，ACTH升高，糖皮质激素治疗有效。

2. 根据患者典型特征，以及肾上腺功能等检查，应用糖皮质激素治疗后症状明显改善，故诊断原发性肾上腺皮质减退症明确，即Addison病，但患者低钠血症，同时伴有肾上腺占位，因此仍需要注意抗利尿激素不适当分泌综合征可能性。治疗上先给予糖皮质激素-氢化可的松替代治疗。

3. 从内分泌功能学上考虑原发性肾上腺皮质功能减退，但肾上腺影像学提示占位性病变，引起肾上腺功能减退的占位病变，首先排除先天性肾上腺皮质增生症，患者自幼发育正常，已生育，无高雄激素表现，无高血压低血钾，故先天性肾上腺皮质增生症可能性不大，其次考虑肿瘤性病变，转移性肿瘤作为双侧肾上腺占位常见病因需除外，其次就是原发肾上腺淋巴瘤也是常见病因。

4. 下一步重点明确Addison病原因。患者发热、全身症状重，伴有贫血、低蛋白血症，肝功能提示LDH明显升高，血沉增快，考虑恶性病可能性大，与院外CT检查结果不符。需要进一步检查。

六、MDT讨论目的

1. 此例患者Addison病明确，病因复杂，尚不能除外结核、自身免疫、肿瘤等原因，患者病情复杂，涉及多学科情况，需要明确肾上腺皮质功能减退症病因。

2. 明确病因后，确定下一步诊疗方向。

七、多学科会诊意见

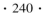

王亮，医学博士，副主任医师，任职于天津医科大学总医院泌尿外科，南加州大学访问学者。目前主要从事泌尿系统肿瘤的诊断和治疗工作，尤其是前列腺癌及肾癌的早期诊断和综合治疗。擅长采用腹腔镜微创手术治疗泌尿系统疾病。

泌尿外科王亮副主任医师：患者老年女性，慢性起病，于内分泌代谢科诊断原发性肾上腺皮质功能减退症明确，但影像学提示双侧占位性病变，考虑由于肿瘤病变对于肾上腺皮质破坏所致功能减退可能性大，因此，明确病变性质尤其关键，对于双侧肾上腺占位，需要除外转移性肿瘤，如肺癌、乳腺癌等，故下一步检查需要查PET－CT明确，必要时进行肾上腺活检，明确病理，针对病因治疗，暂不考虑手术治疗。

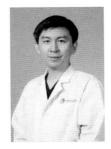

许楠，副主任医师，任职于天津医科大学总医院感染科，毕业于天津医科大学。获天津市医学会感染病学分会青年委员，从事感染科临床一线工作12年。擅长诊治上呼吸道感染、支气管炎、肺炎、流感、病毒感染、尿路感染等感染性疾病。

感染科许楠副主任医师：该患者病史较长，病程中乏力、纳差、消瘦等症状明显，化验提示贫血及低蛋白血症，说明该患者存在慢性消耗性疾病，并且不能完全用既往丙肝病史来解释。上腹CT提示双侧肾上腺体积明显增大，形态不规则，腹膜后多发小淋巴结。PET－CT提示体部多发大小不等淋巴结。在感染性疾病中，需首先排除肾上腺结核。该病多为继发性，常双侧受累，多由其他部位的结核灶通过血型播散而来，患者可有肾上腺皮质功能减退的表现，CT上见双侧肾上腺增大，形成不规则肿块，密度不均，可见坏死、钙化。该患者虽T－SPOT(－)，影像学检查未发现结核感染的典型表现，但仍不能完全除外结核病可能，建议下一步进行肾上腺肿物活检，明确病理诊断。

根据MDT结果，进一步相关检查，全身PET－CT提示双侧肾上腺体积不规则增大、体部多发大小不等淋巴结、扫描范围内多发密度不均，代谢异常增高，考虑为恶性病变。淋巴瘤可能性大；双肺多发磨玻璃密度，代谢增高，考虑肿瘤浸润可能性大；轻度脂肪肝；脾大。目前考虑肾上腺淋巴瘤可能性大，需要取得病理结果。

行淋巴结超声提示左侧颈根部、颈总动脉及颈内静脉外侧、左锁骨下动脉上方低回声结节；右侧颈部多发淋巴结；双侧腋下多发淋巴结肿大；双侧腹股沟多发淋巴结肿大。于超声引导下行淋巴结活检，病理提示(左侧锁骨上CNB)免疫组化示CD20、Vimentin阳性，CK、CEA、EMA、CD3、HMB45阴性，Ki－67 index约90%，考虑侵袭性B细胞淋巴瘤，弥漫大B细胞淋巴瘤可能性大。得到病理后，请血液内科会诊。

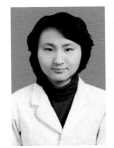

陶景莲，女，副主任医师，天津医科大学总医院血液科。2014年于天津医科大学获博士学位，擅长骨髓增生异常综合征等血液科常见病诊治。

血液科陶景莲副主任医师：患者女性，61岁，以肾上腺皮质功能不全为主要表现，伴有发热乏力及消化道症状。病程中出现浅表及腹膜后淋巴结肿大，PET－CT提示双侧肾上腺体积不规则增大、体部多发大小不等淋巴结、代谢异常增高，考虑淋巴瘤可能性大，双肺多发磨玻璃密度，代谢增高，考虑肿瘤浸润可能性大；脾大。左侧锁骨上淋巴结活检：免疫组化示CD20、Vimentin阳性，CK、CEA、EMA、CD3、HMB45阴性，Ki－67 index约90%，考虑侵袭性B细胞淋巴瘤，弥漫大B细胞淋巴瘤可能性大。

患者浅表淋巴结及腹膜后淋巴结肿大，肾上腺、肺部均有侵犯，对原发灶判断较为困难，且白蛋白30g/L↓，乳酸脱氢酶1480U/L↑，需对患者行骨髓穿刺检查评估是否有骨髓侵犯，建议在病理层面完善生发中心或非生发中心(GCB/non－GCB)分子亚型、Ki－67、C－Myc、Bcl－2、CD5、p53等，明确双打击或三打击，对患者进行危险度分层并指导治疗(目前在利妥昔单抗时代，采用NCCN－IPI进行评估可较好地反映患者预后)。

治疗方面，一线治疗为8R＋6CHOP14/CHOP21，根据患者治疗反应调整方案；若疗效欠佳，可根据患者的分子学检测结果尝试应用蛋白酶体抑制剂（Bortezomib）、PD1 或 PD－L1 抑制剂、bcl－2 抑制剂（Venetoclax）等新型靶向药物治疗或联合治疗。

补充及完善病例：患者给予氢化可的松治疗后，体温平稳，食欲乏力症状明显改善，复查血 Na 138mmol/L，ACTH 8.29pg/ml，Cor 15.70μg/dl，为进一步化疗转往血液科进一步治疗。

八、专家点评

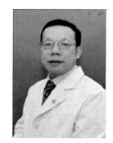

刘铭，男，医学博士，主任医师，二级教授，天津市特聘教授，博士研究生导师，任职于天津医科大学总医院内分泌代谢科。主持国际课题 7 项，国家重点/重大项目 3 项，国家基金委面上项目 3 项；美国和英国多家研究基金、国家基金委重点和面上项目，以及科技部重大项目评审专家；20 余家 SCI 和中华系列杂志编委和（或）评审专家。中华内分泌学会常务委员兼内分泌罕见病学组组长，中国老年学会内分泌代谢分会常务委员和胰岛研究学会副主任委员，天津市内分泌学会主任委员。研究方向：胰岛功能和糖尿病发病机制，单基因糖尿病，内分泌罕见病。擅长：糖尿病、甲状腺疾病、垂体疾病、肾上腺疾病。

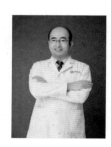

何庆，男，医学博士，美国路易斯安纳州立大学博士后，主任医师，博士研究生导师，任职于天津医科大学总医院内分泌代谢科。擅长垂体－肾上腺疾病、甲状腺疾病、妊娠甲状腺疾病的诊治。

肾上腺皮质功能减退症（adrenocortical insufficiency，ACI）分为原发性和继发性两类。原发性 ACI 又称为 Addison 病，由于结核、自身免疫、肿瘤、感染等原因破坏 80% 以上肾上腺组织所致；继发性 ACI 是指继发于下丘脑垂体病变引起的 ACTH 不足或者缺乏所致的慢性肾上腺皮质功能减退症。

Addison 病诊断相对容易，根据典型皮肤色素沉着特点，结合患者临床表现，生化检查会出现低血钠、低血糖等特点，激素水平检测 ACTH 明显升高，常常大于 100pg/ml，而血浆皮质醇水平 ≤ 3μg/dl，即可诊断原发性肾上腺皮质功能减退症。Addison 病患者治疗主要以糖皮质激素替代为主。而对于 Addison 病更为重要的是对于病因的寻找。引起 ACI 的病因有自身免疫损害、肾上腺组织被毁、发育不良、酶缺陷或者糖皮质激素抵抗。随着人民生活水平的提高，肾上腺结核发病率逐渐下降，自身免疫学肾上腺炎为病因之首，其次则是肾上腺结核、真菌感染、HIV 等感染性疾病所致组织破坏。肾上腺转移瘤是很常见的另一原因，但临床上 20% 患者会出现 ACI（主要见于播散性乳腺癌和肺癌肾上腺转移）。而肾上腺淋巴瘤则是罕见病因。

肾上腺原发淋巴瘤（primary adrenal lymphoma）非常罕见，尤其在发现肾上腺占位时要想到此病的可能性，避免误诊、漏诊。对于此病，PET－CT 在鉴别诊断上具有十分重要的诊断意义。病理诊断才是诊断的金标准，通过 PET－CT 寻找到合适的浅表淋巴结穿刺部位获得病理是最理想的方法，如若不能，可以采用肾上腺活检最终明确诊断。

九、文献汇总

Addison 病病因很多，主要有自身免疫性肾上腺炎、感染（结核、真菌、梅毒螺旋体和非洲地区的锥虫）、转移癌（黑素细胞瘤、胃或结肠）、HIV 感染、肾上腺脑白质营养不良及肾上腺淀粉样变等。根据典型症状、体征和实验室检查即可确诊。

对于肾上腺原发淋巴瘤引起原发性肾上腺皮质功能减退症是非常罕见的，老年男性多见，主要症状为发热、体重减轻和腰、腹痛等非特异性症状，大约 50% 病例可有肾上腺功能不足的表现。少数患者可无任何症状，而于影像学检查时意外发现。肾上腺淋巴瘤 PAL 病理类型中 B 细胞亚型约占 90%，弥漫大 B 细胞型占 70% 以上，多为 non－GCB 亚型；T 细胞亚型约占 10%，其中以外周 T 细胞淋巴瘤常见，约 7%，原发性肾上腺 NK/T 细胞淋巴瘤极为罕见。PAL 的特点为肿瘤局限于肾上腺，无其他部位病灶，外周血或骨髓无同型细胞的白血病表现。但因淋巴瘤为血液系统疾病，临床怀疑 PAL 时，应注意检查全身浅表淋巴结有无肿大。从影像学表现上并无特异性，CT 上多数表现为肾上腺不均匀软组织密度肿块，少数密度均匀，亦可由于坏死、液化而呈囊性等表现。对于肾上腺淋巴瘤诊断，病理是金标准。PAL 是一种侵袭性肿瘤，预后较差，3、6、12 个月的生存率分别为 67%、46%、20%。PAL 在诊断时高龄、肿瘤体积大、LDH 水平高、其他器官受累和初始表现为肾上腺功能不全是预后的不良因素。

文献提示肾上腺淋巴瘤恶性程度高，较少侵及浅表淋巴结，进展快，预后差。目前缺乏统一的诊疗流程，需要进一步的研究以确定最佳的诊治方案，增加肾上腺淋巴瘤患者的整体生存率。

（内分泌代谢科：朱崇贵）

参 考 文 献

[1] Hong J, Kim SJ, Chang MH, et al. Improved prognostic stratification using NCCN and GELTAMO – international prognostic index in patients with diffuse large B – cell lymphoma. Oncotarget, 2017, 8(54): 92171 – 92182.

[2] Marzotti S, Falorni A. Addison's disease. Autoimmunity, 2004, 37(4): 333 – 336.

[3] Ercolak V, Kara O, Gunaldi M, et al. Bilateral primary adrenal non – hodgkin lymphoma. Turkish journal of haematology: official journal of Turkish Society of Haematology, 2014, 31(2): 205 – 206.

[4] Kasaliwal R, Goroshi M, Khadilkar K, et al. Primary Adrenal Lymphoma: A Single – Center Experience. Endocrine practice: official journal of the American College of Endocrinology and the American Association of Clinical Endocrinologists 2015, 21(7): 719 – 724.

[5] Zhang J, Sun J, Feng J, et al. Primary adrenal diffuse large B cell lymphoma: a clinicopathological and molecular study from China. VirchowsArchiv: an international journal of pathology, 2018, 473(1): 95 – 103.

[6] Rashidi A, Fisher SI. Primary adrenal lymphoma: a systematic review. Annals of hematology, 2013, 92(12): 1583 – 1593.

[7] Ram N, Rashid O, Farooq S, et al. Primary adrenal non – Hodgkin lymphoma: a case report and review of the literature. Journal of medical case reports, 2017, 11(1): 108.

病例 6 双下肢乏力、颜面肿胀、痤疮、消瘦

一、病例简介

患者，女，27 岁。双下肢乏力 1 年，颜面肿胀、痤疮、消瘦 1 个月。

现病史：患者入院前 1 年出现双下肢乏力，无其他伴随症状，患者未重视。入院前 1 个月，进食芒果后出现颜面红肿。就诊于当地医院，WBC 13.1×10^9/L，N 86.8%，给予地塞米松（5mg，静脉滴注，5 天）等抗过敏治疗后，颜面红肿加重，并逐渐出现颜面、颈、胸、背部痤疮，锁骨上窝、颈后脂肪垫，胡须，消瘦。复测 WBC 15.89×10^9/L，N 89.6%，血钾 2.1mmol/L，血钠 140mmol/L，予补钾、抗感染治疗后，症状无好转，血钾可升至正常，但不能维持。遂就诊于我院，自发病以来，食欲可、口干、多饮，睡眠可，便秘，小便量较前稍增多，体重 10 天减轻 5kg。

既往史：否认高血压、糖尿病，否认肝炎、结核病史，自诉芒果、桃过敏，否认药物过敏史。婚育月经史：未婚，14 岁，6 ~ 7/28，2016 年 9 月 5 日，量正常，本月月经 2 次。家族史：家族中无类似患者。

体格检查：T 36.5℃，R 18 次/分，P 88 次/分，BP 120/75mmHg（双侧，平卧；平素 90/

60mmHg），BMI 17.7kg/m²。全身多发痤疮及汗疹，多见于面部、颈部、胸背部。双侧腋下可见色素沉着。颜面部肿胀，暗红色，口周胡须。锁骨上窝及颈后脂肪垫。四肢近端纤细，双下肢无指凹性水肿。双下肢肌力Ⅳ级。生理反射存在，病理反射未引出。

二、辅助检查

血常规 WBC 14.12 × 10⁹/L[（3.5 ~ 9.5）× 10⁹/L]，Hb 118（130 ~ 175）g/L，PLT 104 × 10⁹/L[（125 ~ 350）× 10⁹/L]，N 91%（40% ~ 75%），L 4%（20% ~ 50%）。

血电解质：Na 144 mmol/L（136 ~ 145mmol/L），K 2.1mmol/L（3.5 ~ 5.3mmol/L），Cl 108mmol/L（96 ~ 108mmol/L），Ca 2.12 mmol/L（2.15 ~ 2.55mmol/L），P 0.7mmol/L（0.80 ~ 1.45mmol/L），Mg 0.82mmol/L（0.65 ~ 1.05mmol/L），TCO₂ 33mmol/L（21 ~ 31mmol/L）。

尿电解质：Na 268mmol/24h（130 ~ 260mmol/24h），K 141.9mmol/24h（25 ~ 100mmol/24h），Cl 272mmol/24h（110 ~ 250mmol/24h），Ca 16.4mmol/24h（2.50 ~ 7.50mmol/24h），P 26.3mmol/24h（23.0 ~ 48.0mmol/24h），Mg 4.48mmol/24h（2.50 ~ 8.50mmol/24h）。

肝功能：TP 68g/L（62 ~ 85g/L），ALB 37g/L（35 ~ 55g/L），ALT 56U/L（5 ~ 40U/L），AST 22U/L（8 ~ 40U/L），GGT 24U/L（7 ~ 49U/L），LDH 145U/L（94 ~ 250U/L），TBIL 6.5μmol/L（3.4 ~ 20μmol/L），DBIL 3.2μmol/L（0.1 ~ 6.8μmol/L）。

肾功能：BUN 3.0mmol/L（2.5 ~ 7.1mmol/L），Cr 27μmol/L（62 ~ 133μmol/L），UA 52μmol/L（140 ~ 410μmol/L）。

尿常规：GLU（+ + +），KET（-），SG 1.015（1.005 ~ 1.030），BLD（-），pH 7.0（5.50 ~ 8.00），PRO（-），URO（-），BIL（-），LEU（-）。

肾上腺皮质功能 ACTH 715pg/ml（0.0 ~ 46.0pg/ml），Cor > 50μg/dl（5.0 ~ 25.0μg/dl）。尿皮质醇 > 2000μg/24h（30 ~ 110μg/24h）。

过夜地塞米松抑制试验：第一天上午 8 点，ACTH 1157pg/ml，Cor > 50μg/dl；下午 4 点 ACTH 459pg/ml，Cor > 50μg/dl；0AM ACTH 350pg/ml，Cor > 50μg/dl；第二天上午 8 点 ACTH 625pg/ml，Cor > 50μg/dl。

肾素 - 血管紧张素 - 醛固酮系统：立位 ALD 37.9ng/ml（6.5 ~ 30ng/ml），PRA 1.76mg/（ml·h）[1.95 ~ 4.02mg/（ml·h）]。

甲状腺功能：FT₃ 2.21 pmol/L（2.63 ~ 5.70pmol/L），FT₄ 11.94pmol/L（9.01 ~ 19.05pmol/L），TSH 0.014pmol/L（0.350 ~ 4.940μIU/ml）。

性激素全项：FSH 5.36U/L（0.95 ~ 11.95U/L），LH 0.4U/L（0.57 ~ 12.07U/L），PRL 0.3ng/ml（3.46 ~ 19.40ng/ml），E2 26.18pg/ml（11.0 ~ 44.0pg/ml）]，P 3.05ng/ml（0.0 ~ 0.2 ng/ml），T 154.9ng/dl（142.39 ~ 923.14ng/dl）。

生长激素：GH 0.12ng/ml（0.05 ~ 5.00ng/ml）。

血甲氧基肾上腺素 0.15nmol/L（≤ 0.5nmol/L），甲氧基去甲肾上腺素 0.13nmol/L（≤ 0.9nmol/L），24h 尿 VMA 20.5μmol/24h（< 72μmol/24h）。

PTH 10.5pmol/L（1.10 ~ 7.30pmol/L），25（OH）VD3 26.84nmol/L（冬季 15.5 ~ 113.75nmol/L，夏季 17.5 ~ 133.00nmol/L）。肿瘤全项未见异常。

垂体动态灌注 MR：未见确切垂体占位。胸部 CT 平扫：双肺及胸腺区未见确切占位。全腹 CT 强化：右侧肾上腺区软组织肿块，密度不均匀，呈轻度强化，内可见斑片状强化减低区。左侧肾上腺弥漫性增生。PET - CT：双侧肾上腺增大及肿块影，代谢异常增高，考虑恶性病变可能性大。

三、初步诊断

ACTH 依赖性皮质醇增多症，肾上腺区占位性质待定。

四、治疗经过

入院后完善检查期间，给予患者静脉加口服补钾治疗，血钾维持在 3mmol/L 左右。周身水肿较前加重，同时出现精神症状，表现为近记忆的丧失。

五、王保平主治医师分析病例

患者年轻女性，以顽固性低钾血症收入院。入院后检查发现白细胞总数和中性粒细胞分类升高。肝、肾功能正常。低钾碱中毒、肾性失钾，继发性糖尿病。同时存在甲状腺功能正常的病态综合征和高雄激素血症。

肾上腺皮质功能给我们提供重要线索：患者在血、尿皮质醇显著升高的同时，血 ACTH 水平仍很高，为正常值的 15 倍(715pg/ml，正常值：0～46pg/ml)。同时过夜地塞米松抑制试验不能被抑制，提示为 ACTH 依赖性 Cushing 综合征。结合患者的低钾碱中毒，下肢近端肌肉无力、萎缩，水肿而无典型 Cushing 外貌的特点，考虑为垂体外神经内分泌肿瘤引起的 ACTH 依赖性 Cushing 综合征可能性更大。垂体动态灌注 MRI 未发现垂体瘤，进一步支持这种可能。我们把目标锁定在引起 ACTH 依赖性 Cushing 综合征的垂体外神经内分泌肿瘤的定位上。

胸部 CT 未发现胸腺、肺等器官异常占位。全腹强化 CT：右侧肾上腺区一 7.1cm×6.4cm 肿物，其内信号不均匀。我们高度怀疑是此肾上腺区肿物引起的 ACTH 依赖性 Cushing 综合征。PET－CT 进一步证实全身除右侧肾上腺占位之外，无其他异常，进一步支持我们的判断。

但我们面临两个难题：第一肿物的性质；第二如何判定是否为此肿物引起 ACTH 依赖性 Cushing 综合征。关于肿物性质的判定问题，肾上腺区巨大肿物，让人很容易想起嗜铬细胞瘤的可能性。而该患者无阵发性高血压、头痛、心悸、大汗等嗜铬细胞瘤的典型临床表现，且血甲氧基肾上腺素、甲氧基去甲肾上腺素和 24h 尿 VMA 均在正常范围之内，这些影响了影像医生和临床医生对肿物性质的判定。我们想进一步行肾上腺静脉取血(AVS)明确肿物是否分泌 ACTH。但患者病情进展迅速，水肿加重且出现精神症状，不允许进行下一步的有创操作。

六、MDT 讨论目的

1. ACTH 依赖性 Cushing 综合征与肾上腺区占位的关系。
2. 肾上腺区占位的性质。
3. 下一步的治疗方案。

七、多学科会诊意见

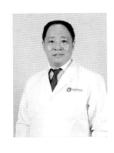

林毅，主任医师，教授，硕士生导师，天津医科大学总医院泌尿外科。擅长：泌尿系统肿瘤以及腹腔镜手术治疗泌尿系统疾病，对肾上腺各种肿瘤、肾癌根治手术、肾癌部分切除术、前列腺癌根治术等腹腔镜微创手术。

泌尿外科林毅主任医师：根据患者的临床表现和化验室检查，Cushing 综合征诊断成立。小剂量地塞米松抑制试验不能被抑制，且 ACTH 升高，为 ACTH 依赖性 Cushing 综合征。但是患者垂体动态灌注未发现垂体瘤，异位 ACTH 综合征的可能性较大。患者胸、腹 CT 检查仅提示右侧肾上腺区巨大占位，目前的化验检查不能明确此肿物是否为 ACTH 依赖性 Cushing 综合征的病因。肾上腺区的巨大占位，虽然患者没有典型的嗜铬细胞瘤的临床表现，血、尿儿茶酚胺代谢产物也没有支持嗜铬细胞瘤，但一定要注意无功能和隐匿型嗜铬细胞瘤的可能。可以在和患者及家属充分沟通的基础上，行腹腔镜下肾上腺区肿物切除术进一步明确。患者 Cushing 综合征，血管脆，术中容易出血，且不能完全排除嗜铬细胞瘤，所以一定要做好充分的术前准备。

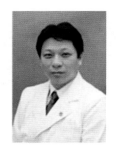

孙浩然，男，副教授。天津医科大学总医院放射科主任，中华医学会放射学会腹部专业委员会委员，中国医师协会放射医师分会委员。

医学影像科孙浩然主任医师：患者右侧肾上腺区巨大肿物，虽然此肿物的影像特点和典型的嗜铬细胞瘤的影像特点不相同，但一定要警惕嗜铬细胞瘤的可能。典型嗜铬细胞瘤具有持续性高血压，或是阵发性高血压，同时伴有高代谢症状，病灶通常为 3～5cm，大者可达 15cm。病灶内可囊变坏死、纤维化、脂肪变性等。大多数嗜铬细胞瘤平扫 CT 值 >10HU，少数情况下由于细胞内含有脂质，嗜铬细胞瘤的 CT 值 <10HU。若瘤内出血，则平扫 CT 值更高。嗜铬细胞瘤通常为富血供肿瘤，增强后呈明显强化，囊性区域无强化，但是嗜铬细胞瘤可发生病理上多种变异性致影像表现不典型，易误诊为腺瘤或转移瘤。

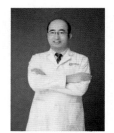

何庆，男，医学博士，美国路易斯安纳州立大学博士后，主任医师，博士研究生导师，任职于天津医科大学总医院内分泌代谢科。擅长垂体－肾上腺疾病、甲状腺疾病、妊娠甲状腺疾病的诊治。

内分泌代谢科何庆主任医师：患者年轻女性，顽固性低钾血症、碱中毒，肾性失钾。血、尿皮质醇升高的情况下，ACTH 水平仍非常高，且小剂量地塞米松抑制试验不能被抑制，考虑 ACTH 依赖性 Cushing 综合征。ACTH 依赖性 Cushing 综合征的最常见原因为垂体的 ACTH 瘤，但是患者垂体动态灌注未发现垂体瘤，且 ACTH 水平显著升高，所以考虑为异位 ACTH 综合征。患者胸、腹 CT 检查仅提示右侧肾上腺区巨大占位，目前患者病情进展很快，不允许再行双侧岩下窦取血进一步鉴别垂体 ACTH 微腺瘤和异位 ACTH 综合征及双侧肾上腺静脉取血测肿物局部血管的 ACTH 水平。且患者行 PET－CT 检查，除发现肾上腺区的巨大占位外，无其他提示，临床考虑是肾上腺区肿物引起的 ACTH 依赖性 Cushing 综合征。对于肿物的性质，我们目前的检查并不能完全界定，但位于肾上腺区的巨大肿物，我们要排除嗜铬细胞瘤可能。嗜铬细胞瘤的症状表现差异很大，轻者可无任何症状和体征。患者病情进展快，需充分和患者及家属充分沟通的基础上，行肾上腺区肿物的切除术，以避免过高的皮质醇引起严重的危及生命的并发症如严重的感染等。

经内分泌代谢科、影像科和泌尿外科专家会诊，决定尽早给患者行肾上腺区探查肿物切除术，避免高皮质醇血症造成患者严重感染及顽固性低钾血症引起的恶性心律失常等事件而错失手术时机。MDT 专家组与家属充分沟通，将可能出现的情况及并发症充分告知家属，家属同意急诊手术。

泌尿外科手术：全麻下行腹腔镜探查术，术中发现肿物位于右侧肾上腺内侧支，整个麻醉及手术过程中无高血压发生。

术后需明确的问题：第一，肿物的性质问题。术后病理为嗜铬细胞瘤，结合患者的临床表现及血、尿儿茶酚胺代谢产物测定的结果，肾上腺无功能嗜铬细胞瘤至此诊断明确。第二，是否为此肿物引起的 ACTH 依赖性 Cushing 综合征。术后第 2 日患者血 ACTH 即降至正常，低钾血症、高血糖等代谢异常逐渐恢复，可以证实是此肿物引起 ACTH 依赖性 Cushing 综合征。至此，还有一个问题需要明确，肿瘤是否直接合成和分泌 ACTH。病理切片行 ACTH 染色，结果为阴性，证明肿瘤不能直接合成和分泌 ACTH。ACTH 合成和分泌受促肾上腺皮质激素释放激素（CRH）的调节，肿物有无可能直接合成和分泌 CRH 呢？尽管临床上异位 CRH 综合征罕见，而嗜铬细胞瘤引起的异位 CRH 综合征更是极其罕见，目前国际上罕有报道。血 CRH 半衰期非常短，目前没有相应的试剂盒测定血 CRH 水平。因此我们用 CRH 的抗体进行了肾上腺嗜铬细胞瘤切片的 CRH 染色，结果给我们带来了惊喜，病理切片 CRH 染色阳性，至此推测嗜铬细胞瘤合成和分泌了 CRH，从而促进垂体合成和分泌过多 ACTH 而引起了一系列临床表现。患者定期于我科随访 3 年，血压、血钾、血糖等处于稳定状态。

八、专家点评

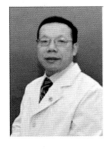

　　刘铭,男,医学博士,主任医师,二级教授,天津市特聘教授,博士研究生导师,任职于天津医科大学总医院内分泌代谢科。主持国际课题7项,国家重点/重大项目3项,国家基金委面上项目3项;美国和英国多家研究基金、国家基金委重点和面上项目,以及科技部重大项目评审专家;20余家SCI和中华系列杂志编委和(或)评审专家。中华内分泌学会常务委员兼内分泌罕见病学组组长,中国老年学会内分泌代谢分会常务委员和胰岛研究学会副主任委员,天津市内分泌学会主任委员。研究方向:胰岛功能和糖尿病发病机制,单基因糖尿病,内分泌罕见病。擅长:糖尿病、甲状腺疾病、垂体疾病、肾上腺疾病。

　　患者年轻女性,顽固性低钾血症、碱中毒,肾性失钾。血尿皮质醇升高的情况下,ACTH水平仍非常高,且小剂量地塞米松抑制试验不能被抑制,考虑ACTH依赖性皮质醇增多症。ACTH依赖性皮质醇增多症的最常见病因为垂体瘤;另外,比较罕见的原因为异位ACTH综合征和异位CRH综合征,后两者与垂体瘤引起的库欣病在临床上有时很难甄别,而此患者的临床表现较典型,ACTH水平极高,且垂体动态灌注核磁未发现病灶,故考虑是垂体外肿瘤引起的ACTH依赖性皮质醇增多症。患者肾上腺肿瘤切除后,血ACTH恢复正常,且血糖、血钾等代谢异常逐渐改善。肾上腺肿瘤经病理证实为嗜铬细胞瘤,结合患者血压及血儿茶酚胺检测结果及术中无血压的异常升高,诊断为无功能嗜铬细胞瘤,故证实ACTH依赖性皮质醇增多症为此肾上腺无功能嗜铬细胞瘤引起,但是此患者ACTH病理染色为阴性,而CRH染色为阳性,考虑为异位分泌CRH的肾上腺无功能嗜铬细胞瘤。过多的异位分泌的CRH刺激垂体,引起垂体过多分泌ACTH,从而引起ACTH依赖性皮质醇增多症。对于异位CRH综合征和库欣病两者通过双侧岩下窦静脉取血是不能鉴别的,在临床上一定要警惕。此患者长期随访,目前血肾上腺皮质功能、电解质、血糖等均平稳,但仍需长期随访,必要时做基因检测。

九、文献汇总

　　肾上腺无功能嗜铬细胞瘤罕见,其临床表现和影像学表现和典型的嗜铬细胞瘤不一样,很难为影像医生和临床医生提供有价值的信息,从而造成了术前对肿物性质的判定困难。目前没有试剂盒可以检测血中CRH浓度,且临床病理不能常规对肿瘤进行ACTH和CRH染色,造成临床上很难对异位ACTH综合征和异位CRH综合征进行甄别。有部分异位CRH综合征可能根据临床表现而误判为异位ACTH综合征。

　　异位ACTH综合征是罕见病,据文献报道大约5%的异位ACTH综合征是由嗜铬细胞瘤引起。此例患者临床考虑为异位ACTH综合征的依据:较短的病史,伴随顽固性低钾血症的严重Cushing综合征,垂体动态灌注未发现垂体占位,以及显著升高的ACTH水平。病理证实肾上腺占位为嗜铬细胞瘤,由于此患者无典型的嗜铬细胞瘤的临床表现,血、尿儿茶酚胺代谢产物在正常范围之内,且术中未发生高血压危象等临床表现,因此判定为无功能嗜铬细胞瘤。

　　临床上,由于不能常规进行以下操作:术前双侧岩下窦静脉取血测定ACTH,肾上腺静脉取血测定ACTH和CRH以及术后不能常规地进行ACTH和CRH的免疫组化染色,致使一些分泌CRH的肿瘤(此病例是嗜铬细胞瘤)被误诊为分泌ACTH的肿瘤。有研究显示异位ACTH综合征和异位CRH综合征两者对下丘脑-垂体-肾上腺轴的影响不同。异位CRH综合征患者下丘脑-垂体-肾上腺轴的术后恢复较EAS快。

　　嗜铬细胞瘤引起的异位CRH综合征非常罕见,第一例患者是在1999年报道的。目前有6例嗜铬细胞瘤引起的异位CRH综合征,在这些患者中尽管有一例患者的血、尿儿茶酚胺代谢产物在正常范围之内。虽然这个患者术中没有高血压发作,但患者术前应用了生长抑素类似物,因此,并不能完全排除功能性嗜铬细胞瘤的可能。而本患者没有儿茶酚胺增多的临床表现，术中血压未见升高，因此考虑为无功能嗜铬细胞瘤。

（内分泌代谢科：王保平　王　浩）

参 考 文 献

［1］ Isidori AM, Lenzi A. Ectopic ACTH syndrome. Arq Bras Endocrinol Metab, 2007, 51：1217 – 1225.

［2］ Lois KB, Santhakumar A, Vaikkakara S, et al. Phaeochromocytoma and ACTH – dependent cushing's syndrome: tumour crf secretion can mimic pituitary cushing's disease. Clin Endocrinol, 2016, 84：177 – 184.

［3］ Ruggeri RM, Ferraù F, Campennì A, et al. Immunohistochemical localization and functional characterization of somatostatin receptor subtypes in a corticotropin releasing hormonesecreting adrenal phaeochromocytoma: review of the literature and report of a case. Eur J Histochem, 2009, 53：1 – 6.

［4］ Eng PHK, Tan LHC, Wong KS, et al. Cushing's syndrome in a patient with a corticotropin – releasing hormone – producing pheochromocytma. Endocr Pr, 1999, 5：84 – 87.

病例7　腰背部疼痛伴手足搐搦

一、病例简介

患者，女，40 岁，主因"腰背部疼痛 1 年、手足搐搦伴麻木感 4 个月"入院。

现病史：患者于入院前 1 年无明显诱因出现腰背部疼痛症状，未重视。4 个月前无明显诱因出现间断手足搐搦，每天发作 3 ~ 4 次，每次持续约数秒钟，可自行缓解，伴有肢端麻木感，无明显口周麻木、关节痛、晨僵症状，无肢体乏力，无骨痛、骨畸形，无恶心、呕吐、腹痛、腹泻症状，就诊于我院。患者自发病以来，精神、睡眠可，饮食正常，小便正常，自入院前 2 年来，大便每日 1 ~ 2 次，有时不成形，体重减轻约 1kg。

既往史：患者既往阑尾切除术 3 年余。家庭主妇，户外运动较少，无疫区久居史和旅游史。不偏食，不吸烟，不饮酒。无重金属、棉酚等接触史。月经周期正常，孕 2 产 2，均为自然分娩，产后正常哺乳。父母及 2 个姐姐均体健。

体格检查：患者发育正常，营养中等，身高 158cm，体重 56.2kg。Chvostek's 和 Trosseau's 征阳性。脊柱四肢无畸形，胸骨无压痛。心、肺、腹查体均未见异常。

二、辅助检查

血常规：Hb 93g/L（110 ~ 150g/L）、MCV 76fl（82.0 ~ 95.0fl）。进一步检查贫血原因：铁蛋白 6.10ng/ml（10.00 ~ 291.00ng/ml）、叶酸 5.59pg/ml（5.31 ~ 24pg/ml）、维生素 B_{12} 421.00ng/ml（211 ~ 911ng/ml），考虑为缺铁性贫血；凝血功能正常。

肝肾功能均正常，Alb 43g/L（35 ~ 55g/L），Cr 25μmol/L（44 ~ 115μmol/L）；三酰甘油 0.38mmol/L（0.57 ~ 1.71mmol/L）；血钙 1.80mmol/L（2.15 ~ 2.55mmol/L），血磷 1.01mmol/L（0.80 ~ 1.45mmol/L），血钾 3.96mmol/L（3.5 ~ 5.3mmol/L），血镁 0.77mmol/L（0.65 ~ 1.05mmol/L），PTH 50.4pg/ml（1.1 ~ 7.4pg/ml），碱性磷酸酶 314U/L［（40 ~ 150U/L），尿钙 56.8mg/24h，尿磷 505.0mg/24h；25（OH）D3 15.75nmol/L；骨钙素 86.85ng/ml（11 ~ 48ng/ml）、β – CTX 2.35ng/ml（0.30 ~ 0.57ng/ml）、PINP 275.3ng/ml（19 ~ 84ng/ml）。

甲状腺、肾上腺皮质功能及性激素六项水平均正常；甲状腺自身抗体均阴性；甲状腺球蛋白、降钙素、癌胚抗原水平正常；血气分析未见异常；风湿抗体均阴性。

骨密度明显减低。

腰椎正侧位 X 线片示：骨量减低，骨小梁稍模糊，腰$_3$椎体骨质增生，腰$_3$椎体略变扁。骨盆正位 X 线片示：骨量减低，骨小梁稍模糊。

胸片及腹部 B 超均未见异常。

胃十二指肠镜检查行上端小肠活检可见小肠绒毛变短，黏膜层变薄伴慢性炎症（图 4 - 9）。

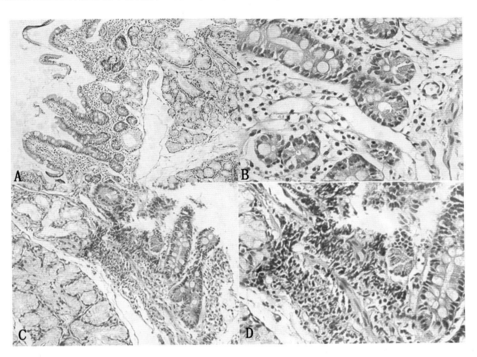

图 4 - 9　胃十二指肠镜检病理结果（HE 染色）

注：图 A：×100 小肠绒毛变短，黏膜层变薄伴慢性炎症；图 B：×400 肠腺内潘氏细胞［胞浆内含有粗大的嗜酸性（粉红色）分泌颗粒］增生伴慢性炎症；图 C：×200 上皮肠腺内可见潘氏细胞增生，其下固有膜浅层胶原带形成伴慢性炎症；图 D：×400 肠黏膜固有膜和腺上皮内多量慢性炎细胞浸润和隐窝上皮增生和潘氏细胞增生

三、初步诊断

1. 低钙血症原因待查　乳糜泻？
2. 骨软化症。
3. 继发性甲状旁腺功能亢进症？
4. 贫血。
5. 低三酰甘油血症。

四、王坤玲主治医师分析病例

患者病例特点如下：①患者中年女性，因腰背部疼痛 1 年、手足搐搦伴麻木感 4 个月入院；②查体发现低钙血症的体征 Chvostek's 和 Trosseau's 征均为阳性；③辅助检查发现明显的低钙血症，血磷正常，ALP 及骨转换标志物明显升高，PTH 水平升高，骨密度明显减低。

该患者的表现具有迷惑性，对于一个明显低血钙的患者我们很容易想到甲状旁腺功能减退症的可能性，但患者 PTH 水平明显升高，难道是假性甲旁减吗？患者 PTH 水平明显升高，甲状旁腺区结节，又很容易想到甲状旁腺功能亢进症，但是患者血钙这么低，很显然，并不支持原发性甲旁亢，那么，患者会是继发性甲旁亢吗？但是，继发性甲旁亢的患者一般甲状旁腺区没有肿物。此外，患者还存在贫血和低三酰甘油血症的情况，尤其是在目前的经济和营养水平下，这么明显的低三酰甘油血症还是比较罕见的。那么，有没有一个疾病可以解释患者所有的表现呢？

由于患者是以低血钙的表现为主的，所以我们还是以低钙血症为主线来查找病因。临床上，对于一个低钙血症的患者首先需对血钙水平进行校正，一般来说，白蛋白自40g/L每降低1g/L，钙浓度降低0.02mmol/L，该患者白蛋白43g/L，校正后的血钙浓度为1.74mmol/L，甚至更低了。导致低钙血症的病因如下：可分为甲旁减类型和非甲旁减类型两类(表4-9)。

表4-9　低钙血症的病因分类

甲状旁腺功能减退症	甲状旁腺功能正常或增高
PTH分泌缺乏	维生素D缺乏
特发性(自身免疫性)	维生素D抵抗
PTH基因突变	肾衰竭
手术后甲旁减	肝硬化
甲状旁腺浸润性疾病(血色病等)	肠吸收不良
功能性	药物:抑制破骨细胞药物
低镁血症	快速骨矿化(骨饥饿综合征、广泛的成骨性骨转移、氟化物等)
甲状旁腺术后(暂时性)	急性磷负荷(肿瘤细胞溶解、磷酸盐使用过量)
PTH作用缺乏(PTH抵抗)	急性胰腺炎
低镁血症	急性危重疾病和脓毒血症
假性甲旁减	

该患者不存在PTH缺乏，没有低镁血症，也没有甲状旁腺手术史，可排除PTH缺乏及功能性甲旁减。患者血磷不高，不符合假性甲旁减的生化特点，也没有典型的假性甲旁减的发育特征，基本可除外。肝肾功能正常，没有感染、特殊药物服用史，基本可除外由于内科其他疾患及药物、肝肾功能异常导致低血钙的病因。患者维生素D水平明显减低，显然不存在维生素D抵抗，考虑维生素D缺乏诊断明确，但是问题来了，事实上，随着中国工业化和城市化的发展，人群维生素D缺乏的情况较为普遍，但是很少见到血钙这么低的情况；另外，患者还有贫血和低三酰甘油血症的情况。因此，我们考虑患者可能存在肠道吸收不良的问题。

我们进一步复习了小肠吸收不良综合征的病因，结合患者的病史特点，有一个疾病，引起了我们的重视，那就是乳糜泻(coeliac disease，CD)，又名麦胶性肠病。这是一种免疫介导的小肠炎性疾病，患者因对饮食中的麸质蛋白过敏诱发肠道炎症，典型表现为腹泻、脂肪泻以及吸收不良综合征等。由于吸收不良，患者可以出现相应营养元素缺乏的肠外表现，例如，钙和维生素D吸收不良导致骨软化症，铁吸收不良导致贫血，以及儿童患者可表现为生长发育迟缓。CD发病与遗传易感性有关，主要的易感基因是HLA DQ2和HLA DQ8基因。确诊有赖于血清学特异性抗体的检测，如抗肌内膜抗体(EMA)、转谷氨酰转肽酶抗体(tTG抗体)等，以及小肠黏膜活检病理检查结果。

因此，我们进一步为患者进行了胃十二指肠镜检查行上端小肠黏膜活检，结果发现小肠绒毛变短，黏膜层变薄伴慢性炎症，经病理科会诊考虑符合乳糜泻特点。因此，考虑患者为乳糜泻导致的维生素D和钙的吸收障碍，进而导致骨矿化障碍，骨软化症。患者骨X线片显示骨量减低，小梁模糊，比较符合骨软化症的特征。由于长期低血钙刺激，进而导致继发性甲旁亢及甲状旁腺区增生结节。同时，乳糜泻也可因铁吸收障碍导致缺铁性贫血，脂肪吸收障碍导致低三酰甘油血症。

五、MDT 讨论目的

1. 乳糜泻导致低钙血症病例较为罕见，诊断是否成立？
2. 治疗建议？

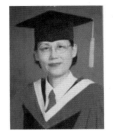

六、多学科会诊意见

江昌新，教授，博士研究生导师，任职于天津医科大学总医院病理科。主要研究方向为内分泌病理学。获得天津市科学技术进步奖二等奖等多项科研及教学奖励。

病理科江昌新教授：患者小肠黏膜活检病理提示：小肠绒毛变短，黏膜层变薄，肠腺内潘氏细胞［胞浆内含有粗大的嗜酸性（粉红色）分泌颗粒］增生，可见固有膜浅层胶原带形成并伴有慢性炎症；于肠黏膜固有膜和腺上皮内可见多量慢性炎细胞浸润和隐窝上皮增生和潘氏细胞增生。以上表现提示小肠慢性炎症，与乳糜泻表现相符。按照乳糜泻的组织学诊断的 Marsh 标准，乳糜泻的肠黏膜病理根据炎症程度分为以下几期：0 期，正常黏膜；1 期，上皮内淋巴细胞浸润，>25 个/100 个肠上皮细胞（非特异性）；2 期，1 期改变加隐窝增生（非特异性）；3a 期，上皮内淋巴细胞浸润，隐窝增生，部分绒毛萎缩；3b 期，上皮内淋巴细胞浸润，隐窝增生，次全绒毛萎缩；3c 期，上皮内淋巴细胞浸润，隐窝增生，全部绒毛萎缩。该患者符合 3a 期表现。但炎症本身缺乏特异性，仍需结合自身抗体检测明确诊断。

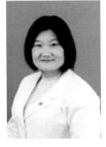

姜葵，医学博士，主任医师，教授，博士生导师。中华医学会消化分会幽门螺杆菌学组委员，中华医学会消化内镜分会肠镜学组委员。擅长幽门螺杆菌及酸相关疾病，消化道早癌。

消化科姜葵主任医师：乳糜泻是一种免疫介导的小肠炎性疾病，患者因对饮食中的麸质蛋白过敏诱发肠道炎症，典型表现为腹泻、脂肪泻以及吸收不良综合征等。当然，由于吸收不良，临床会出现很多肠外表现。由于人种和饮食习惯不同，亚洲人一直被认为不易罹患 CD，但近年来报道的病例数呈明显的上升趋势。该患者虽缺少典型的肠道表现，但确实有类似的病例报道，由于钙及维生素 D 吸收不良，而表现为骨软化、骨质疏松症等。这类疾病的确诊有赖于特异性抗体和肠黏膜病理结果。虽然病理结果符合，但仍需进行抗体检测以明确诊断。

七、补充及完善病例

补充完善血清抗 htTG IgA 抗体，结果为阳性。

给予患者去麸质蛋白饮食，并维生素 D 7.5mg 肌内注射，骨化三醇 0.5μg/d、碳酸钙 1.2g/d、多糖铁复合物 0.15g/d 口服治疗，治疗 1 个月后患者症状缓解，复查实验室指标改善。随访结果进一步支持诊断。此次随访后 4 周，患者自行停止服用所有药物，仅以饮食控制，且饮食控制不严格，3 年后第二次随访，结果见表 4 - 10，患者的实验室检查结果及骨密度检查结果较基线时均有明显改善。由于患者未用药物，仅以饮食控制，病情得到明显改善，因此，也进一步支持当初的诊断。

表 4-10　治疗前、后实验室检查和骨密度(BMD)检查结果

检查项目	结果			参考范围
	餐前	睡前/夜间		
血钙	1.80	2.15	2.22	2.15~2.55mmol/L
血磷	1.01	1.37	1.13	0.80~1.45mmol/L
白蛋白	43	43	45	35~45g/L
ALP	314	291	59	40~150U/L
25(OH)D	15.75	—	59.62	47.7~144.0nmol/L
PTH	50.4	4.98	20.4	1.1~7.4pg/ml
骨钙素	86.85	—	49.45	11~48ng/ml
β-CTX	2.35	—	0.77	0.30~0.57ng/ml
PⅠNP	275.3	—	78.6	19~84ng/ml
Hb	93	110	100	110~150g/L
MCV	76	80	78	82.0~95.0fl
铁蛋白	6.10	—	5.44	10.00~291.00ng/mla
				4.60~204.00ng/mlb
三酰甘油	0.38	—	0.62	0.57~1.71mmol/L

DEXA	治疗前		3 年随访	
	BMD(g/m²)	T-值,Z-值	BMD(g/m²)	T-值,Z-值
L_{1-4}	0.702	-3.4, -3.4	0.934	-1.5, -1.6
股骨颈	0.591	-2.8, -2.8	0.815	-1.0, -0.8
全髋	0.589	-3.0, -2.9	0.862	-0.9, -0.8

注：ALP：碱性磷酸酶；25(OH)D：25-羟维生素 D；PTH：甲状旁腺激素；β-CTX：Ⅰ型胶原羧基末端肽；PⅠNP：Ⅰ型前胶原 N 末端肽；Hb：血红蛋白；MCV：平均红细胞体积；DEXA：双能 X 线吸收检测骨密度仪；L_{1-4}：腰椎$_{1-4}$；[a]：铁蛋白治疗前正常参考范围；[b]：3 年随访正常参考范围；—：数据未采集。

八、专家点评

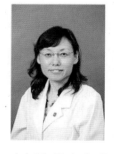

朱梅，主任医师，博士研究生导师，天津医科大学总医院内分泌代谢科副主任。现任中华医学会骨质疏松和骨矿盐疾病分会常务委员等，曾任中华医学会内分泌学会常务委员，骨代谢学组组长。主要研究方向：代谢性骨病。

内分泌代谢科朱梅主任医师：CD 的典型表现为腹泻、脂肪泻等消化系统的症状和营养不良等吸收不良综合征，由于以下几方面原因，该患者极易被漏诊。首先 CD 主要易感人群为高加索人，东亚人一直被认为不易罹患该疾病；其次该患者缺乏典型的消化系统表现；最后，单纯的维生素 D 缺乏症也可以解释患者的低血钙和骨病表现，因此临床诊断可能止步于维生素 D 缺乏，而不深入查找病因。

事实上，CD 可造成不同程度的骨量减少、骨质疏松和骨软化症，而且已有文献报道，仅以代谢性骨病起病的 CD 患者。CD 患者小肠黏膜不同程度萎缩，钙结合蛋白合成减少，影响钙吸收；而未被吸收的钙在肠腔与吸收不良的脂肪酸结合更加重了钙吸收障碍；再加上维生素 D 缺乏共同导致低血钙。低血钙和维生素 D 缺乏会导致骨矿化障碍，进而导致骨软化症。

低血钙还会刺激 PTH 合成和分泌增加，继发甲状旁腺功能亢进。虽然 PTH 分泌增加，会激活 1α 羟化酶，使得 1,25(OH)$_2$D$_3$ 合成增加，这在一定程度上可代偿维生素 D 缺乏导致的骨矿化障碍，并促进肠道钙结合蛋白的合成，但 PTH 可使骨转换加快，直接加速骨吸收以维持血钙水平，其最终表现为骨量的净丢失。

继发性甲旁亢临床并不鲜见，但是导致甲状旁腺增生结节的较为少见，在我们既往的认识当中，一般认为甲状旁腺增生性病变多为4个旁腺都增生，但事实上，继发性甲旁亢往往表现为某一个或某两个甲状旁腺增生最为明显，临床上需要特别注意与原发性甲旁亢进行鉴别，避免误诊。同时这个病例也提醒我们，对于继发性甲旁亢如果不及时纠正，甲状旁腺可能在继发性增生的基础上，形成功能自主性的腺瘤，也就是所谓三发性甲旁亢。本病例也需进一步随访甲状旁腺素水平和甲状旁腺来源肿物的变化和转归。

亚洲人一直被认为不易罹患 CD，但近年来，我们的邻国印度报道的 CD 病例逐渐增多，考虑发病率的升高可能与以下几方面有关：首先，随着工业化和全球化发展，出现了饮食结构的变迁，在既往以米饭为主食的地区，面食的摄入呈上升趋势；其次，医疗技术的发展，也使得某些隐藏的疾病被发现。临床上对于 CD 确实应该加强认识，避免漏诊、误诊。

总之，该病例通过层层抽丝剥茧，最终得到确诊，这样一个病例对于内科医生的临床思维能力是一种挑战和锻炼。

九、文献汇总

CD 最早在 1887 年由 Samuel Gee 进行描述，之后到 1953 年 Dicke 等发现 CD 患者不吃含麸质蛋白的饮食可使病情减轻，从而第一次揭示了 CD 的病因。CD 的典型表现为腹泻、脂肪泻等消化系统的症状和营养不良等吸收不良综合征。本文报道的 CD 患者无明显消化系统症状，而以低血钙和骨软化症为首发表现，以低血钙和骨病为首发症状的 CD 患者比较罕见，文献可见零星报道，而中国患者尚无报道。随着 CD 病例的积累，人们发现越来越多的 CD 患者并没有胃肠道症状等典型表现，因此被称为不典型 CD。除了低血钙和骨病变外，这些肠外表现还包括贫血、肠易激综合征样腹部症状、共济失调、抑郁、身材矮小、肝脏疾病等，还有一类患者没有任何不适和表现，仅在常规筛查中被发现，这类患者被称为无症状性 CD。事实上，根据肠道炎症和小肠绒毛萎缩程度的不同，CD 的临床表现也是介于无症状到严重症状之间的不同程度。典型 CD 只是整个 CD 的冰山一角。

CD 可造成程度不同的骨量减低、骨软化和骨质疏松症，CD 患者因为小肠黏膜不同程度的萎缩可导致钙和维生素 D 吸收障碍，钙在小肠的吸收需要钙结合蛋白的帮助，但在 CD 患者，由于小肠黏膜萎缩，钙结合蛋白合成减少，影响钙吸收；而未被吸收的钙在肠腔与吸收不良的脂肪酸结合更加重了钙吸收障碍；再加上维生素 D 缺乏共同导致低血钙。低血钙和维生素 D 缺乏会导致骨矿化障碍，进而导致骨软化症。低血钙还会刺激 PTH 合成和分泌增加，继发甲状旁腺功能亢进。虽然 PTH 分泌增加，会激活 1α 羟化酶，使得 $1,25(OH)_2D_3$ 合成增加，这在一定程度上可代偿维生素 D 缺乏导致的骨矿化障碍，并促进肠道钙结合蛋白的合成，但 PTH 可使骨转换加快，直接加速骨吸收以维持血钙水平，其最终表现为骨量的净丢失。作为一种炎性疾病，CD 患者的肠黏膜和血清炎症因子水平均会增高，尤其是 TNF-α、IL-1 和 IL-6。这些炎症因子可促进破骨细胞分化和生成，进一步促进骨吸收。

亚洲人一直被认为不易罹患 CD，但近年来，通过对亚洲人群 CD 自身抗体的筛查发现，亚洲人 CD 罹患率并不低。加拿大一项针对儿童的筛查发现，在加拿大南亚儿童的 CD 患病率居于首位，主要表现为生长发育障碍而非肠道症状。印度有两项人群筛查表明该国的 CD 患病率在 0.3% ~ 1.4%，马来西亚一项筛查发现 CD 自身抗体阳性率在年轻成人中达 1.25%。中国一项研究对 395 例肠易激综合征的患者和 363 例对照组人群进行 CD 抗体的筛查，发现被确诊为肠易激综合征的患者中 1.01% 为 CD 患者，对照组 CD 患病率为 0.28%。这些研究表明亚洲人群的 CD 患病率被低估了，这一方面与亚洲医生对 CD 的知晓率低有关，一方面可能也因为亚洲人群的 CD 表现更不典型。

患者 3 年后的随访结果提示骨密度水平及生化指标均明显改善，但骨代谢指标如 PTH，骨钙素和 β-CTX 水平仍高于正常，这提示患者的骨病情况虽明显改善，但并未完全缓解。考虑与患者饮食控制不严格有关：首先，患者生活于中国北方城市，长期的生活习惯导致其仍偶然进食面食；其次，对于零食等加工食品，由于缺乏食品成分标签，患者不易识别含麸质蛋白的食品；最后，患者随访不规律，导致对其饮食指导和监督不及时。

总之，本病例提示我们不典型 CD 可以缺乏肠道表现，而仅以低血钙和低骨量为主要表现，并且中国人群的 CD 患病率可能因为这些非典型表现而被低估。

（内分泌代谢科：王坤玲）

参 考 文 献

［1］ Ludvigsson JF, Leffler DA, Bai JC, et al. The Oslo definitions for coeliac disease and related terms. Gut, 2013, 62(1), 43 – 52.

［2］ Ludvigsson JF, Bai JC, Biagi F, et al. Diagnosis and management of adult coeliac disease: guidelines from the British Society of Gastroenterology. Gut, 2014, 63, 1210 – 1228.

［3］ Monsuur AJ, Wijmenga C. Understanding the molecular basis of celiac disease: what genetic studies reveal. Annals of medicine, 2006, 38, 578 – 591.

［4］ Ludvigsson JF, Rubio – Tapia A, van Dyke CT, et al. Increasing incidence of celiac disease in a North American population. The American journal of gastroenterology, 2013, 108, 818 – 824.

［5］ Dicke WK, Weijers HA, Van De Kamer JH, et al. The presence in wheat of a factor having a deleterious effect in cases of coeliac disease. Acta paediatrica, 1953, 42, 34 – 42.

［6］ McNicholas BA, Bell M. Coeliac disease causing symptomatic hypocalcaemia, osteomalacia and coagulapathy. BMJ case reports, 2010.

［7］ Landolsi H, Bouajina E, Mankai A, et al. Severe osteomalacia due to undiagnosed coeliac disease: three case reports of Tunisian women. Rheumatology international, 2006, 26, 261 – 263.

［8］ Harzy T, Benbouazza K, Amine B, et al. An unusual case of osteomalacia as the presenting feature of coeliac disease. Rheumatology international, 2005, 26, 90 – 91.

［9］ Bergamaschi G, Markopoulos K, Albertini R, et al. Anemia of chronic disease and defective erythropoietin production in patients with celiac disease. Haematologica, 2008, 93, 1785 – 1791.

［10］ Sanders DS, Carter MJ, Hurlstone DP, et al. Association of adult coeliac disease with irritable bowel syndrome: a case – control study in patients fulfilling ROME II criteria referred to secondary care. Lancet(London, England), 2001, 358, 1504 – 1508.

［11］ Hadjivassiliou M, Grünewald R, Sharrack B, et al. Gluten ataxia in perspective: epidemiology, genetic susceptibility and clinical characteristics. Brain: a journal of neurology, 2003, 126, 685 – 691.

［12］ Ludvigsson JF, Reutfors J, Osby U, et al. Coeliac disease and risk of mood disorders——a general population – based cohort study. Journal of affective disorders, 2007, 99, 117 – 126.

［13］ Groll A, Candy DC, Preece MA, et al. Short stature as the primary manifestation of coeliac disease. Lancet(London, England)2, 1980: 1097 – 1099.

［14］ Ludvigsson JF, Elfstrom P, Broome U, et al. Celiac disease and risk of liver disease: a general population – based study. Clinical gastroenterology and hepatology: the official clinical practice journal of the American Gastroenterological Association, 2007, 5(1): 63 – 69. e61.

［15］ Corazza GR, Di Sario A, Cecchetti L, et al. Influence of pattern of clinical presentation and of gluten – free diet on bone mass and metabolism in adult coeliac disease. Bone, 1996, 18, 525 – 530.

［16］ Mustalahti K, Collin P, Sievanen H. et al. Osteopenia in patients with clinically silent coeliac disease warrants screening. Lancet (London, England), 1999, 354, 744 – 745.

［17］ Garcia – Manzanares A, Tenias JM, Lucendo AJ. Bone mineral density directly correlates with duodenal Marsh stage in newly diagnosed adult celiac patients. Scandinavian journal of gastroenterology, 2012, 47, 927 – 936.

［18］ Staun M, Jarnum S. Measurement of the 10 000 – molecular weight calcium – binding protein in small – intestinal biopsy specimens from patients with malabsorption syndromes. Scandinavian journal of gastroenterology, 1988, 23, 827 – 832.

[19] Di Stefano M, Mengoli C, Bergonzi M, et al. Bone mass and mineral metabolism alterations in adult celiac disease: pathophysiology and clinical approach. Nutrients, 2013, 5, 4786 – 4799.

[20] Grace – Farfaglia P. Bones of contention: bone mineral density recovery in celiac disease – a systematic review. Nutrients, 2015, 7, 3347 – 3369.

[21] Rajani S, et al. Exploring anthropometric and laboratory differences in children of varying ethnicities with celiac disease. Canadian journal of gastroenterology hepatology, 2014, 28, 351 – 354.

[22] Singh P, Arora S, Singh A, et al. Prevalence of Celiac disease in Asia: A systematic review and meta – analysis. Journal of gastroenterology and hepatology, 2015.

[23] Yap TW, Chan WK, Leow AH, et al. Prevalence of serum celiac antibodies in a multiracial Asian population – a first study in the young Asian adult population of Malaysia. PloS one, 2015, 10, e0121908.

[24] Wang H, Zhou G, Luo L, et al. Serological Screening for Celiac Disease in Adult Chinese Patients With Diarrhea Predominant Irritable Bowel Syndrome. Medicine, 2015, 94, e1779.

病例 8 腹泻伴乏力

一、病例简介

患者,男,51 岁,主因"腹泻伴乏力 2 个月余"入院。

现病史:患者于入院前 2 个月余无明显诱因出现腹泻,为黄色稀水便,无黏液脓血,大便 4～8 次/日,每次约 500ml,伴乏力,无里急后重感,无腹痛、发热,不影响食欲、睡眠。症状持续,渐加重并出现恶心、呕吐,就诊于当地医院,测血钾 2.5mmol/L,随机血糖 7.45mmol/L,考虑为感染性腹泻,予抗感染、补液、补钾治疗,恶心、呕吐、乏力症状稍有改善,腹泻无好转。转诊我院,测血钾 2.4mmol/L(3.5～5.5mmol/L),血钙 2.71mmol/L(2.15～2.55mmol/L),予补钾、补液、琥珀酸氢化可的松 200mg 静脉滴注治疗,腹泻无改善,合并持续低血钾,收入院以求进一步诊治。患者自发病以来饮食、睡眠可,尿量略少,夜尿不多,体重减轻约 4kg。病程中无软瘫发生,无胸闷、胸痛,无口干、眼干、关节肿痛、皮疹等症状。

既往史:患者既往体健。患者天津宝坻人,从事务农、养鱼等体力劳动,否认疫区居住、疫水接触史。吸烟 20 余年,约 7 支/日,偶饮酒。24 岁结婚,育有 1 子 1 女,子女及配偶均体健。父亲于 40 多岁时死于饥荒;母亲 60 多岁时死于骨癌,患者有一个哥哥,死于胃出血,一个妹妹体健。家族中无明确内分泌疾病及类似疾病者。

体格检查:T 36.5℃,P 64 次/分,R 16 次/分,BP 120/70 mmHg,Ht 177 cm,Wt 62 kg,BMI 19.78kg/m²。患者中年男性,发育正常,体型偏瘦。眉毛略稀疏,腋毛、阴毛无脱落稀疏。甲状腺无肿大。心肺查体未见异常。腹平坦,全腹触软、无压痛、反跳痛,肝、脾肋下未及。双下肢无水肿,四肢肌力正常。

二、辅助检查

血常规:WBC 4.9×10⁹/L,N 55%,L 15%,M 2%,RBC 3.94×10¹²/L,HGB 129 g/L,PLT 250×10⁹/L。

便常规:黄色稀水便,其余均在正常范围内。便培养:大肠埃希氏菌 1%,粪肠球菌 99%,未检出沙门菌属和志贺菌属。

肝、肾功能未见异常,ALB 41g/L。空腹血糖 5.3mmol/L。ESR 未见异常。

电解质:K 3.0 mmol/L(3.5～5.3mmol/L)、Na 139mmol/L(135～155mmol/L)、Cl 106mmol/L、

AG 15、CO$_2$ 21mmol/L、Ca 2.63mmol/L(2.15 ~ 2.55mmol/L)、P 0.94mmol/L(0.80 ~ 1.45 mmol/L)。低血钾时测尿钾为 16.3mmol/24h,尿钾减少,考虑经肠道失钾可能性大;每日补钾 7g 后血钾仍在 2.5 ~ 3.0mmol/L。血气分析:pH 7.43,BE −3.7。

RAAS 系统:PRA 水平升高,为 2.72ng/(ml·h)[0.05 ~ 0.79ng/(ml·h)],ALD 正常范围高值 14.69ng/dl[5 ~ 17.5ng/dl],考虑与腹泻导致脱水有关。患者存在高钙血症,予以复查,多次检查血钙 2.62 ~ 2.92mmol/L,血磷在正常低值 0.8 ~ 0.94mmol/L,ALP 91U/L,PTH 10pg/ml↑(1.1 ~ 7.4pg/ml),尿钙升高:568mg/24h,尿磷 1002mg/24h。Gastrin(胃泌素)49.24pg/ml(<150pg/ml);胰高糖素、75g 口服葡萄糖耐量试验及胰岛素分泌试验均未见明显异常。

腹部彩超:左上腹实性肿物,考虑来自胰尾,建议进一步检查;胆囊增大;双肾多发小结石。

胰腺 MRI 平扫:胰体尾部异常信号肿块,大小约 2.9cm × 3.0cm × 3.5cm,大部分突向肝胃韧带,建议增强检查;胆囊体积增大。

胰腺 MRI 增强:胰尾部可见一个类圆形异常信号结节影,边界清,大小约 2.9cm × 3.0cm × 3.5cm,增强后动脉期肿块可见强化,程度低于正常胰腺组织,门脉期和实质期病灶强化程度仍低于正常胰腺;胆囊体积增大(图 4 - 10)。

垂体 MRI 半剂量增强:蝶鞍无明显扩大,增强后垂体左侧可见局限性强化减低区,最大径约 0.5cm,考虑垂体微腺瘤。垂体上部可及一类圆形稍短 T$_1$、长 T$_2$ 信号影,垂体右侧受压变扁,高度约 4 mm,呈轻度环状强化,边缘尚清晰,垂体柄向后移位,考虑 Rathke 囊肿可能性大(图 4 - 11)。

甲状腺彩超及甲状腺 MRI 未见甲状腺、甲状旁腺区结节,进一步查甲状旁腺 ECT,提示双叶甲状腺下方异常示踪迹浓集区,考虑甲状旁腺增生性病变可能性大。

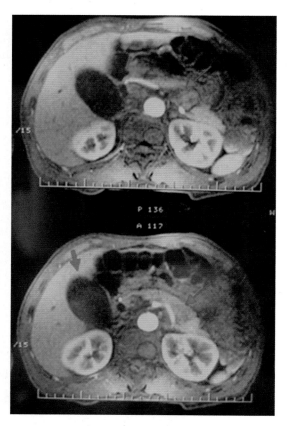

图 4 - 10　胰腺增强 MRI

注:细红色箭头所示为胰尾肿物,粗红色箭头所示为增大的胆囊

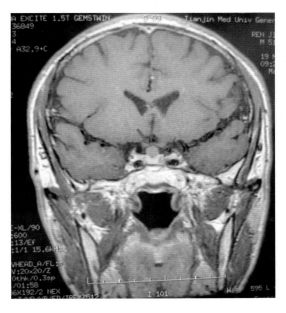

图 4 - 11 垂体半剂量增强 MRI

注：细红色箭头所示为垂体微腺瘤，粗红色箭头所示为垂体 Rathke 囊肿

三、初步诊断

1. 腹泻待查 血管活性肠肽瘤？
2. 多发性内分泌腺瘤病？原发性甲状旁腺功能亢进症？垂体微腺瘤？
3. 垂体 Rathke 囊肿。

四、治疗经过

患者入院后，给予补液、纠正电解质酸碱平衡紊乱等对症治疗，仍需进一步明确病因诊断，拟定下一步治疗方案。

五、王坤玲主治医师分析病例

患者病例特点如下：①患者为中年男性，慢性腹泻伴电解质紊乱起病，腹泻特点为水样泻；②腹部查体未见异常；③大便常规未见炎症细胞，大便培养未见致病菌；④顽固低钾血症，同时合并高钙血症。

患者腹泻特点及实验室检查排除感染性腹泻、炎症性腹泻，患者合并电解质紊乱，尤其高钙血症，高度怀疑为内分泌性腹泻可能。内分泌性腹泻主要见于甲状腺功能亢进症、Addison 病及甲状腺髓样癌、类癌综合征、生长抑素瘤、嗜铬细胞瘤、血管活性肠肽瘤等神经内分泌肿瘤等。实验室检查提示：甲状腺、肾上腺皮质功能及性激素六项水平均正常。CT（降钙素）明显升高 805.02pg/ml（<100pg/ml）。肿瘤标志物、免疫全项及风湿抗体均为阴性。除外甲亢、Addison 病，从疾病特点高度怀疑血管活性肠肽（vasoactive intestinal peptide，VIP）瘤可能。VIP 瘤由于肿瘤分泌大量 VIP 而得名，以大量水泻、顽固而严重的低血钾、无胃酸/低胃酸及胰岛细胞瘤为特征的综合征，又称胰源性腹泻。VIP 瘤的诊断包括定性诊断和定位诊断两步，定性诊断包括血浆 VIP 水平测定，或术后病理免疫组化染色阳性；定位诊断需要影像学检查支持。

由于无法行血浆 VIP 水平测定，进一步完善影像学检查。腹部彩超：左上腹实性肿物，考虑来自胰尾；胆囊增大；双肾多发小结石。胰腺 MRI 平扫 + 增强提示：胰尾部肿块影，大小约 2.9cm × 3.0cm × 3.5cm，可见强化，程度低于正常胰腺，胆囊体积增大（图 4 - 10）。胰腺神经内分泌肿瘤种类较多，包括胰岛素瘤、胃泌素瘤、胰高糖素瘤、生长抑素瘤等。进一步查 Gastrin（胃泌素）49.24pg/ml（＜150pg/ml）；胰高糖素、75g 口服葡萄糖耐量试验及胰岛素分泌试验均未见明显异常。高度怀疑为 VIP 瘤可能。

此外，患者降钙素明显升高，有两种可能：其一为甲状腺髓样癌，其二为胰腺神经内分泌肿瘤分泌。进一步查甲状腺彩超及甲状腺 MRI 未见甲状腺区结节，因此不考虑甲状腺髓样癌，仍考虑为胰腺神经内分泌肿瘤分泌。患者高钙血症合并 PTH 不适当升高，考虑原发性甲状旁腺功能亢进症可能。还有一种可能，肿瘤异位分泌 PTH，但是较为罕见。甲状腺彩超及甲状腺 MRI 未见甲状腺、甲状旁腺区结节，进一步查甲状旁腺 ECT，提示双叶甲状腺下方异常示踪迹浓集区，考虑甲状旁腺增生性病变可能性大。因此，首先考虑为甲状旁腺增生导致原发性甲状旁腺功能亢进症可能。

患者高度怀疑胰腺神经内分泌肿瘤合并甲状旁腺增生，考虑多发性内分泌腺瘤病（MEN）可能，主要见于 MEN－1 型，进一步查垂体 MRI 半剂量增强：蝶鞍无明显扩大，增强后垂体左侧可见局限性强化减低区，最大径约 0.5cm，考虑垂体微腺瘤。垂体上部可及一类圆形稍短 T_1、长 T_2 信号影，垂体右侧受压变扁，高度约 4mm，呈轻度环状强化，边缘尚清晰，垂体柄向后移位，考虑 Rathke 囊肿可能性大（图 4－11）。进一步完善垂体内分泌激素水平测定，未见明显异常，考虑为垂体微腺瘤合并垂体 Rathke 囊肿可能性大。至此，考虑患者为 MEN－1 型可能，包括垂体无功能性微腺瘤、胰腺 VIP 瘤、甲状旁腺增生。

六、MDT 讨论目的

1. 进一步明确诊断？
2. 拟定下一步治疗方案。

七、多学科会诊意见

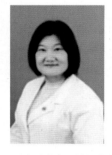

姜葵，医学博士，主任医师，教授，博士生导师。中华医学会消化分会幽门螺杆菌学组委员，中华医学会消化内镜分会肠镜学组委员。擅长幽门螺杆菌及酸相关疾病，消化道早癌。

消化科姜葵主任医师： 对于病程 4 周以上的腹泻需考虑慢性腹泻，慢性腹泻根据大便性状不同分为以下几类：炎症性腹泻、脂肪泻和水样泻。不同的类型见于不同的疾病，如炎症性腹泻主要见于炎症性肠病、憩室炎、感染性肠炎、嗜酸性细胞性肠炎等；脂肪泻主要见于吸收不良综合征、胰腺外分泌不足等；水样泻病因包括渗透性腹泻（如应用渗透性泻药）、分泌性腹泻及内分泌性腹泻等。对于顽固性水样泻尤其要注意内分泌原因，患者为中年男性，腹泻 2 个月余，为大量水样泻，伴顽固性低钾血症，临床特点符合 VIP 瘤的特点，影像学胰腺核磁发现胰尾部肿物，高度怀疑 VIP 可能。但目前无法行血清 VIP 水平测定，最终确诊有赖于病理。治疗上可考虑应用生长抑素。VIP 瘤恶性率高，建议患者行 PET－CT 检查明确有无肿瘤转移及全身情况。

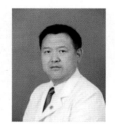

逯宁，副主任医师，副教授，任职于天津医科大学总医院普外科。长期从事腹部脏器移植的实验研究和外科危重症的治疗。曾任中华医学会外科学会手术学组委员，天津医学会肝病学会委员，擅长消化系统肿瘤及外科危重症。

普外科逯宁主任会诊： 患者发现胰腺肿物，考虑胰腺神经内分泌肿瘤可能性，由于肿瘤分泌大量活性的 VIP，造成水样腹泻，顽固性低血钾。从临床特点、实验室检查及影像学特点比较符合 VIP 瘤，治疗应首选手术治疗。同意消化科意见，术前行 PET－CT 检查明确有无肿瘤转移及全身情况。术中也会行冰冻病理检查，指导手术方式的选择；另外，患者考虑原发性甲旁亢诊断，可能为甲状旁腺增生，胰腺手术后需进一步评估甲状旁腺功能亢进情况,必要时进一步行甲状旁腺手术。术前需要将患者电解质水平尽量改善到正常范围。

八、补充及完善病例

建议患者行 PET - CT 检查,患者由于经济原因,予以拒绝。术前予以补液、补钾、口服阿伦膦酸钠 70mg 1 次/周降低血钙治疗,血钙水平下降至 2.55mmol/L,术前一周应用奥曲肽 200U 2 次/日治疗,血钾改善后于 2008 年 3 月 31 日行胰体、尾及胰腺肿瘤切除术。术中探查淋巴结,并行冰冻病理,未发现转移瘤。手术大体标本见图 4 - 12。术后病理回报,送检胰体尾肿物:胰岛细胞瘤,细胞生长活跃,可见包膜侵犯及脉管侵犯,恶性倾向,请密切随查。免疫组化示 CT 散在弱阳性,胰岛素和胰多肽阴性。VIP 免疫组化染色,强阳性(图 4 - 13)。支持 VIP 瘤诊断。术后腹泻完全缓解,血钾很快升高到 3.9mmol/L,BE 恢复正常。降钙素降至 57.5pg/ml,恢复正常,进一步证明降钙素为胰腺肿瘤所分泌。术后血钙水平曾降低到 2.02mmol/L,很快再次升高到 2.50mmol/L,同时 PTH 仍升高,嘱患者随访复查,择期外科手术治疗。

随访和预后:患者出院后无不适,未规律随访,5 年后再发腹泻,检查发现肿瘤肝转移,行肝血管介入治疗及奥曲肽治疗,症状有所缓解,2 个月后再次腹泻,放弃治疗,最终死亡。

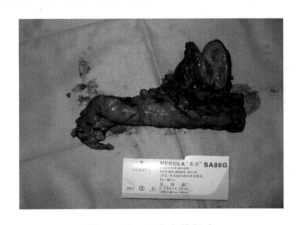

图 4 - 12 手术大体标本

注:手术切除的胰体尾及胰腺肿瘤,剖开部分为肿瘤组织

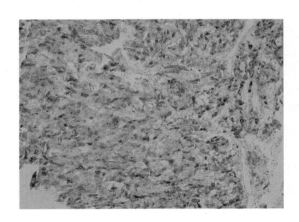

图 4 - 13 术后病理

注:VIP 染色强阳性,呈棕色颗粒

九、专家点评

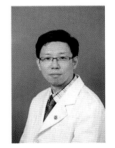

卢飚,副主任医师,任职于天津医科大学总医院内分泌代谢科。擅长代谢性骨病、糖尿病及甲状腺疾病的诊治。

内分泌代谢科卢飚副主任医师:血管活性肠肽瘤,简称 VIP 瘤,临床特征包括大量水样腹泻、顽固且严重的低血钾、酸中毒、无胃酸/低胃酸,又称胰源性腹泻。VIP 瘤是一类神经内分泌肿瘤,临床罕见,90% 来源于胰腺,少见异位分泌。肿瘤分泌的 VIP 可作用于肠道、胃壁细胞、胆囊括约肌、肝脏及脂肪细胞等全身多处组织器官,导致水样腹泻、顽固性低血钾、酸中毒、低胃酸分泌、胆囊增大、血糖升高等表现。该患者临床特征符合 VIP 瘤特点,定位诊断于胰尾部发现肿瘤,术后经病理证实,VIP 染色阳性,诊断明确。临床上腹泻合并低钾血症较为常见,极容易误诊为普通的感染性腹泻,延误治疗,需引起临床重视。

该患者同时发现降钙素水平显著升高,降钙素显著升高主要见于甲状腺髓样癌,经影像检查排除甲状腺肿瘤,考虑降钙素来源于 VIP 瘤异位分泌,对于临床有两点提示:第一,降钙素明显升高的患者需警惕神经内分泌肿瘤可能;第二,降钙素可作为神经内分泌肿瘤的生化标志物。

对于胰腺神经内分泌肿瘤,需考虑到 MEN 可能性,该患者合并原发性甲状旁腺功能亢进症及垂体瘤,考虑为 MEN-1 型,MEN-1 是由于抑癌基因 MEN-1 突变造成的,遗憾的是,患者因为经济原因没能行进一步基因检测。由于 VIP 瘤可同时分泌 PTH 相关肽导致高钙血症,因此,对于 VIP 瘤合并高钙血症的患者需对其原因进行鉴别,如果是 PTH 相关肽导致的高血钙,血 PTH 水平应该降低,可作为鉴别点。

VIP 瘤首选手术治疗,该患者术后恢复良好,遗憾的是其没有规律随访,在术后 5 年肿瘤转移,症状复发,最后死亡。本病例在手术前的影像学检查及术中的冰冻病理检查中,均未发现转移病灶,但在术后 5 年仍死于肿瘤转移,主要为肝转移,考虑手术时可能存在微转移灶。这提示我们,对于 VIP 瘤患者,由于其恶性率高,术前应行 PET-CT 检查,明确转移灶情况,遗憾的是,该患者由于经济原因,术前没有完善 PET-CT 检查;另外,由于其恶性率高,术后一定要进行常规的定期随访。

最后,对于 VIP 瘤这种罕见的神经内分泌肿瘤,临床需要加强认识,推进多学科协作,以期待改善患者的临床结局。

十、文献汇总

VIP 瘤是以大量水泻、严重低血钾、无胃酸/低胃酸及胰岛细胞瘤为特征的综合征,又称胰源性腹泻、水泻-低血钾-低胃酸综合征、Verner-Morrison 综合征。本病罕见,发病率约 1/100 万。早在 1957 年 Priest 和 Alexander 首次报道腹泻、低血钾与胰岛细胞瘤有关。1958 年 Verner 和 Morrison 报道因腹泻、低血钾酸中毒而死亡,经尸解及病理证实为胰岛非 β 恶性细胞瘤的病例,称为 Verner-Morrison 综合征。1973 年 Bloom 等发现肿瘤中存在大量产生 VIP 的内分泌细胞,测定血浆中有高浓度的 VIP。1983 年 Kane 等将 VIP 注射到 5 位健康志愿者,模拟了类似症状,此病被正式命名为 VIP 瘤。

90% 的 VIP 瘤在胰腺,其中 75% 位于胰体尾部,少数来自交感神经组织。VIP 可作用于全身多处组织和器官,作用于小肠和结肠,可导致水样腹泻、脱水、低血钾、酸中毒,进一步可继发醛固酮增多;作用于食管、胃口、小肠、胆囊、肛门括约肌可导致平滑肌收缩,表现为肠扩张、假性肠梗阻、胆囊增大;VIP 可抑制胃酸分泌;作用于肝细胞、脂肪细胞,可促进肝糖原分解和脂肪动员,导致血糖升高;可扩张血管导致皮肤潮红;还可分泌 PTH 相关肽,导致高钙血症。水样腹泻是 VIP 瘤最突出的症状,几乎发生于所有患者,可为突发或周期性,逐渐加重,为分泌性腹泻,禁食不能改善,大便渗透压接近血浆渗透压;90%~100% 的患者出现低血钾,为持续性,是本病的特征性表现,伴代谢性酸中毒、低胃酸;其余表现包括高血糖(25%~50%)、高血钙(25%~50%)、皮肤潮红(15%~30%)、体重减轻、手足搐搦(低血镁)。

VIP 瘤的诊断包括定性和定位诊断两步,血浆 VIP 水平、免疫组化染色 VIP 阳性可作出定性诊断;影像学检查作出定位诊断。VIP 瘤多数位于胰腺,除非儿童,胰腺外肿瘤罕见。肿瘤多单发,直径 >3cm,因此,定位诊断不像胰岛素瘤,相对较容易。近年来,生长抑素受体扫描显像技术的应用大大提高了神经内分泌肿瘤的检出率,是目前最佳的诊断学手段,具有很高的特异性,可对肿瘤的定位、转移和分期作出更为精准的诊断。FDG-PET 检查有助于转移灶的发现。

治疗首选手术治疗,可根据肿瘤部位、良恶性、分期等确定手术方式。鉴于 VIP 瘤转移率较高,应尽可能广泛地切除肿瘤。对于合并肝转移者,在原发病灶切除后,转移病灶局限者可行肝叶切除。如多处转移不能切除者可采用肝动脉化疗栓塞或射频消融,多次肝内复发病例,可采用肝移植治疗。有报道经化疗药物、生长抑素等治疗无效的 VIP 瘤行肝移植,效果良好,移植后生存期长达 9 年。非手术治疗主要用于术前准备或控制症状,生长抑素是目前控制症状最有效的药物,可抑制 VIP 分泌,控制症状并抑制肿瘤生长。此外,糖皮质激素也可用于控制症状。对于多处转移无法手术的患者可应用化疗药物,以及舒尼替尼、依维莫司以及核素等治疗。

VIP 瘤恶性率高,占 50%~90%,北京协和医院对国内 41 例 VIP 瘤患者进行文献复习,发现其中 12 例在确诊时已合并转移，主要转移途径为肝转移。

总之，对于慢性腹泻患者需要考虑到神经内分泌肿瘤可能，不同的神经内分泌肿瘤特点不同，但都具有分泌性腹泻的特点。VIP 瘤的典型表现包括水样腹泻、低血钾、酸中毒和低胃酸。VIP 瘤的恶性率较高，主要转移方式为肝转移，术前需予以全面检查和评估。生长抑素扫描和 FDG – PET 检查有助于确诊和转移灶的发现，提高精确诊断率。对于 VIP 瘤需注意术后密切随访，还需要筛查 MEN 等综合征可能。

（内分泌代谢科：王坤玲）

参 考 文 献

［1］李健波，谢仁俊，刘胜兵. 胰腺血管活性肠肽瘤二例. 中华普通外科杂志，2015，30(6)：492 – 493.

［2］Chen C，Zheng Z，Li B，et al. Pancreatic VIPomas from China：Case reports and literature review. Pancreatology，2019，19(1)：44 – 49.

［3］Mishra BM. VIPoma. N Engl J Med，2004，351(24)：2558. doi：10. 1056/NEJM200412093512421.

［4］Farina DA，Krogh KM，Boike JR. Chronic diarrhea secondary to newly diagnosed VIPoma. Case Rep Gastroenterol，2019，13(1)：225 – 229. doi：10. 1159/000494554. eCollection 2019 Jan – Apr.

［5］Lam S，Liew H，Khor HT，et al. VIPoma in a 37 – year – old man. Lancet，2013，382(9894)：832. doi：10. 1016/S0140 – 6736(13)61217 – 61219.

病例 9　色素沉着、双下肢水肿

一、病例简介

患者，男，61 岁，主因"色素沉着 1 年，双下肢水肿 10 个月"入院。

现病史：患者于入院前 1 年极度紧张、焦虑后出现周身皮肤及牙龈、乳晕颜色变黑，以关节部位及皮肤褶皱部位明显，伴有食欲减退、腹胀、便秘、皮肤干燥、少汗、失眠及性格淡漠，未予重视，就诊于当地医院，查游离甲功提示甲状腺功能减退，未予用药。10 个月前，患者出现双下肢指凹性水肿伴下肢麻木针刺感并伴左下肢乏力，就诊于天津市环湖医院，诊为脑梗死并输液治疗。9 个月前及 3 个月前患者再次就诊当地医院并分别住院治疗，行化验检查等考虑 Addison 病，复查游离甲功仍提示甲状腺功能减退，胸部 CT 考虑"结核球？"，查 PET – CT 及结核病专科医院会诊除外结核，予以氢化可的松 1 片及优甲乐 12.5μg 1 次/日联合治疗及利尿治疗，症状较前稍好转出院。后定期门诊复查调整用药，目前氢化可的松 2 片 1 次/日，优甲乐 200μg 1 次/日。后患者逐渐自行停用利尿药物，1 个月前就诊于我院空港医院综合内科，家属拒绝行相关检查，予输白蛋白、利尿等治疗后好转出院，10 余天前患者再次出现上、下肢严重指凹对称性水肿伴双下肢麻木、双足疼痛、行动障碍等症状，为进一步诊治来院，自发病以来，患者精神差、饮食差、睡眠差，小便有泡沫，大便干燥，体重下降约 15kg。

既往史：乙肝病毒携带者 60 年；银屑病史 40 余年，长期外用激素类药物；2 型糖尿病史 10 年，2 年前曾服二甲双胍，因恶心停用，1 年前血糖空腹 8mmol/L，餐后 2h 血糖 15mmol/L，予以伏格列波糖（倍欣）及甘精胰岛素治疗；脑梗死 10 个月余，遗留左侧肢体乏力；高血压 2 个月，血压最高 160/100mmHg；抑郁症 2 个月，服用抗抑郁药物（中药）；否认食物及药物过敏史；否认外伤手术史，否认输血史。

体格检查：T 36.1℃，P 75 次/分，R 16 次/分，BP 140/85mmHg。发育正常，体型正常，神清合作，动作缓慢。全身皮肤黏膜可见色素沉着，尤以乳头、腋下等为著。全身浅表淋巴结未触及肿大。眼睑轻度水肿，睑结膜稍苍白，颈静脉充盈，双上肢及双下肢对称高度指凹性水肿（图4-14），左下肢肌力Ⅳ级，余肢体肌力Ⅴ级。双侧足背动脉搏动弱。

二、辅助检查

实验室检查：血常规示轻度贫血：Hb 112g/L，NT-proBNP：2010ng/L（参考值范围：450～900ng/L）；肌钙蛋白Ⅰ（cTnI）：<0.012ng/ml（参考值范围：0～0.12ng/ml），血 ALB 33g/L，24 小时尿蛋白0.53g/24h，D-dimer 478ng/ml（参考值范围：<500ng/ml），尿、便常规正常。

胸CT（2015 年6 月1 日）示：①左肺尖斑片结节样影，性质待定，建议进一步检查；②心影增大，心包积液，请临床注意心功能；③双侧胸膜增厚，双侧胸腔积液。

UCG（2015 年11 月2 日）：各腔室内径正常，二尖瓣反流（轻-中度），三尖瓣反流（轻度），主动脉瓣反流（轻度），心包积液（少-中量），EF 59%。

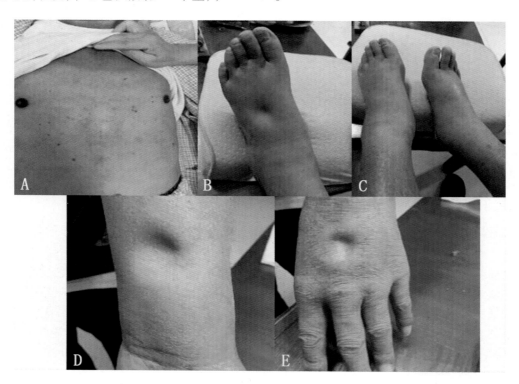

图4-14 高度指凹性水肿

注：图 A：皮肤色素沉着；图 B：左足高度水肿；图 C：双下肢对称性水肿；图 D：上肢屈侧水肿；图 E：手背部水肿

双下肢静脉彩超（2015 年11 月2 日）示右侧大隐静脉静脉瓣关闭不全，左侧大隐静脉近端及双侧股总静脉、股浅静脉、腘静脉未见明显异常（血流通畅）。

腹部 B 超回报：胆囊壁增厚，脾大（4.8cm×13.8cm），脾静脉轻度扩张，肝、胰头、体未见明显异常，胰尾因干扰未能显示，双肾未见明显异常，腹水（少量）。

三、初步诊断

1. 双下肢水肿原因待查。

2. 2 型糖尿病。

3. 陈旧性脑梗死。

四、治疗经过

入院后总结之前的检查还包括游离甲功（表4－11）、肾上腺皮质功能（表4－12）。

表4－11　患者游离甲功及甲状腺抗体情况

游离甲功	FT$_3$ (3.8~6.0 pmol/L)	FT$_4$ (7.86~14.41 pmol/L)	TSH (0.34~5.6 mIU/ml)	TGAb (0~40U/ml)	TPOAb (0~35 U/ml)
2014.12.6	2.88	9.73	10.52	<20	<10
2014.12.29	3.67	9.25	9.889	–	–
2015.8.1	2.23	12.85	1.557	–	–
2015.9.11	4.17	10.2	3.84	–	–
2015.10.28	4.79	8.97	3.11	–	–
2015.12.18	5.18	18.52	0.11	–	–

表4－12　患者肾上腺皮质功能及24小时尿皮质醇情况

日期	Cor (6.7~22.6ug/dl)	ACTH (0~46pg/ml)	24小时尿Cor (30~110μg/24h)
2014.12.11	21.6	67.4	49.72
2015.8.3	15.8	180	246.25
2015.9.11	11.4	–	–
2015.10.28	10.65	–	–
2015.12.18	11.51	–	–

　　患者双下肢麻木针刺感，入院后行肌电图检查示上下肢周围神经源性损害（下肢明显）上下肢感觉传导通路异常（下肢明显）；经颅多普勒示右侧大脑中动脉重度狭窄，双侧大脑前动脉、左侧大脑中动脉、右侧大脑后动脉、基底动脉血流速度增快，血管硬化；头MRI：右侧基底节区及右侧额顶叶多发梗死灶；UCG：三尖瓣反流（轻度），心包积液（少－中量）EF62%；胸CT平扫：与之前6月份比较，左肺尖斑片影较前变化不著，右侧水平裂旁小结节基本同前，双侧胸膜增厚，双侧胸腔积液较前减少。垂体MRI平扫：垂体MRI平扫未见异常，右侧基底节－丘脑区软化灶左侧蝶窦黏膜囊肿；甲状腺B超：甲状腺右叶等回声实性结节（TI－RADS 3类，结节性甲状腺肿？），甲状腺左叶及峡部内未见明显异常；肾上腺CT：双侧肾上腺CT检查未见异常。

　　患者入院后予以氢化可的松及优甲乐口服，托拉塞米利尿，氨基酸补充营养，并先后予以甲钴胺、硫辛酸、鼠神经生长因子营养神经对症，但患者症状无明显缓解。

五、李汇主治医师分析病例

　　患者病例特点如下：①患者中老年男性，缓慢起病；②主诉色素沉着1年，双下肢水肿10个月；③既往糖尿病、脑梗死、高血压、抑郁症等病史；④查体全身皮肤黏膜可及色素沉着，四肢对称高度指凹性水肿，结合化验检查提示NT－proBNP升高，心肌酶正常，D－dimer正常，轻度贫血，低蛋白血症，胸CT提示心影增大，心包积液，双侧胸腔积液，EF 59%。

　　可以引起双下肢水肿的疾病包括心源性水肿、肝源性水肿、肾源性水肿、内分泌源性水肿及自身免疫性水肿。患者目前双下肢水肿时间较长，有颈静脉怒张，NT－proBNP明显升高，暂不除外心源性水肿；其肝功能正常，血白蛋白稍低，与肝源性水肿不相符；患者无肾病病史，尽管有高血压，中度的蛋白尿，白蛋白轻度下降，但尿中无潜血，无肾功能异常，且B超肾脏未见异常，并不是肾病综合征或者肾炎导致的水肿；内分泌方面，后经追问病史，患者院外曾诊断为甲状腺功能减退及肾上腺皮质功能低下，其多浆膜腔积液、周身黏膜色素沉着、贫血等症状似乎用其解释更为合理，然而患者无低钠血症，无低血压，而且加用氢化可的松及优甲乐后，患者的游离甲功已经恢复正常，但是水肿及其他的症状并无一丝缓解，反而进行性加重了，用内分泌系统解释也行不通；患者无慢性发热、关节痛、光敏感，免疫全项仅补体C3稍低，ANA等均阴性，不符合免疫系统的问题，是否还有别的病因存在？或是其他的少见病或罕见病？

患者不思饮食，乏力，双下肢水肿、麻木疼痛，活动缓慢，无法外出及自理，睡眠差，情志抑郁，多次流露出轻生的想法。基于此，我们开展了多学科专家会诊以指导下一步诊疗。

六、MDT 讨论目的

1. 患者双下肢水肿的原因究竟是什么？目前还需要完善哪些化验检查？
2. 患者是否是全身系统性疾病？

七、多学科会诊意见

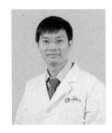

边波，医学博士，天津医科大学总医院心血管内科副主任医师。擅长高血压、心力衰竭、心身疾病、代谢性疾病综合管理等，负责科室高血压和心力衰竭等亚专业工作。

心血管内科边波副主任医师：本例患者为中老年男性，病史1年，病情逐渐加重，以怀疑心力衰竭收入院，心力衰竭的诊断是综合病因、病史、症状、体征及客观检查而作出的，该患者在病程中出现了高度的双下肢水肿伴有纳差、运动耐力下降、疲乏的症状，查体有颈静脉充盈，化验示 NT-proBNP 升高，检查见胸水、腹水、心包积液，即使患者既往无冠心病病史，无心肌病病史，高血压病史仅2个月余，无肺动脉高压，无慢性阻塞性肺病等心衰的病因，超声心动图未见心脏结构的改变，心力衰竭的诊断仍然是可以成立的。然而，从疾病"一元论"的角度出发，单纯的心力衰竭不能解释上述症状：脾大、周身皮肤黏膜色素沉着、贫血、蛋白尿、周围神经病变等，故心力衰竭的诊断虽然成立，但结合患者多种临床表现，怀疑其系统性疾病的可能，心力衰竭是否只是疾病的一方面表现？是否考虑POEMS综合征？

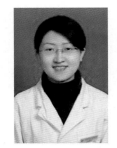

齐薇薇，医学博士，天津医科大学总医院血液内科副主任医师，硕士生导师。擅长再生障碍性贫血、骨髓增生异常综合征等骨髓衰竭性疾病诊治。

血液内科齐薇薇副主任医师：患者中老年男性，缓慢起病，轻度贫血，血红蛋白112g/L，为正常细胞正色素性贫血，网织红细胞正常范围，曾查血三项及铁三项均在正常范围，无造血原料的缺乏，患者不除外甲状腺功能减退或肾上腺皮质功能低下，两者均能使EPO产生不足，造成慢性病性贫血。但是患者除了贫血之外，尚有周身高度水肿以及周围神经病变等，尤其是B超发现脾大，考虑患者系统性疾病可能，在血液系统疾病中，需考虑：①多发性骨髓瘤，表现贫血、脾大、蛋白尿及水肿，但是患者往往有周身骨痛症状，合并骨质疏松甚至病理性骨折，血沉加快，血钙升高，合并肾脏损害多见。确诊需要行骨穿检查及血清免疫固定电泳，查及大量单克隆免疫球蛋白；②POEMS综合征，是与浆细胞有关的多系统病变，表现为周围神经病变、内分泌改变、内脏肿大、皮肤改变以及M蛋白，需行血清免疫固定电泳及骨穿检查明确诊断(表4-13)。

表4-13　POEMS综合征诊断标准的变迁

年份变迁	诊断内容	诊断条件
2003	主要标准：①多发神经病变；②单克隆浆细胞增殖异常 次要标准：③骨硬化性病变、Castleman病、视盘水肿；④器官巨大症(肝脾肿大或淋巴结病)；⑤水肿(凹陷性水肿、胸腔积液或腹水)；⑥内分泌病变(肾上腺、甲状腺、垂体、胰腺)；⑦皮肤病变(色素沉着、多毛症、血管瘤、白甲等) 已知相关为杵状指、体重减轻、血小板增多症、红细胞增多症和多汗症；可能相关为肺动脉高压、限制性肺疾病、血栓形成、关节痛、心肌病、维生素B12缺乏、腹泻等	2条主要标准+1条次要标准
2019	强制性主要标准：多发性周围神经病、单克隆浆细胞增殖性疾病 主要标准：高水平血清或血浆血管内皮生长因子(VEGF)、Castleman病、硬化性骨病 次要标准：内分泌病变(单纯的甲状腺功能减低或2型糖尿病不足以作为诊断标准)；皮肤改变(包括皮肤变黑、毳毛增多、皮肤粗糙、血管瘤、白甲等)；器官肿大	2条强制性标准+1条主要标准+2条次要标准

回到本例患者，患者轻度贫血，无周身骨痛症状，但是有周围神经病变周身水肿，有脾大及内分泌改变，胸前皮肤可见皮疹，建议完善骨穿检查及血清免疫固定电泳辅助诊断。

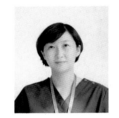

朴美玉，医学博士，天津医科大学总医院消化内科副主任医师。擅长胃肠道早癌、炎症性肠病及肝胆疾病的诊治。

消化内科朴美玉副主任医师：患者老年男性，有乙型肝炎病史，但B超示肝脏大小正常，无肝硬化，门静脉无扩张，脾静脉无扩张，无肝脏酶谱的异常，无黄疸，虽然有轻度的低蛋白血症，但解释不了四肢高度的水肿以及脾大、周身皮肤黏膜色素沉着等临床表现，因而不是肝源性水肿。患者应该还是全身系统性疾病，如结缔组织病或者血液系统疾病的可能性大。

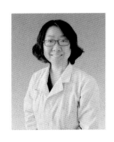

董笑影，女，医学硕士，主任医师，任职于天津医科大学总医院风湿免疫科。擅长于诊疗多种风湿免疫性疾病：对于系统性红斑狼疮、类风湿关节炎、干燥综合征、皮肌炎、硬皮病、大动脉炎等多器官、多系统损伤的一系列结缔组织病有丰富的临床经验。

风湿免疫科董笑影主任医师：患者轻度贫血、心脏病变、脾大、甲状腺功能减退、神经系统病变和周身皮肤黏膜色素沉着，属于多系统受累，确实需除外有无风湿免疫性疾病。患者风湿免疫相关化验如ANA、ANCA、补体等均为阴性，因此像系统性红斑狼疮或者干燥综合征这类多与自身抗体相关的风湿病就不考虑了。周身皮肤黏膜色素沉着在本患者较为突出，在系统性硬化症患者中也可出现色素沉着，这是一种以皮肤、内脏器官结缔组织纤维化、硬化为特点的全身结缔组织病，早期临床表现可包括雷诺现象、皮肤水肿的症状，重症患者可以有心力衰竭、肺纤维化、高血压、蛋白尿等。该患者无雷诺现象、无皮肤和内脏硬化线索，无硬化相关自身抗体，因此暂不考虑。同意如上科室意见，需要注意POEMS综合征的可能，M蛋白是该病诊断重要条件，建议完善血清蛋白电泳及骨髓穿刺检查，同时关注肝脾淋巴结肿大的监测。

八、补充及完善病例

进一步检查，骨髓穿刺：骨髓浆细胞成团分布，浆细胞比例约3%，建议查免疫蛋白电泳、活检、免疫、以排除浆细胞病。血清蛋白电泳：α1球蛋白4.1(参考值范围：1.1~3.7)，未见M蛋白。血清免疫固定电泳：IgA λ型M蛋白阳性。诊断明确：POEMS综合征。确诊后治疗：口服来那度胺抑制免疫，并于2016年3月于协和医院行自体干细胞移植，目前氢化可的松及优甲乐均最小量维持，可以自理及外出活动(图4-15)。

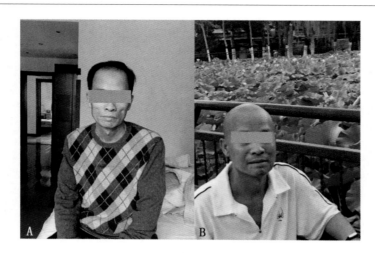

图 4 – 15 图 A：确诊前；图 B：治疗后

九、专家点评

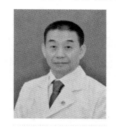

郑宝忠，男，主任医师，任职于天津医科大学总医院内分泌代谢科。擅长糖尿病及其并发症、肥胖症、肾上腺、甲状腺疾病、脂代谢异常和嘌呤代谢异常的诊断和治疗。

患者的漫漫求医路中，就诊过多家医院，先后诊断了脑梗死、糖尿病周围神经病变、甲状腺功能减退和肾皮低以及抑郁症，复杂的诊断中，是否有什么内在的联系呢？是否为复杂的系统性疾病？可谓"山重水复疑无路"，此次入院，与院外的检查相比，患者腹部 B 超提示脾大，我们在患者纷繁的临床表现中，终于发现了蛛丝马迹，于是我们建议患者行骨髓穿刺检查，检查回报骨髓浆细胞成团分布，建议查免疫蛋白电泳、活检、免疫以排除浆细胞病，此正是"柳暗花明又一村"，后进一步行血清免疫固定电泳示 IgA λ 型 M 蛋白阳性。至此，水落石出，真相大白，患者的最终诊断为 POEMS 综合征。

十、文献汇总

POEMS 综合征是一种由潜在的浆细胞瘤或浆细胞增生引起的罕见的多系统副肿瘤性疾病，发病高峰在 50 ~ 60 岁，男女比例接近 2∶1。2003 年，日本的一项全国性调查显示发病率为 0.3/10 万人。最早认为多见于日本裔，随着认识的深入，欧洲裔、非洲裔、西班牙裔及亚洲裔也多有报道。Crow 和 Fukase 分别于 1956 年和 1968 年描述了浆细胞的恶性增生合并周围神经病变，因此该综合征又称为 Crow – Fukase 综合征，又叫 Takatsuki 综合征；至 1980，Bardwick 提出 POEMS 综合征，临床表现包括周围神经病变(peripheral neuropathy)、脏器肿大(organomegaly)、内分泌病变(endocrinopathy)、单克隆浆细胞增生(monoclonal plasma cell disorder)和皮肤改变(skin changes)。

关于 POEMS 综合征的发病机制，目前认为循环中升高的细胞因子包括 IL –1β、IL – 6 和 TNF – α(Tumor Necrosis Factor α)，以及 VEGF(vascular endothelial growth factor)和 MMP 均在其发病中发挥了重要的作用，其中 VEGF 升高是其特征性血清标志物。

2003 年 Mayo 诊所提出了其诊断标准，2 条主要和 1 条次要可以诊断 POEMS 综合征(2 + 1)。2014 年，Mayo 诊所的 Dispenzieri 教授更新了上述标准，2019 年又进行了修正，要求满足 2 条强制性标准、1 条主要标准及 2 条次要标准(诊断标准变更见表 4 – 13)。该病需要和心衰、多发性骨髓瘤、格林 – 巴利综合征、肝硬化、结缔组织病、糖尿病性周围神经病、原发性肾上腺皮质功能减退等疾病相鉴别。

治疗方面，包括抗浆细胞及对症支持治疗。通过对血液学、VEGF 水平以及受累器官的功能缓解程度进行综合的疗效评估。抗浆细胞治疗手段包括自体造血干细胞移植（ASCT）、美法仑、来那度胺或硼替佐米的化疗。其中，孤立性或局部多发的骨硬化性病变可行放疗治疗。物理治疗及运动有利于 POEMS 综合征多发神经病的改善。对于循环外水负荷增加的患者，可予利尿治疗。对于有甲状腺功能或肾上腺功能低下患者，给予激素替代治疗。Mayo 诊所的经验为 4 年生存率 97%，经过无菌舱考验的 ASCT 患者 100% 症状得到改善，皮肤等系统性症状可在有效治疗的 1 个月内改善，而神经病变常常 6 ~ 12 个月才显效。

POEMS 综合征的预后：因其通常为慢性病程，一项日本研究报道该病生存期 > 10 年，而不同的病例系列显示生存期为 33 个月（n = 102）至 165 个月（n = 99），其中合并水肿、胸腔积液、呼吸系统症状和肺动脉高压的患者预后更差。本患者经过 ASCT 治疗后已逐渐减量优甲乐及氢化可的松，一般情况明显好转。

十一、经验和教训

POEMS 综合征因为是一个缓慢进展的系统性疾病，早期因为症状多种多样但不典型（所谓"乱花渐入迷人眼"），容易误诊和漏诊（该患者误诊时间长达 12 个月），曾被误诊为心衰、肾上腺皮质功能低下、甲状腺功能减退等，延误诊治，患者及家属常常奔波于多个医院的多个科室，但治疗效果差，患者日夜忍受巨大的痛苦，自觉生不如死，如能尽早诊断明确并系统治疗，尚能恢复一部分生活质量。

虽然"术业有专攻"，但人体是一个整体，我们不能只盯着自己的"一小片天"，临床不仅要有"深度"，也要有"广度"，采用多学科会诊的模式，集思广益，这样才能避免"头痛医头、脚痛医脚"的片面思维。不管我们工作在哪一个科室，如果遇到双下肢高度水肿（尤其是多浆膜腔积液）、周围神经病变、皮肤色素沉着同时或先后发生者，一定要提高警惕，把该病放入鉴别诊断中。

（内分泌代谢科：李　汇　李　岩　李京艳）

本文已发表于《整合医学解惑——心血管病例》（王佩显主编，科学出版社，2018）

参 考 文 献

［1］ Dispenzieri A. POEMS syndrome：2019 update on diagnosis, risk – stratification, and management. Am J Hematol, 2019, 94：812 – 827.

［2］ Gachoka DN, Prince G. POEMS syndrome – A case report revealing a complex evolving diagnosis. Clin Case Rep, 2015, 3(1), 60 – 63.

［3］ Ji ZF, Zhang DY, Weng SQ, et al. POEMS Syndrome：A Report of 14 Cases and Review of the Literature. ISRN Gastroenterol, 2012；584287.

［4］ Marinho FS, Pirmez R, Nogueira R, et al. Cutaneous Manifestations in POEMS Syndrome：Case Report and Review. Case Rep Dermatol, 2015, 7(1), 61 – 69.

［5］ Pan Q, Li J, Li F, et al. Characterizing POEMS Syndrome with ^{18}F – FDG PET/CT. J Nucl Med, 2015, 56(9), 1334 – 1337.

［6］ Santos G, Lestre S, Joao A. Do you know this syndrome? POEMS syndrome. An Bras Dermatol, 2013, 88(6), 1009 – 1010.

［7］ Shi X, Hu S, Yu X, et al. Clinicopathologic analysis of POEMS syndrome and related diseases. Clin 7 Lymphoma Myeloma Leuk, 2015, 15(1), e15 – 21.

［8］ Thomas J, Maramattom BV, Varghese J, et al. POEMS syndrome associated with plasmacytoma of the clivus："Time discovers the truth". J Postgrad Med, 2016, 62(3)：205 – 207.

病例 10 多食、消瘦、心悸伴颈部结节

一、病例简介

患者，女，60 岁，主因"多食、消瘦伴心悸 2 年余，发现颈部结节 4 个月"入院。

现病史：于入院前 2 年余无诱因出现多食、多汗、手抖、怕热、体重下降及心悸，不伴突眼、畏光、流泪、复视，就诊于当地医院查甲状腺功能，诊断为甲状腺功能亢进症及甲状腺结节，予消融手术治疗，术后无病理，症状有所改善，未服用抗甲状腺药物治疗。4 个月前，上述症状较前加重，并触及颈部结节，查游离甲功示 FT_3 8.43pg/ml↑，FT_4 30.63pg/ml↑，TSH 2.954μIU/ml。甲状腺 B 超示：甲状腺弥漫性病变，甲状腺多发囊性及囊实性结节，垂体 CT 示垂体形态饱满，予普萘洛尔 10mg 2 次/日治疗，症状无明显好转，现为进一步治疗收治入院。自本次发病以来，精神尚可，睡眠欠佳，食欲增强大便 1~2 次/日，小便正常，体重减少约 5kg。

既往史：高血压病史 2 年余，血压最高达 180/100mmHg，未规律诊治及监测血压，3 个月前因血压控制不佳，规律服用吲达帕胺 1 片 1 次/日治疗。发现空腹血糖升高 1 个月余，未予规律诊治。24 年前因子宫囊肿行子宫全切手术治疗。否认外伤史，否认冠心病病史，否认肝炎、结核传染病史，否认食物药物过敏史。预防接种史按规定。个人史：出生并久居河北省。否认吸烟、饮酒史，否认疫区接触史，无工业毒物、粉尘、放射性物质接触史，否认雌激素及其他药物滥用史。婚育月经史：50 岁绝经，育有 2 子，均体健。家族史：父亲和母亲均死于脑血管病，否认甲状腺疾病家族史。

体格检查：T 36.3℃，P 110 次/分，R 16 次/分，Bp 183/110mmHg，Ht 153cm，Wt 42kg，BMI 17.94kg/m² 神志清楚，全身皮肤黏膜无黄染。全身浅表淋巴结无肿大。双眼无突眼，眼睑无下垂，无水肿，无上睑挛缩，Stellwag 征（－），von Graefer 征（－），结膜无充血，颈软，无抵抗感，双侧甲状腺Ⅰ度肿大。质地软，无触痛，可触及大小约 1cm 结节，未闻及杂音。双肺呼吸音清，双肺未闻及干湿啰音，心率 110 次/分，心律齐，无病理性杂音。腹部平坦，无压痛及无反跳痛，肝、脾肋下未触及，双下肢无水肿，双侧足背动脉搏动可触及。生理反射存在，病理反射阴性。手颤（＋）。

二、辅助检查：

血尿便常规、肝肾功能、电解质等常规检查，均未见异常。

甲状腺功能：FT_3 17.15pmol/L（参考值范围：2.63~5.70pmol/L），FT_4 29.61pmol/L（参考值范围：9.01~19.05pmol/L），TSH 5.099μIU/ml（参考值范围：0.350~4.940pmol/L）。

甲状腺过氧化物酶抗体、甲状腺球蛋白抗体和促甲状腺激素受体抗体（TR－Ab）均为阴性。

甲状腺超声提示甲状腺体积增大，甲状腺内可见多发囊性及囊实性混合性结节（TI－RADS 2、3 类）。甲状腺 ECT 提示右侧甲状腺摄取功能轻度增强。

垂体功能：促肾上腺皮质激素 53.2pg/ml（参考值范围：0.0~46.0pg/ml），皮质醇 44.6μg/dl（参考值范围：5.0~25.0pg/ml），24 小时尿皮质醇 63.56μg/24h（参考值范围：30.0~110.0pg/ml），生长激素 0.44ng/ml（参考值范围：0.06~5.00pg/ml），胰岛素样生长因子－1 110ng/ml（参考值范围：55.00~483.00pg/ml），促卵泡生成素 41.40U/L（参考值范围：3.03~8.08pg/ml），促黄体生成素 37.57U/L（参考值范围：1.8~11.78pg/ml），催乳素 21.41ng/ml（参考值范围：5.18~26.53pg/ml），雌二醇＜10pg/ml（参考值范围：21.0~251.0pg/ml），睾酮 30.44ng/dl（参考值范围：10.83~56.94pg/ml）。

性激素结合球蛋白（SHBG）：205pg/ml（参考值范围：19.0~117.0pg/ml）；骨转化标志物：CTX

1.65ng/ml（0.55～1.01ng/ml），骨钙素51.48ng/ml（11.00～48.00ng/ml），P1NP 144.9ng/ml（19.00～84.00ng/ml）。

奥曲肽抑制试验，于试验当天给予奥曲肽0.1mg，TSH结果分别为：0h，1.95；2h，1.603；4h，1.392；6h，1.130；8h，1.044；16h，0.711；24h，2.517。奥曲肽抑制试验结果阳性。

垂体MR和增强MR结果：垂体未见异常；鼻咽顶后壁囊囊肿（图4-16）。

患者儿子游离甲功为正常水平。

患者甲状腺激素受体β基因突变未发现异常。

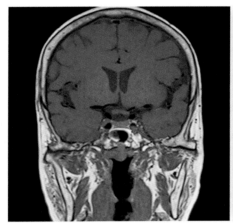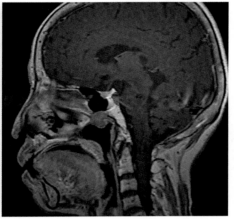

图4-16　垂体增强MR

注：垂体未见异常；鼻咽顶后壁囊囊肿

三、初步诊断

甲状腺功能亢进症：格雷夫斯病？甲状腺激素抵抗综合征？垂体TSH瘤？

四、治疗经过

治疗上给予美托洛尔改善症状，患者需要进一步明确TSH依赖性甲亢病因。

五、朱崇贵主治医师分析病例

1. 患者老年女性，病史2年，慢性起病。

2. 主要症状为心悸、多食、多汗、手抖、怕热、体重下降等高代谢症状。

3. 体格检查提示甲状腺肿大，伴有手颤等。

4. 结合病史和初步检查结果看，甲状腺毒症明确，但患者无突眼和胫前黏液性水肿，化验结果提示TSH不低，因此这不是临床中常见的甲状腺功能亢进（甲亢）。

5. 临床中常见的甲亢一般指格雷夫斯病，也就是GD甲亢。临床上典型特征是甲状腺弥漫性肿大，突眼以及胫前黏液性水肿，化验提示TSH降低而T_3和T_4升高，TR-Ab阳性。首先可以排除Graves病。

6. 患者的甲功化验特点是临床上不常见的表现，要考虑到TSH的检测问题。TSH检测常常受到其他因素干扰而致结果偏高，如异嗜性抗体、类风湿因子，可致TSH测定结果升高，此外，巨TSH可致TSH假性升高，可通过一系列检测干扰的方法排除此类情况。此患者病史2年，多家医院多次检测甲功TSH均正常，而T_3和T_4升高，故化验所致TSH升高可能性不大。

7. 因此确定患者为TSH依赖性甲亢，即TSH不适当分泌综合征（SITSH）。主要鉴别疾病是垂体TSH瘤和甲状腺激素抵抗综合征（RTH）。需要查一系列化验进一步鉴别两者，具体见图4-17。

8. 根据流程完善相关检查。^{68}Ga – DOTATATE PET/CT 显像结果回报鼻咽腔鼻中隔后方软组织结节，DOTATATE 摄取异常增高，考虑神经内分泌肿瘤可能性大（图 4 – 18）。进一步鼻窦 CT 提示鼻咽顶壁软组织密度结节，直径 11mm；喉镜提示鼻咽赘生物：淋巴组织增生？囊肿？经过一系列化验及影像学检查，根据患者临床表现，无家族史，奥曲肽抑制试验阳性，患者基因检查结果，故排除甲状腺激素抵抗综合征。

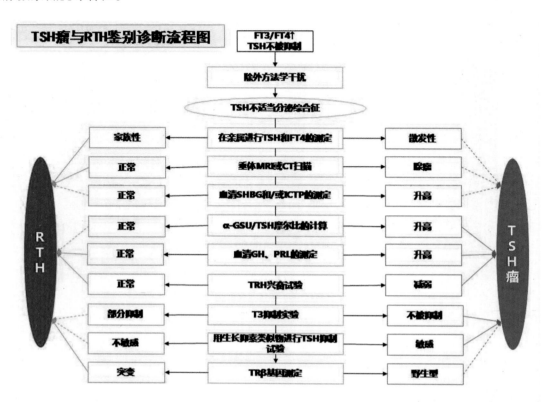

图 4 – 17　TSH 瘤与 RTH 鉴别诊断流程

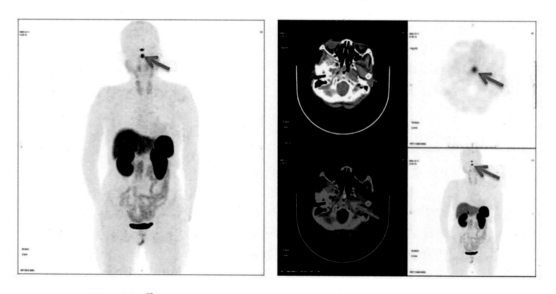

图 4 – 18　^{68}Ga – DOTATATE PET/CT 显像提示神经内分泌肿瘤可能性大

六、MDT 讨论目的

1. 明确鼻咽部肿物性质。

2. 探讨下一步治疗。

综合患者整体情况分析仍然考虑 TSH 瘤可能性大。基于此，我们开展了多学科会诊以指导下一步诊疗。

七、多学科会诊意见

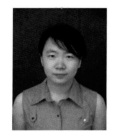

张媛媛，女，主治医师，天津医科大学总医院医学影像科。2008 年毕业于天津医科大学临床医学 7 年制，获硕士学位。擅长神经系统疾病影像诊断。

医学影像科张媛媛主治医师：患者老年女性，不除外垂体 TSH 瘤，但垂体 MRI 平扫示垂体高度 5mm，前叶信号均匀，后叶可见正常短 T_1 信号，垂体柄位置未见异常、无增粗，以上均未见异常信号影；MRI 增强检查垂体及垂体柄均未见确切异常强化。鼻咽顶壁类椭圆形结节，CT 平扫呈软组织密度，MRI 平扫呈软组织信号，边界较清，大小约 1.6cm×1.5cm×1.1cm，结节顶部邻近的局部蝶窦底壁骨质明显变薄；MRI 增强检查鼻咽顶壁结节可见轻微强化。该结节不具备典型鼻咽恶性肿瘤、鼻咽部囊肿、纤维血管瘤等鼻咽部常见病变的典型征象，结合患者病史，不除外神经内分泌肿瘤，建议进一步检查，如 PET/CT 等。

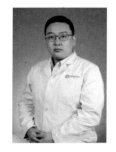

俞浩楠，主治医师，任职于天津医科大学总医院 PET - CT 影像诊断科，毕业于天津医科大学，7 年制，目前核医学博士在读。从事 PET/CT 影像诊断近 10 年，专注于神经内分泌肿瘤的正电子显像。

PET - CT 影像诊断科俞浩楠主治医师：患者老年女性，鼻窦 CT 及垂体 MR 提示鼻咽部结节不具备典型鼻咽恶性肿瘤、鼻咽部囊肿、纤维血管瘤等鼻咽部常见病变的典型征象。^{68}Ga - DOTATATE PET/CT 是一种功能性显像，DOTATAE 作为奥曲肽的类似物与生长抑素受体 - 2 型受体具有高度亲和力，而表达生长抑素 - 2 型受体是神经内分泌肿瘤的普遍特征，DOTATAE 显像可用于定位神经内分泌肿瘤。该患者显像结果示鼻咽腔鼻中隔后方软组织结节，大小约 1.3cm×1.1cm，示踪剂浓集，SUVmax 为 9.6。结节 DOTATATE 摄取增高，提示生长抑素高表达，考虑神经内分泌肿瘤。结合患者临床表现及化验室检查，TSH 瘤可能性大。

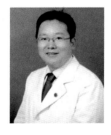

张耕，男，主任医师，任职于天津医科大学总医院耳鼻喉科。擅长鼻内镜鼻颅底及鼻眼相关手术。天津医学会耳鼻咽喉头颈外科分会委员。中国中药协会耳鼻咽喉药物研究委员会全国常务委员。

耳鼻喉科张耕主任医师：患者老年女性，内分泌诊断甲状腺功能亢进症明确，于垂体增强 MR 发现鼻咽部肿物，功能性 PET/CT 显示鼻咽异位垂体瘤，结合内镜检查，鼻咽顶部新生物，考虑异位垂体瘤，可在内分泌指标允许后，全麻下内镜手术切除治疗。

对这例罕见病，经过多学科联合会诊，推荐手术治疗为首选。给予奥曲肽 0.1mg 1 次/8h 术前准备，7 天后复查游离甲功：FT_3 4.71pmol/L，FT_4 18.07pmol/L，TSH 0.049μIU/ml↓，故转往耳鼻喉科手术治疗。术后病理：（鼻咽部）结合免疫组化染色结果，考虑为异位垂体生长激素/泌乳素细胞性腺瘤。免疫组化染色：GH（＋＋）、PRL（＋＋）、LH（＋＋）、TSH（＋＋）、FSH（－）、ACTH（－）、PIT - 1（－）、ERa（＋）、syn（＋＋＋）、CgA（＋＋＋）、CK8/18（＋＋＋）、SSTR2（＋＋＋）、Ki -

67LI：0.50%。故结合病理结果临床最终诊断：鼻咽部异位TSH瘤明确（图4-19）。术后随访患者临床症状消失，甲功基本正常。

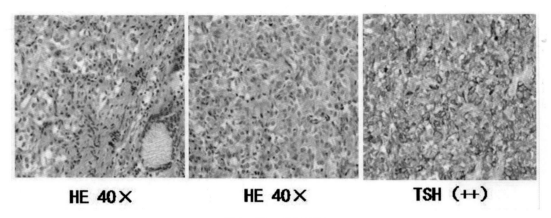

HE 40×   HE 40×   TSH（++）

图4-19 术后病理
注：HE染色提示垂体腺瘤，TSH免疫组化染色阳性

八、专家点评

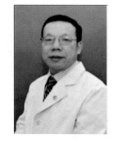

刘铭，男，医学博士，主任医师，二级教授，天津市特聘教授，博士研究生导师，任职于天津医科大学总医院内分泌代谢科。主持国际课题7项，国家重点/重大项目3项，国家基金委面上项目3项；美国和英国多家研究基金、国家基金委重点和面上项目，以及科技部重大项目评审专家；20余家SCI和中华系列杂志编委和（或）评审专家。中华内分泌学会常务委员兼内分泌罕见病学组组长，中国老年学会内分泌代谢分会常务委员和胰岛研究学会副主任委员，天津市内分泌学会主任委员。研究方向：胰岛功能和糖尿病发病机制，单基因糖尿病，内分泌罕见病。

擅长：糖尿病、甲状腺疾病、垂体疾病、肾上腺疾病。

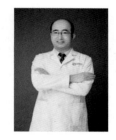

何庆，男，医学博士，美国路易斯安纳州立大学博士后，主任医师，博士研究生导师，任职于天津医科大学总医院内分泌代谢科。擅长垂体-肾上腺疾病、甲状腺疾病、妊娠甲状腺疾病的诊治。

垂体TSH瘤是功能性垂体腺瘤的一种，占垂体腺瘤的0.5%~3.0%，是中枢性甲状腺功能亢进症的主要原因。流行病学上垂体TSH腺瘤罕见，发病不足每年百万分之一，但检出率逐渐提高，得益于TSH检测技术敏感性不断提高及垂体MRI等影像技术的普遍使用。垂体TSH瘤的主要临床特点是血清游离甲状腺激素（FT_4、FT_3）水平增高、血清TSH水平不被抑制，同时表现不同程度甲状腺毒症和甲状腺肿。

垂体TSH瘤属于罕见病，而异位TSH瘤则是罕见病中的罕见病。根据《中国垂体促甲状腺激素腺瘤诊治专家共识》，TSH瘤临床诊断依据分为主要诊断依据和支持诊断依据。主要诊断依据包括：①存在甲状腺毒症临床表现；②明显升高的游离甲状腺素水平同时TSH并未被抑制；③对TRH兴奋反应低下；④大剂量外源性L-T_3，TSH不被抑制；⑤手术后病理符合或生化缓解。支持诊断依据：⑥TSH可被生长抑素抑制；⑦可同时合并垂体其他激素水平升高；⑧SHBG可升高；⑨MRI提示垂体或鼻咽部腺瘤，肿瘤最大直径<10mm为微腺瘤，>10mm为大腺瘤。TRH兴奋试验和T_3抑制试验由于无法获得药物，故无法实行，根据患者临床表现、甲功特点、TSH可被生长抑素抑制、SHBG高，均支持垂体TSH瘤诊断，但垂体原位未发现异常，专家共识提示我们鼻咽部腺瘤可能性。

如何证实鼻咽部肿物是 TSH 瘤是十分关键的问题。可以采用活检方式通过病理证实，但创伤较大。故功能性显像是一种十分具有优势的方法，最近我科与 PET - CT 影像诊断科开展了^{68}Ga - DOTATATE PET/CT 检查，在诊断神经内分泌肿瘤中起到了巨大作用。TSH 瘤属于神经内分泌肿瘤，可以表达 SSTR2，可通过^{68}Ga - DOTATATE PET/CT 显像，因此，此病例得到了最终诊断。

治疗上首先选择手术治疗。但术前准备非常关键。应用药物一般抗甲状腺药物并非首选，而是选择生长抑素类似物。从我们的经验，应用奥曲肽 0.1mg，3 次/日，大约 7 天，游离甲功基本控制正常，可以手术治疗。

对不符合常规的化验结果要慎重对待，仔细研判，不能轻率对待，当见到 T_3 和 T_4 升高时，而 TSH 不低时，不能当成普通的甲亢或者化验误差简单对待。作为内分泌科专科医生，需要仔细进行临床问诊、体格检查等，掌握基本功，对"不同寻常"的实验室检查结果要仔细认真思考，并排查各种影响因素，认真阅读文献，在临床实践中遵循这些要素，才能提高正确诊断甲状腺疾病及其他内分泌疾病的能力，减少误诊和漏诊。

九、文献汇总

垂体 TSH 瘤是功能性垂体腺瘤的一种，占垂体腺瘤的 0.5% ~3%，发病不足每年百万分之一，属于罕见病，TSH 瘤的检出率逐渐提高，得益于 TSH 检测技术敏感性不断提高及 MRI 等影像技术的普遍使用。而异位 TSH 瘤更是少见，最新查阅文献共报道 12 例。其中 9 例在鼻咽部，2 例在鞍上，1 例在蝶窦。大部分鼻咽部异位 TSH 瘤患者存在鼻塞等症状，医生往往忽视这些症状。对于异位 TSH 瘤诊断，难点在于垂体 MR 无阳性发现，往往与甲状腺抵抗综合征难以鉴别，需要从家族史、生化检测包括 α - GSU，the α - GSU/TSH 比值，骨转化标志物和性激素结合球蛋白，及基因检测等方面进行鉴别。功能性试验往往有比较重要的意义，比如 TRH 兴奋试验和 T_3 抑制试验，但由于药物无法获得而受限。而生长抑制受体 PET/CT 显像在诊断异位 TSH 瘤中有着非比寻常的价值。

^{68}Ga - DOTATATE 是一种放射性核素标记的生长抑素类似物，其作为 PET 或 PET/CT 显像剂，主要用于成人及儿童生长抑素受体阳性的神经内分泌肿瘤的定位诊断。在欧洲的指南中，^{68}Ga - DOTATATE PET/CT 显像作为"金标准"功能显像模式用于分化良好的神经内分泌肿瘤的研究。^{68}Ga - DOTATATE PET/CT 在临床上诊断准确性高，同时有助于治疗决策，比如筛选患者是否适合生长抑素治疗。而对于异位 TSH 瘤的诊断，近来文献报道越来越多，根据文献提示应用^{68}Ga - DOTATATE PET/CT 显像可明确异位 TSH 瘤诊断。

当临床高度怀疑 TSH 瘤时，如果垂体影像学无阳性发现，需要考虑到异位 TSH 瘤的可能性，^{68}Ga - DOTATATE PET/CT 显像是一种具有优势的方法，对于此种罕见病要进行终生的随访。

（内分泌代谢科：朱崇贵）

参 考 文 献

［1］Astafyeva LI, Kadashev BA, Sidneva YG, et al. ［Pituitary microadenomas - current diagnostic and treatment methods］. Zhurnal voprosy neirokhirurgii imeni N N Burdenko 2020, 84(2)：110 - 120.

［2］Trummer C, Reiher H, Theiler - Schwetz V, et al. Secondary Hyperthyroidism due to an Ectopic Thyrotropin - Secreting Neuroendocrine Pituitary Tumor：A Case Report. European thyroid journal, 2020, 9(2)：106 - 112.

［3］Ortiz E, Peldoza M, Monnier E, et al. Ectopic pituitary adenoma of the TSH - secreting sphenoidal sinus with excellent response to somatostatin analogs. Theory of the embryogenesis and literature review from a clinical case. Steroids, 2020, 154：108535.

［4］Pasquini E, Faustini - Fustini M, Sciarretta V, et al. Ectopic TSH - secreting pituitary adenoma of the vomerosphenoidal junction. European journal of endocrinology, 2003, 148(2): 253 – 257.

[5] Collie RB, Collie MJ. Extracranial thyroid – stimulating hormone – secreting ectopic pituitary adenoma of the nasopharynx. Otolaryngol Head Neck Surg. 2005 Sep;133(3):453 – 454.

[6] Tong A, Xia W, Qi F, et al. Hyperthyroidism caused by an ectopic thyrotropin – secreting tumor of the nasopharynx: a case report and review of the literature. Thyroid: official journal of the American Thyroid Association, 2013, 23(9): 1172 – 1177.

[7] Nishiike S, Tatsumi KI, Shikina T, et al. Thyroid – stimulating hormone – secreting ectopic pituitary adenoma of the nasopharynx. Auris, nasus, larynx, 2014, 41(6): 586 – 588.

[8] Song M, Wang H, Song L, et al. Ectopic TSH – secreting pituitary tumor: a case report and review of prior cases. BMC cancer, 2014, 14: 544.

[9] Amlashi FG, Tritos NA. Thyrotropin – secreting pituitary adenomas: epidemiology, diagnosis, and management. Endocrine, 2016, 52(3): 427 – 440.

[10] Wang Q, Lu XJ, Sun J, et al. Ectopic Suprasellar Thyrotropin – Secreting Pituitary Adenoma: Case Report and Literature Review. World neurosurgery, 2016, 95: e613 – e618.

[11] Yang J, Liu S, Yang Z, et al. Ectopic thyrotropin secreting pituitary adenoma concomitant with papillary thyroid carcinoma: Case report. Medicine, 2017, 96(50): e8912.

[12] Hanaoka Y, Ogiwara T, Kakizawa Y, et al. Calcified ectopic TSH – secreting pituitary adenoma mimicking craniopharyngioma: a rare case report and literature review. Acta neurochirurgica, 2018, 160(10): 2001 – 2005.

[13] Kim S, Dillon WP, Hope TA, et al. Ectopic Thyroid – Stimulating Hormone – Secreting Pituitary Adenoma of the Nasopharynx Diagnosed by Gallium 68 DOTATATE Positron Emission Tomography/Computed Tomography. World neurosurgery, 2019, 125: 400 – 404.

[14] Virgolini I, Ambrosini V, Bomanji JB, et al. Procedure guidelines for PET/CT tumour imaging with [68]Ga – DOTA – conjugated peptides: [68]Ga – DOTA – TOC, [68]Ga – DOTA – NOC, [68]Ga – DOTA – TATE. European journal of nuclear medicine and molecular imaging, 2010, 37(10): 2004 – 2010.

病例 11　全身性骨痛伴活动受限

一、病例简介

患者，女，56 岁，入院日期 2020 年 7 月 27 日，因"全身性骨痛 3 年，加重伴活动受限 4 月"入院。

现病史：患者 3 年前无明显诱因出现左脚脚踝疼痛，渐进累及右侧脚踝及双膝关节。2 年余前轻度外伤后出现腰痛及双肋部疼痛，曾于外院查胸部 CT 发现双侧肋骨陈旧性骨折，对症处理，未见缓解。4 个月前患者周身疼痛进行性加重，伴骑车、行走困难，就诊于外院查骨密度提示骨质疏松，予以静脉及口服双膦酸盐（治疗 1 个月后停药），辅以活性维生素 D 及止痛、改善循环等药物治疗，无明显缓解。2 个月余前外院检查发现血 25 羟维生素 D 低，血 Ca 正常范围，血 P 低，PTH 轻度升高，ALP 高，尿磷阳性，尿糖阴性。骨 ECT：符合低磷骨软化所致多发病理性骨折。予以骨化三醇胶囊 1μg/d，维生素 D 滴剂 2000U/d，中性磷溶液 60ml/d 分次口服，周身疼痛仍持续进展出现双上肢痛，翻身、起床、弯腰及蹲起困难。病程中体重未见明显下降，3 年内身高下降 10cm。

既往史：既往乳腺结节病史 10 年，胆囊炎、胆结石病史 8 年，甲状腺结节病史 6 年，否认肝炎、结核等传染性疾病史，否认慢性腹泻、肾结石等肾脏病史等，否认毒物、药物、放射线接触史，否认吸烟史，否认骨代谢疾病家族史。

体格检查：T 36.5℃，P 74 次/分，R 15 次/分，BP 114/71mmHg，身高 153cm，体重 56kg，体质量指数（body mass index，BMI）23.9kg/m²，驼背体型，步态缓慢，口腔内未见肿物，头颅、四肢、胸背部皮下及骨骼未触及明显肿物，肋骨压痛（＋），胸廓挤压痛（＋），双脚踝轻度指凹性水肿，余体征均阴性。

二、辅助检查

1. 血尿便常规未见异常，肝肾功能正常，血脂：TC 5.33mmol/L（参考值范围：3.1～5.2 mmol/L），LDL 3.63mmol/L（参考值范围：0～3.36mmol/L），电解质钠、钾、氯正常。

2. 血钙磷、碱性磷酸酶、血肌酐、甲状旁腺素及 24h 尿钙磷检查结果（表 4－14）。

3. 血气分析正常 pH 7.4，葡萄糖耐量及胰岛素释放试验：0min、30min、60min、120min、180min 血糖分别为 4.52mmol/L、8.82mmol/L、8.11mmol/L、6.15mmol/L、5.47mmol/L；胰岛素分别为 6.50mU/L、49.90mU/L、55.70mU/L、39.30mU/L、27.60mU/L。五段尿糖均为阴性。尿微量白蛋白肌酐比、尿 NAG 酶及中性粒细胞明胶酶相关脂质运载蛋白均正常。24h 尿氨基酸检测 40 种氨基酸中甘氨酸 820mmol/mmol Crea（参考值范围：36～240mmol/mmol Crea）。尿微量白蛋白正常，尿蛋白 240mg/24h（参考值范围：0～150mg/24h）。25 羟维生素 D 55.41nmol/L（参考值范围：17.5～133nmol/L）。血清骨钙素 20.16ng/ml（参考值范围：11～48ng/ml），Ⅰ型胶原羧基端片段 1.06ng/ml（参考值范围：0.35～0.85ng/ml），总Ⅰ型前胶原氨基端肽 132ng/ml（参考值范围：19～84ng/ml）。

4. 风湿免疫全项、血沉、抗中性粒细胞胞浆抗体、肾上腺皮质功能、性激素全项、甲状腺功能、甲状腺肿瘤标志物、全身肿瘤标志物基本正常。

5. 骨密度（T 值）：L1～L4 －0.6，股骨颈 －1.9，全身 －0.8。骨盆、腰椎 X 线：T12～L2 略呈楔形，请结合临床。腰椎退行性脊椎病。腰椎轻度侧弯并旋转。骨盆插入部轻度骨质增生。骨质疏松。下肢 MR 平扫＋增强：左侧大腿上部前外侧深面肌内及肌间异常信号（16mm×7.4mm×29.7mm），考虑血管瘤可能性大。左股骨 CT 平扫＋二维重建＋三维重建：左侧股骨中上段外侧软组织密度结节影，骨皮质变薄，边缘毛糙，邻近肌肉稍显肿胀，考虑肿瘤性病变，磷酸盐尿性间叶性肿瘤？左股骨骨质增生，骨质疏松。

6. ¹⁸F－FDG 正电子发射计算机断层显像（¹⁸F－FDG positron emission computed tomography，¹⁸F－FDG PET/CT）：左侧股骨近端外侧骨质密度欠均匀，形态欠规则，代谢异常增高，考虑恶性病变可能性大。⁶⁸Ga－DOTATATE 正电子发射计算机断层显像（⁶⁸Ga－DOTATATE positron emission computed tomography，⁶⁸Ga－DOTATATE PET/CT）：左侧股骨近端外侧骨质密度欠均匀，形态欠规则，DOTATATE 摄取水平异常增高，考虑神经内分泌肿瘤可能性大，建议组织学检查（图 4－20）。

7. 奥曲肽抑制试验（表 4－15）。

表 4－14　术前血钙磷、碱性磷酸酶、甲状旁腺激素和 24h 尿钙磷检查结果

日期	血钙 （mmol/L） 2.15～2.55	血磷 （mmol/L） 0.80～1.45	ALKP （U/L） 40～150	PTH （pmol/L） 1.10～7.31	尿钙 （mmol/24h） 2.5～7.5	尿磷 （mmol/24h） 23～48
2020-7-28	2.07	0.43	224	10.60		
2020-7-30	2.14	0.41			1.49	35.38
2020-7-31	2.13	0.31			1.34	55.55
2020-8-04	2.10	0.45		15.90		

注：ALKP：碱性磷酸酶；PTH：甲状旁腺激素；TRP 55%～58%；Tmp/GFR＝0.19

表 4 - 15　奥曲肽抑制试验

奥曲肽抑制试验	0h	2h	4h	6h	8h	12h	24h
血钙 （mmol/L） 2.15 ~ 2.55	2.13	2.22	2.27	2.26	2.20	2.40	2.17
血磷 （mmol/L） 0.80 ~ 1.45	0.51	0.54	0.55	0.51	0.52	0.61	0.46

注：0h 采血后，予醋酸奥曲肽注射液0.1mg 皮下注射；4 ~ 6h 磷廓清试验 TRP 70%；Tmp/GFR = 0.32

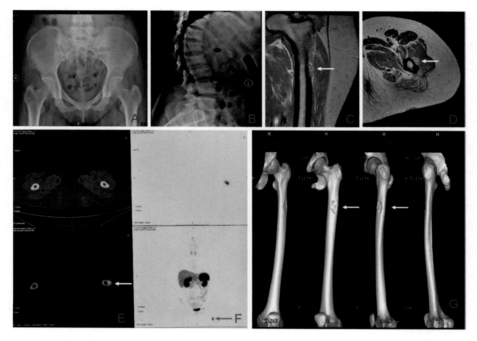

图 4 - 20　患者影像学表现

注：图 A：骨盆 X 线片示骨盆插入部轻度骨质增生、坐骨骨折、骨质疏松；图 B：腰椎 X 线片示 T_{12} ~ L2 略呈楔形，腰椎轻度侧弯并旋转；图 C、D：左侧股骨 MRI 示左侧大腿上部前外侧深面肌内及肌间异常信号（箭头）；图 E、F：$^{68}Ga - DOTA - TATE$ 正电子发射计算机断层显像（PET/CT）示左侧股骨近端外侧摄取增高（箭头）；图 G：左股骨 CT 平扫 + 二维重建 + 三维重建示左侧股骨中上段外侧软组织密度结节影，累及骨皮质（箭头）

三、初步诊断

低磷骨软化症：肿瘤性低磷骨软化症？范可尼综合征？

四、治疗经过

患者入院后予以骨化三醇胶囊1μg/d，阿法骨化醇胶囊1μg/d，维生素 D 滴剂 2000U/d，中性磷溶液 60ml/d 分次口服，血磷无明显上升，而患者骨痛症状日益加重，同时因长期口服中性磷溶液，出现消化道不适。

五、柴韵、郭伟红主治医师分析病例

患者病例特点如下：①中老年女性，进行性骨痛伴活动障碍 3 年；②化验检查提示血钙轻度减低，严重低磷血症，碱性磷酸酶升高，继发性甲状旁腺功能亢进，骨标三项示骨代谢较为活跃，尿钙

偏低，尿磷在低血磷情况下存在不适当排泄，行磷廓清试验计算肾小管磷重吸收率（TRP = 1 − Cpi/Ccreat = 1 − Scr × Upi/Spi × Ucr）为58%，肾磷阈（TMP/GFR）0.19mmol/L，均明显下降，提示肾脏排磷增多；③结合腰椎及骨盆X线可见腰椎后突、侧弯、小梁模糊等特征，骨密度示骨质疏松，外院骨ECT示代谢性骨病合并多发病理性骨折，综上考虑符合低磷骨软化症诊断；④病因上，患者否认肝炎病史，否认特殊用药史，否认毒物及放射性物质接触史，否认类似疾病家族史，血气分析正常，尿糖阴性，24h尿氨基酸仅小分子量的甘氨酸排泄增多，暂不考虑遗传因素、肾小管酸中毒及范可尼综合征。因此，经过鉴别诊断，按照肿瘤性低磷骨软化症对该患者进行筛查。

影像学定位检查前，对患者进行了全身系统的体格检查，未触及明确结节，但肿瘤性骨软化症（TIO）的罪犯肿瘤通常体积较小，仅有14%的患者体表可触及结节，因此需要进一步影像学定位。首先进行功能影像学定位，^{18}F − FDG PET/CT及^{68}Ga − DOTATATE PET/CT下均发现左侧股骨近端外侧骨质密度欠均匀，形态欠规则，代谢及DOTATATE摄取异常增高，考虑神经内分泌肿瘤可能性大。为进一步进行解剖影像学定位，行强化MRI，考虑左侧大腿上部前外侧深面肌肉及肌间异常信号，血管瘤可能性大。

入院后予以补充维生素D及口服中性磷溶液治疗，血磷无明显上升，而患者骨痛症状日益加重，同时出现消化道不适，故予以停用中性磷溶液。考虑到患者DOTATATE摄取异常增高，进一步行奥曲肽抑制试验，同时复查TRP上升至70%，肾磷阈升高至0.32mmol/L，推测奥曲肽对于磷不适当排泄有一定抑制作用，故予以醋酸奥曲肽注射液（善宁）0.1mg皮下注射1次/12h治疗，于注射第2天、第4天复查血磷分别为0.42mmol/L和0.37mmol/L，升高不显著，但因患者既往胆囊炎病史，不宜进一步增加善宁剂量，故予以停用善宁。基于此，我们开展多学科会诊以指导下一步诊疗。

六、MDT 讨论目的

1. 患者TIO诊断是否明确？罪犯肿瘤定位？
2. 该部位是否适宜手术治疗？围术期注意事项以及需要完善的相关检查？
3. 生长抑素类似物治疗TIO的疗效及可行性分析。

七、多学科会诊意见

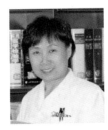

蔡跃增，主任医师，教授，任职于天津医科大学总医院影像科。擅长骨骼肌肉系统影像学诊断及鉴别诊断。

影像科蔡跃增主任医师：TIO在临床上比较少见，文献报道的第一个病例由McCance在1947年描述，然而肿瘤和骨软化之间的关系直到1959年才被发现。随着放射学技术的进步和对该病认识的加深，近几十年来报告的病例越来越多，在这类疾病的确诊和定位中各种影像学方法的应用非常重要。

该患者腰椎及骨盆X线提示腰椎后突、侧弯、小梁模糊，坐骨骨折等，结合患者多发骨痛、活动受限等症状及外院骨骼X线及全身骨ECT等影像学检查，符合骨软化症表现。股骨MRI发现占位性病变，不除外TIO，MRI提示病变部位存在压迫性骨吸收，但边界清晰，不存在典型的恶性肿瘤征象，而肿瘤内部回声不均匀，故考虑血管瘤可能性大。

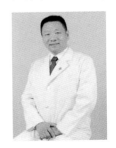

陈秋松，副主任医师，博士，任职于天津医科大学总医院PET − CT。专业领域为体部良恶性病变的正电子显像诊断，对于呼吸系统相关疾病、神经内分泌肿瘤的诊断有一定的研究。

PET − CT陈秋松副主任医师：肿瘤诱导骨软化症是一种罕见的副肿瘤综合征，临床表现为骨痛、骨折和肌无力。其原因是肿瘤中成纤维细胞生长因子23（FGF23）的过量产生，主要作用于近端肾小管。典型的病变是小的良性间质肿瘤，可在骨骼或软组织，在身体的任何地方发现。定位肿瘤是至关重要的，因为完全切除是可治愈的。为此，建议采用逐级方法，首先进行全面的病史和体格检查，然后进行功能成像。可疑病变应通过解剖影像学确认，必要时可选择性静脉取样并测量 FGF23，奥曲肽显像有助于病变定位。

该患者 ^{18}F - FDG PET/CT 及 ^{68}Ga - DOTATATE PET/CT 下均发现左侧股骨外侧示踪剂浓集，较其他骨折部位的代谢程度更强，考虑肿瘤性病变，结合病史及肿瘤性低磷骨软化症诊断思路，符合磷酸盐尿性间叶性肿瘤表现。间叶性肿瘤表面多表达生长抑素受体（SSTRs），因此生长抑素受体显像存在示踪剂浓集，且近来文献报道提示生长抑素受体显像对于 TIO 诊断的敏感性和特异性均较强。另外对于该患者，阅片发现病变部位股骨外侧较平，暂不能除外股骨来源肿瘤，具体病变部位应结合局部强化 MRI 或 CT 进一步精确定位。

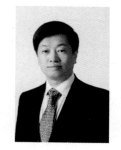

冯世庆，主任医师，教授，博士生导师，任职于天津医科大学总医院骨科。1999 年于西安交通大学获博士学位，擅长脊柱退行性病变、脊柱侧弯、脊柱脊髓损伤等疾病的治疗，特别是复杂难治腰椎滑脱症、腰椎管狭窄症等疾病的微创手术治疗，以及人工膝关节置换、关节镜下半月板、交叉韧带损伤等的微创手术治疗。

骨科冯世庆主任：正如这位患者的诊治过程，TIO 是一种容易被误诊或漏诊的疾病。有回顾性研究表明，该病的初始误诊率可高达 95.1%，最常见的误诊为椎间盘突出、脊椎关节炎和骨质疏松。其原因可能是初诊时临床表现不典型，辅助检查不敏感或不充分，医师对其缺乏认识等等。

该患者进行性周身骨痛，生化检查提示血磷降低，碱性磷酸酶升高，25 羟维生素 D 水平无显著减低，TMP/GFR 0.19mmol/L，说明尿磷存在不适当排泄，骨骼显像提示有明显的骨软化，考虑该患者为低磷骨软化症，瘤源性低磷骨软化症可能性大。该病通常于成人发病，常见于良性病变，瘤体较小，可分泌 FGF - 23，引起尿磷排泄增多，导致低磷血症。其中间叶瘤常见，另外少数可见于血管瘤及纤维瘤。该患者后续应手术治疗。为进一步明确病变部位，指导手术方案制定，建议进一步完善左侧股骨正侧位及薄扫 CT + 重建。切除肿瘤后，患者病情一般可获得明显缓解或痊愈，生化指标可得到改善（FGF23 可在数小时内降低，血磷会在 3~5 天恢复至正常水平）。

补充及完善病例：经多学科联合会诊，对于定位明确的 TIO 首先建议手术治疗。2020 年 8 月 14 日于骨科行腰麻下左股骨肿物切除术及局部股骨骨皮质打磨术。术后病理回报：（左股骨旁软组织病变）检材富于血管及梭形细胞，排列不规则，核分裂象偶见，其间见破骨样多核巨细胞、含铁血黄素及厚壁血管，考虑磷酸盐尿性间叶性肿瘤（图 4 - 21）。手术过程顺利，术后予以停用中性磷溶液，继续普通维生素 D 及活性维生素 D 治疗，术后第 3 天复查血磷升高至 0.78mmol/L，TRP 上升至 96%，肾磷阈升高至 0.88mmol/L，术后第 5 天复查血磷升高至 0.97mmol/L，指标均达到正常范围，疼痛症状逐渐缓解。

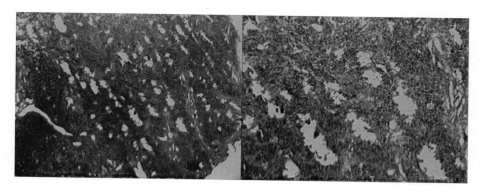

图 4 - 21 患者术后病理

（左股骨旁软组织病变）检材富于血管及梭形细胞，排列不规则，核分裂象偶见，其间见破骨样多核巨细胞、含铁血黄素及厚壁血管，考虑磷酸盐尿性间叶性肿瘤，建议相关分子检测。免疫组化染色示：肿瘤细胞 Bcl－2 阳性，CD34 示血管内皮细胞阳性，STAT6 及 CD68 示多核巨细胞阳性，S－100、SMA、Desmin 和 CD99 阴性。

术后血钙磷、碱性磷酸酶、甲状旁腺激素和24h 尿钙磷检查结果见表4－16。

表 4－16　术后血钙磷、碱性磷酸酶、甲状旁腺激素和 24h 尿钙磷检查结果

日期	血钙 （mmol/L） 2.15～2.55	血磷 （mmol/L） 0.80～1.45	ALKP （U/L） 40～150	PTH （pmol/L） 1.10～7.31	尿钙 （mmol/24h） 2.5～7.5	尿磷 （mmol/24h） 23～48
2020-8-12	2.17	0.48	253			
2020-8-15	1.97	0.55	232	14		
2020-8-17	2.00	0.78			2.54	7.36
2020-8-20	2.13	0.97				

注：ALKP：碱性磷酸酶；PTH：甲状旁腺激素；TRP 96%；Tmp/GFR = 0.88。

八、专家点评

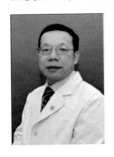

何庆，医学博士，美国路易斯安纳州立大学博士后，主任医师，教授，博士生导师，任职于天津医科大学总医院内分泌代谢科。擅长垂体－肾上腺疾病、甲状腺疾病、妊娠甲状腺疾病的诊治。

内分泌代谢科何庆主任医师点评：本病在临床上极易误诊，主要原因考虑如下。

1. TIO 作为一种少见的代谢性骨病，临床对本病认识不足。由于成年起病，临床表现不特异，常常被忽略，病人容易被误诊为骨质疏松、退行性骨关节病、类风湿性关节炎等风湿免疫或神经精神类疾病，延误治疗，甚至错误治疗，给患者造成极大痛苦。尤其注意与骨质疏松症的鉴别，其治疗方案是截然不同的。

2. 患者出现症状之初，常就诊于基层医院行对症处理，由于治疗效果欠佳，容易于多家医院的不同科室就诊，造成病例资料的分散性。一些医院的常规电解质检查不包括血钙磷，难以发现低磷血症。因此不仅是内科医师，病理学科和放射科医师都应该对其有一个全面的认识，以提高其诊断率特别是早期中期诊断率和治愈率。

3. TIO 肿瘤可发生于身体任何部位，瘤体通常较小、且位置深，通过体格检查及传统的影像学方法确诊难度较大，容易出现假阴性情况，SSTR－PET 检查为近年来的新检查技术，仅少数综合性医院开展，大部分还处于科研阶段，导致 TIO 确诊的时间延长。

刘铭，医学博士，主任医师，二级教授，天津市特聘教授，博士研究生导师，任职于天津医科大学总医院内分泌代谢科。主持国际课题 7 项，国家重点/重大项目 3 项，国家基金委面上项目 3 项；美国和英国多家研究基金、国家基金委重点和面上项目，以及科技部重大项目评审专家；20 余家 SCI 和中华系列杂志编委和/或评审专家。中华内分泌学会常务委员兼内分泌罕见病学组组长，中国老年学会内分泌代谢分会常务委员和胰岛研究学会副主任委员，天津市内分泌学会主任委员。研究方向：胰岛功能和糖尿病发病机制，单基因糖尿病，内分泌罕见病。擅长：糖尿病、甲状腺疾病、垂体疾病、肾上腺疾病。

内分泌代谢科刘铭主任医师：本病例患者生长抑素受体显像结果阳性，补充中性磷溶液及活性维生素 D 后血磷无明显升高，奥曲肽抑制试验可见 TRP 及肾磷阈升高，可以推断奥曲肽对于减少尿磷排泄，改善低磷血症有一定的作用，因此在患者术前因消化道症状停用中性磷溶液的这段时间，拟为患者皮下注射醋酸奥曲肽注射液以期升高血磷，改善乏力、骨痛等症状，从而为 TIO 的治疗提供新的思路。遗憾的是，患者在应用醋酸奥曲肽注射液皮下注射后复查血磷无明显回升。考虑原因如下：①醋酸奥曲肽注射液为短效制剂，考虑到患者胆囊结石，为防止胆囊炎发作，仅使用醋酸奥曲肽注射液 0.1mg 1 次/12h 皮下注射，用量少且代谢快；②患者为重度低磷血症，提示肿瘤持续分泌的 FGF23，抑制磷重吸收作用较强，应配合中性磷溶液口服，以观察治疗效果更佳；③奥曲肽对于 SSTR2 和 SSTR5 亲和性无差异，而 Ga 标记的 DOTATATE 对于 SSR2 有高亲和性，且灵敏度更高，不除外该患者肿瘤主要表达 SSTR2，需要进一步特异性染色来证实。但是这个病例在对于 TIO 的诊断和治疗上仍然提供给我们很重要的临床思考，值得在此基础上总结类似病例后进一步实验和研究，争取新的突破。

九、文献汇总

低磷骨软化症是以低磷血症、高碱性磷酸酶、尿磷排泄增多、骨骼矿化障碍、骨质软化或佝偻病为特点的少见代谢性骨病，常表现为全身不明原因的骨痛和肌无力导致的步态障碍，部分患者可能出现几年内身高明显变矮。低磷骨软化症分为遗传性和获得性，根据发病年龄及家族史，需要与遗传疾病如 X 连锁低磷性佝偻病、常染色体显性低磷性佝偻病、常染色体隐性低磷性佝偻病相鉴别，获得性低磷骨软化症主要包括药物性和肿瘤继发。肿瘤性骨软化症（TIO），也被称为致癌软骨病，是一种少见的副肿瘤综合征。以骨痛、骨折和肌无力为主要临床特征。如果不及时诊治，TIO 往往会影响病人的生活质量，甚至引起严重躯体功能障碍。但该病在确诊上普遍存在难度，目前文献中报道的病例从发生症状到确诊的时间在 2.5~28 年。

绝大多数引起 TIO 的肿瘤是一种实体肿瘤，即混合结缔组织变异的磷酸盐尿性间叶性肿瘤（PMTs）。TIO 肿瘤的好发部位在软组织和骨组织，以下肢最常见，其次为口腔和鼻窦等。病理表现多样，混合存在梭形细胞、破骨细胞样巨细胞，含丰富的后壁血管、软骨样基质和化生骨等。PMTs 可产生的过量的 FGF23，主要作用于肾近端小管细胞，其作用是降低近端肾小管上钠 - 磷酸协同转运体（NaPi - 2a 和 NaPi - 2c）的表达，导致肾脏磷重吸收降低。此外，FGF23 抑制 25 - 羟基维生素 D 的 1α - 羟基化，导致 $1,25(OH)_2D$ 的产生不足，引起肠内钙和磷酸盐吸收减少，进一步加重低磷血症，导致骨矿化不足，最终引起骨软化。完全切除病因性肿瘤的病人一般预后良好，但也有少数复发和转移的报道。对于难以切除的 TIO 目前已有 FGF 受体抑制剂的相关药物研究。

TIO 肿瘤很小，深体表难以触及。仔细体检非常重要，仅有 14% 的患者体表可触及结节。在过去的几年里，医学影像的进步提高了 TIO 的有效定位。最近的文献数据表明，使用镓 - 68（[68]Ga）标记的不同的生长抑素类似物（如 DOTANOC、DOTATATE、DOTATOC）的生长抑素受体 PET/CT（SSTR - PET/CT）可能在 TIO 患者的肿瘤检测和定位中发挥着重要的作用。由于 SSTRs 在神经内分泌肿瘤（NETs）细胞中过表达，70%~90% 的 NETs 表达 SSTR2 和 SSTR5，SSTR - PET/CT 被广泛用于神经内分泌肿瘤的诊断。然而，SSTRs 也在非神经内分泌肿瘤中表达，如间叶性肿瘤，可表达不同的 SSTR 亚型，主要是 SSTR2，因此 SSTR - PET/CT 可用于 TIO 的定位诊断。相较于 [18]F - FDG PET/CT，SSTR - PET/CT 对于 TIO 肿瘤的检出率更高（90%），特异性更强（90%），并且在二者均阳性的病例中，SSTR - PET/CT 显示病灶与背景的对比度更强，这一点在本病例中也有体现。

（内分泌代谢科：柴　韵　郭伟红）

参 考 文 献

［1］Ledford CK，Zelenski NA，Cardona DM，et al. The phosphaturic mesenchymal tumor：why is definitive diagnosis and curative surgery often delayed？［J］. Clinical orthopaedics and related research，2013，471(11)：3618 – 3625.

［2］Feng J，Jiang Y，Wang O，et al. The diagnostic dilemma of tumor induced osteomalacia：a retrospective analysis of 144 cases［J］. Endocrine journal，2017，64(7)：675 – 683.

［3］Fallahi B，Manafi – Farid R，Eftekhari M，et al. Diagnostic efficiency of 68Ga – DOTATATE PET/CT as compared to ^{99m}Tc – Octreotide SPECT/CT and conventional morphologic modalities in neuroendocrine tumors［J］. Asia Ocean J Nucl Med Biol，2019，7(2)：129 – 140.

［4］Yin Z，Du J，Yu F，et al. Tumor – induced osteomalacia［J］. Osteoporos Sarcopenia，2018，4(4)：119 – 127.

［5］Florenzano P，Gafni RI，Collins MT. Tumor – induced osteomalacia［J］. Bone Rep，2017，7：90 – 97.

［6］Minisola S，Peacock M，Fukumoto S，et al. Tumour – induced osteomalacia［J］. Nature reviews Disease primers，2017，3：17044.

［7］De dosso s，Treglia G，Pascale M，et al. Detection rate of unknown primary tumour by using somatostatin receptor PET/CT in patients with metastatic neuroendocrine tumours：a meta – analysis［J］. Endocrine，2019，64(3)：456 – 468.

［8］Rayamajhi SJ，Yeh R，Wong T，et al. Tumor – induced osteomalacia – Current imaging modalities and a systematic approach for tumor localization［J］. Clinical imaging，2019，56：114 – 123.

［9］Meyer M，Nicod Lalonde M，Testart N，et al. Detection rate of culprit tumors causing osteomalacia using somatostatin receptor PET/CT：Systematic Review and Meta – Analysis［J］. Diagnostics(Basel)，2019，10(1)：2.

病例 12　恶心、呕吐

一、病例简介

患者，男，26 岁，主因"间断恶心、呕吐 2 周"收入院。

现病史：患者于入院前 2 周无明显诱因出现间断恶心、呕吐伴乏力，呕吐物为胃内容物，与进食无明显关系，无呕血，无腹痛、腹泻、黑便，无发热，无头痛、头晕、耳鸣，无心悸、胸闷、憋气，无咳嗽、咳痰，无尿量变化，无意识障碍，无皮肤黄染，未予特殊重视，入院前 1 周患者上述症状加重，就诊于当地某三甲医院，查腹部 B 超未见异常，查胃镜示胃底炎、十二指肠球炎、慢性胃炎。化验示：血肌酐 151.3μmol/L，血尿酸：753.3μmol/L，血常规示血小板 94×10^9/L。恶心、乏力症状同前并且出现双下肢肌肉疼痛，故为进一步诊治收入我科。患者自发病以来，精神差，饮食量少，小便正常，大便秘结，睡眠尚可，体重下降 10kg。

既往史：既往体健，否认冠心病、高血压及糖尿病病史，否认肝炎结核病史，否认外伤手术史，否认食物及药物过敏史，预防接种史同当地。

体格检查：T 37.0℃，P 100 次/分，R 20 次/分，BP 120/70mmHg。神清，面色苍白，查体合作，周身未及黄染、出血点、淤斑、睑结膜稍苍白、口唇不发绀，颈软，气管居中，双肺呼吸音清，未闻及啰音，心音有力，律齐，腹软，剑突下压痛，无反跳痛，双下肢不肿。

二、辅助检查

患者诉双下肢肌肉疼痛，入院后查血钙 3.5mmol/L(参考值范围：2.15 ~ 2.55mmol/L)，血磷

0.9mmol/L，血钾 3.2mmol/L，血肌酐 260μmol/L，血小板 84×10⁹/L，血红蛋白 112g/L，网织红细胞 1.66%，血尿酸 783μmol/L，心肌酶（-），BNP 885.5pg/ml（参考值范围：＜300pg/ml），D-Dimer 991ng/ml，甲状旁腺素（PTH）＜0.32pmol/L（参考值范围：1.1~7.3pmol/L），血清蛋白电泳 κ 轻链阳性，肾小管酸化功能（-），24 小时尿钙（-），心电图显示 V₁~V₃ ST 段消失。予以利尿、补液治疗后，第二天复查血钙 5.3mmol/L（图 4-22），肝功能：ALB 33g/L，ALT 81U/L，AST 60U/L，碱性磷酸酶 269U/L（参考值范围：40~150U/L），LDH 971U/L，患者诉双下肢肌肉疼痛明显，联系透析室行床旁透析降血钙。患者免疫示补体 C3 21.8mg/dl（参考值范围：79~152mg/dl），补体 C4 3.41mg/dl（参考值范围：16~38mg/dl），C 反应蛋白（CRP）2.72mg/dl（参考值范围：＜0.8mg/dl），循环免疫复合物 15.2U/ml（参考值范围：＜13U/ml），余抗核抗体，抗双链 DNA 抗体、ANCA、抗肾小球基底膜抗体均为阴性。肝炎（-）。

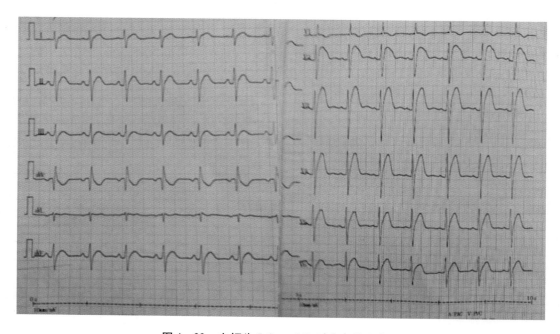

图 4-22　血钙为 5.3mmol/L 时患者的心电图

三、初步诊断

1. 高钙血症。
2. 肾衰竭。
3. 肝功能异常。
4. 低蛋白血症。

四、治疗经过

患者入院后予以间断床旁透析并予以水化、利尿、鲑鱼降钙素静点降血钙。入院第 7 日患者出现发热，体温最高 38℃，有痰不易咳出，加用舒普深抗感染治疗 3 天后体温仍高，胸 CT 示两肺多发磨玻璃密度及实变影，考虑感染性病变，活动性结核不除外，更换抗生素为莫西沙星静脉抗感染，患者有痰不易咳出，大汗、乏力，化验示血常规：WBC 1.99×10⁹/L，Hb 91g/L，PLT 30×10⁹/L，予以输注血小板治疗，患者血 ALB 28g/L 予以间断输注人血白蛋白治疗，但患者出现不能平卧、憋气症状，心率增快，双肺底湿啰音，考虑心功能不全，时肌酐 465μmol/L，再次床旁透析。患者复查血 Hb 72g/L，予以输注洗涤红细胞治疗。化验结核抗体（-），PPD（-），结核感染 T 细胞检测（-），反复痰培养（－），痰涂片抗酸染色（－），1－3－β－D葡聚糖（－），肺炎支原体抗体IgM（－），降钙素原1.78ng/ml（参考值范围：<0.5），HBS－Ab（＋），抗EB病毒衣壳抗原IgG抗体（＋），血β₂微球蛋白10.89mg/L（参考值范围：0.8～2.9mg/L）。予以甲强龙40mg每日抗感染，患者血钙逐渐下降至正常水平。5天后复查胸CT示两肺广泛团片状阴影，体温高达39℃，咳黄脓痰（患者化验指标变化见表4－17）。

表4－17　患者化验指标变化表（7月15日～7月30日）

日期	血 Ca (mmol/L)	血 Cr (μmol/L)	血 UA (μmol/L)	LDH (mmol/L)	ALB (g/L)	PLT × (10⁹/L)	WBC × (10⁹/L)	Hb (g/L)
7月15日	3.5	260	783			84	4.65	112
7月16日	5.3			971	33			
7月17日	3.5	209	336					
7月18日	4.63					58	4.83	105
7月19日	3.86	234	295					
7月20日	3.89					30	1.99	91
7月21日	3.95			1073	28	42	2.71	90
7月22日	4.17	394	507			54	3.06	83
7月23日	4.01	444	543					
7月24日	3.4	465	570			54	3.62	83
7月25日	2.51	305	330			22	2.7	83
7月26日	2.94	391	505			35	2.51	72
7月27日	2.7	353	546			31	2.23	76
7月28日	2.67	385	640	1574	23	41	2.52	76
7月29日	2.47	323	633					

五、李汇主治医师分析病例

病例特点：①患者年轻男性，26岁，起病急，病情危重且进展迅速；②以胃肠道症状就诊于我院门诊；③化验示高钙血症，肾功能不全；④同时合并心功能不全及肺部感染。

可以引起胃肠道症状的疾病包括胃肠道本身的疾病、肾功能不全、电解质紊乱及内分泌系统的疾病等，其中内分泌系统疾病包括糖尿病酮症酸中毒、糖尿病胃轻瘫、甲状腺功能亢进症、甲状旁腺功能亢进症、腺垂体功能减退症、肾上腺危象等，本例患者行胃镜检查示胃底炎、十二指肠球炎、慢性胃炎，血肌酐升高，同时伴有严重的高钙血症、贫血及高尿酸血症等，如果从高钙血症入手分析，高钙血症本身可以造成多系统损害，可以引起消化道症状及肾脏损害，还可以引起高血压和心律失常，该患者高血钙，血磷正常，PTH降低，24小时尿钙不高，不考虑原发性甲状旁腺功能亢进症的诊断，而应该考虑恶性肿瘤、维生素A/D中毒、结节病、甲亢、肾皮低等可以引起继发性高钙血症的原因，然其甲功及肾上腺皮质功能正常，无维生素A/D中毒的病史及证据，且合并迅速进展的贫血，肾功能进行性恶化，之后出现了高热，严重的三系减低及感染，尽管给予透析及强力抗生素的治疗，患者病情凶险危重，进展快速并无减缓的趋势，且其血清蛋白电泳κ轻链阳性，因此考虑肿瘤的可能尤其是血液系统肿瘤的可能性大，基于此，我们开展了多学科专家会诊以指导下一步诊疗。

六、MDT讨论目的

1. 患者目前考虑的诊断？下一步可以完善的检查？

2. 患者下一步的治疗措施？

七、多学科会诊意见

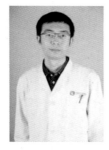

李栋，医学博士，天津医科大学总医院肾脏内科副主任医师。从事糖尿病肾病、腹膜透析、血液透析血管通路的临床及基础研究。

肾脏内科李栋副主任医师：该患者为年轻男性，主因"间断恶心、呕吐2周"入院，起病急，病情危重，存在高钙血症、肾功能不全、心功能不全及肝功能异常。肾功能不全的原因包括肾前性，肾性和肾后性三种，其无泌尿系统结石，无尿潴留，不考虑肾后性因素，其有间断恶心呕吐的症状2周，且有心功能不全，可以导致肾脏灌注不足，并导致肾前性肾功能不全；关于肾脏因素，患者既往无肾功能不全的病史，其肾功能不全考虑是急性肾损伤，急性肾损伤的原因很多，该患者有高钙血症、心功能不全、血清蛋白电泳κ轻链阳性，这些都可以导致急性肾损伤。患者主要是肾小管间质损伤为主，高钙血症可以导致肾小管上皮细胞的损伤，轻链本身对肾小管有毒性作用，另外其引起的管型肾病可以阻塞肾小管造成肾衰。其血钙最高达5.3mmol/L，患者有透析的指征，及时予以血液透析，一方面纠正高钙血症等电解质紊乱，另一方面可以改善心力衰竭的症状，还有一方面可以促进毒素的排泄，改善肾功能不全，可谓一箭三雕。该患者同时尚存在三系减低、低蛋白血症等消耗情况，考虑系统性疾病可能性大。

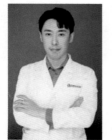

丁凯，医学博士，天津医科大学总医院血液内科副主任医师。任天津医师协会血液科医师分会委员，天津抗癌协会淋巴瘤青委会常务委员，天津医科大学首届"卓越教师"称号。

血液内科丁凯副主任医师：该患者年轻男性，病情进展迅速，病情危重，有恶心、呕吐症状，结合化验提示三系进行性减低，有严重的高钙血症、高尿酸血症，仅1周时间，血白蛋白从入院的33g/L快速下降到28g/L，且患者血清蛋白电泳κ轻链阳性，高度提示患者血液系统疾病的可能。血液系统肿瘤伴发高钙血症常见于多发性骨髓瘤和淋巴瘤，高钙血症是疾病播散、病情进展并发生病理性骨质破坏的表现，也是预后不佳的一个危险因素。建议该患者尽快完善骨髓穿刺及骨髓活检，尽早明确诊断并尽快采取相应的治疗措施。

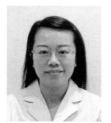

张燕平，女，主任医师，任职于天津医科大学总医院感染科。擅长诊治各种感染性疾病，如感染性心内膜炎、手术部位感染、中央导管相关血流感染、腹腔感染、败血症等，在不明原因长期发热疾病的诊断、抗菌药物合理使用及医院感染的预防与控制上均有丰富的临床经验。

感染科张燕平主任医师：该患者以高钙血症造成的多系统损害为主要临床表现，在住院1周时出现发热，血常规出现严重的三系减低，血清蛋白电泳κ轻链阳性，高度提示患者血液系统疾病的可能。血液科专家提示血液系统肿瘤伴发高钙血症常见于多发性骨髓瘤和淋巴瘤。该患者胸部CT提示双肺多发磨玻璃密度影及实变影。考虑肺部的感染是继发于患者的原发病。患者出现憋气、不能平卧、干咳，后续出现咳黄脓痰、肺部影像学主要表现为间质性肺炎，也有肺泡型肺炎的特征。间质性肺炎是由于病原微生物累及到肺间质，大多数为血行播散所致，在体液免疫异常患者（如多发性骨髓瘤和B细胞淋巴瘤），因对有荚膜的呼吸道病原菌（肺炎链球菌、流感嗜血杆菌、脑膜炎奈瑟氏菌）不能产生抗体而常常出现反复的感染。如果考虑为肺泡型肺炎，常见的病原菌为肺炎链球菌、流感嗜血杆菌。患者双肺均有多发磨玻璃密度影及实变影，应考虑为血行播散导致的间质性肺炎。建议多次留取血培养。头孢曲松对于上述三种病原菌均可有效覆盖，是抗感染的最佳选择。

八、补充及完善病例

患者之后行 PET - CT 示脾及骨髓代谢弥漫增高，考虑血液系统疾病可能性大，炎性病变不除外。腹部 B 超示肝大脾大，脾门处多发低回声结节（肿大淋巴结?），UCG 示少量心包积液。骨穿报告示：（骨髓）增生减低，红细胞系缺如，成熟红细胞部分缗钱状，全片未见巨核细胞，血小板少，骨髓涂片见有分类不明细胞，胞体大，胞浆丰富，灰蓝色，核染色质粗条索状。骨髓活检显示：骨髓增生极度活跃，小圆核细胞增生伴纤维化，免疫组化染色示：CD20 广泛阳性，CD79a 散在多量阳性，CD3 和 CD5 散在少许阳性，PAX - 5、CD7、CD23、CD10、TDT、CyclinD1 阴性，MPO 和 Lysozyme 散在少许阳性，CD117 和 CD34 偶见阳性，CD38、CD138、κ 和 λ 散在极少数阳性，网染（＋＋），考虑为弥漫大 B 细胞性淋巴瘤，非生发中心型，Ki - 67 > 90%。该患者诊断明确为 B 细胞淋巴瘤合并高钙血症、高尿酸血症及肾功能不全。患者转往血液内科后及时予以 R - CHOP 方案化疗（后分期为 Ann - abber Ⅳ期，IPI 高危），并给予强有力的对症支持治疗，化疗第 2 日患者一般情况及症状明显改善，血钙明显下降，后未再进行透析治疗。1 个疗程后患者即可下床行走，评价达完全缓解，后行巩固治疗，共行 8 个疗程 R - CHOP 方案化疗，治疗后复查 PET - CT 体部未见恶性肿瘤征象，后行自体干细胞移植，移植后每 3 个月血液科随访复查，目前患者已经恢复正常工作，一般情况良好，已随访 4 年，目前已经结婚生子。

九、专家点评

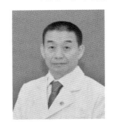

郑宝忠，主任医师，任职于天津医科大学总医院内分泌代谢科。擅长糖尿病及其并发症、肥胖症、肾上腺、甲状腺疾病、脂代谢异常和嘌呤代谢异常的诊断和治疗。

内分泌代谢科主任医师郑宝忠：本例患者是一例少见的以重度高钙血症和肾功能不全为首发表现的血液系统肿瘤患者，初来医院时以胃肠道症状为主，之后的化验检查提示存在高钙血症、血小板减少、贫血、肝肾功能的损害以及高热和肺感染，病情进展迅猛，予以降钙素降钙效果不佳，及时的透析挽救了患者的生命，并为后续的输血、抗感染等支持治疗提供了宝贵的时间，为行骨穿检查并明确诊断明确了机会，所以对于高钙血症的患者，如果 PTH 不高，需要考虑可以造成高钙的其他原因，包括肿瘤、甲亢等。在高钙血症的处理过程中，尤其是血钙 3.75 以上出现高钙危象的情况下，更是要积极降血钙治疗，一是可以补液利尿，但要注意患者的心功能；二是可以鲑鱼降钙素降钙，可以尝试皮下应用或静脉给予；三是患者肾功能不全，不能应用二磷酸盐药物降钙的同时可以及时启动透析治疗；四是对于血液系统肿瘤的患者，糖皮质激素对于血钙的降低能起到很好的效果。

十、文献汇总

血清蛋白正常时，成人血清总钙正常值为 2.25 ~ 2.75mmol/L，血清总钙高于 2.75mmol/L 或血清离子钙高于 1.75mmol/L 即为高钙血症（hypercalcemia）。高钙血症是临床常见的内分泌代谢紊乱之一，也是常见的副肿瘤综合征，其诸多病因中，无症状患者高血钙原因多为甲旁亢，而住院患者的高血钙往往是肿瘤所致，称之为恶性肿瘤性高钙血症（malignancy associated hypercalcemia, MAH）。

高钙血症可分为甲状旁腺依赖高钙血症和非甲状旁腺依赖性高钙血症，前者包括原发性甲旁亢、三发性甲旁亢、家族低尿钙性高钙血症和锂盐中毒，后者则包括恶性肿瘤、维生素 A/D 中毒、结节病、甲亢、肾皮低、Williams 综合征乳 - 碱综合征、应用噻嗪类药物等。MAH 主要见于软组织肿瘤和血液系统肿瘤，包括乳腺癌、肺癌、肝癌、前列腺癌、食管癌、鼻咽癌、黑色素瘤、T 细胞淋巴瘤/白血病、多发性骨髓瘤等，仅约 8.5% 的 B 细胞淋巴瘤伴发高钙血症。国外文献报道以乳腺癌、非小细胞肺癌和造血系统肿瘤，特别是多发性骨髓瘤并发的高钙血症为多见。

高钙血症的临床表现累及多个系统，症状的轻重程度与血中游离钙升高的程度、速度及患者的耐受性有关，症状包括消化道如恶心、呕吐偶至消化性溃疡或急性胰腺炎、呼吸系统如肺部感染甚至呼吸衰竭、泌尿系统如间质性肾炎甚至肾衰竭、循环系统如高血压和致命性心律失常、中枢神经系统如腱反射抑制和定向力丧失甚或谵妄昏迷、异位钙化灶如眼角膜病和关节周围钙化。当血钙≥3.75mmol/L（15mg/dl）称为高钙危象。高钙血症的主要危险即是高钙危象和肾间质钙盐沉积引起的肾衰竭，死亡的主要原因是严重心律失常和呼吸衰竭。高钙血症作用于肾脏，主要为肾小管损伤，表现为肾小管水肿、坏死、基底膜钙化，晚期可见肾小管纤维化、肾钙化、肾结石。早期表现为浓缩功能障碍，晚期发展为肾衰竭。本案报道的患者为年轻男性，以重度高钙血症及肾功能不全为首发表现，以恶心、呕吐、乏力等胃肠道症状就诊，血钙最高达5.3mmol/L，实属罕见，另外该患者既往无肾脏病史，无肾脏萎缩，故诊为急性肾衰竭。

若临床上遇到肾功能损害同时伴有高血钙者，还应该考虑甲状旁腺功能亢进可能，需行血磷、血清PTH、尿钙检测，进一步可行甲状旁腺超声、CT、MRI或ECT等检查，以明确甲状旁腺的病变情况。该患者化验示PTH降低，提示高钙血症负反馈抑制PTH的分泌，排除了甲状旁腺功能亢进，另外还结合相关检查分别除外了流行性出血热、血管炎、骨髓瘤等疾病。

高钙血症的典型心电图表现为ST段缩短或消失，QRS波终末部紧跟突然上升的T波，形态类似不伴右束支阻滞的Brugada波，本例患者心电图（图4-22）$V_2 \sim V_6$导联T波起始部也呈弓背向上型抬高，与急性心肌梗死超急性期十分相似，易误诊，需根据症状、心肌酶等鉴别诊断。

肿瘤相关的高钙血症，其原因综合如下：①肿瘤旁分泌一些细胞因子（转化生长因子α和β、白细胞介素1和2、肿瘤坏死因子α等），这些因子是激活破骨细胞的活性介质，称为破骨细胞激活因子（osteoclast activating factor，OAF）。实验证实，多发性骨髓瘤和恶性淋巴瘤能分泌OAF，它刺激骨吸收，诱导破骨细胞的形成，导致骨质溶解和高钙血症。这些因子也被称为恶病质因子，引起肿瘤患者恶病质及低蛋白血症；②约80%的MAH也可由原发肿瘤释放体液因子及相关产物引发，如肺鳞癌细胞产生的甲状旁腺激素相关蛋白（PTHrP）可引起高钙血症。研究发现，PTHrP可刺激破骨细胞释放核因子κB（NF-κB）受体活化因子配体（RANK-L），RANK-RANKL反应可激活某些重要的核因子，包括PTHrP、c-Jun氨基末端激酶（JNK）通路、p38MAPK通路等，进而激活一系列细胞内信号通路，从而发挥诱导破骨细胞分化、活化破骨细胞及延长其生存时间的作用。

恶性高钙血症的治疗，包括：①大量补液、促进肾脏对钙的排泄，包括大量生理盐水，但应注意患者心功能的情况和电解质，另外还有袢利尿剂的使用，但因噻嗪类利尿剂可减少肾脏钙的排泄进而加重高钙血症，因此绝对禁忌；②降低骨的吸收，包括二磷酸盐如唑来膦酸，另外还有降钙素。前者是有效的治疗方法，其不良反应主要是肾脏损害，少数引起下颌骨坏死，本患者已存在肾衰竭，故未予应用，后者直接抑制破骨细胞骨吸收，减少肾小管钙的重吸收，增加尿钙排泄，本患者应用鲑鱼降钙素250U/d静脉点滴，联用5天，血钙明显下降，未见恶心、呕吐、腹痛等不良反应。目前国内已经上市的地舒单抗是RANKL配体的单克隆抗体，可以干扰RANK-RANKL通路活化，已批准治疗骨质疏松以及骨转移；另外2014年国内上市的西那卡塞是一种拟钙剂，作用于钙敏感受体（Ca SR），在生理状态以及肿瘤细胞中对于调节PTHrP分泌过程起着重要作用，可迅速降低PTHrP和血钙水平。糖皮质激素可以通过多种途径降低血钙，如抑制肠道吸收、增加尿钙排泄，对血液系统肿瘤引起的高钙血症效果较好，但对于实体肿瘤或甲旁亢引起的高钙血症无效；③支持治疗，据病情输注蛋白、血浆、红细胞、血小板等，本患者全血细胞减少，多次输注血小板及红细胞。高钙危象为急症，应采取紧急措施，危及生命的高钙血症应采用腹膜或血液透析方法，本患者血钙5.3mmol/L时予以紧急透析，预防了危及生命的心律失常的发生，同时缓解了肾功能的损害。

恶性高钙血症危象得到控制后，应及时行化疗等相关病因治疗，这样才能进一步达到挽救患者生命、延长生存期的目的。病因治疗是治疗高钙血症最根本的办法。

其预后取决于患者的原发病、对治疗的敏感程度、年龄等，但有相关报道显示，恶性肿瘤患者发生高钙危象后中位生存时间仅为 36 天。

（内分泌代谢科：李　汇）

参 考 文 献

[1] 廖二元. 内分泌代谢病学. 第 2 版. 北京：人民卫生出版社，2012

[2] 谷伟军. 内分泌相关高钙血症的临床对策. 药物与临床，2014，11（1）：12 – 16.

[3] Tai N, Inoue D. Bone and calcium abnormalities in malignancy. Treatment of malignancy associated hypercalcemia. Clin Calcium, 2014, 24（8）：1223 – 1228.

[4] 张学华，王有顺. 恶性黑色瘤伴高钙血症 1 例. 中国社区医师，2011，13（279）：224

[5] Muggia FM. Overview of cancer – related hypercalcemia：epidermiology and etiology［J］. Sem in Onco, 2006, 17（2 Suppl 5）：3 – 9.

[6] 江建青，徐鹏程，付胜惠，等. 低钙透析治疗以急性肾衰竭和高钙血症起病的甲状旁腺瘤 1 例. 中国血液净化，2007，6（11）：637.

[7] 朱月文. 伴急慢性肾衰竭的原发性甲状旁腺功能亢进症 2 例. 中国中西医结合肾病杂志，2013，14（3）：256 – 257.

[8] 纪忠宇，卢喜烈. 高钙血症心电图解读. 江苏实用心电学杂志，2012，21（3）：185.

[9] 詹继东，付强，程黎明，等. 恶性肿瘤合并高钙血症临床特点及预后分析. 临床荟萃，2014，29（1）：38 – 39.

[10] Stopeck AT, Lipton A, Body JJ, et al. Denosumab compared with zoledronic ac – id for the treatment of bone metastases in patients with advanced breast cancer：a ran – domized, double – blind study［J］. J Clin Oncol, 2010, 28；5132 – 5139.

[11] Clines GA. Mechanisms and treatment of hypercalcemia of malignancy［J］. Curr Opin Endocrinol Diabetes Obes, 2011, 18：339 – 346.

[12] Bech A, Smolders K, Telting D, et al. Cinacalect for hypercalcemia caused by pulmonary squamous cell carcinoma producing parathyroid hormone – related peptide［J］. Case Rep Oncol, 2012, 5：1 – 8.

[13] 郭天利. 恶性肿瘤合并高钙血症 23 例临床特点及预后分析. 中国误诊学杂志，2010，10（28）：7004 – 7005.

[14] 谢晓红. 高钙危象为首发表现的弥漫性大 B 细胞淋巴瘤 1 例. 辽宁医学院学报，2013，34（2）：94 – 95.

病例 13　乏力，面部色黑，血压、血糖控制不佳

一、病例简介

患者，女，56 岁，因乏力、面部色黑 1 个月入院。

现病史：患者 1 个月前无明显诱因出现乏力伴抑郁、眼部胀痛、视物模糊，自觉面部变黑，同时血压、血糖控制不佳，无头痛、头晕，无恶心、呕吐，无腹痛、腹泻。1 周前因调整血压血糖于外院住院，检查发现血 ACTH 21.71pmol/L↑（参考值范围：1.60 ~ 13.90pmol/L），血 COR 1293nmol/L↑（参考值范围：171 ~ 536nmol/L）；血气分析：pH 7.55↑，K^+ 2.58↓，HCO_3^- 30.0↑，BE 6.8↑；头、胸、腹部、盆腔 CT 平扫：肝囊肿，余未见占位性病变。垂体 MRI 平扫未见异常。为进一步诊治收入我科。自发病以来，精神欠佳，食欲正常，睡眠欠佳，大便如常，夜尿 2 次/晚，近 2 个月体重下降 10kg。

既往史：高血压史 5 年，口服氯沙坦 50mg 1 次/日，血压维持在 130/70mmHg 左右。糖尿病史 6 个月，胰岛素和口服药物治疗，血糖控制欠佳。

体格检查：T 36.5℃，P 62 次/分，R 16 次/分，BP 153/87mmHg，身高 156cm，体重 64kg，BMI 26.30kg/m²。神志清晰，多血质外貌，全身皮肤黏膜无黄染，双上肢可见片状淤斑，右下腹可见宽约 1cm 的粉红色纹，水牛背，颜面部皮肤色素沉着，双眼球结膜水肿，腹部呈悬垂腹，双下肢无水肿。余体征均阴性。

二、辅助检查

入院后查，血常规：WBC 8.06×10^9/L，中性粒细胞百分比 79.1%↑，淋巴细胞百分比 14.6%↓。

肝功能：TP 53g/L↓，ALB 33g/L↓，TBIL 17.8μmol/L，DBIL 5.0μmol/L，LDH 326.0U/L↑，γ-谷氨酰转酞酶 38U/L，AST 12U/L，GPT 29U/L。

血电解质：K 3.2mmol/L↓，Na 138mmol/L，Cl 99mmol/L，二氧化碳结合力 30mmol/L，24 小时尿蛋白 480.0mg↑，微量白蛋白 25.5mg。尿电解质：Ca 10.92mmol/24h↑，Cl 283.80mmol/24h↑，K 147.93mmol/24h↑，Mg 4.95mmol/24h，Na 227.70mmol/24h，P 21.69mmol/24h↓；游离甲功能：FT_3 <1.54pmol/L↓，FT_4 9.47pmol/L，TSH 0.107μIU/ml↓；高血压两项：血浆肾素 3.4μIU/ml↓，血浆醛固酮 4.2ng/dl，醛固酮/肾素比值 1.24；血 COR >50.0μg/dl↑，ACTH 124.00pg/ml↑，24h 尿 COR >1500μg。

肿瘤指标：CEA 6.71ng/ml（参考值范围：0.00~5.00ng/ml↑），CA-199 53.11U/ml（参考值范围：0.00~37.00U/ml↑），细胞角蛋白 19 片段（CYFRA21-1）3.50ng/ml（参考值范围：0.00~3.30ng/ml↑）。

过夜地塞米松试验提示皮质醇昼夜节律消失，且不能被 1mg 地塞米松抑制。

肾上腺增强 CT：腹部双侧肾上腺外侧肢结节样膨隆，不除外结节样增生，胰头钩突富血供结节，考虑神经内分泌肿瘤可能性大，考虑肿瘤恶性可能。

PET-CT（^{18}F-FDG）：胰头区软组织密度结节，代谢增高，结合病史，考虑恶性病变不能除外 SUVmax 为 10.3；甲状腺左叶低密度结节，代谢未见异常升高，考虑为甲状腺腺瘤。PET-CT（^{68}Ga-DOTATATE）回报：胰头区软组织密度结节，DOTATAT 摄取异常增高，结合病史，考虑神经内分泌肿瘤可能性大 SUVmax 为 88.0。

三、初步诊断

1. 低钾血症原因待查　异位促肾上腺皮质激素综合征？库欣病？原发性醛固酮增多症？
2. 继发性糖尿病？

四、治疗经过

患者入院后，给予初步治疗：控制血糖、血压。同时尽快完善检查。

五、汤绍芳主治医师分析病例

患者病例特点如下：

1. 患者女性，56 岁，因乏力、面部色黑 1 个月入院。

2. 基础疾病是糖尿病半年，高血压 6 年，病史不是很长。

3. 此次因血糖、血压控制不佳，于外院检查发现血钾低，ACTH、皮质醇增高、碱血症，为进一步明确诊断收入我院。

4. 入院后查体，体征呈皮质醇增多症的外貌，但相对较轻。进一步完善相关检查。主要异常血钾低，血 COR >50.0μg/dL↑，ACTH 124.00pg/ml↑，24h 尿 COR >1500μg。过夜地塞米松试验提示皮质醇昼夜节律消失，且不能被 1mg 地塞米松抑制，诊断皮质醇增多症明确。患者同时 ACTH 高，因此为 ACTH 依赖性皮质醇增多症。外院垂体 MRI 未见明显异常。再结合患者的病史相对较短，

Cushing 外貌不很典型的特点，考虑为异位 ACTH 综合征，随后可考虑进行定位检查。①继续行大剂量地塞米松抑制试验；②影像学拟行动态增强 CT 或 MRI 检查，必要时行 PETCT；③必要时双侧岩下窦静脉取血（BIPSS）+ 去氨加压素（DDAVP）兴奋试验。

5. 患者之后肾上腺增强 CT 回报　腹部双侧肾上腺外侧肢结节样膨隆，不除外结节样增生，胰头钩突富血供结节，考虑神经内分泌肿瘤可能性大，考虑肿瘤恶性可能。肾上腺增强 CT 结果，结合患者入院后血糖血压控制并不理想，因此暂时停止小剂量和大剂量地塞米松抑制试验，停止垂体动态增强核磁检查，也暂不考虑双侧岩下窦静脉取血，但应尽快行 PET - CT 检查。随后 PET - CT（^{18}F - FDG）回报：胰头区软组织密度结节，代谢增高，结合病史，考虑恶性病变不能除外 SUVmax 为 10.3；甲状腺左叶低密度结节，代谢未见异常升高，考虑为甲状腺腺瘤。PET - CT（^{68}Ga - DOTATATE）回报：胰头区软组织密度结节，DOTATAT 摄取异常增高，结合病史，考虑神经内分泌肿瘤可能性大 SUVmax 为 88.0。因此需开展多学科会诊以指导下一步诊疗。

六、MDT 讨论目的

1. 患者诊断初步考虑异位 ACTH 综合征，诊断是否明确？
2. 目前影像学考虑胰腺神经内分泌肿瘤可能性大。下一步治疗是否手术？

七、多学科会诊意见

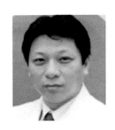

孙浩然，男，副教授。天津医科大学总医院放射科主任，中华医学会放射学会腹部专业委员会委员，中国医师协会放射医师分会委员。

影像科孙浩然主任医师：患者为 56 岁女性，主要特点是血钾低、碱血症、皮质醇高、ACTH 高，临床诊断考虑皮质醇增多症，异位 ACTH 综合征。定位检查肾上腺、垂体和其他器官，肾上腺增强 CT 发现：胰头钩突区可见一最大横截面积约 2.9cm×2.8cm 的不规则结节，于动脉期呈明显强化结节影，门脉期及实质期强化程度减低，但均高于正常胰腺组织，边界欠清晰。胰头钩突区富血供占位，考虑神经内分泌肿瘤可能大。肝脏形态、大小正常，边缘光滑，各叶比例协调，肝左外叶包膜下可见低密度结节影，无明显强化，肝内外胆管无扩张。胆囊不大、壁不厚，腔内未见异常密度影。双侧肾上腺增粗，外侧肢结节样膨隆，强化较均匀，未见确切异常强化。脾及双肾形态、大小及密度未见异常。子宫形态大小正常。左附件区低密度影。腹腔及腹膜后未见确切肿大淋巴结。未见腹水征。

主要异常两个问题：①胰头钩突富血供结节，考虑神经内分泌肿瘤可能性大，且为恶性可能；②双侧肾上腺外侧肢结节样膨隆，不除外结节样增生。肾上腺为 ACTH 刺激的表现。再次阅片外院垂体 MRI 平扫未发现异常，如临床仍怀疑垂体病变，可以进一步行动态核磁检查。

胰腺神经内分泌肿瘤（pNETs）是一种少见的肿瘤，占胰腺肿瘤不到 5%，以胰头最常见，根据其是否有特异性临床表现分为功能性 pNETs 和无功能性 pNETs，其中无功能性 pNETs 比例更高。功能性 pNETs 血液供应丰富，与周围组织、血管联系密切，CT 平扫呈等或低密度混杂影，增强 CT 扫描时动脉期常呈明显均一强化，囊变坏死区呈无强化。根据其 CT 特点，结合特异性临床表现及实验室检测，对功能性 pNETs 的诊断较为容易；无功能性 pNETs 的 CT 表现多种多样，其肿瘤常体积较大，且囊变、出血、钙化多见，实性、囊性、囊实性密度或信号均可见，包膜的结构常较完整。实性肿瘤体积通常较囊实性、囊性肿瘤小，其 CT、MRI 表现与功能性 pNETs 的类似。囊实性的实性部分血管同样丰富，在动脉期可表现为显著不均匀或环形强化，部分在门静脉期明显强化，这可能与肿瘤内部血管扩张、迂曲致使造影剂进出时间延长有关；完全的囊性少见，多由肿瘤出血、坏死发展而来，可为单囊或多囊，囊壁不增强。

无功能性 pNETs 与胰腺癌等其他肿瘤的治疗与预后不同，因此需要进行鉴别诊断。①胰腺癌：以胰头多见，常呈等、低混杂密度，多境界不清，绝大多数乏血供，实质部分增强程度常低于胰腺实质；

②胰腺囊腺瘤和囊腺癌:以囊性成分为主,有时与囊实性 pNETs 在平扫时不易鉴别,但其增强程度低于 pNETs;③胰腺实性—义乳头状瘤:多为囊实性肿块,有完整包膜,钙化较常见,动脉期常仅轻度增强,而门静脉期或延迟期增强更明显,但增强程度始终低于胰腺实质;④胰腺导管内乳头状黏液瘤:常由多个小囊性病变组成,呈分叶状,中间见分隔,可有主胰管或分支胰管扩张,MRCP 可以更清晰地显示病变与胰管相通;而囊性 NETP 多呈单一的大囊,病灶内无分隔,边缘光滑;⑤胰腺囊肿:一般呈类圆形,囊壁薄且光滑,真性囊肿多伴肝、肾囊肿,假性囊肿多有慢性胰腺炎或外伤史;⑥腹膜后神经内分泌肿瘤:包括副神经节瘤、嗜铬细胞瘤等,也常呈囊实性,境界清楚,实性成分增强显著。

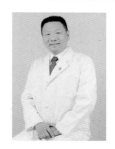

陈秋松,医学博士,副主任医师,任职于天津医科大学总医院 PET-CT 科。专业领域为体部良恶性病变的正电子显像诊断,对于呼吸系统相关疾病、神经内分泌肿瘤的诊断有一定的研究。

PET-CT 科陈秋松副主任医师会诊:患者的基本情况前面的医生已汇报。PET-CT(^{18}F-FDG)和 PET-CT(^{68}Ga-DOTATATE)均显示胰头区软组织密度结节,代谢增高。结合病史,考虑恶性病变不能除外。SUVmax 分别为 10.3 和 88.0,DOTATAT 摄取异常增高,考虑神经内分泌肿瘤可能性大。甲状腺左叶低密度结节,代谢未见异常升高,考虑为甲状腺腺瘤。

神经内分泌肿瘤是一种少见的肿瘤,全身各部位皆可发生,近年来该病的发病率逐年上升。在我国,神经内分泌肿瘤最常见的原发部位为胰腺、直肠、胃。目前胰腺增强 CT 是 pNETs 术前定位诊断的首选检查手段,具有阳性率高、定位准确等特点,且对指导手术也具有重要意义。MRI 则更多用于肿瘤的分期与进展的评价,也用于肝脏转移性病变的检测。但是当原发性 pNETs 的肿瘤很小时,很难通过 CT、MRI 及超声对其进行定位。而 PET/CT 可以在分子水平上反映细胞代谢、细胞受体活性、核酸合成与细胞基因改变,从而能够达到早期诊断的目的,在临床广泛应用于肿瘤的诊断、分期、疗效评价及预测预后等。在评估中晚期胰腺肿瘤患者的分期、肿瘤原发部位及预后方面,PET/CT 的 SUVmax 值具有一定的临床价值,能够指导临床来制定个体化治疗方案。pNETs 是一组异质性肿瘤,大多数分化良好,且生长缓慢,其糖代谢水平通常很低,因而 ^{18}F-FDG PET 难以显示,但对于快速生长或有侵袭行为的 pNETs,PET 能显示较高的 FDG 摄取,且 FDG 摄取越高、预后越差。另外其价值还在于能判断 pNETs 的良恶性和生长行为,并能全面评估是否存在转移灶。

80%~100%的 pNETs 有生长抑素受体(SST)的表达,表达最多的亚型是 SST2,其次是 SST1 及 SST5。DOTA 是一种可以与放射示踪剂形成稳定复合物的螯合物,目前在 pNETs 中应用最为广泛的示踪剂是 ^{68}Ga 标记的生长抑素类似物奥曲肽,以及起稳定结构作用的 DOTA 的复合物。

在鉴别诊断中,胰腺癌、胰腺囊腺瘤和囊腺癌的 FDG 摄取也异常增高,胰腺实性—义乳头状瘤 FDG 摄取根据潜在恶性程度高低不等。

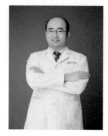

何庆,医学博士,美国路易斯安纳州立大学博士后,主任医师,博士研究生导师,任职于天津医科大学总医院内分泌代谢科。擅长垂体-肾上腺疾病、甲状腺疾病、妊娠甲状腺疾病的诊治。

内分泌代谢科何庆主任医师:异位促肾上腺皮质激素(ACTH)综合征是指非垂体和肾上腺性的库欣综合征,是库欣综合征的一种特殊类型,是由垂体和肾上腺以外的肿瘤组织分泌过量有生物活性的 ACTH 所引起,多见于 APUD 瘤,如小细胞支气管肺癌,不同部位的类癌,还有胰岛癌、甲状腺髓样癌、嗜铬细胞瘤、成神经细胞瘤、黑色素瘤等,以及非 APUD 瘤,如肺腺癌、鳞状细胞癌、肝癌等。异位 ACTH 综合征病因以小细胞肺癌和支气管癌最为多见,约占 55%;其他原因相对少见,如胸腺癌(20%)、胰腺类癌(15%)、甲状腺癌(5%)等。75%病灶位于胸腔,而胰腺癌较少。一般依据肿瘤恶性程度分为显性与隐性,显性肿瘤的生长速度很快,病程短,恶性程度相对较高,双侧肾上腺增生比较明显,血皮质醇的水平较高。因病程较短,因此多不伴库欣综合征的典型表现,但低血钾、高血压、肌无力、色素沉着等症状相对比较严重,同时还可伴多饮、多尿、烦渴等糖尿病表现;隐性肿瘤主要为类癌与低恶性肿瘤,生长速度比较缓慢,恶性程度相对较低、病灶小,常规影像检查难以发现,因病程相对较长,临床上可伴水牛背、满月脸、紫纹等皮质醇增多症的表现。

该病例特点是女性,病史很短,虽然有皮质醇增多症的临床表现,但不够典型,并且进展很快。血钾低、碱血症、皮质醇高、ACTH 高,同时有糖尿病、高血压。影像学发现胰腺占位,恶性可能性大。临床诊断高度怀疑为胰腺神经内分泌癌所致异位 ACTH 综合征。虽然按照诊断流程,需要进行大小剂量地塞米松抑制试验。但考虑患者的情况,病情进展快,一方面试验需要 6 天时间,而且大剂量地塞米松对患者也有影响,因此在诊断证据比较充分的情况下,可不必进一步行大小剂量地塞米松抑制试验。垂体 MRI 未有阳性发现,诊断支持异位 ACTH 综合征。因此可以不进行垂体动态增强 MRI 检查,也暂不考虑双侧岩下窦静脉取血检查。

pNETs 是一类起源于胰岛肽能神经元的神经内分泌细胞的异质性肿瘤,分为功能性和非功能性。功能性 pNETs 有胰岛素瘤、胃泌素瘤、高血糖素瘤、生长抑素瘤、血管活性肠肽瘤(VIP 瘤)、更罕见的促肾上腺皮质激素瘤(ACTH 瘤)及胆囊收缩素瘤(CCK 瘤)等,其中以胰岛素瘤最常见。pNETs 也是多发性内分泌腺瘤 1 型(MEN1)的组分之一。

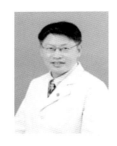

田伟军,医学博士,主任医师,任职于天津医科大学总医院普外科。擅长肝、胆道、胰腺肿瘤手术。针对肝癌开展包括肝脏极量切除、尾状叶切除手术、微波消融及靶向等手段综合治疗,取得良好效果。肝门胆管癌治疗开展多学科综合治疗扩大手术切除率,延长生存时间。胰腺癌手术经验丰富,做到无血手术切除。腹腔镜肝胆胰腺肿瘤微创手术,损伤小、恢复周期短,最大限度减少患者痛苦。

普外科田伟军主任医师:目前检查很全面,根据临床表现和相应的检查结果高度怀疑胰腺的神经内分泌肿瘤所致的异位 ACTH 综合征。

异位 ACTH 综合征患者如果能早期发现原发肿瘤,并及时行根治性切除,多数患者预后较好。原发病灶的手术切除是首选治疗,但如果不能准确定位原发病灶时,且肾上腺同时未实施切除术者,可先予以药物抑制皮质醇的合成。

手术是目前是唯一可能治愈异位 ACTH 综合征的方法。pNETs 患者的预后与胰腺癌不同,因此应采取比胰腺癌更积极的手术方式。《中国胃肠胰神经内分泌肿瘤专家共识》(2016 年版)建议,对于局限期的胰腺 NEN 原则上手术切除,对于直径 >2cm 或有恶性倾向的胰腺 NEN,无论是否具有功能,均应行根治性切除。胰头部的 NEN 应行胰十二指肠切除术,也可根据病灶的大小、局部浸润的范围等行保留器官的胰头切除术;位于胰体尾部的 NEN 应行远端胰腺切除术,并联合脾切除;位于胰体的 NEN 可行节段性胰腺切除术。功能性胰腺 NEN 中,对于胰岛素瘤,无论其瘤体大小和是否是 MEN – 1,都应尽可能手术切除;对于局限性非 MEN – 1 的胃泌素瘤,应行根治性切除及周围淋巴结清扫;对于 MEN – 1 合并胃泌素瘤或非局限的胰腺 NET,直径 <2cm 不建议手术治疗,直径 >2cm 建议切除;对于合并 MEN – 1 的功能性胰腺 NET 建议手术切除;对于多发的胰腺 NET,如果瘤体直径 >1 cm,或肿瘤在既往 6 ~ 12 个月生长加速,应该手术切除。局部进展期和转移性胰腺 NEN,经治疗后如转为可切除病灶,在患者全身状况尚可时手术切除。为预防或治疗出血、消化道梗阻以及胆道梗阻等合并症时,也可考虑原发灶切除。为控制激素的分泌,在认真评估患者的获益风险比后,也可行切除 >90% 病灶的减瘤手术。《欧洲神经内分泌肿瘤学会(European Neuroendocrine Tumor Society, ENETS)的共识和指南》(2017版),对肿瘤包绕肠系膜上动脉、腹腔干和(或)肝总动脉,以及肠系膜上静脉栓塞的胰腺 NET 不建议切除;而临界的与肠系膜上动脉、腹腔干和(或)与肝总动脉毗邻,以及无节段性肠系膜上静脉栓塞的胰腺 NET 则可切除。最大直径 <2cm 的胰腺 NET 的手术指征：①对于合并 MEN1 型的可暂不手术；②对高龄或有严重合并症的患者可保守观察，而对年轻的体格较好的患者则首选手术；③对有主胰管受累和（或）其他局部侵袭征象的患者应尽早手术。另外对于合并肝转移的胰头部 NET，不能仅行肿瘤原发灶的姑息切除，而合并肝转移的分化良好的胰体尾部 NET，可以考虑行肿瘤原发灶切除。合并肝转移的患者，条件允许时可行肝移植。中国神经内分泌肿瘤学会（CSNET）建议除了肿瘤最大直径 <1cm 或手术风险较大者外，对于最大直径 ≤2cm 的无功能胰腺 NET 应行手术切除和淋巴结清扫。

pNETs 患者 40% ~ 80% 伴转移，其中 40% ~ 93% 肝转移，肝转移对预后有负面影响。G_1 或 G_2 pNETs、功能性肿瘤、可切除的肝转移、无肝外转移患者应将肝切除作为 pNETs 肝转移首选治疗方案。

该患者的胰腺病变最大横截面积约 2.9cm×2.8cm。考虑恶性可能性大。目前没有转移的征象。目前患者一般情况尚可，可以尽快手术治疗。

补充及完善病例：患者以异位 ACTH 综合征，胰腺占位转入外科。在全麻下行腹腔镜下胰十二指肠切除术（择期），病理：（胰腺）神经内分泌肿瘤。免疫组化染色示肿瘤细胞 CD56、CgA、Syn、CK 和 β－catenin（胞膜）阳性，AACT 和 S－100 非特异性着色，EMA 和 CEA 阴性，Ki－67 约4% 细胞阳性。为 NETG2。

常规免疫组化不包括 ACTH 检查，为了进一步明确诊断，对病理切片专门进行了 ACTH 染色。结果出乎意料为阴性的，证明该胰腺肿瘤不能直接合成和分泌 ACTH。有报道有些胰腺神经内分泌癌所引起的异位 ACTH 综合征患者病理切片 ACTH 免疫组化可以是"稀少的"。那么该患者是这种情况还是另一种可能呢？肿瘤是否合成和分泌 CRH 呢？虽然临床上异位 CRH 综合征罕见，但还是有这种可能性。我们又用自己实验室的 CRH 的抗体进行了 CRH 的染色。结果显示 CRH 染色阳性（图4－23），证实胰腺肿瘤合成和分泌 CRH，从而促进垂体合成和分泌过多 ACTH 而引起了一系列临床表现和检查异常。该病例更正诊断为异位 CRH 综合征。

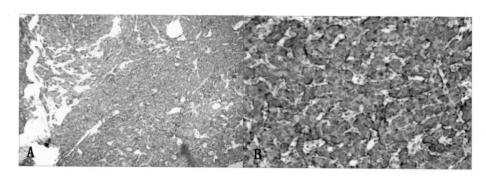

图4－23　胰腺免疫组化

注：图 A：胰腺免疫组化 CRH 100；图 B：胰腺免疫组化 CRH 400

八、专家点评

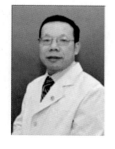

刘铭，医学博士，主任医师，二级教授，天津市特聘教授，博士研究生导师，任职于天津医科大学总医院内分泌代谢科。主持国际课题 7 项，国家重点/重大项目 3 项，国家基金委面上项目 3 项；美国和英国多家研究基金、国家基金委重点和面上项目，以及科技部重大项目评审专家；20 余家 SCI 和中华系列杂志编委和/或评审专家。中华内分泌学会常务委员兼内分泌罕见病学组组长，中国老年学会内分泌代谢分会常务委员和胰岛研究学会副主任委员，天津市内分泌学会主任委员。研究方向：胰岛功能和糖尿病发病机制，单基因糖尿病，内分泌罕见病。擅长：糖尿病、甲状腺疾病、垂体疾病、肾上腺疾病。

内分泌代谢科刘铭主任医师：异位 ACTH 综合征是由于垂体以外肿瘤组织分泌大量 ACTH 或 ACTH 类似物，使肾上腺皮质增生，分泌过量的皮质醇而导致的临床综合征，占库欣综合征的 10% ~ 20%。该病以男性居多，男女比例约为 3:1，以肺癌、胸腺癌和胰腺癌多见。1928 年 Brown 描述了世界上第 1 例异位 ACTH 综合征，1962 年 Meador 首次提出异位 ACTH 分泌瘤。随后，研究者发现切除肿瘤患者的库欣综合征可缓解，并在肿瘤组织中分离出 ACTH，从而证明这类库欣综合征是由垂体外肿瘤分泌的 ACTH 引起。异位 ACTH 的发病率很低，临床表现多样，肿瘤多种来源，导致临床极易出现漏诊、误诊。近年来，随着检查手段的不断丰富，尤其是先进的影像学检查，可早期确定原发病灶，对异位 ACTH 综合征的诊断率也越来越高。

异位 ACTH 综合征首先应与库欣病相鉴别。异位 ACTH 综合征肿瘤分泌的 ATCH 具有自主性，另外异位 ACTH 分泌细胞膜上有糖皮质激素受体缺陷，因此大剂量地塞米松通常无法对 ACTH 产生抑制；而库欣病中的 ACTH 则普遍可被抑制。因此通过地塞米松抑制试验可对二者定性诊断，进行有效鉴别。定位诊断是异位 ACTH 综合征的难点，常规影像学检查部分肿瘤病灶常无法检出，可通过辅助岩下窦取血试验鉴别。有报道提示岩下窦静脉取血试验是异位 ACTH 综合征与库欣病鉴别的最佳手段。

pNENs 的异质性高，个体差异大，临床表现多种多样，与疾病原发部位、瘤体大小等密切相关，诊断较为困难，患者在确诊时往往已处于晚期。血清特异性肿瘤标志物检测如嗜铬素 A（chromogranin A，CgA）、突触素（synaptophysin，Syn）、CD56 等检测也有一定意义。手术是目前能够根治的主要方法。因此，提高早期诊断率，可为手术根治争取时间。化疗不是首选方案。近年来靶向治疗如生长抑素类似物（somatostatin analogues，SSAs）、肽受体放射性靶向治疗（peptide receptor radionuclide therapy，PRRT）、mTOR 抑制剂、血管生成抑制剂等也在临床不断尝试。干扰素 α、免疫检查点抑制剂等免疫治疗手段也逐步在扩大应用。应采用多学科综合诊疗（multi - disciplinary team，MDT），根据患者的基础状态、症状体征、肿瘤分级分期等制定个体化的治疗方案，给患者带来最佳的治疗效果。

该病例特点是病史较短，皮质醇增多症的临床表现不典型，但进展很快，化验有血钾低、碱血症、皮质醇高、ACTH 高，同时有高血糖、高血压。影像学检查有胰腺占位，恶性可能性大。临床诊断高度怀疑为胰腺神经内分泌癌所致异位 ACTH 综合征。在针对该患者的诊疗过程中应考虑到患者的个体化情况，尽量争取时间，减少对患者的影响，未做临床意义不大的大小剂量地塞米松抑制试验，也未进行垂体动态增强核磁检查和双侧岩下窦静脉取血检查。充分体现了个体化诊疗的原则，手术后病理结果也证实了术前的判断。

异位 CRH 综合征更为罕见，常伴随异位 ACTH 综合征。该类患者常常不被 CRH 兴奋，不受大小剂量的地塞米松抑制，而且肿瘤（恶性）发展快，原发癌肿的症状很明显。

目前开展的常规检查不包括检测血中 CRH 浓度，且临床病理不能常规对肿瘤进行 ACTH 和 CRH 染色，造成临床上很难对异位 ACTH 综合征和异位 CRH 综合征进行诊断和鉴别诊断。有部分异位 CRH 综合征可能根据临床表现而误判为异位 ACTH 综合征。该病例的主管医生克服困难，完善了相关检查，为最后诊断明确做了大量的工作。

九、文献汇总

异位 ACTH 综合征的主要特征有：①库欣综合征表现，但其症状发生往往急且重，尤其是会有高血压和低钾血症；②血浆 ACTH 和皮质醇显著增高；③双侧肾上腺皮质均增生；④大剂量地塞米松抑制试验多不被抑制；⑤行 CRH 兴奋试验，ACTH 升高不明显；⑥检测岩下静脉血与外周血的 ACTH 比值 <2，应用 CRH 兴奋后 ACTH 比值 <3。

分泌 ACTH 的 pNETs 常见于中年女性，肿瘤呈侵袭性生长，瘤体一般较大，容易侵犯血管和周围神经，特别容易发生肝脏转移，但肿瘤细胞一般分化较好，免疫组化显示部分与垂体 ACTH 瘤重叠。随着对其病因和发病机制研究的不断深入，其病理分型、分级、分期也不断规范，新的生物学标记物也不断应用于诊断。pNETs 在治疗上也有显著的进展，手术切除是 pNETs 的基本治疗，对于侵袭性生长的巨大肿块无法切除，可采取内科治疗，包括靶生物和靶向治疗、免疫治疗、全身化疗 T 等不断在临床广泛应用，治疗手段也极大丰富。患者存活率也不断提高，5 年的存活率是 35.0%，10 年的存活率是 16.2%。

然而，因 pNETs 涉及多个器官系统，其诊疗同样需涉及多个学科领域。通过多学科协作，可为患者提供规范而全面的诊断和治疗方案，缩短诊断时间、改善治疗效果，提高患者生活质量，延长患者生存期。

（内分泌代谢科：汤绍芳）

参 考 文 献

[1] Brown H. A case of pluriglandular syndrome："Diabetes of dearded women"［J］. Lancet,1928,212(5490):1022 – 1023.

[2] Isidori AM, Lenzi A. Ectopic ACTH syndrome［J］. Arq Bras Endocrinol M etabol, 2007, 51(8): 1217 – 1225.

[3] Lloyd RV, Osamura RY, Klöppel G, et al. WHO Classification of Tumours of Endocrine Organs［M］. Fourth Edition. World Health Organization, 2017.

[4] Inzani F, Petrone G, Rindi G. The new World Health Organization classification for pancreatic neuroendocrine neoplasia ［J］. Endocrinol Metab Clin North Am, 2018, 47(3): 463 –470.

[5] Luo GP, Javed A, Strosberg JR, et al. Modified staging classification for pancretic neuroendocrine tumors on the basis of the American Joint Committee on Cancer and European Neuroendocrine Tumor Society Systems［J］. J Clin Oncol, 2017, 35(3): 274 – 280. DOI: 10. 1200/JCO. 2016. 67. 8193.

[6] Kloppel G, Rindi G, Perren A, et al. The ENETS and AJCC/UICC TNM classification of the neuroendocrine tumors of the gastrointestinal tract and the pancreas：A statement［J］. Virchows Arch, 2010, 456(6): 595 – 597.

[7] Compton CC, Byrd DR, Garcia – Aguilar J, et al. Exocrine and endocrine pancreas［M］//AJCC Cancer Staging Atlas. New York：Springer, 2012：297 – 308.

[8] Mizuno Y, Kudo A, Akashi T, et al. Sunitinib shrinks NET – G3 pancreatic neuroendocrine neoplasms［J］. Journal of Cancer Research & Clinical Oncology, 2018, 144(6): 1155 –1163.

第五章　风湿免疫科典型病例

病例1　便血伴多关节痛、胸痛

一、病例简介

患者，女，22 岁，主因"间断便血 3 年半，腰背及多关节痛 2 年，胸痛 1 年半"入院。

现病史：患者于入院前 3 年半无明显诱因出现便血，伴阵发性腹痛，排便后不缓解，无腹泻、发热、里急后重，反复就诊于多家医院消化科行 2 次肠镜检查均考虑"溃疡性结肠炎"，给予口服奥沙拉嗪、益生菌等治疗后症状减轻，间断仍有少量便血。入院前 2 年出现腰背部及左足跟痛，夜间疼痛明显，伴晨僵，活动后可减轻，无皮疹、口眼干、光过敏、脱发。后逐渐出现双膝关节交替肿痛，就诊于外院考虑"肠病性关节炎"，予塞来昔布、柳氮磺吡啶、白芍总苷等治疗后病情好转出院。3 个月后因腹痛、便血加重伴贫血、发热再次住院，予甲泼尼龙 40mg 1 次/日静脉输注后症状减轻，1 周后减量至 12mg 1 次/日出院。后甲泼尼龙逐渐减至 4mg 1 次/日维持治疗，期间腹痛、便血间断反复。于入院前 1 年半出现间断心悸、胸闷、胸部刺痛感，伴双上肢无力，就诊于外院查体提示高血压，血压最高 220/114mmHg，查心电图示窦性心动过速(心室率约 110 次/分)，超声心动图未见明显异常，血管彩超示：双侧颈动脉、左侧锁骨下动脉及双侧腋动脉不全闭塞，PET－CT 提示主动脉弓壁放射性分布弥漫性增高(图 5－1)，考虑大动脉炎，给予口服甲泼尼龙 24mg 1 次/日及来氟米特等治疗后症状无好转，患者出院后自行停药，改为中药汤剂治疗，仍有间断心悸、胸痛。入院前 5 个月便血等症状再次加重，伴发热及右肘、左膝关节肿痛明显，就诊于我科，完善相关检查提示大动脉炎。查体：患者左上肢血压未测及，右上肢 BP 130/110mmHg，左侧桡动脉搏动未触及，双侧颈动脉可闻及血管杂音，双足背动脉搏动存在，余无殊。诊断为大动脉炎、升主动脉瘤、肠病性关节炎、溃疡性结肠炎、窦性心动过速、继发性高血压。应用甲泼尼龙 80mg 1 次/日静脉滴注 15 天，患者 CRP 及 ESR 降至正常，后甲泼尼龙减至 60mg 1 次/日出院，出院后激素规律减量，同时予环磷酰胺每周 400mg 静脉输注规律治疗，患者自觉胸痛症状稍减轻但未消失，监测 CRP 又逐渐升高至 11.1mg/dl，近 1 周再次出现腰背部及前胸疼痛加重，为进一步诊治再次入我科。

既往史：既往体健，否认冠心病、糖尿病、肿瘤等其他家族遗传性疾病史。否认肝炎、结核等传染病病史，否认食物及药物过敏史。

体格检查：T 36.4℃，P 76 次/分，R 17 次/分，BP 130/110mmHg，神清语利，皮肤黏膜无黄染皮疹，左上肢血压未及，右上肢 BP 130/110mmHg，左侧桡动脉搏动未及，双侧颈动脉可闻及血管杂音，双足背动脉搏动存在。口腔黏膜无溃疡，口唇无发绀，浅表淋巴结未及。颈软，无抵抗，甲状腺未触及。双肺呼吸音粗，未闻及干湿啰音，心音可，律齐，各瓣膜听诊区未闻及杂音，腹软无压痛及反跳痛，移动性浊音阴性，肝脾未触及，双下肢无水肿。

二、辅助检查

第一次入我科，①临床相关化验指标：血尿便常规未见明显异常，便潜血阴性；肝肾功能正常；凝血功能正常；ESR 57mm/h（0~20mm/h）；免疫相关指标：IgG 1630mg/dl（751~1560mg/dl）↑、CRP 6.81mg/dl（0~0.8mg/dl）↑、ANA 阴性、P-ANCA 阳性。②肠镜（病理）：（小肠）黏膜慢性炎症，间质淋巴组织显著增生（升结肠至回盲部及结肠 20cm），黏膜慢性炎症伴急性炎症反应，部分腺体轻度非典型增生，可见隐窝脓肿，溃疡性结肠炎不除外。③血管彩超：大动脉炎累及颈动脉，双侧颈总动脉全层壁增厚（重度狭窄，血流不通畅），左侧颈内动脉、椎动脉全层壁增厚（中度狭窄，血流欠通畅），右侧颈内动脉、左侧颈外动脉（轻度狭窄，血流较通畅）；大动脉炎累及上肢动脉：双侧锁骨下动脉，左侧腋动脉全层壁增厚（重度狭窄，血流不通畅），右侧腋动脉全层壁增厚（中度狭窄，血流欠通畅）。④颈部 MRA：双侧颈总动脉中度狭窄至闭塞，双侧侧支循环建立，锁骨下动脉近、中段管腔中度狭窄。⑤头颅 MRA：未见明显异常。⑥胸主动脉 CTA：升主动脉、升主动脉与主动脉弓移行处管腔明显增粗，降主动脉管腔变细，主动脉管壁弥漫性增厚，左侧锁骨下动脉明显变细（图 5-2）。⑦腹主动脉 CTA：膈下方腹主动脉壁增厚，肠系膜上动脉起始部管壁增厚、管腔轻度狭窄。⑧颈部 MRA：双侧颈总动脉中度狭窄至闭塞，双侧侧支循环建立，锁骨下动脉近、中段管腔中度狭窄。⑨双侧肾上腺增强 CT：双侧肾上腺未见异常强化，肠系膜根部及腹主动脉周围多发小淋巴结影。

此次入我科后，①超声心动图：升主动脉自交界处明显增宽，最高处位于中段，呈瘤样扩张，内径约 35mm，主肺动脉内径 34mm；②血管超声：左侧锁骨下动脉、腋动脉闭塞管腔；③胸主动脉 CTA：升主动脉、升主动脉与主动脉弓移行处管腔较前略增粗，最宽处管腔直径约 53mm，降主动脉管腔变细且主动脉壁弥漫性增厚较前变化不著，左侧总及左锁骨下动脉管壁明显增厚；④腹主动脉 CTA：较前变化不著。

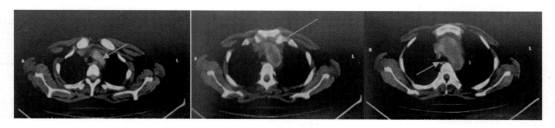

图 5-1 PET-CT

注：提示主动脉弓壁放射性分布弥漫性增高（蓝色箭头指出的弥漫亮红色高代谢区），考虑炎性疾病可能性大

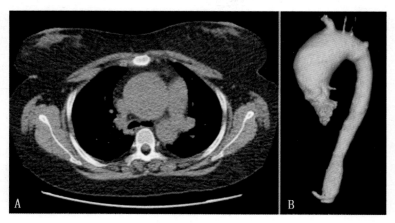

图 5-2 胸主动脉 CTA

注：图 A：提示升主动脉管腔明显增粗；图 B：三维重建图像可见呈瘤样扩张

三、初步诊断

1. 大动脉炎。
2. 升主动脉瘤。
3. 肠病性关节炎。
4. 溃疡性结肠炎。
5. 继发性高血压。

四、诊治经过及随诊

患者入院后，予加用英夫利昔单抗静脉输注 2 次，症状无改善，停用英夫利昔单抗，改为托珠单抗静脉输注治疗，初始剂量 320mg，患者自觉胸痛症状有改善，此后每月规律应用 560mg。患者规律我科门诊随诊，后因闭经停用环磷酰胺，改为口服吗替麦考酚酯继续治疗，托珠单抗逐渐减量至每 12 周输注 1 次，后患者病情平稳，复查血管影像学检查提示无进展甚至局部改善。

五、吕星主治医师分析病例

患者女性，以肠道症状起病，在疾病过程中有发热、胸痛、贫血，发病年龄 <40 岁，查体左上肢血压测不出，右上肢 BP 130/110mmHg，左侧桡动脉搏动未触及，双侧颈动脉可闻及血管杂音，血管影像学检查提示多处主动脉分支狭窄甚至闭塞，有主动脉瘤样扩张，大动脉炎诊断明确。

患者以便血为首发症状，后逐渐出现周身多个不对称大关节交替肿痛，结合多次结直肠镜检查及病理活检结果，符合溃疡性结肠炎、肠病性关节炎诊断。

患者全身炎症指标升高明显，病情较重，故给予患者规律大剂量甲泼尼龙（80mg 1 次/日）联合免疫抑制剂环磷酰胺治疗。在甲泼尼龙减量至 24mg 1 次/日时患者再次出现胸背痛症状反复及血管影像学进展，考虑病情活动，大动脉炎为难治性。鉴于患者合并肠道表现首先加用了足剂量英夫利昔单抗，输注 2 次后仍有严重胸背痛，故变更为托珠单抗。第 1 次输注 320mg 托珠单抗后，患者无明显不良反应，自觉胸背痛症状有所改善，第 2 次开始加至足量 560mg（8mg/kg）静脉输注治疗，后患者症状逐渐消失，甲泼尼龙逐渐规律减量，定期复查影像学检查提示血管病变无进展甚至有局部改善，提示治疗方案有效、病情控制。

但患者消化道病变部位及病理活检并非为典型溃疡性结肠炎表现，需要消化科会诊以指导诊治。同时，患者主动脉瘤样改变是否需要外科手术干预？基于这些问题开展多学科会诊以指导下一步治疗。

六、MDT 讨论目的

1. 消化道病变是否可以用"一元论"解释为大动脉炎肠道累及？或考虑同时合并炎性肠病？
2. 主动脉瘤样改变是否有外科手术指征？

七、多学科会诊意见

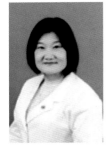

姜葵，医学博士，主任医师，教授，博士生导师。中华医学会消化分会幽门螺杆菌学组委员，中华医学会消化内镜分会肠镜学组委员。擅长幽门螺杆菌及酸相关疾病，消化道早癌。

消化科姜葵主任医师：患者青年女性，大动脉炎诊断明确，但以消化道症状为首发表现。大动脉炎肠道累及可为支配肠道的大血管狭窄甚至闭塞所致，如肠系膜上动脉闭塞等，该患者腹主动脉 CTA 提示肠系膜上动脉起始部管壁增厚、管腔轻度狭窄，血管病变程度尚不足以导致患者肠道表现，且结直肠镜检查未见明显黏膜淤斑、充血、血管网消失或黏膜呈暗红色甚至黏膜坏死等缺血性改变，而是以黏膜炎症和隐窝脓肿为主要表现，也无克罗恩病典型的黏膜下肉芽肿性炎症及穿壁性病变，故考虑支持溃疡性结肠炎诊断。需要与炎性肠病相鉴别的疾病包括感染性及非感染性消化道溃疡，后者包括免疫相关性、肿瘤性、功能性及放射性溃疡等。应根据临床表现及内镜结果综合判断，病理结果对于诊断至关重要。

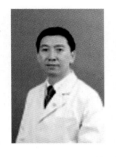

梁德刚，主任医师，副教授，任职于天津医科大学总医院心血管外科。中国医师协会心血管外科分会瓣膜分会及微创分会委员。

心血管外科梁德刚主任医师：患者青年女性，大动脉炎累及升主动脉形成瘤样扩张，有破裂风险，但外科治疗风险也较大，考虑手术指征主要包括：①患者内科条件允许，CRP等炎症指标正常；②升主动脉内径增宽至40~45mm，合并风湿性疾病时可适当放宽条件；③难点是目前患者全身炎症状态控制不佳，且有免疫抑制治疗，术后创口可能愈合不良，手术风险较大。目前支架介入治疗颇具争议，尚不考虑。故结合患者一般条件及目前手术风险，暂不考虑手术治疗。

八、专家点评

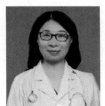

魏蔚，主任医师，博士生导师，天津医科大学总医院风湿免疫科科主任。中华医学会风湿病分会常务委员，中国医师协会风湿病学分会常务委员，中国医师协会风湿免疫科医师分会风湿病相关肺血管/间质病委员会副主任委员，天津市医学会风湿病学分会主任委员，天津市医师协会风湿病分会副会长。

点评意见：大动脉炎是一种可累及大、中动脉及其分支的慢性进行性、非特异性炎症状态，病变多见于主动脉及其主要分支（如肾动脉、颈动脉和锁骨下动脉），导致这些大动脉狭窄、闭塞或动脉瘤样变。本例患者符合1990年美国风湿病学会（ACR）大动脉炎分类标准。患者以腹痛、便血为首发表现，结肠镜检查及病理活检符合溃疡性结肠炎诊断，同时患者有周身多个不对称大关节疼痛，故肠病性关节炎也诊断明确。患者在病程中虽然有发热、贫血、关节痛等表现，但由于大动脉炎及溃疡性结肠炎均可出现类似的非特异性症状而易被忽视，故发病早期辗转多家外院治疗均侧重于控制溃疡性结肠炎病情。提示临床医生在诊治过程中不仅要仔细询问病史，充分的体格检查同样至关重要，以便尽早发现共病存在。

糖皮质激素是大动脉炎的一线治疗药物，单药治疗时患者容易出现疾病复发且很难减到较小维持剂量，建议联合甲氨蝶呤、硫唑嘌呤或霉酚酸酯等传统改善病情抗风湿药（DMARDs），但仍有一部分难治性患者病情控制不佳。本例患者在经过规律大剂量甲泼尼龙（相对泼尼松剂量＞1mg/kg）联合环磷酰胺治疗后，在糖皮质激素减量过程中再次出现大动脉炎病情活动，考虑患者大动脉炎为难治性，后期加用生物制剂后病情控制。

九、文献汇总

大动脉炎的核心是一种炎性疾病，目前认为免疫细胞介导的自身免疫异常可能是最主要发病机制。全球发病率为1%~2%，其中大多数为年轻女性（男女比例约1:9）。主要发生在亚裔或墨西哥裔人群，北美及欧洲很少见。动脉造影等血管影像学检查对于诊断大动脉炎至关重要。溃疡性结肠炎是一种特发性炎症，病变主要在大肠黏膜及黏膜下层，呈连续性弥漫性分布，多自直肠开始，逆行向近段发展，可累及全结肠甚至末段回肠。世界范围内溃疡性结肠炎每年发病率为每9/10万~20/10万，其中最高的是北欧和北美，在我国有患病率增加趋势。与克罗恩病相比，溃疡性结肠炎更常见于成年人，主要发病高峰在15~30岁，另一发病高峰是50~70岁，通常认为男女发病率相似。结肠镜检查有助于明确是否有黏膜炎性病变，镜下表现并不一定具有特异性，但对于诊断具有重要参考价值，主要表现为黏膜充血、水肿、易脆、出血及脓性分泌物附着，病变明显处可见弥漫性糜烂及多发性浅溃疡。典型的组织学改变包括隐窝密度降低、隐窝结构扭曲、黏膜表面不规则和重度弥漫性黏膜炎症，但无肉芽肿。据统计，溃疡性结肠炎患者 ANCA 阳性率可达 40% ~ 85%，且其中多为 P - ANCA，而克罗恩病中仅有 5% ~ 10% 的患者存在 ANCA，健康人群中 ANCA 阳性率低于 5%。本例患者无 ANCA 相关性血管炎（AAV）其他证据，不考虑 AAV 诊断。

大动脉炎胃肠道表现较少见，可以表现为腹痛、肠系膜缺血及腹部血管杂音，影像学检查提示为腹腔干或肠系膜上动脉狭窄甚至闭塞，但肠道有丰富的侧支循环，即使发生腹腔动脉和肠系膜上、下动脉严重狭窄也常无症状，PET/CT 等影像学检查可能有助于评估疾病活动并区分肠道血管炎和炎性肠病相关改变。此外，患者还可出现血碱性磷酸酶升高，提示存在肝缺血。近年来，越来越多的病例报道表明大动脉炎并发炎性肠病特别是溃疡性结肠炎并不少见，这可能与两者具有相同的遗传背景相关。同时，感染性因素在大动脉炎及溃疡性结肠炎发病中均起到了重要作用，两者发病都与 TNF - α、IL - 6 等炎症因子相关，提示在个体遗传易感情况下，多种诱因激活免疫系统，导致动脉壁自身抗原与结肠黏膜产生交叉免疫反应，最终诱导两种疾病同时或先后发生，甚至在应用生物制剂控制溃疡性结肠炎病情平稳时出现大动脉炎。故临床诊治过程中充分的体格检查与详细的病史询问同样重要，旨在尽早发现共病存在。

对于难治性大动脉炎，在规律大剂量糖皮质激素及免疫抑制剂基础上，联合生物制剂治疗可能有助于病情控制且预防相关严重并发症，主要包括 TNF - α 抑制剂、IL - 6 受体单克隆抗体及 CD20 单克隆抗体等。鉴于早期研究报道的病例数均相对有限，尚无大规模随机对照试验（RCT）等证据等级较高的研究结果，结合大动脉炎及溃疡性结肠炎可能共存的发病机制，本例患者的治疗首先选择了报道更多、用药经验更为丰富的英夫利昔单抗治疗。给予患者足剂量输注 2 次后症状未见改善，仍有严重胸背痛，故变更为托珠单抗。后患者症状逐渐消失，甲泼尼龙逐渐规律减量，定期复查影像学检查提示血管病变无进展甚至有局部改善，提示治疗方案有效、患者病情控制，后来提出的《2018 年欧洲抗风湿病联盟（EULAR）大血管炎管理建议更新》也肯定了该患者的联合生物制剂治疗方案。鉴于大动脉炎常见于有生育需求的年轻女性，建议更新还提出除非治疗失败或不能耐受其他治疗，在病情没有严重威胁生命的情况下，需要限制使用环磷酰胺，相对应这例患者也在后期将环磷酰胺更改为吗替麦考酚酯继续治疗。

综上，临床医生应随时保持警惕性，诊治大动脉炎或溃疡性结肠炎时要注意详细问诊并进行充分体格检查，尽早发现是否有两病共存情况。大动脉炎合并溃疡性结肠炎并不罕见，且传统糖皮质激素联合免疫抑制剂治疗可能较难控制患者病情，必要时需进一步联合生物制剂治疗。

（风湿免疫科：吕　星　丁　喆）

参 考 文 献

[1] Arend WP, Michel BA, Bloch DA, et al. The American College of Rheumatology 1990 criteria for the classification of Takayasu arteritis. Arthritis Rheum33, 1990：1129 - 1134.

[2] Ohigashi H, Haraguchi G, Konishi M, et al. Improved prognosis of Takayasu arteritis over the past decade - comprehensive analysis of 106 patients. Circ J, 2012, 76：1004.

[3] Johnston SL, Lock RJ, Gompels MM. Takayasu arteritis：a review. J Clin Pathol55, 2002, 55(7)：481 - 486.

[4] Trinidad B, Surmachevska N, Lala V. In：StatPearls Treasure Island（FL），2020, 27(4)：243 - 247

[5] Burisch J, Munkholm P. The epidemiology of inflammatory bowel disease. Scand J Gastroenterol50, 2015：942 - 951.

[6] Han Y, Lin MB, He YG, et al. Laparoscopic surgery for inflammatory bowel disease - the experience in China. J Invest Surg 26, 2013, 180 - 185.

[7] Lynch WD, Hsu R. In：StatPearls（Treasure Island（FL），2020.

［8］Gajendran M，Loganathan P，Jimenez G，et al. A comprehensive review and update on ulcerative colitis. Dis Mon 65，2019：100851.

［9］Abu – Freha N，Badarna W，Sigal – Batikoff I，et al. ASCA and ANCA among Bedouin Arabs with inflammatory bowel disease，the frequency and phenotype correlation. BMC Gastroenterol，2018，18：153.

［10］Pang Y，Ruan H，Wu D，et al. Assessment of clinical activity and severity using serum ANCA and ASCA antibodies in patients with ulcerative colitis. Allergy Asthma Clin Immunol，2020，16：37.

［11］Kosalka J，Wawrzycka – Adamczyk K，Wludarczyk A，et al. Abdominal pain：diagnostic issues in patient with coexisting Takayasu's arteritis and ulcerative colitis. Kardiol Pol，2020，74：492.

［12］Cohen CD，Kirsch RE，Saunders SJ，et al. Takayasu's syndrome – evidence for a liver lesion. S Afr Med J，1980，57：1076 – 1078.

［13］Pillai V，Rudinskaya A，Simakova E. A Case of Takayasu Arteritis as a Complication of Ulcerative Colitis. J Clin Rheumatol，2019.

［14］Watanabe R，Ishii T，Nakamura K，et al. Ulcerative colitis is not a rare complication of Takayasu arteritis. Mod Rheumatol，2014，24：372 – 373.

［15］Takahashi N，Tanabe K，Sugamori T，et al. Association between Takayasu arteritis and ulcerative colitis – case report and review of serological HLA analysis. Med Sci Monit，2011，17：CS81 – 84.

［16］Terao C，Matsumura T，Yoshifuji H，et al. Takayasu arteritis and ulcerative colitis：high rate of co – occurrence and genetic overlap. Arthritis Rheumatol，2015，67：2226 – 2232.

［17］Gause A，Arbach O，Lamprecht P. Treatment of primary systemic vasculitis with TNF alpha – antagonists. Z Rheumatol，2003，62：228 – 234.

［18］Pugliese D，Felice C，Papa A，et al. Anti TNF – alpha therapy for ulcerative colitis：current status and prospects for the future. Expert Rev Clin Immunol，2017，13：223 – 233.

［19］Park MC，Lee SW，Park YB，et al. Serum cytokine profiles and their correlations with disease activity in Takayasu's arteritis. Rheumatology(Oxford)，2006，45：545 – 548.

［20］Wang C，Li W，Wang H，et al. Saccharomyces boulardii alleviates ulcerative colitis carcinogenesis in mice by reducing TNF – alpha and IL – 6 levels and functions and by rebalancing intestinal microbiota. BMC Microbiol，2019，19：246.

［21］Asano Y，Morita S，Iguchi K，et al. Ulcerative colitis with Takayasu disease. Digestion，2010，82：261.

［22］Horai Y，Satoru O，Lapalme – Remis S，et al. Takayasu arteritis developing during treatment of ulcerative colitis with infliximab. Mod Rheumatol，2013，23：572 – 576.

［23］Molloy ES，Langford CA，Clark TM，et al. Anti – tumour necrosis factor therapy in patients with refractory Takayasu arteritis：long – term follow – up. Ann Rheum Dis，2008，67：1567 – 1569.

［24］Comarmond C，Plaisier E，Dahan K，et al. Anti TNF – alpha in refractory Takayasu's arteritis：cases series and review of the literature. Autoimmun Rev，2012，11：678 – 684.

［25］Abisror N，Mekinian A，Lavigne C，et al. Tocilizumab in refractory Takayasu arteritis：a case series and updated literature review. Autoimmun Rev，2013，12：1143 – 1149.

［26］Youngstein T，Peters JE，Hamdulay SS，et al. Serial analysis of clinical and imaging indices reveals prolonged efficacy of TNF – alpha and IL – 6 receptor targeted therapies in refractory Takayasu arteritis. Clin Exp Rheumatol，2014，32：S11 – 18.

［27］Unizony S，Stone JH，Stone JR. New treatment strategies in large – vessel vasculitis. Curr Opin Rheumatol，2013，25：3 – 9.

［28］Hellmich B，Agueda A，Monti S，et al. 2018 Update of the EULAR recommendations for the management of large vessel vasculitis. Ann Rheum Dis，2020，79：19 – 30.

［29］Firestein GS，Budd RC，Gabriel SE，et al. 凯利风湿病学［M］. 栗占国，主译. 北京：北京大学医学出版社，2015.

病例2　皮疹、心悸、血痰

一、病例简介

患者，女，33 岁，主因"反复皮疹 3 年加重 1 年，心悸、咳血痰 1 天"入院。

现病史：患者自 3 年前每于冬季出现双手冻疮样皮疹，气温转暖后自行好转。1 年前无明显诱因出现周身皮疹，为点片状红色斑丘疹，伴轻度脱屑，先后累及颜面、头皮、耳内、前胸、上背部及双上肢，皮疹消退后遗留色素沉着。5 个月前出现双手指皮肤破损伴渗液及流脓，未诊治。3 天前我院门诊查血常规：WBC 3.77×10^9/L，PLT 170×10^9/L，RBC 2.47×10^{12}/L，Hb 75g/L，RET 3.91%。尿常规：PRO（＋＋＋），BLD（－），IgG 2020mg/dl，补体 C3 16.2mg/dl，补体 C4 2.53mg/dl，ANA 1:160（S），抗 ENA 抗体谱：抗 nRNP 抗体及抗核糖体 P 蛋白抗体阳性，余抗体阴性，抗 ds－DNA 抗体阳性。门诊拟诊系统性红斑狼疮收入院，入院当天患者活动后明显心悸，休息后不能完全缓解，可平卧，双下肢不肿，咳红色血丝痰 1 次，无黑矇晕厥等。患者自发病以来，精神可，食欲尚可，二便如常，体重较前无著变。

既往体健，个人史、婚育史及家族史无特殊。

体格检查：T 36.7℃，P 120～140 次/分，R 28 次/分，Bp 127/88mmHg，SpO_2 94%～97%（未吸氧）。毛发稀疏，有断发。双侧面颊、头额部、双侧颞部、枕部、双耳郭、双耳道内、颈后、前胸、双上肢点、片状皮疹红色皮疹，突出体表，部分伴脱屑及结痂，部分皮疹遗留色素沉着，皮疹最大面积约 10cm×14cm，双手指皮肤脓疱、破溃、糜烂（图 5－3）。心音有力，律齐，心脏瓣膜区未闻及明显杂音。双肺呼吸音粗，未闻及干湿性啰音，腹软，无压痛、反跳痛及肌紧张。双下肢不肿。全身关节无肿痛。

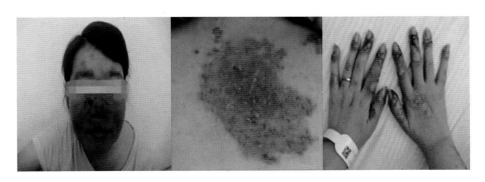

图 5－3　患者入院时颜面、上背及双手皮肤损害表现

二、入院后辅助检查

血常规：WBC 3.77×10^9/L，PLT 170×10^9/L，Hb 49g/L，RET 6.9%。

尿常规：PRO（＋＋＋），余未见异常。

尿蛋白：3g/24h。

便常规：阴性。

凝血功能：D－dimer 3593ng/ml（FEU），余未见异常。

肝功能＋肾功能＋电解质＋血脂＋心肌酶：TPO 59g/L，ALB 24g/L，AST 282U/L，ALT 43U/L，γ－GGT 101U/L，TBIL 9.5μmol/L，LDH 450.3U/L，余未见异常。

BNP（博适）：22.5pg/ml。

铁三项：TRF 152.9mg/dl，Fe 8.4μmol/L，TIBC 38.4μmol/L，UIBC 30.0μmol/L。

血液三项：维生素 B_{12} 1566.46pg/ml，铁（Fer）245.86ng/ml，余未见异常。

游离甲功及甲状腺抗体未见异常。

骨髓穿刺：未见异常。

抗人球蛋白试验：阴性。

EB 病毒抗体、巨细胞病毒抗体、呼吸道病原体9项、半乳糖甘露醇聚糖抗原检测、$1-3-\beta-D$ 葡聚糖及降钙素原未见异常。结核感染 T 细胞检测：阴性。

乙肝抗体两对半、丙肝抗体、梅毒抗体、艾滋病抗体均未见异常。

血沉 41mm/h。

抗双链 DNA 抗体 236.8U/ml，抗补体 C1q 抗体 76.82U/ml。

狼疮抗凝物：未检出。

抗磷脂抗体谱、GBM 及 ANCA 阴性。

腹部 B 超未见明显异常。

超声心动图未见异常。

胸部 CT＋HR 重建：两肺多发小片状磨玻璃密度影，考虑感染性病变，两肺支气管炎，两肺透过度不均，呈马赛克灌注，考虑肺血分布不均或小气道病变（图5-4）。

肺强化 CT：未见异常。

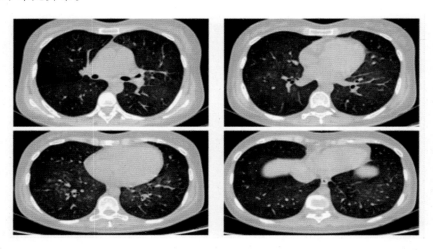

图 5-4　入院后第 1 次胸部 CT 影像

三、初步诊断

1. 系统性红斑狼疮　狼疮性肾炎、皮肤损害、贫血（重度）。

2. 咯血原因待查。

四、诊疗经过

患者入院后给予初步治疗：①监护；②吸氧；③甲泼尼龙 80mg，静脉滴注，1 次／日；④莫西沙星 0.4g，静脉滴注，1 次／日；⑤喷昔洛韦 250mg，静脉滴注，每 12 小时 1 次。患者临床症状较前减轻，但是心悸、咯血丝痰的原因未明。

五、吕星主治医师分析病例

患者病例特点如下：

1. 患者青年女性，慢性病史进行性加重，先后出现皮肤、肾、血液及肺等多脏器系统损害，ANA 及抗 ds-DNA 抗体阳性，补体 C3 及 C4 减低，符合系统性红斑狼疮诊断。

2. 本例患者的特点是突然出现活动后心悸、咳嗽、咯血丝痰、心率快，血氧下降，Hb 减低，胸部 CT 示肺弥漫磨玻璃密度影，综合患者基础病及上述变化，考虑如下：

（1）肺感染：患者于入院当天出现呼吸道症状，肺部影像以磨玻璃密度影为主要表现，考虑感染性病变可能，首先考虑病毒性感染可能，警惕卡氏肺孢子菌感染，细菌性感染待除外。

（2）心功能不全：患者重度贫血及低蛋白血症基础状态，现咯血丝痰，活动后心率明显增快，肺部影像学表现为双侧对称的磨玻璃密度影，考虑该情况。

（3）肺栓塞：患者低蛋白血症，D-二聚体高，出现咯血及缺氧症状，需警惕该情况。

（4）弥散性肺泡出血：是系统性红斑狼疮罕见且致命的合并症之一，病情凶险，死亡率极高。

经过入院的初步诊疗，认为患者心悸、咯血的原因与患者肺部病变相关，首先考虑系统性红斑狼疮引起的弥散性肺泡出血可能，其次不能除外感染或其他心源性因素，而上述疾病的治疗是相悖的，因此，我们开展了多学科会诊指导下一步诊疗。

六、MDT 讨论目的

1. 患者心悸、咯血的原因。

2. 患者肺部病变考虑感染还是原发病相关，或者同时存在？

七、多学科会诊意见

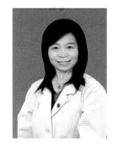

曹洁，女，主任医师，博士研究生导师，天津医科大学总医院呼吸与危重症医学科科主任、学科带头人。擅长呼吸危重症、慢性气道疾病、睡眠呼吸疾病、呼吸系统疑难危重症等多领域规范化诊疗。

呼吸科曹洁主任医师：患者青年女性，SLE 诊断明确，于入院当体出现心肺症状，胸部 CT 提示弥漫弥散磨玻璃密度影，考虑感染性病变可能。患者入院当天出现上述症状，首先考虑社区获得性感染，病毒性感染可能性大，但患者无劳累、受凉等诱因，无发热，咽痛流涕等常见病毒感染伴随表现，完善 EB 病毒、柯萨奇病毒抗体等常见的呼吸道病毒抗体均为阴性，病毒感染证据不足。血痰常见的病理机制是炎症导致支气管黏膜或病灶毛细血管渗透性增高，或黏膜下血管壁溃破，从而引起出血。常见的呼吸系统疾病病因有结核分枝杆菌、真菌、细菌、肿瘤、寄生虫卵等感染。

结合本患者：青年女性，既往无基础疾病，本次病程中始终无发热、乏力等感染全身症状，细致深入地完善感染相关的检查未见感染证据，考虑感染性疾病诊断证据不足。支气管镜检查对于诊断弥散性肺泡出血具有重要的临床意义，多数可以见到血性支气管肺泡灌洗液，镜下可以见到含铁血黄素细胞沉积，肺活检标本中可以见到肺泡腔内出血及含铁血黄素细胞，此外对于鉴别感染也意义重大。

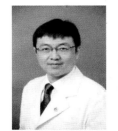

李东，主任医师，硕士生导师，任职于天津医科大学总医院医学影像诊断科。擅长：心胸疾病影像诊断。

影像科李东主任医师：弥漫弥散性肺泡出血的影像表现不具有特异性，胸片或 CT 新出现的弥漫性、高密度斑片浸润影，早期常为散在结节影，进展期可见毛玻璃样模糊影或含支气管气相的实变影，慢性期则出现早期间质纤维化的表现，抗感染治疗无效，强有效的免疫抑制治疗后阴影可迅速吸收。本例患者胸部 CT 表现为两肺对称的多发片状磨玻璃密度影及小实变，沿着肺血管分布，以小叶中心型为主，呈"梅花"样改变，符合弥散性肺泡出血的常见影像学表现。

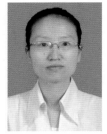

孙文闻，医学博士，天津医科大学总医院风湿免疫科副主任。现任天津市医学会风湿病学分会常务委员，天津市医师协会风湿免疫医师分会常务委员，中华医学会内科学分会免疫净化与细胞治疗学组委员会委员，中国医师协会免疫吸附学术委员会委员，中国医师协会风湿免疫科医师分会风湿病相关影像学组委员，海峡两岸医药卫生交流协会风湿免疫病学专业委员会委员感染学组常务委员，中华临床免疫和变态反应杂志编委。获科技成果2项及市科技进步三等奖。

风湿免疫科孙文闻副主任医师：患者系统性红斑狼疮基础病诊断明确，疾病处于急性进展状态，目前出现心悸咯血表现，胸部CT提示病变，主要考虑原发病引起的弥散性肺泡出血、感染性病变待除外。确诊系统性红斑狼疮的患者符合以下4条标准中的3条可诊断合并弥散性肺泡出血：①肺部症状：咯血，呼吸困难，低氧血症；②肺部影像学：新出现的肺部浸润影；③原因不明情况下的Hb快速下降，24~48h下降>15g/L，且与咯血量不匹配；④支气管镜或支气管肺泡灌洗液显示出血或有含铁血黄素巨噬细胞，并除外严重凝血系统疾病、急性肺水肿等。因上述两种考虑的治疗方案相悖，若不能给予及时有效的治疗，患者随时可能出现病情加重，甚至危及生命。此时呼吸科及影像科的专家给予了非常肯定的意见，结合患者目前的临床症状及辅助检查结果，考虑原发病引起的弥散性肺泡出血诊断，需尽快给予大剂量激素冲击强化治疗原发病，同时结合患者一般状态及肺部基础条件差，发生感染风险高，可经验性地给予短期抗感染治疗为患者"保驾护航"。

MDT专家组与家属充分沟通，患者及家属拒绝支气管镜检查，同意糖皮质激素冲击治疗及可能出现感染的风险等。遂将治疗方案调整为甲泼尼龙500mg静脉滴注1次/日×3天→80mg静脉滴注1次/日，静脉注射人血丙种球蛋白20g静脉滴注1次/日×3天，莫西沙星0.4g静脉滴注1次/日×3天。

患者活动后心悸较前逐渐缓解，仍偶有干咳，未再出现咳血痰。治疗1周后复查胸部CT：两肺磨玻璃密度影消失，考虑病变好转（图5-5）。出院前患者活动后心悸消失，未再出现血丝痰。生命体征：T 36.2℃，P 92次/分，R 17次/分，Bp 128/78mmHg。复查：Hb 76g/L，RET 1.75%。加用环磷酰胺0.4g静脉滴注1次/周治疗。

最终诊断：系统性红斑狼疮，弥散性肺泡出血，狼疮性肾炎，皮肤损害，贫血。

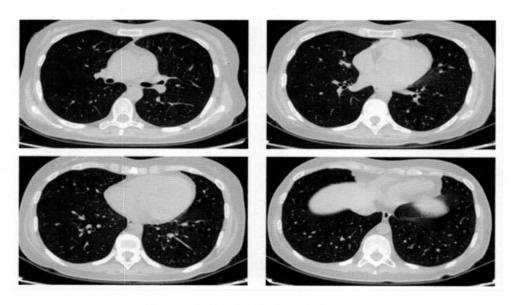

图5-5　调整治疗方案后1周复查胸部CT

八、专家点评

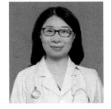

魏蔚,主任医师,博士生导师,天津医科大学总医院风湿免疫科科主任。中华医学会风湿病分会常务委员,中国医师协会风湿病学分会常务委员,中国医师协会风湿免疫科医师分会风湿病相关肺血管/间质病委员会副主任委员,天津市医学会风湿病学分会主任委员,天津市医师协会风湿病分会副会长。

点评意见:患者青年女性,慢性病史进行性加重,有多脏器系统损害伴 ANA 等多种自身抗体阳性,补体减低,系统性红斑狼疮诊断明确。此例患者的诊疗难点在于对肺损害的判断,感染与原发病活动的鉴别是风湿科医师一辈子都绕不开的难题,也是考核风湿科医师临床水平的"试金石"。SLE 患者出现咳嗽、咯血、呼吸困难、不明原因的 Hb 下降,肺 CT 弥漫性浸润影,应警惕 DAH,连续的支气管肺泡灌洗对于诊断 DAH 有重要价值,但本例患者一般状态差,患者及患者家属均拒绝有创检查,故在治疗前未能充分地明确诊断。DAH 是 SLE 少见且危重的并发症,病情进展迅速,预后极差,及时且有效的治疗是扭转患者临床结局的关键。同时感染是风湿科医师在任何时刻都需要警惕的,DAH 本身合并感染的风险高,糖皮质激素冲击治疗会显著增加感染风险,在给予 DAH 治疗的同时需密切关注有无感染症状的发生与发展。DAH 对于激素冲击治疗敏感,患者在经过 3 天激素冲击治疗后临床症状较前明显缓解,这也验证了我们对于患者合并 DAH 的判断,治疗后 1 周复查患者 Hb 较前升高,网织红细胞百分比较前下降,双肺的磨玻璃密度影完全消失。在我科与影像科充分的沟通此例患者的病情后,他们也修正了患者第一次胸部 CT 报告,考虑符合弥散性肺泡出血。

九、文献汇总

弥散性肺泡出血(diffuse alveolar hemorrhage,DAH)是以 I 型肺泡上皮细胞损伤、弥散性肺泡腔内出血、透明膜形成为主要病理变化。临床表现主要为咳嗽、咯血、胸闷及快速进展的低氧血症,重者可出现呼吸衰竭,病情凶险,病死率高。DAH 是 SLE 患者少见且危重的并发症之一,最早于 1904 年由 William Osier 报道,发生率仅为 2%～3.7%,女性多见,DAH 不仅可以发生在 SLE 的活动期,也可发生在病情稳定期,20% 的 DAH 可以作为 SLE 的首发症状,因此不能完全通过 SLE 是否活动来预测 SLE 合并 DAH 的发生,不明原因的 DAH,需排查 SLE。

SLE 合并 DAH 的发病机制目前并不完全清楚,肺毛细血管炎可能是 SLE 合并 DAH 的病理基础,自身免疫复合物沉积于肺泡–毛细血管基底膜,可以激活补体,导致血管活性酶活化、炎症因子释放和细胞损伤;肺泡毛细血管基底膜完整性的破坏,使得红细胞进入肺泡,导致 DAH。DAH 的临床症状无特异性,诊断困难,临床研究发现 Hb 及血小板下降、抗 SSA 抗体阳性、补体减低,SLE-DAI > 10 分,同时合并狼疮性肾炎及神经精神狼疮是 SLE 患者合并 DAH 的危险因素,提示 DAH 的发生可能与 SLE 疾病活动有关。另有文献报道 DAH 患者肺功能的一氧化碳弥散功能增加,反映出此时远端肺泡腔中 Hb 增加,这也是 DAH 的相对特征性的表现。SLE–DAH 胸部影像学表现无特异性,早期为散在结节影,进展期可见毛玻璃样模糊影或含支气管气相的实变影,慢性期则出现早期间质纤维化的表现,临床需与 SLE 其他肺部表现如肺部感染、急性狼疮性肺炎、肺栓塞、急性肺水肿相鉴别。支气管肺泡洗液或肺活检标本提示出血或找到含铁血黄素巨噬细胞,而无脓液或其他病原学证据,对 SLE–DAH 的诊断具有重要意义。但该检查为有创操作,而 SLE 合并 DAH 患者大多病情危重,临床应用受限,故 SLE–DAH 的诊断需全面结合患者的基础病情、临床表现、辅助检查结果及治疗效果综合判断。

目前临床上一旦确诊 SLE–DAH 将尽早开始治疗,常使用的治疗药物包括糖皮质激素冲击治疗、静脉环磷酰胺及人血丙种球蛋白治疗。1997 年 Barile LA 等将 34 名患有严重呼吸衰竭的 SLE–DAH 患者分成 3 组,分别给予三种不同的治疗方案:①口服泼尼松(1mg/kg);②甲基泼尼松龙 1g/d(3g 总剂量）；③甲基泼尼松龙 1g/d（ >4g），经治疗三组患者的生存率分别为 0%、69.2% 及 75.0%，提示激素冲击较常规口服激素治疗能够更好地缓解病情。Ednalino C 等的研究纳入了 140 例 SLE - DAH 患者，分析结果显示环磷酰胺能提高 SLE - DAH 患者的生存率。近年来随着医学发展的不断进步，陆续有案例报道血浆置换、免疫吸附及 CD20 单克隆抗体治疗 SLE - DAH 有效，但目前仍缺乏大样本的临床研究验证。

（风湿免疫科：吕　星　王　慧）

参 考 文 献

[1] Andrade C, Mendonca T, Farinha F, et al. Alveolar hemorrhage in systemic lupus erythematosus：A cohort review. Lupus, 2016, 25：75 - 80.

[2] Martínez - Martínez MU, Abud - Mendoza C. Diffuse alveolar hemorrhage in patients with systemic lupus erythematosus. Clinical manifestations, treatment, and prognosis. Reumatol Clin, 2014, 10(4)：248 - 253.

[3] Sun YD, Zhou C, Zhao JL, et al. Systemic lupus erythematosus - associated diffuse alveolar hemorrhage：a single - center, matched case - control study in ChinaLupus, 2020, 29(7)：795 - 803.

[4] Blay G, Rodrigues JC, Ferreira J, et al. Diffuse alveolar hemorrhage in childhood - onset systemic lupus erythematosus：a severe disease flare with serious outcome. Adv Rheumatol, 2018; 58(1)：39.

[5] Kim D, Choi J, Cho SK, et al. Clinical characteristics and outcomes of diffuse alveolar hemorrhage in patients with systemic lupus erythematosus. Semin Arthritis Rheum, 2017, 46：782 - 787.

[6] Kazzaz NM, Coit P, Lewis EE, et al. Systemic lupus erythematosus complicated by diffuse alveolar haemorrhage：risk factors, therapy and survival. Lupus Sci Med 2015; 2(1)：e000117.

[7] Moroni G, Vercelloni PG, Quaglini S, et al. Changing patterns in clinical - histological presentation and renal outcome over the last five decades in a cohort of 499 patients with lupus nephritis. Ann Rheum Dis, 2018, 77(9)：1318 - 1325.

[8] Badsha H, The CL, Kong KO, et al. Pulmonary hemorrhage in systemic lupus erythematosus. Semin Arthritis Rh eum, 2003, 33(6)：414 - 421.

[9] Ednalino C, Yip J, Carsons SE. Systematic review of diffuse alveolar hemorrhage in systemic lupus erythematosus：focus on outcome and therapy. J Clin Rheumatol, 2015, 21(6)：305 - 310.

病例3　皮疹伴胸闷、气促

一、病例简介

患者，女，62 岁，主因"间断皮疹伴多关节肿痛 4 个月余，活动后气短伴双下肢水肿 1 个月"，于 2018 年 12 月 24 日入院。

现病史：患者 4 个月前无明显诱因出现双前臂米粒状红色皮疹，伴瘙痒，后渐累及双手近端指间关节背侧。入院前 3 个月余，皮疹累及颈部及双肩部，呈斑片样，大小不均，色红，不痒，无痛，压之略褪色。就诊于外院查血：血沉 61mm/h，免疫球蛋白（Ig）G 1390mg/dl，抗核抗体 1∶1000（胞浆颗粒型），抗 Ro - 52 抗体阳性，诊断为风湿病，予雷公藤多甙片 20mg 每日 2 次治疗上述症状稍有改善。入院前 1 个月，无明显诱因出现活动后气短伴口腔溃疡。外院胸部 CT 提示：两肺局部炎症并间质性改变，多发索条及实变；两侧胸腔及心包积液，当地诊断为风湿病、肺间质炎症，先后予以地塞米松、甲泼尼龙及雷公藤多苷片治疗（具体剂量不详），症状无明显改善，遂于2018年12月24日入住我院风湿免疫科。患者发病以来，体重减轻约2.5kg，二便大致正常。

既往史：慢性肾炎病史20余年，未规范诊治。否认冠心病、糖尿病、高血压、肿瘤等其他家族遗传性疾病史。

体格检查：T 36.5℃，P 85次/分，R 20次/分，BP 106/66mmHg，血氧饱和度SaO_2 91%。眼睑水肿，口腔双侧颊黏膜可见多发溃疡，最大约1.5cm×1cm，颈前、颈后、双肩、双侧肘关节伸侧及双手掌心及近端指间关节背侧可见散在淡红色椭圆形或斑片状红斑，边界欠清，不痒无触痛，压之略褪色，右下肺可闻及Velcro啰音，四肢肌张力正常，肌力V级。

二、辅助检查

入院检查，血常规：WBC $10.24×10^9/L$，Hb 108g/L，PLT $360×10^9/L$。

生化检查：白蛋白（ALB）28g/L，肌酸激酶（CK）及肌酸激酶同工酶（CKMB）无异常。

炎症指标：血沉（ESR）34mm/h（参考值<15mm/h）；C-反应蛋白（CRP）1.48mg/dl（参考值<0.8mg/dl），铁蛋白（Fer）624ng/ml。

免疫学检查：免疫球蛋白G（IgG）1480mg/dl，ANA1:100（胞浆颗粒型），抗Ro-52抗体阳性，抗MDA5抗体阳性，涎液化糖链抗原（KL-6）891U/ml。

动脉氧分压PO_2 95.2mmHg，胸部HRCT提示（图5-6）：两肺间质纹理增多，间质病变，多发磨玻璃密度影及索条影，考虑肺间质病变合并感染可能，心包积液。

患者因喘息症状未能配合6分钟步行实验、超声心动图、肺功能、肌电图、皮肤/肌肉活检及气管镜等检查。

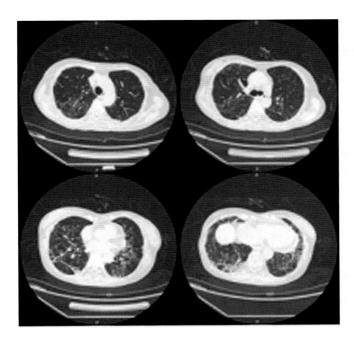

图5-6 2018年12月28日胸部HRCT

三、初步诊断

1. 炎性肌病。
2. 间质性肺病。
3. 肺炎。

四、治疗经过

患者入院后间断低热，最高体温 37.5℃，予以甲泼尼龙 20mg 口服 1 次/日，羟氯喹 200mg 口服 2 次/日、沙利度胺 50mg 口服 1 次/晚治疗原发病，莫西沙星 0.4g 口服 1 次/日经验性抗感染治疗。2018 年 12 月 30 日患者喘憋加重，咳嗽，偶有黄痰，血氧饱和度（SaO_2）下降至 86%，复查血气分析：PO_2 63.2mmHg，铁蛋白（Fer）1150ng/ml。感染性疾病检查：降钙素原（PCT）、1,3β-D 葡聚糖、曲霉菌半乳甘露聚糖抗原（GM）、支原体抗体均无异常，EBV-IgG 抗体阳性，EBV-DNA 无异常。痰培养：干燥奈瑟氏菌/草绿色链球菌。2019 年 1 月 3 日最高体温 37.7℃，2019 年 1 月 4 日复查胸部 CT 示（图 5-7）两肺多发磨玻璃密度影、斑片影及索条影较前部分范围略小，部分密度较前略变淡，两肺间质纹理增多，小叶间隔增厚同前，心影大及心包增宽同前。

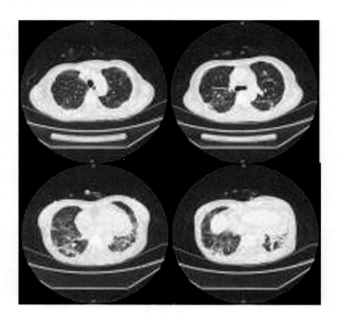

图 5-7　2019 年 1 月 4 日胸部 HRCT

先后给予甲泼尼龙 200mg 静脉滴注 1 次/日×5 天，120mg 静脉滴注 1 次/日×6 天，他克莫司 1mg 口服 2 次/日治疗原发病，并间断丙种球蛋白治疗原发病；复方磺胺甲噁唑 1.0g 口服 3 次/日预防卡氏肺孢子菌，吡非尼酮 200mg 口服 3 次/日抗纤维化治疗，间断补充人血白蛋白改善低蛋白血症支持治疗。2019 年 1 月 9 日痰培养结果示曲霉菌。

五、董笑影主任医师分析病例

患者病例特点如下：①患者中老年女性，慢性病程；②皮疹累及前臂、双手、颈肩部，入院后查体可见眼睑水肿和口腔黏膜溃疡；③入院后经糖皮质激素及免疫抑制剂治疗，喘憋加重，并有低热，复查胸部 CT 间质性病变较前改善不显著，查痰培养可见曲霉菌。

患者多发皮疹及黏膜溃疡，入院后首先考虑炎性疾病，但其他皮肤科/风湿科疾病亦可出现黏膜溃疡，比如白塞病等，目前对于患者病情判断的难点在于患者低热、喘息等症状，是由于原发病引起的间质性肺病造成，还是由于糖皮质激素及免疫抑制剂治疗后继发的曲霉菌肺炎，故拟进行 MDT 会诊。

六、MDT 讨论目的

1. 患者出现口腔溃疡，是由于原发病引起还是存在包括白塞病在内的其他皮肤病。

2. 患者低热、喘憋，复查胸部CT可见双肺磨玻璃密度较前变化不著，痰培养见曲霉菌，目前考虑曲霉菌感染抑或是局部呼吸道定植，是否需要抗曲霉菌治疗。

七、多学科会诊意见

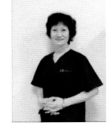

李燕，医学博士，主任医师，任职于天津医科大学总医院。中华医学会皮肤科分会病理学组委员，天津市医疗健康学会银屑病专业委员会副主任委员。

皮肤科李燕主任医师：白塞病全身各个系统均可以受累，可以出现口腔溃疡，而复发性口腔溃疡是诊断本病的最疾病必备症状，除此之外，白塞病还可具备生殖器溃疡、眼炎、结节性红斑、针刺反应、神经系统损害、消化道损害、血管损害等，现依据病史及化验检查白塞病诊断缺乏证据，目前不能确诊。重点是，该患者考虑炎性肌病，其抗MDA5抗体阳性，与抗MDA5抗体阴性DM比较，抗MDA5抗体阳性患者皮肤溃疡发生率较高，且皮肤溃疡数目和深度与抗体水平可能呈现正相关。抗体水平高的患者皮肤溃疡均为深在性伴坏死结痂且累及多个部位，而抗MDA5抗体水平低的皮肤溃疡均较为浅表、单一；皮肤溃疡多发生在肢体远端、肘、耳郭或臀等部位，部分溃疡呈深在性伴皮肤坏死和结痂等，除了上述皮肤溃疡表现外，抗MDA5抗体阳性者肢体远端还可见紫红斑等血管炎样皮损。此外，此类患者易出现技工手、部分关节伸侧皮疹和手部水肿，此外口腔溃疡亦多见。因此，该患者口腔黏膜溃疡以及肘关节、双手近端指间关节伸侧皮疹、手掌部位红斑样皮疹应首先考虑与原发病相关。

赵海燕，医学博士，主任医师，任职于天津医科大学总医院呼吸科。中华医学会呼吸病学分会呼吸治疗学组委员，中国医师协会呼吸医师分会呼吸感染学组委员。主持及参加国家自然科学基金课题、国家十三五课题等多项科研课题。常年从事呼吸内科的临床、教学与科研工作。擅长肺部感染性疾病、慢性阻塞性肺病、支气管哮喘及呼吸危重症等呼吸疾病的救治。

呼吸科赵海燕主任医师：患者老年女性，出现进行性加重的活动耐力下降、胸闷、气短，结合肺部CT检查提示存在间质性肺病，并出现肺纤维化趋势；间质性肺病原因多样，包括感染、理化因素、结缔组织病等病因。结合患者存在特征性皮疹及黏膜溃疡，查ANA 1∶100（胞浆颗粒型），抗Ro-52抗体及抗MDA5抗体阳性，故应首先考虑炎性肌病引起的间质性肺病。皮肌炎合并ILD的发生率达23.1%~65%，而皮肌炎相关性间质性肺病（dermatomyositis-associated interstitial lung disease，DM-ILD）患者6个月存活率仅为50%~60%，DM相关ILD肺部最多见的病理表现为非特异性间质性肺炎（NSIP），其次为机化性肺炎（OP）、普通型间质性肺炎（UIP）、弥漫性肺泡损伤（DAD）等。越来越多的研究显示，抗MDA5抗体阳性的DM患者更易进展为RPILD（rapid progress ILD），尤其是亚裔、成年人群。RP-ILD是指1个月内出现的影像学加重的肺间质性改变、进行性呼吸困难和低氧血症，其临床过程与急性呼吸窘迫综合征（ARDS）类似，组织病理学多数显示为DAD，少数为OP。抗MDA5抗体阳性的DM相关ILD患者生存率低，Gono等纳入了24例DM相关ILD患者，抗MDA5抗体阳性者14例，其10个月生存率仅约60%，血清铁蛋白水平是最为重要的预后因子。抗MDA5抗体阳性的DM相关ILD者血清铁蛋白水平明显高于该抗体阴性的DM相关ILD者，且铁蛋白水平与疾病严重度呈正相关，铁蛋白水平增高提示预后不良。尤其是血清铁蛋白>500ng/ml时，抗MDA5抗体阳性的DM相关ILD患者10个月生存率不足40%；血清铁蛋白>1600ng/ml时，抗MDA5抗体阳性的DM相关ILD患者10个月生存率仅约20%。患者痰培养可见曲霉菌，提示存在曲霉菌肺炎的可能，但患者在痰培养阳性前即出现有胸闷、喘息的症状，且痰培养阳性前行胸部CT检查即可见多发磨玻璃密度影、斑片影及索条影，患者经糖皮质激素及免疫抑制剂治疗后出现胸闷、气短症状加重，痰培养可见曲霉菌，考虑为原发病基础上的继发感染，而这并非患者间质性肺病的直接原因。

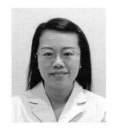

张燕平，主任医师，任职于天津医科大学总医院。擅长诊治各种感染性疾病，如感染性心内膜炎、手术部位感染、中央导管相关血流感染、腹腔感染、败血症等，在不明原因长期发热疾病的诊断、抗菌药物合理使用及医院感染的预防与控制上均有丰富的经验。

感染科张燕平主任医师： 患者于风湿科诊断无肌病性皮肌炎，该病易出现间质性肺病。在此基础上，通过糖皮质激素及免疫抑制剂的治疗后患者出现胸闷、喘息症状加重，痰培养结果为曲霉菌，考虑为原发病在使用激素和免疫抑制剂的基础上发生的继发感染，治疗上建议给予伏立康唑静脉滴注治疗。

八、专家点评

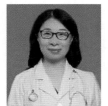

魏蔚，主任医师，博士生导师，天津医科大学总医院风湿免疫科科主任。中华医学会风湿病分会常务委员，中国医师协会风湿病学分会常务委员，中国医师协会风湿免疫科医师分会风湿病相关肺血管/间质病委员会副主任委员，天津市医学会风湿病学分会主任委员，天津市医师协会风湿病分会副会长。

风湿免疫科魏蔚主任医师： 炎性肌病是一类异质性较大的自身免疫性疾病，特征为慢性肌无力、肌肉疲劳、骨骼肌中单核细胞和淋巴细胞浸润，包括多发性肌炎（polymyositis，PM）、皮肌炎（dermatomyositis，DM）、包涵体肌炎（inclusion body myositis，IBM）和嗜酸粒细胞性肌炎等。典型皮肌炎（classical dermatomyositis，CDM）指有近端肌无力、肌炎的客观依据、皮肌炎样特征性皮损的DM。此外，DM有一种特殊的亚型，即具有典型的DM皮疹，但在6个月之内无肌肉受累的临床和实验室表现（如肌肉活检、血清酶学和肌电图的异常），称为无肌病性皮肌炎（amyopathic dermatomyositis，ADM）。有研究者进一步细分，将无肌病临床表现但是有实验室表现的DM称为轻微肌病皮肌炎（hypomyopathic dermatomyositis，HD），将其与ADM合称为临床无肌病性皮肌炎（clinically amyopathic dermatomyositis，CADM）。抗黑色素瘤分化相关基因5（melanoma differentiation – associated gene – 5，MDA5）抗体是一种首先发现于CADM中的自身抗体，常见于DM，在PM、系统性硬化症等其他疾病中偶有弱阳性的报道。

目前DM患者无统一治疗方案，糖皮质激素、免疫抑制剂为基本治疗药物，但疗程、药物的起始用量、减量、维持治疗方案尚未达成共识。硫唑嘌呤或吗替麦考酚酯是最常用的免疫抑制剂。对无肌病性皮肌炎患者，即使ILD轻微，免疫抑制剂也被部分专家推荐使用。对合并RPILD患者，可使用糖皮质激素冲击疗法，并可联合环磷酰胺，可给予人丙种球蛋白治疗。对上述治疗效果欠佳的患者，可用他克莫司、环孢素A作为替代药物。当ILD患者对两种药物联合治疗效果不理想时，三种药物联用通常是进一步选择。如三种药物仍无效，可使用利妥昔单抗类的新型生物制剂。血清抗MDA5抗体阳性DM患者多数对免疫抑制剂耐药，缺乏有效的治疗药物及方案，预后极差。治疗方案多为糖皮质激素冲击联合其他两种及两种以上免疫抑制剂。

九、文献汇总

1. MDA5蛋白的概念　维甲酸诱导基因Ⅰ样受体（retinoic acid – inducedgene Ⅰ like receptor，RLR）是一类模式识别受体（pattern recognition receptors，PRRs），是固有免疫系统中识别病原体的Ⅰ型跨膜蛋白。MDA5、维甲酸诱导基因Ⅰ（retinoic acid – induced gene Ⅰ，RIG – Ⅰ）以及遗传和生理学实验室蛋白2（laboratory ofgenetic and physiology 2，LGP2）都是RLR家族成员。

2. MDA5抗体阳性炎性肌病临床特征　与MDA5抗体检测阴性者比较，抗MDA5抗体阳性DM在肺、皮肤、骨骼肌病变差异最为显著，RPILD发生率和死亡率更高，常有特征性的皮肤病变，肌肉症状往往无或较轻。可以将抗MDA5抗体阳性DM（包括经典皮肌炎和CADM）作为一个亚型。此外，抗 MDA5 抗体阳性 DM 的临床特征可能存在种族差异。

（1）抗 MDA5 抗体阳性炎性肌病患者肺间质病变的特点：Moghadam – Kia 等人按照人口学特征进行 1∶1 配对纳入 CADM 和 CDM 成年患者各 61 例，以白种人为主，研究发现与抗 MDA5 抗体阴性组相比，抗 MDA5 抗体阳性组患者急进性肺间质病变（rapid progressive interstitial lung disease，RPILD）和肺间质病变（interstitial lung diseases，ILD）的发生率较高，非 RPILD 的发生率较低而死亡率较高，肺功能也更差。英国报道的 JDM 患者中抗 MDA5 抗体阳性率为 9.5%（21/221），可能低于日本的 33.3%（18/54），ILD 和 RPILD 的发生率均较低。但是，Hall 等在对 160 例 DM 患者的研究中发现，11 例（6.9%）抗 MDA5 抗体阳性患者中 8 例并发 ILD，程度较轻，其中 2 例为 RPILD，治疗后缓解。研究结果显示抗 MDA5 抗体与 ILD 有关，与 RPILD 无关。

（2）抗 MDA5 抗体阳性 DM 皮肤病变、肌病及其他临床特点：与抗 MDA5 抗体阴性 DM 比较，抗 MDA5 抗体阳性 DM 患者特点如下：①皮肤溃疡的发生率较高且皮肤溃疡数目和深度与抗体水平可能呈正相关；②肌炎表现较为轻微，抗 MDA5 抗体阳性者肌力得分较高，病理评分较低，肌酸激酶升高的水平较低；③Li 等的 Meta 分析发现，抗 MDA5 抗体阳性 aDM 患者中纵隔气肿、技工手、V 字征、脂膜炎、脱发、关节炎或关节痛发生率较高；④口腔溃疡较多见；⑤手部水肿较多见；⑥实验室检查显示血清铁蛋白、谷氨酰转移酶水平较高，$CD_4{}^+$ T 细胞减少，CD8 + T 细胞减少和 $CD_4{}^+$/CD8 + T 细胞比例升高较为多见，抗核抗体阳性率较低。

（风湿免疫科：陈　明）

参 考 文 献

［1］ Yun P,Zhang SH,Yi Z, et al. Neutrophil extracellular traps may contribute to interstitial lung disease associated with anti – MDA5 autoantibody positive dermatomyositis［J］. Clin Rheumatol, 2018, 37：107 – 115.

［2］ David F,Lorinda C,Jeff Z, et al. The mucocutaneous and systemic phenotype of dermatomyositis patients with antibodies to MDA5（CADM – 140）: a retrospective study［J］. J Am Acad Dermatol, 2011, 65：25 – 34.

［3］ 王凯歌，杜鑫淼，程德云. 抗黑色素瘤分化相关基因 – 5（MDA5）抗体与抗 MDA5 抗体阳性皮肌炎. 中华内科杂志, 2018, 57（12）：938 – 940.

［4］ Shinji S,Kana H,Takashi S, et al. RNA helicase encoded by melanoma differentiation – associated gene 5 is a major autoantigen in patients with clinically amyopathic dermatomyositis: Association with rapidly progressive interstitial lung disease［J］. Arthritis Rheum, 2009, 60：2193 – 2200.

［5］ Takahisa G,Shinji S,Yasushi K, et al. Anti – MDA5 antibody, ferritin and IL – 18 are useful for the evaluation of response to treatment in interstitial lung disease with anti – MDA5 antibody – positive dermatomyositis［J］. Rheumatology（Oxford）, 2012, 51：1563 – 1570.

［6］ Moghadam – Kia S, Oddis CV, Sato S, et al. Anti – melanoma differentiation – associated gene 5 is associated with rapidly progressive lung disease and poor survival in US patients with amyopathic and myopathic dermatomyositis［J］. Arthritis CareRes（Hoboken）, 2016, 68：689 – 694.

［7］ Kobayashi N, Takezaki S, Kobayashi I, et al. Clinical and laboratory features of fatal rapidly progressive interstitial lung disease associated with juvenile dermatomyositis［J］. Rheumatology, 2015, 54：784 – 791.

［8］ Tansley SL, Betteridge ZE, Gunawardena H, et al. AntiMDA5 autoantibodies in juvenile dermatomyositis identify a distinct clinical phenotype: a prospective cohort study［J/OL］. Arthritis Res Ther, 2014, 16：R138.

［9］ Hall JC, Casciola – Rosen L, Samedy LA, et al. Anti – melanoma differentiation – associated protein 5 – associated dermatomyositis: Expanding the clinical spectrum［J］. Arthritis Care Res（Hoboken）, 2013, 65：1307 – 1315.

病例4　咳嗽、关节肿痛

一、病例简介

患者，女，62岁，因"间断咳嗽3年，加重伴痰中带血1个月"入院。

现病史：3年前无明显诱因间断出现咳嗽，无咳痰，无活动后胸闷、气短，偶有双手近端指间关节肿胀、疼痛，无活动受限；就诊于当地医院考虑不除外肺炎，予抗感染对症疗效欠佳。2年前咳嗽较前加重，就诊于天津市胸科医院，查血气分析：pH 7.399，PCO_2 41.6mmHg，PO_2 80mmHg；IgG 1220mg/dl，CRP 0.86mg/dl，ESR 37mm/h；肺功能：FVC% 92.6%，FEV_1% 78.7%，DLCO-SB% 101.5%；胸部CT（2017年2月13日）：右肺上叶前段、右肺中叶、左肺舌叶小斑片影，左肺舌叶下舌段带状实变影，双肺下叶多发团片状实变影及小斑片影；进一步完善支气管镜检查，未见明显异常。诊断为机化性肺炎，给予甲泼尼龙40mg/d静脉滴注，7天后咳嗽、咳痰明显缓解；复查胸CT（2017年3月17日）与前比较示：双肺实变影、斑片影较前略减小；考虑治疗有效，出院后予甲泼尼龙32mg口服1次/日，糖皮质激素规律缓慢减量，总疗程约半年后自行停药。半年前（停用糖皮质激素约9个月）出现乏力、气短、活动耐力下降。外院查肺功能：FVC% 56.7%，FEV_1% 56.7%，DLCO-SB% 47.5%，中重度限制性通气功能障碍，中度弥散功能障碍，未予特殊诊治。1个月前咳嗽、咳痰较前加重，伴痰中带血，初为血丝，后为鲜血，每日1口（约5ml）。外院查胸部CT示：考虑双肺炎性病变伴膨胀不全，右肺中叶局限性膨胀不全，双侧胸膜增厚、粘连。20天前就诊于我院门诊，检查：IgG 1040mg/dl，CRP 1.10mg/dl，ANA 1∶100胞浆颗粒型，抗nRNP抗体：阳性，抗Ro-52抗体：阳性；考虑不除外结缔组织病，遂收入院进一步诊治。既往有双手遇冷变色。近期睡眠、饮食尚可，二便如常，睡眠欠佳，近1个月体重减少约2kg。

既往史：高血压、糖尿病、腔隙性脑梗死、颈椎病、脂肪肝、慢性糜烂性胃炎、胃食管反流病史。

体格检查：T 36.9℃，P 79次/分，R 18次/分，BP 139/92mmHg。双肺呼吸音粗，双下肺可闻及爆裂音，余心肺腹查体、神经系统查体无异常。

二、辅助检查

入院后查血常规、降钙素原、呼吸道病原体、EB病毒、巨细胞病毒、细小病毒、肝炎、梅毒、HIV、血清结核抗体等指标均未见明显异常。铁蛋白226.88ng/ml。血气分析：pH 7.43，PCO_2 37.60mmHg，PO_2 80.80mmHg。肺功能：FVC% 74%，FEV_1% 67.1%，DLCO-SB% 60.9%，中度限制性通气功能障碍，弥散功能轻度减低。胸部CT（图5-8）：胸部考虑两肺间质炎症，两侧胸膜增厚；KL-6 4616U/ml。胃镜检查：食管静脉窦、反流性食管炎、慢性胃炎。

三、初步诊断

1. 结缔组织病？炎性肌病？抗合成酶综合征？
2. 间质性肺病？
3. 肺炎？

四、苏丽住院医师分析病例

患者病例特点如下：①患者中老年女性，慢性病程；②以咳嗽起病，无明显咳痰、活动后气促，抗感染疗效不佳；外院曾完善胸部CT、气管镜等相关检查，考虑机化性肺炎，糖皮质激素治疗后好转并自行停药；③近期出现气短、活动耐力下降，伴咳嗽、咳痰、咯血；④病程中伴雷诺现象，偶有双手近端指间关节肿痛。

结合我院门诊查 ANA 1∶100 胞浆颗粒型，抗 nRNP 抗体、抗 Ro－52 抗体：阳性，考虑不除外结缔组织病。但因患者长期以呼吸道症状为主，现突然加重，伴咯血，自觉乏力、有体重下降，既往应用糖皮质激素，同时有慢性糜烂性胃炎、胃食管反流等基础病史，需警惕感染、肿瘤等可能。

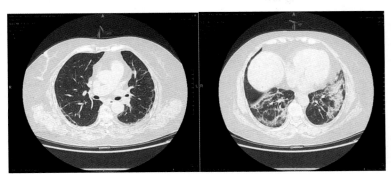

图 5－8 胸部 CT

注：两肺间质纹理增多，小叶间隔增厚，可见胸膜下线；两肺近胸膜处多发网格状磨玻璃密度影及粗索条影，考虑两肺间质炎症

五、MDT 讨论目的

1. 患者呼吸道症状及肺部影像学改变的可能病因。

2. 下一步诊治方案。

六、多学科会诊意见

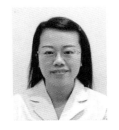

张燕平，主任医师，任职于天津医科大学总医院。擅长诊治各种感染性疾病，如感染性心内膜炎、手术部位感染、中央导管相关血流感染、腹腔感染、败血症等，在不明原因长期发热疾病的诊断、抗菌药物合理使用及医院感染的预防与控制上均有丰富的经验。

感染科张燕平主任医师：患者慢性病程，以呼吸道症状为主，近期突然加重，伴咯血，结合糖尿病等基础疾病以及既往应用糖皮质激素情况，有感染性疾病的可能。咯血可能由气道疾病、肺实质疾病、肺血管疾病、隐源性疾病引起，其中很多肺实质感染都可造成咯血的出现，尤其是结核、肺炎、足分枝菌病、肺脓肿。50%～85% 的肺曲霉菌患者会伴发咯血，甚至可能危及生命。此次入院完善感染相关指标检测，均未见明显异常，且胸部 CT 符合间质性肺病，感染可能性不大，但需警惕特殊感染，建议病情允许，必要时完善支气管镜检查。

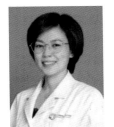

李硕，主任医师，任职于天津医科大学总医院呼吸内科。2004 年毕业于天津医科大学获硕士学位，2010 年获博士学位，擅长间质性肺病、肺部肿瘤性疾病等。

呼吸科李硕主任医师：患者入院前 3 年出现咳嗽，曾就诊于外院，结合相关检查及糖皮质激素治疗后反应，目前考虑机化性肺炎（OP）诊断成立。近期症状加重，外院及入院后肺功能检查结果与入院前 2 年相比，FVC%、DLCO－SB% 均明显下降，与患者主观感觉相符；完善胸部 CT 提示间质性肺病，影像学表现倾向于非特异性间质性肺炎（NSIP），并且有 KL－6 升高。NSIP 的影像学特征为均匀的致密或松散的间质改变，伴有轻至中度的慢性间质性炎症，其可以是特发性疾病，也可以有具体的病因。目前发现 NSIP 可能与 HIV 感染、结缔组织病、伴自身免疫特征的间质性肺炎、过敏性肺炎、药物因素、家族性间质性肺炎、移植物抗宿主病等情况有关。因患者先后出现 OP、NSIP，且无特殊用药史、暴露史、家族史，伴有免疫指标异常，考虑感染可能性不大，似乎更符合免疫相关性疾病的肺损害表现。

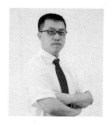

陈鑫，主任医师，博士研究生导师，天津医科大学总医院消化内科副主任。中华医学会消化内镜学分会青年委员，天津市医学会消化内镜学会常务委员兼秘书，中国中西医结合内镜协会 GERD 学组委员兼秘书。

消化科陈鑫主任医师：患者既往有慢性糜烂性胃炎、胃食管反流病史。此次入院复查胃镜：食管静脉窦、反流性食管炎、慢性胃炎，目前无明显肿瘤依据。胃食管反流病可引起食管外症状，如慢性咳嗽、声音嘶哑、喘鸣，但患者目前呼吸道症状较重，考虑与胃食管反流病关系不大。建议在改变生活方式和饮食习惯的基础上，加用质子泵抑制剂治疗，定期复查消化内镜。

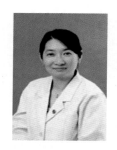

张娜，女，硕士，副主任医师，任职于天津医科大学总医院风湿免疫科。中华医学会风湿病分会青年委员，中国医师协会风湿免疫科医师分会青年委员，中国医师协会风湿免疫科医师分会风湿病相关肺血管/间质病（学组）委员会委员。

风湿免疫科张娜副主任医师：患者以肺损害为突出表现，先后为 OP、NSIP；病程有雷诺现象、双手近端指间关节肿痛，且我院查 ANA 1∶100 胞浆颗粒型，抗 nRNP 抗体、抗 Ro-52 抗体：阳性，不除外结缔组织病可能，但需警惕其他疾病。入院后完善感染指标筛查及相关辅助检查无明显感染依据。结合患者乏力症状，查肌酸激酶、肌酸激酶同工酶、肌钙蛋白 T、肌红蛋白未见异常，建议行肌电图检查、肌炎抗体谱检测。患者有肿瘤可能性，同时建议行正电子发射计算机断层显像（PET）-CT 检查。

补充及完善病例：患者进一步完善相关检查：肌炎抗体谱：抗 EJ 抗体 IgG（+++），抗 Ro-52 抗体 IgG（++）；肌电图大致正常。正电子发射计算机断层显像（PET）-CT（2019 年 1 月 23 日）：双肺多发斑片及索条影，代谢不均匀增高，考虑为双肺间质炎性病变。拒绝行气管镜检查。

结合病史、上述相关检查结果及多学科会诊意见，考虑患者诊断为抗合成酶综合征、间质性肺病。有病情活动，予甲泼尼龙 40mg 静脉滴注 1 次/日×14 天，加用环磷酰胺免疫抑制、吡非尼酮控制肺纤维化及抑酸保胃、补钙、止咳化痰、平喘等对症治疗，病情好转出院。

七、专家点评

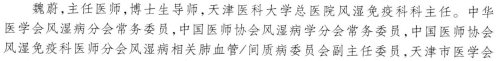

魏蔚，主任医师，博士生导师，天津医科大学总医院风湿免疫科科主任。中华医学会风湿病分会常务委员，中国医师协会风湿病学分会常务委员，中国医师协会风湿免疫科医师分会风湿病相关肺血管/间质病委员会副主任委员，天津市医学会风湿病学分会主任委员，天津市医师协会风湿病分会副会长。

风湿免疫科魏蔚主任医师：特发性炎性肌病（IIMs）是一组病因不明、与免疫相关的肌病，临床上以多发性肌炎（PM）和皮肌炎（DM）多见。抗合成酶综合征（antisynthetase syndrome，ASS）是一种以抗氨酰 tRNA 合成酶（aminoacyl-transfer RNA synthetase，ARS）抗体阳性为特征的 IIMs 临床亚型，其主要表现为抗 ARS 抗体阳性和包括肌炎、间质性肺病（interstitial lung disease，ILD）、发热、雷诺现象、关节炎以及技工手在内的一系列临床表现。1990 年 Love LA 等首次提出按照特异性抗体对 IIMs 进行分类，1992 年，Targoff 首次将这一具有相同特征的实体命名为抗合成酶综合征。基于国外近年来文献报道，其年发病率约为 0.6/10 万，男女发病比例约为 1∶2。ASS 的发病机制仍不明确。目前证实，该病的危险基因包括 HLA-DRB1*0301、DQA1*0501 以及 DQB1*0201，同时感染因素、组织损伤与 ASS 的发生密切相关。

1975 年 Bohan 和 Peter 提出 DM 和 PM 诊断标准，2003 年 Dalakas 和 Holhfeld 提出了修订的诊断标准，但直到 2010 年 Su-Yun J 等才推出 ASS 正式诊断标准：在必须有抗 ARS 抗体的同时，具备一项或多项以下的临床表现：肌炎、ILD、关节炎、技工手、雷诺现象和（或）不可解释的发热。2011 年

Hervier B 等提出了较严格的诊断标准：除了存在抗 ARS 抗体外，还需要符合两项主要标准或一项主要标准和两项次要标准，其中两条主要标准为：①不明原因的 ILD；②诊断 PM 或 DM；三条次要标准为：①关节炎；②雷诺现象；③技工手。本病例患者为中老年女性，2 年前及此次入院均有间质性肺病表现，第 1 次肺部表现考虑为 OP，此次肺部表现更倾向于 NSIP，病程中有关节炎、雷诺现象，肌炎抗体谱提示存在 EJ 抗体（＋＋＋），符合抗合成酶综合征诊断。

八、文献汇总

目前可被检测的抗 ARS 抗体有 10 种，包括抗 Jo‑1 抗体、抗 PL‑7 抗体、抗 PL‑12 抗体、抗 EJ 抗体、抗 OJ 抗体、抗 KS 抗体、抗 YRS/Ha 抗体、抗 Zo 抗体、抗 JS 抗体、抗 SC 抗体。抗 Jo‑1 抗体是最常见且研究最多的抗 ARS 抗体，在一项大型研究中抗 Jo‑1 抗体占抗 ARS 抗体的 60.3%。在该研究中，抗 PL‑12 占 17.3%，抗 PL‑7 占 12.3%，抗 EJ 占 4.5%，抗 KS 占 3%，抗 OJ 占 2.5%。一项针对日本患者的抗 ARS 抗体的研究发现，在 36% 的患者中检测到抗 Jo‑1 抗体，然后依次是抗 EJ，抗 PL‑7，抗 PL‑12，抗 KS 和抗 OJ。两项研究中，几乎所有患者都具有单一的抗 ARS 抗体，重叠是非常罕见的。

尽管 ASS 具有很多相似的临床特征，但患者之间仍然存在明显的临床异质性。部分临床异质性似乎可以通过存在的不同抗 ARS 抗体来解释。各种研究发现，不同的抗 ARS 抗体在临床表现、预后、对治疗的反应等方面存在重要差异。抗 Jo‑1/EJ/PL‑7 抗体临床表现多与肌炎相关，被认为是肌炎相关性抗体，抗 KS/PL‑12/OJ 抗体则通常被认为是非肌炎相关性抗体。关节炎及技工手主要与抗 Jo‑1 抗体相关，雷诺现象主要与抗 PL‑7、抗 PL‑12 抗体相关。既往报道，ASS‑ILD 发生率高达 94.4%，快速进展型 ILD 发生率为 8.9%，各型抗 ARS 抗体与 ILD 均相关。在影像学方面，非特异性间质性肺炎（nonspecific interstitial pneumonia，NSIP）最多见，其次为机化性肺炎（organizing pneumonia，OP），寻常型间质性肺炎较少见。ASS 患者发热症状与各型抗体相关性并不明确。

抗 EJ 抗体阳性的 ASS 在不同研究中比例为 4.5% ~ 23%，其 5 年和 10 年的生存率分别为 97.8% 和 88%。该类型通常表现为孤立的 ILD，并经常在 6 个月内出现关节炎表现，12 个月内出现肌炎表现。ILD 的发展通常是慢性的，但有研究发现 22.7% 的患者可出现快速进展型 ILD。肌无力的发生率较高（55%），而关节炎、雷诺现象、技工手在抗 EJ 抗体阳性患者的发生率少于抗 Jo‑1/OJ/PL‑7/PL‑12 抗体阳性的患者。发热症状与各类型抗 ARS 抗体阳性的发生率无明显差异。抗 Ro‑52 抗体不是抗 ARS 抗体，但抗 Ro‑52 抗体是最常见的与抗 EJ 抗体同时存在的肌炎相关抗体。值得一提的是，抗 Ro‑52 抗体的存在可能会影响 ASS 的进程。ILD 是影响预后的主要因素，临床上评估 ILD 的方法包括临床检查、血清标志物检测、肺功能检查、6 分钟步行距离、影像学检查、气管镜检查以及肺活检。铁蛋白、涎液化糖链抗原（krebs von den Lungen‑6，KL‑6）、肺表面活性物质蛋白（SP‑D）、基质金属蛋白酶（MMPs）、骨膜蛋白等指标水平有助于评估 ILD 活动度以及预后情况，本病例患者 KL‑6 明显升高，提示病情波动。高分辨力 CT（HRCT）是诊断 ILD 的影像学金标准，其敏感度和特异性均较高。近年来肺超声（LUS）被应用于 ILD 的检查中，B 线和胸膜不规则被认为是肺间质的损害的表现。有研究提出，B 线评分和 KL‑6 水平与 HRCT 及肺功能检查结果相关，支持将其作为 IIMs‑ILD 严重程度的衡量标准。

ASS 治疗主要是糖皮质激素和免疫抑制剂，糖皮质激素能够抑制炎症、免疫反应及抑制增殖过程，被用作 IIMs 患者肌肉症状和肺部疾病的基础治疗。大多数抗 EJ 抗体阳性的 ASS 患者应用糖皮质激素后有良好的疗效，本病例患者应用甲泼尼龙后临床症状得到明显的改善，但是单用糖皮质激素容易出现病情复发。免疫抑制剂的选择主要包括环磷酰胺（CTX）、霉酚酸酯、硫唑嘌呤（AZA）、甲氨蝶呤（MTX）、钙调神经磷酸酶抑制剂（环孢素、他克莫司）等。此外，利妥昔单抗可能对 ASS‑ILD 有效，对于疗效不佳、重症患者也可考虑给予静脉注射免疫球蛋白（IVIG）治疗。有研究发现，临床无肌病性皮肌炎（clinically amyopathic dermatomyositis，CADM）‑ILD 患者应用 Janus 激酶抑制剂后存活率明显升高，其铁蛋白水平、肺功能及 HRCT 检查结果均得到改善。还有研究表明，Janus 激酶抑制剂可以改善类风湿关节炎（rheumatoid arthritis, RA）- ILD 动物模型的 ILD。但是，目前 Janus 激酶抑制剂对于结缔组织病相关 ILD 的治疗价值仍在争议中。吡非尼酮（pirfenidone, PFD）是新型的抗纤维化药物，多用于治疗特发性肺纤维化（idiopathic pulmonary fibrosis, IPF）。结缔组织病相关 ILD 与 IPF 发病机制相似，已有相关研究将吡非尼酮用于治疗结缔组织病相关 ILD 中并取得一定的疗效。Li T 等认为吡非尼酮的加入可以改善 CADM 相关亚急性 ILD 患者的预后。

（风湿免疫科：苏　丽）

参 考 文 献

［1］ Witt LJ, Curran JJ, Strek ME. The Diagnosis and Treatment of Antisynthetase Syndrome. Clin Pulm Med, 2016, 23（5）: 218 – 226.

［2］ Mirrakhimov AE. Antisynthetase syndrome: a review of etiopathogenesis, diagnosis and management. Curr Med Chem, 2015, 22（16）: 1963 – 1975.

［3］ Zamora AC, Hoskote SS, Abascal – Bolado B, et al. Clinical features and outcomes of interstitial lung disease in anti – Jo – 1 positive antisynthetase syndrome. Respir Med, 2016, 118: 39 – 45.

［4］ Hervier B, Meyer A, Dieval C, et al. Pulmonary hypertension in antisynthetase syndrome: prevalence, aetiology and survival. Eur Respir J, 2013, 42（5）: 1271 – 1282.

［5］ Aggarwal R, Cassidy E, Fertig N, et al. Patients with non – Jo – 1 anti – tRNA – synthetase autoantibodies have worse survival than Jo – 1 positive patients. Ann Rheum Dis, 2014, 73（1）: 227 – 232.

［6］ Hamaguchi Y, Fujimoto M, Matsushita T, et al. Common and distinct clinical features in adult patients with anti – aminoacyl – tRNA synthetase antibodies: heterogeneity within the syndrome, PLoS One, 2013, 8（4）: e60442.

［7］ Marco JL, Collins BF. Clinical manifestations and treatment of antisynthetase syndrome ［published online ahead of print, 2020 Apr 10. Best Pract Res Clin Rheumatol, 2020, 101503.

［8］ Shi J, Li S, Yang H, et al. Clinical profiles and prognosis of patients with distinct antisynthetase autoantibodies. J Rheumatol, 2017, 44（7）: 1051 – 1057.

［9］ Waseda Y, Johkoh T, Egashira R, et al. Antisynthetase syndrome: Pulmonary computed tomography findings of adult patients with antibodies to aminoacyl – tRNA synthetases. Eur J Radiol, 2016, 85（8）: 1421 – 1426.

［10］ Zhang Y, Ge Y, Yang H, et al. Clinical features and outcomes of the patients with anti – glycyl tRNA synthetase syndrome. Clin Rheumatol, 2020, 39（8）: 2417 – 2424.

［11］ Wang Y, Chen S, Lin J, et al. Lung ultrasound B – lines and serum KL – 6 correlate with the severity of idiopathic inflammatory myositis – associated interstitial lung disease. Rheumatology（Oxford）, 2020, 59（8）: 2024 – 2029.

［12］ Chen Z, Wang X, Ye S. Tofacitinib in Amyopathic Dermatomyositis – Associated Interstitial Lung Disease. N Engl J Med, 2019, 381（3）: 291 – 293.

［13］ Sendo S, Saegusa J, Yamada H, et al. Tofacitinib facilitates the expansion of myeloid – derived suppressor cells and ameliorates interstitial lung disease in SKG mice. Arthritis Res Ther, 2019, 21（1）: 184.

［14］ Li T, Guo L, Chen Z, et al. Pirfenidone in patients with rapidly progressive interstitial lung disease associated with clinically amyopathic dermatomyositis. Sci Rep, 2016, 6: 33226.

病例 5　淋巴结肿大伴双侧颌下区、上眼睑肿胀

一、病例简介

患者,男,46 岁,因"淋巴结肿大 2 年,双侧颌下区、上眼睑肿胀 6 个月"于 2020 年 5 月 6 日入院。

现病史:患者 2 年前发现左侧腹股沟淋巴结肿大,于外院行"淋巴结活检术",病理结果考虑不除外"Castleman 病",未予治疗。同时患者因间断咳嗽,于外院发现嗜酸性粒细胞增高,诊断为"过敏性哮喘",不规律应用"布地奈德""顺耳宁"后症状可缓解。9 个月前,患者出现左上臂及左手皮温降低,未予处置。6 个月前患者发现双颌下区、上眼睑肿胀,伴口干、眼干,无明显疼痛及其他不适,于外院超声检查示:双侧颌下腺弥漫性病变。检查 ESR,CRP,IgG,风湿抗体(-),ANCA(-),予中药及艾拉莫德治疗。患者服药 1 个月余,自觉口、眼干症状改善不明显。遂于我科门诊就诊,查 IgG 2340mg/dl,IgG4 32g/L。为求进一步诊治收入院。

既往史:慢性胃炎病史 20 余年,不规律服用中药;8 年前,于外院行鼻中隔手术;戒烟 5 年,无饮酒史。个人史、家族婚育史均无特殊。

体格检查:T 36.5℃,P 85 次/分,R 16 次/分,BP 123/81mmHg。神志清,周身未见皮疹,全身浅表淋巴结未及肿大。双侧颌下腺及双上眼睑肿胀,伴有压痛。双肺呼吸音清,心率 85 次/分,律齐,无杂音,腹软,无压痛。四肢脊柱未见畸形,左手皮温稍低,双侧桡动脉搏动均未触及,左足背动脉搏动可触及,右侧足背动脉搏动未触及。生理反射存在,病理反射未引出。

二、辅助检查

血常规:WBC 10.29 × 10^9/L,RBC 5.23 × 10^{12}/L,Hb 156g/L,PLT 222 × 10^9/L,NEU 5.82 × 10^9/L,LYM 2.28 × 10^9/L,EOS 1.28 × 10^9/L。

肝功能、肾功能、电解质、血淀粉酶、脂肪酶、尿常规、便常规未见异常。

感染指标及血清学肿瘤指标均阴性。

ANA(-),ENA(-),RF(-),抗 CCP(-),ESR5mm/h。

IgG 2340mg/dl,IgG4 32g/L,CRP 0.12mg/dl。

眼眶 MR:①双侧泪腺增大;②双侧颌下腺增大;③双侧腮腺内多发小淋巴结。

胸部 CT:两肺上叶胸膜下磨玻璃影,两肺散在小斑片影,两肺支气管壁增厚。

全腹 CT:胰腺稍肿胀,胰尾周围脂肪间隙密度增高,不除外自身免疫性胰腺炎。

左颌下腺病理活检:涎腺部分腺泡破坏,其内淋巴组织浸润并形成淋巴滤泡,纤维组织增生及较多浆细胞浸润,IgG4 阳性,IgG4/IgG >40%,结合血清 IgG4 水平,符合 IgG4 相关硬化性疾病。

颈动脉超声:双侧颈总动脉、颈内动脉、椎动脉近中段、颈外动脉、锁骨下动脉起始端内中膜增厚(符合动脉粥样硬化改变,血流通畅)。

左上肢血管 CTA:①左肱动脉管壁增厚,近中段局部管腔增粗,其后管腔变细,肱动脉远段管腔内血栓形成并管腔重度狭窄;②左尺动脉近端、远端局部未见确切显影。

三、初步诊断

1. 左侧慢性下颌下腺炎(IgG4 相关硬化性疾病)? 左侧慢性硬化性下颌下腺炎? IgG4 相关性疾病? Castleman 病?

2. 过敏性哮喘。

3. 慢性鼻咽炎。

4. 慢性自身免疫性胰腺炎？

5. 血管炎？闭塞性动脉硬化？

四、孙文闻副主任医师分析病例

患者病例特点如下：①青年男性，慢性起病；②以淋巴结肿大及多发腺体肿胀为主诉，累及双侧泪腺、颌下腺及腮腺；③嗜酸性粒细胞增高；④IgG 及 IgG4 水平升高；⑤颌下腺病理检查提示不除外 IgG4 相关性疾病。

首先，患者淋巴结肿大病史有两年，既往淋巴结活检病理提示不除外 Castleman 病，患者目前诊断是否与可疑的血液系统相关疾病有关待进一步除外；其次，患者有嗜酸性粒细胞升高，外院曾诊断过敏性哮喘，需进一步明确患者目前疾病表现是否与嗜酸性粒细胞升高相关，患者嗜酸细胞增高，有哮喘病史，且有血管炎表现，需警惕有无嗜酸性肉芽肿性多血管炎，但嗜酸性粒细胞增高比例未达到 10%，患者受累血管多为大、中动脉受累，非 ANCA 相关性血管炎受累典型部位及表现，ANCA 结果阴性，故嗜酸性肉芽肿性多血管炎可能性不大；胰腺稍肿胀，胰尾周围脂肪间隙密度增高，不除外有自身免疫性胰腺炎；患者有左手皮温降低及动脉搏动减弱，血管 CTA 提示血管管壁狭窄，患者是否存在动脉粥样硬化或其他疾病引起的血管炎或动脉炎相关损害。综上，患者多脏器损害，以分泌性腺体受累为著，IgG4 水平显著升高，需明确患者有无 IgG4 相关性疾病，并进行鉴别诊断。

五、治疗经过

结合患者病史目前诊断：IgG4 相关性疾病。予泼尼松 50mg 1 次/日，艾拉莫德 25mg 2 次/日治疗 2 个月后，患者口干、眼干症状缓解，泪腺及颌下腺肿块变小，胸部 CT 影像提示肺内斑片影消散，复查血清 IgG4 4.69g/L 较前下降。泼尼松减量至 30mg 1 次/日时，因左手皮温降低，考虑不除外 IgG4 相关性疾病导致的动脉炎，停用艾拉莫德，加用环磷酰胺 0.4g 1 次/周 静脉滴注序贯为 100mg 隔日一次口服控制原发病，并联合西洛他唑预防血小板聚集。目前患者仍在随访观察中。

六、MDT 讨论目的

1. 目前诊断？

2. 患者上肢动脉血管炎表现是否与 IgG4 相关性疾病存在关系？

七、多学科会诊意见

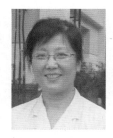

宋文静，女，副教授，硕士研究生导师，任职于天津医科大学总医院病理科。1991 年于天津医科大学获硕士学位，主专临床病理诊断（不含中枢神经系统疾病）。

病理科宋文静副教授：结合患者病理切片，标本颌下腺：①纤维化明显；②淋巴细胞及浆细胞浸润；③IgG4 细胞占优势，绝对值 >10 个/HP；满足 IgG4 相关硬化性疾病的诊断标准。因患者曾于 2 年前行淋巴结病理活检，提示不除外 Castleman 病，此次入院后将活检切片再次于我院病理科会诊提示淋巴滤泡反应性增生，不符合 Castleman 病。

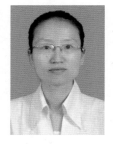

孙文闻，医学博士，天津医科大学总医院风湿免疫科副主任。现任天津市医学会风湿病学分会常务委员，天津市医师协会风湿免疫医师分会常务委员，中华医学会内科学分会免疫净化与细胞治疗学组委员会委员，中国医师协会免疫吸附学术委员会委员，中国医师协会风湿免疫科医师分会风湿病相关影像学组委员，海峡两岸医药卫生交流协会风湿免疫病学专业委员会委员感染学组常务委员，中华临床免疫和变态反应杂志编委。获科技成果 2 项及市科技进步三等奖。

风湿免疫科孙文闻副主任医师：患者中年男性，多腺体受累，眼眶核磁显示泪腺及颌下腺肿胀，血清 IgG4 水平升高，后行颌下腺切除病理显示：IgG4 阳性，IgG4/IgG＞40%。追问患者病史，2 年前腹股沟淋巴结肿大，切除活检考虑 Castleman 病，过敏性哮喘病史 1 年余，且有嗜酸性粒细胞增高，由于 Castleman 病可出现与 IgG4 相关性疾病相似的表现，如出现嗜酸性粒细胞增多，故建议患者将外院病理切片借出，我院病理科会诊考虑为淋巴结反应性增生。后患者在诊疗过程中诉左手皮温下降伴痉挛一年半左右，查患者 B 超提示动脉炎不除外。患者目前受累血管为中等大小动脉，结合患者 ANCA（－），暂不考虑 ANCA 相关性血管炎，且大动脉炎好发于青年女性，患者胸腹主动脉 CTA 未见明显大动脉炎表现。IgG4 相关动脉炎可以累及中动脉，结合患者病史，目前考虑患者动脉受累为 IgG4 相关动脉炎可能性大。建议下一步治疗改为环磷酰胺。

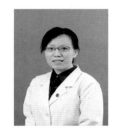

邢莉民，女，主任医师，任职于天津医科大学总医院血液内科，2006 年于北京协和医科大学获博士学位，2014 年于 H. Lee Moffitt Cancer Center 获博士后，擅长诊治各类血细胞减少症，急、慢性白血病，浆细胞疾病，淋巴瘤等血液疾病。

血液内科邢莉民主任医师：患者嗜酸性粒细胞升高，不除外过敏反应，亦可考虑嗜酸性粒细胞增多症、Castleman 病及淋巴瘤等恶性肿瘤的可能。该患者临床表现及实验室检查等结果均符合 IgG4 相关性疾病，因 IgG4 相关性疾病与淋巴瘤及 Castleman 疾病有相似病理表现，建议将患者既往淋巴结病理切片结果复检，经病理科会诊不符合 Castleman 病，考虑患者为 IgG4 相关性疾病。

八、专家点评

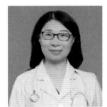

魏蔚，主任医师，博士生导师，天津医科大学总医院风湿免疫科科主任。中华医学会风湿病分会常务委员，中国医师协会风湿学分会常务委员，中国医师协会风湿免疫科医师分会风湿病相关肺血管/间质病委员会副主任委员，天津市医学会风湿病学分会主任委员，天津市医师协会风湿病分会副会长。

风湿免疫科魏蔚主任医师：IgG4 相关性疾病的病理学诊断标准相当重要，组织病理表现为：①有明显的淋巴细胞、浆细胞浸润及纤维化；②IgG4 阳性浆细胞浸润；③IgG4/IgG 阳性细胞比在 40% 以上，且 IgG4 阳性细胞超过 10 个/HPF。该患者颌下腺病理结果符合 IgG4 相关性疾病，且患者诸多临床表现均可用 IgG4 相关性疾病一元论解释。

Castleman 病可表现为多发淋巴结肿大、血清 IgG 升高、血嗜酸性粒细胞升高，也可合并干燥综合征，出现口干、眼干等症状。对于这名患者，除外 Castleman 病对诊断至关重要，结合目前的我院病理科会诊结果、颌下腺病理、检验、影像结果，IgG4 相关性疾病诊断明确，故不考虑 Castleman 病。患者四肢动脉多发狭窄、闭塞，目前不考虑 ANCA 相关性血管炎和大动脉炎，主动脉 CTA 虽未见典型 IgG4 相关动脉炎的表现，但不能除外 IgG4 相关动脉炎累及中动脉，考虑 IgG4 相关动脉炎。

九、文献汇总

IgG4 相关性疾病（IgG4－related disease，IgG4－RD）是一种病因未明免疫介导的纤维炎症综合征。该病亚洲高发，目前研究多以日本的流行病学调查为基础，多见于中老年男性，确诊时平均年龄为 60 岁，男女患病比率为 8∶3。目前该病的确切病因和发病机制尚不明确，可能的发病机制包括遗传、微生物感染与分子模拟、自身抗体、固有免疫和适应性免疫。

IgG4 相关性疾病最常受累的器官有胰腺、唾液腺、肝胆管、眼眶及淋巴结。其他受累的部位还有腹膜后、大动脉、纵隔、甲状腺、皮肤、肾脏、肺等全身多个器官。

胰腺是 IgG4 相关性疾病最常受累的器官，常被称为"自身免疫性胰腺炎"（AIP），自身免疫性胰腺炎可分为 Ⅰ 型和 Ⅱ 型。Ⅰ 型 AIP 具有 IgG4－RD 典型组织学损害特点，也叫淋巴浆细胞硬化性胰腺炎；Ⅱ型多表现为胰腺小叶内中性粒细胞浸润及胰管上皮受损，一般无血清 IgG4 水平升高和组织 IgG$_4$$^+$ 浆细胞浸润。在影像学上较为典型的表现为胰腺弥漫性腊肠样肿大，和相应胰管的弥漫性不规则形狭窄。部分患者表现为局限性，需与胰腺癌相鉴别。

淋巴结肿大是 IgG4 - RD 的常见表现，并可能为疾病的首发或唯一表现，患者可出现单个或多个淋巴结无痛性肿大。临床上常需与淋巴瘤、多中心 Castleman 病、结节病等相鉴别。Castleman 病分为 5 个显微镜下亚型，包括多中心 Castleman 病样、反应性滤泡增生型、滤泡间扩张型、生发中心进行转化样和炎性假瘤样。其中以反应性滤泡增生型最为常见。Castleman 病病理中 IgG4 阳性细胞一般无明显增加，少数浆细胞呈轻链限制。

IgG4 - RD 引起的泪腺炎及唾液腺炎也叫米库利兹病（Mikulicz's disease，MD），需与干燥综合征及非霍奇金淋巴瘤相鉴别。MD 的唾液腺损害常表现轻微，主要表现为腺体对称性无痛性肿大，分泌功能无受损或轻度受损。而干燥综合征患者主要表现为腺体功能受损，表现为明显的眼干、口干，常伴有自身抗体阳性。最主要鉴别点在于 MD 患者有血清学 IgG4 水平的升高，且受累腺体存在 IgG$_4$$^+$ 浆细胞浸润。

据统计，17.6% ~ 40.0% 的 IgG4 - RD 患者有肺受累，IgG4 相关性疾病肺部受累缺乏特异性症状，既往文献中 IgG4 - RD 患者中 40% ~ 50% 合并哮喘及过敏性鼻炎。有学者进行回顾性分析经病理确诊的 17 例 IgG4 - RD 引起的肺损害患者的临床表现中，咳嗽者占 64.7%，发热者占 41.2%，呼吸困难者占 29.4%，胸痛者占 23.5%，咯血者占 11.8%，无症状者占 11.8%。根据 CT 表现可分为实性结节型、圆形磨玻璃影型、支气管血管束型、肺泡间隙型。组织病理学检查是诊断 IgG4 - RD 肺损害的关键。

有研究表明，IgG4 相关动脉炎以腹主动脉下段及髂动脉受累多见。对于 IgG4 - RD 的动脉损害，CT 是比较好的检查方法，表现为血管壁的均匀增厚，使得用对比剂后有硬化性炎症的外膜明显增强。与非 IgG4 相关性疾病患者相比，IgG4 - RD 引起的动脉炎可出现血清学 IgG4 及 CRP 水平升高。

目前临床上广泛采用的是 2019 ACR 及 EULAR 制定的 IgG4 相关性疾病分类诊断标准。首先病例必须符合纳入标准，要求 11 个脏器中至少一个器官受累；其次，不能符合任何一项排除标准。最后，在涉列的 8 个领域重点各自最高分数相加，达到 20 分即可符合 IgG4 - RD 的分类诊断标准。该患者组织病理检查见密集的淋巴浆细胞浸润（+4 分），免疫染色示 IgG$_4$$^+$ 浆细胞/IgG > 40%（+7 分），血清 IgG4 水平 32g/L ≥ 5 倍正常值上限（+11 分），双侧泪腺及颌下腺受累（+14 分）。根据 2019 ACR 及 EULAR 制定的 IgG4 相关性疾病分类诊断标准，患者符合初始纳入标准，同时不符合任何一项排除标准，累积权重分数 ≥ 20 可诊断 IgG4 相关性疾病。

针对 IgG4 - RD 的管理，包含下列重要脏器受累，如主动脉炎、腹膜后纤维化、近端胆管狭窄、小管间质性肾炎、硬脑膜炎、胰腺增大、心包炎等，且可能造成重度、不可逆损伤后果的患者均需要积极治疗。糖皮质激素为缓解诱导的一线药物，推荐剂量为 30 ~ 40mg/d。但值得注意的是，停用激素后或应用小剂量糖皮质激素的患者可能出现复发。建议该类患者加用免疫抑制剂治疗，常用的硫唑嘌呤、吗替麦考酚酯、甲氨蝶呤、他克莫司以及环磷酰胺均有一定疗效。此外，生物靶向治疗药物，如抗 CD20 单抗（利妥昔单抗），对 IgG4 - RD 也具有良好的疗效。

该患者除了典型的唾液腺受累外，在 2 年的病程中相继出现淋巴结肿大，嗜酸粒细胞增高，泪腺及颌下腺肿大，左上肢皮温降低，入院后完善检查可见胰腺肿大考虑自身免疫性胰腺炎，肺部斑片影与嗜酸性粒细胞增多相关，大动脉常见受累部位为主动脉及其主要分支，或上下肢近端大动脉，该患者完善血管彩超提示动脉炎症改变且为非典型大动脉炎血管损害部位。另因 Castleman 病为 IgG4 相关性疾病的排除标准，请我院病理科会诊复检 2 年前淋巴结病理切片，除外 Castleman 病。综上考虑上述症状及影像学异常均与 IgG4 相关性疾病存在关联性，且患者对糖皮质激素治疗反应良好。该病例提示 IgG4 - RD 可出现多个器官和组织受累，早期症状常缺乏特异性。该病可在病理

标本中意外诊断，也可在放射学检查中偶然发现，常因多样性的临床表现就诊于不同专科。临床医师面对多系统受累疾病时应有所警惕。

（风湿免疫科：王高亚）

参 考 文 献

[1] Brito – Zeron P, Ramos – Casals M, Bosch X, et al. The clinical spectrum of IgG4 – related disease[J]. Autoimmun, 2014,13(12):1203 – 1210.

[2] 刘铮,彭琳一. IgG4 相关性疾病发病机制[J].中华临床免疫和变态反应杂志,2019,13(6):454 – 457.

[3] Kamisawa T, Zen Y, Pillai S, et al. IgG4 – related disease[J]. Lancet,2015,3859976(9976).

[4] Kamisawa T, Takuma K, Egawa N, et al. Autoimmune pancreatitis and IgG4 – related sclerosing disease[J]. Nat Rev Gastroenterol Hepatol,2010,77(7):1 – 3.

[5] Cheukw, Chan JK. LymphadenopathyofIgG4 – relateddisease:an underdiagnosed and overdiagnosed entity[J]. Semin Diagn Pathol,2012,29(4):226 – 234.

[6] Morgan WS. The probable systemic nature of Mikulicz's disease and its relation to Sjögren's syndrome[J]. N. Engl. J. Med,1954,251:5 – 10.

[7] Fernandez D, Leon M, Mancheno N, et al. IgG4 – Related Disease with Lung Involvement[J]. Arch Bronconeumol,2019, 553(3):136 – 139.

[8] Sun XF, Lju HR, Feng R, et al. Biopsy proven IgG4 – related lung disease[J]. BMC PIIlm Med,2016,16(20):1 – 7.

[9] Akiyama M, Kaneko Y, Takeuchi T. Characteristics and prognosis of IgG4 – related periaortitis/periarteritis:A systematic literature review[J]. Autoimmun Rev,2019,189(9):426 – 431.

[10] Wallace ZS, Naden RP, Chari S, et al. The 2019 American College of Rheumatology/European League Against Rheumatism classification criteria for IgG4 – related disease. Ann Rheum Dis,2020,791(1):564 – 570.

[11] Lanzillotta M, Mancuso G, Della – Torre E. Advances in the diagnosis and management of IgG4 related disease. BMJ, 2020:369.

[12] Della – Torre E, Feeney E, Deshpande V, et al. B – cell depletion attenuates serological biomarkers of fibrosis and myofibroblast activation in IgG4 – related disease. Ann Rheum Dis,2015,7412(12):561 – 566.

病例6　顽固多浆膜腔积液伴皮肤硬化

一、病例简介

患者男性，69岁，因"间断胸闷气短2年余，皮肤硬化3个月"入院。

现病史：患者入院前2年余无明显诱因出现胸闷、气短，伴双下肢水肿，就诊于外院查心脏超声示中 – 大量心包积液，肺动脉收缩压30～35mmHg，胸部CT示双侧胸腔积液，双下肺、右肺中叶及左肺上叶舌段多发淡片影，予异烟肼、利福平、乙胺丁醇试验性抗结核治疗3个月，及螺内酯、氢氯噻嗪利尿治疗后症状无好转，化验ANA 1:640均质型，dsDNA（－），考虑不除外结缔组织病，予泼尼松30mg 1次/日×10天→20mg 1次/日×10天→10mg 1次/日×10天，因胸闷气短明显加重就诊于外院急诊查CK – MB 4.6μg/L，cTn 0.429μg/L，NT – proBNP 1386pg/ml，肾功能：Cr 108μmol/L，行心包穿刺引流术，共放出心包积液约500ml，从黄色至血性，心包积液常规：黎氏试验阳性，细胞总数737×10⁶/L，白细胞总数351×10⁶/L，单核% 95.7%，多核% 4.3%，复查超声心动图：主动脉瓣及二尖瓣病变(风湿性心脏病可能性大),二尖瓣轻度狭窄,主动脉瓣轻度关闭不全,左房增大,微量心包积液。后患者因反复胸闷气短多次就诊于我院急诊,化验免疫全项 + 风湿抗体:ANA阳性 1:320 均质型,抗 Scl - 70 抗体阳性,抗组蛋白抗体弱阳性,CRP 波动于 0.92 ~ 12.3mg/dl,检查示大量胸腔积液,中等量心包积液,肺动脉压力逐渐升高至 48mmHg,多次行胸腔穿刺术,胸腔积液为渗出液改变,多次胸水培养、Xpert MTB/RIF、抗酸染色(-)、T - SPOT(-),2 次 PET - CT 未见肿瘤性病变,考虑不除外结缔组织病,加用激素治疗(最大剂量甲强龙 40mg 1 次/日),及利尿治疗后患者症状仍无好转,多次自行停用激素。患者入院前 9 个月受凉后出现发热,体温最高 38.0℃,伴活动后喘息,就诊于我院急诊化验血常规:WBC $11.5 \times 10^9/L$,Hb 117g/L,PLT $470 \times 10^9/L$,NEUT 78.9%,胸部 CT 示右侧胸腔积液较前增多,并新见多发磨玻璃密度影及小斑片影,心包积液较前增多。行胸腔穿刺术,胸水病原微生物高通量检测检出红球菌属细菌马红球菌,予莫西沙星 0.4g 静脉滴注 1 次/日×1 周抗感染及利尿等治疗后转至我院肺外科住院行"胸腔镜下右侧胸膜活检,心包活检,心包开窗术"。病理回报:(右侧胸膜)检材增生的纤维肌肉及脂肪组织,其中见少量淋巴细胞浸润,(心包)检材为纤维囊壁组织,局灶表面被覆立方上皮,囊壁灶性淋巴细胞浸润。患者出院后服用中药治疗。患者入院前 5 个月余出现面部、双手、胸背部皮肤色素脱失,未诊治。入院前 3 个月出现面部、双上肢、胸背部皮肤硬化,伴色素沉着,无雷诺现象,无发热、关节疼痛等不适,遂就诊我院门诊查免疫全项 + 风湿抗体,ANA:阳性均质型 1:320,抗 Scl - 70 抗体:阳性,抗组蛋白抗体:阳性,CRP 1.12mg/dl,上肢皮肤病理示硬皮病,上肢肌肉病理:肌肉横纹尚存,未见明显炎症。患者入院前半月就诊于我科门诊考虑诊断系统性硬化症,予泼尼松 15mg 1 次/日、环磷酰胺 100mg 隔日 1 次及补钙治疗,服用泼尼松 3 天体重较前增加 1.5kg,遂自行停用泼尼松,现为求进一步诊治收入院。患者自发病以来,精神尚可,食欲正常,睡眠尚可,大便如常,小便如常,体重未见明显下降。

既往史:既往发现心房颤动病史 2 年余,无特殊治疗。

体格检查:T 36.4℃,P 90 次/分,R 17 次/分,BP 125/84mmHg。神清语利,查体合作。面部、双上肢、胸背部皮肤硬化,部分皮肤色素脱失,部分皮肤色素沉着。颈部、腋窝下、腹股沟淋巴结未触及明显肿大。胸廓正常,双下肺语音震颤减弱,双下肺叩诊浊音,双肺呼吸音粗,左下肺呼吸音低,未闻及干湿啰音。心音强弱不等,律不齐,心率 97 次/分,各瓣膜听诊区未闻及杂音。腹软,无压痛、反跳痛及肌紧张,双下肢不肿。双手双足皮温低。

二、辅助检查

入院后查:**血常规:**WBC $4.15 \times 10^9/L$,RBC $4.69 \times 10^{12}/L$,Hb 134g/L,PLT $228 \times 10^9/L$,NEUT 67.9%。

免疫全项 + 风湿抗体:ANA 阳性 1:320 均质型,抗 Ro - 52 抗体:阳性,抗 Scl - 70 抗体:阳性,抗组蛋白抗体 弱阳性,CRP 0.92mg/dl。ESR 12mm/h。狼疮抗凝物阳性,磷脂抗体谱、涎液化糖链抗原(-)。

胸水常规:黏蛋白定性实验:阳性(+),余(-)。胸水生化、Xpert MTB/RIF、抗酸染色、涂片革兰染色找细菌、需氧菌培养、肿瘤细胞(-)。

心脏超声:下腔静脉增宽,左房、右房增大,主动脉瓣钙化、反流(轻 - 中度),三尖瓣反流(轻 - 中度),二尖瓣增厚、狭窄(轻度)、反流(轻 - 中度),肺动脉瓣反流(轻度),肺动脉高压(收缩压约 44mmHg),心包积液(少量)。

肺功能:轻度阻塞性通气功能障碍,弥散功能中度减低,残总比在正常范围。

胸部 CT(图 5 - 9):本次检查与 2019 年 11 月 7 日胸部 CT 平扫检查比较示:心包积液较前稍减少,左侧包裹性胸腔积液较前减少,右侧胸腔积液及斜裂包裹性积液较前增多,原右肺尖部胸腔气体基本消失。右侧不张肺组织略复张，仍可见多发磨玻璃密度影及小斑片影。右肺中下叶斑片影及磨玻璃密度较前略增多，原右肺中叶斑片内空洞影显示欠清。两肺部分支气管壁仍增厚。两肺多发微结节较前无著变。纵隔内多发饱满淋巴结影较前变化不著。

腹部增强CT：与2019年10月16日全腹部CT平扫比较：肝内多发低密度结节大小同前，考虑肝内多发囊肿。双肾多发囊肿，右肾后唇一枚呈稍低密度，考虑复杂囊肿。脾内低密度结节。胆囊壁显厚，腔内密度欠均同前。

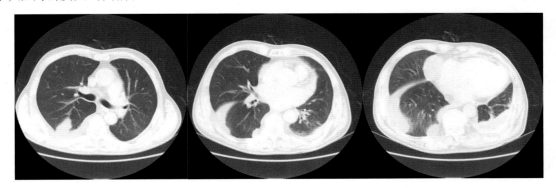

图 5 - 9　胸部 CT

三、初步诊断

1. 系统性硬化症。
2. 多浆膜腔积液。
3. 肺动脉高压。
4. 间质性肺病。
5. 心房颤动。

四、治疗经过

入院后予环磷酰胺100mg隔日1次，泼尼松30mg 1次/日，丙种球蛋白20g 1次/日×3天控制原发病，西地那非12.5mg 2次/日降肺压、预防肾危象，莫西沙星0.4g 1次/日×14天抗感染，西洛他唑抑制血小板聚集、舒张血管，呋塞米和螺内酯利尿及补钙、护胃治疗。

五、张娜主治医师分析病例

患者病例特点如下：

1. 患者老年男性，慢性病程。

2. 以胸闷气短起病，后出现多处皮肤硬化、色素脱失、色素沉着。

3. 检查提示心包积液、胸腔积液、肺动脉高压、间质性肺病，ANA、抗Sc1-70抗体阳性，皮肤活检示硬皮病。

4. 两次PET-CT、多次胸腹部影像学检查、肿瘤标志物均无阳性提示肿瘤病变。

5. 多次T-SPOT、Xpert MTB/RIF阴性，既往试验性抗结核治疗无效，曾行胸水病原微生物高通量检测检出马红球菌，但流行病学不支持。

患者系统性硬化症诊断明确，既往应用激素治疗疗效欠佳，多浆膜腔积液不能控制，且多浆膜腔积液原因考虑不除外系统性硬化症、感染及肿瘤。为明确是否系统性硬化症能够解释顽固多浆膜腔积液，故开展多学科会诊以明确病情并指导下一步诊疗。

六、MDT 讨论目的

顽固多浆膜腔积液病因：①系统性硬化症？②感染？③肿瘤？

七、多学科会诊意见

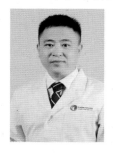

杜鑫,男,医学博士,天津医科大学总医院心脏超声中心主任,英国牛津大学及帝国理工大学工作学习4年。主要从事超声心动图及心血管内科的临床工作,擅长心脏瓣膜疾病、心肌疾病、心包疾病和先天性心脏病的超声诊断,并负责我院和天津市多家医院的疑难、少见及复杂心血管疾病的超声会诊工作。

心内科杜鑫副主任医师: 患者间断胸闷、气短2年余,超声心动图示中大量心包积液,心包积液为渗出液改变,多次 T-SPOT、Xpert MTB/RIF 阴性,且试验性抗结核治疗无效,心包活检、PET-CT 未见肿瘤病变,不考虑感染、肿瘤病变所致心包积液,可用系统性硬化症解释。本次入院后行心脏超声可见瓣膜增厚、狭窄、反流,符合结缔组织病受累表现,较前明显进展,考虑快速进展型硬皮病,需进一步加强原发病治疗以控制病情。

本次入院超声心动图估测肺动脉收缩压约44mmHg,肺动脉高压是系统性硬化症的常见并发症,据报道右心导管诊断系统性硬化症伴肺动脉高压的发病率为8%~12%,建议行右心导管以进一步明确病情。治疗上,可加用内皮素受体拮抗剂、5型磷酸二酯酶抑制剂或前列环素类似物治疗肺动脉高压。

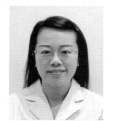

张燕平,主任医师,任职于天津医科大学总医院。擅长诊治各种感染性疾病,如感染性心内膜炎、手术部位感染、中央导管相关血流感染、腹腔感染、败血症等,在不明原因长期发热疾病的诊断、抗菌药物合理使用及医院感染的预防与控制上均有丰富的经验。

感染科张燕平主任医师: 多浆膜腔积液多见于系统性疾病,如肝硬化、肿瘤、结缔组织病中的系统性红斑狼疮等。病原微生物感染不会导致多浆膜腔积液。感染导致的浆膜腔积液多为单发的浆腔膜积液,常见的病原微生物为结核菌,致病机制为结核菌经淋巴或血行播散到浆膜腔,由于机体的免疫系统与结核菌发生的严重免疫反应而导致的渗出性积液,菌量极少。

该患者多次 T-SPOT、浆膜腔积液 X-pert MTB/RIF 阴性,试验性抗结核治疗无效,因此可以排除结核菌感染。患者曾有发热,一次胸水病原微生物高通量测序(NGS)检出马红球菌,该菌易感染细胞免疫缺陷人群,如艾滋病、器官移植者,且要有动物接触史(尤其是马),主要通过吸入、局部接种获得感染,最常见的感染部位为肺部,主要表现为肺部空洞、结节、支气管肺炎,而 HIV 阳性的患者发生支气管肺炎时常常并发菌血症。该患者起病时就表现为多浆膜腔积液,无发热,且无动物接触史,后续曾反复胸穿,仅有一次发现马红球菌,临床考虑污染的可能性大,暂不给予抗感染治疗。

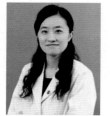

赵海燕,医学博士,主任医师,任职于天津医科大学总医院呼吸科。中华医学会呼吸病学分会呼吸治疗学组委员,中国医师协会呼吸医师分会呼吸感染学组委员。主持及参加国家自然科学基金课题、国家十三五课题等多项科研课题。常年从事呼吸内科的临床、教学与科研工作。擅长肺部感染性疾病、慢性阻塞性肺病、支气管哮喘及呼吸危重症等呼吸疾病的救治。

呼吸科赵海燕主任医师: 患者反复胸腔积液,多次行胸腔穿刺为渗出液,本次住院后行胸腔穿刺化验 X-pert MTB/RIF、需氧菌培养、抗酸染色、涂片革兰染色找细菌、脱落细胞学检查未见异常,且 PET-CT 未提示肿瘤病变,故考虑胸腔积液与系统性硬化症相关,需加用激素和免疫抑制剂加强原发病治疗。

胸腔积液病原微生物高通量检测检出马红球菌,该菌是一种罕见的条件致病菌,常常免疫力低下人群易感,最普通的病变是慢性化脓性支气管肺炎和广泛性肺部脓肿。该患者无动物接触史和典型肺部表现,考虑不除外反复胸腔穿刺所致感染,患者目前无相关临床表现,可不加用抗生素治疗,但考虑到加用激素和免疫抑制剂控制原发病,可给予莫西沙星足疗程治疗。

八、专家点评

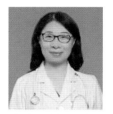

　　魏蔚,主任医师,博士生导师,天津医科大学总医院风湿免疫科科主任。中华医学会风湿病分会常务委员,中国医师协会风湿病学分会常务委员,中国医师协会风湿免疫科医师分会风湿病相关肺血管/间质病委员会副主任委员,天津市医学会风湿病学分会主任委员,天津市医师协会风湿病分会副会长。

　　风湿免疫科魏蔚主任医师:系统性硬化症(systemic sclerosis,SSc)也被称为硬皮病,是一种罕见的自身免疫性疾病,其特征性表现为皮肤和内脏器官纤维化以及微血管病变。SSc在世界不同地区患病率有所不同,患病率为(3.8~50)/100000,女性多见,男女比为1:4,发病年龄为35~65岁。SSc发病机制尚未明确,目前研究表明遗传易感性、环境因素(感染、药物、化学物质等)、雌激素、细胞及体液免疫异常均参与疾病的发生发展。临床上根据皮肤受累程度,将SSc分为:①局限性皮肤型SSc,局限于肘部和膝部远端肢体,有或无面部受累;②弥漫性皮肤型SSc,发生在肘部和膝部近端。SSc临床表现复杂多样,可出现胃肠道、心脏、肺脏、肾脏、皮肤等多器官受累,严重影响患者的生命和生活质量。SSc早期诊断和治疗仍具有挑战性,2013年ACR和EULAR组成的联合委员会共同制定新SSc分类标准,其采用评分形式,各分类项目的最高分累加即为总分,总分≥9分即可确诊,其敏感性和特异性分别为0.91和0.92,使得可疑或不典型病例得到早期诊治。SSc的预后取决于内脏受累情况,心脏、肺脏和肾脏受累提示预后不良,及时筛查对于早期发现SSc脏器受累有重要意义。

　　该患者以反复胸闷气短起病,后出现典型弥漫性皮肤硬化和色素改变,多检查发现胸腔积液、间质性肺病、肺动脉高压、心包积液、心脏瓣膜病变,抗Scl-70抗体阳性,病程中多次行穿刺引流术以及PET-CT,未发现结核等感染及肿瘤证据,考虑SSc诊断明确。多浆膜腔积液为该病表现之一,患者既往应用激素治疗后自觉症状无缓解,体重逐渐增加,不除外激素所致水钠潴留,目前仍有顽固多浆膜腔积液,心脏受累较前进展,病情控制不佳,应加强原发病治疗,加用激素联合环磷酰胺控制病情,丙种球蛋白支持治疗。患者浆膜腔积液未见增长,但应用糖皮质激素治疗后出现水钠潴留、腹胀,体重较前增加,通过加强利尿治疗后症状好转。

　　糖皮质激素为系统性硬化症肾危象危险因素,系统性硬化症肾危象是少见但严重的合并症,可出现肾功能急剧恶化、血小板重度减少、恶性高血压、高血压脑病、呼吸衰竭、心力衰竭等风险,需要血液透析、血浆置换治疗。该患者既往一过性肌酐升高,考虑急性心功能衰竭影响,后多次复查肾功能正常,随访中需密切监测肾功能。既往胸水病原微生物高通量检测提示马红球菌,考虑反复有创操作所致,尽管不考虑马红球菌为多浆膜腔积液病因,但考虑到后续需加用激素和免疫抑制剂治疗,建议给予莫西沙星足疗程治疗2周。

九、文献汇总

　　SSc心脏受累可表现为肺动脉高压(pulmonary arterial hypertension,PAH)、心包积液、心律失常、瓣膜异常、心力衰竭等。PAH是SSc的常见并发症,是导致患者死亡的主要因素之一。肺高压分为5大类,即肺动脉高压、左心疾病相关肺高血压、肺部疾病和(或)低氧相关肺高血压、肺动脉阻塞性疾病相关肺高血压、未知机制所致肺高压。超声心动图和右心导管诊断存在差异性。SSc-PAH的患病率为13%~35%(超声心动图诊断)和8%~12%(右心导管诊断),这种差异可能是由于超声心动图在诊断肺动脉高压的可靠性相对较差。治疗上,内皮素受体拮抗药(安立生坦、波生坦和马西替坦)、磷酸二酯酶5抑制剂(西地那非、他达拉非)和利奥西呱可用于治疗SSc-PAH,静脉注射前列腺素可用于治疗严重 SSc - PAH。心包积液是 SSc - PAH 的主要预后不良因素之一。心脏压塞或严重心包积液是 SSc 患者的罕见并发症，死亡率极高。心包受累多发生于弥漫性皮肤型 SSc 患者，可在 SSc 诊断前或诊断时出现，可能是 SSc 的首要表现。最常见的体征和症状是心动过速和右心衰竭。绝大多数心包液分析显示渗出液改变，心包组织病理发现大多数与疾病相关的纤维化有关。

SSc 肺脏受累常见有间质性肺炎、肺间质纤维化、胸腔积液、胸膜异常等，检查可发现胸部 X 线、高分辨率 CT、肺功能异常表现，支气管肺泡灌洗可检测多种不同的细胞增多，如嗜中性粒细胞、嗜酸性粒细胞、淋巴细胞等。患者可同时出现多种肺部病变，SSc 间质性肺炎通常表现为非特异性间质性肺炎，而寻常型间质性肺炎在弥漫性 SSc 中发生率较低，仅为 11%，SSc - PAH 合并肺间质病变的患病率为 18% ～ 22%。胸腔积液的发生率较低（7%），多出现在弥漫性 SSc 患者。胸膜异常多表现为弥漫性胸膜增厚。有研究发现，糖皮质激素能够有效减少胸腔积液，但是对心包积液无效。但是应注意糖皮质激素是硬皮病肾危象的高风险因素，在用糖皮质激素治疗 SSc 患者时应严格监测血压和肾功能变化。

血清特异性抗体有助于疾病的早期诊断，SSc 高度特异性抗体包括抗着丝点抗体、抗拓扑异构酶 I、抗 RNA 聚合酶Ⅲ，但是也可能检测出其他抗体，如抗 SSA、抗 KU、抗 U1 - RNP 等。在中国 SSc 患者中，抗拓扑异构酶和抗 U1 - RNP 阳性率较高，分别为 59.9% 和 18%，而抗着丝点抗体和抗 RNA 聚合酶Ⅲ阳性率仅为 13.4% 和 1.3%。

SSc 是一种罕见的自身免疫性疾病，发病机制仍未明确，临床表现复杂多样，存在异质性，有内脏受累者预后较差，目前诊断和治疗仍充满挑战，期待更多的深入研究以提高对疾病的认识。

（风湿免疫科：张　娜　吴秀华）

参 考 文 献

［1］ Denton CP, Khanna D. Systemic sclerosis［J］. Lancet, 2017, 390（10103）：1685 - 1699.

［2］ Zhong L, Pope M, Shen Y, et al. Prevalence and incidence of systemic sclerosis：A systematic review and meta - analysis［J］. Int J Rheum Dis, 2019, 22（12）：2096 - 2107.

［3］ Rossi D, Zanatta E, Marson P, et al. How I treat patients with systemic sclerosis in clinical practice［J］. Autoimmun Rev, 2017, 16（10）：1024 - 1028.

［4］ Denton CP. Systemic sclerosis：from pathogenesis to targeted therapy［J］. Clin Exp Rheumatol, 2015, 33（4 Suppl 92）：S3 - 7.

［5］ Hoogen F, Khanna D, Fransen J, et al. 2013 classification criteria for systemic sclerosis：an American College of Rheumatology/European League against Rheumatism collaborative initiative［J］. Arthritis Rheum, 2013, 65（11）：2737 - 2747.

［6］ Simonneau G, Montani D, Celermajer DS, et al. Haemodynamic definitions and updated clinical classification of pulmonary hypertension［J］. Eur Respir J, 2019, 53（1）：pii: 1801913.

［7］ Saygin D, Domsic RT. Pulmonary Arterial Hypertension In Systemic Sclerosis：Challenges In Diagnosis, Screening And Treatment［J］. Open Access Rheumatol, 2019, 11：323 - 333.

［8］ Galiè N, Humbert M, Vachiery JL, et al. 2015 esC/ers guidelines for the diagnosis and treatment of pulmonary hypertension［J］. Eur Heart J, 2016, 37：67 - 119.

［9］ Kowal - Bielecka O, Fransen J, Avouac J, et al. Update of EULAR recommendations for the treatment of systemic sclerosis［J］. Ann Rheum Dis, 2017, 76（8）：1327 - 1339.

［10］ Desboisa C, Cacoub P. Systemic sclerosis：an update in 2016［J］. Autoimmun Rev, 2016, 15：417 - 426.

［11］ Fernández Morales A, Iniesta N, Fernández - Codina A, et al. Cardiac tamponade and severe pericardial effusion in systemic sclerosis：report of nine patients and review of the literature［J］. Int J Rheum Dis, 2017, 20（10）：1582 - 1592.

[12] Kitchongcharoenying P,Foocharoen C,Mahakkanukrauh A,et al. Pericardial fluid profiles of pericardial effusion in systemic sclerosis patients[J]. Asian Pac J Allergy Immunol,2013,31(4):314 – 319.

[13] Arakkal G,Chintagunta SR,Chandika V,et al. Cardio – pulmonary involvement in systemic sclerosis:A study at a tertiary care center[J]. Indian J Dermatol Venereol Leprol,2017,83(6):677 – 682.

[14] Kotnur MR,Suresh P,Prasad Reddy VS,et al. Systemic Sclerosis with Multiple Pulmonary Manifestations[J]. J Clin Diagn Res,2016,10(6):OD16 – OD17.

[15] Farrokh D,Abbasi B,Fallah – Rastegar Y,et al. The Extrapulmonary Manifestations of Systemic Sclerosis on Chest High Resolution Computed Tomography[J]. Tanaffos,2015,14(3):193 – 200.

[16] Kayser C,Fritzler MJ. Autoantibodies in systemic sclerosis:unanswered questions[J]. Front Immunol,2015,6:167.

[17] Wang J,Assassi S,Guo G,et al. Clinical and serological features of systemic sclerosis in a Chinese cohort[J]. Clin Rheumatol,2013,32(5):617 – 621.

病例 7 背痛伴发热、腰痛

一、病例简介

患者，女，55 岁，主因"左背痛 2 个月余，发热 50 天，左腰痛 8 小时"入院。

现病史：患者于入院前 2 个月余无明显诱因出现左背部隐痛，疼痛与呼吸、活动等无关，无胸闷气短不适，未予诊治。50 天前出现发热，为午后低热，37.5℃左右，体温可自行下降。于外院查胸 CT（图 5 – 10）示左上肺及双肺下叶致密影，考虑感染性病变，首先考虑结核不除外，遂就诊于结核病医院，查结核抗体阴性，肿瘤标志物阴性，T – spot 阴性，纤维支气管镜检查未见异常，肺泡灌洗液未查见肿瘤细胞，给予经验性抗结核治疗，体温无好转故停药。入院前 20 天出现四肢无力，且逐渐出现双足感觉减退、麻木、左足下垂。我院门诊查 C 型 – ANCA 阳性，抗 PR3 261.69U/ml，于我院胸外科行经皮肺穿刺活检（图 5 – 12）考虑肉芽肿性多血管炎。入院前 8 小时患者卧床休息时突发左腰部疼痛，较剧烈，为求进一步诊治收入院。

既往史：患者既往高血压病史 30 余年，收缩压最高可达 180mmHg，近 1 年开始规律口服降压药治疗，目前血压控制在 110/70mmHg 左右。否认糖尿病、冠心病病史，否认吸烟、饮酒史，否认肝炎结核病史，否认药物食物过敏史。

体格检查：T 36.4℃，P 100 次/分，R 16 次/分，BP 110/70mmHg。贫血貌，神清语利，查体合作。皮肤巩膜无黄染，无颈静脉充盈，气管位置居中，胸廓正常，全身浅表淋巴结未触及明显肿大。双肺呼吸音粗，未闻及明显干湿性啰音，心音可，律齐，各瓣膜听诊区未闻及杂音。腹部柔软，左中下腹饱满、压痛，无肌紧张及反跳痛，肝脾肋下未触及。双下肢指凹性水肿。双上肢及左下肢肌力Ⅳ级，右下肢肌力Ⅲ级，左踝以下皮肤浅感觉消失，左足下垂。

二、辅助检查

入院后查血常规：WBC 20.43 ×10⁹/L，Hb 47g/L，PLT 279 ×10⁹/L，NEUT 81.0%。尿常规示潜血（＋＋＋），蛋白（＋＋）；ESR 45mm/L；肝功能正常，BUN 16.7mmol/L，Cr 185μmol/L；CRP 11.5mg/dl；两次血培养无菌落发育；尿培养：尿肠球菌、阴沟肠杆菌。行全腹 CT（图 5 – 11）：左肾形态不规则，密度不均增高，包膜下可见高低混杂密度影，考虑肾周筋膜下血肿。鼻旁窦 CT：左侧鼻腔、鼻咽腔内软组织密度影，双侧筛窦黏膜稍厚。

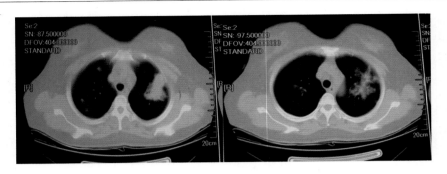

图 5 - 10　胸部 CT

注：左上肺及双肺下叶致密影

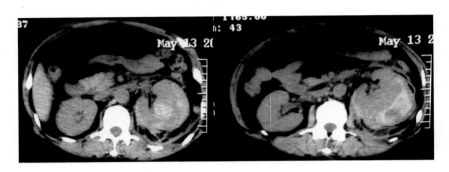

图 5 - 11　全腹 CT

注：左肾形态不规则，密度不均增高，包膜下可见高低混杂密度影

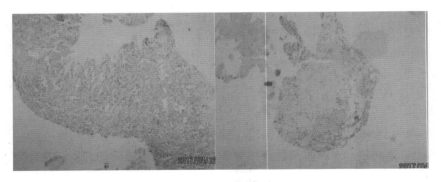

图 5 - 12　经皮肺穿刺活检

注：慢性炎症，肺泡间隔内可见淋巴细胞、浆细胞及单核细胞浸润，小血管、血管壁纤维素样坏死伴中性粒细胞渗出，血管周围上皮细胞肉芽肿形成，结合临床，考虑肉芽肿性多血管炎

三、初步诊断

1. 肉芽肿性多血管炎。

2. 肾周筋膜下血肿。

3. 重度贫血。

4. 周围神经病变。

5. 泌尿系感染。

四、治疗经过

住院期间给予患者甲泼尼龙 160mg/d 及丙种球蛋白 20g/d 共 3 天，后激素减量至 80mg/d，替考

拉宁联合头孢曲松抗感染治疗，以及营养神经、输注成分血对症治疗。患者体温正常，腹痛好转，无新发出血表现。治疗第 5 天后复查：血常规 WBC 7.2 × 10⁹/L，Hb 75g/L，Cr 103μmol/L，BUN 14.4mmol/L，CRP 1.11mg/dl。入院后第 17 天，患者翻身后出现左腹疼，伴少量肉眼血尿、发热，体温达 39℃。复查腹部 CT（图 5-13）示左肾包膜下可见高低混杂密度影，病变较前体积增大，且有混杂高密度影，不除外新鲜出血。遂行腹主动脉-肾动脉造影（图 5-14、图 5-15）提示双肾动脉符合炎性改变，左肾包膜下血肿，左肾下极假性动脉瘤。将导管进至左肾动脉下段，经导管填入 3mm×2cm 弹簧圈 5 枚，明胶海绵颗粒若干，栓塞后造影复查左肾动脉下段闭塞，类圆形异常染色未见显影。

后激素逐渐减量，入院后 1 个半月复查胸部 CT 左上肺及双肺下叶致密影已基本消散（图 5-16）。患者出院门诊随诊。4 个月后患者因腹痛再次入院，行全腹 CT（图 5-17）示左肾包膜下及左侧肾旁后间隙延续至左侧髂窝水平病灶范围较前明显增大，不除外左肾包膜下脓肿形成。于我院泌尿外科行左肾周脓肿切开引流置管术，术中引流出 2500ml 脓液（图 5-18），同时予以抗感染治疗，14 个月后拔除引流管（图 5-19），于我科门诊随诊至今，现小剂量激素联合环磷酰胺治疗，病情控制稳定。

四、王晓梅主治医师分析病例

患者病例特点如下：

1. 中年女性，背痛伴发热 2 个月起病，左腰痛 8 小时急诊入院。

2. 病程中出现发热、肺实变、肾脏损害、周围神经病变、鼻部可疑肉芽肿性病变等多脏器受累，肺穿刺活检病理考虑肉芽肿性多血管炎，实验室检查提示 C-ANCA 阳性，抗 PR3 261.69 RU/ml，综合临床、实验室检查及活检病理考虑肉芽肿性多血管炎诊断明确。

3. 本例患者以左肾动脉瘤破裂合并肾周筋膜下血肿为突出表现。

4. 患者治疗过程艰难曲折，首次入院后给予甲泼尼龙 160mg/d 抗炎及丙种球蛋白治疗，后激素减量至 80mg/d，同时予抗感染治疗后，患者临床症状及化验指标较前好转。2 周后患者再次出现肾包膜下新鲜出血，行腹主动脉-肾动脉造影并出血处栓塞治疗。1 个半月后复查胸部 CT 肺部病变已基本消散，腹部 CT 病变范围较前局限。后患者出院门诊随诊。5 个月后患者因腹痛再次入院，全腹 CT 示左肾包膜下脓肿形成，于我院泌尿外科行左肾周脓肿切开引流置管术，术中引流出 2500ml 脓液，同时予以抗感染治疗，14 个月后拔除引流管，于我科门诊随诊至今，现小剂量激素联合环磷酰胺治疗，病情控制良好。

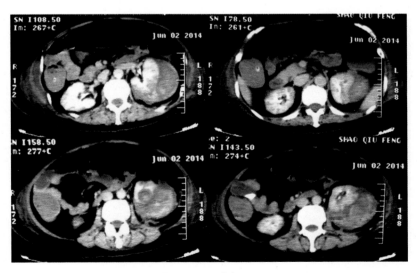

图 5-13　腹部 CT

注：左肾包膜下可见高低混杂密度影，病变较前体积增大，且有混杂高密度影，不除外新鲜出血

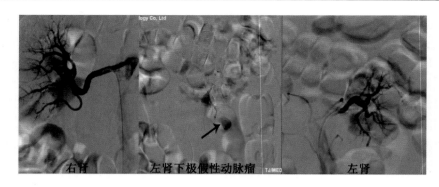

图 5 - 14　腹主动脉 - 肾动脉造影

　　注：双肾动脉各段分支粗细不均，左肾下段动脉一分支于近左肾下缘可见一个类圆形高密度影，边缘光滑，左肾后段动脉未显示，其供血区呈乏血管改变。实质期，左肾轮廓增大，左肾影外侧缘呈多段不规则弧形受压改变。印象：双肾动脉符合炎性改变，左肾包膜下血肿，左肾下极假性动脉瘤

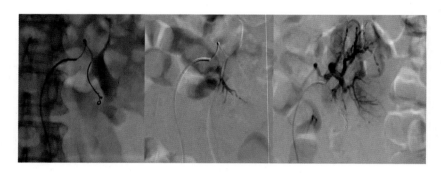

图 5 - 15　左肾下级假性动脉瘤弹簧圈栓塞

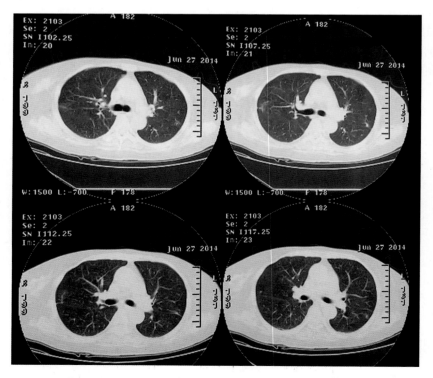

图 5 - 16　胸部 CT 示左上肺及双肺下叶致密影已基本消散

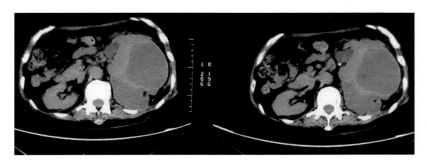

图 5 - 17　全腹 CT

注：左肾包膜下及左侧肾旁后间隙延续至左侧髂窝水平病灶范围较前明显增大。不除外左肾包膜下脓肿形成

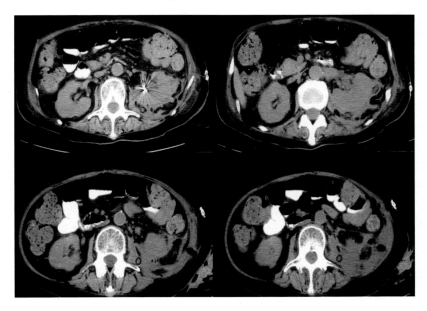

图 5 - 18　患者于泌尿外科行左肾周脓肿切开引流术，术中引流出 2500ml 脓液

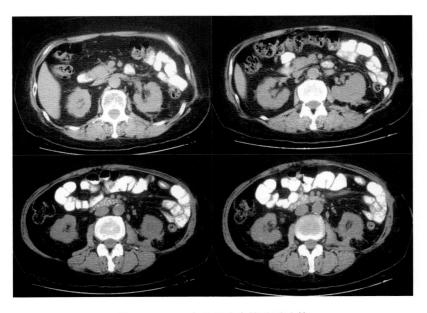

图 5 - 19　14 个月后患者拔除引流管

六、MDT 讨论目的

1. ANCA 相关性血管炎、肉芽肿性多血管炎以肾脏损害为突出表现时临床应注意和警惕的问题以及治疗的选择?

2. 肉芽肿性多血管炎肺部受累的特点及诊断?

3. ANCA 相关性血管炎导致肾动脉瘤破裂合并肾周筋膜下血肿时外科干预的时机?

七、多学科会诊意见

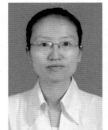

孙文闻，医学博士，天津医科大学总医院风湿免疫科副主任。现任天津市医学会风湿病学分会常务委员，天津市医师协会风湿免疫医师分会常务委员，中华医学会内科学分会免疫净化与细胞治疗学组委员会委员，中国医师协会免疫吸附学术委员会委员，中国医师协会风湿免疫科医师分会风湿病相关影像学组委员，海峡两岸医药卫生交流协会风湿免疫病学专业委员会委员感染学组常务委员，中华临床免疫和变态反应杂志编委。获科技成果 2 项及市科技进步三等奖。

风湿免疫科孙文闻副主任医师：患者肉芽肿性多血管炎诊断明确，病变累及肾动脉出现动脉瘤，病程中动脉瘤破裂合并肾周筋膜下血肿，后期形成脓肿。肉芽肿性多血管炎为小血管炎，极少出现中动脉受累，一旦中动脉受累，也可形成动脉瘤，所以以肾脏受累为突出表现的血管炎患者，在常规监测血尿蛋白尿及肾功能的前提下，要警惕动脉瘤的可能，应尽早完善相关影像学检查评估肾脏情况。全身应用激素及免疫抑制剂的治疗前提下，当出现肾脏动脉瘤破裂出血的情况时，要早期考虑是否外科干预，积极改善患者预后，避免治疗过程中可能存在的风险。

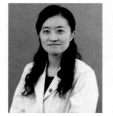

赵海燕，医学博士，主任医师，任职于天津医科大学总医院呼吸科。中华医学会呼吸病学分会呼吸治疗学组委员，中国医师协会呼吸医师分会呼吸感染学组委员。主持及参加国家自然科学基金课题、国家十三五课题等多项科研课题。常年从事呼吸内科的临床、教学与科研工作。擅长肺部感染性疾病、慢性阻塞性肺病、支气管哮喘及呼吸危重症等呼吸疾病的救治。

呼吸科赵海燕主任医师：患者中年女性，主因"左背痛 2 个月余，发热 50 天，左腰痛 8 小时"入院，病程中患者存在发热，但无咳嗽咳痰等相应呼吸道症状，于外院查胸 CT 示左上肺及双肺下叶致密影，考虑感染性病变，肺结核不除外。于结核病医院就诊，查结核抗体阴性，肿瘤标志物阴性，T‑spot 均阴性，纤维支气管镜检查未见异常，肺泡灌洗液未查见肿瘤细胞，予经验性抗结核治疗，体温并无好转，后于我院胸外科行经皮肺穿刺活检提示肉芽肿性多血管炎，结合患者化验 C‑ANCA 阳性，抗 PR3 261. 69RU/ml，且存在肾脏、周围神经及鼻部等多脏器病变，考虑肉芽肿性多血管炎诊断明确。肉芽肿性多血管炎典型肺部病理表现为肺小血管壁有中性粒细胞及单个核细胞浸润，可见巨细胞、多形核巨细胞肉芽肿，可破坏肺组织，形成空洞。本例患者肺部病理支持临床诊断，在给予激素及免疫抑制剂治疗后肺部病变较前消散，建议积极控制原发病，密切观察患者呼吸道症状及肺部病变变化。

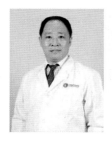

林毅，教授，硕士生导师，主任医师，天津医科大学总医院泌尿外科。擅长：泌尿系统肿瘤以及腹腔镜手术治疗泌尿系统疾病，对肾上腺各种肿瘤、肾癌根治手术、肾癌部分切除术、前列腺癌根治术等腹腔镜微创手术。

泌尿外科林毅主任医师：患者诊断 ANCA 相关性血管炎、肉芽肿性多血管炎明确，以肾动脉瘤破裂合并肾周筋膜下血肿为主要临床表现，病程中反复出现肾周筋膜下出血，腹主动脉‑肾动脉造影示双肾动脉符合炎性改变，左肾包膜下血肿，左肾下极假性动脉瘤，曾行左肾动脉下段弹簧圈及明胶海绵颗粒栓塞治疗将左肾动脉下段闭塞。但5个月后患者出现左肾包膜下及左侧肾旁后间隙延续至左侧髂窝水平的包膜下脓肿形成。故我科建议行左肾周脓肿切开引流置管术并放置引流管处理，注意预防感染，观察肾脏出血及感染的情况，继续泌尿外科随诊。

八、专家点评

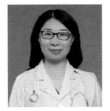

魏蔚，主任医师，博士生导师，天津医科大学总医院风湿免疫科科主任。中华医学会风湿病分会常务委员，中国医师协会风湿病学分会常务委员，中国医师协会风湿免疫科医师分会风湿病相关肺血管/间质病委员会副主任委员，天津市医学会风湿病学分会主任委员，天津市医师协会风湿病分会副会长。

风湿免疫科魏蔚主任医师：本例患者肉芽肿性多血管炎诊断明确，而尤以肾动脉瘤破裂合并肾周筋膜下血肿为突出表现。目前国内外仅有个案报道。肉芽肿性多血管炎合并肾动脉瘤为罕见但危及生命的并发症，肉芽肿性多血管炎的患者出现腹痛时要警惕肾动脉瘤的形成或破裂的可能。肾动脉瘤破裂首先要维持血流动力学的稳定，及时行经皮肾动脉造影，明确有无活动性出血，栓塞处理。血管造影可显示动脉瘤的部位、数目和大小，以及有无活动性出血，是诊断的金标准。破裂动脉瘤可予弹簧栓塞等处理，同时联合大剂量糖皮质激素和环磷酰胺治疗原发病以改善预后。

当出现肾包膜下血肿时，要警惕其远期并发症，包括肾萎缩、肾积水、肾性高血压和肾脏感染等。本例患者肾动脉瘤破裂造成肾周筋膜下血肿继发感染，考虑可能与自身免疫性疾病和长期激素的应用有关。因此 ANCA 相关性血管炎的病人一旦出现肾动脉瘤破裂血肿形成，应积极行经皮肾周血肿穿刺引流，其是减少肾周血肿所致肾周继发感染、改善肾功能、防治相关并发症的微创新技术，其方法简单、操作容易、患者痛苦小、术后恢复快，但引流的时机和指征还有待进一步的探讨。

九、文献汇总

ANCA 相关性血管炎（AAV）是一组与 ANCA 相关的主要累及小血管的一种坏死性血管炎，多见于中老年患者，主要累及肾脏和肺，包括显微镜下多血管炎（MPA）、肉芽肿性多血管炎（GPA）和嗜酸性细胞性肉芽肿性多血管炎（EGPA），临床上 GPA 最为多见，其次为 MPA。临床上 90% 的 GPA 为抗 PR3 – ANCA 阳性；50% ~75% 的 MPA 与 40% ~60% 的 EGPA 为抗 MPO – ANCA 阳性。

肾脏疾病在 AAV 中很常见，并且是死亡率最重要的预测因子。典型的肾脏表现是快速进展的肾小球肾炎伴肾功能减退、亚肾病范围的蛋白尿、显微镜下血尿和高血压，持续数天到几个月。肾活检典型表现为寡免疫复合物局灶坏死性新月体肾小球肾炎。在 MPO – ANCA 患者中，病程可能更长，其特点是不可逆肾损伤（肾小球硬化和间质纤维化）和对免疫抑制治疗反应较差。虽然坏死性新月体肾小球肾炎典型的病理表现是寡免疫复合物的，但在超过 50% 的活检中发现免疫复合物沉积的证据，并且与较高水平的蛋白尿和较高比例的肾小球新月体相关。肉芽肿性炎症表现为肾脏肿块是 GPA 的一种罕见表现。

无论起病时肾小球滤过率水平如何，及时治疗对于阻止肾脏病进展至肾衰竭都很重要。糖皮质激素联合环磷酰胺是治疗 AAV 的标准方案，能够使 70% ~90% 的患者临床缓解，大多数缓解发生在 2~6 个月。泼尼松或泼尼松龙初始剂量为 1mg/（kg·d），4~6 周，病情控制后可逐步减量，12 周左右时应减至 10~20mg/d。环磷酰胺口服剂量一般为 2mg/（kg·d），持续 3~6 个月。欧洲血管炎研究组主持的 CYCLOPS 研究，比较 CTX 口服和静脉冲击两种给药方式，结果显示环磷酰胺静脉冲击与口服治疗的诱导缓解率相似；在 9 个月内，获得缓解的患者中两组复发率差异无统计学意义。而对于该研究的后续报道，在随访 4.3 年期间发现，20.8% 口服 CTX 者和 39.5% 冲击 CTX 者至少有一次复发，提示静脉冲击 CTX 比口服 CTX 有更高的复发风险，但两组间的终末期肾病发生率没有差异（13% vs 11%），且最终随访时两组的中位血清肌酐水平相等，但由于静脉冲击疗法的环磷酰胺累计剂量小,因此感染等不良反应的发生率偏低。

近年来在 AAV 的治疗中首选静脉应用 CTX,常用方法为 $0.75g/m^2$(多为 $0.6\sim1.0g$),每月一次,连续 6 个月。对于老年患者和肾功能不全者,环磷酰胺应酌情减量,即使就诊时已经需要肾替代治疗的肾脏疾病患者,也可从积极治疗中获益。一项研究纳入 155 例伴新月体性肾炎的 AAV 患者,其中 87% 的患者就诊即需血液透析,对所有患者均给予免疫抑制治疗,通常为 CTX 和糖皮质激素方案。4 个月时,有 14% 的患者死亡,35% 的患者存活但进入长期透析,51% 的患者摆脱透析且维持血管炎缓解。

重症 AAV 患者肾脏受累表现为急进型肾小球肾炎综合征、进行性少尿和高血压、急性肾损伤,血尿多为镜下血尿,可见红细胞管型,常常伴有蛋白尿。肾脏起病呈隐匿性者,通常从肾外局部开始发病,如肉芽肿性多血管炎多首先累及上呼吸道,逐渐进展为伴有肾受累的系统性疾病。一项前瞻性随机对照试验研究选取 137 例起病时血肌酐水平 $>500\mu mol/L$ 的 AAV 患者,在常规口服糖皮质激素和环磷酰胺的基础上,患者被随机分配接受 7 次血浆置换($n=70$)或静脉注射 3000mg 甲泼尼龙($n=67$),比较两组患者的肾功能恢复情况及不良反应发生情况,结果显示两组患者不良反应发生差异无统计学意义,一年后血浆置换组进展为终末期肾病的比例较甲泼尼龙组显著降低。EUVAS 的前瞻性研究发现,在起病肾功能达到透析水平的重症急性肾衰竭患者中,正常肾小球比例、肾小管萎缩程度以及血浆置换治疗为肾功能恢复(摆脱透析)的独立预测因素。北京大学第一医院肾内科研究纳入了 89 例达到透析水平的重症 AAV 患者、单独接受静脉甲泼尼龙冲击治疗的患者,与接受血浆置换(其中大部分患者联合静脉甲泼尼龙冲击治疗)的患者,在随访 6 个月后进行治疗反应评价,肾功能恢复方面并无显著差异。

现在的共识是有重要脏器受损的重症患者,如新月体型肾炎、肾小球或小动脉纤维素样坏死、严重肺出血者等需要甲泼尼龙冲击治疗,每次 $0.5\sim1.0g$,3 次为 1 个疗程,继以口服泼尼松治疗。甲泼尼龙的强大免疫抑制作用和抗炎作用有利于疾病的尽快控制,但应注意感染、水钠潴留等不良反应。静脉滴注免疫球蛋白疗法可作为辅助治疗,可用于感染、体弱等暂时无法应用免疫抑制剂的血管炎患者。

(风湿免疫科:王晓梅)

参 考 文 献

[1] Geetha D ,Jefferson JA. ANCA – Associated Vasculitis: Core Curriculum 2020. AJKD, 2020, 75(1): 124 – 137.

[2] Guilpain P, Chanseaud Y, Tamby MC, et al. Pathogenesis of primary systemic vasculitides (I): ANCA – positive vasculitides. Presse Med, 2005, 34(14): 1013 – 1022.

[3] Groot KD, Harper L, Jayne DR, et al. Pulse versus daily oral cyclophos – phamide for induction of remission in antineutrophil cytoplasmic antibody – as – sociated vasculitis: a randomized trial[J]. Ann Intern Med,2009,150(10):670 – 680.

[4] Harper L, Morgan MD, Walsh M, et al. Pulse versus daily oral cyclophos – phamide for induction of remission in ANCA – associated vasculitis: long – term follow – up[J]. Ann Rheum Dis, 2012, 7l(6): 955 – 960.

[5] Lee T, Gasim A, Derebail VK, et al. Predictors of treatment outcomes inANCA – associated vasculitis with severe kidney failure[J]. Clin J Am Soc – Nephrol, 2014, 9(5): 905 – 913.

[6] 陈旻,赵明辉,刘玉春. 重症原发性 ANCA 相关性小血管炎[J].世界急危重病医学杂志,2005,2(5):912 – 915.

[7] Jayne DR, Gaskin G, Rasmussen N, et al. Randomized trial of plasma ex – change or high – dosage methylprednisolone as adjunctive therapy for severe renal vasculitis[J]. J Am Soc Nephrol, 2007, 18(7): 2180 – 2188.

[8] Wijngaarden RA, HauerHA, WolterbeekR, et al. Chances of renal recovery for dialysis – dependent ANCA – associated glomerulonephritis[J]. J Am Soc Nephrol, 2007, 18(7): 2189 – 2197.

[9] Li ZY, Gou SJ, Chen M, et al. Predictors for outcomes in patients with severe ANCA – associated glomerulonephritis who were dialysis – dependent at presentation: a study of 89 cases in a single Chinese center[J]. Semin Ar – thritis Rheum, 2013, 42(5): 515 – 521.

病例 8　胸背部疼痛伴皮疹

一、病例简介

患者,女,44 岁,因"间断皮疹 15 年,胸背部疼痛 1 个月余"入院。

现病史:患者 15 年前无明显诱因出现双手掌、双足底红斑,其上有密集小脓疱,就诊于长征医院,诊断为"掌跖脓疱病",给予外用药膏(具体不详)及中药治疗后,皮疹消退。入院前 1 年,双足出现片状红斑基础上的脓疱,伴瘙痒,就诊于长征医院,诊断为"掌跖脓疱病",予环丙沙星乳膏、曲安奈德乳膏治疗,瘙痒可减轻,但红斑逐渐扩大,并出现双手掌红斑伴脓疱及四肢、躯干散在脓疱。入院前 1 个月,出现右侧胸锁关节、肩胛区及肋间疼痛,向腹部放射,无发热,无胸闷、憋气、心前区疼痛,无咳嗽、咳痰,无晨僵,于我院心胸外科就诊,查免疫 ANA(–),RF(–),ESR 34mm/h(参考值 <20mm/h),CRP 0.52mg/dl(参考值 <0.8mg/dl)。胸部 CT 示:胸$_{7-9}$椎体右缘骨质不规则,骨质密度增高,右第一胸肋关节区形态不规则。胸椎 CT 考虑:胸$_{7-9}$椎体骨质破坏伴椎旁软组织肿胀,结合临床及右侧第一胸肋关节改变,首先考虑 SAPHO 综合征,感染性病变不除外。胸椎 MRI 示:胸$_{7-9}$椎体异常信号影,首先考虑感染性病变。骨 ECT 示:右侧第 1 前肋及第 8、9 胸椎异常示踪剂浓集区,考虑骨转移性病变可能性大。为进一步诊治,入我院风湿免疫科。

既往史:患者既往体健,否认肝炎结核病史,无其他疾病史及相关家族史。

体格检查:T 36.5℃,P 72 次/分,R 18 次/分,BP 125/72mmHg。双手掌、足底可见片状红斑基础上群集的小脓疱,四肢及躯干可见散在小脓疱。右侧胸锁关节压痛,胸椎各椎体压痛(–)。心肺腹查体未见明显异常体征。

二、辅助检查

入院后查,血常规:WBC 9.71×10^9/L, Hb 121g/L, PLT 487×10^9/L

ESR 17mm/h, CRP 1.1mg/dl, RA7 项(–), HLA – B27(–)。

胸锁关节 CT:右侧第 1 胸肋关节骨质不规整。

骶髂关节 CT:双侧骶髂关节骨质未见确切异常。

胸椎强化 MRI:多发椎体边缘骨质增生,胸 8～9 椎体感染性病变伴周围软组织肿胀。

三、初步诊断

1. SAPHO 综合征。

2. 胸椎感染?

3. 骨肿瘤?

四、治疗经过

患者入院后,给予初步治疗,双氯芬酸抗炎镇痛,骨化三醇、阿仑膦酸钠减少骨破坏,但患者是否存在感染仍需进一步明确。

五、王颖嫒主治医师分析病例

1. 中年女性,慢性病程。

2. 以皮疹、胸背部疼痛为主诉，既往手、足皮疹诊断"掌跖脓疱病"明确，应用外用药物后好转。近1年再次出现皮疹症状，外用药物效果欠佳，症状逐渐加重。

3. 近期出现关节症状，主要累及胸锁关节。

4. ESR、CRP 等炎症指标升高，ANA（-）、RF（-）、HLA-B27（-）。

5. 影像学检查可见胸锁关节及胸椎骨质破坏。骶髂关节未见明显病变。

患者临床症状及实验室检查结果，符合 SAPHO 诊断。但仍需排除感染及肿瘤性疾病可能。患者筛查 PCT、呼吸道病原体、EB 病毒、巨细胞病毒、细小病毒、肝炎、梅毒、HIV、布鲁氏菌、血清结核抗体、PPD 试验、G 试验、GM 试验均为阴性，但胸椎 MRI 平扫及增强均提示不除外感染性病变。患者筛查肿瘤标志物均阴性，但骨 ECT 考虑不除外肿瘤相关骨转移。基于此，我们开展了多学科会诊以指导下一步诊疗。

六、MDT 讨论目的

患者目前骨质破坏原因：SAPHO 综合征？感染？肿瘤？

七、多学科会诊意见

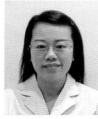

张燕平，主任医师，任职于天津医科大学总医院。擅长诊治各种感染性疾病，如感染性心内膜炎、手术部位感染、中央导管相关血流感染、腹腔感染、败血症等，在不明原因长期发热疾病的诊断、抗菌药物合理使用及医院感染的预防与控制上均有丰富的经验

感染科张燕平主任医师：患者中年女性，胸锁关节及胸椎可见骨质破坏，从感染科角度考虑需要除外局部感染可能。脊柱感染主要有化脓性感染、肉芽肿感染（结核杆菌、布鲁氏杆菌、曲霉菌、真菌）和寄生虫感染。

化脓性脊柱炎占骨髓炎的 2%~7%，累及椎体和椎间隙组织，常由细菌的血源性传播引起，金黄色葡萄球菌是最常见的致病菌。常见受累部位为腰椎，胸椎次之。临床症状主要表现为背部疼痛，剧烈的背部疼痛常提示存在硬膜外脓肿。全身症状可有发热、食欲缺乏、体重减轻等，部分患者伴有神经系统损害的症状。查体时常有明显的棘旁肌肉局限性压痛或痉挛。

骨结核大多继发于肺结核，但也有部分患者没有肺结核病史，属于结核菌隐匿性感染。脊柱结核为骨关节结核中最常见的，其中以腰椎受累最为常见，其次是胸椎。大多数患者发病隐匿，病程缓慢，可有低热、食欲减退、乏力等全身症状。病变局部可有疼痛及肿胀症状。影像学检查可见骨密度增高、死骨形成、椎旁或腰大肌寒性脓肿形成、椎管变性或狭窄。可出现椎弓根等附件受累。

回到本病历，患者有胸锁关节及胸椎局部疼痛，局部软组织肿胀，影像学检查可见胸锁关节及胸椎局部骨质破坏。但患者无发热、盗汗等全身表现，破坏骨质周围无明显脓肿形成，胸 CT 无结核感染表现，实验室病原学检查均阴性，目前无支持结核感染或化脓性感染证据，建议局部穿刺活检进一步确诊。

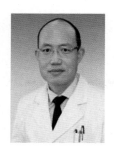

雪原，男，博士，主任医师，博士生导师，天津医科大学总医院骨科科主任。颈胸肩专业组组长，中华医学会骨科分会创伤学组委员。

骨科雪原主任医师：患者中年女性，慢性病程，近期出现胸背部疼痛，影像学检查胸锁关节及胸椎局部可见骨质破坏。患者有典型皮疹，首先考虑 SAPHO 综合征。但影像学检查有时难以区分骨结核、骨肿瘤及 SAPHO 综合征此类无菌性炎症改变。需完善局部活检明确诊断。SAPHO 综合征组织学表现为无菌性炎症浸润，早期伴有多形核细胞、假性水肿和反应性骨形成，与细菌性骨髓炎不可区分；在病程中间阶段，病变主要表现为单个核细胞与 T 淋巴细胞浸润；随后骨小梁变大并硬化，晚期轻度慢性炎症伴骨密度减低及骨髓纤维化。

本例患者全身骨骼 ECT 考虑骨转移性病变可能性大，但患者既往无肿瘤病史，发病以来无体重减轻等肿瘤消耗表现，完善肿瘤标志物检查均为阴性，胸 CT、腹部超声等检查未见明显肿瘤表现。目前无证据支持脊柱肿瘤诊断，需进一步完善病理活检。

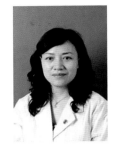

亓玉青，女，医学博士，副主任医师，任职于天津医科大学总医院皮肤科。中华医学会皮肤性病学分会毛发学组委员。

皮肤科亓玉青副主任医师：患者中年女性，慢性病程，手足皮疹病史 15 年，既往应用外用药物后好转，近期再次出现皮疹，应用外用药物效果欠佳。

掌跖脓疱病是一种掌跖部位的慢性复发性疾病，多在红斑的基底上发生成簇的无菌性表皮内脓疱，可伴角化、脱屑。皮肤活检病理常提示：角化过度，角化不全，真皮内可见中性粒细胞、浆细胞、淋巴细胞、组织细胞浸润等，符合脓疱病表现或同时合并有银屑病样改变。因此也有部分学者认为，掌跖脓疱病是银屑病的特殊类型。本例患者皮疹较典型，诊断掌跖脓疱病明确。

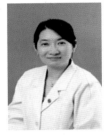

张娜，女，硕士，副主任医师，任职于天津医科大学总医院风湿免疫科。中华医学会风湿病分会青年委员，中国医师协会风湿免疫科医师分会青年委员，中国医师协会风湿免疫科医师分会风湿病相关肺血管/间质病（学组）委员会委员 。

风湿免疫科张娜副主任医师：王颖媛主治医师分析病例比较全面，同时感染科、骨科以及皮肤科都给予了比较中肯的建议。根据患者目前的症状表现，实验室及关节影像学检查结果，患者 SAPHO 综合征诊断明确。但患者骨质破坏是否有感染或肿瘤因素，仍需进一步检查明确。

既往文献报道提示，诊断 SAPHO 综合征时，需要注意与骨肿瘤及感染相鉴别，患者目前影像学检查不除外感染或肿瘤可能，需进一步完善骨活检明确诊断。

骨科手术：CT 引导经椎弓根椎体穿刺术，术后病理未见明显干酪样坏死且抗酸染色阴性。

最终患者诊断为 SAPHO 综合征，予以双氯芬酸钠片 75mg 每 12 小时 1 次，同时加用甲氨蝶呤 10mg 每周 1 次口服，及钙片、骨化三醇、阿仑膦酸钠治疗。约 2 周后患者关节疼痛明显减轻，手足皮疹开始消退，复查脊柱 MRI，胸椎周围软组织水肿较前减轻（图 5 - 20）。1 年后随访，患者病情稳定，手足皮肤恢复正常，复查脊椎 MRI，胸椎骨质破坏恢复（图 5 - 21、图 5 - 22）。

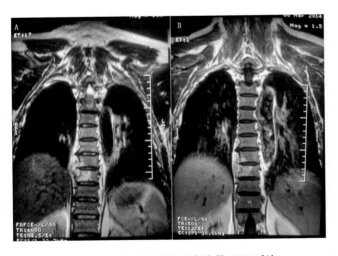

图 5 - 20　治疗 2 周后患者胸椎 MRI 对比

注：图 A：治疗前患者胸椎 MRI 可见局部软组织水肿及骨质破坏；图 B：治疗 2 周后患者胸椎 MRI 局部软组织水肿减轻

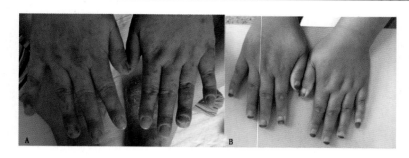

图 5 - 21　治疗前后患者手部皮疹变化

注：图 A：治疗前患者手部可见脓疱疹；图 B：治疗 1 年后患者手部皮肤恢复正常

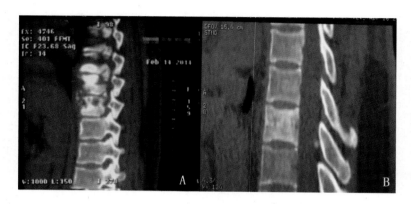

图 5 - 22　治疗前后患者胸椎 MRI 对比

注：图 A：治疗前胸椎 MRI 可见骨质破坏；图 B：治疗 1 年后复查胸椎 MRI，骨质破坏修复

八、专家点评

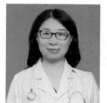

　　魏蔚，主任医师，博士生导师，天津医科大学总医院风湿免疫科科主任。中华医学会风湿病分会常务委员，中国医师协会风湿病学分会常务委员，中国医师协会风湿免疫科医师分会风湿病相关肺血管/间质病委员会副主任委员，天津市医学会风湿病学分会主任委员，天津市医师协会风湿病分会副会长。

　　SAPHO 综合征是一类少见的以皮肤与关节慢性无菌性炎症为主要特征的免疫性疾病，中年女性多见，间歇性恶化与短期改善交替发作，皮肤和骨关节病发生的时间顺序不确定。

　　本病骨关节受累通常为隐匿起病，表现为疼痛、压痛、晨僵，可有患处肿胀。可有发热，通常为持续性低热，ESR、CRP 可正常或升高。92.5% 的 SAPHO 患者可有关节炎症状，前胸壁是最常受累的部位，其次是脊柱，也有髋、膝和踝关节受累的报道，可有局部骨质的破坏。

　　SAPHO 综合征在诊断过程中，主要需要注意与骨肿瘤及感染相鉴别，影像学检查对本病的鉴别诊断有重要意义。骨损害在影像学上的特征性表现为骨质增生和骨炎，其主要特点是由慢性骨膜反应和皮质增生引起的骨肥厚，同时也可表现为肌腱端的新骨形成或韧带骨化。ECT 检查较为敏感，可先于 X 线或 CT 观察到骨内异常代谢，其中"牛头征"为本病特异性表现，主要表现为双侧胸锁关节、胸骨柄及胸骨体放射性摄取增高，胸骨柄形如牛的头颅，炎症性的胸锁关节及相邻肋骨形如牛角。通过对本病影像学特征的研究发现，骨髓水肿代表病变的急性期，脂肪沉积及骨质破坏代表疾病由急性期向慢性期过渡，骨质硬化则代表疾病进展到慢性期。CT 检查是评价前胸壁病变的最佳方法，可以清楚显示骨质侵蚀的范围及程度，比 X 线诊断更为敏感。MRI 则可早期发现骨髓水肿，活动性病变表现为 T_1 加权像局限性或弥漫性低信号，T_2 加权像高信号。有研究显示，本病脊柱受累患者 MRI

表现多为连续椎体受累,且相邻椎体病变处可联合形成半圆形或曲线形改变,有助于与肿瘤病变相鉴别。影像学检查再结合特征性皮疹可以提高本病诊断的准确性,避免漏诊、误诊及对患者造成不必要的损伤。但有部分患者,仅通过影像学检查难以区分,此时仍需完善病变处活检以明确诊断。

此外本病还应与强直性脊柱炎相鉴别,前者有13%～52%的患者可出现骶髂关节受累,多为单侧受累,以水肿、脂肪变及骨质硬化表现为主,骶髂关节面虫噬样改变及间隙狭窄不明显。后者则多为双侧骶髂关节受累,可见到骨质破坏及关节间隙狭窄、融合,脊柱关节可呈"竹节样"改变。

SAPHO综合征治疗中,非甾体抗炎药通常作为一线用药,以缓解症状为主,部分患者效果不好可加用糖皮质激素,改善病情抗风湿药(如甲氨蝶呤、来氟米特、沙利度胺等)一般为二线用药,此外双磷酸盐也可以快速缓解部分患者疼痛症状,尤其对有广泛骨受累的患者疗效较好。近年来,随着生物制剂的研究和发展,也逐渐应用到SAPHO综合征的治疗中。其中肿瘤坏死因子α(TNF－α)拮抗剂拮抗药应用最早也最为广泛,TNF－α作为前炎症细胞因子可以潜在调节其他诱导炎症的细胞因子,激活炎症反应,应用TNF－α拮抗剂拮抗药治疗可显著改善患者骨、关节、皮肤的症状。IL－1受体拮抗剂拮抗药及IL－23/IL－17通路拮抗剂拮抗药近几年也应用于治疗SAPHO综合征。

九、文献汇总

1961年,Windon首先描述了一种同时有肌肉骨骼病变及聚会性痤疮表现的疾病。1987年,法国风湿病学家Charnot首次提出SAPHO综合征的概念,即滑膜炎(synovitis,S)、痤疮(acne,A)、脓疱病(pustulosis,P)、骨肥厚(hyperostosis,H)、骨炎(osteitis,O)综合征。国内于1999年由魏华等首次报道1例SAPHO综合征,之后陆续有报道。

SAPHO综合征的病因及发病机制尚不明确,有学者认为可继发于某些低毒性病原微生物感染,如短小棒状杆菌、痤疮丙酸杆菌、苍白螺旋体等,从而诱发机体免疫应答,但大部分患者病原微生物培养为阴性,且抗生素治疗无效,因此大多数专家认为,感染并不是病因,而仅仅是病理生理过程的触发因素。此外,因该病常累及脊柱,实验室血清检查类风湿因子多为阴性,故有学者认为SAPHO综合征属于血清阴性脊柱关节病范畴,并可能与银屑病关节炎之间存在某些关联。

本病实验室检查缺乏特异性,以炎性指标改变为主,CRP、血沉可正常或轻至中度升高;血白细胞计数基本正常;免疫学检查(如抗核抗体,类风湿因子)多为阴性;4%～30%患者HLA－B27可为阳性。本病的影像学表现主要包括溶骨性骨炎、骨质增生、骨硬化,多为慢性骨膜反应和皮质增厚,最终导致骨肥厚。^{99m}Tc－MDP全身骨扫描表现为受累关节处异常示踪剂浓集,前胸壁骨质受累呈"牛头"征或"牛角"征是特征性骨显像表现,有助于疾病的早期诊断。

目前临床上对本病的诊断主要应用Kahn等人在1994年提出的3条诊断标准:①骨和(或)关节炎伴掌跖脓疱病;②骨和(或)关节炎伴严重型痤疮;③无菌性骨炎伴一种特征性的皮肤损害。满足上述3个条件之一即可诊断为SAPHO综合征。本例患者表现为掌跖脓疱疹伴第一胸肋关节及胸椎无菌性骨炎,实验室及影像检查与文献报道的特点一致,符合SAPHO综合征诊断标准。患者应用非甾体抗炎药联合甲氨蝶呤治疗后,皮肤及关节症状得到有效缓解。

SAPHO综合征作为一种主要累及皮肤、骨和关节的慢性疾病,皮肤损害主要表现为掌跖脓疱病及严重的痤疮(暴发性痤疮、聚会性痤疮、化脓性汗腺炎)。骨关节病变以前胸壁受累最为常见,脊柱是第二好发部位,最常累及胸椎,其次是腰椎和颈椎,也可累及骶髂关节,下颌关节受累较少见。

本病目前尚无统一的治疗指南,临床用药多为经验性治疗,以缓解症状为主要目标。非甾体抗炎药(NSAIDs)通常作为首选治疗药物。二线用药包括双磷酸盐、糖皮质激素和改善病情抗风湿药(DMARDs),如甲氨蝶呤(MTX),但仍有部分患者病情未得到缓解。对于这部分难治性患者,生物制剂有显著疗效,其中肿瘤坏死因子(TNF－α)抑制剂是治疗SAPHO综合征应用最为广泛的生物制剂。此外,还有少数应用IL－1拮抗剂拮抗药、IL－17抑制剂治疗SAPHO综合征的报道。

(风湿免疫科:王颖嫒)

参 考 文 献

［1］Windom RE,Sanford JP,Ziff M. Acne conglobata and arthritis［J］. Arthritis Rheum,1961,4:632.

［2］Chamot AM,Benhamou CL,Kahn MF. Aene – pustulosis – hyperos – tosis – osteitis syndrome. results of a National sur-vey. 85 cases［J］. RevRheum,1987,54(3):187.

［3］魏华,李小峰,王晓霞.SAPHO 综合征 1 例报道并文献复习［J］.中华风湿病学杂志,1999,3(2):98.

［4］Daoussis D, Konstantopoulou G, Kraniotis P, et al. Biologics in SAPHO syndrome:A systematic review［J］. Semin Ar-thritis Rheum,2019,48:618 – 625.

［5］Paparo F,Revelli M,Semprini AA,et al. Seronegative spondy – loarthropathies:what radiologists should know［J］. Radiol Med,2014,119(3):156.

［6］Salles M,Olive A,Perez – Andres RA,et al. The SAPHO syndrome:a clinical and imaging study［J］. Clin Rheumatol,2011,30(2):245.

［7］Canbaz F,Gonullu G,Baris S,et al. SAPHO syndrome without dermatologic manifestations:multifocal uptake mismatch on 99Tcm – MDPand 18 FDG – FDG – PET/CT imaging［J］. Hell J Nucl Med,2010,13(1):73.

［8］Kahn MF,Khan MA. The SAPHO syndrome［J］. Baillieres Clin Rheumatol,1994,8(2):333.

［9］高爽,邓晓莉,李鑫,等.SAPHO 综合征骨受累特点综述［J］.中华风湿病学杂志,2019,23(4):269 – 272.

［10］Zwaenepoel T,Vlam K. SAPHO:Treatment options including bisphosphonates［J］. Semin Arthritis Rheum,2016,46:168 – 173.

［11］Firinu D, Garcia – Larsen V, Manconi PE, et al. SAPHO Syndrome:Current Developments and Approaches to Clinical Treatment［J］. Curr Rheumatol Rep,2016,18:35.

［12］Wendling D,Prati C,Aubin F. Anakinra treatment of SAPHO syndrome:short – term results of an open study［J］. Ann Rheum Dis,2012,71:1098 – 100.

［13］Colina M,Pizzirani C,Khodeir M,et al. Dysregulation of P2X7 receptor – inflammasome axis in SAPHO syndrome:suc-cessful treatment with anakinra［J］. Rheumatology(Oxford),2010,49:1416 – 1418.

［14］Wendling D,Aubin F,Verhoeven F,et al. IL – 23/Th17 targeted therapies in SAPHO syndrome. A case series［J］. Joint Bone Spine,2017,84:733 – 735.

［15］Henriques CC,Sousa M,Panarra A,et al. The dark side of SAPHO syndrome［J］. BMJ Case Rep,2011.

［16］Colina M,Govoni M,Orzincolo C,et al. Clinical and radiologic evolution of synovitis,acne,pustulosis,hyperostosis,and os-teitis syndrome:a single center study of a cohort of 71 subjects［J］. Arthritis Rheum,2009,61:813 – 821.

［17］Nguyen MT ,Borchers A ,Selmi C ,et al. The SAPHO syndrome［J］. Semin Arthritis Rheum,2012,42:254 – 265.

［18］Rukavina I. SAPHO syndrome:a review［J］. J Child Orthop,2015,9:19 – 27.

［19］徐文睿,李忱,邵暇荔,等.SAPHO 综合征患者骶髂关节病变的 MRI 表现［J］.磁共振成像,2017,8(6):441 – 445.

［20］McGauvran AM,Kotsenas AL,Diehn FE,et al. SAPHO Syndrome:Imaging Findings of Vertebral Involvement［J］. AJNR Am J Neuroradiol,2016,37:1567 – 1572.

［21］张立华,袁慧书,邓晓莉,等.SAPHO 脊柱累及的影像表现分析［J］.中国临床医学影像杂志,2018,29(6):427 – 430,434.

［22］Firinu D ,Murgia G ,Lorrai MM, et al. Biological treatments for SAPHO syndrome:an update［J］. Inflamm Allergy Drug Targets,2014,13:199 – 205.

第六章 肾内科典型病例

病例 1 恶心伴血肌酐升高

一、病例简介

患者，女性，62 岁，退休医师，因"恶心 1 个月，血肌酐升高 2 周"入院。

现病史：患者入院前 1 个月时无明显诱因自觉恶心，未呕吐，无腹泻，无腹痛，无黑便以及黏液脓血便，无咳嗽咳痰及咯血。无呼吸困难。当时未予重视，入院前两周患者于当地医院查化验血常规血红蛋白 106g/L，血肌酐 238.5μmol/L，2 日前患者来我院复查血肌酐 382μmol/L，尿常规：尿潜血（＋－），尿白蛋白（－）。患者自述 13 个月前进行例行身体检查时，血清肌酐为 96μmol/L。为进一步诊治门诊以急性肾损伤收入院。患者自本次发病以来，精神尚可，食欲减退，睡眠尚可，大便如常，小便如常，体重未见明显下降。

既往史：高血压病史 5 个月，每天服用 40mg 缬沙坦分散片，持续 4 个月。否认冠心病、糖尿病、高血压、肿瘤等其他家族遗传性疾病史，否认输血史，否认药物、食物过敏史，预防接种史不详；否认吸烟饮酒史；否认家族遗传病史。

体格检查：T 36.2℃，P 81 次/分，R 20 次/分，BP 141/84mmHg。神志清醒，发育正常，营养不良，贫血面容，体型偏瘦，平车入病房，自主体位，对答切题，查体合作。皮肤黏膜无黄染，无肝掌，无蜘蛛痣。全身浅表淋巴结无肿大。无巩膜黄染，口唇苍白。颈软，颈静脉无怒张，肝颈静脉回流征阴性，双侧甲状腺无肿大。双肺呼吸音清，双肺未及干啰音、湿啰音。心率 81 次/分，心律齐，无病理性杂音。腹壁柔软，无压痛，无反跳痛，肝肋下未触及，脾肋下未触及，未触及腹部包块。无肝区叩击痛，无肾区叩击痛，移动性浊音（－）。四肢活动自如，双下肢无凹陷性水肿。

二、辅助检查

入院后查，血常规：WBC 5.12×10^9/L，Hb 100g/L，PLT 241×10^9/L。

尿常规：SG 1.010，pH 6.5，尿白细胞（＋），尿蛋白（＋），尿糖（＋＋）。

便常规：化学法（－），免疫法（－）。

凝血功能未见异常。

生化全项：GLU 5.8mmol/L，Cr 503.1μmol/L，肝功能及血脂无异常。

免疫全项，抗中性粒细胞胞浆抗体，抗肾小球基底膜抗体，免疫固定电泳，乙肝和丙肝抗体，肿瘤全项均未见异常。

24 小时尿蛋白 0.2596g。

腹部 B 超：肝胆胰脾未见异常。

心电图：未见异常。

入院 2 天立即进行肾脏活检（图 6-1）。

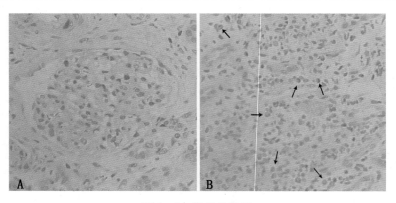

图 6-1　肾活检结果

注：肾活检的表现未发现肾小球明显损伤(图 A)。有淋巴细胞和嗜酸性粒细胞浸润(箭头)。间质(图 B)中也有轻微的肾小管萎缩和纤维化(HE 染色×400)。免疫荧光显示没有免疫复合物沉积

三、初步诊断

1. 急性间质肾炎。

2. 高血压。

四、治疗经过

予静脉注射 40mg 甲基泼尼松龙 1 次/日。一周后复查血清肌酐降至 436.9μmol/L，然后予患者每天口服 20mg 甲基泼尼松龙。每天服用 5mg 苯磺酸左旋氨氯地平以控制高血压。

五、徐鹏程主治医师分析病例

患者病例特点如下：①老年女性，急性肾损伤；②尿中无明显血尿蛋白尿；③肾活检无明显肾小球病变及免疫荧光异常；④肾间质可见炎症细胞浸润。

患者明确有发病前体检证明既往肾功能正常，因此诊断急性肾损伤明确，因此考虑可根据病理结果诊断为急性间质性肾炎，但急性间质性肾炎仅是病理诊断，其病因多种多样，需要进一步明确。

六、MDT 讨论目的

1. 患者急性间质性肾炎的病因是什么？

2. 是否合并其他影响病情的因素？

3. 下一步需要如何治疗？

七、多学科会诊意见

魏蔚，主任医师，博士生导师，天津医科大学总医院风湿免疫科科主任。中华医学会风湿病分会常务委员，中国医师协会风湿病学分会常务委员，中国医师协会风湿免疫科医师分会风湿病相关肺血管/间质病委员会副主任委员，天津市医学会风湿病学分会主任委员，天津市医师协会风湿病分会副会长。

风湿免疫科魏蔚主任医师：免疫性相关性肾病是一组由多种病因引起的具有相同免疫病理学特征的慢性肾小球疾病。由于患者的免疫系统功能紊乱，产生的免疫复合物沉积在肾脏中，对肾脏的固有细胞造成损伤，引发炎症反应等，破坏肾脏固有细胞的正常功能而使患者出现蛋白尿、血尿、水肿等肾病症状而发病。间质性肾炎又称肾小管间质性肾炎，是由各种原因引起的肾小管间质性急慢性损害的临床病理综合征。临床常分为急性间质性肾炎、慢性间质性肾炎。急性间质性肾炎以多种原因导致短时间内发生肾间质炎性细胞浸润、间质水肿、肾小管不同程度受损伴肾功能不全为特点，临床表现可轻可重，大多数病例均有明确的病因，去除病因、及时治疗，疾病

可痊愈或使病情得到不同程度的逆转。慢性间质性肾炎病理表现以肾间质纤维化、间质单个核细胞浸润和肾小管萎缩为主要特征。临床出现不明原因的急性肾功能不全时要考虑急性间质性肾炎可能。去除病因，控制感染、及时停用致敏药物、处理原发病是间质性肾炎治疗的第一步。患者老年女性，免疫指标无特殊异常，暂时不考虑自身免疫病。由于 ARB 可能导致既往有肾功能不全，肾动脉狭窄，心力衰竭或血容量不足的患者血清肌酐严重升高，因此在回顾病史并进行超声心动图检查后，很容易排除先前存在的肾功能不全、心力衰竭和血容量不足。

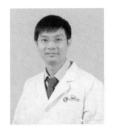

边波，医学博士，天津医科大学总医院心血管内科副主任医师。擅长高血压、心力衰竭、心身疾病、代谢性疾病综合管理等，负责科室高血压和心力衰竭等亚专业工作。

心脏内科边波副主任医师：患者长期高血压，从未服用过 ARB 类药物，应警惕药物引起的不良反应。然而，患者应用 ARB 后快速出现肾功能不全，首先需要排除肾动脉狭窄，临床上排除肾动脉狭窄是困难的，因为该患者患有新发的高血压，并且高水平的血清肌酐不能进行造影成像检查。肾动脉狭窄是由多种病因引起的一种肾血管疾病，临床上主要表现为肾血管性高血压和缺血性肾病。肾动脉狭窄常由动脉粥样硬化及纤维肌性发育不全引起，在亚洲地区，还可由大动脉炎导致本病。动脉粥样硬化是最常见病因，肾动脉狭窄常引起肾血管性高血压，这是由于肾缺血刺激肾素分泌，体内肾素 - 血管紧张素 - 醛固酮系统（RAAS）活化，外周血管收缩，水钠潴留而形成。动脉粥样硬化及大动脉炎所致肾动脉狭窄还能引起缺血性肾脏病，患侧肾脏缺血导致肾小球硬化、肾小管萎缩及肾间质纤维化。临床表现与原发性高血压相似，但病史短，病情发展快，一般抗高血压药物不满意。筛选检查阳性或虽阴性但临床上高度怀疑者，可做肾动脉造影术。肾动脉造影对肾动脉狭窄诊断最有价值，是诊断肾血管疾病的金指标，可反映肾动脉狭窄的部位、范围、程度、病变性质、远端分支及侧支循环情况，并可观查肾脏形态和功能改变以及对血管扩张或手术指征的判断。由于本病的发病率相对较低，因此一般不提倡对所有高血压患者进行肾血管狭窄的临床筛查，但目前还没有哪一项非侵入性检查其敏感性能够高到足以排除所有的肾动脉狭窄。

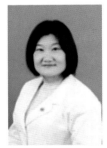

姜葵，医学博士，主任医师，教授，博士生导师。中华医学会消化分会幽门螺杆菌学组委员，中华医学会消化内镜分会肠镜学组委员。擅长幽门螺杆菌及酸相关疾病，消化道早癌。

消化科姜葵主任医师：患者以消化道症状起病，需要鉴别消化道症状于肾功能不全之间的因果关系，因为两者可以互为因果。很多肾衰竭的患者都会出现厌食、恶心、呕吐、无力等临床症状。肾衰竭就会引起尿素氮的增高，尿素酶将尿素分解为氨，从而刺激了胃肠道黏膜，肾衰时体内毒素的储积尤其是中分子物质的积聚可引起食欲缺乏。高瘦素水平、高胰岛素血症，也影响食欲。肾衰竭引起代谢性酸中毒也可引起恶心、呕吐、食欲下降，以上这些原因都会引起恶心呕吐。反过来消化系统疾病也可能引起肾衰。消化系统问题最常引起肾前性急性肾衰竭。肾前性急性肾衰竭也被称作肾前性氮质血症。产生肾前性急性肾衰竭的根本原因是由于各种因素引起的有效循环血量减少，造成肾脏灌注压下降，使肾小球不能保持足够的滤过率，而肾实质的组织完整性却没有损害。引起肾前性急性肾衰竭常见原因，其中最常见的可能就是脱水、出血、各种休克和心力衰竭等。由于肾小球滤过率降低引起少尿或无尿，致使排出氮质和其他代谢废物减少，血浆肌酐和尿素氮升高，其升高速度与体内蛋白分解状态有关。在无并发症且治疗正确的病例，每天血尿素氮上升速度较慢，但在高分解状态时血浆肌酐每天升高较快。肾前性氮质血症可以通过扩容来治疗，但少数患者治疗效果缓慢，所需恢复时间较长。患者在肾功能恢复后消化道症状减轻，因此暂不考虑原发消化系统疾病。缬沙坦治疗 2 个月后，患者感到恶心，但当时未检测肾功能。一般来说，血清肌酐的轻度升高不会引起恶心。因此我们推测 AIN 的出现应早于恶心的出现。

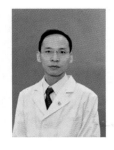

贾俊亚，医学博士，主任医师，副教授，天津医科大学总医院肾内科副主任。现任天津市医学会肾脏病分会委员，天津市医师协会肾脏内科分会委员。

肾内科贾俊亚主任医师：药物性肾损害是指肾脏对治疗剂量药物的不良反应和因药物过量或不合理应用而出现的毒性反应，是由包括中草药在内的不同药物所致、具有不同临床特征和不同病理类型的一组疾病。肾脏是药物代谢和排泄的重要器官，药物引起的肾损害日趋增多，主要表现为肾毒性反应及过敏反应。故临床医师应提高对药物性肾毒性作用的认识，以降低药物性肾损害的发生率。

20%~34%的急性肾衰竭患者与应用肾毒性药物有关，由于目前因药物种类繁多，加之药物滥用问题严重，药物引起的急慢性肾衰竭日益增多。肾脏易发生药源性损害，肾脏对药物毒性反应特别敏感，其原因主要有：①肾脏血流量特别丰富，肾内毛细血管的表面积大；②尿内排泄物浓度高，作用于肾小管表面的排泄物浓度高，近端小管对多种药物有分泌和重吸收作用也增加了药物与肾小管上皮细胞的作用机会；③肾小管的代谢率高，在其分泌和重吸收过程中药物常集中于肾小管表面或细胞内易发生药物中毒；④肾脏耗氧量大，因此对影响血流的药物敏感。

会诊结束后，MDT专家组与家属充分沟通，继续目前治疗方案，激素逐步减量，择期行肾动脉影像学检查。

补充及完善病例：患者出院后规律随访，在2018年8月4日的随访之前，血清肌酐已恢复正常（图6-2）。为排除肾动脉狭窄，进行了计算机断层扫描血管造影（CTA）。结果显示双侧肾动脉未见异常（图6-3）。

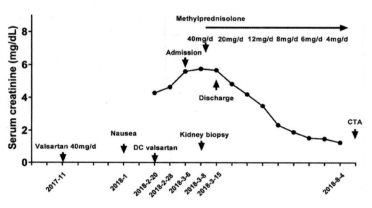

图6-2　患者的临床就诊流程图

注：由于肾功能恢复，因此进行了CTA以排除肾动脉狭窄。在检查CTA之前停止糖皮质激素治疗。（CTA：计算机断层扫描血管造影）

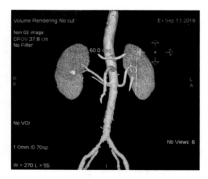

图6-3　肾动脉的CTA检查结果

注：碘海醇用作对比剂。未发现双侧肾动脉狭窄。CTA：计算机断层扫描血管造影

八、专家点评

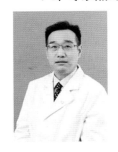

闫铁昆，主任医师，天津医科大学总医院肾内科科主任。兼任中华医学会肾脏病学分会委员，天津市医学会肾脏病分会副主任委员，天津市医师协会肾脏内科医师分会副主任委员。擅长各种原发及继发性肾脏病及疑难、危重症的诊断、治疗，擅长动静脉内瘘成形术。致力于慢性肾功能不全进展机制的研究，尤其是慢性肾脏病矿物质和骨代谢异常（CKD－MBD）和血管钙化发生及进展机制研究。

AIN 主要损害肾小管和间质，并导致急性亚急性肾功能恶化。AIN 的病理生理学是由过敏反应和嗜酸性粒细胞的激活引起的，从而引起肾脏间质的炎性浸润。大多数 AIN 是由于非甾体抗炎药和抗生素引起的。需要进行肾脏活检以确认 AIN 的诊断。实验室检查中尿液或血液中的嗜酸性粒细胞升高有助于诊断。虽然血清肌酐迅速升高，但先前的临床检查不完全支持 AIN。直到肾活检证实肾间质嗜酸性粒细胞浸润，才确定本病患者 AIN 诊断。而缬沙坦是入院前唯一使用的药物，因此考虑缬沙坦所导致的肾损害。

过敏性急性小管间质性肾炎又称药物性急性间质性肾炎，是指由多种药物引起、急骤起病、以肾间质水肿和炎细胞浸润为主要病理改变，以肾小管功能障碍和伴滤过功能下降为主要临床特点的一组临床病理综合征。药物相关的急性肾损伤是剂量无关的过敏反应。从暴露到出现症状的时间变化很大，可能从几天到几年。在目前的研究中，患者每天仅服用缬沙坦 40mg。我们认为低剂量的药物推迟了 AIN 的发生。对于间质性肾炎病理检查对确诊有重要意义。除感染相关性急性间质性肾炎外，其他类型均应积极肾穿刺，以区别肾间质浸润细胞的类型及纤维化程度，从而有助于治疗方案的制定后预后的判断。

关于在药物诱导的 AIN 中是否需要皮质类固醇治疗存在争议。一些研究报告说皮质类固醇可以使肾脏功能更快和更完全地恢复，而其他研究则未能证实这样的结果。在最近的研究中，Quinto LR 等人对 8 项回顾性研究进行了系统评价，比较了皮质类固醇疗法与非皮质类固醇疗法在治疗药物性 AIN 中的作用。四项研究显示，皮质类固醇和非皮质类固醇治疗之间的血清肌酐无差异，而另四项研究发现皮质类固醇治疗的益处。遗憾的是，由于存在很大的异质性，因此未进行荟萃分析。作者提出，需要设计更完善的试验来得出结论。在本研究中，尽管缬沙坦已经停药 2 周，但肾脏功能的恶化并未停止。为了促进肾脏功能的恢复，在双肾注射后给予糖皮质激素。尽管血清肌酐缓慢降低，但患者在治疗 5 个月后肾脏完全恢复。

九、文献汇总

迄今为止，由 ARB 引起的过敏反应的致病机制仍不清楚。据报道，第一个上市的 ARB 氯沙坦会引起淋巴样增生、血管炎和血管神经性水肿。缬沙坦相关的过敏与氯沙坦相似，包括药疹、血管性水肿和皮肤黏膜大疱性类天疱疮。缬沙坦的药疹在临床上相对普遍，通常在治疗数周至 1 个月后开始。据我们所知，这是第一例由缬沙坦引起的 AIN。

（肾内科：徐鹏程）

参 考 文 献

[1] Gao F, Yao M, Cao Y, et al. Valsartan ameliorates podocyte loss in diabetic mice through the Notch pathway. Int J Mol Med, 2016, 37: 1328 – 1336.

[2] Schmidt M, Mansfield KE, Bhaskaran K, et al. Serum creatinine elevation after renin – angiotensin system blockade and long term cardiorenal risks: cohort study. BMJ, 2017, 356: 791.

［3］ Bandak G，Sang Y，Gasparini A，et al. Hyperkalemia After Initiating Renin – Angiotensin System Blockade：The Stockholm Creatinine Measurements（SCREAM）Project. J Am Heart Assoc，2017，6（pii）：e005428.

［4］ Mathieson L，Severn A，Guthrie B. Monitoring and adverse events in relation to ACE inhibitor/angiotensin receptor blocker initiation in people with diabetes in general practice：a population database study. Scott Med J，2013，58：69 – 76.

［5］ Brown T，Gonzalez J，Monteleone C. Angiotensin – converting enzyme inhibitor – induced angioedema：A review of the literature. J Clin Hypertens（Greenwich），2017，19：1377 – 1382.

［6］ Thalanayar MP，Fajt ML，Birnie KM，et al. Angiotensin receptor blocker – induced visceral angioedema. J Investig Allergol Clin Immunol，2015，25：63 – 64.

［7］ Piérard Franchimont C1，Henry F，Piérard GE. Severe pustular and polymorphous vasculitis caused by losartan. Ann Dermatol Venereol，2001，128：1040 – 1042.

［8］ Kazim SF，Shahid M. Losartan associated anaphylaxis and angioneurotic oedema. J Pak Med Assoc，2010，60：685 – 686.

［9］ Mustasim DF. Lymphomatoid drug eruption mimicking digitate dermatosiscross reactivity between two drugs that suppress angiotensin Ⅱ function. Am J Dermatopathol，2003，25：331 – 334.

［10］ Gencoglan G，Ceylan C，Kazandi AC. Linear lichenoid drug eruption induced by valsartan. Clin Exp Dermatol，2009，34：e334 – e335.

［11］ Sawada Y，Yoshiki R，Kawakami C，et al. Valsartan – induced drug eruption followed by CD30 + pseudolymphomatous eruption. Acta Derm Venereol，2010，90：521 – 522.

［12］ Ozturk G，Turk BG，Senturk B，et al. Exanthematous drug eruption due to valsartan. Cutan Ocul Toxicol，2012，31：335 – 337.

［13］ de la Serna Higuera C. Angioedema and urticarial reaction induced by valsartan. Med Clin，2000，114：599.

［14］ Martínez Alonso JC，Domínguez Ortega FJ，Méndez Alcalde J，et al. Angioedema due to valsartan. Allergy，2003，58：367.

［15］ Irons BK，Kumar A. Valsartan – induced angioedema. Ann Pharmacother，2003，37：1024 – 1027.

［16］ Shino M，Takahashi K，Murata T，et al. Angiotensin II receptor blocker – induced angioedema in the oral floor and epiglottis. Am J Otolaryngol，2011，32：624 – 626.

［17］ Kalra A，Cooley C，Palaniswamy C，et al. Valsartan – induced angioedema in a patient on angiotensin – converting enzyme inhibitor for years：case report and literature review. Am J Ther，2012，19：e189 – e192.

病例 2　泡沫尿

一、病例简介

患者，男，55 岁，主因"发现尿中泡沫增多 1 个月"于 2011 年 12 月入院。

现病史：患者 1 个月前发现尿中泡沫增多，不伴有肉眼血尿、腰痛及颜面双下肢水肿，无尿量明显改变，无发热，测血压不高。院外查尿蛋白（＋＋＋），24 小时尿蛋白 2.57g；血常规示 RBC 4.71×10^{12}/L，血清 ALB 35.4g/L，Ca 2.14mmol/L，血清 Cr 71.6μmol/L。为求进一步诊治来我院，门诊以肾炎收住院。自发病来，精神食欲可，大便正常，体重无明显改变。

既往史：慢性支气管炎 5 年，冠心病 2 年，糖尿病 2 年，硬化性胆管炎 2 年。

体格检查：BP 120/80mmHg，喘息状态，桶状胸，腋窝淋巴结可触及。双肺呼吸音粗，未及干湿性啰音。心脏、腹部检查（－），双下肢不肿。

二、辅助检查

血常规、凝血功能正常。

血生化：ALB 26g/L↓，Glo 59g/L↑，Cr 71μmol/L，余无异常。

血免疫固定电泳(－)。

尿常规:PRO(＋＋)、BLD(－)。尿本周蛋白(－)。24h 尿蛋白 5544mg↑。

血 IgG 4700mg/dl↑,IgA 66.2mg/dl↓,IgE 2740U/ml↑,C3 2.5mg/dl↓,C4 1.67mg/dl↓。类风湿因子 59.8U/ml↑,肿瘤全项:未见异常,ESR 56mm/60min↑。

血清 IgG 亚型定量 IgG1 13 200mg/L[(4900~11 400)mg/L],IgG_2 6530mg/L[(1500~6400)mg/L],IgG3 4050mg/L[(200~1100)mg/L],IgG4 32 500mg/L[(80~1400)mg/L]。

彩超示右肾 15.2cm×6.5cm,左肾 15.3cm×7.5cm;脾大。

胸部 CT 示两肺间质纹理增多,两肺胸膜下多发小结节,纵隔、心包旁及两侧腋窝多发淋巴结,部分肿大并融合。

入院后行肾穿刺活检(图 6-4),病理可见 19 个肾小球,5 个缺血性硬化,1 个缺血性皱缩,其余肾小球体积增大,系膜细胞及基质轻度弥漫性增生,毛细血管襻饱满,基底膜弥漫空泡变性。肾小管上皮细胞空泡颗粒变性,多灶状及大片状萎缩。肾间质多灶状及大片状浆细胞、嗜酸性粒细胞及部分淋巴、单核细胞及少量中性粒细胞及浸润,多灶状及大片状纤维化,间质可见淋巴滤泡样结构形成。小动脉管壁增厚。免疫荧光:IgM(±)、FRA(＋)沿肾小球沉积,IgA、IgG、C3、C1q 阴性。轻链染色非特异,刚果红染色阴性。考虑:①轻度系膜增生性肾小球病,待电镜进一步检查;②亚急性间质小管肾病,待进一步检查并请结合临床除外继发原因,除外 IgG4 相关性疾病;③结合临床,必要时行淋巴结活检。电镜回报:未见肾小球。肾小管上皮细胞溶酶体增多,部分萎缩,肾间质较多淋巴单核细胞及浆细胞浸润,伴胶原纤维增生。

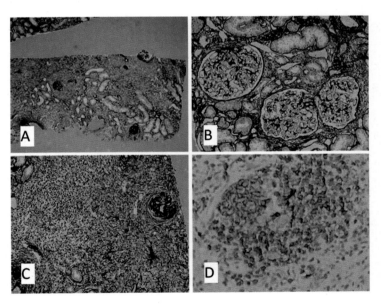

图 6-4　肾活检病理改变

注:图 A:肾组织炎细胞浸润,肾小球硬化,肾小管上皮细胞空泡颗粒变性,多灶状及大片状萎缩(×40);图 B:肾小球体积增大,系膜细胞及基质轻度弥漫性增生(×200);图 C:肾间质多灶状及大片状浆细胞、嗜酸性粒细胞及部分淋巴、单核细胞及少量中性粒细胞及浸润,可见淋巴滤泡样结构形成(×200);图 D:肾间质浸润细胞 IgG4 免疫组化染色阳性(×400)。

三、初步诊断

1. 肾病综合征　IgG4 相关肾病。

2. 慢性支气管炎。

3. 硬化性胆管炎。

4. 2 型糖尿病。

5. 冠心病。

四、治疗经过

患者入院肾穿后受凉出现慢性支气管炎急性发作。静脉给予甲强龙 40mg 1 次／日，并抗炎、平喘治疗。6 天后改予甲基去氢氢化可的松（美卓乐）24mg 1 次／日。

五、闫铁昆主治医师分析病例

患者病例特点如下：①中年男性，急性起病；②肾病综合征；③双肾体积增大，脾大，血 IgG4 升高，肾活检病理符合 IgG4 相关肾病表现，合并存在慢性支气管炎、硬化性胆管炎、2 型糖尿病等可能的 IgG4 相关性疾病。

结合以上临床表现，首先考虑 IgG4 相关肾病。该病多表现为肾小管间质损害，肾小球病变较轻，很少表现为肾病综合征。本患者肾小球系膜轻度增生，免疫荧光染色阴性，考虑微小病变病（MCD）可能性大。由于 IgG4 相关性疾病与 IgE 增高及过敏反应有关，MCD 样肾小球病变应考虑可能属于 IgG4 相关性疾病的肾脏表现。

IgG4 相关性疾病为多系统受累，考虑与 IgG4 阳性浆细胞聚集并损害靶器官有关，为临床少见病，其诊治涉及风湿免疫科、血液科、内分泌科、消化科及肾内科等多个科室，存在一定的复杂性，基于此，我们开展了多学科会诊，以指导下一步诊疗。

六、MDT 讨论目的

1. IgG4 相关性疾病的发病机制及靶器官损害机制？

2. 本患者既往硬化性胆管炎是否为 IgG4 相关性疾病所致？

3. 如何进行下一步治疗？

七、多学科会诊意见

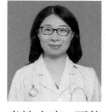

魏蔚，主任医师，博士生导师，天津医科大学总医院风湿免疫科科主任。中华医学会风湿病分会常务委员，中国医师协会风湿病学分会常务委员，中国医师协会风湿免疫科医师分会风湿病相关肺血管/间质病委员会副主任委员，天津市医学会风湿病学分会主任委员，天津市医师协会风湿病分会副会长。

风湿免疫科魏蔚主任医师：IgG4 相关性疾病（IgG4 - RD）是一种全身性纤维炎性疾病，可能会影响多个器官系统。病理学发现是弥漫性淋巴浆细胞浸润，大量 IgG4 阳性浆细胞的存在和广泛的纤维化，常伴肿瘤样肿块、嗜酸性粒细胞增多和闭塞性静脉炎等表现。大多数患者中可发现血清 IgG4 的多克隆升高。对这种疾病过程的早期诊治对防止器官纤维化和永久性损害非常重要。目前，IgG4 - RD 的自然病史和长期预后尚不清楚，有关治疗的信息大多来自自身免疫性胰腺炎（AIP）患者的回顾性病例，且随访期较短。IgG4 - RD 对糖皮质激素治疗反应迅速。糖皮质激素已成为 AIP 的标准疗法，但治疗的适应证以及起始剂量和疗程仍存在争议。诱导缓解后维持糖皮质激素的重要性也尚有争议。

本例患者应该与干燥综合征（SS）肾损害进行鉴别。IgG4 - RD 和 SS 存在一定的相似性，如淋巴浆细胞浸润、多系统损害、血清多克隆 IgG 升高等，曾被认为是同一种疾病。目前已经明确，两者发病机制、病理及临床特征均不相同。IgG4 - RD 患者血清 IgG4、IgE 浓度升高并伴 IgG4 阳性细胞的浸润（IgG4 阳性与 IgG 阳性细胞的比率 >40%），而血清抗 SS - A 和抗 SS - B 抗体以及类风湿因子和抗核抗体多为阴性。IgG4 - RD 主要发生于老年男性，而 SS 主要发生于女性。尽管 IgG4 - RD 患者泪腺和唾液腺也有明显增大，但口干症和眼干症相对较轻。此外，IgG4 - RD 并发症更多。IgG4 - RD

患者对糖皮质激素治疗的反应优于 SS。

　　IgG4 – RD 的肺病常表现为炎症性假瘤或间质性肺炎，可表现为呼吸道症状，如干咳或呼吸困难。75% 患者无症状，体检发现胸部 X 光片上出现异常阴影。本病例既往有慢性支气管炎病史，入院后有急性发作，应除外 IgG4 – RD 肺部表现；另外，IgG4 – RD 还可伴发桥本甲状腺炎（HT），被称为 IgG4 相关的 HT，这是一种独特的 HT 亚型，其特征是甲状腺组织中存在显著的纤维化，大量 IgG4 阳性浆细胞浸润，其甲状腺抗体和微粒体抗体检测方面的阳性率与其他 HT 并无显著差异。

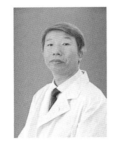

　　宋嘉，博士，副主任医师，任职于天津医科大学总医院血液科。擅长白血病、淋巴瘤、多发性骨髓瘤、骨髓增生异常综合征等多种血液系统疾病的临床诊断及治疗。

　　血液科宋嘉副主任医师：IgG4 相关性疾病有时涉及局部或全身淋巴结，并且在临床和（或）组织学上于多中心 Castleman 病或恶性淋巴瘤相似，需要鉴别。Castleman 病是一种罕见的非典型淋巴增生性疾病，其浆细胞型或混合型患者通常具有全身性表现，即所谓的多中心 Castleman 病，表现为低热、疲劳、食欲缺乏和体重减轻。实验室检查异常包括贫血、低白蛋白血症、低胆固醇血症、高球蛋白血症（血清 IgG、IgM 和 IgA 水平升高）、C 反应蛋白和白细胞介素 – 6 升高，后者提示这是一种细胞因子疾病。IgG4 相关淋巴结病患者均显示高球蛋白血症，但几乎所有患者的血清 IgM 和 IgA 均正常，大多数存在肺门、纵隔和主动脉旁淋巴结肿大肿胀，但淋巴结一般不是很大（最大 2cm）。IgG4 相关淋巴结病患者常表现为嗜酸性粒细胞浸润，血清 IgE 水平升高，这可能是 IgG4 相关性疾病的特异性表现，提示该病可能与过敏反应有关。

　　本病例淋巴结病变的表现比较突出。事实上，淋巴结病在 IgG4 相关性疾病中很常见，可以在该疾病的诊断之前，同时或之后出现，其特征是肿瘤硬化性炎性病变，伴有明显的结外部位受累，如胰腺、唾液腺和泪腺。尽管 IgG4 相关性疾病通常涉及多个淋巴结组，但一般没有症状。淋巴结可表现出广泛的形态学特征，包括多中心 Castleman 病样（I型），滤泡增生（II型），小叶间扩张（III型），生发中心进行性转化（IV型）和炎症性假瘤样（V型），所有这些都以 IgG$_4$$^+$ 浆细胞（每个高倍视野 > 100 个）和 IgG4/IgG 比（ > 40%）的增加为特征。需要注意的是，IgG4 相关淋巴结病的形态学和免疫表型特征缺乏特异性。诊断时须结合患者已知 IgG4 相关性疾病的症状体征，或已经存在的实验室检查结果（如老年男性，系统性淋巴结病，血清 IgG4、IgG 和 IgE 升高，IgM 和 IgA 不高，及自身抗体阴性或低滴度阳性等）。

　　姜葵，医学博士，主任医师，教授，博士生导师。中华医学会消化分会幽门螺杆菌学组委员，中华医学会消化内镜分会肠镜学组委员。擅长幽门螺杆菌及酸相关疾病，消化道早癌。

　　消化科姜葵主任医师：IgG4 相关性疾病是一种系统性疾病，其靶器官包括胰腺、胆囊、唾液腺、后腹膜、肺、前列腺和肾脏等，其中以自身免疫性胰腺炎（AIP）最为多见。

　　本例患者硬化性胆管炎的存在提示患者存在 IgG4 – RD 及 AIP 的可能。Sarles 等 1961 年首次报道了与高球蛋白血症相关的胰腺炎，并提出 AIP 的概念。自 2000 年以来，已经报道了许多 AIP 病例。目前，AIP 已被公认为是一种独特的疾病，常伴各种胰腺外病变。AIP 常发生胆管狭窄，其主要初始症状是阻塞性黄疸，狭窄常发生在胆总管的下部。硬化性胆管炎是最常见的 AIP 胰腺外病变。据报道，其发生率约 79%。也有报道 IgG4 相关性硬化性胆管炎仅显示出轻度或无胰腺损害，此时易误诊为原发性硬化性胆管炎（PSC）。前者更常见于男性，其发病年龄较大，而 PSC 多发生于 30 ~ 40 岁女性患者，为进行性疾病，可累及肝内和肝外胆管，导致肝硬化。由于 AIP 对类固醇疗法反应良好，因此区分 IgG4 相关性硬化性胆管炎和 PSC 很重要。本患者既往考虑硬化性胆

管炎,应继续查找 AIP 线索,很遗憾当时未进一步诊治。目前应给予糖皮质激素治疗。

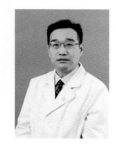

闫铁昆,主任医师,天津医科大学总医院肾内科科主任。任中华医学会肾脏病学分会委员,天津市医学会肾脏病分会副主任委员,天津市医师协会肾脏内科医师分会副主任委员,擅长各种原发及继发性肾脏病及疑难、危重症的诊断、治疗,擅长动静脉内瘘成形术。致力于慢性肾功能不全进展机制的研究,尤其是慢性肾脏病矿物质和骨代谢异常(CKD - MBD)和血管钙化发生及进展机制研究。

肾内科闫铁昆主任医师:IgG4 相关性疾病主要影响中老年男性,常伴淋巴结肿大(40%~50%)和低补体血症(30%~40%),一般对糖皮质激素治疗的反应较好,预后较佳。IgG4 相关小管间质性肾炎是该病的肾脏表现,最早报道于 2004 年,发生率为 20%~30%。该病主要侵犯肾小管及间质,镜下可见大量 IgG4 阳性浆细胞浸润和间质严重纤维化,有时可伴有其他亚型 IgG 沉积。严重间质性肾炎患者可能要求维持性血液透析治疗。

IgG4 相关性疾病的肾脏表现还包括除肾实质病变以外的其他疾病,例如与腹膜后纤维化(RPF)相关的肾积水。RPF 是一种慢性炎症性疾病,在腹膜后组织中存在明显的纤维化。纤维化在慢性炎症期间逐渐发展,在早期阶段主要是淋巴细胞浸润,随后是纤维炎症过程。晚期 RPF 患者腹膜后肿块可能覆盖腹主动脉并压迫输尿管,导致尿路阻塞。因此,确定疾病分期对于诊断和预测对类固醇治疗的反应似乎很重要。

IgG4 相关肾病也可表现为肾小球疾病,最常见的是膜性肾病(MN)。本例患者表现为肾病综合征,肾活检结果为轻度系膜增生性肾小球肾炎,免疫荧光阴性。查阅文献,尚未见到类似病例报道。我们认为,本例患者 IgG4 相关性疾病和轻度系膜增生性肾小球肾炎(类似于 MCD)的发生可能不是偶然的,因为两者均与 Th2 细胞免疫异常有关。目前已确定 MCD 的继发因素包括恶性肿瘤、感染、药物和过敏等。MCD 样肾小球病变可能属于 IgG4 - RD 的肾脏表现之一。

补充及完善病例:会诊结束后,MDT 专家组与家属充分沟通,将可能出现情况以及并发症充分告知。家属同意激素治疗方案。患者住院 20 天后病情好转出院。院内及出院后血、尿指标检查结果如表 6 - 1。出院诊断:肾病综合征、IgG4 相关小管间质性肾炎、慢性支气管炎急性发作、硬化性胆管炎。患者 10 年来一直在肾科门诊随诊,蛋白尿明显减少,病情未复发。

表 6 - 1　患者住院期间及出院后半年内生化指标改变情况

时间	MP (mg/d)	TP (g/L)	Alb (g/L)	UP (mg/L)	Glo (g/L)	IgG (mg/dl)	IgE (mg/dl)	IgG1 (g/dl)	IgG2 (g/dl)	IgG3 (g/dl)	IgG4 (g/dl)
2012-12-28	24			5554		4700	2740	1.32	0.65	0.45	3.25
2013-1-18	24	72	27.6	2349	44.4						
2013-1-30	24	54	24		30	1060	2440				
2013-2-27	24	59	33	1734	26	635	649				
2013-3-12	20		37.1	533							
2013-3-26	16			250				0.62	0.20	0.04	0.13
2013-4-11	12										
2013-5-9	10			564							
2013-6-6	8			385							
2013-7-4	6			152							
2013-8-1	6			187							
2013-8-29	4			116							
2013-9-18	0	67	45.6		21.5						

八、专家点评

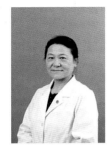

林珊，教授，主任医师，博士生导师，任职于天津医科大学总医院肾内科。兼任中华医学会肾脏病学分会委员，中国医师协会肾脏病分会常务委员，中国中西医结合肾脏病学会常务委员，擅长各种原发及继发性肾脏病及疑难、危重症的诊治。

本例患者临床病理特点与文献报道基本一致，唯尿蛋白较多，达5544mg/24h，并伴低白蛋白血症，确诊为肾病综合征。虽然电镜检查未见到肾小球，未能得到肾小球超微结构改变的细节，但光镜检查示肾小球无明显结构损害，免疫荧光也无免疫复合物沉积的证据，考虑为类似微小病变病。本例患者对中等量糖皮质激素的短期反应较好，但其长期预后需要密切观察。

IgG4 - RD并不是一种罕见的疾病，但常被误诊为恶性肿瘤、淋巴瘤、干燥综合征或其他疾病。近年来，IgG4 - RD陆续有文献报道，其中最大宗报道来自2010年日本Saeki等关于23例患者的临床病理研究。迄今为止，尚未建立IgG4RD的临床诊断标准。由于IgG4 - RD可能出现在多个器官中，因此需要与来自各个专业领域的临床医生进行全面讨论，以建立统一的诊断标准。目前，日本MHLW小组提出了IgG4RD诊断指南，对于IgG4RD的两个诊断标准已达成共识：①血清IgG4浓度＞135mg/dl；②组织中浸润的浆细胞中IgG4阳性占IgG阳性的浆细胞＞40%。

尽管IgG4RD对类固醇治疗反应良好，但在泼尼松早期减少或撤药后会发生复发。因此，有必要制定治疗指南，以确定类固醇的初始剂量，逐渐减少的剂量和维持剂量。MHLW日本团队目前正在开展"建立IgG4相关性疾病治疗指南的前瞻性研究"，预计不久的将来将有统一的临床指南。

九、文献汇总

IgG4相关性疾病（IgG4 - RD）是一种涉及多器官的纤维炎性疾病，常累及胰腺、肾脏、眼眶附件结构、唾液腺和腹膜后组织。1961年，Sarles等人首先报道了本病。在2011年波士顿国际IgG4相关性疾病研讨会上提出IgG4相关性疾病（IgG - RD）术语。

IgG4 - RD确切患病率尚不清楚。日本AIP患病率为0.8/10万，占慢性胰腺炎病例的6%。梅奥诊所报道，胰腺切除术患者中有11%的患者有AIP。IgG4 - RD病因与遗传背景、感染和分子模拟及自身免疫性疾病有关。病理学特征是密集的淋巴浆细胞浸润，以IgG4阳性浆细胞多见，及星形胶质纤维化、闭塞性静脉炎和数量不等的嗜酸性粒细胞浸润。血清IgG4水平经常升高。病理表现在所有受累器官中均相似。

IgG4 - RD几乎可以影响任何器官。60%～90%患者有多个器官受累。症状和体征基于受影响的器官，并且疾病的严重程度可能有所不同。通常，由于器官增大而亚急性起病，或影像学检查时偶然发现，常被误诊为恶性肿瘤、感染或免疫介导的疾病。过敏史非常普遍，约40%病例有过敏反应、支气管哮喘和鼻窦炎。鉴别诊断包括自身免疫性胰腺炎、嗜酸性粒细胞增多、嗜酸性粒细胞综合征、淋巴结病、中心Castleman病、眼眶疾病、浆细胞瘤、多克隆高球蛋白血症、唾液和泪腺肿大等。

治疗方面，迄今为止，尚无针对IgG4 - RD治疗的随机对照研究。皮质类固醇是IgG4 - RD治疗的主体，患者在糖皮质激素治疗后通常恢复良好。治疗的反应性主要取决于纤维化程度。大多数患者对糖皮质激素有快速但非持续的反应。淋巴结肿大和肺结节可能会消退。临床反应通常在2～4周开始。通常建议至少治疗3～6个月。日本学者建议泼尼松每天0.6mg/kg，持续2～4周，逐渐减少3～6个月，直至每天5mg，最后以每天2.5～5mg的剂量持续3年。Mayo诊所建议每天40mg泼尼松，维持该剂量4周，然后每周减少5mg至停用，总持续时间为11周。但该研究报道有50%的AIP患者在3个月内复发。与完全停药者相比，维持患者复发率较低。使用利妥昔单抗（每15天静脉注射1g，共2次）显示出快速的临床反应并降低了血清IgG4水平，但组织IgG4和浆细胞的减少并不明显。硼替佐米在与 IgG4 相关的肺和眼眶疾病中也有效。

（肾内科：闫铁昆　贾俊亚）

参 考 文 献

［1］Wallace ZS，Stone JH. An update on IgG4 – related disease. CurrOpinRheumatol，2015，27：83 – 90.

［2］Stone JH，Zen Y，Deshpande V. IgG4 – related disease. N Engl J Med，2012，366：539 – 551.

［3］Sarles H，Sarles JC，Muratore R，et al. Chronic inflammatory sclerosis of the pancreas——an autonomous pancreatic disease？Am J Dig Dis，1961，6：688 – 698.

［4］Ghazale A，Chari ST，Smyrk TC，et al. Value of serum IgG4 in the diagnosis of autoimmune pancreatitis and in distinguishing it from pancreatic cancer. Am J Gastroenterol，2007，102：1646 – 1653.

［5］Kawa S，Ota M，Yoshizawa K，et al. HLA DRB10405 – DQB10401 haplotype is associated with autoimmune pancreatitis in the Japanese population. Gastroenterology，2002，122：1264 – 1269.

［6］Khosroshahi A，Stone JH. Treatment approaches to IgG4 – related systemic disease. Curr Opin Rheumatol，2011，23：67 – 71.

［7］Kamisawa T，Okazaki K，Kawa S，et al. Japanese consensus guidelines for management of autoimmune pancreatitis：Ⅲ. Treatment and prognosis of AIP. J Gastroenterol，2010，45：471 – 477.

［8］Ghazale A，Chari ST，Zhang L，et al. Immunoglobulin G4 – associated cholangitis：clinical profile and response to therapy. Gastroenterology，2008，134：706 – 715.

［9］Khosroshahi A，Carruthers MN，Deshpande V，et al. Rituximab for the treatment of IgG4 – related disease：lessons from 10 consecutive patients. Medicine（Baltimore），2012，91：57 – 66.

病例3　水肿伴蛋白尿

一、病例简介

患者，男，56 岁，因"下肢水肿伴蛋白尿 2 年"第 1 次入院（2010 年 1 月）。

现病史：入院前 2 年，无明显诱因出现下肢水肿，晨轻暮重，不伴肉眼血尿、腰痛、发热、骨痛、皮疹等。无明显体重减轻。外院查血肌酐波动于 80 ~ 110μmol/L，服中药后减轻，停药后再发。近 2 个月来加重，遂来诊，门诊以肾炎收住院。

既往史：2 年前发现 2DM，血糖控制可。否认高血压、冠心病、脑梗死病史。

体格检查：BP 130/75mmHg，神清语利，查体合作。双下肢及颜面部水肿，舌体不大，心肺腹（－），骨无压痛。

二、辅助检查

血清免疫电泳 IgA、κ 轻链阳性，尿免疫固定电泳 κ 轻链阳性。蛋白电泳未见 M 带。24h 尿蛋白 4.1g，SCr 96μmol/L，Alb 30g/L，IgA 500mg/dl（↑），血常规无异常，HBsAb（＋），HBcAg（＋），HBeAg（＋）。

头颅、骨盆 X 线平片（－），腹部彩超示肝胆脾胰未见明显异常，骨穿显示增生活跃，浆细胞比例不高。

2010 年 1 月 20 日肾活检。光镜结果：27 个肾小球，1 个球性硬化，其余系膜及基质轻度弥漫性增生，局灶节段中度加重伴内皮细胞增生，系膜区嗜复红沉积，小管灶状萎缩，间质灶状淋巴、单核细胞浸润伴纤维化，小动脉未见明显病变。免疫荧光：IgA（＋＋＋），C3（＋＋＋），FRA（＋＋＋），沿肾小球沉积，余（－），见图 6 – 5。未做电镜。病理诊断：局灶增生型 IgA 肾病。给予雷公藤口服，出院。

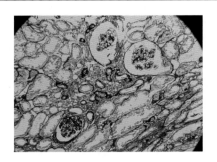

图6-5 第1次肾活检病理结果

注：局灶增生型 IgA 肾病（PASM×100）

2011 年 9 月因"下肢水肿伴蛋白尿 3 年"第 2 次入院。1 年前肾活检提示局灶增生型 IgA 肾病，给予雷公藤口服。10 天前乏力，查 24h 蛋白尿 19g，SCr 146μmol/L。门诊再次以肾炎收住院。入院查 BP 140/85mmHg，双下肢及颜面部水肿，舌体不大，心肺腹（-），骨无压痛。24h 尿蛋白 6.3g，血清肌酐（SCr）150μmol/L，Alb 22g/L，IgA 697 mg/dl（↑），IgG↓、IgM↓，血常规无异常，血清免疫电泳 IgA、κ 轻链阳性，尿免疫固定电泳 κ 轻链阳性。蛋白电泳未见 M 带。查头颅、骨盆 X 线平片（-），腹部彩超示肝胆脾胰未见明显异常，骨穿（2 次）显示增生活跃，浆细胞比例不高。

于 2011 年 9 月 14 日再次肾活检。光镜结果：36 个肾小球，1 个球性硬化，5 个缺血性硬化，3 个缺血性皱缩伴球周纤维化。其余系膜及基质中度弥漫性增生，节段性加重伴插入及双轨形成，内皮细胞弥漫性增生，基底膜弥漫性空泡变性，节段性增厚。10 个球囊粘连，1 个纤维素样坏死，2 个伴小型细胞纤维性新月体。肾小管上皮细胞空泡颗粒变性，多灶状萎缩，可见刷状缘脱落，可见管型。肾小管基底膜增厚，间质多灶状淋巴单核细胞浸润，部分中性粒细胞、嗜酸粒细胞浸润伴纤维化，小动脉管壁增厚（图6-6）。免疫荧光：IgA（++），C3（++），FRA（+++），沿肾小球沉积，HBsAg（-），HBcAg（-），余（-），刚果红染色（-）。病理诊断：结合临床，考虑 IgA 肾病及单克隆免疫球蛋白沉积性肾病共同导致可能性大。电镜报告：1 块肾组织，可见 1 个肾小球，肾小球系膜细胞和基质轻至中度增生，节段性插入，内皮细胞弥漫性空泡变性，基底膜节段性均质性增厚，内疏松层节段性增宽，系膜区团块状电子致密物沉积，上皮细胞足突广泛融合。肾小管上皮空泡变性，部分萎缩。肾间质可见淋巴单核细胞浸润，伴纤维组织增生电镜诊断：符合系膜增生性 IgA 肾病伴内皮细胞损伤，早期糖尿病肾病不除外。

根据肾穿刺病理结果，给予停雷公藤，并排毒、降压、降糖、对症支持治疗。出院诊断：慢性肾功能不全、IgA 肾病、浆细胞病、单克隆丙种球蛋白病（MG）。

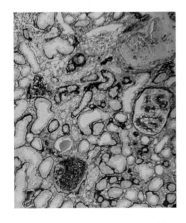

图6-6 第2次肾活检病理结果

注：系膜增生性 IgA 肾病伴内皮细胞损伤（PASM×100）

2011—2016 年在肾科、血液科门诊随访，多次查 SCr 200 ~ 400μmol/L，Alb 20 ~ 30g/L，IgA 逐渐下降至 163mg/dl(参考值范围：82 ~ 453mg/dl)，IgG、IgM 均低于正常值下限的 1/2。血常规示 Hb 90 ~ 110g/L，余无明显异常。血清免疫电泳 IgA、κ 轻链阳性，尿免疫固定电泳 κ 轻链阳性。蛋白电泳未见 M 带。骨痛不明显。多次建议骨穿，但患者拒绝。补做肾活检组织的游离 κ 轻链免疫组化染色为阳性(图6-7)，游离轻链 λ 为阴性。免疫组化 IgA1 染色阳性，IgA2 染色阴性，提示单克隆来源。

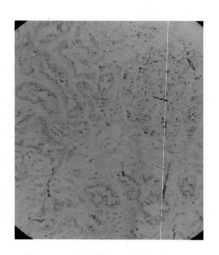

图6-7　补做第2次肾穿刺活检
注：示游离 κ 轻链染色示阳性(免疫组化×400)

2015 年 1 月第 3 次入院，患者经劝说后接受骨穿，结果证实多发性骨髓瘤(MM)。

三、初步诊断

1. 慢性肾衰竭　慢性肾小球肾炎；伴单克隆免疫球蛋白 A(IgA)沉积的增生性肾小球肾炎(PGNMID)。

2. 多发性骨髓瘤。

3. 2 型糖尿病。

四、治疗经过

患者入院后，给予对症支持治疗。骨穿结果报回后，请血液科会诊。

五、贾俊亚主治医师分析病例

患者病例特点如下：①老年男性，慢性起病；②慢性肾小球肾炎 7 年，反复肾病理检查均考虑 IgA 肾病，逐渐进展为慢性肾衰竭；③血免疫固定电泳阳性，逐渐进展为多发性骨髓瘤。

患者首次入院经肾活检后诊为 IgA 肾病，第 2 次肾活检后仍诊为 IgA 肾病，合并浆细胞病，单克隆丙种球蛋白病(MG)。曾给予雷公藤治疗无效，停药后给予排毒、降压、降糖、对症支持治疗，在肾科、血液科门诊随访，SCr 逐渐升高[(200 ~ 400)μmol/L]，补做肾活检组织的游离 κ 轻链免疫组化染色为阳性，游离轻链 λ 为阴性。免疫组化 IgA1 染色阳性，IgA2 染色阴性，提示单克隆来源。第 3 次入院后骨穿示 MM。

伴有单克隆 Ig 沉积的增生性肾小球肾炎(PGNMID)的光镜下特征为增生性肾小球肾炎，荧光可见单克隆 Ig 沉积，电镜可见内皮下、系膜区和(或)上皮下的无组织结构的颗粒沉积物，但只有 10% ~ 30% 的 PGNMID 患者在血清和尿液电泳(EP)或免疫固定中可检测到 M 蛋白。大约 25% 的患者在 2.5 年内发展为对免疫抑制治疗无效的 ESRD。本例有明显的蛋白尿和血清肌酐升高，肾活检显示增生性 GN, 伴有局灶性新月形和单克隆免疫球蛋白 A 的沉淀, 是否可确诊为 PGNMID, 接下来如何治疗, 预后如何? 基于此, 我们开展了多学科会诊以指导下一步诊疗。

六、MDT 讨论目的

1. 本例患者是否可确诊为 PGNMID?
2. 下一步如何治疗?
3. 本例患者预后如何?

七、多学科会诊意见

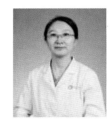

王保平, 医学博士, 副主任医师, 任职于天津医科大学总医院内分泌科。擅长糖尿病及其并发症、甲状腺疾病、甲状旁腺疾病及骨代谢疾病。

内分泌科王保平副主任医师: 患者首次入院 2 年前发现 2DM, 血糖控制可。临床以蛋白尿为主要表现, 需要除外糖尿病性肾病(DKD)。首次肾活检结果未提示 DKD, 但第二次肾活检电镜结果发现肾小球底膜节段性均质性增厚, 内疏松层节段性增宽, 不除外糖尿病肾病早期表现。

老年人群中临床意义不明的单克隆丙种球蛋白病(MGUS)的患病率较高。Dispenzieri 等对年龄 50 岁以上的社区人群的队列研究发现, 18 357 名患者中, 有 610 名(3.3%)的游离轻链比例异常。轻链 MGUS 患者发展为多发性骨髓瘤的风险为每 100 人年 0.3%(0.1% ~ 0.8%)。129 例轻链 MGUS 患者中, 有 30 例(23%)被诊断出患有肾脏疾病。

糖尿病性肾病与 MGUS 肾损害同时存在的报道较少。Paueksakon 等报道, 在 87 名患者患有单克隆丙种球蛋白病及肾脏疾病患者中, 肾活检诊断为单克隆免疫球蛋白相关性肾病者 32 例, 其余 55 例单克隆性丙种球蛋白病合并不相关的肾脏疾病患者中, 有糖尿病性肾病(18.1%)、局灶性节段性肾小球硬化(18.1%)、大动脉硬化性肾小球病变(12.7%)、膜性肾病(9.0%)、肾微小病变病(7.3%)及其他。该研究结果显示, 大多数接受肾脏活检的血清和(或)尿液性单克隆球蛋白病患者的肾脏疾病与单克隆性球蛋白病无关, 这可能反映出老年患者中单克隆丙种球蛋白病的高发频率及目前血清和(或)尿免疫固定电泳作为 MGUS 筛查工具的普及性。

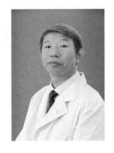

宋嘉, 博士, 副主任医师, 任职于天津医科大学总医院血液科。擅长白血病、淋巴瘤、多发性骨髓瘤、骨髓增生异常综合征、等多种血液系统疾病的临床诊断及治疗。

血液科宋嘉副主任医师: 副蛋白血症是指由于 B 淋巴细胞或浆细胞的克隆增殖而在血液中存在过多的单克隆 Ig 的疾病。副蛋白血症性肾脏疾病通常与免疫增生性疾病相关, 如多发性骨髓瘤(MM)、B 细胞非霍奇金淋巴瘤(NHL)、淋巴浆细胞性淋巴瘤(LPL)、浆细胞瘤或原发性轻链(AL)淀粉样变性, 但也可继发于意义不明的单克隆丙种球蛋白病(MGUS)。将根据肾脏副蛋白沉积的病理特征, 将其分类为无组织结构(颗粒状)或有组织结构(原纤维或微管状)沉积。另外, 诸如纤维性 GN(FGN)、免疫类触觉性肾小球病(ITG)和冷球蛋白血症肾损害等疾病在发病机制上也可能与副蛋白疾病相关。

伴有单克隆 Ig 沉积的增殖性 GN(PGNMID)在 2004 年首次被描述。PGNMID 的病因和发病机制仍不清楚。IgG3 是肾小球沉积物中最常见的 IgG 亚型。IgG3 沉积在肾小球内的倾向可以通过其高分子量、正电荷、聚集能力和固定补体的能力来解释。只有 10% ~ 30% 的 PGNMID 患者具有 M 蛋白。PGNMID 与血液肿瘤有关, 包括 MM、慢性淋巴细胞性白血病(CLL)和 NHL。

最近一项包括 37 例 PGNMID 患者的临床研究发现, 本病患者多为女性, 平均年龄 54.5 岁, 肾病综合征患者占 49%, 肾功能不全患者占 68%。7 名(19%)患者血清和尿液中有单克隆 M 峰, 4 名

（11%）仅有血清 M 峰，仅 1 名患者确诊 MM。所有患者血清冷球蛋白滴度均阴性，10 名患者伴低补体血症。病理形态方面，PGNMID 最常表现为膜增生性 GN（MPGN）或毛细血管内增生性 GN，荧光显示肾小球单个 IgG 亚型沉积，为 κ 或 λ 轻链，其中 IgG3κ 是最常染色的肾小球沉积物。EM 显示出无组织结构的颗粒状的电子致密物沉积。PGNMID 的诊断还应除外 1 型冷冻球蛋白血症。绝大多数 PGNMID 患者仅有肾脏受累，极少发生血液系统恶性肿瘤（如 MM）。

结合本例患者，首次入院时符合单纯 PGNMID 的临床特征，其后随着单克隆免疫球蛋白病的进展，逐渐发展为 MM，其肾小球病变和肾间质纤维化逐渐加重。目前应针对原发病进行积极治疗，一方面缓解 MM 系统损害，另一方面争取能抑制甚至逆转肾衰进展。

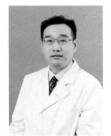

闫铁昆，主任医师，天津医科大学总医院肾内科科主任。兼任中华医学会肾脏病学分会委员，天津市医学会肾脏病分会副主任委员，天津市医师协会肾脏内科医师分会副主任委员，擅长各种原发及继发性肾脏病及疑难、危重症的诊断、治疗，擅长动静脉内瘘成形术。致力于慢性肾功能不全进展机制的研究，尤其是慢性肾脏病矿物质和骨代谢异常（CKD－MBD）和血管钙化发生及进展机制研究。

肾内科闫铁昆主任医师：本例患者 2010 年首次就诊时血清免疫电泳 IgA、κ 轻链阳性，尿免疫固定电泳 κ 轻链阳性。血清蛋白电泳未见 M 带。第 2 次入院后骨穿显示增生活跃，浆细胞比例不高。血清免疫电泳 IgA、κ 轻链阳性，尿免疫固定电泳 κ 轻链阳性。本次入院骨穿结果确诊 MM。

第 1 次光镜下表现为系膜及基质轻度弥漫性增生，局灶节段中度加重伴内皮细胞增生。第 2 次入院后肾活检显示系膜及基质中度弥漫性增生，节段性加重伴插入及双轨形成，内皮细胞弥漫性增生。之后患者多次查 SCr 200～400μmol/L。综合以上表现，考虑为病情进展较快的肾小球肾炎。补做肾活检组织的游离 κ 轻链免疫组化染色为阳性，游离轻链 λ 为阴性。免疫组化 IgA1 染色阳性，IgA2 染色阴性，提示单克隆来源。因此考虑 PGNMID 诊断成立，唯电镜结果未能显示有颗粒状电子致密物沉积，考虑是否与沉积物过少，或其沉积特征不典型等因素有关。

本例患者目前诊断明确，应针对 MM 进行治疗，并给予保肾、对症支持治疗。

补充及完善病例：会诊结束后，MDT 专家组与家属充分沟通，将可能出现情况以及并发症充分告知。家属同意转血液科接受化疗。

入血液科后给予硼替佐米等药物治疗。2015 年 3 月开始透析治疗，肾功能一度好转，脱离透析，但因感染等并发症使肾衰再次加重，重新开始透析，于 2016 年 4 月死亡。

住院及随访期间的具体化验检查结果如表 6－2、表 6－3 所示。

表 6－2　患者血清生化及血轻链 k 定量随访资料

时间	Hb	SCr	Alb	Glo	尿 β₂-MG	ALP	IgG	IgA	C3	Ca	Light chain k
2011.9.8	129	150	22	26			34.2	697			595
2015.5.21	90	411	26	20		59	365	163	91	2.18	317
2015.6.15	101	435	28	17	3.7	65	444	102	92	1.95	368
2015.6.23	102	517	25	21		64				2.09	
2015.8.19	92	474			3.4		732	94		2.50	441
2015.8.24	102	474	36	16		76				2.16	
2015.10.26	92	521								2.28	
2015.11.2	11	501	33	21		54				2.31	
2015.12.25	81	614	39	21	4	73	636	110	95	2.31	506
2016.3.2	82	611	36	19	2.7	72	594	110	86	2.16	443

续表

时间	Hb	SCr	Alb	Glo	尿 β₂-MG	ALP	IgG	IgA	C3	Ca	Light chain k
2016.3.15	89	480	33	25		84				2.44	
2016.3.17		359									
2016.3.21	90	698	33	24		105				2.28	
2016.3.24	95	285								2.00	
2016.3.28	87	491	26	26		109				2.02	
2016.4.5	89	240	27	25		106				2.14	
2016.4.11			22	28		152				2.11	
2016.4.18	8	349	28	29		130				2.41	
2016.4.21	83	270	26	29		162				2.52	

表 6-3　血免疫固相电泳随访资料

时间	ELP	IgG	IgA	IgM	游离轻链 k	游离轻链 λ
2011.9.6	+		+		+	
2011.9.12	+		+		+	
2015.5.21	疑似 +		+		+	
2015.6.15		+ -	+ -		+	
2015.8.19	-	-	-	-	-	-
2015.12.25	-	-	-	-	-	-
2016.3.2	-	-	-	-	-	-

八、专家点评

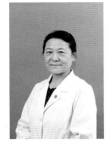

　　林珊，教授，主任医师，博士生导师，任职于天津医科大学总医院肾内科。任中华医学会肾脏病学分会委员，中国医师协会肾脏病分会常务委员，中国中西医结合肾脏病学会常务委员，擅长各种原发及继发性肾脏病及疑难、危重症的诊治。

　　浆细胞和其他一些单克隆 B 细胞的异常增殖不但引起血清中单克隆免疫球蛋白或免疫球蛋白片段的分泌，还可导致包括肾脏疾病在内的各种系统性损害。具有肾脏意义的单克隆丙种球蛋白病（MGRS）的概念在 2012 年提出，用于描述一组由非恶性浆细胞或 B 细胞克隆分泌的单克隆免疫球蛋白（M 蛋白）引起的肾脏疾病。MGRS 包括肾小球和肾小管间质疾病，伴有单克隆 IgG 沉积物的增生性肾小球肾炎（PGNMID）是其中的少见类型，常导致慢性或终末期肾脏疾病。

　　在 PGNMID 中，M 蛋白在肾小球中沉积，主要引起膜增生性病变，偶尔表现为肾小球系膜增生。免疫荧光显示局限于单个免疫球蛋白重链（主要是 IgG）和轻链亚型在肾小球中颗粒状沉积，在电子显微镜下可以看到无组织的肾小球和内皮下沉积物。尽管证据有限，但已达成共识，MGRS 的治疗应针对潜在的克隆，因为完全的血液学反应与最佳肾脏结局相关。与其他形式的 MGRS 相比，PGNMID 中血清 M 蛋白的检出率仅为 32% ~37%，仅 25% ~42% 的病例在骨髓活检中发现了病理克隆。尽管如此，在没有可检测到的克隆的情况下，针对潜在克隆的经验治疗与肾脏预后相关。

　　目前尚无预测哪些 PGNMID 患者无需针对克隆化疗治疗的研究。PGNMID 的病理生理学和肾预后预测因子的研究可能有助于确定正确的治疗方法。同时，应根据患者情况定制 MGRS 的治疗方案，最好咨询由肾脏病学家、血液病学家和病理学家组成的多学科团队。

九、文献汇总

伴有单克隆免疫球蛋白沉积物的增生性肾小球肾炎（PGNMID）肾活检病理特征表现为光学显微镜下的系膜增生性、膜增生性和（或）毛细血管内增生性肾小球肾炎，免疫荧光显示单克隆免疫球蛋白沉积，电镜观察到无组织的电子致密沉积物。在光学显微镜下，PGNMID 与 LCHDD 的区别在于存在增生性肾小球肾炎，而不是结节性肾小球硬化，也无肾小管基底膜染色。PGNMID 最常见的单克隆免疫球蛋白是 IgG3κ（50%），其次是 IgG3λ（15%）。PGNMID 多局限于肾脏，较少肾外器官受累的报道。PGNMID 诊断后的肾脏预后很差，大约一半的患者在诊断后 2~5 年出现肾衰竭。

大多数 PGNMID 患者没有可检测的副蛋白血症（仅约 30% 有血游离轻链阳性）及可检测到的潜在克隆性细胞疾病的存在。目前 PGNMID 治疗的数据也很有限。PGNMID 的第一个回顾性病例系列描述了低克隆检测率和所使用的多种治疗策略。从其他副蛋白介导的肾脏疾病的治疗推断，采用克隆指导疗法治疗具有潜在血浆或 B 细胞克隆的 PGNMID 患者是可行的。对于没有可检测的基础克隆的 PGNMID 患者，其治疗仍存在争议。在最近的 19 例 PGNMID 患者案例中，其中 13 例没有可检测的基础克隆，针对假想的基础克隆的经验疗法导致 90% 的肾脏反应率，其中 30% 的患者实现了完全的肾脏反应（蛋白尿 <500μg/d）。这种方法通常涉及联合化疗方案。尽管结果令人鼓舞，但需要采用更统一的治疗方法在前瞻性研究中进行进一步验证。PGNMID 在肾移植后有较高的复发率（中位时间为 6 个月，约 90%），应在移植前消除病理性克隆。

（肾内科：贾俊亚）

参 考 文 献

［1］ Nasr SH, Satoskar A, Markowitz GS, et al. Proliferative glomerulonephritis with monoclonal IgG deposits. J Am Soc Nephrol, 2009, 20: 2055－2064.

［2］ Said SM, Cosio FG, Valeri AM, et al. Proliferative glomerulonephritis with monoclonal immunoglobulin G deposits is associated with high rate of early recurrence in the allograft. Kidney Int, 2018, 94: 159－169.

［3］ Hogan JJ, Alexander MP, Leung N. Dysproteinemia and the Kidney: Core Curriculum 2019. Am J Kidney Dis, 2019, 74: 822－836.

［4］ Fatima R, Jha R, Gowrishankar S, et al. Proliferative glomerulonephritis associated with monoclonal immune deposits: A case report and review of literature. Indian J Nephrol, 2014, 24: 376－379.

［5］ Leung N, Bridoux F, Hutchison CA, et al. Monoclonal gammopathy of renal significance: when MGUS is no longer undetermined or insignificant. Blood, 2012, 120: 4292－4295.

［6］ Bhutani G, Nasr SH, Said SM, et al. Hematologic characteristics of proliferative glomerulonephritides with nonorganized monoclonal immunoglobulin deposits. Mayo Clin Proc, 2015, 90: 587－596.

［7］ Gumber R, Cohen JB, Palmer MB, et al. A clone－directed approach may improve diagnosis and treatment of proliferative glomerulonephritis with monoclonal immunoglobulin deposits. Kidney Int, 2018, 94: 199－205.

病例4　视力下降伴血肌酐升高

一、病例简介

患者，男，56 岁，主因"视力下降伴头痛 10 天，血肌酐升高 1 天"入院。

现病史：患者于入院前 10 天，无诱因出现视力下降，伴剧烈头痛，无喷射性呕吐，无面色苍白、大汗、心悸等，有纳差乏力。于当地医院查血压高达 190/100mmHg，给予心痛定及络活喜降压治疗，血压保持在 150~170/80~90mmHg，无夜尿增多、尿量异常、肉眼血尿、泡沫尿等，未行尿常规及肾功能检查。患者上述症状逐渐加重，并出现恶心呕吐，视物模糊、听力障碍、耳鸣，于入院前 1 天于我院门诊查尿常规：比重 1.015，PRO（－）、BLD（－），肾功能：Cr 359μmol/L，BUN 26.2mmol/L，为求进一步诊治收入我科。自发病以来食欲差，尿量可，体重减轻约 3kg。

既往史：既往体健，否认特殊用药史。

家族史：否认慢性肾脏病遗传病史。

体格检查：T 37.0℃，P 84 次/分，R 21 次/分，BP 190/100mmHg。急性病容，神清合作，全身皮肤黏膜未见苍白及出血点，眼睑无水肿，右眼结膜充血，巩膜无黄染，右耳听力下降明显。全身及局部浅表淋巴结无肿大，颈静脉无怒张，双肺呼吸音清，HR 84 次/分，律齐，无杂音，全腹软，无压痛，双侧季肋点，上、中输尿管点无压痛，肝区及双肾区无叩痛，移动性浊音阴性，双下肢不肿，双侧病理反射及脑膜刺激征均为阴性。

二、辅助检查

血常规：RBC 3.54×10^{12}/L，Hb 90g/L↓，WBC 8.7×10^9/L，PLT 194×10^9/L，嗜酸性粒细胞计数 0.9×10^9/L。

肾功能：Cr 698μmol/L↑，BUN 27.9mmol/L↑，UA 565μmol/L↑。

电解质：K 3.4mmol/L，Ca 2.3mmol/L，P 1.4mmol/L，TCO_2 22mmol/L。PTH 4.6pmol/L。

肝功能：ALB 40g/L，GLO 30g/L，ALT 19U/L，AST 19U/L。

免疫全项：IgE 1770U/ml↑，ANA（－），ANCA（－），dsDNA（－），C3 87.4mg/dl，C4 33mg/dl；血免疫固定电泳＋尿本周蛋白（－），ESR 34mm/h。

乙肝全项及丙肝抗体（－）；血肿瘤全项（－）。

尿常规：pH 6.0，SG 1.015，PRO（－），BLD（－），KET（－），GLU（－）。

相差镜检：WBC 10.4/μl，RBC 4.9/μl，肾性 100%。

24 小时尿蛋白定量 112mg；尿酶：NAG 92.5U/g。

头颅 CT 及 MRI 检查均未见明显异常。

腹部超声：右肾 10.4cm×4.3cm，左肾 10.3cm×4.4cm，肝胆胰脾双肾未见异常；泌尿系 B 超未见明显异常。

三、初步诊断

1. 急性肾衰竭？
2. 慢性肾功能不全急性加重？
3. 视力听力损害。
4. 高血压 3 级（极高危）。

四、住院治疗经过

入院后完善化验检查，请相关科室 MDT，协助明确诊断，行肾穿刺检查，病理结果回报：肾穿组织可见 26 个肾小球，1 个缺血萎缩，其余肾小球系膜细胞及基质轻度节段性增生，肾小管上皮细胞空泡颗粒变性，多灶状及大片状刷状缘脱落，管腔扩张（图 6－8A），灶状再生，肾小管灶状萎缩，肾间质灶状淋巴单核细胞及部分中性粒细胞，嗜酸粒细胞浸润（图 6－8B）。免疫荧光：IgA、IgG、IgM、C3、C1q、FRA 均为阴性。病理诊断：符合急性肾小管间质性肾炎。

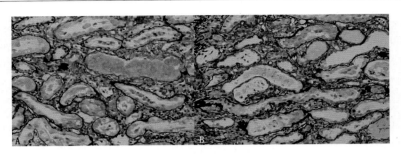

图 6 - 8 肾活检病理改变符合急性肾小管间质性肾炎(×400, PASM 染色)

五、刘建梅主治医师分析病例

患者病例特点如下:①老年男性,急性起病;②以纳差,听力、视力损害和肾功能损害为主要表现;③既往无可追溯慢性病史。

由于化验肾功能血肌酐升高,虽伴有贫血及高血压,但无慢性肾炎等病史,因此首先应考虑急性肾功能不全,或是在原有慢性肾功能不全基础上有急性加重。

入院后完善化验检查,肝功能无异常,肾功能血肌酐进一步增高,血钙、血磷无异常,甲状旁腺素无异常,不合并钙磷代谢紊乱,肾脏超声右肾 10.4cm×4.3cm,左肾 10.3cm×4.4cm,无慢性肾脏病影像学改变,尿检无明显蛋白尿血尿,无慢性肾脏病损害的显著特征,尿酶升高明显,提示出现肾小管损害。对肿瘤及免疫学及乙肝等继发性肾脏病因筛查无显著异常,基于以上化验检查,诊断暂除外慢性肾功能不全,考虑急性肾衰竭。肾穿刺病理回报:符合急性肾小管间质性肾炎。与我们临床推断一致。那么急性肾小管间质性肾炎的病因是什么呢? 需要我们挖掘排查,针对病因,根本治疗。

六、MDT 讨论目的

1. 请多个相关科室专家协助诊断急性肾小管间质性肾炎的病因。
2. 分析讨论该病的治疗及预后。

七、多学科会诊意见

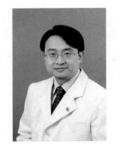

赫天耕,副主任医师,硕士生导师,任职于天津医科大学总医院眼科。精通白内障的手术治疗,角膜病及复杂眼表疾病(干眼症)的诊断与治疗。

眼科赫天耕副主任医师:患者急性起病,以视力下降为主要表现,通过眼部检查(裂隙灯检查和眼底检查)确诊葡萄膜炎。合并肾脏损害,表现为急性肾损伤,并有病理诊断作为诊断依据,诊断为急性肾小管间质性肾炎,因此考虑患者为急性肾小管间质性肾炎 - 葡萄膜炎(TINU 综合征)。在 TINU 综合征中,眼部可累及葡萄膜炎:表现为前葡萄膜炎、中间葡萄膜炎、后葡萄膜炎、脉络膜病变;也可表现为外膜病变:视神经视网膜炎、视盘水肿、黄斑水肿、视网膜色素脱离、巩膜炎。虽然中间葡萄膜炎和后葡萄膜炎也会发生,但在 TINU 综合征中葡萄膜炎大多是双侧的并且位于前面。虽然对治疗的应答较慢并且容易复发,TINU 相关的葡萄膜炎用局部或全身的糖皮质激素或其他免疫调节剂是可以治疗的。需要常常进行眼科的检查以评估眼内疾病的进展,直至葡萄膜炎缓解。本病例中,我们基于多学科协作,快速的诊断,并有效治疗,眼部情况得到恢复,避免了延迟治疗而导致的永久性视力损害。

张耕,男,主任医师,任职于天津医科大学总医院耳鼻喉科。擅长鼻内镜鼻颅底及鼻眼相关手术。天津医学会耳鼻咽喉头颈外科分会委员。中国中药协会耳鼻咽喉药物研究委员会全国常务委员。

耳鼻喉科张耕副主任医师:患者为老年男性,本次急性起病,以肾功能损害和视力损害为主要表现，同时合并听力损害，表现为听力障碍和耳鸣，专科进行了电测听和电阻抗检查，诊断右耳感音性耳聋。眼科亦通过裂隙灯检查和眼底检查明确诊断为葡萄膜炎、虹膜睫状体炎。合并急性肾损伤，并行肾穿刺病理活检，符合急性肾小管间质性肾炎，临床诊断为急性肾小管间质性肾炎－葡萄膜炎（TINU 综合征）。此病为比较罕见病例，在目前现有报道中，除了典型眼及肾脏损伤外，合并其他专科的多有报道，亦有关于合并听力损害的个案报道。在本病例，并未寻找出听力损害的明确病因，在基于肾脏和眼科给予的激素治疗后，听力损害也有好转直至恢复，所以把本病例的听力损害归纳于 TINU 综合征，也是其多系统损害的一个表现。如果没有及时诊断治疗，很可能会遗留永久性听力损伤。

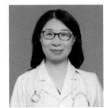

魏蔚，主任医师，博士生导师，天津医科大学总医院风湿免疫科科主任。中华医学会风湿病分会常务委员，中国医师协会风湿病学分会常务委员，中国医师协会风湿免疫科医师分会风湿病相关肺血管/间质病委员会副主任委员，天津市医学会风湿病学分会主任委员，天津市医师协会风湿病分会副会长。

免疫科魏蔚主任医师：TINU 综合征在发病机制上体液免疫机制和细胞免疫机制可能都有涉及，目前普遍认同的是细胞免疫，其主要依据为：①TINU 综合征患者肾活检标本中肾间质中主要浸润的是淋巴细胞和单核细胞；②TINU 综合征与特异性 HLA 基因型有关。虽然一些病例报道中提到有前驱感染，但目前并无证实前驱感染性病原体与疾病发病之间有直接的因果关系，但临床表现可表现出一些类似于感染的发热、纳差、乏力、关节痛和皮疹等非典型症状，实验室检查可表现为贫血、血沉增快、嗜酸性粒细胞增多等，亦有合并 ANA 阳性，ANCA 和抗 GBM 抗体阳性的报道。治疗上像其他少见病一样，缺乏循证医学的证据，但临床上多倾向于免疫调节治疗，激素治疗的疗程和减量的时间安排取决于患者的反应程度和速度。当肾炎程度较轻或缓解时，可局部应用糖皮质激素治疗葡萄膜炎。本病例中，患者有纳差、乏力表现，并有贫血、血沉增快等表现，并无其他特征性免疫学指标异常。眼睛及听力损害表现明显，并由相关科室明确诊断，肾脏损伤突出，并有肾脏病理学支持，及时准确地诊断治疗，大大地改善了预后。

补充及完善病例：会诊结束后，MDT 专家组与家属充分沟通，将可能出现情况以及并发症充分告知。家属同意接受糖皮质激素激素治疗。给予甲强龙 80mg/d×2d，Cr 495μmol/L，头痛、眼痛及耳聋症状明显好转；甲强龙 40mg/d×7d，Cr 362μmol/L；甲泼尼龙 32mg/d×7d，Cr 283μmol/L，复查听力电阻抗及电测听恢复正常，眼科会诊示较前好转；同时辅助尿毒清排毒；金水宝保肾；络活喜、倍他乐克降压等对症支持治疗；甲泼尼龙 24mg/d，患者出院。门诊随访 1 个月后 Cr 85μmol/L。激素逐渐减停。预后良好。

八、专家点评

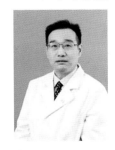

闫铁昆，主任医师，天津医科大学总医院肾科主任。兼任中华医学会肾脏病学分会委员，天津市医学会肾脏病分会副主任委员，天津市医师协会肾脏内科医师分会副主任委员。主要致力于血液透析患者血管钙化的研究。擅长各种原发及继发性肾脏病及疑难、危重症的诊断、治疗，尤其血液净化在危重患者中的治疗方面积累丰富的临床经验，擅长动静脉内瘘成形术。致力于慢性肾功能不全进展机制的研究，尤其是慢性肾脏病矿物质和骨代谢异常（CKD－MBD）患者血管钙化发生及进展机制研究。

肾科闫铁昆主任医师：TINU 综合征是一种多系统受累的自身免疫性疾病，较为少见，自发现以来仅仅有 200 余例病例报道。本病主要表现肾脏损害及眼部损害、急性起病，我们需要排除原发及一些继发性病因，确立诊断，及时治疗，改善预后。本病例即急性起病，出现肾功能损害，我们需要对肾功能不全进行定性及定位诊断，即明确肾功能不全的急慢性，结合病史及实验室、影像学检查判断，该病例影像学及尿检变化轻微,不支持慢性肾脏病损害表现,并无典型慢性肾衰竭合并的钙磷代谢紊乱,甲状旁腺功能亢进,结合短期肾功能进行性升高,支持急性肾衰竭诊断,我们再通过尿检表现,排除肾前性及肾后性病因,定位于小管间质损害,并通过肾活检证实临床诊断与病理诊断一致。结合眼部受累表现,并有累计听力系统,诊断 TINU 综合征。目前报道的个案中,除了肾脏和眼科典型损伤表现外,可累及其他系统,比如累及甲状腺引发的桥本甲状腺炎,累及肾小管出现 Fanconi 综合征及干燥综合征。目前的治疗缺乏循证医学证据,治疗主要依据肾脏病理表现,予以糖皮质激素及免疫抑制剂治疗,并辅以肾脏及眼部辅助治疗。本例我们给予短期激素治疗,获得了很好的治疗效果。

本例属于少见病例,旨在使大家对 TINU 综合征有初步的认识,在临床工作中予以重视,提高诊断率,改善预后。

九、文献汇总

TINU 综合征最早于 1975 年被 Dobrin 等人报道。TINU 综合征是一种多系统受累的自身免疫性疾病,当出现肾小管间质性肾炎和眼睛葡萄膜炎时,在除外能引起上述疾病的系统性疾病时可作出诊断。TINU 可在药物或微生物致病因素触发下发病。所产生的炎症主要影响眼睛的葡萄膜和肾小管,但也可能影响其他器官。TINU 综合征并不常见,自发现以来仅仅只有 200 余例病例报道,且多在眼科文献中。

TINU 综合征患者可表现为非特异性全身表现,包括发热、疲劳、头痛、体重减轻、肌肉和关节疼痛。肾脏方面主要表现为肾小管间质肾炎(TIN),一些患者的 TIN 可能不典型,或者即便出现了葡萄膜炎的症状,因为没有引起肾功能的损伤而延误了诊断。或者即便肾脏和眼睛症状都典型,我们忽视了两者的联系而没能及时诊断,具有典型症状的患者只占 15%。肾脏表现可包括腰痛、血尿、蛋白尿或急性肾损伤(AKI),AKI 程度常为轻 - 中度,随着疾病活动度减轻而缓解,因此普遍认为肾脏预后较好。肾脏病变诊断可依赖肾组织病理活检,主要表现为间质内细胞浸润。眼部受累可表现为葡萄膜炎及外膜的病变。葡萄膜炎可表现为前葡萄膜炎、中间葡萄膜炎、后葡萄膜炎、脉络膜病变。外膜的病变可表现为视神经视网膜炎、视盘水肿、黄斑水肿、视网膜色素脱离、巩膜炎。在 TINU 综合征中葡萄膜炎大多数是双侧的并且位于前面。虽然对治疗的应答较慢并且容易复发,TINU 相关的葡萄膜炎用局部或全身的糖皮质激素或其他免疫调节剂是可以治疗的,然而延迟治疗眼内炎症也可导致永久性视力损害。

TINU 综合征目前尚无标准治疗方案。合并 AKI 的患者多依据肾脏病理,可以给予 3~6 个月的糖皮质激素治疗。激素治疗的疗程和减量的时间取决于患者的病情转归。当肾炎程度减轻或缓解时,可局部应用糖皮质激素治疗眼部情况。

(肾脏内科:刘建梅)

参 考 文 献

[1] Dobrin RS, Vernier RL, Fish AL. Acute eosinophilic interstitial nephritis and renal failure with bone marrow lymph node granuloma and anterior uveitis. A new syndrome. Am J Med, 1975, 59: 325 - 33.

[2] Mandeville JT, Levinson RD, Holland GN. The tubulointerstitial nephritis and uveitis syndrome. Surv Ophthalmol, 2001, 46: 195 - 208.

[3] Levinson RD. Tubulointerstitial nephritis and uveitis syndrome. Int Ophthalmol Clinics, 2008, 48: 51 - 59.

[4] Mackensen F, Billing H. Tubulointerstitial nephritis and uveitis syndrome. Curr Opin Ophthalmol, 2009, 20: 525 - 531.

[5] Wen - hui Lei, Jun Xin, Xue - ping Yu, et al. Tubulointerstitial Nephritis and Uveitis Syndrome in an Elderly Man. Medicine(Baltimore), 2015, 94(47): e2101.

[6] Takemura T, Okada M, Hino S, et al. Course and outcome of tubulointerstitial nephritis and uveitis syndrome. Am J Kidney, 1999, 34: 1016 - 1021.

病例5　白血病合并水肿、蛋白尿

一、病例简介

患者，男，65岁。2007年11月因"泡沫尿伴双下肢水肿1个月"入院。

现病史：1个月前无明显诱因出现泡沫尿，伴下肢水肿，晨轻暮重，不伴肉眼血尿、腰痛、发热、骨痛、皮疹等。门诊查尿蛋白（＋＋＋），血白蛋白19g/L，血肌酐115μmol/L，门诊以肾炎收住院。发病以来体重增加约6kg。

既往史：2006年6月因"消瘦、关节疼痛2年"就诊于天津市血液病医院。入院体检：双侧颌下、颈后三角、左腋窝、双侧腹股沟均可触及肿大淋巴结，最大直径约2.0cm，质韧，无压痛。脾肋下3cm，质地中等。诊断为慢性淋巴细胞性白血病（CLL），予环磷酰胺、苯丁酸氮芥、泼尼松（COP）以及氟达拉滨（70mg/d，5d为1个疗程）等治疗1个月，血WBC降至14.2×10^9/L门诊随访。

体格检查：T 36.5℃，P 90次/分，R 18次/分，BP 137/76mmHg。神清语利，查体合作。双侧腹股沟可触及多个散在质地中等淋巴结，最大直径约1.5cm。睑结膜苍白。无肋间隙增宽，叩诊双肺呈清音，呼吸音清音，未闻及啰音，未闻及哮鸣音，心界叩诊无扩大，心律齐，无杂音。腹部柔软，无压痛，脾肋下2cm，移动性浊音（－），双下肢指凹性水肿。

二、辅助检查

1. 入院前辅助检查　（2006年6月，治疗前）血Hb 128g/L，WBC 28.5×10^9/L，淋巴细胞百分比0.84，中性粒细胞百分比0.16，PLT 156×10^9/L。骨髓穿刺显示骨髓增生明显活跃，红系0.035，粒系0.04，淋巴系0.925，以成熟小淋巴细胞为主。骨髓有核细胞0.815，表达CD19、CD20、CD23，弱表达CD5、CD25；尿常规及肝肾功能正常。

（2006年7月，治疗后）血WBC 14.2×10^9/L。

2. 入院后实验室检查　（2007年11月）血Hb 98g/L，WBC 5.3×10^9/L，PLT 96×10^9/L；血涂片未见幼稚细胞。白蛋白/球蛋白19/18，胆固醇6.20mmoL/L；血肌酐115μmol/L，血清IgG 3.25g/L，IgA 489mg/L，IgM 211mg/L，C3 0.80g/L，循环免疫复合物1.0U/ml；血清κ、λ链、肝炎和肿瘤标志物及ANA、dsDNA均为阴性。尿常规蛋白（＋＋＋），红细胞3～5/高倍视野；尿蛋白定量5.4g/24h；尿渗透压385mmol/L。肾脏B超：左肾11.3cm×5.5cm；右肾11.6cm×5.2cm。骨髓穿刺示淋巴细胞占0.575，偶见幼稚淋巴细胞。

3. 入院后肾活检病理　肾小球毛细血管基底膜弥漫均匀增厚，上皮下嗜复红蛋白沉积，肾间质水肿伴灶状炎细胞浸润（图6-9）；IgG、C3沿肾小球基底膜沉积；电镜显示上皮下电子致密物沉积，足突融合；灶状炎细胞聚集区有CD_5^+表型淋巴细胞分布。

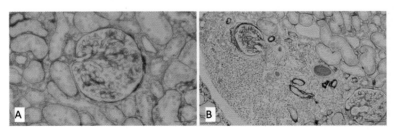

图6-9　肾活检病理改变

注：图A：肾小球毛细血管基底膜弥漫均匀增厚（PASM×400）；图B：肾间质灶状炎细胞浸润（PASM×200）

三、初步诊断

1. 肾病综合征。
2. 膜性肾病(MN)Ⅰ期。
3. 慢性淋巴细胞性白血病(CLL)。

四、治疗经过

入院后予抗凝、利尿治疗，口服阿塞松 24mg/d，环磷酰胺 600mg/次静脉输注。目前出现发热、呼吸困难，胸 CT 示肺炎。

五、贾俊亚主治医师分析病例

患者病例特点如下：①老年男性，急性起病；②临床表现肾病综合征，病理为膜性肾病；③慢性淋巴细胞性白血病(CLL)病史，肾间质有灶状 CD_5^+ 表型淋巴细胞浸润。

患者发病 1 年前诊断为慢性淋巴细胞性白血病(CLL)，予环磷酰胺、苯丁酸氮芥、泼尼松及氟达拉滨(70mg/d，5d 为 1 个疗程)等治疗 1 个月，血 WBC 降至 $14.2 \times 10^9/L$，门诊随访。本次入院后体检，显示双侧腹股沟可触及多个散在质地中等淋巴结。血涂片未见幼稚细胞。骨髓穿刺示淋巴细胞占 0.575，偶见幼稚淋巴细胞。睑结膜苍白，脾大，双下肢可凹性水肿。本次入院实验室检查：血常规：Hb 98g/L，WBC $5.3 \times 10^9/L$，白蛋白/球蛋白 19/18；胆固醇 6.20mmoL/L；血肌酐 115μmol/L，尿蛋白定量 5.4g/24h。肾脏活检病理提示膜性肾病，肾间质有灶状炎细胞聚集区有 CD_5^+ 表型淋巴细胞分布，诊断为 CLL 合并膜性肾病(MN)Ⅰ期。该病为临床少见病，其诊治涉及血液科、肾内科、感染科等多个科室，存在一定难度。基于此，我们开展了多学科会诊以指导下一步诊疗。

六、MDT 讨论目的

1. 该患者 CLL 是否为膜性肾病的病因？
2. 该患者是否可按照原发性膜性肾病治疗？
3. 该患者在 CLL 和肾病综合征基础上出现肺炎，预后较差，治疗上需要注意什么？

七、多学科会诊意见

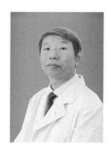

宋嘉，博士，副主任医师，任职于天津医科大学总医院血液科。擅长白血病、淋巴瘤、多发性骨髓瘤、骨髓增生异常综合征等多种血液系统疾病的临床诊断及治疗。

血液科宋嘉副主任医师：患者老年男性，1 年前因"消瘦、关节疼痛 2 年"就诊，当时诊断为慢性淋巴细胞性白血病(CLL)，予环磷酰胺、苯丁酸氮芥、泼尼松及氟达拉滨治疗，血 WBC 降至 $14.2 \times 10^9/L$，门诊随访。本次入院后仍有全身多发性肿大淋巴结，脾大。血常规：Hb 98g/L，WBC $5.3 \times 10^9/L$，血涂片未见幼稚细胞。骨髓穿刺示淋巴细胞占 0.575，偶见幼淋，支持 CLL 诊断。

查阅文献发现 2013 年曾有报道 1 例 CLL 合并 MN 患者。该患者为 74 岁男性，因肾病综合征(蛋白尿为 7g/24h)而入院。入院六年前曾患 CLL。血清肌酐 1.7mg/dl(肌酐清除率为 39ml/min)，尿素 64mg/dl，血红蛋白 8.6g/dl，白细胞 16 580/ml(60% 淋巴细胞)。血清及尿液电泳均未显示单克隆 M 峰。肾活检显示 MN 伴有广泛的淋巴细胞浸润。免疫组织化学显示浸润淋巴细胞为 CD20 +。患者开始接受氟达拉滨单药治疗，随访 1 年后，蛋白尿完全缓解，肾功能恢复(肌酐清除率为 75 ml/min)。

回到本病例，CLL 发病在前，膜性肾病发病在后，时间上有连续性，提示肿瘤相关的免疫反应可能参与了膜性肾病的发生。组织学检查发现肾间质有大量与 CLL 同源的淋巴细胞浸润，提示肿瘤细胞浸润参与了肾功能损害。有报道皮质激素加烷化剂的传统治疗能使 CLL 合并 MN 的患者蛋白尿缓解。氟达拉滨通过作用于 DNA 聚合酶和核苷酸还原酶，抑制 DNA 的合成，现已推荐为治疗 CLL

的一线药物，其单剂有效率不低于皮质激素加烷化剂。随着 CLL 的缓解，MN 的蛋白尿也能得到改善，因此氟达拉滨有可能成为治疗 CLL 合并肾小球疾病的首选药物。但是，目前的肾功能损害使氟达拉滨的使用受限，本患者下一步治疗方案应考虑皮质激素加烷化剂。

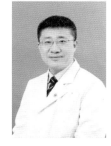

逄崇杰，男，主任医师，硕士研究生导师，天津医科大学总医院感染科科主任。长期从事不明原因发热、感染性疾病和耐药细菌、真菌感染诊疗、抗菌药物临床使用会诊与管理、医院感染控制方面工作。

感染科逄崇杰主任医师：肾功能损害使 CLL 的治疗变得复杂，感染的风险增加。已经证实，肌酐清除率下降是氟达拉滨毒性的最强预测指标。在肾功能不全患者，可使用多种替代方案来治疗 CLL 及其相关肾小球疾病，如泼尼松、苯丁酸氮芥、干扰素 - α、利妥昔单抗等。与基于非烷基化剂的方案相比，利妥昔单抗联合环磷酰胺可能更有效。RCVP 方案曾被建议作为联合治疗 CLL 的有效方案。感染是导致患者死亡的最常见原因。

在本例患者，RCVP 可能选择性抑制与 MN 相关的自身免疫过程并对 CLL 产生治疗作用而不引起进一步的肾脏毒性，因此可能是最佳治疗方法。该方案所需治疗费用昂贵。事实上，一些患者对糖皮质激素加环磷酰胺治疗也有反应，可试用并根据疗效调整方案。

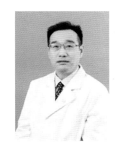

闫铁昆，主任医师，天津医科大学总医院肾科主任。任中华医学会肾脏病学分会委员，天津市医学会肾脏病分会副主任委员，天津市医师协会肾脏内科医师分会副主任委员。主要致力于血液透析患者血管钙化的研究。擅长各种原发及继发性肾脏病及疑难、危重症的诊断、治疗，尤其血液净化在危重患者中的治疗方面积累丰富的临床经验，擅长动静脉内瘘成形术。致力于慢性肾功能不全进展机制的研究，尤其是慢性肾脏病矿物质和骨代谢异常（CKD - MBD）患者血管钙化发生及进展机制研究。

肾内科闫铁昆主任医师：CLL 是一种肿瘤性克隆 B 细胞疾病，主要累及骨髓、外周血、淋巴结和其他造血器官，如肝脏和脾脏。CLL 的髓外表现报道很少，较常见于皮肤（33%）和中枢神经系统（27%），很少累及泌尿生殖系统（10%）。实际上，尸检系列研究表明 CLL 常可累及肾脏，而后者并无明显的临床表现。高达 90% 的 CLL 且先前没有肾脏异常的患者在尸检时都有一定程度的肾脏间质浸润。

本例患者出现肾间质 CLL 浸润及肾功能不全。Strati 等报告的 6 例肾脏 CLL 浸润患者中，中位数绝对淋巴细胞计数为 $3.2 \times 10^9/L$，6 例患者均存在淋巴结肿大，肾衰竭（肌酐中位数为 3.1mg/dl）。本例患者入院前 1 年查 WBC $28.5 \times 10^9/L$，肾功能正常，1 年后查 WBC $5.3 \times 10^9/L$；血肌酐 115μmol/L。由于膜性肾病对肾功能的影响较小，我们考虑本例患者肾功能不全的原因是 CLL 浸润。CLL 细胞小而形态一致，常在肾脏皮质中形成密集的聚集体。在 Strati 等报告的三名患者中，CLL 浸润扩散影响皮层的 50% ~ 100%，其余三位患者中仅影响皮层的 20% ~ 30%，但两组之间的肌酐清除率没有显示差异。一名患者状态较差，接受透析，最终死于 CLL 疾病进展。其余五名患者在肾活检后 1 个月内接受了治疗。一名患者接受了改良剂量的喷司他丁、环磷酰胺和利妥昔单抗治疗，病情稳定，但肾功能无改善。其余 4 名患者中，2 名接受利妥昔单抗、环磷酰胺、长春新碱和泼尼松（RCVP）治疗，一名接受利妥昔单抗加大剂量甲基泼尼松龙治疗，一名接受 ofatumumab 加大剂量甲基泼尼松龙治疗。所有患者均在其 CLL 中获得了缓解（1 例完全缓解、3 例部分缓解和 1 例稳定疾病），并且肾功能显示改善。1 名接受 RCVP 治疗的患者 8 年后仍处于缓解状态。其他 3 名患者在中位值 8 个月后出现了 CLL 复发。值得注意的是，这些患者在 CLL 复发时均未出现肾功能不全的复发。

回到本病例，如血液科医师所述，CLL 伴发 MN 比较少见，其发病机制可能与 CLL 患者体液和细胞免疫调节失调，B 淋巴细胞株自然分泌的异常蛋白质作为一种自身抗体，特异识别肾脏上皮细胞结构并沉积在肾小球基底膜。引起足细胞损害，造成大量蛋白尿。因 MN 属于缓慢进展性疾病，故该患者治疗应以控制原发病为主，辅以对症治疗。

补充及完善病例：口服阿塞松 24mg/d，环磷酰胺 600mg/次静脉输注，2 次/周，1 个月后尿蛋白降至 3.0g/d。患者 2007 年 12 月因肺部感染引发呼吸衰竭死亡。

八、专家点评

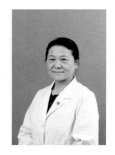

林珊，教授，主任医师，博士生导师，任职于天津医科大学总医院肾内科。兼任中华医学会肾脏病学分会委员，中国医师协会肾脏病分会常委，中国中西医结合肾脏病学会常委，擅长各种原发及继发性肾脏病及疑难、危重症的诊治。

几乎所有恶性肿瘤都有引起肾小球病变的报道。在霍奇金病和其他淋巴瘤中，最常见的病变是 MCD，这可能反映了 T 细胞功能异常。在 CLL 患者中，大部分肾小球病变为增生性肾小球肾炎。在实体瘤中，大多数肾病综合征是由于 MN 引起。肿瘤继发性 MN 机制涉及肾小球原位抗原的改变，或植入抗原在肾小球基底膜的定位，两者均可导致局部免疫复合物的形成。

肾功能不全是 CLL 患者中相对普遍的问题，在 CLL 诊断时占 7.5%，在疾病过程中占 16.2%。肾功能不全的机制各不相同，包括 CLL 浸润、造影剂肾病、与治疗相关的肿瘤溶解（TLS）、化学疗法相关的毒性和淋巴结肿大引起的输尿管阻塞等。CLL 还可导致肾小球疾病，包括急性肾小球肾炎，肾病综合征和慢性肾小球肾炎，这些肾小球病变可能与 CLL 相关蛋白（如冷球蛋白、单克隆免疫球蛋白或轻链）直接相关，也可能与 CLL 间接相关，如细菌感染相关的肾小球肾炎，自身免疫性疾病相关的肾小球肾炎或 TMA。另外，CLL 患者常合并与 CLL 不相关的肾脏病理改变（如糖尿病性肾病，肥胖相关性局灶性节段性肾小球硬化和高血压性肾硬化等）。

临床上，CLL 患者的肾损害常表现为肾病综合征和肾衰竭两种类型。前者病理改变包括 MPGN、MCD、淀粉样变性、血栓性微血管病、MN 等，这些患者不一定有 CLL 肾脏浸润。应用利妥昔单抗和泼尼松治疗可改善 MCD，但常有 MCD 复发。CLL 所致血栓性微血管病是肾功能不全的重要原因，患者外周血涂片均出现贫血、血小板减少或破碎红细胞。可能的原因包括感染、使用喷司他丁、干细胞移植等。腺病毒急性间质性肾炎、细菌感染相关的新月形肾小球肾炎、全身性血管炎相关的新月形肾小球肾炎等也是肾功能不全的原因。总之，肾脏受损患者总体生存较差。

九、文献汇总

慢性淋巴细胞性白血病（CLL）是最常见的成人白血病，主要影响老年人。通常对疾病进行保守监测。需要开始治疗的 CLL 的最常见表现包括发烧、盗汗、体重减轻、器官肿大或淋巴结病，引起不适和骨髓衰竭。

CLL 患者肾脏合并症的发生率并不明确。由于 CLL 通常是一个缓慢过程，因此 CLL 患者很少接受肾活检。CLL 相关肾小球疾病中，报告最多的是 MPGN（36%）和膜性肾病（19%）及淀粉样变性，MCD 较少。2015 年，美国梅奥诊所 Strati 等报告了 49 例 CLL 患者的肾活检病理结果，包括 CLL 细胞浸润 6 例，血栓性微血管病 6 例；膜增生性肾小球肾（MPGN）炎 10 例；急性间质性肾炎 4 例；轻链肾病 3 例；淀粉样变性 3 例；未分类的系膜增生性肾小球肾炎 2 例；膜性肾病 2 例；微小病变肾病 5 例，其他 8 例。10 例 CLL 合并 MPGN 患者患者中，有 8 例患者在肾脏活检后 1 个月内接受了 CLL 治疗。5 例接受了以利妥昔单抗，环磷酰胺和泼尼松（RCP）为基础的治疗方案，3 例接受了含或不含类固醇的利妥昔单抗治疗。RCP 方案治疗的患者 CLL 完全缓解，肾脏异常明显改善，平均肾脏和 CLL 反应时间为 32 个月。在随访 40 个月后，这五名患者中只有一名出现了 CLL 进展，但没有肾脏复发。另外，CLL 患者中 AKI 很常见，肾前性氮质血症、急性肾小管坏死、化疗药物引起的 TLS 和肿瘤浸润是 CLL 中 AKI 的常见原因。

无合并症的 CLL 患者的标准化疗方案包括嘌呤类似物氟达拉滨与环磷酰胺和利妥昔单抗等。由于这些药物的毒性作用，靶向药物被广泛使用，包括单克隆抗体 obinutuzumab、酪氨酸激酶抑制剂 ibrutinib 和（acalabrutinib）、磷脂酰肌醇 3 激酶抑制剂 idelalisib 和 BCL－2 抑制剂 venetoclax 等。用于治疗 CLL 的大多数药物均无肾毒性。氟达拉滨很少引起肾小损害。Ibrutinib 和 venetoclax 与血清肌酐升高有关。Ofatumumab、alemtuzumab 和 ibrutinib 是药物导致 AKI 的主要原因。对于高危病例，应进行早期连续肾脏替代治疗。

总之，CLL 可通过肿瘤浸润、肾小球疾病和电解质紊乱等多种方式影响肾脏，并且 CLL 的治疗也可能损害肾脏。其中，后者可能更为重要。各个专业之间的多学科协作管理可以减轻肾损害进展，这对于血液科医生和肾脏科医生在临床实践中很重要。

（肾内科：贾俊亚）

参 考 文 献

［1］Strati P, Nasr SH, Leung N. et al. Renal complications in chronic lymphocytic leukemia and monoclonal B－cell lymphocytosis: the Mayo Clinic experience. Haematologica, 2015, 100: 1180－1188.

［2］Salahudeen AK, Doshi SM, Pawar T, et al. Incidence rate, clinical correlates, and outcomes of AKI in patients admitted to a comprehensive cancer center. Clin J Am Soc Nephrol, 2013, 8: 347－354.

［3］Wanchoo R, Bernabe Ramirez C, Barrientos J, et al. Renal involvement in chronic lymphocytic leukemia. Clin Kidney J, 2018, 11(5): 670－680.

［4］Poitou－Verkinder AL, Francois A, Drieux F, et al. The spectrum of kidney pathology in B－cell chronic lymphocytic leukemia/small lymphocytic lymphoma: a 25－year multicenter experience. PLoS One, 2015, 10: e0119156.

［5］Hallek M, Fischer K, Fingerle－Rowson G, et al. Addition of rituximab to fludarabine and cyclophosphamide in patients with chronic lymphocytic leukaemia: a randomised, open－label, phase 3 trial. Lancet, 2010, 376: 1164－1174.

［6］Rai KR, Barrientos JC. Movement toward optimization of CLL therapy. N Engl J Med, 2014, 370: 1160－1162.

［7］Roberts AW, Davids MS, Pagel JM, et al. Targeting BCL2 with venetoclax in relapsed chronic lymphocytic leukemia. N Engl J Med, 2016, 374: 311－322.

病例6　蓝趾伴血肌酐升高

一、病例简介

患者，男，67 岁，因"发现血肌酐升高半月"入院。

现病史：患者半月前就诊于我院代谢科治疗糖尿病查体发现血肌酐 273μmol/L，伴夜尿增多，无肉眼血尿、尿量减少，无恶心、呕吐、纳差，查尿常规 PRO（±），24 小时尿蛋白 756.4mg，Hb 110g/L。肾脏 B 超示：右肾 7.1cm×3.7cm，左肾 11.3cm×5.0cm，右肾弥漫性病变伴萎缩，左肾未见明显异常。给予金水宝、尿毒清等治疗，现为求进一步诊治收入我科，患者自发病以来，饮食稍差，睡眠尚可，大便如前，体重无明显变化。

既往史：高血压病史 10 余年，血压最高 170/90mmHg，口服硝苯地平控释片（拜新同）治疗；高脂血症 10 余年，口服阿托伐他汀降脂；冠状动脉性心脏病、心绞痛 10 余年，2 个月余前由于"急性心肌梗死"，于胸科医院先后两次行冠脉支架植入术；2 型糖尿病 4 个月，给予拜糖平三餐嚼服；脑梗死半月余。否认肝炎、结核病史，右侧指神经瘫，行手术治疗术后 15 年，PCI 术后 2 个月余；右眼白内障手术后 2 个月。

体格检查：T 36.5℃，P 62 次/分，R 17 次/分，BP 165/95mmHg。神清语利，查体合作，周身皮肤黏膜可见皮疹，上肢及背部较重，颜面部无水肿，口唇无发绀，浅表淋巴结未及，颈软，双肺呼吸音粗，未闻及干湿啰音，心音可，律齐，各瓣膜听诊区未闻及杂音，腹软无压痛及反跳痛，肾区无叩击痛，双下肢无水肿，双足可见蓝趾(图 6 - 10)。

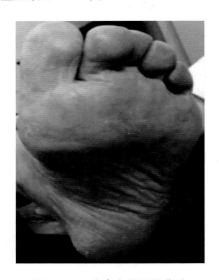

图 6 - 10　患者左足可见蓝趾

二、辅助检查

患者入院前化验检查：

尿常规(2015 年 9 月 29 日总医院)：尿蛋白(±)，潜血(-)。

24 小时尿蛋白(2015 年 9 月 30 日总医院)：756.4mg。

肾功能(2015 年 9 月 29 日总医院)：BUN 13.8mmol/L，Cr 273μmol/L，UA 495μmol/L。

血常规(2015 年 9 月 29 日总医院)：RBC 3.87×10^{12}/L，Hb 114g/L，嗜酸性粒细胞18.8%。

腹部 B 超(2015 年 9 月 29 日总医院)：右肾 7.1cm×3.7cm，左肾 11.3cm×5.0cm，右肾弥漫性病变伴萎缩，左肾未见明显异常，肝胆胰脾未见明显异常。

免疫(ANA、ANCA、anti - GBM Ab)，免疫固定电泳，感染等均(-)。

血肌酐入院前变化情况：(2015 年 5 月 11 日)体检 99μmol/L，(2015 年 7 月 13 日)第一次 PCI 术后 98μmol/L，(2015 年 7 月 27 日)第二次 PCI 术后 102μmol/L。

入院后进一步完善，双肾 ECT：左肾功能受损，排泄明显延缓，GFR 低于正常水平，右肾功能明显受损，GFR 明显低于正常水平。

双下肢 B 超：双下肢动脉硬化伴多发附壁斑块，双侧股总动脉、股浅动脉、腘动脉、右侧足背动脉管腔狭窄，双下肢动脉供血不足。

三、初步诊断

1. 急性肾衰竭胆固醇结晶栓塞性肾病?
2. 冠状动脉性心脏病冠状动脉支架植入后状态心功能Ⅱ级(NYHA)。

3. 高血压病2级(极高危)。

4. 2型糖尿病。

四、治疗经过

患者入院后,予以调脂、改善微循环、降压、护肾等支持对症治疗。患者肾功能持续恶化,急性肾衰竭病因不明。为明确诊断患者行脚趾肌肉活检,病理回报:小血管腔内可见胆固醇结晶栓子(图6-11)。

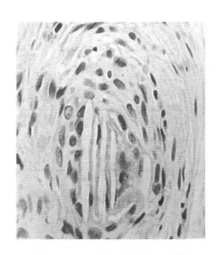

图6-11　患者蓝趾肌肉活检

注:血管内可见胆固醇结晶栓子

五、韩鸿玲主治医师分析病例

患者病例特点如下:①患者老年男性,急性起病;②隐匿性起病;以血肌酐进行性升高为主要表现,伴随血中嗜酸性粒细胞升高;③无明显的贫血、蛋白尿、血尿、免疫性疾病。

考虑该患者急性肾衰竭诊断明确,急性肾衰竭的原因可以除外肾后梗阻性,肾前性入量不足;主要考虑肾性原因。患者既往长期大量吸烟史,高血压、脑梗、反复心梗、糖尿病,可见患者血管内皮损伤重,动脉粥样性硬化明显。患者肾脏B超发现两肾大小不一,右肾明显萎缩,考虑可能右侧肾动脉粥样硬化形成狭窄,右侧肾脏长期缺血。患者尿中成分较少,没有明显的蛋白尿及血尿,结合患者周身情况,考虑肾血管因素造成的急性肾衰竭可能性大。

患者在长期肾脏缺血的情况下血肌酐基本维持在正常水平,近半个月来血肌酐进行性升高,单用肾小球性损伤不足以解释目前情况。结合患者3月前行两次PCI术,分别从桡动脉及股动脉为入口行CAG+PCI术,共植入4枚支架,术后出现血肌酐进行性上升,血中嗜酸性粒细胞升高,目前双足可见蓝趾,胆固醇结晶栓塞性肾病不能除外,该病诊断的金标准是行肾脏活检术,肾脏血管中可见胆固醇结晶,该患者目前右肾已经萎缩,左肾形态可,孤立肾,属于肾穿刺活检禁忌证;患者蓝趾,从足底取组织活检观察皮肤血管情况,发现小血管腔内可见胆固醇结晶栓子,亦可支持诊断该病。该患者目前诊断明确,多系统受累,但尚缺乏有效的特异性治疗,需要多学科联合诊治。

六、MDT讨论目的

1. 急性肾衰竭病因与冠状动脉造影及支架植入术后胆固醇结晶脱落的关系?

2. 胆固醇结晶栓塞性肾病的肾外表现?

3. 该病尚缺乏特异性治疗,如何进一步治疗?

七、多学科会诊意见

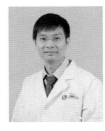

边波，医学博士，天津医科大学总医院心血管内科副主任医师。擅长高血压、心力衰竭、心身疾病、代谢性疾病综合管理等，负责科室高血压和心力衰竭等亚专业工作。

心内科边波副主任医师：患者老年男性，因血肌酐升高半月入院，既往高血压、糖尿病、冠心病、心绞痛。在遗传因素、血脂异常、高血压、糖尿病、吸烟、肥胖、运动少等多种因素的共同作用下，造成动脉粥样硬化，动脉管壁增厚变硬、失去弹性和血管腔缩小。由于冠状动脉的粥样硬化导致心绞痛、心梗、心衰等一系列损伤。

该患者既往心绞痛、心梗病史明确。外院分别于（2015年7月14日）局部麻醉下行经桡动脉行CAG＋PTCA＋PCI：三支病变，RCA：中段狭窄100%；LAD近中段狭窄90%；中间支近段狭窄95%。于RCA中段－远段PCI治疗，置入支架2枚；和（2015年7月28日）局部麻醉下经股动脉CAG＋PTCA＋PCI：三支病变，RCA：中－远段狭窄0%；LAD：近中段狭窄99%，中间支近段狭窄98%，于中间支行PCI治疗，置入支架1枚（BUMA 2.75mm×20mm）于左主干－前降支近段－前降支中段行PCI治疗，置入支架2枚。可见该患者冠状动脉粥样硬化程度重，狭窄明显。患者双下肢血管B超提示多发血管管腔狭窄，可见患者周身动脉粥样硬化严重。患者两次PCI分别从不同的通路进入冠脉，在该过程中有可能会导致较松散的粥样板块破裂，粥样物质随着循环进入血管，大量的微细结晶沉积在微循环导致胆固醇结晶栓塞。该病的治疗方面建议继续加强斑块稳定、改善微循环，同时注意预防患者心脏突发事件的发生，控制血压。

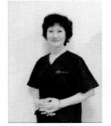

李燕，博士，主任医师，任职于天津医科大学总医院皮肤科。中华医学会皮肤科分会病理学组委员。获得天津市科技进步三等奖。

皮肤科李燕主任医师：患者老年男性，急性肾衰竭入院，入院查体可见足底网状青斑。取足底皮肤活检可见小动脉内胆固醇结晶栓子。这种栓子在组织固定时由于其中的胆固醇结晶溶解而遗留呈双凸、针状或者裂口样的裂隙。如果组织经过液氮处理，胆固醇结晶在偏振光下可表现为双折光。胆固醇栓塞的急性期，胆固醇结晶常被嗜酸性粒细胞包围，周围间质中常有炎症反应，后期血管壁周围可出现纤维化。胆固醇栓塞的皮肤异常一般可达35%～50%，典型的皮肤损害包括网状青斑（下肢和腹壁）；指甲床梗死；足趾坏疽、溃疡和出现蓝紫色斑块（蓝趾综合征）；皮肤小结节、紫癜和淤点，常见于双侧下肢及远端。

该患者目前皮肤病理可见胆固醇结晶栓子，支持胆固醇结晶栓塞症的诊断。从病理显示胆固醇结晶栓子周围可见炎性细胞浸润，考虑治疗上除了稳定斑块、改善微循环外，可以增加抗炎治疗，改善组织局部炎症过敏反应。

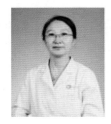

王保平，博士，副主任医师，任职于天津医科大学总医院内分泌代谢科。擅长糖尿病及其并发症，甲状腺疾病，甲状旁腺疾病及骨代谢疾病。

内分泌科王保平副主任医师：患者老年男性，代谢综合征，糖尿病史不足半年，血糖控制可，高血压数10年。患者既往肾功能肌酐数值正常高线水平，尿蛋白阳性。目前患者血肌酐出现进行性升高、血压高、尿蛋白定量较前增多；不除外糖尿病、高血压导致的慢性肾脏病的可能。在此基础上出现了急性打击，导致原本不堪一击的肾脏雪上加霜。目前患者诊断基本明确，但仍需完善眼底照相情况，监测血糖；全面综合治疗。

补充及完善病例：结合患者病情及多学科会诊意见，在原治疗基础上给予甲泼尼龙30mg×4

天，出院后逐渐减停。患者肾功能可见好转，血中嗜酸性粒细胞降低（图6-12）。

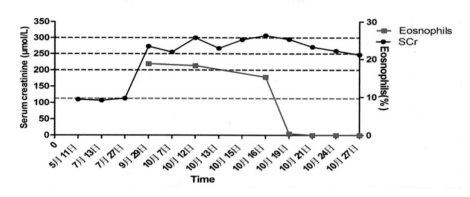

图6-12　患者血肌酐及嗜酸性粒细胞变化情况

注：从10月16日起予甲泼尼龙30mg

八、专家点评

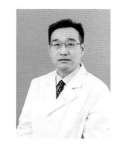

闫铁昆，主任医师，天津医科大学总医院肾科主任。兼任中华医学会肾脏病学分会委员，天津市医学会肾脏病分会副主任委员，天津市医师协会肾脏内科医师分会副主任委员。擅长各种原发及继发性肾脏病及疑难、危重症的诊断、治疗，擅长动静脉内瘘成形术。致力于慢性肾功能不全进展机制的研究，尤其是慢性肾脏病矿物质和骨代谢异常（CKD-MBD）和血管钙化发生及进展机制研究。

肾科闫铁昆主任医师：胆固醇结晶栓塞性肾脏病，又称动脉粥样硬化栓塞性肾脏病。主要见于弥漫性动脉粥样硬化者，含胆固醇结晶的动脉粥样斑块在机械性损伤等诱因下，其内的粥样物质（胆固醇）在血管内随血液可散落到全身各处，肾脏受累最常见。临床表现取决于胆固醇结晶散落的部位、严重程度和持续时间。轻者可无任何临床症状，严重者则可有生命危险，除非具有典型的临床表现，一般较易误漏诊。其常见诱因是经动脉的外科手术、介入治疗、应用抗凝剂或溶栓药物。

该病可累及多个脏器，可以表现为系统性疾病。多见于老年男性，有基础动脉粥样硬化病史，近期接受经动脉的介入性诊断和治疗；或者近期接受抗凝和（或）溶栓是治疗。临床表现还可有发热、肌痛、体重减轻。患者化验可以有外周血嗜酸性粒细胞增多和嗜酸性粒细胞尿、贫血、白细胞高、血沉快、CRP升高和低补体血症。动脉粥样硬化栓塞肾脏病多表现为三个方面：①突发急性肾损伤，常伴有其他部位胆固醇结晶栓塞的枕骨，多发生在诱发事件后几天，可能为较大动脉或多处栓塞所致；②亚急性肾损伤，可能与胆固醇结晶栓塞后诱发的过敏反应有关或与陆续产生新的胆固醇结晶栓子有关。肾脏损伤逐步进展，血肌酐在数周内逐渐增加。部分患者可在慢性肾脏病基础上发生栓塞；③慢性肾损害伴肾血管硬化和（或）缺血性肾脏病，常无症状，尽在肾脏活检或者尸检时发现肾脏胆固醇结晶，因此常漏诊。该病多伴有难以控制的高血压，有时可表现为恶性高血压。根据该患者的病史情况，患者既往存在缺血性肾脏病，在心脏介入术后2个月出现血肌酐逐步升高，肾脏属于亚急性损伤，考虑该患者肾脏局部存在过敏反应，皮肤病理也支持该诊断。

临床遇到有动脉粥样硬化病史，特别是近期血管介入治疗史的中老年人发生不能解释的肾损伤时，应高度怀疑此病并积极寻找肾外表现。该病的确诊依靠组织学证据，肾功能恶化却不能进行肾活检时，在其他组织如皮肤、肌肉和眼视网膜发现胆固醇结晶也可支持诊断。结合该患者临床病史、病理等结果，目前考虑该病诊断明确。

治疗方面，该病的治疗目标是组织局部缺血的进展和防止肾脏胆固醇结晶栓塞反复发生，目前尚无有效的治疗手段。抗血小板药物无效。糖皮质激素治疗可能有效，以减轻胆固醇栓塞血管及其周围的炎症反应。该患者在应用小量糖皮质激素后，肾功能有明显下降。降脂治疗的作用仍不清楚，目前缺乏糖皮质激素和他汀类降脂药物治疗胆固醇结晶栓塞的前瞻性随机对照研究。

该病预后差，既往报道 1 年死亡率可达 64% ~ 87%。直接的死亡原因包括心脏疾病、主动脉瘤破裂、中枢神经系统疾病和胃肠道局部缺血等。近年研究发现支持对症治疗 1 年的存活率也可达到79%。该患者随访 1 年，出现主动脉瘤破裂而亡。

九、文献汇总

胆固醇结晶栓塞(cholesterol crystal embolism, CCE)是累及多系统的疾病，肾脏是最常受累的器官。该病的发病主要是由于来自动脉粥样斑块的胆固醇结晶脱落，阻塞下游的小动脉以及微动脉所致。该病主要发生于动脉造影、血管外科手术后，少数也可以自发产生。随着动脉粥样硬化性疾病发病率增高和各种有创性检查技术及介入技术的广泛应用，胆固醇结晶引起的栓塞性疾病也日益增多。CCE 的最终确诊依靠病理。典型病理改变为小动脉管腔被两面凸起的裂隙状胆固醇结晶所阻塞。文献报道皮肤活检的敏感性为 33%，肌肉活检的敏感性可达 100%，肾脏活检敏感性达 75%。本例患者确诊主要依赖皮肤活检发现胆固醇结晶栓子。

CCE 的实验室检查多缺乏特异性，患者大多有和(或)C 反应蛋白升高，外周血嗜酸性粒细胞数目增多。本例患者皮肤活检病理局部亦可见炎症细胞浸润。这些炎症表现可能是糖皮质激素治疗有效的理论基础。既往中国及日本的文献均报道小剂量糖皮质激素治疗有效，与本例患者相似。本病目前尚无肯定有效的治疗方法，除对症支持治疗外，糖皮质激素治疗的有效性仍不明确，尚需要大规模前瞻性的研究来证实。

(肾内科：韩鸿玲　胡水怡)

参 考 文 献

[1] 周福德，陈旻，赵明辉. 9 例胆固醇结晶栓塞临床病理及预后分析. 中国血液净化，2010，9(11)：621 - 623.

[2] Scolari F, Bracchi M, Valzorio B, et al. Cholesterol atheromatous embolism: an increasingly recognized cause of acute renal failure[J]. Nephrol Dial Transplant, 1996, 11: 1607 - 1612.

[3] Modi KS, Rao VK. Atheroembolic renal disease[J]. J Am Soc Nephrol, 2001, 12: 1781 - 1787.

[4] Masuda J, Tanigawa T, Nakamori S, et al. Use of corticosteroids in the treatment of cholesterol crystal embolism after cardiac catheterization: a report of four Japanese cases. Intern Med, 2013, 52(9): 993 - 998.

[5] Koga J, Ohno M, Okamoto K, et al. Cholesterol embolization treated with corticosteroids——two case reports[J]. Angiology, 2005, 56: 497 - 501.

病例 7　视物模糊伴皮下结节

一、病例简介

患者，女，67 岁，主因"视物模糊 7 年，皮下结节 1 年，发现血肌酐升高 7 天"入院。

现病史：患者于入院前 7 年无明显诱因出现视物模糊，就诊于外院诊断为双眼葡萄膜炎，予甲泼尼龙治疗(具体剂量及减量过程不详)后，视物模糊好转，患者未予定期监测。于入院前 1 年患者无明显诱因四肢皮下出现多发硬结，以双上肢为著，伴膝关节、掌指关节疼痛，并伴干咳、乏力、纳差、恶心，再次出现视物模糊，但未予重视及治疗。入院前7天发现血肌酐升高(肌酐195μmol/L)，患者为求进一步诊治而收入我科。自发病以来，患者未诉有泡沫尿，肉眼血尿及尿量改变；未诉有消瘦、骨痛等；未诉有双下肢及晨起眼睑水肿；未诉有光过敏、蝶形红斑；未诉有皮肤黄染、肝区疼痛等；患者精神睡眠可、大便如常，体重无著变。

既往史：既往甲状腺功能减退病史25年。否认结核及性病病史，无毒物、药物接触史。无手术外伤史，预防接种史不详。

体格检查：T 36.6℃，P 76 次/分，R 18 次/分，BP 120/70mmHg。神志清楚，查体合作，慢性病容。全身皮肤黏膜未见苍白、黄染、紫癜。四肢皮下多发硬结，大小为0.5～1.5cm，边界清楚，活动可，无压痛。眼睑无水肿，双眼球结膜充血，视力下降，双侧瞳孔等大等圆。全身浅表淋巴结未触及异常肿大，双肺呼吸音粗，未闻及干湿性啰音，心脏相对浊音界不大，HR 76 次/分，律齐，各瓣膜听诊区未闻及病理性杂音，全腹软，无压痛及肌紧张，肝脾肋下未及，肋脊点及肋腰点无压痛，于肾动脉听诊区未闻及血管杂音，肝区及双肾区无叩痛，移动性浊音阴性，双下肢不肿，生理反射存在，病理反射未引出。

二、辅助检查

实验室检查：Hb 106g/L，Cr 170μmol/L，Ca 3.15mmol/L，ACE 173U/L，ESR 37mm/h、游离 T_3 2.29pmol/L。肝功能、血脂、血糖、免疫全项＋风湿抗体＋GBM 未见异常，ANCA 阴性，免疫球蛋白正常，免疫固定电泳未见单克隆条带。PPD、T-spot 甲状旁腺素、甲状腺抗体、肿瘤全项、肺肿瘤标志物均未见异常，HIV、乙肝五项、丙肝抗体、梅毒阴性。尿潜血(±)，尿蛋白(±)，PH 6.00。尿NAG 酶 NAG 62.8U/gcr、GAL 32.5U/gcr。肾小管酸化功能 HCO_3 31.90mmol/L，TA 4.10mmol/L，NH_4 14.40mmol/L。24 小时尿蛋白定量 0.22g/d，尿相差镜检：RBC 7.6μl 为肾小球红细胞。

泌尿系超声：示双肾弥漫性病变。

心电图、心脏超声：未见明显异常。

胸CT 示：①双肺多发点片影；②右肺中下叶及左肺下叶条索影；③双肺间质纹理增多；④少量心包积液(图6-13)。

全身骨扫描 SPECT：未见典型骨转移性病变图像。

眼科会诊：仍诊断为葡萄膜炎。

左上肢皮下结节病理活检：皮下脂肪上皮细胞肉芽肿，胶原纤维包绕，形成裸结节，考虑结节病(图6-14)。

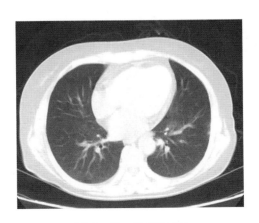

图6-13 患者胸CT

注：右肺中下叶及左肺下叶条索影

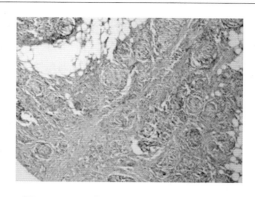

图 6-14　患者左上肢皮下结节病理活检

注：皮下脂肪上皮细胞肉芽肿，胶原纤维包绕，形成裸结节。

三、初步诊断

1. 急性肾衰竭，肾小管间质肾炎，结节病肾损害。
2. 葡萄膜炎。
3. 结节病。
4. 甲状腺功能减退症。

四、治疗经过

患者入院后给予甲泼尼龙 40mg/d、泼尼松龙滴眼液 0.1ml2 次/日治疗 2 周后，患者复查肾功能，血肌酐逐渐下降，使用激素 1 周，复查血肌酐为 128μmol/L，使用激素 2 周，血肌酐降至 99μmol/L，后将甲泼尼龙减至 24mg/d 后患者出院。出院后继续口服甲泼尼龙片并逐渐减量后保持甲泼尼龙 12mg/d 维持。2 个月后随访视物模糊较前好转，皮下结节较前缩小且部分消失，化验指标基本正常，现随访患者，3 年来患者肾功能保持正常，继续醋酸泼尼松 3 粒/d 免疫抑制治疗并骨化三醇对症治疗。

五、阮颖新主治医师分析病例

患者病例特点如下：①老年女性，急性起病；②既往有双眼葡萄膜炎病史，经激素治疗后好转；③出现四肢皮下多发硬结，伴膝关节、掌指关节疼痛 1 年；④入院后查血尿、蛋白尿不显著，伴有肾功能异常。

本例患者既往甲状腺功能减退病史 25 年。7 年前诊断为双眼葡萄膜炎，并予激素治疗后好转。1 年前患者，伴干咳，乏力，纳差、恶心，并再次出现视物模糊。7 天前发现血肌酐升高（肌酐 195μmol/L）。入院后查血尿、蛋白尿不显著，肾功能异常，提示肾小管间质损伤可能性大。免疫全项 + 风湿抗体 + GBM 未见异常，ANCA 阴性，免疫球蛋白正常，免疫固定电泳未见单克隆条带。胸 CT 显示右肺中下叶及左肺下叶条索影，少量心包积液，无典型性表现。皮肤病理活检提示：结节病。结合以上临床表现考虑该患者临床诊断为急性肾衰竭、肾小管间质肾炎、结节病肾损害。予以激素治疗后患者肾功能逐渐恢复，视物模糊较前好转，皮下结节较前缩小且部分消失，说明治疗有效。

结节病的临床表现视其起病的缓急和累及器官的多少而不同。胸内结节病早期常无明显症状和体征。有时有咳嗽，咳少量痰液，偶见少量咯血；可有乏力、发热、盗汗、食欲减退、体重减轻等。病变广泛时可出现胸闷、气急、甚至发绀。可因合并感染、肺气肿、支气管扩张、肺源性心脏病等加重病情。如同时结节病累及其他器官，可发生相应的症状和体征。如皮肤最常见者为结节性红斑，多见于面颈部、肩部或四肢。也有冻疮样狼疮（lupus pernio）、斑疹、丘疹等。有时发现皮下结节。侵犯头皮可引起脱发。大约有 30% 的病人可出现皮肤损害。眼部受损者约有 15% 的病例可有虹膜睫状体炎、急性色素层炎、角膜 - 结膜炎等。可出现眼痛、视力模糊、睫状体充血等表现。有部分病人有肝和(或)脾肿大,可见胆红素轻度增高和碱性磷酸酶升高,或有肝功能损害。纵隔及浅表淋巴结常受侵犯而肿大。如累及关节、骨骼、肌肉等可有多发性关节炎,X 线检查可见四肢、手足的短骨多发性小囊性骨质缺损(骨囊肿)。肌肉肉芽肿可引起局部肿胀、疼痛等。约有 50% 的病例累及神经系统,其症状变化多端,可有脑神经瘫痪、神经肌病、脑内占位性病变、脑膜炎等临床表现。结节病累及心肌时,可有心律失常,甚至心力衰竭表现,约有 5% 的病例累及心脏,亦可出现心包积液。结节病可干扰钙的代谢,导致血钙、尿钙增高,引起肾钙盐沉积和肾结石。累及脑垂体时可引起尿崩症,下视丘受累时可发生乳汁过多和血清乳泌素升高。对腮腺、扁桃体、喉、甲状腺、肾上腺、胰、胃、生殖系统等受累时,可引起有关的症状和体征,但较少见。

结节病可以累及一个脏器,也可以同时侵犯多个脏器。本例患者累及多个器官,表现为皮肤结节病、结节病肾损害、葡萄膜炎、甲状腺功能减退症,予以激素、免疫抑制剂治疗有效。现该患者均出现上述损伤,拟请多学科会诊,综合全面诊治。

六、MDT 讨论目的

1. 明确各系统受累与结节病的关系。
2. 患者目前治疗是否充分,预后如何?

七、多学科会诊意见

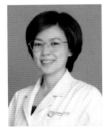

李硕,博士,主任医师,任职于天津医科大学总医院呼吸科。擅长间质性肺病、肺部肿瘤性疾病等。

呼吸科李硕主任医师:结节病常侵犯肺、双侧肺门淋巴结,临床上 90% 以上有肺的改变,还可累及气道(包括喉、气管和支气管),导致气道阻塞和支气管扩张,还可引起胸腔积液、乳糜胸、气胸、胸膜肥厚及钙化等。主要症状有:干咳、气促、胸闷、胸痛等。X 线检查为点状、条状或片状阴影。胸内任何组织均可受累,因此 CT 表现最具多样性和多发性:①肺门和纵隔淋巴结肿大:多组同时增大,两侧对称,大小一致,密度均匀,边界清晰,少有融合,44% ~53% 的结节病淋巴结可有钙化;②肺组织浸润:可表现为粟粒型、大小结节型、团块型、花絮状、斑片状、条索状、蜂窝状、空洞型等多种形态;③胸膜病变:可表现为胸腔积液、气胸、胸膜增厚、胸膜钙化等。支气管镜下表现:有的病例可见支气管黏膜有弥漫性小结节,或呈铺路石样改变。支气管肺泡灌洗液检查和淋巴结、肺活检有助诊断。本例患者有干咳、乏力的症状,胸 CT 示:双肺多发点片影,右肺中下叶及左肺下叶条索影及少量心包积液。临床表现及影像学特点均不典型。

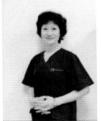

李燕,博士,主任医师,任职于天津医科大学总医院皮肤科。中华医学会皮肤科分会病理学组委员。获得天津市科技进步三等奖。

皮肤科李燕主任医师:结节病又称肉样瘤病,还有 Boeck 肉样瘤 Schaumann 良性淋巴肉芽肿病和 Besnier 冻疮样狼疮等名称。皮肤最常见结节性红斑,多见于面颈部、肩部或四肢。有时发现皮下结节。侵犯头皮可引起脱发。大约有 30% 左右的病人可出现皮肤损害。

结节病的皮肤表现为多种形态,常为丘疹、结节、斑块、红皮病、银屑病样,瘢痕性肉样瘤,色素减退及秃发损害。皮损不对称地分布于面部及四肢等处。皮疹坚硬触之有弹性,逐渐扩展至皮下,累及整个真皮的厚度。

1. 丘疹性肉样瘤损害 为针头至豌豆大小的小结节,又称粟粒样肉样瘤。主要分布于面部、颈部及肩部。玻片按压时,显出类似狼疮结节的淡黄色小点,消退后不留痕迹,有时遗留色素斑、萎缩及瘢痕。

2. 斑块型肉样瘤 Hutchinson 首先报告了这独特的斑块状损害,为表面扁平而轻微高起的大的分叶状结节性斑块，常见于颊、鼻及臂部。

3. 银屑病样肉样瘤　往往在躯干及四肢发生边界清楚的斑块，其上面有银屑病样的鳞屑。

4. 冻疮样狼疮型　在容易发生冻疮的部位，如耳晕、颊部、鼻尖、指趾处对称出现的浸润较浅的青红或紫红色的斑块。

5. 皮下肉样瘤　也称为 Darier - Roussy 肉样瘤。豆子至栗子大的坚实的皮下结节，与皮肤粘连，表皮呈轻度堇色，常见于躯干，面部少见，无自觉症状。

6. 瘢痕肉样瘤损害　发生于瘢痕部位。如烧伤、毛囊炎、带状疱疹后瘢痕上。使原有的瘢痕面积扩大，高度增加，酷似瘢痕疙瘩。

7. 红皮病型肉样瘤　弥漫性分布的浸润性红斑及鳞屑性斑片，边界不清。

8. 结节性红斑型肉样瘤　某些结节病患者以多发性关节痛伴发热、血沉增快，X 线检查肺门淋巴结肿大。面部、背部及四肢伸侧发生散在疼痛性皮下结节。表面皮肤发红，最常见于年轻女性。

9. 黏膜肉样瘤　口腔的硬腭、颊部、悬雍垂及扁桃体针头大丘疹，群集融合形成扁平的斑块，睑结膜及泪腺发生小结节。

10. 其他皮肤损害结节病可合并有皮下钙质沉着、痒疹、多形性红斑及毛囊炎表现。皮肤萎缩、角化过度、色素增加或减退也可由本病引起。

本例患者左上肢皮下结节病理活检示：皮下脂肪上皮细胞肉芽肿，胶原纤维包绕，形成裸结节，考虑结节病。该患者的皮肤损伤属于结节病皮肤损害。

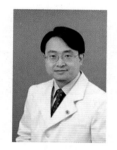

赫天耕，副主任医师，硕士生导师，任职于天津医科大学总医院眼科。精通白内障的手术治疗，角膜病及复杂眼表疾病（干眼症）的诊断与治疗。

眼科赫天耕副主任医师：结节病眼部受累占 25% ~30%，可有虹膜睫状体炎、急性色素层炎、角膜 - 结膜炎等。可出现眼痛、视力模糊、睫状体充血等表现。最常见的是虹膜肉芽肿性结节。泪腺受累及，为不痛的结节性肿胀，泪腺病变常伴有颈部淋巴结肿大，颌下腺、唾液腺及腮腺也受累及（Mikulicy 综合征）。也可有结膜炎、角膜炎、视网膜炎及视神经损害，引起失明。本例患者符合葡萄膜炎的诊断，予以激素联合免疫抑制剂治疗后视物模糊症状较前明显好转，可继续目前激素及免疫抑制剂治疗，根据治疗反应减量。

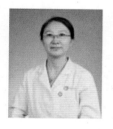

王保平，医学博士，副主任医师，任职于天津医科大学总医院内分泌代谢科。擅长糖尿病及其并发症、甲状腺疾病、甲状旁腺疾病及骨代谢疾病。

内分泌科王保平副主任医师：结节病累及甲状腺称为甲状腺结节病，可表现为甲状腺功能减退症或甲状腺毒症。2% ~10% 的病人有高钙血症；尿钙为正常人的 3 倍。少数病人可有垂体及下丘脑浸润引起的尿崩症、甲减或甲亢，肾上腺功能减退等。本例患者有甲状腺功能减退病史，同时诊断结节病，故考虑诊断甲状腺结节病。

八、专家点评

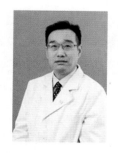

闫铁昆，主任医师，天津医科大学总医院肾内科科主任。兼任中华医学会肾脏病学分会委员，天津市医学会肾脏病分会副主任委员，天津市医师协会肾脏内科医师分会副主任委员。擅长各种原发及继发性肾脏病及疑难、危重症的诊断、治疗，擅长动静脉内瘘成形术。致力于慢性肾功能不全进展机制的研究，尤其是慢性肾脏病矿物质和骨代谢异常（CKD - MBD）和血管钙化发生及进展机制研究。

肾内科闫铁昆主任医师：结节病是一种以非干酪样肉芽肿为病理特征的多系统受累性疾病，临床较为罕见，发病率 10/100 000 ~40/100 000，诊断依据组织活检。常见受累器官包括肺部（95%）、皮肤（15.9%）、淋巴结（15.2%）、眼11.8%，肾脏仅占1%。女性多发，好发于25~45岁，女性在50岁后出现第二个发病高峰。结节病属于自限性疾病，但约一半的结节病病例需要治疗，约30%的病人可能会转变为慢性病，并可能导致严重的健康问题或过早死亡。

肺结节病临床表现缺乏特异性，可无症状，也可表现为干咳、胸闷、胸痛、乏力、呼吸困难等不典型症状，易漏诊、误诊。有研究显示，纵隔淋巴结肿大或两侧肺门淋巴结对称性肿大是胸部受累的典型影像学特征，但也可表现为肺内结节、毛玻璃影、条索影、小叶间隔增厚、支气管血管束增粗、纤维化、空洞形成或合并胸腔积液、心包积液等不典型影像特征；而这种不典型特征在50岁以上患者中占到64%。该患者为67岁女性，有干咳、乏力的症状，影像学显示右肺中下叶及左肺下叶条索影，少量心包积液。临床表现及影像学特点均不典型。

结节病累及甲状腺称为甲状腺结节病，可表现为甲状腺功能减退症或甲状腺毒症。结节病皮肤损害表现为结节性红斑、冻疮样狼疮和皮下结节等，皮下结节型少见，非干酪样坏死性上皮细胞肉芽肿是结节病的标志性病理改变。但其他一些疾病，比如异物或外伤引起的组织反应、恶性肿瘤、感染（结核分枝杆菌、真菌感染）、药物所致肺部疾病、血管炎等也会形成类似的肉芽肿性改变。因此，在结节病诊断时，严格排除上述疾病非常重要。该患者为少见的皮下结节型，其病理活检为上皮细胞肉芽肿，胶原纤维包绕，形成裸结节，实验室检查PPD、T-spot阴性，肿瘤标志物未见异常，自身抗体谱、ANCA阴性；临床无发热、盗汗、消瘦等结核中毒症状，未见恶性肿瘤表现，不支持结核、恶性肿瘤及血管炎诊断。再结合患者双眼葡萄膜炎、甲状腺功能减退、肾功能不全，且经激素治疗2个月后皮下结节明显改善，眼睛症状好转，甲状腺功能、肾功能、血钙恢复正常，血色素升至135g/L，故结节病诊断明确。

此外，该患者入院时ACE、血沉、血钙升高，轻度贫血。虽然结节病中ACE水平的升高缺乏特异性，不能作为诊断依据，但可以作为结节病疾病进展的标志物；另外大约1/3的结节病患者活动期出现贫血、血沉增快、血钙升高。由此可见该患者处于疾病的活动期。

结节病是一种病因不明且影响多器官的罕见病，临床症状缺乏特异性，诊断没有金标准，极易造成漏诊和误诊。当患者出现双眼葡萄膜炎、皮下结节、肾功能不全、甲状腺功能减退等多器官受累时，应警惕该病的可能，再结合影像学特征和结节病所具有的标志性病理改变以明确诊断，确诊后根据患者病情积极治疗。

九、文献汇总

结节病（sarcoidosis）是一种多系统多器官受累的肉芽肿性疾病。多见于中青年人，儿童及老人亦可罹患。男女发病率大致相同，女略多于男（女：男为7:5）。结节病的发病情况，世界各地颇有不同，在寒冷的地区和国家较多，热带地区较少。我国1958年报道首例，至1991年全国已报道了400余例。

结节病目前病因不明。过去认为本病是结核病之一，但证据不足；还有提出其他不典型分枝杆菌是病因。其他如病毒感染及遗传因素的影响，但未能得到证实。近年来认为本病与免疫反应有关，特别是T细胞介导的免疫反应起着重要的作用。在某些致病抗原的刺激下，激活了病变部位的T细胞和巨噬细胞。被激活的T细胞释放大量的单核细胞趋化因子和巨噬细胞游走抑制因子，使单核细胞发生聚集；激活的巨噬细胞释放白细胞介素-1，使T细胞分裂增生，因则早期病变以T细胞单核细胞、巨噬细胞浸润为主要细胞。随着疾病的发展，上皮样细胞大量产生，形成典型的结节性肉芽肿。疾病后期，成纤维细胞增生，最后出现广泛的纤维化。

结节病为全身性疾病，除心脏外，其他脏器尤其是肺、淋巴结、皮肤等均可受累，可有发热、不适、厌食、体重减轻、干咳、哮鸣、呼吸困难、斑点或丘疹样皮疹以及关节痛等。此外，眼部多表现为葡萄膜炎症；累及结膜、视网膜、泪腺者可引起视力障碍。当结节病患者有气管旁淋巴结肿大并伴某些急性周围性关节炎、葡萄膜炎和结节性红斑病变时称急性结节病或 Laeffgren 综合征；而有前葡萄膜炎伴腮腺炎和面神经麻痹者则被称为 Heerfordt 综合征。30% ~60% 的结节病患者在初期几乎没有任何症状，或仅在进行胸部 X 线检查时偶然被发现，约 30% 的患者可出现发热、疼痛、乏力等表现，但这些症状并无特异性。

因此，当患者出现发热、咳嗽、疼痛、乏力等相关症状时，需要及时就诊；对于存在高危因素的人群，如工作环境因素、结节病家族史的人群，怀疑患病时需要及时就诊；当患者体检发现胸部 X 线有典型异常征象时，如肺损伤、肺门淋巴结肿大，需要及时就诊。

（肾内科：阮颖新）

参 考 文 献

［1］Llanos O，Hamzeh N. Sarcoidosis［J］. Med Clin North Am，2019，103（3）：527 – 534.

［2］Salah S，Abad S，Monnet D，et al. Sarcoidosis［J］. J Fr Ophtalmol，2018，41（10）：e451 – e467.

［3］Prasse A. The Diagnosis，Differential Diagnosis，and Treatment of Sarcoidosis［J］. Dtsch Arztebl Int，2016，113（33 – 34）：565 – 574.

［4］Baughman RP，Culver DA，Judson MA，et al. A concise review of pulmonary sarcoidosis［J］. Am J Respir Crit Care Med，2011，183（5）：573 – 581.

［5］Correia FASC，Marchini GS，Torricelli FC，et al. Renal manifestations of sarcoidosis：from accurate diagnosis to specific treatment［J］. Int Braz J Urol，2020，46（1）：15 – 25.

［6］Chiarchiaro J，Chen BB，Gibson KF，et al. New molecular targets for the treatment of sarcoidosis［J］. Curr Opin Pulm Med，2016，22（5）：515 – 521.

［7］胡烨蓓，朱惠军，宋秀祖. 皮肤结节病的常见表现［J］. 中华全科医师杂志，2020，19（11）：1073 – 1076.

病例8 关节痛、水肿伴下肢感觉异常

一、病例简介

患者，男，54 岁，务农。主因"间断关节疼痛 12 年，双下肢水肿 2 周，血肌酐升高 3 天"入院。

现病史：患者于入院前 12 年开始出现关节疼痛，以双足第一跖趾关节最明显，偶伴有双手指间关节疼痛。曾于当地医院就诊，查血尿酸水平升高（具体数值不详），诊断为痛风、痛风性关节炎、高尿酸血症。给予安乃近等非甾体抗炎药物治疗后好转。此后，患者每年多次频繁发作痛风，但使用安乃近等药物后症状可迅速缓解，患者未去专科医院进一步诊治。患者于入院前 2 周发现双下肢水肿，呈指凹性，双侧对称出现，无明显晨轻暮重特点。无少尿、血尿及泡沫样尿。无尿频、尿急、尿痛等症状。未述发热、乏力、关节痛等症状。因水肿程度较轻且未进一步加重，未引起重视。入院前 3 天因水肿仍未消失，去当地医院就诊，查肾功能示血肌酐 130μmol/L。考虑肾功能不全，痛风性肾病。患者为求进一步诊治来我院就诊。

既往史：自述饮酒史 20 年，以白酒为主，平均每 3~5 天饮酒半斤左右。否认高血压、糖尿病、肿瘤等慢性病史，否认家族遗传性疾病史。

体格检查：T 38.8℃，P 92 次/分，R 20 次/分，BP 135/85mmHg。神清语利，查体合作。颜面眼睑无水肿，巩膜无黄染，口唇无发绀。气管居中，甲状腺未触及肿大。胸廓正常，呼吸动度双侧一

致。双肺叩诊呈清音，听诊未闻及干湿性啰音。心界叩诊无扩大，未触及心尖搏动。听诊心律齐，无杂音及异常心音。腹部柔软，肝脾未触及肿大，无肌紧张及反跳痛。双手指第一掌指和第一指间关节、双足第一跖趾关节可见痛风石形成，伴有关节变形。双下肢胫前水肿。生理反射存在，病理反射未引出。

二、辅助检查

血常规显示：WBC $9.05 \times 10^9/L$，RBC $3.12 \times 10^{12}/L$，Hb 90g/l，PCV 26.4%，PLT $247 \times 10^9/L$。

血生化显示：TP 66g/L，ALB 40g/L，Glb 26g/L，TC 4.66mmol/L，TG 2.1mmol/L，Scr 120μmol/L，BUA 320μmol/L，BUN 7.6mmol/L，空腹血糖 6.2mmol/L。

风湿抗体及免疫球蛋白检测未见异常。

三、初步诊断

1. 慢性肾功能不全，痛风性肾病。
2. 痛风，痛风性关节炎。

四、治疗经过

患者入院后给予利尿、保肾，改善贫血等对症治疗。入院3天患者述左足第一跖趾关节再次肿胀疼痛，痛风性关节炎发作。考虑到患者已经出现肾功能不全，非甾体抗炎药物可能加重肾功能损害。因此只给予静脉滴注甲泼尼龙40mg/d，及外用扶他林软膏等治疗。患者关节疼痛未见明显缓解。入院第4天患者自述背部疼痛及双下肢乏力，之后3天患者自觉双下肢无力症状进一步加重，并且无法下床行走。与此同时，自觉身体感觉平面异常进行性从双膝关节平面至脐周面进展。目前患者出现神经系统症状病因未明。

五、郑振峰主治医师分析病例

患者中年男性，既往存在长期大量饮酒史20年，是痛风及高血酸血症的高危因素。存在痛风的典型症状，如双足跖趾关节疼痛，痛风石和关节变形，及抗炎治疗症状缓解等均可证实痛风及痛风性关节炎的诊断。由于患者痛风病史长达12年，且长年服用安乃近等非甾体抗炎药物，目前出现肾功能不全，一方面可能是尿酸盐结晶体沉积于肾间质可造成痛风性肾病，从而引发肾功能不全；另一方面长期大量使用非甾体抗炎药物也很可能导致此类药物导致的肾小管间质损害，同样可引起肾功能不全。综合考虑，患者很可能上述两种可能性均存在。利用肾活检病理学检查可以提供一定的诊断帮助，如药物肾损伤时肾小管上皮细胞可能出现刷状缘脱落，小管上皮细胞的空泡样变性，肾间质出现水肿，淋巴及单核细胞浸润，甚至存在纤维化，但肾小球及肾血管的病变相对较轻，但如果想诊断痛风性肾病，则需要在肾间质内证实存在尿酸盐结晶体存在，因为肾病理标本制作方法中使用有机溶剂会将尿酸盐溶解，常规病理切片上无法直接观测到尿酸盐晶体本身，只能看到一些较大的尿酸盐结晶体留下的空隙。因此，常规病理染色方法诊断痛风性肾病存在一定的困难。综合分析，患者肾功能不全的原因很可能是上述两种原因均有参与。患者出现肾性贫血也可以从痛风性肾病或（和）药物性肾损伤方面解释得通。因为，上述两种情况均是对肾小管和肾间质为主的损害，这些部位损伤后会引起肾脏内促红细胞生成素的分泌不足，会引发肾性贫血的发生，这也就是为什么此患者在血清肌酐并没有升太高时就已经出现与这不太匹配的肾性贫血。

另外，患者存在非常突出的神经系统症状，似乎用肾功能不全、痛风性肾病及痛风性关节炎难以解释。从出现症状上来看，同时存在运动神经和感觉神经的异常，并且存在动态变化。这说明应当从神经系统检查为切入点，分析是否存在如脑血管梗死、出血或神经组织受压等情况，应尽快完善神经系统相关检查。

影像学检查如图6-15所示。

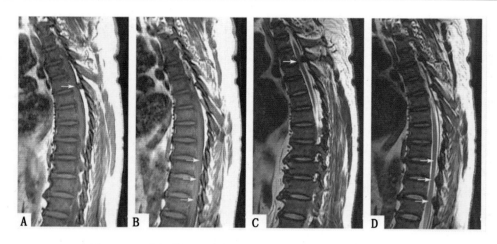

图 6 - 15　中枢神经系统痛风石累及黄韧带肥厚的磁共振影像

注: 图 A: T_1 加权像显示病变在 $T_3 \sim T_4$ 水平; 图 B: T_1 加权像显示病变在 $T_9 \sim T_{10}$、$T_{10} \sim T_{11}$ 和 $T_{11} \sim T_{12}$ 水平; 图 C: T_2 加权像显示病变在 $T_3 \sim T_4$ 水平; 图 D: T_2 加权像显示病变在 $T_9 \sim T_{10}$、$T_{10} \sim T_{11}$ 和 $T_{11} \sim T_{12}$ 水平

六、MDT 讨论目的

1. 患者治疗过程中出现的神经系统症状是否能被影像学发现的异常所解释?
2. 患者痛风及痛风所出现的多系统异常是否与神经系统症状相关?
3. 后续的相关治疗应如何展开?

七、多学科会诊意见

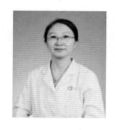

王保平, 博士, 副主任医师, 任职于天津医科大学总医院内分泌代谢科。擅长糖尿病及其并发症、甲状腺疾病、甲状旁腺疾病及骨代谢疾病。

内分泌代谢科王保平副主任医师: 患者中年男性, 存在明确高尿酸血症、痛风病史, 同时查体可见有明确的关节痛风石及痛风性关节畸形等表现。因此, 诊断痛风、痛风性关节炎、痛风性肾病应当考虑成立。病例最为突出的一点是患者痛风石所累及的关节和骨变形非常明显。因此, 应当从这一角度为切入点进行分析。

既往认为痛风石常发生于病史长于 10 年未系统降尿酸治疗的患者, 但近年来认为是遗传和环境等多因素共同所致。痛风石的形成是一个复杂的过程, 除与病程、血尿酸水平、未规范治疗有关外, 多种因素可导致和加速痛风石的形成。证据支持痛风与代谢综合征的关联。众多研究表明, 肥胖是痛风的危险因素, 随着肥胖程度中的体重指数(BMI)加重, 痛风的发生率明显升高, 内脏脂肪与痛风的发生亦密切相关。高嘌呤饮食、饮酒是痛风的危险因素。有研究显示, 酒精摄入增加痛风石的发生风险。从痛风性关节炎开始发作到出现慢性关节炎症状或可见皮下痛风石出现的时间为 3 ~ 40 年, 平均为 11.66 年。随着病程的延长, 痛风石出现的概率增加, 痛风石严重程度随之增加。近年来多项研究也证实痛风疾病病程与痛风石的形成相关, 也有学者研究发现高尿酸的病程与痛风性关节炎的反复发作有关。

回到本例, 患者有长达 12 年的反复发作的痛风病史, 有明确的高血酸血症的证据, 同时也有长年大量的酒精摄入史。痛风石存在的很多必备条件都完全满足。因此, 患者目前出现的很多症状及异常都应与痛风石及其相关疾病相关联。但患者出现神经系统症状尚需要进一步检查以明确。在现有的检查证据下尚无法将痛风与其神经系统异常表现相关联。

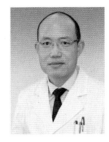

雪原，主任医师，博士生导师，任职于天津医科大学总医院骨科。颈胸肩专业组组长。承担国家自然科学基金3项，国家863科技攻关项目（机器人辅助脊柱手术）课题第二负责人。

骨科雪原主任医师：依据患者的病史、高危因素、临床表现和体征及实验室检查等现有病例资料，痛风、痛风石、痛风性关节炎、痛风性肾病等诸多与痛风相关的诊断应当是成立的。虽然患者出现的神经系统症状尚无更多的资料与痛风相关，但我们希望仍应以一元论去加以解释并去寻找相关的佐证。换句话说就是，在没有明确的反证的情况下不能排除患者的神经症状与痛风无关，毕竟已有文献报道痛风石沉积于人体的少见部位，从而引发的不典型的症状。

痛风石常见于耳郭、第一跖趾关节、踝、膝、肘、手指等部位，然而脊柱、眼、内脏器官、声门等不典型部位也均有报道。如1950年Kersley报道第一例颈椎软化及半脱位为表现的首例脊柱痛风患者，其后Konatalapalli等人也报道了数例脊柱痛风石。其出现的临床表现有背痛和神经压迫症状，神经压迫症状包括放射痛、感觉缺失、运动无力、尿便潴留或失禁、四肢轻瘫、跛行、马尾神经综合征等；另外，Onuma曾报道痛风石引起的腕管综合征。尿酸盐晶体可以沉积在屈肌腱周围及组织内、肌腱鞘、腕管底、腕横韧带，以直接或者间接形式导致腕管容积变小，从而导致腕管内正中神经受压。此外，尿酸盐晶体也可以直接沉积在正中神经外膜上，造成神经受压及神经变性。临床表现为正中神经卡压的症状，包括示指、中指疼痛、麻木和拇指肌肉无力感等。回到本例患者，同样也出现相应的神经系统症状。不能完全排除痛风石累及脊柱所致的神经压迫症状。

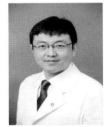

李东，博士，主任医师，任职于天津医科大学影像科。擅长心胸疾病影像诊断。

影像科李东主任医师：痛风石确诊的金标准是从痛风石中取样，通过偏振光显微镜找到特征性的单水尿酸钠结晶，但这是一种有创的检测方法，存在感染和出血等并发症的风险。特别是此例怀疑累及脊柱这样患者，病理学检查存在很高风险不宜采用。但影像学中双源双能CT成像对诊断能起一定的帮助。

双源双能CT内有2个X线球管，相互呈大约90°安装，另外还有相应的2组探测器。在进行双能量检查时，2个球管的管电压和电流均不同，但在一次扫描中可以采集到两组不同能量的数据。利用不同能量X线对不同的组织的衰减差异，得出能体现组织化学成分的组织特性图像，再利用双能量软件GOUT程序处理后将检测到的尿酸盐呈绿色标记，与邻近骨质及软组织区分明显，并可对尿酸盐大小进行测定。这种方法不仅对诊断有帮助，还可以辅助随访观察疗效。

八、专家点评

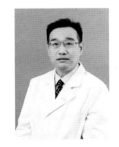

闫铁昆，主任医师，天津医科大学总医院肾科主任。中华医学会肾脏病学分会委员，天津市医学会肾脏病分会副主任委员，天津市医师协会肾脏内科医师分会副主任委员。擅长各种原发及继发性肾脏病及疑难、危重症的诊断、治疗，擅长动静脉内瘘成形术。致力于慢性肾功能不全进展机制的研究，尤其是慢性肾脏病矿物质和骨代谢异常（CKD－MBD）和血管钙化发生及进展机制研究。

肾科闫铁昆主任医师：痛风及高血尿酸是目前常见的代谢免疫性疾病，其对肾脏的损害也比较常见。一方面，尿酸盐晶体沉积于肾脏组织实质内，引起间质的炎症反应及肾小管的损害导致肾功能不全；另一方面，控制痛风发作的药物本身同样导致肾功能损伤。此外，基因易感性、遗传背景、不良生活方式等都会加重加剧痛风对肾脏的损害。

但本病例表现出的最突出的特点是痛风的反复发作及痛风石累及相应的组织造成的相关症状和

体征，最具特点的是患者存在有外周关节痛风石存在的情况下，同时累积了中枢神经系统并产生了相应的神经压迫症状。当考虑到痛风石沉积到体内不常见的部位后，引发的症状很可能被人们忽视，但如用一元论的思想来解释本例患者出现的所有表现是可以合理解释的。如果能与骨科及病理科协同，采集到椎管内高度可疑的痛风石组织学证据，诊断脊柱痛风石的证据链就是完整的。此外，在没有病理学金标准证据的情况下，影像学检查也不失为一项有用的帮助。双源双能 CT 诊断组织痛风石已经得到临床应用，但痛风石特殊部位的相应诊断还需与影像科协作后积累更多的经验和数据。

在本例患者的治疗中，我们同样也应总结经验。本例患者是以肾功能不全入我科治疗，尽管患者在入院后痛风发作时充分考虑到非甾体抗炎药物导致肾损害的不利影响，没有继续使用，从而避免了肾脏的进一步损害。从肾脏病治疗的基本原则上看没有不妥之处，但患者入院后的一系列治疗并没在较短时间内控制患者痛风发作的病情，相较于患者既往使用非甾体抗炎药物迅速有效控制炎症反应显得很迟滞，而我们知道痛风石发作时必然会导致周围组织炎性水肿，如痛风石累及了如椎管这样致密有限的空间时，其神经压迫症状会迅速出现，并造成严重的后果。如我们从患者整体治疗层面上看，单纯以避免肾脏进一步损害的角度采取的治疗其实并不妥。正所谓战术上虽然胜利，但战略上是失败的。因此，在对患者进行治疗是既要关注肾脏局疗，也要有整体思维的观念。采用治疗方法时也要辩证的思维，避免教条和绝对化。

九、文献汇总

文献中第一例包含影像学和病理学描述的脊柱痛风石是由 Kersley 等人在 1950 年报道的，而第一例胸椎痛风石的病例是由 Koskoff 等人在 1953 年报道的，至今文献中报道的累及胸椎的痛风石案例共有 21 例。所涉及的患者中性别比例存在显著差异，男女比例为 17:4，共有 14 例（占 66.7%）的患者有明确的痛风病史，共有 10 例（47.6%）的患者存在外周痛风石。所报道的胸椎痛风石涉及所有胸椎，但最为常见的是 $T_7 \sim T_{10}$。痛风石最常见的累及部位的是硬膜外区，但椎间关节、关节盘、椎体、椎弓根和肋椎关节。本例患者是痛风石累及黄韧带后造成神经压迫，类似的病例文献中只报道了 2 例。

脊柱痛风石的发病率之前并不是很清楚，直到 Konatalapalli 等人对 630 例诊断痛风性关节炎、痛风石或非特异性痛风的病例研究后，人们对其认识才渐渐清晰。在 64 例接受过颈椎、胸椎和腰椎的 CT 影像检查的痛风患者中，有 9 例（占 14%）的患者发现脊柱痛风石。后来，在其另一项横断面的研究中，在接受 CT 检查的 48 例患者中有 7 例确诊了脊椎痛风石（占 15%）。因此，我们推测中枢系统痛风石的发病率很可能被低估了。

尽管痛风石晶体沉积于脊柱的病生理机制尚不清楚，但诸如脊柱的退行性变、组织坏死和之前的损伤可能是其启动机制。与此同时，高龄、低温、低血清 pH 值、肾功能不全、利尿剂、环孢素 A、IgA 肾病和大量饮酒也促进痛风石的形成。外周关节累及痛风石的原因被认为是低温下尿酸盐晶体的溶解度降低，从而在无血管组织中形成痛风石。低 pH 值使尿酸与血浆蛋白结合力下降，创伤使尿酸盐晶体更容易沉淀出来。痛风及高血尿酸会损害肾功能，肾功能不全也在升高血清尿酸和痛风石形成中起了推动作用。

（肾内科：郑振峰）

参 考 文 献

[1] Abhishek A, Valdes AM, Zhang W, et al. Association of Serum Uric Acid and Disease Duration With Frequent Gout Attacks: A Case – Control Study. Arthritis Care Res (Hoboken), 2016, 68: 1573 – 1577.

[2] Stewart S, Dalbeth N, Otter S, et al. Clinically – evident tophi are associated with reduced muscle force in the foot and

ankle in people with gout: a cross – sectional study. J Foot Ankle Res, 2017, 10: 25.

[3] Forbess LJ, Fields TR. The broad spectrum of urate crystal deposition: unusual presentations of gouty tophi. Semin Arthritis Rheum, 2012, 42(2): 146 – 154.

[4] Kersley GD, Mandel L, Jeffrey MR. Gout, anunusual case with softening and subluxation of the first cervical vertebra and splenomegaly: result of ACTH administration and eventual post – mortem findings. Ann Rheumat Dis, 1950, 9: 282 – 303.

[5] Konatalapalli RM, Lumezanu E, Jelinek JS, et al. Correlates of axial gout: a cross – sectional study. J Rheumatol, 2012, 39: 1445 – 1449.

[6] Onuma K, Fujimaki H, Kenmoku T, et al. Bilateral carpal tunnel syndrome due to gouty tophi: conservative and surgical treatment in different hands of the same patient. Mod Rheumatol, 2015, 25: 298 – 302.

[7] Koskoff YD, Morris LE, Lubic LG. Paraplegia as a complication of gout. J Am Med Assoc, 1953, 152(1): 37 – 38.

[8] Konatalapalli RM, Demarco PJ, Jelinek JS, et al. Gout in the axial skeleton. J Rheumatol, 2009, 36(3): 609 – 613.

病例9 水肿、泡沫尿伴球蛋白异常

一、病例简介

患者，男，63岁，因"双下肢水肿伴泡沫尿半年余，加重1周"入院。

现病史：患者于入院前半年余无明显诱因出现双下肢水肿，伴泡沫尿，无明显尿色加深，无发热、腰痛，无尿频、尿急、尿痛，无尿量减少、夜尿增多等。就诊于北京大学人民医院，考虑肾病综合征可能性大（具体化验结果丢失），因血压过高（自诉肾穿前血压180/100mmHg）未行肾活检检查，自行服中药治疗（具体不详）。于入院前半月余因视物模糊就诊于海南省第二人民医院，查尿常规：BLD – PRO（＋＋＋）；血常规：Hb 89g/L；肝肾功能：ALB 26g/L，TC 3.42mmol/L，TG 1.51mmol/L，ALT & AST（－）；BUN 9.8mmol/L，Cr 88μmol/L，UA 632μmol/L。于入院前1周受凉后出现眼睑、双下肢水肿加重，伴周身皮疹、低热、乏力、纳差，现为求进一步治疗收治我科。患者自本次发病以来，未诉蝶形红斑、光过敏、关节痛；未诉骨痛；未诉皮肤黄染、肝区疼痛；未诉皮肤出血点；未诉多饮、多食、多尿、烦渴等。患者精神可，食欲正常，小便如前所诉，大便如常，体重半年来下降近15kg。

既往史：高血压病史30年，血压最高220/120mmHg，口服硝苯地平缓释片＋氯沙坦降压治疗，平素血压180/100mmHg左右。冠心病史6年，口服单硝酸异山梨酯（欣康）扩冠治疗。否认糖尿病病史，否认传染病史，预防接种史按规定，无手术、外伤史，否认输血史，否认食物、药物过敏史。

个人史：出生于河北，久居于河北。有吸烟史30年，平均10支/日，已戒。有饮酒史30年，已戒。否认疫水疫区接触史。无工业毒物、粉尘、放射性物质接触史。无冶游史。

体格检查：T 36.5℃，P 68次/分，R 16次/分，BP 148/66mmHg。发育正常，营养良好，意识清晰，自主体位，正常面容，查体合作。周身皮肤可见散在突出于皮面的红色斑丘疹（图6－16），以四肢伸侧及躯干部为著，皮疹中心可见色素脱失，伴脱屑、瘙痒、无皮肤溃疡。眼睑水肿，右上眼睑有肿物及外翻，睑结膜苍白结膜苍白，巩膜无黄染。听力粗试无障碍。鼻腔通畅、无鼻塞。口唇苍白，无发绀，伸舌居中，无舌体肥厚。全身浅表淋巴结不大。HR68次/分，胸腹查体未见异常，双下肢凹陷性水肿。

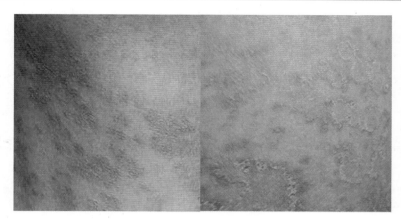

图 6 - 16 患者皮疹伴脱屑

二、辅助检查

入院后查：血常规：WBC $2.58 \times 10^9/L\downarrow$，Hb $74g/L\downarrow$，PLT $151 \times 10^9/L$。

凝血功能：FIB：$6.16g/L\uparrow$，D - Dimmer $3596ng/ml\uparrow$，PT、PT - INR、APTT 均正常。

BNP：$151pg/ml\uparrow$（$0 \sim 100$）

血气分析：PO_2：$82mmHg\downarrow$ PCO_2：$35mmHg$ 余（ - ）

肾功能：BUN $17.6mmol/L\uparrow$，CR $169\mu mol/L\uparrow$，UA $699\mu mol/L\uparrow$，eGFR $63ml/min$。

电解质：K $4.7mmol/L$，Ca $1.86mmol/L$（矫正钙 $2.22mmol/L$），CO_2 $22mmol/L$，Na 127 $mmol/L\downarrow$，Cl $97mmol/L\downarrow$。

肝功能：ALB $22g/L\downarrow$，ALT $15U/L$，AST $16U/L$，TBIL $20\mu mol/L$。

心肌酶：CK $111U/L$，CK - MB $17U/L$，TnT $0.023ng/ml\uparrow$，MYO $52.5ng/ml$。

尿常规：BLD（ - ），PRO（ + + ）。

尿相差镜检：RBC：13.5 个/μl 肾小球性红细胞

尿微量白蛋白肌酐比值：ACR $2696.1mg/g\uparrow$。

24 小时尿蛋白定量：UTP $3.7g/24h\uparrow$。

24 小时尿微量白蛋白定量：MALB $1.5g/24h\uparrow$。

尿 NGAL：$351ng/ml\uparrow$，尿 NAG $35.9U/gCr\uparrow$。

抗 PLA2R 抗体：IgG $2.00RU/ml$（ $< 14RU/ml$）。

免疫全项 + 风湿抗体 + ANCA + GBM：IgA $74.10mg/dl\downarrow$，IgG $400.00mg/dl\downarrow$，IgM 8.17 $mg/dl\downarrow$，C3 $35.20mg/dl\downarrow$，CRP $2.52mg/dl\uparrow$，ANA（ - ），风湿抗体（ - ），ANCA（ - ），GBM（ - ）。

便常规 + OB：潜血试验（化学法）阳性（ + ）$\uparrow$，潜血试验（免疫法）阳性$\uparrow$。

肿瘤标志物：铁蛋白 $1195.56ng/ml\uparrow$，癌胚抗原 $5.26ng/ml\uparrow$，余（ - ）。

血免疫固定电泳：IgG 弱阳性$\uparrow$，λ 轻链弱阳性$\uparrow$。

血游离轻链：血游离 Kappa 轻链 $22.9mg/L$（$3.3 \sim 19.4$），血游离 lambda 轻链 $218.9mg/L$ （$5.71 \sim 26.3$），Kappa/lambda Ratio：0.1046（$0.26 \sim 1.65$）。

尿游离轻链：尿游离 Kappa 轻链 $14.1mg/L$（$0.39 \sim 15.1$），尿游离 lambda 轻链 $242.5mg/L$ （$0.81 \sim 10.1$），Kappa/lambda Ratio：0.0058（$0.46 \sim 4.00$）。

心脏彩超：①升主动脉增宽，左房增大，主动脉瓣反流（轻至中度），二尖瓣、三尖瓣反流（轻度）；②左室舒张功能改变，请结合临床；③肺动脉收缩压约 $35mmHg$（三尖瓣反流估测）；④心包积液（少量）LVEF 60%。

胸CT平扫：①胸部两肺散在索条影及磨玻璃密度影，考虑慢性炎症或感染性病变；②两肺间质纹理增多，间质病变两肺支气管炎，细支气管炎；③两肺气肿心包积液；④心腔密度减低，提示贫血；⑤纵隔多发淋巴结影升主动脉增粗，请结合超声检查；⑥动脉硬化双侧胸膜稍增厚。

全腹CT平扫：①腹部肝、双肾多发低密度小结节影，请结合超声检查结果；②脾大；③腹盆腔脂肪密度增高；④左肾窦点状致密影，考虑结石或钙化；⑤前列腺增大并钙化；⑥少量盆腔积液；⑦腹壁水肿。

骨髓穿刺报告：粒系减低，红巨系增高，浆细胞增多，建议进一步检查，成熟浆细胞比例为7%（图6-17）。

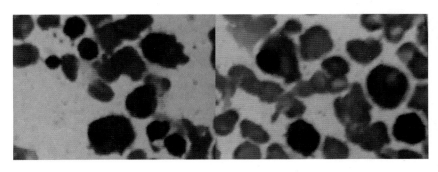

图6-17 患者骨髓涂片

骨髓活检报告：骨髓增生低下，粒红比例稍减低，以偏成熟细胞增生为主（CD117、CD34偶见阳性，lysozyme散在多阳性，MYO散在阳性）未见淋巴细胞，浆细胞增多（CD20、CD138偶见阳性，CD3散在少阳）巨核细胞形态数量未见特殊（图6-18）。

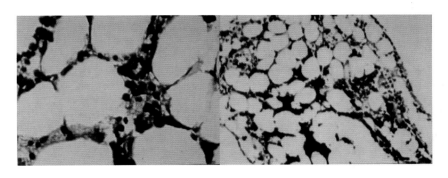

图6-18 患者骨活检图片

肾活检报告（光镜）：见图6-19。

肾小球：20个肾小球。肾小球硬化：无；毛细血管病变：毛细血管基底膜不规则增厚，部分瘤样扩张；系膜病变：系膜细胞及基质重度弥漫性增生，呈结节状硬化，广泛插入伴双轨形成。肾小管：肾小管基底膜弥漫增厚，上皮细胞水肿及颗粒变性，灶性肾小管萎缩，灶状刷状缘脱落，可见蛋白管型。肾间质：间质灶状淋巴细胞、单核细胞浸润伴有纤维化。肾血管：小动脉管壁高度增厚，内膜增生，黏液样变性，管腔狭窄，可见葱皮样变。免疫荧光：IgG（4+）C3（2+）C1q（2+）IgA、IgM、Fib、C4（-），刚果红染色（-）；κ链、游离κ链、λ链、游离λ链未见特异性沉积。诊断：结节样肾小球肾炎。结合临床考虑为单克隆免疫球蛋白相关肾损害，重链沉积病可能性大，待电镜证实。

肾活检报告（电镜）：见图6-20。

肾小球：1块肾组织，1个肾小球。毛细血管病变：毛细血管基底膜不规则增厚，部分瘤样扩张。系膜病变：系膜细胞及基质重度增生，以基质增生为主，基底膜节段内疏松层增宽伴双轨征形成，内皮下细颗粒状，系膜区絮状电子致密物沉积，上皮足突大部分融合。肾小管：肾小管上皮溶酶体增多，部分基底膜外侧可见粗颗粒电子致密物沉积。肾间质：间质少量淋巴单核细胞浸润伴胶原纤维增生。诊断：单克隆免疫球蛋白沉积病，符合重链沉积病。

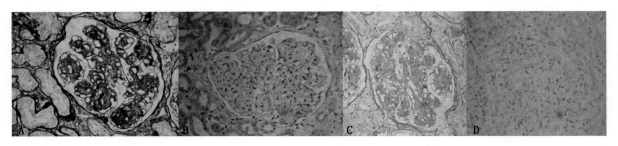

图 6 - 19　患者肾活检病理

注：从左至右依次为 PASM、MASSON、PAS、Congo red 阴性染色，均放大 400 倍

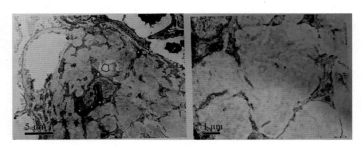

图 6 - 20　肾活检电镜图片

三、初步诊断

1. 急性肾损伤　肾病综合征、继发性肾病综合征、重链沉积病、具有肾脏病意义的单克隆免疫球蛋白沉积病。

2. 肺部感染。

3. 高血压 3 级（极高危）。

4. 高尿酸血症。

5. 多浆膜腔积液。

6. 贫血。

7. 低蛋白血症。

四、治疗经过

入院后给予以下治疗：①静脉托拉塞米利尿，低分子肝素抗凝，EPO 生血及非洛地平 + 阿罗洛尔联合降压治疗；②肾穿前，停用低分子肝素，待患者血压降至 150/100mmHg 行肾活检术，术后无肾周血肿等并发症；③入院后待 HCDD 诊断明确后，给予地塞米松 5mg 静脉推注治疗，患者皮疹好转，消化道症状消失；④转入血液病研究所给予地塞米松 + 硼替佐米化疗治疗。

五、薛杨主治医师分析病例

患者病例特点如下：①患者系中老年男性，急性起病；②主因"双下肢水肿伴泡沫尿半年余，加重 1 周"入院；③患者 1 周内肾功能恶化，血肌酐进行性升高，无双肾萎缩，符合"急性肾损伤"的诊断标准；患者有"大量蛋白尿、低蛋白血症、水肿"，24 小时尿蛋白定量 >3.5g/24h，ALB 22g/L，符合肾病综合征的临床诊断标准，但患者存在与肾功能不相符的贫血、皮疹、不升高的血脂、过高的血尿酸以及出现乏力、低热、纳差、消瘦等消耗症状，皆与原发肾病综合征的症状体征及理化指标不相符,故需着重寻找继发性肾病综合征的原因,尤其首先考虑单克隆免疫球蛋白增多症、恶性肿瘤、系统性红斑狼疮、显微镜下多血管炎及抗 GBM 病,早期出现贫血及消耗症状等相关临床表现。

1. 实验室检查显示 患者 ANA(-),风湿抗体(-),ANCA(-),GBM(-),可除外系统性红斑狼疮、显微镜下多血管炎及抗 GBM 病导致肾损害;患者肿瘤标志物:铁蛋白 1195.56ng/ml↑,癌胚抗原 5.26ng/ml,行胸 CT 检查和全腹 CT 检查已除外肺部肿瘤及消化系统肿瘤导致肾损害,但患者血免疫固定电泳:IgG 弱阳性↑,λ 轻链弱阳性↑,高度提示患者有"具有肾脏病意义的单克隆免疫球蛋白增多症"可能,故行骨髓穿刺、骨髓活检及肾活检进一步诊断明确。

2. 结合患者肾活检光镜及电镜结果,患者具有肾脏病意义的单克隆免疫球蛋白沉积病,重链沉积病诊断明确。

3. 治疗上入院后给予静脉注射托拉塞米利尿,低分子肝素抗凝,EPO 升血及非洛地平 + 阿罗洛尔联合降压治疗。肾穿刺活检术前,停用低分子肝素,待患者血压降至 150/100mmHg 行肾活检术,术后无肾周血肿等并发症。由于患者的急性肾损伤及肾病综合征原因为浆细胞病导致的 MGRS 所致,结合患者有皮疹,故请血液科及皮肤科主任进行多学科会诊进一步明确诊治方案。

肾病理科韦丽主治医师分析患者肾活检病理指出:肾脏病理是诊断 MIDD 的金标准,血尿单克隆免疫球蛋白证据并非出现在所有患者中。FLC 比值异常对确定轻链限制性有帮助,以 κ 轻链为主。典型肾脏病理改变为结节硬化性肾小球改变,亦可累积肾小管和血管。刚果红染色为阴性。

MIDD 需要与肾脏轻链型淀粉样变性(AL 型)和糖尿病结节性肾小球硬化等疾病进行鉴别。①淀粉样变性的典型 HE 染色显示 PAS 阴性,不嗜银的无定形物质沉积于肾小球、血管和肾间质,刚果红染色阳性,偏光显微镜下淀粉样物质呈现苹果绿双折光,为其特征性改变。与伴侣蛋白结合形成不可溶性 β 皱褶结构,电镜显示超微结构为 7~12nm 杂乱排列的纤维丝状沉积物,淀粉样物质主要分布于肾小球和血管,约一半伴肾间质受累,鲜有单纯血管受累的情况。IF 显示单克隆免疫球蛋白轻链的沉积,常以 λ 轻链为主(占 80%);②糖尿病结节性肾小球硬化光镜表现与 LCDD 的系膜区结节状病变十分相似,但除结节外,常存在纤维素帽、肾小囊滴等渗出性改变。IF 检查示轻链蛋白阴性,电镜检查见 GBM 均质性增厚,无轻链沉积的相关表现,且常有多年的糖尿病病史,易于鉴别。

本患者肾活检光镜显示为结节硬化性肾小球改变,电镜显示内皮下细颗粒状,系膜区絮状电子致密物沉积。免疫荧光显示除外轻链沉积,故考虑患者为重链沉积病。

六、MDT 讨论目的

1. 本病例结合重链沉积病诊断标准,诊断依据在哪几个方面?
2. 结合本患者临床特点及合并症情况,在重链沉积病诊断明确基础上,如何制订个体化治疗方案?
2. 具有肾脏病意义的单克隆免疫球蛋白沉积病目前在临床比较多见,界于肾内科及血液科边缘,结合其文献复习,揭示其发病机制及治疗进展。

七、多学科会诊意见

闫铁昆,主任医师,天津医科大学总医院肾科主任。兼任中华医学会肾脏病学分会委员,天津市医学会肾脏病分会副主任委员,天津市医师协会肾脏内科医师分会副主任委员。擅长各种原发及继发性肾脏病及疑难、危重症的诊断、治疗,擅长动静脉内瘘成形术。致力于慢性肾功能不全进展机制的研究,尤其是慢性肾脏病矿物质和骨代谢异常(CKD - MBD)和血管钙化发生及进展机制研究。

肾内科闫铁昆主任医师:

1. 关于 MGRS 具有肾脏病意义的单克隆免疫球蛋白沉积病(monoclonal gammopathy of renal significance, MGRS),2012 年国际肾脏和单克隆免疫球蛋白研究组(international kidney and monoclonal immunoglobulin research group, IKMG)首次提出有肾脏意义的单克隆免疫球蛋白

沉积病(monoclonal gammopathy of renal significance,MGRS)这一概念。随着相关研究的深入,MGRS 引起了更多学者的关注。2017 年 4 月,IKMG 召开会议修订了 MGRS 的概念,更新了分类,提出肾活检、血清尿液蛋白电泳、免疫固定电泳、血清游离轻链检测和克隆鉴别的诊断意义。通过对该共识的解读,可加强临床医生对 MGRS 的临床表现、系统诊断及合理治疗的认识,对于控制患者病情发展和肾功能损伤具有重要意义。

MGRS 新概念是一种具有肾毒性的单克隆免疫球蛋白增殖性疾病,其包含所有 B 细胞或浆细胞增殖性疾病,如 SMM、SWM 和单克隆 B 淋巴细胞增多症。低级别慢性淋巴细胞白血病(chronic lymphoblastic leukemia,CLL)和低级别 B 细胞非 Hodgkin 淋巴瘤,如边缘区淋巴瘤、套细胞淋巴瘤或黏膜相关淋巴组织、淋巴瘤出现相关肾损害,均属于 MGRS。

2. 单克隆免疫球蛋白沉积病(monoclonal immunoglobulin deposition disease,MIDD)

MIDD 是一种克隆性浆细胞疾病,特点为非淀粉样单克隆轻链,极少数情况为重链或轻链重链同时在各个脏器沉积,主要累及肾脏,造成器官功能障碍甚至衰竭。MIDD 在致病性方面与免疫球蛋白相关淀粉样变性相似,但轻链或重链片段并不会形成原纤维,因此沉积物刚果红染色阴性。10% ~30% 的 MIDD 继发于其他恶性浆细胞疾病,如多发性骨髓瘤(MM)或其他淋巴增殖性疾病。无法诊断恶性疾病的属于具有肾脏意义的单克隆免疫球蛋白病(monoclonal gammopathy with renal significance,MGRS),因为单克隆免疫球蛋白或免疫球蛋白碎片(即轻链或重链)通常会沉积在肾脏,而肾外表现少见。

MIDD 如不是继发于淋巴增殖性肿瘤,进展非常隐匿和缓慢,但中位延误诊断时间为 10 个月,诊断时绝大部分患者已有肾功能不全。因此,正确诊断 MIDD 有助于鉴别其他疾病和挽救器官功能。

MIDD 是一种罕见的浆细胞病,发病率没有确切统计,在浆细胞病中比例 <5%,肾活检标本中 MIDD 诊断率 <1%,MIDD 包含了以轻链、重链或轻重链沉积物为特征的疾病,可见线性点状物质沿肾小球基底膜、肾小管基底膜沉积,偶见于肾外。PGNMID 沉积物局限于肾小球系膜区、内皮下,偶见于上皮下。大多数 PGNMID 由 IgG3 引起,也可由 IgA 或 IgM 引起。其他类病变,如继发于单克隆球蛋白的抗 GBM 病,其单克隆抗体是 IgG 或 IgA,而非单克隆免疫球蛋白。

根据本病例的诊断及鉴别诊断:①膜增殖性肾炎(MPGN)。63 岁男性,肾病综合征,镜下血尿,高血压,贫血,应考虑 MPGN,但肾活检无"双轨"等 MPGN 特征,可排除;②多发性骨髓瘤(MM)。免疫固定电泳见 λ 型 IgG 条带,伴有血和尿液中轻链异常,应考虑 MM,但骨髓浆细胞仅占 7%,头颅及骨盆平片未见异常,血钙降低,不支持 MM;③肾淀粉样变性。肾活检显示肾组织刚果红染色都呈阴性。肾组织中也未见 PAS 均质淡染物质沉积,超微结构未见纤维丝样物质沉积,加之淀粉样变性临床常表现为低血压,该患者血压明显升高,故不支持;④MIDD。血和尿液中免疫球蛋白轻链异常,免疫固定电泳见 λ 型 IgG 条带,肾小球呈结节样病变,特别是肾组织中有轻链 - 重链沉积的证据,支持 MIDD。另外,临床结合病理检查,可排除免疫触须样肾病、胶原 Ⅲ 肾病、纤维连接蛋白肾病。

单克隆免疫球蛋白沉积性疾病(MIDD)临床较少见,指单克隆免疫球蛋白分子沉积在基膜上,包括轻链沉积病(单克隆轻链沉积,LCDD)、重链沉积病(单克隆重链沉积,HCDD)、轻重链沉积病(单克隆轻链和重链沉积,LHCDD)。肾脏是 MIDD 最常累及的器官之一,肾活检病理是最直接的诊断手段,尤其是免疫病理轻、重链染色和电镜是最终诊断的关键。当轻、重链染色和电镜缺乏时易出现临床漏诊和误诊。MIDD 以轻链沉积病最常见,HCDD 最近亦有陆续报道。HCDD 主要特点是单一重链在肾小球基膜和肾小管基膜上沉积,无轻链沉积,其中以 γ 型重链最常见。国外文献报道 HCDD 临床主要表现蛋白尿、高血压和肾功能不全。国内报道少,对其认识尚不足,仍需增加病例的临床及病生理经验。诊断后及随访过程中须监测血、尿轻链和免疫固定电泳,必要时行骨髓活检,以明确是否出现骨髓瘤。

　　治疗上 MIDD 如果不治疗终将进展至终末期肾病（ESRD）。肾功能进展快者更需要积极治疗，主要治疗方案参照其他浆细胞病尤其是 MM，蛋白酶体抑制剂（PI）或自体造血干细胞移植（ASCT）疗效更佳。血液学缓解可以转化为肾脏反应。治疗目的是通过化疗或 ASCT 抑制浆细胞增殖，以期望保留肾功能并延长生存期。我国南京的数据显示中位随访 22 个月时，平均肾脏存活期为 32.5 个月。15 例（34.1%）患者肾功能稳定或改善，28 例（63.6%）进展至 ESRD。提示肾功能进展的因素包括基线血清肌酐超过 30mg/L、尿视黄醇结合蛋白（RBP）超过 8mg/L。这些患者的治疗以沙利度胺为主，但 ASCT 和硼替佐米为主的方案在血液学反应率和器官功能改善方面仍优于其他方案。

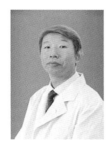

　　宋嘉，博士，副主任医师，任职于天津医科大学总医院血液科。擅长白血病、淋巴瘤、多发性骨髓瘤、骨髓增生异常综合征、等多种血液系统疾病的临床诊断及治疗。

　　血液科宋嘉副主任医师：患者肾活检结果，重链沉积病诊断明确，结合患者骨髓穿刺报告及骨髓活检报告结果，皆考虑为浆细胞增多症所致，HCDD 患者血液系统损伤明显，贫血发生率高，血清出现异常单克隆条带，部分患者可出现骨髓瘤。本组患者均行骨髓活检，57.1% 的患者存在血清免疫球蛋白单克隆条带（均为 λ 型 IgG），但未发现骨髓瘤。Nasr 报道显示 86% 的患者存在血清免疫球蛋白单克隆条带（3 例 IgG，1 例 IgA），7 例患者中有 2 例存在骨髓。Alexande 等报道的 21 例 1 型 HCDD 患者中，66.7% 见血清单克隆条带，4 例伴骨髓瘤（19.0%），而 5 例 1 型 HCDD 患者均见血清单克隆条带及骨髓瘤。Moulin 等报道的 4 例 1 型 HCDD 患者也均存在单克隆 λ 型 IgG 条带，2 例骨髓活检证实为骨髓瘤。Herzenberg 等 M1 报道 2 例 1 型 HCDD 患者血清未发现单克隆条带，也无骨髓瘤。Soma 等报道的 1 例 1 型 HCDD 患者无血清单克隆免疫球蛋白条带，骨髓活检不支持骨髓瘤。Kambham 等报道的 1 例 1 型 HCDD 也存在单克隆 λ 型 IgG 条带，无骨髓瘤。治疗上可按照轻链沉积病的治疗原则，治疗目的是清除克隆浆细胞产生的毒性蛋白前体，治疗的目标是完全缓解和部分缓解，目前的治疗方案可有马法兰＋地塞米松、硼替佐米＋地塞米松、马法兰＋地塞米松＋硼替佐米等。①环磷酰胺＋硼替佐米＋地塞米松：Mikhael 等的研究表明该方案血液学应答可达到 94%，完全缓解率可达到 71%。中位应答持续期可达 22 个月，有肾损伤患者的器官应答可达 50%；②马法兰＋地塞米松：Palladini 等的研究提示，该方案非常适合不宜骨髓移植的原发性淀粉样变患者。小规模数据研究表明，血液学应答率可达到 67%，完全缓解率可达到 33%，器官功能改善率可达到 48%，而最新的研究则提示 3 年完全缓解率可达 70%，随访 5 年后仍存活的患者可达 50%。法国骨髓瘤协作组对比该方案及大剂量马法兰移植后，认为两者在血液学及器官应答无差异；③来那度胺＋地塞米松：Ⅱ 期临床研究表明该方案是有效的甚至对难治复发的也有效，常见不良反应为皮疹、细胞减少、疲乏，应用该方案还应注意心肌及肾脏毒性；④来那度胺＋环磷酰胺＋地塞米松：Kuma 等进行的 Ⅱ 期研究表明该方案血液学应答率可达到 60%，其中 40% 可达到非常好的部分缓解及以上。中位血液学无进展生存期可达到 28.3 个月，总的中位生存期可达 37.8 个月。但该实验血液学毒性较为显著；⑤泊马度胺＋地塞米松：Dispenzieri A 等研究表明该方案中位应答时间 1.9 个月，反应率达 48%，总生存期 28 个月，无进展生存期为 14 个月，一年之中总生存率达 76%，无进展生存率达 59%；⑥硼替佐米＋地塞米松：一个复发/进展的 18 人小数据研究表明，该方案的血液学应答率为 94%，其中完全缓解率为 44%；⑦硼替佐米＋马法兰＋地塞米松：Zonder 等 Ⅱ 期临床研究提示应答率超过 80%，完全缓解率达 42%。根据最新 NCCN 指南，适合自体干细胞移植的初诊病例，倾向于选择环磷酰胺＋硼替佐米＋地塞米松，不适合自体干细胞移植的初诊病例，倾向于选择环磷酰胺＋硼替佐米＋地塞米松或口服马法兰＋地塞米松。

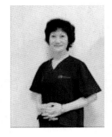

李燕，博士，主任医师，任职于天津医科大学总医院皮肤科。中华医学会皮肤科分会病理学组委员。获得天津市科技进步三等奖。

皮肤科李燕主任医师：单克隆免疫球蛋白沉积病可有皮肤损害表现，可行皮肤镜检查或者皮肤活检检查，行免疫病理诊断以进一步明确，患者激素治疗后，皮肤表现较前明显减轻，考虑仍有免疫机制参与。

八、专家点评

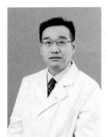

闫铁昆，主任医师，天津医科大学总医院肾科主任。任中华医学会肾脏病学分会委员，天津市医学会肾脏病分会副主任委员，天津市医师协会肾脏内科医师分会副主任委员，擅长各种原发及继发性肾脏病及疑难、危重症的诊断、治疗，擅长动静脉内瘘成形术。致力于慢性肾功能不全进展机制的研究，尤其是慢性肾脏病矿物质和骨代谢异常（CKD – MBD）和血管钙化发生及进展机制研究。

患者有大量蛋白尿、低蛋白血症、水肿，24小时尿蛋白定量 > 3.5g/24h，ALB 22g/L，符合肾病综合征的临床诊断标准，但患者存在与肾功能不相符的贫血、皮疹、不升高的血脂、过高的血尿酸以及出现乏力、低热、纳差、消瘦等消耗症状，皆与原发肾病综合征的症状体征及理化指标不相符，故寻找继发性肾病综合征的原因尤为重要，尤其首先考虑"单克隆免疫球蛋白增多症、恶性肿瘤、系统性红斑狼疮、显微镜下多血管炎及抗 GBM 病"疾病早期出现贫血及消耗症状等临床表现。结合患者血清游离轻链检测结果及肾活检光镜及电镜结果，患者具有肾脏病意义的单克隆免疫球蛋白沉积病、重链沉积病诊断明确。肾脏病理是诊断 MIDD 的金标准，血尿单克隆免疫球蛋白证据并非出现在所有患者中。HCDD 患者血液系统损伤明显，贫血发生率高，血清出现异常单克隆条带，部分患者可出现骨髓瘤。单克隆免疫球蛋白沉积性疾病（MIDD）临床较少见，指单克隆免疫球蛋白分子沉积在基膜上，包括轻链沉积病（单克隆轻链沉积，LCDD），重链沉积病（单克隆重链沉积，HCDD），轻重链沉积病（单克隆轻链和重链沉积，LHCDD）。肾脏是 MIDD 最常累及的器官之一，肾活检病理是最直接的诊断手段，尤其是免疫病理轻、重链染色和电镜是最终诊断的关键。当轻、重链染色和电镜缺乏时易出现临床漏诊和误诊。MIDD 以轻链沉积病最常见，HCDD 最近亦有陆续报道。HCDD 主要特点是单一重链在肾小球基膜和肾小管基膜上沉积，无轻链沉积，其中以 γ 型重链最常见。目前其认识尚不足，仍需增加病例的临床及病生理经验。诊断后及随访过程中须监测血、尿轻链和免疫固定电泳，必要时行骨髓活检，以明确是否出现骨髓瘤。

重链沉积病目前缺乏治疗指南及 RCT 研究，目前国际公认治疗上暂按照轻链沉积病的治疗原则，治疗目的是清除克隆浆细胞产生的毒性蛋白前体。MIDD 如果不治疗终将进展至终末期肾病（ESRD）。肾功能进展快者更需要积极治疗，主要治疗方案参照其他浆细胞病尤其是 MM，蛋白酶体抑制剂（PI）或自体造血干细胞移植（ASCT）疗效更佳。血液学缓解可以转化为肾脏反应。治疗目的是通过化疗或 ASCT 抑制浆细胞增殖，以期望保留肾功能并延长生存期。

九、文献汇总

MGRS 是一种能产生肾毒性蛋白的致病性克隆增殖性疾病，虽然淋巴细胞和浆细胞克隆未达到骨髓瘤或淋巴瘤等恶性血液疾病的程度，但是仍有转化及发展到终末期肾病的可能。临床上迫切需要明确 MGRS 的诊断，防止疾病进展，预防肾功能进一步恶化。确诊 MGRS 只能进行肾活检，临床医生必须平衡误诊与肾穿刺并发症的风险，正确使用肾活检。另外，进行单克隆免疫球蛋白检测，可明确诊断、判断预后及评估对治疗的反应。最后，血液学评估可能需要外周血流式细胞术、骨髓活检和影像学检查等方法。因此，加强对 MGRS 的临床表现、病理变化、系统诊断及合理治疗的认识，对于控制患者病情发展和肾功能损伤具有重要意义。MIDD 是一种罕见的惰性、隐匿性、克隆性浆细胞疾病,主要累及肾脏,属 MGRS 或继发于 MM 或其他淋巴增殖性肿瘤。以 κ 轻链为主,形成无定形沉积物,刚果红染色阴性。肾活检/其他组织活检是确诊金标准。参照浆细胞病方案进行治疗,可考虑 ASCT,治疗目标是清除 M 蛋白,挽救器官功能。血清游离轻链水平变化对评估治疗反应最有价值,同时其还是预测肾功能及总体生存的独立预后因素。

(肾内科:薛 杨)

参 考 文 献

[1] Nasr SH, Valeri AM, Cornell LD, et al. Renal monoclonal immunoglobulin deposition disease: a report of 64 patients from a single institution. Clin J Am SocNephrol, 2012, 7(2): 231-239.

[2] Alexander MP, Nasr SH, Watson DC, et al. Renal crescentic alpha heavy chain deposition disease: a report of 3 cases and review of the literature. Am J Kidney Dis, 2011, 58(4): 621-625.

[3] Herzenberg AM, Kiaii M, Magil AB. Heavy chain deposition disease: recurrence in a renal transplant and report of IgG (2) subtype. Am J Kidney Dis, 2000, 35(5): E25.

[4] Soma J, Sato K, Sakuma T, et al. Immunoglobulin gamma3-heavy-chain deposition disease: report of a case and relation ship with hypocomplementemia. Am J Kidney Dis, 2004, 43(1): E10、16.

[5] MikhaelJR, SchusterSR, Jimenez - Zepeda VH, et al. Cyclophosphamide - bortezomib - dexamethasone (CyBorD) produces rapid and complete hematologic response in patients with AL amyloidosis[J]. Blood,2012,119(19):4391-4394.

[6] Kumar SK, Hayman SR, Buadi FK, et al. Lenalidomide, cyclophosphamide, and dexamethasone for light - chain amyloidosis: long - term results from a phase 2 trial[J]. Blood, 2012, 119(21): 4860-4867.

[7] Dispenzieri A, Buadi F, Laumann K, et al. Activity of pomalidomide in patients with immunoglobulin light - chain amyloidosis[J]. Blood, 2012, 119(23): 5397-5404.

[8] Zonder J, Sanchorawala V, Snyder R, et al. Rapid haematologic and organ responses in patients with AL amyloid treated with bortezomib plus melphalan and dexamethason[J]. Amyloid, 2010, 17(s1): 86.

[9] Leung N, Bridoll XF, Batuman V, et al. The evaluation of monoclonal gammopathy of renalsignificance: a consensus report of the International Kidney and Monoclonal Gammopathy Research Group. Nature Reviews Nephrology, 2019, 15(2): 121.

[10] 于小勇. 多发性骨髓瘤、焖烧型骨髓瘤、意义未明的单克隆免疫球蛋白沉积病、有肾脏意义的单克隆免疫球蛋白沉积病的概念. 中国中西医结合肾病杂志, 2018, 19(12): 1063.

[11] 谌贻璞. 需要提高对冷球蛋白血症病及其肾损害的认识. 中国中西医结合肾病杂志, 2015, 16(9): 753-755.

[12] Li XM, Rui HC, Liang DD, et al. Clinicopathological characteristics and outcomes of light chain deposition disease: an analysis of 48 patients in a single Chinese center[J]. Ann Hematol, 2016, 95(6): 901-909. DOI:10.1007/s00277-016-2659-1.

第七章 血液科典型病例

病例 1 "晨起血尿"的追踪溯源

一、病例简介：

患者，男，29 岁，主因"鼻衄 9 个月"入院。

现病史：患者于入院前 9 个月无明显诱因出现鼻衄，无淤斑、牙龈出血，无头晕、心悸，无胸痛，无血尿、泡沫尿、少尿，无胸闷、憋气，无夜间端坐呼吸、咳嗽、咳痰，无咯血，无发热，无腹痛腹泻，无恶心呕吐，就诊于当地医院，查血常规示：白细胞 2.9×10^9/L，血红蛋白 79g/L，网织红细胞 1.92%，血小板 56×10^9/L，中性粒细胞 60%，淋巴细胞 37%，单核细胞 3%，查骨髓增生活跃，红系比例增高，粒系 CD59 - 25%，考虑为阵发性睡眠性血红蛋白尿症（PNH），为进一步诊治入我科。患者自发病以来精神、饮食、睡眠可，二便如常，体重及体力无明显变化。

体格检查：T 36.1℃，P 103 次/分，R 18 次/分，BP 150/90mmHg。神清语利，贫血貌，周身皮肤散在淤斑，无黄染及皮疹，浅表淋巴结未触及明显肿大，巩膜无黄染，双瞳孔等大等圆，球结膜无充血、水肿，口唇无发绀，咽无充血，扁桃体不大，颈软无抵抗，胸骨、脊柱无压痛，双肺呼吸音粗，双肺未及干湿啰音，律齐，各瓣膜听诊区未闻及病理性杂音，腹软，无压痛及反跳痛，肝脾肋下未及，双下肢无水肿。

二、入院检查

血常规：WBC 2.2×10^9/L，Hb 68g/L，RBC 2.01×10^{12}/L，网织红细胞 2.05%，PLT 45×10^9/L，中性粒细胞 72%，淋巴细胞 25%，单核细胞 3%。游离血红蛋白 11mg/L（正常值 <40mg/L），结合珠蛋白 0.38g/L（参考值范围：0.5 ~2g/L）。

生化检查：乳酸脱氢酶 270U/L（参考值范围：94 ~250U/L），余肝酶及胆红素正常。

铁蛋白 415ng/ml（参考值范围：21.8 ~274.6ng/ml），尿常规正常。

风湿免疫全项：抗核抗体 1∶160，斑点型，余阴性。

髂骨骨髓象：增生明显活跃，粒系 19%，红系 51.5%，伴巨幼样变，巨核细胞 102 个；胸骨骨髓象：增生明活，粒系 25%，红系 63%，巨核细胞 96 个。外周血 CD_5^+ B 细胞 28.82%，TH/TS 0.81，骨髓细胞膜抗体：CD15 + 细胞 IgM（ + ）（图 7 - 1）。染色体（ - ），FISH（ - ）。

粒系 CD59 - 细胞升高（20.86%，图 7 - 2），而 Flaer 阴性（图 7 - 3）

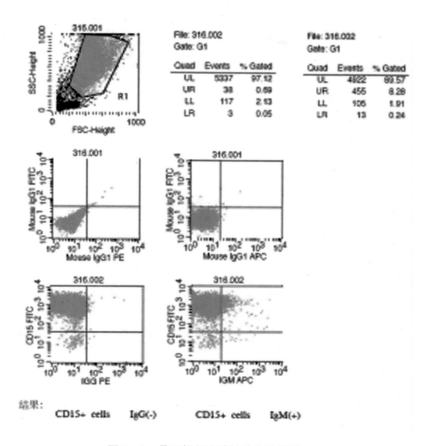

图 7 - 1　骨髓粒细胞膜抗体 IgM 阳性

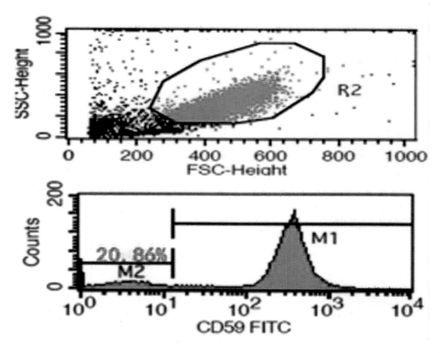

图 7 - 2　粒系 CD59 - 细胞升高

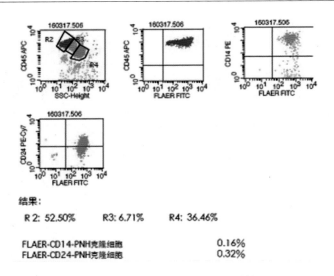

结果：

R 2: 52.50%　　　R3: 6.71%　　　R4: 36.46%

FLAER-CD14-PNH克隆细胞　　　　　　　0.16%
FLAER-CD24-PNH克隆细胞　　　　　　　0.32%

图7-3　Flaer 阴性

三、最终诊断

免疫相关性全血细胞减少症(假性阵发性睡眠性血红蛋白尿症克隆)。

四、治疗及疗效、随访

给予糖皮质激素丙种球蛋白冲击治疗[$0.4g/(kg \cdot d) \times 5$ 天]，及十一酸睾丸酮、EPO(erythropoietin，促红细胞生成素)、G-CSF(granulocyte-colony stimulating factor，粒细胞集落刺激因子)、IL-11(interleukin-11，白介素-11)促造血治疗，治疗1个月后脱离输血，血常规示白细胞 $5.1 \times 10^9/L$，血红蛋白98g/L，血小板 $49 \times 10^9/L$，复测粒细胞CD59表达正常(图7-4)，骨髓粒细胞表面膜抗体转为阴性(图7-5)，好转出院。

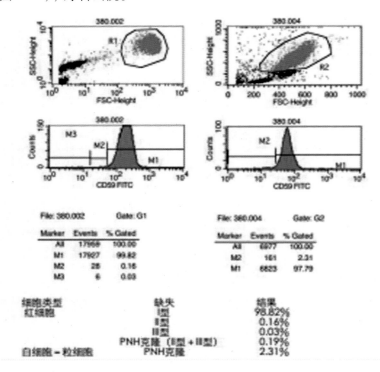

图7-4　复测粒细胞 CD59 表达正常

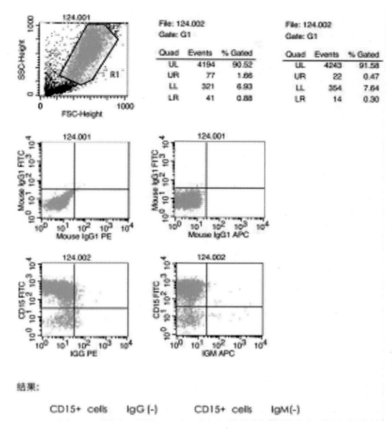

结果：

CD15+ cells　　IgG (-)　　　　CD15+ cells　　IgM(-)

图 7 - 5　骨髓粒细胞表面膜抗体转为阴性

五、丁凯主治医师分析病例

患者青年男性，全血细胞减少入院，本病例治疗前先后两次外周血粒细胞 CD59 阴性细胞比例增高，但经 Flaer 检测发现其血细胞膜上的锚蛋白表达完全正常，故可明确排除 PNH 的诊断。结合本例患者粒细胞可以检测到自身抗体，故该患者最终诊断为免疫相关性血细胞减少症，且激素、丙种球蛋白联合促造血治疗后取得了明显疗效。

六、MDT 讨论目的

是否可用"一元论"解释所有症状，并发症的处理。

七、多学科会诊意见

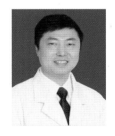

吕星，男，副主任医师，副教授，任职于天津医科大学总医院风湿免疫科。2005 年于天津医科大学获博士学位，擅长系统性血管炎、系统性红斑狼疮、类风湿关节炎、干燥综合征、脊柱关节病、多发性肌炎、皮肌炎等风湿免疫性疾病。

风湿免疫科吕星副主任医师：患者青年男性，因血细胞减少入院并伴随相关症状，骨髓细胞膜抗体阳性，并伴有抗核抗体阳性。抗核抗体检查是自身免疫性疾病筛选试验。抗核抗体（antinuclear antibody，ANA），又称抗核酸抗原抗体，是一组对细胞核内的 DNA、RNA、蛋白或这些物质的分子复合物产生的自身抗体。按其核内各个分子的性能不同可将各 ANA 区分开来，如抗 DNA 抗体、抗组蛋白抗体、抗非组蛋白抗体、抗核仁抗体等，每一大类又因不同抗原特性而再分为许多种类。因此 ANA 在广义上是一组各有不同临床意义的自身抗体，更确切的名称应为抗核抗体谱。ANA 主要存在于 IgG，也见于 IgM、IgA，甚至 IgD 及 IgE

中。抗核抗体能识别各种细胞核组分，可特征性地出现于许多自身免疫性疾病中，尤其是类风湿性疾病，可判断疾病的活动性及预后，观察治疗反应，指导临床治疗。抗核抗体在多种自身免疫病中均呈不同程度的阳性率，如系统性红斑狼疮（SLE，95%～100%）、类风湿性关节炎（RA，10%～20%）、混合性结缔组织病（MCTD，80%～100%）、干燥综合征（SjS，10%～40%）、全身性硬皮病（85%～90%）、狼疮性肝炎（95%～100%）、原发性胆汁性肝硬化（95%～100%）等，但经皮质激素治疗后，阳性率可降低。抗核抗体在类风湿患者中有20%～50% IgG型ANA呈阳性，小儿类风湿ANA的阳性率19%～35%，伴发虹膜睫状体炎者阳性率高（50%～90%），故ANA阳性预示类风湿有发生慢性睫状体炎的可能，已发现75%类风湿患者有多形核白细胞的特异性ANA或抗中性粒细胞胞浆抗体（ANCA）可使白细胞核受到破坏。一种自身免疫病可检测出多种自身抗体，检出一种抗核抗体又可涉及多种相关的自身免疫病，因此临床医师往往需要参考多项免疫指标，结合临床表现和其他辅助检查综合分析作出诊断。综上，此患者考虑为自身免疫系统功能异常造成的多靶点损害，同意血液科免疫抑制治疗。

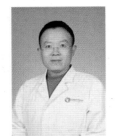

赵威，副主任医师，北京协和医学院临床医学博士，任职于天津医科大学总医院消化内科。第一作者发表中华期刊及SCI文章10余篇，参与国家自然科学基金2项。目前担任中华医学会功能性胃肠病学组委员，中华中西医结合消化内镜分会心身委员会委员，天津中西医结合消化病学会委员。擅长：功能性胃肠病及动力障碍性疾病的基础及临床诊治。

消化科赵威副主任医师：凡能引起溶血的疾病均可产生溶血性黄疸，包括先天性溶血性贫血和后天性获得性溶血性贫血。前者有海洋性贫血（地中海贫血）、遗传性球形红细胞增多症等；后者有自身免疫性溶血性贫血、新生儿溶血病、不同血型输血后的溶血及蚕豆病、伯氨喹啉、蛇毒、毒蕈、阵发性睡眠性血红蛋白尿等。血清总胆红素增加，以非结合胆红素为主，结合胆红素基本正常。由于血中非结合胆红素增加，结合胆红素形成也代偿性增加，从胆道排至肠道也增加，致尿胆原增加，粪胆素随之增加，粪色加深。肠内的尿胆原增加，重吸收至肝内者也增加，由于缺氧及毒素作用，肝处理较正常增多的尿胆原的能力降低，致血中尿胆原增加，并从肾脏排出，故尿中尿胆原增加，但无胆红素。急性溶血时尿中有血红蛋白排出，隐血试验阳性。血液检查除贫血外尚有网织红细胞增加、骨髓红细胞系列增生旺盛等。此患者并未出现胆红素升高等溶血情况，也从侧面印证了其"假性PNH"的诊断。

八、专家点评

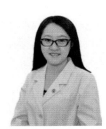

付蓉，女，医学博士，主任医师，博士生导师，二级教授。1992年毕业于天津医科大学，2002年获中国协和医科大学博士学位，2004－2005年于香港大学做博士后，2013年于澳大利亚皇家墨尔本医院做访问学者。现任天津医科大学总医院副院长，天津市"津门医学英才"，现任中华医学会血液学分会常委，中国医师协会血液科医师分会委员，中国女医师协会临床肿瘤学专业委员会常委，中国药理学会来华留学生工作委员会副主委，海峡两岸卫生交流协会血液病专家委员会常委，天津市医学会血液学分会主委，天津市医师协会血液科医师分会副会长。执笔《再生障碍性贫血中国专家共识》《PNH中国专家共识》《纯红细胞再生障碍中国专家共识》。

本病例治疗前先后两次外周血粒细胞CD59阴性细胞比例增高，但经Flaer检测发现其血细胞膜上的锚蛋白表达完全正常，故可明确排除PNH的诊断。结合本例患者粒细胞可以检测到自身抗体，故该患者最终诊断为免疫相关性血细胞减少症，且激素、丙种球蛋白联合促造血治疗后取得了明显疗效。

以往检测血细胞膜表面锚连蛋白 CD59、CD55 是诊断 PNH 的金标准,但这种方法不是直接检测 GPI 锚,而是检测锚连蛋白,可能会出现误诊。Flaer 一种可直接检测 GPI 锚蛋白的新方法,可发现微小 PNH 克隆,也可防止因其他因素的干扰导致的锚链蛋白假阴性的结果,它是诊断 PNH 的真正的"金标准"。我们分析 CD59 阴性细胞表达增高原因可能是粒细胞自身抗体封闭了部分粒细胞表面的 CD59 蛋白,导致出现 CD59 阴性克隆的出现。该患者治疗后自身抗体消失的同时 PNH 克隆也随之消失,这一结果也验证了前面的推测,即 B 细胞介导的体液免疫功能的亢进导致机体产生抗自身血细胞的自身抗体(IgG、IgM 等)产生破坏骨髓造血细胞和(或)封闭功能蛋白(如部分锚连蛋白)。FLAER 能特异地与细胞膜上的 GPI 蛋白结合,在膜上形成孔洞而使细胞溶破。由于缺失 GPI 蛋白是 PNH 细胞的专有特性,可以用此法把 PNH 细胞和正常细胞区分开来,从而为 PNH 诊断提供一种简便的方法。

九、文献汇总

关于 PNH 的发病机制,Dacie 提出的所谓 PNH 发病的双重发病学说(dual pathogenesis theory,DPT)是被普遍认可和接受的假说。首先,造血干细胞在一定条件下发生突变,产生 GPI 缺陷的 PNH 克隆;其次,由于某种因素(现多认为是免疫因素),发生造血功能损伤或造血功能衰竭,PNH 克隆获得增殖优势,超过正常克隆。

GPI 接连的抗原多种,也造成对 PNH 细胞生物学行为解释的复杂性,但两个 GPI 锚蛋白 - CD55、CD59,由于其对补体调节中的重要作用,始终在 PNH 发病机制、临床表现、诊断和治疗中被密切关注。CD55 是细胞膜上的 C3 转化酶衰变加速因子(DAF),通过调节 C3 和 C5 补体蛋白转化酶调控早期补体级联反应。起初认为 CD55 在 PNH 的红细胞溶血中有重要作用,并以此来解释 PNH 的红细胞对补体的敏感性。然而,单纯 CD55 缺乏并不能导致溶血,这在先天性 CD55 缺乏症患者中得到了证实。CD59 又被称为膜反应性攻击复合物抑制剂(MIRL),其可以阻止 C9 掺入 C5b - 8 复合物中,而阻止膜攻击单位形成,达到抑制补体终末攻击反应的作用。此患者由于 B 细胞介导的体液免疫功能的亢进导致机体产生抗自身血细胞的自身抗体(IgG、IgM 等)产生破坏骨髓造血细胞和(或)封闭功能蛋白(如部分锚连蛋白),导致"假性 PNH",而不是真正的由于 GPI 缺失所造成的 PNH。

(血液内科:丁 凯)

参 考 文 献

[1] Luzzatto L. PNH phenotypes and their genesis. Br J Haematol, 2020, 189(5): 802 - 805.

[2] Schrezenmeier H, Roth A, Araten DJ, et al. Baseline clinical characteristics and disease burden in patients with paroxysmal nocturnal hemoglobinuria(PNH): updated analysis from the International PNH Registry. Ann Hematol, 2020, 99(7): 1505 - 1514.

[3] Luzzatto L, Karadimitris A. Paroxysmal nocturnal haemoglobinuria(PNH): novel therapies for an ancient disease. Br J Haematol, 2020, 191(4): 579 - 586.

[4] Naim F, Saraf A, Dass J, et al. A Prospective, Cross Sectional Study of PNH Clone in MDS Patients Using High Sensitivity Flowcytometry: A Single Center Experience. Indian J Hematol Blood Transfus, 2020, 36(3): 519 - 525.

[5] Manivannan P, Tyagi S, Pati HP, et al. FLAER Based Assay According to Newer Guidelines Increases Sensitivity of PNH Clone Detection. Indian J Hematol Blood Transfus, 2020, 36(3): 526 - 534.

病例 2 皮肤紫癜

一、病例简介

患者，男，60岁，主因"间断牙龈出血4年，皮疹及皮肤出血点2年，乏力半年"入院。

现病史：4年前患者间断出现刷牙后牙龈出血，不易止血，偶有血块，后至口腔门诊洁牙后症状好转。2年前患者双下肢膝盖以下出现点状红色皮疹，自诉不高于皮面，伴瘙痒，常于喝酒及食海鲜后加重，无晨轻暮重表现。至外院皮肤科就诊予"芦丁、维生素 C"处理，患者未遵医嘱服用，自诉1年多前上述症状自行缓解。1年前患者颜面部及躯干部出现多处自发性出血点，伴瘙痒，于挠抓后出血点增多。患者于外院就诊查血常规：Hb 119g/L(130 ~ 175g/L)，RBC 3.96 × 10^{12}/L，PLT 191 × 10^9/L，WBC 5.84 × 10^9/L，肝功能 GLO 46.5g/L(↑)，未予特殊处理。半年前患者感乏力、体力下降，并感皮肤出血点及瘙痒加重，至我院变态反应科就诊。查血常规：Hb 111g/L(130 ~ 175g/L)，RBC 3.54 × 10^{12}/L，PLT 194 × 10^9/L，WBC 6.29 × 10^9/L，行过敏原检测对"蟑螂"过敏。1个月余前，患者乏力加重、体力下降明显，活动后出现憋气。外院尿常规：尿蛋白(+)，尿潜血(±)。我院门诊血常规：Hb 105g/L，RBC 3.37 × 10^{12}/L，PLT 190 × 10^9/L，WBC 6.52 × 10^9/L，凝血功能、铁三项及血液三项均未见异常，花生四烯酸诱导血小板聚集率2%(56% ~ 82%)，ADP 诱导血小板聚集率45%(57% ~ 83%)，凝血因子活性测定 FX Ⅱ 31.9%(50% ~ 120%)，遂以"紫癜待查"收入我科。

既往史：患者既往有高血压病史10余年，最高180/120mmHg，予替米沙坦、苯磺酸氨氯地平控制血压，血压控制在140 ~ 150/90 ~ 95mmHg。糖尿病史7年，予二甲双胍、伏格列波糖、维格列汀降糖治疗，空腹血糖维持在7 ~ 8mmol/L。否认出凝血疾病家族史，否认食物药物过敏史。

体格检查：额头、腹部、背部、手部皮肤散在出血点(图7 - 6)，余查体未见异常。

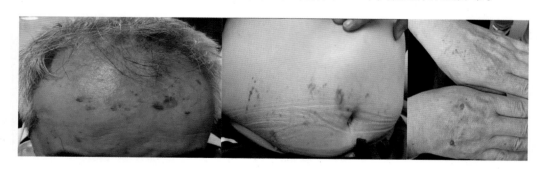

图7 - 6 患者皮肤出血点

二、辅助检查

入院后复查凝血功能未见异常。

血常规：Hb 104 g/L，RBC 3.37 × 10^{12}/L，PLT 202 × 10^9/L，WBC 6.66 × 10^9/L。

血管性血友病因子抗原(vWF: Ag)正常。

狼疮抗凝物(-)。

肝功能：ALB 34g/L(↓)，GLO 50g/L(↑)。

风湿免疫全项：IgA 4150mg/dl，明显升高，IgG 及 IgM 减低，风湿抗体阴性。

血清蛋白电泳(SPE)以及免疫固定电泳(IFE)检查发现 M 蛋白，其成分为 IgA - λ(图7 - 7)。

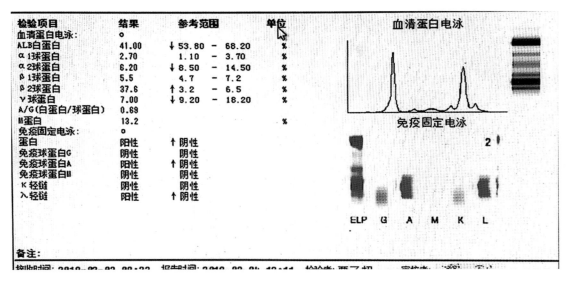

图7-7 血清蛋白电泳(SPE)以及免疫固定电泳(IFE)检查

β_2微球蛋白3.55mg/L(↑)。

骨穿:幼稚浆细胞33.5%。

游离轻链比值$F\kappa/F\lambda=8.09/108$。

博氏BNP 1370pg/ml(↑ , 0~100pg/ml);NT-proBNP 3459pg/ml。

心脏彩超:考虑高血压性心肌病合并心肌淀粉样变,左心受累为主。

血钙、肌酐正常。

PET/CT:体部显像未见典型恶性肿瘤征象,心影增大,双侧胸腔少量积液,双侧肩关节周围炎性病变。

三、初步诊断

1. 多发性骨髓瘤IgA-λ型(D-S分期ⅡA期;ISS分期Ⅱ期;R-ISS分期Ⅱ期)。
2. 心肌淀粉样变性[高血压性心肌病,心功能Ⅱ级(NYHA分级)]。
3. 高血压3级(极高危)
4. 2型糖尿病。

四、治疗经过

予伊沙佐米联合地塞米松联合化疗,并降压、降糖治疗。

五、郝山凤主治医师分析病例

病例特点:①患者老年男性,起病隐匿;②患者主要表现为皮肤出血点;③查体可见皮肤紫癜;④患者骨髓幼稚浆细胞比例>10%,血清出现IgA-λ型M蛋白;血红蛋白减低。

MM诊断标准:有症状(活动性)骨髓瘤的诊断标准(需满足第1条及第2条,加上第3条任1项):①骨髓单克隆浆细胞≥10%或组织活检证实髓外浆细胞瘤;②血清和(或)尿出现单克隆M蛋白;③存在以下至少1项的骨髓瘤相关事件,即CRAB-SLiM症状之一:高钙血症(C);肾功能不全(R),肌酐>2mg/dl(>117μmol/L)或肌酐清除率<40ml/min;贫血(A);骨质破坏(B),骨骼X线、CT或PET/CT检查提示1处或多处病变;骨髓单克隆浆细胞≥60%(S);不正常的轻链比值≥100(累及κ链)或≤0.01(累及λ链)(Li);骨骼(B),MRI检查发现1个以上≥5mm病灶。

MM诊断分期:MM的D-S分期体系、ISS、R-ISS分期体系(表7-1、表7-2)。

表7-1 Duric-Salmon 分期体系

分期	分期标准
Ⅰ期	满足以下所有条件:1. Hb > 100g/L;2. 血清 Ca ≤ 2.65mmol/L(11.5mg/dl);3. 骨骼 X 线:骨骼结构正常或孤立性骨浆细胞瘤;4. 血清或尿骨髓瘤蛋白产生率低:(1)IgG < 50g/L;②IgA < 30g/L;③本周蛋白 < 4g/24h
Ⅱ期	不符合 Ⅰ 期和 Ⅲ 期的所有患者
Ⅲ期	满足以下1个或多个条件:1. Hb < 85g/L;2. 血清 Ca > 2.65mmol/L(11.5mg/dl);3. 骨骼检查中溶骨病变 > 3处;4. 血清或尿骨髓瘤蛋白产生率高:(1)IgG > 70g/L;(2)IgA > 50g/L;(3)本周蛋白 > 12g/24h
亚型	
A 亚型	肾功能正常[肌酐清除率 > 40ml/min 或血清肌酐水平 < 177μmol/L(2.0mg/dl)]
B 亚型	肾功能不全[肌酐清除率 ≤ 40ml/min 或血清肌酐水平 ≥ 177μmol/L(2.0mg/dl)]

表7-2 国际分期体系(ISS)及修订的国际分期体系(R-ISS)

分期	ISS 的标准	R-ISS 的标准
Ⅰ期	β_2-MG < 3.5mg/L 和白蛋白 ≥ 35g/L	ISS Ⅰ 期和非细胞遗传学高危患者同时 LDH 水平正常
Ⅱ期	不符合 ISS Ⅰ 和 Ⅲ 期的所有患者	不符合 R-ISS Ⅰ 和 Ⅲ 期的所有患者
Ⅲ期	为 β_2-MC ≥ 5.5mg/L	ISS Ⅲ 期同时细胞遗传学高危患者 a 或者 LDH 高于正常水平

注:β_2-MG:β_2 微球蛋白;a:细胞遗传学高危指间期荧光原位杂交检出 del(17),t(4;14);t(14;16)

该患者骨髓幼稚浆细胞比例 > 10%,血清出现 IgA-λ 型 M 蛋白;存在贫血症状,因此诊断多发性骨髓瘤 IgA-λ 型;IgA 41.5g/L,不满足 Ⅰ 期条件,但是也不符合 Ⅲ 期所需的任一条件因此评价 D-S 分期为 Ⅱ 期;β_2 微球蛋白 3.55mg/L,ALB 34g/L,LDH 水平正常,因此评价 ISS 及 R-ISS 分期均为 Ⅱ 期。

六、MDT 讨论目的

皮肤改变是否为其他原因引起。

七、多学科会诊意见

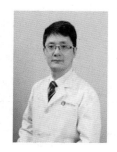

刘原君,硕士,皮肤性病学博士、副研究员,副主任医师,硕士研究生导师,任职于天津医科大学总医院皮肤科。天津"131"创新人才培养工程第二层次人才。中华中医药学会防治艾滋病分会委员,中国微生物学会人兽共患病病原学专委会委员,中国衣原体研究协会秘书。

皮肤科刘原君副主任医师:MM 的皮肤表现可以分成特异性和非特异性皮损。特异性皮损表现包括髓外皮肤和黏膜瘤细胞浸润所致的皮肤肿瘤。非特异性表现包括由于 M 蛋白沉积、血细胞减少或内脏器官(肾脏、肺、神经、神经节)受损而引起的皮肤异常改变。部分病例以皮肤为首发表现而就诊于皮肤科(包括坏疽性脓皮病、白细胞碎裂性血管炎、Sweet 综合征、角层下脓疱、扁平黄瘤、苔藓性黏液水肿等),往往通过皮肤活检发现存在异常浆细胞浸润或淀粉样物质沉积,后进一步完善检查诊断为浆细胞病,但是该患者的皮肤表现是典型的出血表现。

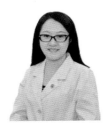付蓉,女,医学博士,主任医师,博士生导师,二级教授。1992 年毕业于天津医科大学,2002 年获中国协和医科大学博士学位,2004 - 2005 年于香港大学做博士后,2013 年于澳大利亚皇家墨尔本医院做访问学者。现任天津医科大学总医院副院长,天津市"津门医学英才",现任中华医学会血液学分会常委,中国医师协会血液科医师分会委员,中国女医师协会临床肿瘤学专业委员会常委,中国药理学会来华留学生工作委员会副主委,海峡两岸卫生交流协会血液病专家委员会常委,天津市医学会血液学分会主委,天津市医师协会血液科医师分会副会长。执笔《再生障碍性贫血中国专家共识》《PNH 中国专家共识》《纯红细胞再生障碍中国专家共识》。

付蓉主任医师:出血并非 MM 常见的首发症状,任何疾病导致出血都离不开引起出血的三大因素:血管壁、血小板、凝血因子,MM 也不例外。结合本患者具体病史:无出血性疾病家族史,血小板数目以及凝血功能未见异常却有出血表现,该表现常见原因包括血管壁因素、血小板质异常、AvWD、获得性 FⅫ缺乏、异常纤维蛋白原血症、纤溶酶抑制物缺乏。

本病例我们完善了 vWF:Ag 及血小板聚集功能检测,提示血小板聚集功能是降低的,凝血因子活性检测 FⅫ活性减低,未行 FⅩⅢ活性检测。FⅫ的作用除激活 FⅪ外,也激活纤溶系统和补体系统。大部分 FⅫ缺乏病例因 APTT(活化部分凝血活酶时间)延长而得到诊断,少数患者因血栓而确诊,血栓形成可能是由于 FⅫ缺乏导致纤溶活性降低有关,因此本病例中患者 APTT 正常,其出血症状与 FⅫ下降无关。考虑该患者皮肤出血点主要与血小板聚集功能下降及 M 蛋白损伤血管壁有关,而其根本还在于本病 MM。

八、专家点评

付蓉主任医师:多发性骨髓瘤(MM)是一种克隆性浆细胞异常增殖的恶性疾病。由于本病起病隐匿,临床表现多种多样,当临床表现不典型或以某一系统症状为突出表现时,极易误诊误治,延误救治时机。

患者自诉 4 年前便出现牙龈出血,1 年前出现下肢皮疹,曾就诊于皮肤科、变态反应科,皮疹反复发作。因患者至我科就诊时,下肢皮疹已经完全消失,无法判断当时其下肢是皮疹还是出血点。

该患者此次入院突出的症状为皮肤出血点以及活动后憋气,因此临床上按照"出血性疾病合并心功能不全待查"临床思路考虑,但是随着球蛋白高、SPE 及 IFE 阳性、骨穿发现幼稚浆细胞增多、心脏彩超提示心肌淀粉样变性等异常被逐一发现,患者诊断逐渐明朗,心功能不全症状也得以合理解释。

出血并非 MM 常见的首发症状,任何疾病导致出血都离不开引起出血的三大因素:血管壁、血小板、凝血因子,MM 也不例外。结合本患者具体病史:无出血性疾病家族史,血小板数目以及凝血功能未见异常却有出血表现,该表现常见原因包括血管壁因素、血小板质异常、AvWD、获得性 FⅫ缺乏、异常纤维蛋白原血症、纤溶酶抑制物缺乏。

本病例我们完善了 vWF:Ag 以及血小板聚集功能检测,提示血小板聚集功能是降低的,凝血因子活性检测 FⅫ活性减低,未行 FⅩⅢ活性检测。FⅫ的作用除激活 FⅪ外,也激活纤溶系统和补体系统。大部分 FⅫ缺乏病例因 APTT(活化部分凝血活酶时间)延长而得到诊断,少数患者因血栓而确诊,血栓形成可能是由于 FⅫ缺乏导致纤溶活性降低有关,因此本病例中患者 APTT 正常,其出血症状与 FⅫ下降无关。考虑该患者皮肤出血点主要与血小板聚集功能下降及 M 蛋白损伤血管壁有关,而其根本还在于本病 MM。

纵观患者病史,4 年前开始出现牙龈出血,但无任何检查资料,且之后通过洁牙便缓解,因此无法判断是牙龈局部原因引起还是已有 MM 参与引起。1 年前有客观化验资料显示轻度贫血、球蛋白高,但未引起非血液科医师足够重视未再行进一步检查。

这也提示年轻大夫以及非血液专科医师，MM 临床表现多种多样，需要我们尽可能完善门诊接诊患者的血、尿、便常规以及肝肾功能电解质等基本项目的检查，并且不轻易遗漏对球蛋白升高、尿蛋白阳性等异常指标的进一步筛查，这样才能大大降低 MM 的误诊率和漏诊率。

九、文献汇总

据文献报道，华氏巨球蛋白血症患者以出血为首发症状的比例约为 19%，系统性轻链淀粉样变性患者眶周淤斑为首发症状的占 15%，而 MM 以出血为首发症状的比例不到 2%，以皮肤出血为首发症状的比例更是少之又少了。以皮肤损害为首发症状的 MM 占 1.22%。可见，无论以皮肤损害还是以皮肤出血点为首发症状的 MM 都不常见。

任何疾病导致出血都离不开引起出血的三大因素：血管壁、血小板、凝血因子，MM 也不例外。

1. 高黏滞综合征导致的血管损伤。单克隆 M 蛋白或其组成成分沉积于血管壁，使得血管壁脆性增加、收缩能力降低，导致出血。值得一提的是，本病例患者之前在外院曾被怀疑其下肢皮疹为过敏性紫癜（HSP），由于患者至我科就诊时下肢皮疹已经完全消失，是否有 HSP 的病史已无从考证。但是自 1980 年至今国内外共报道 4 例 MM 合并 HSP 病例，均为 IgA 型，其中 2 例患者血清 IgA 分子的铰链区 O - 聚糖存在半乳糖缺陷，而 HSP 发病机制之一即为体内产生针对半乳糖缺陷 IgA 的抗体进而引起血管损伤。

2. 血小板异常。初治 MM 患者血小板减少的发生率仅为 5%，且多数为轻度减低，并非造成出血的主要原因。血小板聚集功能的下降是引起出血的主要原因。大多是由于 M 蛋白与血小板非特异性结合导致血小板聚集功能降低，也有报道发现 MM 患者体内存在针对血小板表面抗原 GPⅢaA 及 GPⅠbb 的特异性抗体。

3. 获得性凝血因子缺乏。M 蛋白可干扰纤维蛋白单体的交联聚集，进而不能形成正常血凝块而致出血；MM 患者体内存在针对凝血因子的特异性抗体；MM 患者循环肝素样抗凝物质增多，如硫酸乙酰肝素和硫酸软骨素。

4. 获得性血管性血友病（AvWD）。MM 患者 AvWD 的发生率约 9%，但是由于许多医生对 AvWD 认识不足，常导致漏诊。AvWD 的表现与 vWD - 2A 型类似，表现为血小板正常、vWF: Ag 正常或轻度减少、vWF 活性明显降低。

（血液内科：郝山凤）

参 考 文 献

［1］Eby C. Pathogenesis and management of bleeding and thrombosis in plasma cell dyscrasias. Br J Haematol, 2009, 145 (2): 151 - 163.

［2］Coppola A, Tufano A, Di Capua M, et al. Bleeding and thrombosis in multiple myeloma and related plasma cell disorders. Semin Thromb Hemost, 2011, 37(8): 929 - 945.

［3］Bhutani M, Shahid Z, Schnebelen A, et al. Cutaneous manifestations of multiple myeloma and other plasma cell proliferative disorders. Semin Oncol, 2016, 43(3): 395 - 400.

［4］中国多发性骨髓瘤诊治指南(2017 年修订). 中华内科杂志, 2017, 56(11): 866.

病例 3 此贫血非彼贫血

一、病例简介

患者，男，35 岁，主因"间断鼻衄、皮肤淤斑 7 个月余"入院。

现病史：入院前 7 个月，患者出现间断鼻衄及皮肤淤斑。查血常规：Plt 14×10^9/L，Hb $80 \sim 90$g/L，WBC 正常，输注 Plt 间期 7 天。外院行骨穿检查诊断为 MDS，拟行造血干细胞移植，为求进一步诊治而入我院。

既往史：既往有青霉素、头孢类抗生素过敏史；未婚未育；母亲患类风湿性关节炎，父亲体健，一姐体健。

体格检查：T 35.5℃，P 78 次/min，R 20 次/min，Bp 120/70mmHg(1mmHg = 0.133kPa)。贫血貌，皮肤少量淤斑，双下肢散在出血点，余(-)。

二、入院检查

血常规：Hb 80g/L，RBC 2.22×10^{12}/L，WBC 11.6×10^9/L(N 0.83，L 0.14，M 0.03)，Plt 2×10^9/L，RET 3.47%。

肝肾功能正常。

免疫全项：IgG 472U/L↑。

病毒检查微小病毒 B19 IgG(+)，血清 EPO >400mU/L。

甲状腺功能：FT 33.37pmol/L(3.5 ~ 6.5pmol/L)。

肿瘤全项(-)。

叶酸 >24.00ng/L，维生素 B_{12}、Fe 正常。

血皮质醇、甲状腺抗体、胰岛素抗体，促肾上腺皮质激素及 TSH 均正常。

睾酮 <10ng/dl(2.41 ~ 8.27μg/L)，生长激素 <0.5ng/L(0.6 ~ 50)。

外周 COOMbs(-)。FHb 0.04g/L，Hp 0.38g/L。

骨髓穿刺(胸骨)：增生活跃，G =65%、E =12.5%，粒系比例未见明显异常，部分中幼粒细胞有核浆发育不平衡，以中晚幼粒及成熟粒细胞为主，分叶核粒细胞增多。红系比例减低，见有双核红细胞，以晚幼红细胞为主，成熟红细胞有大小不均。淋巴细胞比例未见异常。全片未见巨核细胞。Plt 少。髂骨：增生明显活跃，G =56.5%、E =20.5%，部分中幼粒细胞有核浆发育不平衡，以中晚幼粒细胞及成熟粒细胞为主。红系中晚幼红细胞为主，见花瓣核红细胞；成熟红细胞有大小不均。淋巴细胞比例未见异常。单核细胞未见异常。全片共见巨核细胞 2 个。Plt 少。组化：ALP 阳性率 76%，阳性指数 133，有核红糖原(-)，铁染色外铁(+ + + +)，铁粒幼红细胞 68%。PNH 克隆未测及。骨髓单个核细胞膜抗体：CD_{34}^+2 IgM(+)，GlycoA + IgM(+)，T 亚群正常：CD_3^+ CD_4^+/CD_3^+ CD_8^+ 3.55，B 细胞活化指数增高：CD_5^+ CD_{19}^+/CD_{19}^+2 30.07%，NK 亚群：CD_{16}^+2 CD_{56}^+2 Lymp 4%。辅助 T 细胞 Th1/Th2 0.89，树突细胞亚群：DC1/DC2 5.39，T 细胞激活状态：CD8 + HLA - DR +/CD8 + 9.92%，髓系分化指数(CD_{13}^+2 + CD_{33}^+2)/CD_{13}^+2 0.61。染色体：47，XXY，t(5，9)(q13，q34)N/46，XY，t(5，9)(q13，q34)N。

三、最终诊断

1. 免疫相关性血细胞减少症。

2. 染色体异常伴雄激素不足待查。

3. 2 型糖尿病。

四、治疗、疗效及随访

入院后给予免疫调节、促造血及补充雄激素治疗：EPO 6000U 皮下隔日 1 次，IL－11 3.0mg 皮下隔日 1 次，TPO 1.5 万 U 皮下隔日 1 次，新山的明 50mg 3 次/日，十一酸睾酮注射液（安雄）40mg 3 次/日，甲强龙 40mg 1 次/日，丙种球蛋白 0.4g/［kg（体重）·d］×5 天，后以 10g 每周 1 次一直维持。经治疗患者逐渐脱离 Plt 输注，网织红细胞、Hb、Plt 持续上升。入院后 2 个月，好转出院。出院后定期门诊复查调药，血象持续上升，至 4 个月后随诊。血常规：Hb 108g/L，RBC 3.67×10^{12}/L，WBC 4.75×10^9/L（N 0.57，L 0.36，M 0.07），Plt 111×10^9/L，RET 1.41%，免疫全项正常，睾酮升至 0.61g/L。骨髓象恢复正常。B 细胞活化：$CD_5^+ CD_{19}^+2/CD_{19}^+2$ 42.08%，T 亚群：$CD_3^+ CD_4^+/CD_3^+$ CD8 + 2.17，NK 亚群：$CD_{16}^+2 CD_{56}^+2$ Lymp 9%，树突细胞亚群：DC1/DC2 3.62，骨髓单个核细胞膜抗体已全部转为阴性。出院后 6 个月患者血象下降，查 B 细胞活化：$CD_5^+ CD_{19}^+2/CD_{19}^+2$ 33.97%，给予利妥昔单抗及丙种球蛋白治疗，再次获得完全缓解，活化 B 细胞亚群治疗后降至 1.05%，血象恢复正常。

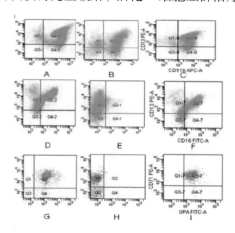

图1：A：正常人CD13/CD11b的表达。B：MDS患者CD13/CD11b的表达分群。C：患者CD13/CD11b的表达。D：正常人CD13/CD16的表达。E：MDS患者CD13/CD16的表达CD16脱失。F：患者CD13/CD16的表达。G：正常人CD71/GlycoA的表达。H：MDS患者CD71/GlycoA的表达CD71分群，GlycoA脱失。I：患者CD71/GlycoA的表达。

图 7－8　抗原呈连续性表达

五、宋嘉主治医师分析病例

此例患者表现为难治性血细胞减少，骨髓病态造血。患者同时存在染色体异常，根据维也纳最低诊断标准，若能充分除外其他疾病，可诊断为 MDS。但患者存在骨髓干祖细胞和有核红细胞自身抗体阳性，免疫抑制及促造血治疗后获得了持续的骨髓象和外周血细胞计数恢复正常，与治疗反应相平行的是其自身抗体的滴度逐渐降低，直至转为阴性，故将其确定诊断为免疫相关性血细胞减少症（IRH）。IRH 是我们课题组近 10 年发现的一种由于自身抗体抑制和（或）破坏骨髓造血细胞引起外周血细胞减少的自身免疫性疾病。其主要机制是通过抗原抗体反应，激活补体、巨噬细胞吞噬或封闭靶细胞功能区引起造血功能低下。因此诊断 MDS，必须除外这种新认识到的 IRH。对于此患者，我们还进行了 MDS 免疫表型的检测。正常骨髓髓系细胞发育分化过程中，部分细胞表面抗原如 CD34、HLA－DR、CD117、CD13、CD11b、CD16 的表达按一定顺序出现和消失，具有连续性，如 CD13/CD11b 组合的模式为"对钩"状、CD13/CD16 为"镰刀"状、CD71/GlycoA 为双阳性，而 MDS 患者由于以上抗原阶段性脱失，其表达是不连续的。本例患者以上抗原均呈连续性表达（图 7－8），从而佐证其不应诊断为 MDS。

有趣的是，此患者同时存在的甲状腺激素和雄激素的降低，由抗体导致的内分泌功能异常是已得到公认的一大类疾病，相关抗体的检查目前已成为临床筛查的常规。这提示自身免疫性疾病可相继或同时累及血液或血液系统以外的不同靶组织，表现为不同系统疾病。若未认识到此类疾病同源于"自身免疫"，而将其当作独立的"并发症"，极易误诊误治。

六、MDT 讨论目的

明确诊断。

七、多学科会诊

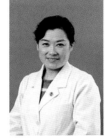

宋学茹，医学硕士，主任医师，天津医科大学总医院妇产科生殖中心负责人。专业方向：生殖内分泌及辅助生殖技术（试管婴儿）。

妇产科生殖中心宋学茹主任医师：先天性曲细精管发育不全综合征又称为克兰费尔特综合征（Klinefelter 综合征），是一种较常见的一种性染色体畸变的遗传病。本病特点为患者有类无睾身材、男性乳房发育、小睾丸、无精子及尿中促性腺激素增高等。本病患者性染色体为 47，XXY，即比正常男性多了 1 条 X 染色体，因此本病又称为 47，XXY 综合征。先天性曲细精管发育不全综合征的病因是由于父母的生殖细胞在减数分裂形成精子和卵子的过程中，性染色体发生不分离现象所致。卵细胞在成熟分裂过程中，性染色体不分离，形成含有两个 X 的卵子，这种卵子若与 Y 精子相结合即形成 47，XXY 受精卵。如果生精细胞在成熟过程中第 1 次成熟分裂 XY 不分离，则形成 XY 精子，这种精子与 X 卵相结合也可形成 47，XXY 的受精卵。天性曲细精管发育不全综合征患者在儿童期无异常，常于青春期或成年期时方出现异常。患者体型较高，下肢细长，皮肤细嫩，声音尖细，无胡须，体毛少等。约半数患者两侧乳房肥大。外生殖器常呈正常男性样，但阴茎较正常男性短小，两侧睾丸显著缩小，多小于 3cm，质地坚硬，性功能较差，精液中无精子，患者常因不育或性功能低下求治。智力发育正常或略低。与此同时，也有越来越多的证据表明自身免疫系统可以诱导染色体的核型异常，特别是异二倍体的产生，这可能是由于氧化应激和 NO 诱导细胞周期停滞所造成的。以上染色体核型改变可见于许多自身免疫系统异常的疾病，包括 Barrett 食管炎、肝炎、GVHD 和溃疡性结肠炎等。

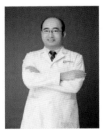

何庆，男，医学博士，美国路易斯安纳州立大学博士后，主任医师，博士研究生导师。擅长垂体－肾上腺疾病、甲状腺疾病、妊娠甲状腺疾病的诊治。

内分泌代谢科何庆主任医师：2 型糖尿病时，细胞免疫在一定程度上处于激活状态，T 淋巴细胞表达胰岛素受体，同时细胞分化以及细胞因子分泌发生改变；除胰岛素抗体，胰岛细胞抗体及谷氨酸脱羧酶抗体外，体液免疫所产生的其他一些抗体如 CD38 抗体，氧化低密度脂蛋白抗体，Reg 抗体及周细胞抗体等在 2 型糖尿病及其慢性并发症的发生、发展中也起一定的作用，且可能作为 2 型糖尿病慢性并发症的特异性生化指标，此患者同时存在的甲状腺激素和雄激素的降低，由抗体导致的内分泌功能异常是已得到公认的一大类疾病，相关抗体的检查目前已成为临床筛查的常规，这提示自身免疫性疾病可相继或同时累及血液或血液系统以外的不同靶组织，表现为不同系统疾病。若未认识到此类疾病同源于自身免疫，而将其当作独立的并发症，极易误诊误治。

八、专家点评

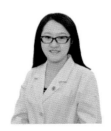

付蓉，女，医学博士，主任医师，博士生导师，二级教授。1992 年毕业于天津医科大学，2002 年获中国协和医科大学博士学位，2004－2005 年于香港大学做博士后，2013 年于澳大利亚皇家墨尔本医院做访问学者。现任天津医科大学总医院副院长，天津市"津门医学英才"，现任中华医学会血液学分会常委，中国医师协会血液科医师分会委员，中国女医师协会临床肿瘤学专业委员会常委，中国药理学会来华留学生工作委员会副主委，海峡两岸卫生交流协会血液病专家委员会常委，天津市医学会血液学分会主委，天津市医师协会血液科医师分会副会长。执笔《再生障碍性贫血中国专家共识》《PNH 中国专家共识》《纯红细胞再生障碍中国专家共识》。

付蓉主任医师：患者存在明确染色体的异常，难道自身免疫性疾病也能造成染色体的异常吗？回答是肯定的。越来越多的证据表明，自身免疫系统可以诱导染色体的核型异常，特别是异二倍体的产生，这可能是由于氧化应激和 NO 诱导细胞周期停滞所造成的。以上染色体核型改变可见于许多自身免疫系统异常的疾病，包括 Barrett 食管炎、肝炎、GVHD 和溃疡性结肠炎等。这也是自身免疫性疾病，如 AA，易发生克隆性演变的原因，而不能单纯的将其归因于免疫抑制剂物治疗造成的第二肿瘤。

MDS 的临床表现多样，发病机制复杂，有一点可以确定的是其本质是源于细胞 DNA 不可逆损伤的造血系统恶性克隆性疾病，否则不能诊断 MDS。人们也在不断摸索通过哪些检查指标可以确定其"恶性克隆"，目前可以得到公认的是必须多指标诊断 MDS，这也是 2007 年提出维也纳最低诊断标准的原因。我中心在 2004 年即通过回顾性和前瞻性研究提出了诊断 MDS 的 8 项指标，包括骨髓原始粒细胞和单核细胞 $\geqslant 0.020$、髓系细胞分化指数 $[(CD_{13}{}^+2 + CD_{33}{}^+2)/CD_{13}{}^+2] \geqslant 1.8$、有淋巴样微巨核、外周血中出现幼稚粒、单核细胞、骨髓有核红细胞糖原染色阳性、染色体核型异常、骨髓细胞体外培养粒单核细胞系集簇与集落比值 $\geqslant 4.0$、姐妹染色单体分染阴性，这与后来提出的维也纳标准有很多相似之处。总之，再诊断 MDS 时应紧抓其本质多指标诊断，充分除外其他疾病，否则会给临床工作和在此基础上的科研工作带来极大混乱。

九、文献汇总

关于 MDS 并存的自身免疫问题，国际上也多有发现和探讨，比例约占 10%，总结而言有两种情况：其一，仅有自身免疫及病态造血的证据，无 MDS 恶性克隆证据；其二，既有 MDS 及病态造血，也有 MDS 恶性克隆证据。第一种情况对免疫抑制治疗反应好是"假 MDS"，第二种情况免疫抑制治疗后反会使 MDS 恶性克隆扩增。

（血液内科：丁　凯）

参 考 文 献

[1] Valent P, Horny HP, Bennett JM, et al. Definitions and standards in the diagnosis and treatment of the myelodysplastic syndromes: Consensus statements and report from a working conference[J]. Leuk Res, 2007, 31(6): 727 – 736.

[2] 邵宗鸿, 付蓉. 免疫相关性血细胞减少症一种新认识的疾病(上)[J]. 中国医刊, 2005, 40(1): 5 – 8.

[3] 邵宗鸿, 付蓉. 免疫相关性血细胞减少症一种新认识的疾病(下)[J]. 中国医刊, 2005, 40(2): 6 – 9.

[4] Van de Loosdrecht AA, Alhan C, Bene MC, et al. Standardization of flow cytometry in myelodysplastic syndromes: report from the first European Leukemia Net working conference on flow cytometry in myelodysplastic syndromes[J]. Hematologica, 2009, 94: 1124 – 1134.

[5] Satoh C, Dan K, Yamashita T, et al. Flow cytometric parameters with little interexaminer variability for diagnosing low – grade myelodysplastic syndromes[J]. Leuk Res, 2008, 32: 699 – 707.

[6] Enright H, Jacob HS, Vercellotti G, et al. Paraneoplastic autoimmune phenomena in patients with myelodysplastic syndromes: response to immunosuppressive therapy[J]. Br J Haematol, 1995, 91: 403 – 408.

[7] Hamblin TJ. Immunological abnormalities in myelodysplas ticsyndromes[J]. Semin Hematol, 1996, 33: 150 – 162.

[8] Economopoulos T, Economidou J, Giannopoulos G, et al. Immune abnormalities in myelodysplastic syndromes[J]. J Clin Pathol, 1985, 38: 908 – 911.

[9] Saif MW, Hopkins JL, Gore SD. Autoimmune phenomena in patients with myelodysplastic syndromes and chronic myelomonocytic leukemia[J]. Leuk Lymphoma, 2002, 43: 2083 – 2092.

[10] Barrett AJ, SloandE. Autoimmune mechanisms in the pathophysiology of myelodysplastic syndromes and their clinical relevance[J]. Haematologica, 2009, 94: 449 – 451.

[11] O'Sullivan JN, Bronner MP, Brentnall TA, et al. Chromosomal instability in ulcerative colitis is related to telomere shortening[J]. Nat Genet, 2002, 32: 280 – 284.

[12] Sloand EM, Wu CO, Greenberg P, et al. Factors affecting response and survival in patients with myelodysplasia treated with immunosuppressive therapy[J]. J Clin Oncol, 2008, 26: 2505 – 2511.

[13] 曹燕然, 邵宗鸿, 施均, 等. 骨髓增生异常综合征多指标综合诊断的前瞻性研究[J]. 中国实用内科杂志, 2006, 40(15): 1145 – 1147.

病例4　发热伴右颈部肿物

一、病例简介

患者, 男, 68岁, 主因"间断鼻衄伴发热10天、右颈部肿物3天"于3月24日入院。

现病史: 入院前10天, 患者修剪右侧鼻孔鼻毛后出现鼻衄, 量较大, 就诊于我院急诊, 就诊时发现发热, 体温最高39.0℃, 伴大汗, 无其余伴随症状。2020年3月17日血常规: 白细胞计数2.21×10^9/L↓, 红细胞计数1.82×10^{12}/L↓, 血红蛋白69g/L↓, 血小板计数25×10^9/L↓, 中性粒细胞百分比16.7%↓, 淋巴细胞百分比80.1%↑, 单核细胞百分比2.7%↓, 予止血、退热等对症处理(具体不详), 止血后离院; 离院后间断发热, 最高39.0℃, 自行退热处理, 3月19日胸部CT: 两肺间质纹理增多, 间质病变; 肝内低密度影。入院前3天左右, 再次鼻腔出血, 伴发热, 伴大汗, 右侧颈部可见一直径约4cm肿块, 局部红肿、压痛, 皮温略高, 伴咳嗽, 无其余症状, 再次就诊于我院急诊。2020年3月23日浅表淋巴结B超: 右侧颌下腺较对侧体积增大, 右侧胸锁乳突肌增厚, 右侧颈部Ⅱ~Ⅳ区可见多发低回声结节(不除外异常肿大淋巴结, 建议进一步检查); 左侧颈部Ⅰ~Ⅲ区多发淋巴结显示(形态回声未见明显异常)双侧腹股沟区多发淋巴结肿大(形态回声未见明显异常)。2020年3月23日胸CT与2020年3月19日胸部CT平扫检查对比示: 胸廓入口水平前胸壁皮下及前纵隔内脂肪间隙密度增高。两肺间质纹理增多, 部分小叶间隔增厚同前。纵隔内未见确切肿大淋巴结影同前。心影饱满, 请注意心功能。心腔密度减低, 提示贫血。颈部情况请结合相关检查。急诊予单采血小板1个治疗量, 悬浮红细胞2U输血治疗。现为求进一步诊治, 收入我科。患者自本次发病以来, 精神尚可, 食欲正常, 睡眠尚可, 大便如常, 小便如常, 体重未见明显下降。

既往史: 体健。爱人因白血病去世, 无子女。

体格检查: T 37.8℃, P 94次/分, R 18次/分, BP 112/64mmHg。神清语利, 贫血貌, 巩膜无黄染, 结膜无充血, 睑结膜苍白, 口唇苍白, 咽不红, 舌体前端可见散在出血点, 口腔黏膜无溃疡, 右侧颈部可见一直径约8cm肿块, 局部红肿、压痛, 皮温略高, 皮肤表面无破溃; 甲状腺未扪及肿大, 胸骨无压痛, 双肺呼吸音粗, 未闻及明显干湿性啰音, 心音可, 律齐, 各瓣膜听诊区未闻及杂音, 腹软, 无压痛及反跳痛, 肝脾肋下未扪及, 双下肢无水肿。

二、辅助检查

血常规: WBC 0.60×10^9/L, NEUT 0.37×10^9/L, RBC 1.42×10^{12}/L, HB 53g/L, PLT 45×10^9/L。

骨髓涂片: AML – M5合并异常浆细胞比例增高(原单23.5%、幼单2.5%、成熟浆14%)。

组织化学染色: 过氧化物酶阳性率33%, 阳性指数50; 非特异性酯酶阳性率86%, 阳性指数140; 非特异性酯酶+NaF阳性率44%, 阳性指数53; 幼稚细胞糖原阳性率100%, 阳性指数131; PAS阳性反应物呈紫色颗粒散在分布。

白血病表型: R5: 42.26%, 部分表达CD117、CD34、CD64、CD33、HLA – DR、MPO、CD13。

淋巴表型：R2：25%，表达 CD3、CD7、CD5、CD38；R3：35.04%，表达 CD200、CD38。

染色体：46，XY。

MDS - FISH：D7S486/CSP7［del（7q31）］4%（＜3.56%）。

白血病 43 种基因筛查（-）。

白血病预后基因：TP53 突变，突变率 10.95%。

骨髓病理：骨髓增生活跃，粒红比例大致正常，各阶段细胞可见，巨核细胞数量少、形态未见特殊，未见淋巴细胞增多，浆细胞增多；免疫组化染色示：MPO 机少许阳性，Lysozyme 散在阳性，CD138 散在阳性，κ＞＞λ，CD117 少许弱阳性，CD34 散在阳性，（CD117 和 CD34 阳性定位不能明确髓系细胞和浆细胞），CD61 巨核细胞阳性，CD20 极少许阳性，CD3 少许阳性，结合临床，疑为多发性骨髓瘤。

SPE：MP 13.1%；总蛋白 67g/L，M - P 8.8g/L，IFE：IgG（+）κ（+）。

浆细胞表型：CD45dimCD38 + CD138 + CD$_{56}$$^+$2CD27 - CD19 - cKAP + cLAM - cells = 2.03%。

IgH 重排检测（-），TCR - D 重排检测（+）。

三、初步诊断

1. 全血少原因：急性白血病？淋巴瘤？
2. 皮肤软组织感染。

四、治疗经过

3 月 24 日至 3 月 25 日血液科：WBC 0.60×10^9/L，N 0.37×10^9/L，RBC 1.42×10^{12}/L，HB 53g/L，PLT 45×10^9/L。粒细胞缺乏伴发热，抽取血培养，予比阿培南抗感染。

3 月 24 日晚：发热、畏寒，未告知医生。

3 月 25 日 8：15：甲泼尼龙 40mg 静脉滴注退热，抽血培养。

3 月 25 日 8：36：左侧鼻衄，予止血敏、肾上腺素棉球塞鼻对症。

3 月 25 日 9：55：患者至卫生间排便后回到床旁出现晕厥、意识丧失，口内有食物残渣，双瞳等大光敏，HR 116bpm、BP 136/71mmHg、SPO$_2$ 73% 并进行性下降至 33%。

3 月 25 日 10：16：麻醉科医师床旁行气管插管，可见气道内大量食物残渣，会咽部肿大，完成气管插管，行球囊辅助呼吸。SPO$_2$ 维持在 95%，HR 115bpm，BP 113/67mmHg。

3 月 25 日 10：46：ICU 与血液科医生与家属共同陪同患者外出行头、颈、胸 CT。

头 CT：①大脑镰后部密度增高，不除外硬膜下血肿，建议结合临床复查；②脑白质稀疏；③脑萎缩；④双侧筛窦炎。

颈部 CT：右颈部胸锁乳突肌内侧，皮下软组织内多发气体密度影，周围软组织肿胀、结构模糊，考虑感染性病变；鼻咽腔后壁软组织增厚；口咽、喉咽黏膜增厚，管腔狭窄。

3 月 25 日至 3 月 28 日：ICU。

3 月 25 日 11：30：转入 ICU。

血培养回报：肺炎克雷伯菌（+）。

呼吸机辅助呼吸，甘露醇脱水降颅压，依达拉奉改善脑代谢，他唑仙抗感染、输血、升白细胞、抑酸、化痰。

3 月 26 日 9：10：神志转清，四肢可动。

3 月 27 日 9：25：脱机拔除气管插管。

3 月 28 日：由 ICU 转回至血液科。

3 月 30 日：完善骨穿相关检查（见辅助检查）。

4 月 2 日至 4 月 8 日：阿扎胞苷 100mg 皮下注射第 1～第 7 天，氢化可的松 50mg 1 次/12h。

抗感染、止血、成分血输注、促造血，如意金黄散湿敷颈部感染灶，血象改善不明显。

4月10日：走路不稳加重。

4月15日：头MRI，头部左侧桥臂、左侧小脑半球异常信号影。

4月20日：头增强MRI，头部左侧桥臂、左侧小脑半球异常信号影，首先考虑感染性病变，建议治疗后复查。

4月20日：MDT，综合各科意见，小脑脓肿形成，符合其临床表现，考虑颈部感染入血后，血源性感染的可能性大，患者全敏感肺炎克雷伯菌血症，侵袭性强，无其他部位脏器感染受累，将比阿培南更换为美罗培南。

2周后复查头及颈部MRI，颈部感染略局限好转，小脑脓肿变化不大。

M蛋白水平：3月31日：6.04g/L，4月16日：3.85g/L。

复查骨穿：5月14日：幼浆细胞2%，成熟浆细胞3%。

2020年5月15日患者突发言语不清，口角歪斜，流涎，喝水呛咳，急查头CT考虑脑梗死可能性大，结合患者脑脓肿及败血症病史，不能除外脑脓肿播散，予以积极对症支持治疗，监护示HR 100次/分，SaO$_2$ 95%，Bp 109/65mmHg，家属拒绝气管插管及转往ICU治疗。2020年5月19日患者嗜睡，发热，夜间出现消化道出血，血氧下降，双通道维持吸氧，奥曲肽、凝血酶及艾司奥美拉唑控制消化道出血，约红细胞输注对症，监护示HR 129次/分，SaO$_2$ 78%，BP 89/55mmHg，家属签字放弃进一步检查及治疗。于2020年5月20日10：05宣布临床死亡。

死亡诊断：

急性单核细胞白血病（高危组）、多发性骨髓瘤IgG、κ型（DS Ⅲ期、ISS分期 Ⅱ期）、肺部感染、颈部软组织感染、菌血症（肺炎克雷伯杆菌）、脑脓肿、脑梗死、低蛋白血症、心功能不全、肺动脉高压、肝功能异常、肾功能异常、消化道出血、电解质代谢紊乱、凝血功能异常。

五、郝山凤主治医师分析病例

1. 患者老年男性，起病急，病情重。患者为独居老人、平素未常规体检。

2. 患者起病表现为鼻衄、发热及颈部肿物。入院后患者突发意识丧失、血氧降低，发生此症状之前患者先后出现发热（甲龙对症）、鼻衄（止血敏输注、肾上腺素棉球塞鼻），患者进食小米粥，患者小便后返回床旁。患者合并严重血小板减少、凝血功能异常，因此患者出现突发意识丧失后我们首先考虑是否有脑出血、脑梗死，但是查体双侧瞳孔等大等圆、光敏，随后床旁监护完善后，发现HR 116bpm，BP 136/71mmHg，由于血压正常，因次体位性低血压及感染性休克的可能性小，SPO$_2$ 73%并进行性下降至33%，同时发现口腔内有食物残渣，考虑气道阻塞，紧急床旁气管插管，可见气道内大量食物残渣，会咽部肿大，之后紧急行颈部CT也证实鼻咽部软组织肿胀、气道狭窄，颈部软组织感染。头CT怀疑硬膜下出血后续行头MRI排除了此诊断。因此，患者突发意识丧失考虑颈部巨大肿物合并感染导致口咽、鼻咽部软组织肿胀、气道狭窄堵塞所致，但是为何会发生如此严重感染，为何重度全血少目前尚不清楚。患者入ICU病情稳定、拔除气管插管后转回我科。期间血培养回报：肺炎克雷伯杆菌。

3. 转入后病情　重度全血少、颈部软组织感染、肺炎克雷伯杆菌血症。完善骨穿等检查后诊断。

（1）急性单核细胞白血病（高危组）：依据形态、免疫分型、组织化学染色、染色体、基因检测结果明确诊断。患者染色体正常，但是NGS示TP53突变，因此危险分层为高危组。

（2）浆细胞增多伴M蛋白原因待查

可能为多发性骨髓瘤：患者骨髓瘤细胞＞10%，并且骨髓活检提示多发性骨髓瘤；有M蛋白（IgG、κ型），浆细胞表型也支持存在克隆性浆细胞（限制性表达κ轻链）均支持MM，但是诊断MM还需要靶器官损害的证据即CRAB‐SLIM症状。该患者存在贫血，但是急性白血病也可出现贫血；患者无高钙血症、肾功能不全；患者由于经济原因未能行PET‐CT了解有无骨骼破坏及髓外浸润，住院期间也疏忽了全身扁骨 X 线评价，但是患者由于其他原因进行过头、胸 CT 以及左膝关节 X 片，并未发现这些部位存在骨破坏。

可能为反应性浆细胞增多症：患者急性白血病诊断已明确，再合并 MM 的可能性小，加之起病即合并严重感染，是否存在重症感染引起反应性浆细胞增多可能？关于反应性浆细胞增多症（RP）与 MM 鉴别：RP 骨髓浆细胞一般 <10%，且浆细胞分化良好，免疫球蛋白一般为多克隆性，仅少数为单克隆性且增多水平有限。尤其值得注意的是，在仅仅给予小剂量氢化可的松治疗 MM 后，患者 M 蛋白水平进行性下降，是否是由于感染得以控制后 M 蛋白随之下降？

可能为意义未明单克隆球蛋白增多症：M 蛋白 <30g/L（患者 M－P 8.8g/L），单克隆浆细胞 <10%（患者成熟浆细胞 14%），无 CRAB 症状（见上述多发性骨髓瘤分析内容），由于流式只能确定浆细胞是否为单克隆性，并不能给出确切的单克隆浆细胞数目，关于形态学如何鉴定单克隆浆细胞问题值得商榷。

（3）颈部软组织感染：临床表现、影像学、微生物学依据可确诊。

（4）脑脓肿：临床表现、影像学表现以及 MDT 会诊后确诊。

六、MDT 讨论目的

患者病情重，同时患有血液系统两种恶性肿瘤，并且合并败血症、颅内感染，请多学科会诊指导下一步治疗。

七、多学科会诊意见

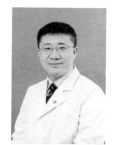

逄崇杰，男，主任医师，硕士研究生导师，天津医科大学总医院感染科科主任。长期从事不明原因发热、感染性疾病和耐药细菌、真菌感染诊疗、抗菌药物临床使用会诊与管理、医院感染控制方面工作。

感染科逄崇杰副主任医师：患者病情重，病情复杂，目前诊断急性单核细胞白血病（高危组）、多发性骨髓瘤 IgG、κ 型（DS Ⅲ 期、ISS 分期 Ⅱ 期）、肺部感染、颈部软组织感染、菌血症（肺炎克雷伯杆菌）、颅内感染？低蛋白血症、肝功能异常、低蛋白血症。患者血培养提示肺炎克雷伯菌感染，虽然药敏提示对多种抗生素均敏感，但是临床实际中此类菌株反而更加难以控制，侵袭性更强，患者多部位感染，包括颈部感染、发热、颅内感染也证实患者感染重，侵袭性强。同意目前抗感染方案，积极治疗原发病。建议完善肝脏影像学检查，了解有无肝脓肿。

汪俊萍，主任医师，医学博士，博士生导师，天津医科大学总医院医学影像科神经及骨骼肌系统组长。中华医学会放射学分会儿科学组委员，天津市医师协会神经修复学专业委员会委员，北京神经内科学会神经影像专业委员会委员，天津市医学会放射学分会青年委员，中国医学装备协会磁共振成像学会神经骨肌学组委员，天津市医师协会放射医师分会委员。

影像科汪俊萍主任医师：患者的影像学表现为左侧小脑半球和桥臂多发斑片状稍长 T_1 稍长 T_2 信号影，周围可见少量水肿信号，病变具有一定的占位效应；增强检查后，诸病变呈环形强化，其内部无强化；在 DWI 序列上，病灶内部无强化区呈高信号。影像学支持多发脑脓肿可能性大。鉴别诊断主要包括转移瘤、高级别神经上皮肿瘤及淋巴瘤。转移瘤及高级别神经上皮肿瘤一般呈不规则环形强化，环壁厚薄不均，周围水肿比较明显，病灶中心的坏死部分一般于 DWI 上呈低信号；淋巴瘤常常囊变、坏死及出血少，呈实性等 T_1 等 T_2 信号，占位效应及水肿轻，患者的影像学表现均不支持上述恶性肿瘤。

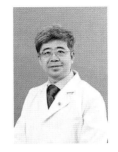

　　王化泉，主任医师，医学博士，博士生导师，天津医科大学总医院血液科副主任。中华医学会血液学分会红细胞(贫血)学组副组长兼秘书，中华医学会血液学分会白血病－淋巴瘤学组委员，国家自然科学基金评审专家，国家医药管理局医疗器械评审专家。

　　血液科王化泉主任医师：我完全同意上述两位专家意见。患者起病急，病情重。未明确诊断之前便因颈部巨大包块，重度感染至气道狭窄发生意识丧失，低氧血症，好在抢救及时，有惊无险。后续完善检查后 AML－M5b 诊断明确，至于浆细胞增多并 M 蛋白的原因，综合患者各项检查，我认为是能够达到多发性骨髓瘤诊断标准的。因此该患者是 1 例较为罕见的同时罹患血液系统双系统恶性肿瘤的病例。查阅文献，世界各地关于 AML 合并 MM 的个案也有报道，多数病例血象均为一系或多系血细胞减少，病情重，预后很差。一些病例基因及 FISH 检测较为完善，发现合并 TP53 突变，本病例也合并该基因突变，而此突变对于任何一种恶性肿瘤均为预后不良标志。治疗难度主要在于患者起病很重，合并严重感染，往往不能给治本治疗赢得更多时间。文献报道的个案也有治疗成功的案例：如 CAG＋硼替佐米化疗；阿扎胞苷＋来那度胺＋达雷尤妥单抗治疗，并无标准方案，但是若要达到长生存，仍需要进行异体造血干细胞移植。

八、专家点评

　　血液科王化泉主任医师：患者起病急，病情重。未明确诊断之前便因颈部巨大包块，重度感染至气道狭窄发生意识丧失，低氧血症，好在抢救及时，有惊无险。后续完善检查后 AML－M5b 诊断明确，至于浆细胞增多并 M 蛋白的原因，综合患者各项检查，我认为是能够达到多发性骨髓瘤诊断标准的。因此该患者是 1 例较为罕见的同时罹患血液系统双系统恶性肿瘤的病例。查阅文献，世界各地关于 AML 合并 MM 的个案也有报道，多数病例血象均为一系或多系血细胞减少，病情重，预后很差。一些病例基因及 FISH 检测较为完善，发现合并 TP53 突变，本病例也合并该基因突变，而此突变对于任何一种恶性肿瘤均为预后不良标志。治疗难度主要在于患者起病很重，合并严重感染，往往不能给治本治疗赢得更多时间。文献报道的个案也有治疗成功的案例：如 CAG＋硼替佐米化疗；阿扎胞苷＋来那度胺＋达雷尤妥单抗治疗，并无标准方案，但是若要达到长生存，仍需要进行异体造血干细胞移植。

　　3 月 25 日颈部 CT 及 4 月 3 日颈部 CT 如图 7－9 所示。

　　颈部肿物伴感染，经抗感染及换药后颈部情况如图 7－10 所示。头增强 MRI 如图图 7－11 所示。

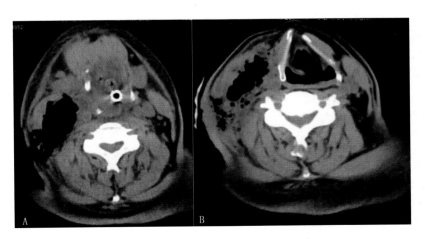

图 7－9　图 A：3 月 25 日颈部 CT；图 B：4 月 3 日颈部 CT

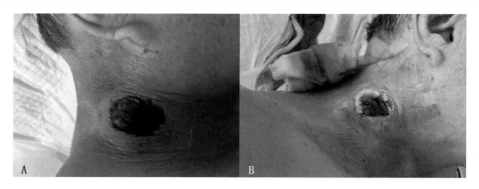

图 7 - 10　图 A：4 月 10 日颈部肿物伴感染；图 B：4 月 20 日经抗感染及换药后颈部情况

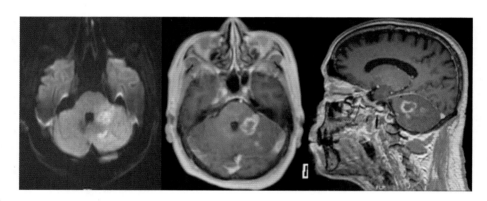

图 7 - 11　4 月 20 日头增强 MRI 提示脑脓肿

九、文献汇总

查阅文献，关于 AML 合并 MM 文献均为个案报道，多数病例血象均为一系或多系血细胞减少，病情重，预后很差。一些病例基因及 FISH 检测较为完善，发现合并 TP53 突变，多数病例患者的预后很差。文献报道的个案也有治疗成功的案例：如 CAG + 硼替佐米化疗；阿扎胞苷 + 来那度胺 + 达雷尤妥单抗治疗，并无标准方案，但是若要达到长生存，仍需要进行异体造血干细胞移植。

（血液内科：郝山凤）

参 考 文 献

［1］Berthon C，Nudel M，Boyle EM，et al. Acute myeloid leukemia synchronous with multiple myeloma successfully treated by azacytidine/lenalidomide and daratumumab without a decrease in myeloid clone size. Leuk Res Rep，2020，13：100202. Published 2020 Apr 23. doi：10. 1016/j. lrr. 2020. 100202.

［2］Oka S，Ono K，Nohgawa M. Successful treatment with azacitidine for the simultaneous occurrence of multiple myeloma and acute myeloid leukemia with concomitant del（5q）and the JAK2 V617F mutation. Ann Hematol，2017，96（8）：1411 - 1413. doi：10. 1007/s00277 - 017 - 3032 - 8.

［3］Lu - Qun W，Hao L，Xiang - Xin L，et al. A case of simultaneous occurrence of acute myeloid leukemia and multiple myeloma. BMC Cancer，2015，15：724. Published 2015 Oct 16. doi：10. 1186/s12885 - 015 - 1743 - 6.

［4］Weber T，Ocheni S，Binder M，et al. Allogeneic hematopoietic stem cell transplantation：an option for long - term survival for patients with simultaneous appearance of myeloid and lymphatic malignancies. Acta Haematol，2013，129（3）：135 - 136.

［5］Kim D，Kwok B，Steinberg A. Simultaneous acute myeloid leukemia and multiple myeloma successfully treated with allogeneic stem cell transplantation. South Med J，2010，103（12）：1246 - 1249. doi：10. 1097/SMJ. 0b013e3181fa5eeb.

病例5　发热伴淋巴结肿大

一、病例简介

患者，女，53岁，主因"间断发热2个月余"入院。

现病史：患者于入院前2个月余无明显诱因开始出现发热，体温最高39.4℃，不伴畏寒、寒战，无咳嗽、咳痰，无尿频、尿急、尿痛，无腹痛、腹泻，无消瘦，无盗汗，就诊于当地医院，血常规示：WBC 17.09×10^9/L，RBC 3.05×10^{12}/L，HB 67g/L，PLT 344×10^9/L，中性粒细胞百分比89.9%，经抗感染治疗（具体药物不详）后体温无明显下降。为求进一步诊治就诊于我科门诊，复查血常规，外周血白细胞分类示：单核细胞比例17%，浆细胞样异性淋巴细胞10%。腹部B超可见右肾下极错构瘤？生化结果：球蛋白47g/L，CRP 277.21mg/L，PCT 3.10ng/ml，EBV-IgG阳性，ANA阳性（1：80，核颗粒型）。患者为求进一步诊治收住我科。自本次发病以来，精神尚可，食欲正常，睡眠尚可，大小便正常。体重未见明显下降。

既往史：患者既往体健，否认肝炎、结核等传染性疾病史，否认近期结核患者接触史。

体格检查：T 36.8℃，P 88次/分，R 20次/分，BP 120/75mmHg。自主体位，神清语利，贫血貌，全身皮肤黏膜无黄染，全身浅表淋巴结未触及肿大，巩膜无黄染，结膜苍白，口腔黏膜无破溃，咽无充血，双侧扁桃体不大，齿龈无增生，颈软无抵抗，胸骨无压痛，双肺呼吸音粗，双肺可闻及湿啰音，心音可，律齐，心脏各瓣膜区未及病理性杂音，腹软无压痛，肝肋下未触及，双下肢不肿。生理反射正常，病理反射未引出。

二、辅助检查

入院后查，血常规：WBC 16.89×10^9/L，RBC 3.05×10^{12}/L，Hb 77g/L，PLT 348×10^9/L，中性粒细胞百分比68.0%，淋巴细胞百分比16.90%，单核细胞百分比14.8%。

生化检验报告：LDH 113.0U/L，Alb（溴甲酚绿法）15g/L，Glb 36g/L，AST 361U/L，ALT 286U/L，碱性磷酸酶135U/L，γ-谷氨酰转肽酶50U/L，β_2微球蛋白6.54mg/L。肌酐（酶法）39μmol/L，尿素2.8mmol/L，尿酸121μmol/L，葡萄糖6.4mmol/L，钙2.01mmol/L，二氧化碳结合力32mmol/L，铁蛋白2000ng/ml，乙肝脱氧核糖核酸1.180E+06IU/ml。

胸部CT：颈根部及纵隔内多发肿大淋巴结影，考虑肿瘤性病变。两肺间质纹理增多，间质病变，左肺尖钙化结节并索条影，考虑陈旧性病变。心影饱满，心腔密度减低。

心脏彩超：左心增大，二尖瓣反流，三尖瓣反流，左室舒张功能轻度下降。

腹部B超：肝、胆、胰、脾未见明显异常，双肾实质回声稍增强，右肾中强回声团，右肾囊肿。

腹部淋巴结B超：多发异常肿大淋巴结。

浅表淋巴结B超：双侧颈部Ⅰ～Ⅵ区多发淋巴结异常肿大，双侧腋下多发淋巴结轻度肿大，双侧腹股沟区多发淋巴结轻度肿大。

骨髓细胞学：（髂骨）骨髓粒系、红系增生，巨核增多，骨髓及外周血浆细胞易见；（胸骨）骨髓粒系增高，红系增生，巨核增多，骨髓及外周血浆细胞易见。

骨髓淋巴细胞表型（图7-12）：R2 8.60%，R3 5.57%，R4 74.72%，R6 9.92%，其中R2表达CD3+（88%）、CD7+（83%）、CD5+（70%）、CD38+（66%）。骨髓病理：增生较活跃，粒红比例大致正常，以偏成熟细胞为主，未见幼稚细胞增多（CD117、CD34偶见阳性，Lysozyme广泛阳性，MPO散在多阳）；未见淋巴细胞浆细胞增多（CD20偶见阳性，CD3、CD138散在少阳）（图7-13）；巨核细胞形态数量未见特殊（CD61阳性）。

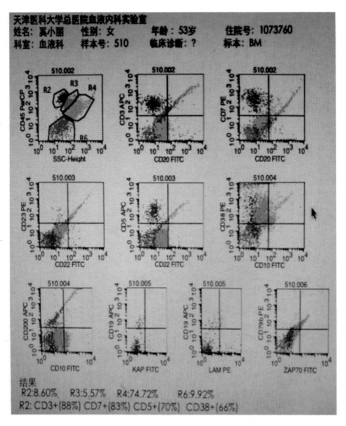

图 7 - 12　骨髓淋巴细胞免疫表型

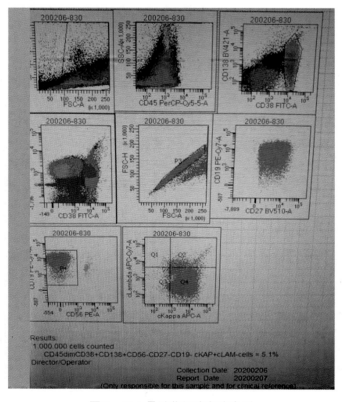

图 7 - 13　骨髓浆细胞免疫表型

左颈部淋巴结切除活检术，病理结果：淋巴结淋巴组织增生性疾病，以 B 细胞增生为主，免疫组化染色示 PAX5、CD79a、CD20、CD3 相应 B、T 细胞阳性，CD21 不规则的 FDC 网，Bcl－2、CD38、Bcl－6 部分阳性，CD45、CD30、OCT2、Mum－1 散在阳性，CK、EMA、ALK、CD138、CD15、CD10、CyclinD1、Eber 阴性，ki－67 index 约 40%，结合临床，淋巴细胞源性肿瘤不能完全除外，建议行基因重排和专科医院会诊。

天津医科大学附属肿瘤医院会长会诊淋巴结病理，结果：淋巴结结构部分存在，滤泡周围可见较多浆细胞及散在淋巴较大细胞，免疫组化示浆细胞呈 Kappa 限制性表达，Ki67 指数较高，骨髓流式检测亦可见异常淋巴及浆细胞，但 IgH 基因重排不成功，MYD88 未见突变，综上，支持淋巴结不典型增生伴有单克隆浆细胞增生。

三、初步诊断：

1. 发热待查　淋巴瘤？感染性发热？结缔组织病？
2. 乙型病毒性肝炎。

四、治疗经过

2020 年 2 月 21 日行第一疗程 CEOP 化疗治疗（环磷酰胺 1.0g d1，长春瑞滨 40mg d1，依托泊苷 0.1g d2、d5，地塞米松 10mg d1～d5），化疗第 6 天患者体温逐渐控制正常，化疗第 14 天患者再次出现发热，体温最高 39℃，单用皮质激素体温下降不明显，故于 2020 年 3 月 7 日行第二疗程 CHOPE 化疗治疗（环磷酰胺 1.0g d1，表柔比星 80mg d1，长春瑞滨 40mg d1，依托泊苷 0.1g d2、d4、d6，地塞米松 10mg d1～d5），后患者症状明显好转，未再发热。复查淋巴结 B 超提示较前有所缩小，治疗有效。

五、李丽燕主治医师分析病例

患者病例特点如下：①中年女性，急性起病；②不明原因发热为首要症状，伴多发浅表及腹腔淋巴结肿大体征；③血象提示白细胞升高，单核细胞比例升高，无明确感染灶及微生物学依据，且抗感染效果欠佳，故肿瘤性病变可能性比较大。

经完善骨髓及淋巴结病理、免疫表型（淋巴表型＋浆细胞表型），综合诊断为淋巴结不典型增生伴有单克隆浆细胞增生，结合患者临床症状及体征，最终确诊为淋巴系统肿瘤。

六、MDT 讨论目的

1. 明确诊断。
2. 患者既往乙型病毒性肝炎，下一步治疗？

七、多学科会诊意见

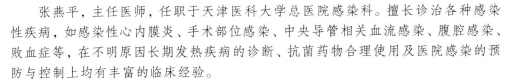

张燕平，主任医师，任职于天津医科大学总医院感染科。擅长诊治各种感染性疾病，如感染性心内膜炎、手术部位感染、中央导管相关血流感染、腹腔感染、败血症等，在不明原因长期发热疾病的诊断、抗菌药物合理使用及医院感染的预防与控制上均有丰富的临床经验。

感染科张燕平主任医师：患者中年女性，发热、多发淋巴结肿大为主要临床表现，血常规结果提示白细胞升高，单核细胞比例升高，目前暂无典型感染灶及微生物学依据，建议完善相关感染及非感染性指标。患者应用抗感染治疗，体温仍控制不佳，故诊断还需考虑肿瘤性病变。血液内科常见的以发热、淋巴结肿大为主要临床表现的肿瘤性病变系淋巴系统肿瘤，且该病人已完善了淋巴结病理检查以明确诊断。建议可继续抗感染治疗，依病理结果给予本病治疗。

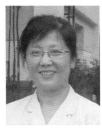

宋文静，副教授，任职于天津医科大学总医院病理科。1991 年于天津医科大学获硕士学位，硕士研究生导师，主专临床病理诊断（不含中枢神经系统疾病）。

病理科宋文静副教授：患者中年女性，发热、多发淋巴结肿大为主要临床表现，血常规结果提示白细胞升高，无明确感染灶及微生物学依据，且抗感染治疗后体温下降不明显，故诊断仍需鉴别淋巴系统肿瘤病变。该患者淋巴结穿刺病理结果不典型，给诊断带来很大困难。

淋巴瘤是一种来源于淋巴造血系统的恶性肿瘤，近年来发病率上升较快，目前已经位居 10 大恶性肿瘤之列。病理诊断是淋巴瘤诊断的"金标准"。但是淋巴瘤的病理诊断是各系统病理诊断中最复杂和最困难的，这和全身淋巴系统的生理和免疫学特点有关。淋巴瘤病理诊断之所以困难，主要有以下几个原因：①正常淋巴细胞与肿瘤性淋巴细胞难以鉴别，有些惰性淋巴瘤细胞与正常淋巴细胞大小相似，而有些反应性增生淋巴组织细胞异型性大，类似肿瘤细胞形态；②淋巴细胞本身具有游走性，通常肿瘤生物学转移的概念不适用于淋巴瘤诊断；③淋巴组织形态变化与机体免疫状态及细菌、病毒等的感染密切相关，尤其 EB 病毒感染更增加了诊断的难度；④淋巴瘤本身的复杂性。淋巴瘤的病理诊断具有不同于其他肿瘤的特点，例如，对于宫颈鳞状细胞癌、胃腺癌等，有经验的病理科医师通过 HE 切片便会作出准确的病理诊断。而淋巴瘤则不同，通常不是单一因素决定的，单凭 HE 切片，通常很难作出准确的病理诊断，还要通过免疫组化染色，并且结合临床病史、实验室及影像学检查等情况，有的甚至还要进行分子遗传学检查，经综合分析后才能得出一个正确的诊断。

我们回到该病例，患者骨髓活检及淋巴结活检病理类型均不典型（Bcl－2、CD38、Bcl－6 部分阳性，免疫组化示浆细胞呈 Kappa 限制性表达，Ki67 指数较高），但结合流式细胞学，淋巴表型及浆细胞表型（骨髓流式检测可见异常淋巴及浆细胞），最终确诊为淋巴瘤伴浆细胞分化。

八、专家点评

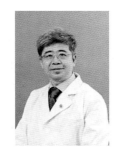

王化泉，主任医师，博士研究生导师，天津医科大学总医院血液科副主任。美国 Moffitt（墨菲特）肿瘤中心访问学者，中华医学会血液学分会红细胞（贫血）学组副组长兼秘书，中华医学会血液学分会白血病－淋巴瘤学组委员，国家自然科学基金评审专家、国家医药管理局医疗器械评审专家。

血液科专家王化泉主任医师：患者系中年女性，发热起病，热型无规律性，抗感染及包含非甾体类、单纯皮质激素退热效果均较差，经实验室检查等除外感染性发热。考虑患者合并多发浅表淋巴结及腹腔淋巴结异常肿大，故淋巴系统肿瘤诊断可能性很大。患者骨髓活检及淋巴结活检病理类型均不典型（Bcl－2、CD38、Bcl－6 部分阳性，免疫组化示浆细胞呈 Kappa 限制性表达，Ki67 指数较高）给临床诊断带来很大困难，但结合流式细胞学，淋巴表型及浆细胞表型（骨髓流式检测可见异常淋巴及浆细胞），最终确诊为淋巴瘤伴浆细胞分化，考虑患者合并乙型病毒性肝炎，故给予了传统化疗方案 CHOP 治疗，并未选择利妥昔单抗，以避免病毒复燃。

经化疗治疗后，患者体温恢复正常，且淋巴结明显缩小，后行 PET－CT 显示疾病完全缓解，提示治疗有效。患者共行 1 疗程 CEOP 和 5 疗程 CHOPE 方案化疗。于 2020 年 7 月 7 日行 PET－CT 检查：体部显像未见典型恶性肿瘤征象，结合病史，符合淋巴瘤治疗后图像特征。综上，评价疗效为完全缓解，故于 2020 年 7 月 17 日应用来那度胺维持治疗。后期随访：患者目前病情稳定，一般情况良好，无发热等不适症状，目前应用来那度胺 25mg 口服 d1～d21 维持治疗中。

该病例的临床表现是典型的淋巴瘤特征（发热，淋巴结肿大），但其病理不典型，最终诊断依赖于临床表现、病理学及流式细胞学多种诊断方法的结合。

九、文献汇总

淋巴瘤是一组起源于淋巴结或其他淋巴组织的异质性血液系统恶性肿瘤，包括霍奇金淋巴瘤和非霍奇金淋巴瘤，其中弥漫性大 B 细胞淋巴瘤（diffuse large B - cell lymphoma，DLBCL）是一类异质性明显的淋巴系统恶性肿瘤，也是最常见的非霍奇金淋巴瘤（non - Hodgkin's lymphoma，NHL）亚型。经过标准 R - CHOP 方案（利妥昔单抗联合环磷酰胺、阿霉素、长春新碱和泼尼松）治疗，超过 60% 患者的生存期显著提高，然而仍有 30% ~40% 患者出现疾病复发或难治，预后很差，如何延长复发/难治性 DLBCL 患者的生存期，改善患者预后已成为目前国内外的研究热点。

目前淋巴瘤的治疗已经进入新时代，中国淋巴瘤患者总体生存在逐步改善，但依然处于较低水平，ASCT 是治疗复发难治淋巴瘤的重要途径。同时，以肿瘤细胞表面抗原或受体为靶点的药物，以细胞内信号通路及免疫微环境为治疗靶点的新药及体内调控免疫效应细胞的治疗方法也在研究中或已应用于临床中。目前代表性药物包括 Pola + BR 方案、Nivolumab 单药或联合 BV 等方案，上述治疗均已取得较好疗效，尤其对于复发难治性病例。新靶点新手段的治疗方案如 CAR - T 等可能是未来治疗的重要途径。随着对发病机制的深入研究，新药的不断研发与合理干预，为改善淋巴瘤患者的不良预后提供了新思路和新方向。

（血液内科：李丽燕　张　钰）

参 考 文 献

［1］ Crump M，Kuruvilla J，Couban S，et al. Randomized comparison ofgemcitabine，dexamethasone，and cisplatin versus dexamethasone，cytarabine，and cisplatin chemotherapy before autologous stem - cell transplantation for relapsed and refractory aggressive lymphomas：NCIC - CTG LY. 12［J］. J Clin Oncol，2014，32（31）：3490 - 3496.

［2］ Gopal AK，Press OW，Shustov AR，et al. Efficacy and safety of gemcitabine，carboplatin，dexamethasone，and rituximab in patients with relapsed/refractory lymphoma：a prospective multi - center phase Ⅱ study by the Puget Sound Oncology Consortium［J］. Leuk Lymphoma，2010，51（8）：1523 - 1529.

［3］ Morin RD，Gascoyne RD. Newly identified mechanisms in B - cell non - Hodgkin lymphomas uncovered by next - generation sequencing［J］. Semin Hematol，2013，50（4）：303 - 313.

［4］ Wilson WH，Young RM，Schmitz R，et al. Targeting B cell receptor signaling with ibrutinib in diffuse large B cell lymphoma［J］. Nat Med，2015，21（8）：922 - 926.

［5］ Panjwani PK，Charu V，DeLisser M，et al. Programmed death - 1 ligands PD - L1 and PD - L2 show distinctive and restricted patterns of expressionin lymphoma subtypes［J］. Hum Pathol，2018，（71）：91 - 99.

［6］ Xu - Monette ZY，Zhou J，Young KH. PD - 1 expression and clinical PD - 1blockade in B - cell lymphomas［J］. Blood，2018，131（1）：68 - 83.

［7］ Kersten MJ，Spanjaart AM，Thieblemont C. CD19 - directed CAR T - cell therapy in B - cell NHL. CurrOpin Oncol，2020，32（5）：408 - 417.

［8］ Riedell PA. Advances in CAR T - Cell Therapy for Aggressive B - NHL. Clin Lymphoma Myeloma Leuk，2020，20 Suppl 1：S94 - S97.

病例6 发热伴尿色加深

一、病例简介

患者，女，64岁，主因"间断发热、尿色加深3周"入院。

现病史：患者3周前无明显诱因出现发热，体温最高39.6℃，伴畏寒、寒战、咳嗽、咳痰、咳白色黏痰；尿色加深，呈红茶色，晨起为著，伴头晕、耳鸣、活动后心悸，无胸闷、胸痛，无喘息、气促；无恶心、呕吐，无腹痛、腹泻，无尿急、尿频、尿痛，无腰痛及四肢关节疼痛，无脱发，无皮疹，无口腔溃疡。1周前患者就诊于我院急诊，查血常规：WBC 6.11×10^9/L，RBC 1.55×10^{12}/L，Hb 48g/L，PLT 165×10^9/L，N 69.6%，L 18%，Ret 15.17%；肝功能：TP 56g/L↓，ALB 28g/L↓，LDH 1472U/L↑，TBIL 58.4μmol/L↑，DBIL 21.1μmol/L↑；电解质：K 3.2mmol/L↓；血液三项：Fer 1471.87ng/ml↑，Fol 1.71ng/ml↓；余 CK、CK-MB、TnT、NT-proBNP、肾功能未见异常。腹部B超：肝实质回声增粗；胆囊壁欠光滑、略厚；脾大（厚4.7cm，最大长径13.3cm），脾静脉略宽（0.9cm）；左肾体积增大，左肾囊肿。胸CT：两肺间质纹理增多，间质病变；两肺下叶透过度不均，呈马赛克衰减，考虑小气道病变或肺血分布不均；两肺散在少许索条影，考虑慢性炎症或陈旧性病变；右肺中叶小囊样透亮影，考虑局限性气体潴留；纵隔内多发淋巴结，部分增大；心影增大，两肺支气管血管束增粗，心腔密度减低，急诊予对症退热、抗感染及红细胞输注支持，为进一步治疗收治入我科。自发病以来，精神、饮食、睡眠稍差，尿色加深，尿量如常，大便如常，体重未见明显下降。

既往史：平素健康状况良好。否认高血压、糖尿病、冠心病病史，否认传染病病史及接触史，无手术及外伤史，否认食物及药物过敏史。预防接种史按规定。

体格检查：T 37.3℃，P 105次/分，R 18次/分，BP 118/72mmHg。神清语利，查体合作。重度贫血貌，皮肤巩膜黄染，无肝掌以及蜘蛛痣。无颈静脉充盈，气管位置居中，胸廓正常，颈部、腋窝下、腹股沟淋巴结未触及明显肿大。无肋间隙增宽，叩诊双肺呈清音，呼吸音清音，未闻及啰音，未闻及哮鸣音，心界叩诊无扩大，心律齐，无杂音。腹部柔软，无压痛、反跳痛及肌紧张，肝脾肋下未及。四肢无水肿。

二、辅助检查

入院后完善检查：

血常规：WBC 3.24×10^9/L↓，RBC 2.04×10^{12}/L↓，Hb 67g/L↓，PLT 118×10^9/L↓，Ret 16.90%↑。凝血功能：D-Dimer 5015ng/ml（FEU）↑。

肝肾电：TP 53g/L↓，ALB 27g/L↓，LDH 936.0U/L↑，TBIL 25.7μmol/L↑，DBIL 11.6μmol/L↑，Ca 2.00mmol/L↓，K 3.2mmol/L↓，Cr 48μmol/L↓。

甲功五项：T_3 0.46nmol/L↓，FT_3 1.60pmol/L↓，TSH 0.148μIU/ml↓。

肿标：Fer >2000.00ng/ml↑，HE4 164.14pmol/L↑。

免疫全项：C3 67.3mg/dl↓，C4 6.63mg/dl↓，CRP 6.92mg/dl↑，ANA 阳性↑（着丝点型1:160，胞浆型1:160），抗着丝点蛋白B抗体阳性↑。

尿常规：BLD（+-），PRO（+）。

超声心动：双房增大；三尖瓣反流（中度）、二尖瓣反流（轻-中度）；肺动脉高压（轻度）；左室舒张功能减低、收缩功能正常。

浅表淋巴结 B 超：双侧颈部 I ～ III 区多发淋巴结显示（左：2.1cm×0.4cm，右：1.4cm×0.3cm；形态及回声未见明显异常）；左侧腋下多发淋巴结显示（最大 1.2cm×0.5cm；形态及回声未见明显异常），右侧腋下未及明显肿大淋巴结；双侧腹股沟区多发淋巴结肿大（左：3.1cm×0.8cm，右：2.8cm×0.8cm；形态及回声未见明显异常）。

血液科专科检查：

直接抗人球蛋白试验（＋），抗 C3（＋），PNH 克隆（－）。游离血红蛋白 52.5mg/L↑，结合珠蛋白＜0.125g/L↓。

髂骨骨髓涂片：粒红巨三系增生（E 21.5%，晚幼红为主）；胸骨骨髓涂片：红巨两系增生，粒系比例减低（E 62.5%，中晚幼红为主）。

BMMNC - Ab（－），MDS 表型（－），小组化（－）。染色体：45 - 46，XX。

髂骨活检：骨髓增生活跃，粒红比例大致正常，以偏成熟细胞为主，巨核细胞数量、形态未见特殊，未见淋巴细胞显著增多，免疫组化染色示 MPO 和 Lysozyme 散在部分阳性，CD138、CD117 偶见阳性，CD20、CD3、CD79a、CD7 散在个别细胞阳性，CD5 散在阳性，CD61 巨核细胞阳性。

三、初步诊断

自身免疫性溶血性贫血。

四、治疗经过

治疗上予甲泼尼龙控制溶血、洗涤红细胞输注支持、抗感染治疗，辅以利胆去黄、碱化水化、抑酸、补钙、纠正电解质紊乱、补充白蛋白等支持治疗。

五、刘惠主治医师分析病例

该患者急性起病，以发热、尿色加深、黄疸为主要临床表现，其血清 LDH 升高，间接胆红素升高为主，游离血红蛋白升高，结合珠蛋白下降，提示红细胞破坏增加；外周血网织红细胞增高，骨髓提示红系造血增生，为红系代偿性增生证据，溶血性贫血诊断明确。

患者老年起病，无血液系统疾病家族史，红细胞渗透脆性试验、酸化甘油溶血试验、高铁血红蛋白还原试验、G6PD 活力、PK 活力、HbF 测定均未见异常，故考虑为后天获得性溶血性贫血。结合病史，除外物理性（人工瓣膜置换、行军性 Hb 尿）、感染性（原虫、微生物、支原体）及化学性（药物、毒素等）病因，临床考虑免疫性、膜缺陷补体溶血敏感（阵发性睡眠性血红蛋白尿）可能性大。应用流式细胞术检测外周血 GPI 锚连蛋白缺失细胞细胞数量是诊断 PNH 最直接、最敏感的方法，该例患者外周血成熟红细胞及粒细胞未见 CD55 及 CD59 缺失，可除外 PNH。患者直接抗人球蛋白试验（＋），抗 C3（＋），C3d 10 分，无遇冷后皮肤青紫、网状青斑等特殊表现，进一步除外冷凝集素综合征，明确诊断为温抗体型 - 单独抗补体 C3 型 AIHA。治疗上给予一线用药——糖皮质激素。

患者治疗疗效欠佳，贫血及溶血症状均无明显改善，并出现临床无法解释的血小板进行性下降（图 7 - 14）。另外，入院 1 周后患者出现神经系统症状，初期表现为幻听、幻视等症状，后逐渐加重，患者认知能力下降，夜间自言自语、意识清，接触被动配合差，无自知力。查体未见视物模糊，无肢体无力，病理征均阴性。完善头 MRI，提示脑桥梗死、轻度脑萎缩、双侧筛窦炎。

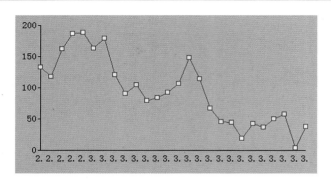

图 7 - 14　血小板变化趋势

溶血性贫血、血小板减少、神经系统异常，以上三大表现高度提示血栓性血小板减少性紫癜可能。完善外周血涂片，可见破碎红细胞 3%；ADAMTS - 13 活性检测提示下降（27.4%）。此患者诊断为血栓性血小板减少性紫癜。立即调整治疗方案为血浆置换、糖皮质激素及抗 CD20 单抗。同时积极寻找 TTP 上游病因，常见有自身免疫性疾病、感染、肿瘤、药物等。

完善 PET - CT（图 7 - 15），提示：①扫描范围内骨髓代谢异常增高，考虑为恶性病变。淋巴血液系统来源可能性大；②甲状腺形态饱满，代谢弥漫增高，考虑甲状腺炎性病变可能性大。

PET - CT 高度提示肿瘤性疾病，我们开展了多学科会诊以指导下一步诊疗。

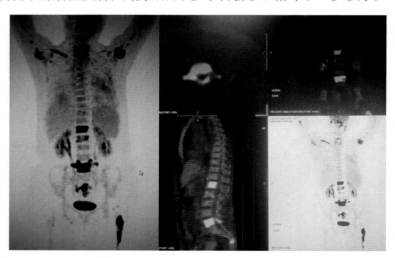

图 7 - 15　PET - CT 图像

六、MDT 讨论目的

1. 细致读片，进一步明确代谢异常增高的病灶部位、形态改变及功能代谢特征。
2. 探讨病灶病理活检可行性并优选病理取材部位。

七、多学科会诊意见

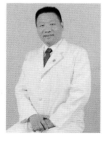

陈秋松，男，医学博士，副主任医师，任职于天津医科大学总医院 PET - CT 室。专业领域为体部良恶性病变的正电子显像诊断，对于呼吸系统相关疾病、神经内分泌肿瘤的诊断有一定的研究。

PET - CT 陈秋松副主任医师：PET - CT 扫描范围内额骨、蝶骨、枕骨、右侧颧骨、上颌骨、下颌骨、第 1 颈椎、右侧锁骨、双侧肱骨、第 1 胸椎，第 1、2、5 腰椎，骶骨，尾骨，左侧股骨多发骨质密度欠均，示踪剂异常浓度，且影像上未见溶骨性骨质破坏表现，考虑为骨髓高代谢，考虑为恶性病变，淋巴系统来源可能性大。建议选取示踪剂高浓集病灶，行病理检查以明确诊断。

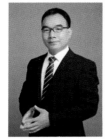

秦琼，男，主治医师。2013年毕业于北京协和医学院，任职于天津医科大学总医院肿瘤内科。长期从事消化道恶性肿瘤、新药 I ~ IV 期临床试验。

肿瘤内科秦琼主治医师：PET - CT 提示恶性病变，考虑淋巴系统肿瘤性大。患者当前诊断为血栓性血小板减少性紫癜，考虑 TTP 上游病因为肿瘤可能性大。肿瘤诊断需病理学依据，选取适宜病灶，行活组织检查。

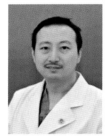

阮文东，博士，主任医师，任职于天津医科大学总医院骨外科。主攻关节外科和运动医学诊，包括关节置换术、股骨头坏死、骨性关节炎、关节镜手术、交叉韧带重建、肩袖撕裂及肩关节不稳定等。

骨科阮文东主任医师：PET - CT 提示多部位骨质可见示踪剂异常浓度，其中第 5 腰椎椎体 SUVmax21.3，考虑为恶性病灶，且此部位取材较为安全，考虑普通骨髓活检无法探及病灶，建议于骨科行第 5 腰椎椎体骨髓活检以明确诊断。

遵嘱 MDT 会诊意见，于骨科行第 5 腰椎病理活检提示：骨髓增生活跃，见多量小 - 中等大小淋巴样细胞浸润，免疫组化：CD20、CD79a、Bcl - 2 阳性，MPO、Lysozyme、CD61、CD33、CD3、CD38、CD138 偶见阳性，CK、CD10、MUM1、CD117、CD34、CD99、TdT、CyclinD1、Bcl - 6、CD23、κ、λ 阴性，局灶 Ki - 67 index 约 40%，结合临床，考虑 B 细胞源性肿瘤。

最终诊断：①B 细胞淋巴瘤；②血栓性血小板减少性紫癜。

拟行 R - CHOP 方案化疗，患者家属拒绝并转院。

八、专家点评

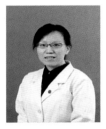

邢莉民，女，主任医师。2006年于北京协和医科大学获博士学位，2014年于 H. Lee Moffitt Cancer Center 获博士后，擅长诊治各类血细胞减少症、急、慢性白血病、浆细胞疾病、淋巴瘤等血液疾病。

邢莉民主任医师：溶血性贫血约占全部贫血的5%，可发生于各个年龄段，是由于红细胞破坏速率增加，寿命缩短，骨髓造血功能失代偿而造成的贫血。根据溶血的速度、程度、部位和患者的代偿能力，患者的临床表现差别极大，自无明显症状直至危及生命的急重症不等。诊断溶血性贫血除临床表现外，还应根据需要进行筛检和特殊检查，包括红细胞破坏增加的证据、红系造血代偿性增生的证据、针对不同溶血性贫血的特殊检查。前两者属于溶血筛查试验，后者用于确立病因和鉴别诊断。

其病因和发病机制纷繁复杂，大体分为红细胞固有或内在缺陷和外部因素异常两大类。前者几乎全部是遗传性疾病，主要包括红细胞膜缺陷、红细胞酶缺陷、珠蛋白结构异常和合成障碍，常见有遗传性球形红细胞增多症、葡萄糖 - 6 - 磷酸脱氢酶缺乏症、地中海贫血、镰状细胞贫血综合征等。后者为后天获得性溶血性贫血，常见有免疫性因素、物理和创伤性因素、生物因素、化学因素及一种特殊的获得性细胞酶缺陷所致的溶血病——阵发性睡眠性血红蛋白尿。

PNH 为一种较为少见的血液病，发病高峰年龄 20 ~ 40 岁，亦可见于儿童和老人，男性多于女性。临床表现以溶血性贫血为主，同时具有血栓倾向及骨髓衰竭表现。典型患者有特征性间歇发作的睡眠后血红蛋白尿，这也是命名的由来。本病系后天获得性造血干细胞 X 染色体上基因发生突变，造成造血干细胞膜 GPI 锚合成障碍所致。GPI 锚可将多种功能蛋白连接于细胞表面，这些功能蛋白被称之为 GPI 锚连蛋白，其中 CD55、CD59 是机体免于补体旁路途径异常攻击、形成自身耐受的重要因子。GPI 锚连蛋白缺失，红细胞对补体敏感性增加，是 PNH 发生血管内溶血的基础。应用流式细胞术检测外周血 GPI 锚连蛋白缺失细胞细胞数量，是诊断 PNH 最直接、最敏感的方法。

自身免疫性溶血性贫血系指由各种原因刺激人体产生抗自身红细胞抗体导致红细胞破坏溶血的贫血。可见于各个年龄组，但以成人为多。国外资料显示 AIHA 的年发病率为 $(0.8 \sim 3.0)/10$ 万。抗球蛋白试验为确诊 AIHA 的经典方法，直接抗人球蛋白试验检测被覆红细胞膜上的不完全自身抗体和补体；间接抗人球蛋白试验检测血清中游离抗体或补体。依据红细胞自身抗体检测结果，分为自身抗体阳性型和自身抗体阴性型。自身抗体阴性型 AIHA 临床符合溶血性贫血，除外其他溶血性贫血而免疫抑制治疗有效。依据自身抗体与红细胞结合所需的最适温度分为温抗体型、冷抗体型（包括冷凝集素综合征、阵发性冷性血红蛋白尿症）和混合型，温抗体型最为常见，约占 70%。AIHA 的病因学诊断至关重要，依据病因明确与否，分为继发性和原发性两类。常见病因有淋巴系统增殖性疾病、实体瘤/卵巢皮样囊肿、自身免疫性疾病、感染、免疫缺陷、药物、血型不合、同种免疫等。甄别病因，去除或控制病因，AIHA 治疗才有好的效果。

血栓性血小板减少性紫癜是一种弥散性血栓性微血管病。主要表现为微血管病性溶血、血小板减少以及微血管血栓形成，造成中枢神经系统、肾脏以及其他各器官的可逆性损害。既往 TTP 的诊断主要依据患者的临床表现。典型 TTP 的临床表现包括五联征，即微血管病性溶血、血小板减少、神经系统症状及体征、肾损害、发热。然而，"五联征"对 TTP 诊断的敏感性和特异性均存在显著的不足。事实上，仅有 5% 的 TTP 患者具有所有的"五联征"，约 1/3 患者并无神经系统表现，肾功能损害和发热在多数 TTP 患者亦并不突出。"五联征"的同时出现常常已代表疾病进入晚期或危重阶段，因此并不利于患者的早期诊断。由于 TTP 起病急骤，病情凶险，死亡率高，如能早期诊断并尽早给予血浆置换治疗，可显著改善患者的预后。因此，目前 TTP 的诊断强调只要患者具有 MAHA 和血小板减少，且无其他病因可以解释，即应该高度怀疑 TTP 的可能，并尽早开始包括血浆置换在内的治疗措施。

本例患者在诊断自身免疫性溶血性贫血后，予糖皮质激素控制溶血，治疗疗效却欠佳，同时出现两大病情变化，一是无法解释的血小板进行性下降；二是新发一过性、反复性和多变性神经系统表现。患者症状逐渐显性，为临床医生敲响警钟，需及时调整诊疗思路。外周血涂片发现红细胞碎片及 ADAMTS – 13 活性检测后，该患者 TTP 诊断明确。并且，对于 TTP 患者的诊断，需注意"刨根问底"，进一步排查淋巴系统增殖性疾病、实体肿瘤、自身免疫性疾病、感染等诱因，最终才能拨云见日，以窥疾病真相。

同时，在本例患者诊疗过程中，骨科、肿瘤科、影像科同仁均给予极大帮助，再次向我们证明，MDT 模式能极大解决临床难题，打破学科间壁垒，有效推进学科建设，实现医生、科室和医院的共同提高。

九、文献汇总

血栓性血小板减少性紫癜（TTP）是一种罕见的危及生命的血栓性微血管病，年发病率为 $(3 \sim 11)/100$ 万，是由于先天性或获得性血管性血友病因子（vWF）裂解蛋白酶 ADAMTS – 13 活性缺乏，血浆中 VWF 不能被正常剪切，超大 VWF 多聚体（ULVWF）异常累积导致的一类血栓性微血管病。它以微血管病性溶血性贫血和血小板减少为基本特征，可同时伴有多脏器（如中枢神经系统、肾脏、消化道、心脏等）缺血性损伤等相应临床表现。可发生于任何年龄，多为 15 ~ 50 岁，女性多见。

目前认为 TTP 的发病机制主要涉及血管内皮细胞受损、vWF 质量异常、ADAMTS – 13 缺乏、血小板异常活化等。其中，ADAMTS – 13 缺乏是 TTP 发病中心环节。TTP 分为遗传性和获得性两种，后者根据有无原发病分为特发性和继发性。少数患者是由于 ADAMTS – 13 等位基因纯合或复合杂合突变所导致的先天性缺乏，为遗传性 TTP，常在感染、应激或妊娠等诱发因素下发病。特发性 TTP 多因患者体内产生了针对 ADAMTS – 13 的中和性或非中和性自身抗体，又称免疫性 TTP，是主要的临床类型。继发性 TTP 是因感染、药物、肿瘤、自身免疫性疾病、造血干细胞移植等因素引发，发病机制复杂,预后不佳。2012 年 TTP 诊治中国专家共识中,主要列有以下诊断要点:①具备 TTP 临床表现;②典型的血细胞计数变化;③血浆 ADAMTS - 13 活性显著降低;④排除 Evans 综合征、溶血尿毒综合征、不典型溶血尿毒综合征、弥散性血管内凝血、HELLP 综合征等疾病。

对所有疑诊 TTP 患者均应进行 ADAMTS - 13 活性及相应抑制物的测定。如患者血浆 ADAMTS - 13 活性显著降低或同时检出抑制物,则可确定 TTP 的诊断。需注意的是,并非所有 ADAMTS - 13 活性下降者都是 TTP,在妊娠、肝硬化、尿毒症和炎症等情况下 ADAMTS - 13 活性也可减低,但多 >10%。

目前,获得性 TTP 的标准治疗方案为血浆置换和免疫抑制疗法。血浆置换可补充功能性 AD-AMTS - 13 并移除 vWF 因子及自身抗体,使血小板计数恢复正常。免疫抑制剂如糖皮质激素、利妥昔单抗可抑制作用于 ADAMTS - 13 的自身抗体。由于 ADAMTS - 13 活性及抑制物检测结果并不能早期获得,对于临床高度怀疑 TTP 患者,不应被动等待实验室结果回报,而应尽早开始血浆置换及免疫抑制治疗。后期根据 ADAMTS - 13 活性测定再进一步修正 TTP 诊断,作出继续或停止血浆置换治疗的决定。

未接受治疗的 TTP 患者,病死率可高达 90%。作为威胁生命的急重症,提高对该疾病的意识、早期诊断和足够强度的治疗是挽救患者生命的关键。

(血液内科:刘 惠)

参 考 文 献

[1] 付蓉. 阵发性睡眠性血红蛋白尿症抗补体治疗现状[J]. 中国实用内科杂志, 2020, 40(9): 722 - 727.

[2] Lacombe V, Lozac HP, Orvain C, et al. [Treatment of ITP and AIHA in CVID: A systematic literature review][J]. Rev Med Interne, 2019, 40(8): 491 - 500.

[3] Jamme M, Rondeau E. The PLASMIC score for thrombotic thrombocytopenic purpura[J]. Lancet Haematol, 2017, 4 (4): e148 - e149.

[4] Joly BS, Coppo P, Veyradier A. Thrombotic thrombocytopenic purpura[J]. Blood, 2017, 129(21): 2836 - 2846.

[5] Sadler JE. Pathophysiology of thrombotic thrombocytopenic purpura[J]. Blood, 2017, 130(10): 1181 - 1188.

[6] Velasquez P L, Roose E, Graca N, et al. Immunogenic hotspots in the spacer domain of ADAMTS13 in immune - mediated thrombotic thrombocytopenic purpura[J]. J Thromb Haemost, 2021, 19(2): 478 - 488

[7] 中华医学会血液学分会血栓与止血学组. 血栓性血小板减少性紫癜诊断与治疗中国专家共识(2012 年版)[J]. 中华血液学杂志, 2012, 33(11): 983 - 984.

[8] Lee SJ, Kim JE, Han KS, et al. Thrombotic risk of reduced ADAMTS13 activity in patients with antiphospholipid antibodies[J]. Blood Coagul Fibrinolysis, 2016, 27(8): 907 - 912.

[9] Tersteeg C, Verhenne S, Roose E, et al. ADAMTS13 and anti - ADAMTS13 autoantibodies in thrombotic thrombocytopenic purpura - current perspectives and new treatment strategies[J]. Expert Rev Hematol, 2016, 9(2): 209 - 221.

病例 7 面苍、乏力

一、病例简介

患者,女,19 岁,主因"面色苍白,乏力,活动后心悸,气短 2 个月,加重 3 周"入院。

现病史:患者入院前 2 个月主因咽痛、咳嗽于当地医院输注头孢类抗生素(具体药物剂量不详），后出现面色苍白、纳差、乏力伴活动后心悸气促，未予进一步诊治，无明显诱因上述症状加重，于当地医院查血常规 Hb 54g/L，RBC 1.90×10^{12}/L，WBC 2.70×10^9/L（N 29.6%，LY 70.4%），PLT 393×10^9/L，RET 20.55%，MCV、MCHC 不详，尿胆原（+），肝肾功能不详。骨髓：增生极度活跃，幼红细胞 55%，类巨幼样变，晚红呈多核，花瓣样改变，巨核细胞增多，以幼巨为主，白血病免疫表型 $CD_{34}^+ 2$，CD33，CD13 弱表达其余不详腹部 B 超（-）。当地医院诊为急性红白血病（M6）或全髓细胞白血病，为进一步诊治转入我院。患者自发病以来，纳差，睡眠尚可，精神差，大小便无著变，体重减轻 5kg。

既往史：既往银屑病史，否认糖尿病、高血压等慢性疾病史，否认肝炎、结核等传染性疾病病史，否认手术、外伤史，有输血史，否认食物、药物过敏史，否认宠物接触史。预防接种史不详。

体格检查：T 37.2℃，P 100/min，R 20/min，BP 110/70mmHg。贫血貌，全身皮肤黏膜苍白，胸腹部皮肤散在白色皮疹，表面脱屑，咽稍红，未见出血点，巩膜黄染，扁桃体不大，舌乳头存，浅表淋巴结未及，胸骨压痛（-），双肺呼吸音清，未闻及干湿啰音，心音有力，心律齐，未闻及病理性杂音，腹部平软，无压痛、反跳痛及肌紧张，肝脾肋下未触及，双下肢不肿。

二、辅助检查

血常规：Hb 52g/L，RBC 1.52×10^{12}/L，WBC 2.15×10^9/L（N 45%，LY 45%），PLT 290×10^9/L，RET 9%，MCV 95fl，MCH 32.2pg，MCHC 0.333；叶酸 4.13ng/ml，维生素 B_{12} 106pg/ml，肝功能 TBIL 55.1（3.4~20）DBIL 40.7，PNH 克隆、库姆实验阴性；Ham 实验阴性。风湿免疫全项，肿瘤全项，血清铁四项，染色体，小组化，小巨核酶标未见异常；白血病免疫表型未见异常。胸 CT、腹部 B 超均未见异常。

骨髓（髂骨）增生明显活跃粒系 10%（原始粒细胞 2%、早幼粒细胞 0.5%、中幼粒细胞 0.5%、杆状核细胞 5%、分叶核细胞 2%）、红系 75.5%（早幼红细胞 2%，余为中晚幼红细胞）、红系巨幼样变，可见双核红细胞、三核红细胞、花瓣红细胞、H-J 小体，全片共见巨核 306 个，可见单圆核、多圆核巨核，周血计数 100 个白细胞可见 1 个中幼红、11 个晚幼红细胞，分类淋巴细胞 47%、中性杆状核 18%、中性分叶核 27%、单核细胞 8%，可见巨大杆状核。

三、初步诊断

1. coombs（-）AIHA。
2. 巨幼细胞性贫血。

四、治疗经过

予静脉甲强龙 40mg/d 口服叶酸 10mg 3 次/日，甲钴胺 500 1 次/日，2 周后复查血常规：Hb 97g/L，RBC 2.53×10^{12}/L，WBC 12.9×10^9/L（N 75%，LY 18%，MO 7%），PLT 264×10^9/L，RET 6.42%，MCV 95fl，MCH 32.2pg，肝功能正常，2 周后激素减量至曲安西龙 20mg/d 和 CsA 50mg 3 次/日，复查血常规：RET、MCV、MCH、MCHC 骨髓，肝功能均正常好转出院。

门诊随访 30 个月各项化验指标完全正常。

五、邵媛媛主治医师分析病例

患者病历特点如下：①患者青年女性，病史 2 个月；②主要表现为面色苍白、乏力、纳差、活动后心悸、气短；③血常规提示贫血、白细胞减低、网织红细胞升高，骨髓红系比例明显增高，病态造血明显，当地医院诊为 AML-M6。

但应注意以下几点：①患者贫血，网织红细胞明显升高，总胆红素、间接胆红素明显升高，均提示有溶血存在，单用 AML-M6 无法解释；②患者尽管骨髓形态符合 M6 诊断标准，但患者缺乏急性白血病多脏器浸润临床表现，全身肝脾淋巴结不大；③从治疗效果看仅给予激素、环孢素、叶酸、甲钴胺等药物患者血象全面恢复，AML－M6 难以解释诊断不成立。

六、MDT 讨论目的

此患者诊断？

七、多学科会诊意见

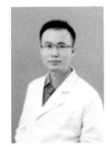

李永乐，主任医师，医学博士，硕士研究生导师，任职于天津医科大学总医院心内科。中华医学会心血管病学分会第十一届委员会代谢性心血管疾病学组成员，中华医学会心血管病学分会第九、十届委员会青年委员，中华医学会心血管病学分会第八届委员会动脉粥样硬化与冠心病学组成员，中国胸痛中心核查专家。

心血管内科李永乐主任医师：患者青年女性，面色苍白，乏力，活动后心悸，气短 2 个月，加重 3 周入院，血红蛋白水平 54g/L，患者乏力活动后心悸表现为典型贫血症候群，积极改善血红蛋白水平，必要时成分血输注支持，以免造成不可逆的心肌损害。

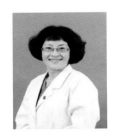

方维丽，主任医师，任职于天津医科大学总医院消化科。中华医学会消化内镜学分会第七届委员会超声内镜学组委员。1990 年毕业于天津医学院，一直在天津医科大学总医院从事临床工作近 30 年，擅长消化内科疾病诊治，尤其是肝胆胰疾病的诊治；擅长消化内镜检查及内镜下治疗，尤其是超声内镜诊断和介入技术。

消化内科方维丽主任医师：患者青年女性，贫血、白细胞减低，且总胆红素及间接胆红素明显升高，完善肝胆胰脾影像学检查无异常，肿瘤标志物检查正常，结合患者贫血网织红细胞增高的表现及间接胆红素升高，考虑患者肝功能胆红素异常与血液系统疾病有关。患者造血原料缺乏，与节食关系密切，嘱患者正常饮食，并观察腹部症状，若有不适可择期行胃镜检查，目前暂无胃镜诊疗指征。

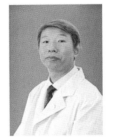

宋嘉，男，副主任医师。1995 年毕业于天津医科大学，2005 年获得医学博士学位。任职于天津医科大学总医院血液内科，发表第一作者论文 10 余篇，主持局级科研课题 1 项，参与天津市科技支撑项目等课题数项。擅长白血病、淋巴瘤、多发性骨髓瘤、骨髓增生异常综合征、再生障碍性贫血、免疫相关性血细胞减少症、各种溶血等多种血液系统疾病的临床诊断及治疗。

血液内科宋嘉副主任医师：患者青年女性，病史 2 个月，主要表现为面色苍白、乏力、纳差、活动后心悸、气短。血常规提示贫血、白细胞减低、网织红细胞升高，骨髓红系比例明显增高，病态造血明显，当地医院诊为 AML－M6。AML－M6 患者骨髓红系过度增殖，比例明显增高，在临床上以贫血为主要表现，外周血涂片可见较多有核红细胞。患者网织红细胞增高，溶血检查阴性，本例患者似乎上述表现都符合，即以贫血为主要临床表现，血红蛋白最低 52g/L，周血涂片 100 个白细胞可见 10 余个有核红细胞，网织红细胞升高，溶血检查 coombs 试验，Ham 试验等为阴性，骨髓中红系比例 70% ~80%，但是患者不具有白血病浸润表现，肝脾淋巴结均不大，总胆红素及间接胆红素增高明显，提示存在溶血，急性红白血病一般巨核细胞减少或缺乏，部分巨核细胞正常或轻度升高，本例患者巨核达 306 个显然不符合。从治疗效果看仅给予激素、环孢素、叶酸、甲钴胺等药物患者血象全面恢复，AML－M6 难以解释诊断不成立。

八、专家点评

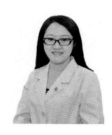

付蓉,女,医学博士,主任医师,博士生导师,二级教授。1992年毕业于天津医科大学,2002年获中国协和医科大学博士学位,2004—2005年于香港大学做博士后,2013年于澳大利亚皇家墨尔本医院做访问学者。现任天津医科大学总医院副院长,天津市"津门医学英才",现任中华医学会血液学分会常委,中国医师协会血液科医师分会委员,中国女医师协会临床肿瘤学专业委员会常委,中国药理学会来华留学生工作委员会副主委,海峡两岸卫生交流协会血液病专家委员会常委,天津市医学会血液学分会主委,天津市医师协会血液科医师分会副会长。执笔《再生障碍性贫血中国专家共识》《PNH中国专家共识》《纯红细胞再生障碍中国专家共识》。

付蓉主任医师:该患者易被误诊为急性红白血病,主要在于仅仅注意了骨髓表现为红系比例明显升高,形态异常,原粒细胞比例达20%,却忽略了两条重要线索,即患者总胆红素及间接胆红素明显升高并且该患者肝脾淋巴结正常,缺乏白血病浸润证据。结合相关检查及治疗方案及效果显然支持自身免疫性溶血性贫血合并巨幼细胞性贫血。患者长期节食,营养摄入不足,银屑病应用中药,发病前应用静脉抗生素均可致溶血发生。因此患者骨髓血象的改变完全可以用AIHA合并巨幼贫来解释,也可以认为是一种类红白血病效应。通过本例患者的诊治给我们的启示是,在临床工作中绝不能犯教条主义,应根据患者具体情况具体分析,注意细节,对"异病同症""同病异症"时刻有清醒认识。

九、文献汇总

急性红白血病(AML-M6)传统上包括急性红血病及全髓白血病两型。

1. 急性红血病　患者骨髓红系过度增殖,比例明显增高,在临床上以贫血为主要表现,外周血涂片可见较多有核红细胞。患者网织红细胞增高,溶血检查阴性,本例患者似乎上述表现都符合,即以贫血为主要临床表现,血红蛋白最低52g/L,周血涂片100个白细胞可见10余个有核红细胞,网织红细胞升高,溶血检查coombs试验,Ham试验等为阴性,骨髓中红系比例为70%~80%,但是患者不具有白血病浸润表现,肝脾淋巴结均不大,总胆红素及间接胆红素增高明显,提示存在溶血,急性红白血病一般巨核细胞减少或缺乏,部分巨核细胞正常或轻度升高,本例患者巨核达306个显然不符合。

2. 全髓白血病　指骨髓白、红、巨核三系同时增生为特征的白血病,除红白两系特征与急性红血病相似外还体现为巨核细胞显著增多,以幼稚巨核细胞,小巨核细胞为主,此外免疫表型CD41、抗血清糖蛋白H和C(红系)、CD33及CD13(髓系)三系细胞标记同时出现,均为阳性,本患者虽然巨核细胞数量增多,但多为成熟巨核细胞,免疫表型也表现出三系标记均为阴性,故M6两个亚型均不符合。

(血液内科:邵媛媛)

参 考 文 献

[1] Polski Jacek M, et al. Acute Erythroid Leukemia[J]. Archives of Pathology & Laboratory Medicine. 2010, (9):1120 - 1123.

[2] Jaffe ES, Harris NL, Stein H, et al. 造血与淋巴组织肿瘤WHO分类. 周小鸽, 陈辉树, 译. 北京: 人民卫生出版社, 2011.

[3] Santos FP, Faderl S, Garcia - Manero G, et al. Adult acute erythroleukemia:an analysis of 91 patients treated at a single institution. Leukemia, 2009, 23 (1):2275 - 2280.

病例8 发热伴脾大、全血细胞减少

一、病例简介

患者女性,33岁,因间断发热伴乏力8个月入院。

现病史:患者于入院前8个月因受凉后发热,伴乏力、咳嗽、干咳,不伴畏寒、寒战、恶心、呕吐、咽痛、胸痛、心悸、呼吸困难、腹痛、腹泻、尿频、尿急、尿痛、无皮疹、关节痛、肌肉痛、口干、眼干、复发性口腔溃疡,体温最高38.5℃,自服头孢类药物后体温下降,后患者间断发热,持续约1个月,体温最高38℃,遂就诊于天津人民医院,查血常规提示全血细胞减少(未见具体报告),予生血宁、利可君治疗,疗效不详,后患者自行停药。入院前1个月患者受凉后再次发热,体温最高37.5℃,就诊于天津市北辰医院,查血常规提示WBC 3.11×10⁹/L,RBC 4.05×10¹²/L,HB 109g/L,PLT 87×10⁹/L,RET 2.87%。以"全血细胞减少"收住我科。患者自发病以来,饮食、睡眠、神经精神状态、大小便无著变,体重未见明显减轻。

既往史:既往体健,否认糖尿病、高血压等慢性疾病史,否认肝炎、结核等传染性疾病病史,6年前剖宫产术,否认输血史,否认外伤史,否认食物、药物过敏史,否认宠物接触史,预防接种史不详。

个人史:出生于天津,久居于天津。否认吸烟史,否认饮酒史,否认疫水疫区接触史,无工业毒物、粉尘、放射性物质接触史,否认牛羊肉进食史,否认宠物接触史。

体格检查:T 36.5℃,P 84次/分,R 18次/分,Bp 105/71mmHg。神志清楚,查体合作,全身皮肤黏膜未见苍白,无黄染,无淤点淤斑,巩膜无黄染,全身浅表淋巴结未触及肿大,颈软,无抵抗,颈静脉无充盈,气管居中,胸部外形正常,叩诊双肺呈清音,双肺呼吸音粗,未闻及干、湿啰音,心率84次/分,律齐,各瓣膜听诊区未闻及病理性杂音,腹平坦,无压痛、反跳痛,肝肋下未及,脾脏肋下可触及肿大。Ⅰ 9cm,Ⅱ 12cm,Ⅲ 2cm,双下肢无水肿。生理反射存在,病理反射未引出。

二、辅助检查

血常规示:WBC 2.69×10⁹/L,RBC 4.11×10¹²/L,HB 110g/L,PLT 102×10⁹/L,RET 2.87%,N 46.5%,L 41.6%。

肝功能:ALT 65U/L,AST 82U/L,ALP 184U/L,GGT 66U/L,LDH 445U/L,B2-MG 5.47mg/L。余肾功能、电解质、凝血功能、肿瘤标志物、尿便常规未见异常。

风湿抗体及免疫指标:IgG 1650mg/dl,IgA 564mg/dl,C4 40.10mg/dl,IgE 775U/ml,ANA 1:100,斑点型,Anti-SSA弱阳性,Anti-Ro-52阳性。

非嗜肝病毒:EBNA-IgG可疑阳性,B19IgG阳性。EB病毒DNA未查。

骨髓分类(图7-16):(胸骨)粒巨增生红系增高骨髓象。(髂骨)粒巨增生红系减低骨髓象。

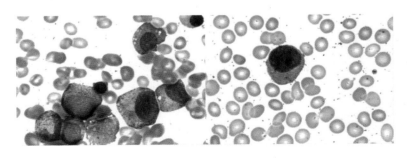

图7-16 骨髓分类结果

骨髓病理：骨髓增生活跃，粒红比例大致正常，以偏成熟红细胞为主，巨核细胞数量正常，多胞体小、分叶少，免疫组化染色示 MPO 散在多量阳性，Lysozyme 散在阳性，CD117 阴性，CD34 偶见阳性，CD61 巨核细胞阳性，CD20 极少许阳性，CD3 散在少许阳性，缺乏特征性形态学改变，请结合其他检查进一步诊断。

外周血 LGL 表型、淋巴表型、膜抗体、MDS 表型、FISH、染色体均未见异常。

超声心动：三尖瓣、肺动脉瓣反流（轻度），左室舒张、收缩功能正常。腹部 B 超：脾大，脾静脉扩张，余未见异常，腹腔多发淋巴结肿大。

全身浅表淋巴结：双侧颈部、腋下、腹股沟多发淋巴结肿大（形态回声未见明显异常）。

PET-CT 示：①脾脏多发代谢局灶性异常升高，考虑炎症/免疫性疾病可能性大，淋巴瘤不除外；②扫面范围内骨髓代谢弥漫性增高，考虑血液系统继发改变可能性大；③双侧颈部多发小淋巴结，代谢增高，考虑淋巴结反应性增生；④右侧附件区低密度肿块，代谢未见异常增高，考虑卵巢；⑤左侧附件区不规则混杂密度肿块，代谢未见异常增高，考虑畸胎瘤不除外；⑥双侧副鼻窦炎；⑦肝大，轻度脂肪肝；⑧巨脾。

三、初步诊断

发热伴脾大待查：淋巴瘤？

四、治疗经过

患者 PET-CT 提示脾脏多发代谢局灶性异常升高，考虑炎症/免疫性疾病可能性大，淋巴瘤不除外，建议于普外科行脾脏切除活检明确疾病性质。于 2018 年 10 月 25 日全麻下行"腹腔镜下脾脏切除术、腹腔引流术"。术后病理：（总医院）脾脏结构基本存在，红髓淤血伴出血，白髓缩小；脾窦扩张，期间浆细胞、嗜酸性粒细胞浸润，窦内皮细胞增生，并可见吞噬现象。（血研所）淤血性脾肿大伴淋巴细胞增生。（肿瘤医院）脾白髓萎缩，红髓扩张，并可见较多淋巴细胞、浆细胞及中性粒细胞浸润，成分混杂，窦内组织细胞可见吞噬红细胞现象，散在多灶小的梗死灶，ki-67 指数不高，倾向于炎性增生性病变。患者切脾后 2 周内体温正常，后再次发热，体温最高达 38.8℃，血培养、G 试验、GM 试验、PCT 未见异常，伴畏寒、乏力、头痛、下肢肌肉酸痛等症状，无咳嗽咳痰，无胸闷憋气、腹痛腹胀等不适，自服"布洛芬混悬滴剂（美林）"退热后体温降至正常，但次日体温可复升至 38.5℃左右。血常规：WBC 4.51×10^9/L，RBC 4.78×10^{12}/L，HB 125g/L，PLT 686×10^9/L，N 26%，L 48.3%。术后腹部 B 超示：脾切除后，腹腔内未见明显积液，肝、胆、胰未见明显异常。予左氧氟沙星口服治疗 3 天，发热症状无明显缓解，且每日发热频率较前增多。患者遂因发热待查入住风湿免疫科。

患者于风湿免疫科查血常规：WBC 9.39×10^9/L，RBC 4.41×10^{12}/L，HB 113g/L，PLT 429×10^9/L，N 43%，L 53%。肝功能：ALT 188U/L，AST 207U/L，ALP 326U/L，GGT 89U/L，LDH 513U/L。血脂：三酰甘油（TG）2.12mmol/L，余总胆固醇、高密度脂蛋白、低密度脂蛋白正常。生化：肾功能、电解质、凝血功能、游离甲功、心肌酶、BNP 等未见异常。炎症指标：血沉 33mm/h，PCT、CRP 正常。风湿免疫指标：狼疮抗凝物试验、尿便常规、磷脂抗体谱、SLE2 项等均未见明显异常。病原学检查：血培养、G 试验、GM 试验、布鲁菌、T-spot、HIV、梅毒、乙丙肝、肺炎支原体抗体阴性。带状疱疹病毒抗体 IgM（-）、IgG（+），巨细胞病毒定量低于检测下限；EBNA-IgG、EBVCA-IgG 阳性。外送 EB 病毒 DNA 定量 2.05×10^6；淋巴细胞亚群：淋巴细胞总数 4754cells/μl，总 T 淋巴细胞比例为 23%，T 辅助/诱导淋巴细胞绝对值 549cells/μl，T 辅助/诱导淋巴细胞比例 12%，T 抑制/细胞毒淋巴细胞比例 10%，总 B 淋巴细胞比例 2%，总 NK 淋巴细胞绝对值 1311cells/μl。进一步查淋巴表型：成熟淋巴细胞占有核细胞的 90.95%，异常细胞群占有核细胞的 66.78%，表达 CD16，CD45RA，CD94，Perforin，Granzyme-B，CD2 部分表达 CD7，CD56，不表达 CD3，TCRgd，CD57，CD5，CD4，CD8，CD30，

CD25，CD26，CD158i，CD158f，CD158e，请结合临床及病理除外 CLPD - NK。住院期间间断发热，予 NSAIDs 药物退热治疗后，治疗效果不佳停药，高热不退时间断给予地塞米松 5mg 或甲泼尼龙 40mg 退热治疗，体温可降至正常，维持 24 小时左右。患者因 CLPD 再次入住血液科。

患者第二次入住血液科。查血常规：WBC 19.85×10^9/L，RBC 4.69×10^{12}/L，HB 113g/L，PLT 529×10^9/L，N 11%，L 84%，EB 病毒 DNA 拷贝 3.25×107。骨髓分类（图 7 - 17）：（髂骨）粒红系减低，巨核系增生，淋巴细胞比例增高。（胸骨）粒红巨三系增生，淋巴细胞比例增高。

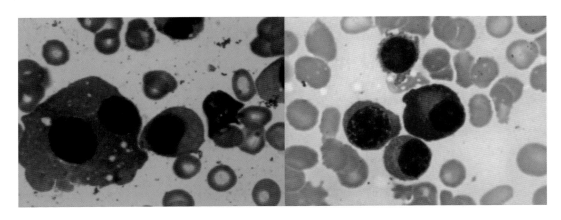

图 7 - 17 骨髓分类结果

骨髓病理：（髂骨）骨髓增生较低下，粒红比例稍减低，各阶段细胞均可见，以偏成熟细胞为主（CD117 偶见阳性，CD34 散在少阳，Lysozyme 和 MPO 散在多阳）；少量淋巴细胞散在分布，T 细胞稍多（CD20 散在少阳，CD3 散在阳性）；巨核细胞形态、数量未见特殊（CD61 阳性）。请结合临床。融合基因：TCR、BCR 重排阴性。反复查外周血 LGL 阴性，小组化：中性粒细胞碱性磷酸酶阳性率 50%，阳性指数 80；有核红细胞糖原染色阴性，铁染色：外铁（-），铁幼粒红细胞阳性率 13%。染色体：未见分裂象。病原学指标：细小病毒、巨细胞病毒阴性，G 试验、GM 试验阴性，呼吸道病毒 9 项阴性。EB 病毒 DNA 拷贝逐渐升高。进一步查 EB 病毒淋巴细胞定位分析：CD3 - CD19 - cells：13 522 723.00 拷贝/ml（0 ~ 1000 拷贝/ml）CD$_{19}$$^+$2 cells：< 1000 拷贝/ml，CD3 + cells：< 1000 拷贝/ml。嗜血细胞综合征相关指标：sCD25 4737pg/ml，正常水平；NK 细胞活性 13.32%，稍降低；血脂：总胆固醇 5.83mmol/L↑，三酰甘油 3.64mmol/L↑，高密度脂蛋白 1.16mmol/L，低密度脂蛋白 3.11mmol/L。铁蛋白 612.93ng/ml。

五、丁凯主治医师分析病例

患者病历特点如下：①患者青年女性，病史较长；②以间断发热为主要临床表现；③入院查体、化验及影像学检查发现患者同时存在脾大和全血细胞轻度减少；④患者骨髓穿刺、相关流式检查、骨髓病理等检查未见明显异常；⑤脾脏术后病理提示炎症改变；术后白细胞及淋巴比例进行性升高；⑥查 EB 病毒 DNA 拷贝呈阳性结果。

2018 年 12 月 26 日至 2019 年 3 月 15 日患者一般情况好，以观察及检测血象、EB 病毒 DNA 变化为主，住院予患者泼尼松 25mg 治疗，体温控制正常，辅以保肝、护胃、补钙治疗，更昔洛韦抗病毒。2019 年 3 月患者开始间断发热，体温 38℃左右，无咳嗽咳痰等其他症状。2019 年 3 月 15 日至 2019 年 3 月 25 日予患者膦甲酸钠抗病毒治疗，后患者体温正常。患者于 2019 年 3 月 25 日自动出院，患者出院后进一步于北京某医院就诊，随访得知患者应用可耐后 EB 病毒 DNA 拷贝最低降至 104，白细胞降至 5 万，淋巴比例降至 50%，随后患者 DNA 拷贝、白细胞、淋巴比例再次升高（图 7 - 18、图 7 - 19）。

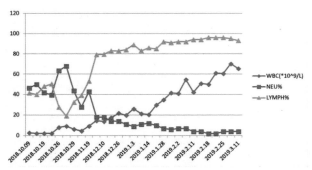

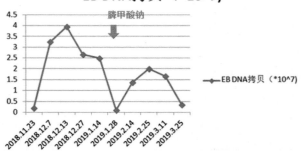

图 7 - 18　患者白细胞、中性粒细胞、淋巴细胞变化　　　　图 7 - 19　EB 病毒 DNA 拷贝变化情况

患者后于院外就诊,进一步除外家族性及获得性嗜血细胞综合征,查感染 EB 病毒(EBV)的淋巴细胞亚群,提示 EB 病毒不仅在 NK 细胞,而且存在于 B 细胞和 T 细胞。再次送检脾脏病理:脾脏系统性慢性活动性 EB 病毒感染,T 细胞淋巴组织增殖性疾病,1~2 级(增生性 - 交界性),伴噬血现象。诊断:①慢性淋巴系统增殖性疾病(CLPD);②慢性活动性 EB 病毒感染(CAEBV),予患者行 2 个疗程 LDEP 方案(培门冬酶、多柔比星脂质体、依托泊苷、甲泼尼龙),2 次放疗,异基因造血干细胞移植后,移植后出现严重的肺、皮肤排异反应,EB 病毒 DNA 定量转为阴性,淋巴比例恢复正常(表 7 - 3)。

表 7 - 3　淋巴细胞内 EB 病毒 DNA 定量

淋巴细胞群	检测结果(基因拷贝每100万个细胞)
$CD_4{}^+$ 细胞	1.4E + 06
$CD_8{}^+$ 细胞	1.3E + 06
$CD_{19}{}^+$ 细胞	1.1E + 07
$CD_{56}{}^+$ 细胞	9.8E + 06

注:$1.0E + 01 = 1.0 \times 10^1$

随访:定期监测血清及外周血 EB 病毒 DNA 定量为阴性。

六、MDT 讨论目的

1. 此患者诊断?

2. 治疗 EB 病毒感染的方法?

七、多学科会诊意见

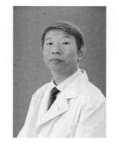

宋嘉,男,副主任医师,天津医科大学总医院血液内科。1995 年毕业于天津医科大学,2005 年获得医学博士学位。发表第一作者论文十余篇,主持局级科研课题 1 项,参与天津市科技支撑项目等课题数项。擅长白血病、淋巴瘤、多发性骨髓瘤、骨髓增生异常综合征、再生障碍性贫血、免疫相关性血细胞减少症、各种溶血等多种血液系统疾病的临床诊断及治疗。

血液内科宋嘉副主任医师:①患者青年女性,以发热、全血细胞减少收入住院,首次检查提示巨脾,淋巴瘤不除外;②进一步行脾脏切除病理提示炎症改变,患者仍间断发热,且频率增多,淋巴比例逐渐升高,排除患者其他发热原因,进一步查 EB 病毒 DNA 定量提示阳性,考虑 EB 病毒感染相关;③患者存在发热,外周血可检测到 EBNA - IgG、EBVCA - IgG 阳性,外周血 EB 病毒 DNA 定量阳性,进一步查淋巴细胞中 EB 病毒提示 EB 病毒位于 NK 细胞内,后续检测脾脏病理提示脾脏系统性慢性活动性 EB 病毒感染，T 细胞淋巴组织增殖性疾病，1～2 级（增生性－交界性），伴噬血现象。以上结果支持慢性活动性 EB 病毒感染（CAEBV）；④目前 EB 病毒感染无特效治疗，目前常用的治疗为激素及免疫抑制剂，仅可以控制症状不能根治本病，抗病毒治疗效果不显著，目前理论上认为可以治愈本病的方法为异基因造血干细胞移植；⑤CAEBV 处于交界性疾病状态，机体与 EB 病毒达到共生状态，这种状态持续时间不定，也可转化为恶性肿瘤性疾病，大多数预后较差。

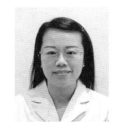

张燕平，天津医科大学总医院感染科，副主任医师。兼任天津市卫计委首批培训合格的感染科专科医师。天津市特殊使用级抗菌药物会诊专家，天津医科大学总医院抗菌药物管理工作小组成员，天津市性病艾滋病防治协会理事，天津市医师协会中西医结合医师分会第一届委员会委员。

感染科张艳萍副主任医师：EB 病毒是一种嗜人淋巴细胞的 γ 疱疹病毒，属人类疱疹病毒 4 型，我国成人 EB 病毒 IgG 阳性率为 90% 以上。EB 病毒感染是比较常见的病毒感染性疾病，感染时其症状轻重不一，可累及全身多个系统，引发多种疾病，如传染性单核细胞增多症（IM）、鼻咽癌、淋巴瘤、慢性活动性 EB 病毒感染（CAEBV）和噬血淋巴组织细胞增生症（HLH）等疾病。EBV 感染患者的早期 EBVCA－IgM 和 EBEA－IgM 抗体水平会显著升高，EBV－IgM 反映急性感染情况，感染 6 周后 EBVCA－IgG 抗体会维持较高水平，感染 7 个月后 EBNA－IgG 抗体水平达到高峰并可终生存在。IgM 抗体是 EBV 急性感染的标志物，IgG 抗体阳性是 EBV 既往感染的证据。研究显示，在 20 岁左右的人群中 EBV 血清学阳性率约为 90%，随着年龄的增长可达 100%。慢性活动性 EB 病毒感染（chronic active Epstein－Barr virus infection，CAEBV）是一种罕见的疾病，其诊断标准：①EB 病毒感染相关症状至少 3 个月；②受累的组织或外周血中检测到 EB 病毒载量；③感染的组织或外周血中可检测到 EB 病毒感染的淋巴细胞；④排除其他疾病，如传染性单核细胞增多症、自身免疫性疾病等疾病。CAEBV 可分为 T 淋巴细胞型、自然杀伤细胞型和 B 淋巴细胞型，其中 T 淋巴细胞型预后差，可并发噬血细胞综合征、恶性淋巴瘤、弥散性血管内凝血和肝衰竭等危及生命的并发症。

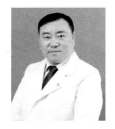

李昕，男，副主任医师，现为天津医科大学总医院风湿免疫科副主任医师。中国医院协会医院感染管理专业委员会青年委员。

风湿免疫科李昕副主任医师：患者青年女性，间断发热、脾大、全血细胞减少入院，第一次在血液科查骨髓等相关检查未见铭心异常，但患者巨脾，不除外脾脏淋巴瘤可能，当时外周血可检测到 EBNA－IgG、EBVCA－IgG 阳性，未行 EB 病毒 DNA 定量检测，后患者经反复就诊发现患者 EB 病毒阳性，进一步查 EB 病毒淋巴细胞内定位，考虑患者为慢性活动性 EB 病毒感染，回顾患者整个就诊经过，患者反复发热，脾大，首先考虑淋巴瘤，切脾在诊治过程中不可避免，但是，脾脏切除可能在 EB 病毒感染过程中起加速器作用。

八、专家点评

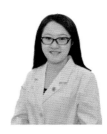

付蓉，女，医学博士，主任医师，博士生导师，二级教授。1992 年毕业于天津医科大学，2002 年获中国协和医科大学博士学位，2004—2005 年于香港大学做博士后，2013 年于澳大利亚皇家墨尔本医院做访问学者。现任天津医科大学总医院副院长，天津市"津门医学英才"，现任中华医学会血液学分会常委，中国医师协会血液科医师分会委员，中国女医师协会临床肿瘤学专业委员会常委，中国药理学会来华留学生工作委员会副主委，海峡两岸卫生交流协会血液病专家委员会常委，天津市医学会血液学分会主委，天津市医师协会血液科医师分会副会长。执笔《再生障碍性贫血中国专家共识》《PNH 中国专家共识》《纯红细胞再生障碍中国专家共识》。

付蓉主任医师：淋巴瘤分为霍奇金淋巴瘤和非霍奇金淋巴瘤，临床上表现为发热，盗汗，淋巴结肿大，部分患者可出现脾大，甚至巨脾，PET - CT 检查可现实病灶部位高代谢，该患者在第一次就诊我科高度怀疑脾脏淋巴瘤，但患者脾脏病理提示炎症改变，未见肿瘤征象，再次筛查病毒提示EB 病毒感染。EB 病毒是疱疹病毒类，最早在 Burkitt 淋巴瘤发现该病毒，不仅可感染B 细胞致 B 细胞淋巴瘤，也可感染上皮细胞致鼻咽癌，感染T、NK 细胞致 CAEBV，也可引起传染性单核细胞增多症(IM)噬血淋巴组织细胞增生症(HLH)等。其中，CAEBV 是一个临床概念，表现为无明确免疫异常的个体，EBV 感染后可出现慢性或复发性 IM 样症状，伴有 EBV 抗体的异常改变。在病理学上它表现为淋巴组织增殖性改变，病变中有大量淋巴细胞增殖和浸润，如 B、T 或 NK 细胞。细胞形态可以是接近正常，也可以是轻度异形，还可以是明显异形；CAEBV 为预后不良的全身性疾病，目前尚无切实可行的预防方法。多数专家认为造血干细胞移植是唯一有效的治疗手段。

九、文献汇总

EB 病毒是疱疹病毒类，双链 DNA 病毒，最早在 Burkitt 淋巴瘤发现该病毒，不仅可感染 B 细胞致 B 细胞淋巴瘤，也可感染上皮细胞致鼻咽癌，感染 T、NK 细胞致 CAEBV，也可引起传染性单核细胞增多症(IM)噬血淋巴组织细胞增生症(HLH)等。

CAEBV 是一个临床概念，表现为无明确免疫异常的个体，EBV 感染后可出现慢性或复发性 IM 样症状，伴有 EBV 抗体的异常改变；在病理学上它表现为淋巴组织增殖性改变，病变中有大量淋巴细胞增殖和浸润，如 B、T 或 NK 细胞。细胞形态可以是接近正常，也可以是轻度异形，还可以是明显异形；从细胞克隆性检测结果来看，有的病变是多克隆，有的是寡克隆，还有的是单克隆。

2008 年的 EBV 淋巴增殖性疾病分类国际会议上将其正式命名为 EBV 淋巴组织增殖性疾病(EBV - LPD)。根据病变中主要细胞组成又分为 EBV B - LPD、EBV T/NK - LPD。其中 EBV T/NK - LPD，多发生在健康患者中，呈急性起病，出现发热和全身不适，提示是一种急性病毒性呼吸系统疾病，在数周到数月期间，患者进展为肝脾大和肝衰竭，有时伴有淋巴结炎。实验室检查显示全血细胞减少，肝功能检测异常，并且常有异常的 EBV 血清学现象，即抗 EBV 衣壳抗原 IgM(VCA - IgM)。

CAEBV 为预后不良的全身性疾病，目前尚无切实可行的预防方法。患病后约半数患者4 ~ 5 年后死亡。主要死因为肝衰竭、HLH、机会性感染等。与死亡相关的 3 个危险因素为：①PLT 减少(< 120×10^9/L)；②发病年龄≥8 岁；③T 细胞型 CAEBV。在日本及其他亚洲国家，CAEBV 因多侵犯 T 细胞及 NK 细胞而预后较差，但在西方国家，因主要侵犯 B 细胞而有相对较低的死亡率及致残率。CAEBV 尚无统一有效的治疗方案。传统抗病毒治疗，如阿昔洛韦(无环鸟苷)、更昔洛韦、干扰素、IL - 2 和阿糖胞苷等都曾应用于 CAEBV 的治疗，但效果均不肯定。免疫抑制治疗，如皮质类固醇和环孢霉素，这些药物可缓解 CAEBV 的症状，在临床上应用范围较多。目前有报道免疫调节治疗，如硼替佐米，可以减轻 CAEBV 的症状，但缺乏远期随访，大多数患者此类免疫调节治疗无效。以上方法治疗效果欠佳，多为暂时缓解，很少有彻底根治的病例。目前认为造血干细胞移植是唯一有效的治疗手段。

（血液内科：丁　凯　王超盟）

参 考 文 献

[1] 张旭. EB 病毒检测及其临床应用的研究进展[J]. 检验医学，2018，33(3)：259 - 263.
[2] Smattim K, AL - Sadeq DW, Alin H, et al. Epstein - Barr virus epidemiology, serology, and genetic variability of LMP -

loncogene among health ypopulation:an update[J]. Front Oncol,2018,8(1):211 – 212.

[3] Kofteridis DP,Koulentaki M,Valachis A,et al. Epstein Barr virus hepatitis[J]. Eur J Intern Med,2011,22(1):73 – 76.

[4] Arai A. Advances in the Study of Chronic Active Epstein – Barr Virus Infection:Clinical Features Under the 2016 WHO Classification and Mechanisms of Development. Frontiers in pediatrics, 05 February, 2019, 7(14):1 – 9.

[5] Bollard CM, Cohen JI. How I treat T – cell chronic active Epstein – Barr virus disease[J]. Blood, 2018, 131(26):2899 – 2905.

[6] Ai JH, Xie ZD. Epstein – Barr Virus – Positive T/NK – cell lymphoproliferative diseases in Chinese Mainland, Frontiers in pediatrics, 2018, 6:1 – 5.

[7] Okano M. Reeent concise viewpoints of chronic active epstein. Barr Virus Infection[J]. Curr Pediatr Rev, 2015, 11(1):5 – 9.

病例 9　皮肤黄染伴全血细胞少

一、病例简介

患者，女，26 岁，因"皮肤黄染 40 余天，发现全血细胞减少 20 天"入院。

现病史：患者于入院前 40 余天因癫痫发作，服中药熄风胶囊（内含全蝎、龟板等）后出现全身皮肤黄染，伴乏力、尿黄，就诊于某市传染病医院除外病毒性肝炎，同时发现血小板减少，胸腔积液，予输注血小板及保肝利胆治疗，症状缓解不佳，并出现进行性全血细胞减少，伴皮肤散在出血点及淤斑，于外院查骨穿提示增生活跃，三系增生，巨核可见，Ret% 10%（具体数值不详），予糖皮质激素、输注血小板治疗，血常规无明显改善，且出现双耳失聪，为进一步诊治收入院。患者自发病以来，精神差，睡眠可，饮食差，尿少，反复便秘，体重下降 3kg。

既往史及家族史：患者出生后新生儿溶血（父：AB，母：O，患者：B），1 年前有畸胎瘤病史，否认乙肝、结核等传染病病史。

体格检查：贫血貌，皮肤黏膜黄染，脾肋下可及，腹水征明显，双下肢水肿。

二、辅助检查

血常规：WBC 3. 45 × 10⁹/L，RBC 2. 79 × 10¹²/L↓，Hb 85g/L，PLT 5 × 10⁹/L↓，Ret% 9. 22%↑，MCV 正常。

凝血功能：PT 16s↑，D – Dimer 600μg/L↑，余（ – ）。

生化：TP 57g/L↓，ALB 31g/L↓，GLO 26g/L，ALT 91U/L↑，AST 110U/L↑，ALP 258U/L↑，GGT 135U/L↑，LDH954U/L↑，TBIL64. 1μmol/L↑、DBIL 38. 4μmol/L↑、BUN 10. 8mmol/L↑、Cr 171μmol/L、UA 292μmol/L↑、β₂ – 微球蛋白 1. 53mg/L。

游离血红蛋白↑，结合珠蛋白↓PAIg（ – ）。

溶血全套：正常。

肿瘤全项：正常。

免疫全血 + 风湿抗体：补体 C 362. 90mg/dl↓，补体 C 47. 63mg/dl↓，CRP 5. 49mg/dl↑，AP – Ab（ – ）。

骨穿示（髂骨）：粒系减低，红系增高，巨核增生伴产板不良骨髓象，（胸骨）粒系增生，红巨减低骨髓象。PB：成熟红细胞碎片。骨髓活检示骨髓增生较活跃，造血细胞数量偏少，呈多灶性纤维组织增生，巨核细胞数量不多，形态未见特殊，网染（ + + ~ + + + ）。T、B 细胞亚群，PNH 克隆，

BMMNC – Ab，MDS 表型，染色体，小组化等均未见明显异常。影像学检查：胸部 CT 平扫示双下叶磨玻璃密度影，不除外感染性病变，少量心包积液，双侧胸腔积液。腹部 B 超示肝实质弥漫性病变，肝左叶低回声，胆囊壁增厚，脾大，脾实质内低回声区（出血？），腹腔少量积液。全腹部 CT 平扫示肝大，脾大，并多发密度影，腹水。全身表浅淋巴结 B 超：未见明显异常。

三、初步诊断

1. 全血细胞减少伴胆红素升高待查？
2. 脾大待查？

四、治疗经过

入院后予血浆置换，输注成分血支持，静脉注射糖皮质激素、口服环孢素抑制免疫，辅予刺激造血、护肝、护肾、利尿、抗凝、抑酸、补钙、补钾、抗感染等对症治疗，监测血象，白细胞和血红蛋白可升至正常，血小板最高升至 79×10^9/L，脱离输注。

2 个月后将静脉注射糖皮质激素调整为口服等剂量转化过程中，患者血小板呈下降趋势，胆红素、尿素氮升高。查体：腹水征明显。上腹部 CT 增强示肝大，腹水，下腔静脉第二肝门处管腔变窄，考虑 Budd – Chiari 综合征，脾大，脾梗死，奇静脉扩张，脐静脉再通 Budd – Chiari 综合征。患者于 2011 年 5 月 12 日行 CP 方案强化免疫抑制治疗（CTX 1g，d1、d10、d20，泼尼松 60mg 1 次／日），患者胆红素、网织红细胞比例未见明显下降，血小板仍未见明显回升。患者于 2011 年 6 月 20 日行 COP 方案强化免疫抑制治疗（长春地辛 2mg，d1、d10、d20，CTX 1g，d1、d10、d20，泼尼松 60mg 1 次／日）。2011 年 7 月患者间断出现癫痫发作，尿失禁，伴肺感染。头颅 MRI 示左侧额叶、两侧半卵圆中心多发梗死灶，予血浆置换，输注新鲜冰冻血浆，应用丙种球蛋白、抗凝、抗感染等对症治疗。患者未再出现癫痫发作，患者感染控制，原发病治疗显效，PLT 升高，肝肾功能明显好转，复查 MRI 好转出院。患者主因"腹痛伴黄染 10 余天"于 2015 年 2 月 25 日第 2 次就诊于我院普外科。2014 年 12 月因癫痫再次发作开始口服左乙拉西坦。入院后完善相关检查：血常规：WBC 12.72 × 10^9/L，RBC 2.55 × 10^{12}/L↓，Hb 75g/L↓，PLT 11 × 10^9/L↓，Ret% 8.52%↑。凝血功能：PT 25.4s↑，PT – INR 2.26↑，APTT 67.8s↑，FIB5.82g/L↑，D – Dimer > 10000ng/ml↑。生化：TP 53g/L↓，ALB 28g/L↓，GLO 25g/L，ALT 335U/L↑，AST 300U/L↑，ALP 310U/L↑，GGT 150U/L↑，LDH 743U/L↑，TBIL 62.7μmol/L↑，DBIL 12.7μmol/L↑。肿瘤全项（－），免疫全血＋风湿抗体：补体 C4 10.20mg/dl↓，CRP 16.30mg/dl↑。抗心磷脂抗体阴性。ESR60mm/h。Coombs（＋）G 试验阳性，GM 试验阴性。骨穿未查。胸部 CT 平扫示右肺底新见索条影，左肺底索条影较前增粗，两肺磨玻璃密度影及斑片影较前略减少。上腹部 CT 增强示肝大，腹水，肝静脉局部管腔变窄，考虑 Budd – Chiari 综合征，脾大。入院后予甲泼尼龙抑制免疫，输注新鲜冰冻血浆，抗凝。辅予异甘草酸镁、腺苷蛋氨酸护肝，补充白蛋白，输注红细胞支持等对症治疗。复查血常规：WBC 8.75 × 10^9/L，RBC 3.02 × 10^{12}/L↓，Hb 93g/L↓，PLT 110 × 10^9/L↓。凝血功能：D – Dimer 700ng/ml↑，余基本正常。生化：TP 70g/L，ALB 46g/L，GLO 24g/L，ALT 271U/L↑，AST 109U/L↑，ALP 260U/L↑，GGT 198U/L↑，LDH 293U/L↑，TBIL 35.6μmol/L↑，DBIL 21.2μmol/L↑。患者好转出院。患者于 2016 年 11 月出现双侧手掌大小鱼际肌发黑，周围红肿伴疼痛（图 7 – 20）。组织活检：坏死。细菌培养（－）。查抗 β_2 糖蛋白 1↑，抗心磷脂抗体↑，狼疮抗凝物↑，血常规、肝肾功能基本正常，诊为抗磷脂综合征。予甲强龙 500mg/d × 3 后逐步减量为 80mg/d、40mg/d、10mg/d 泼尼松同时口服羟氯喹至 2018 年 5 月，随访至今，病情稳定。

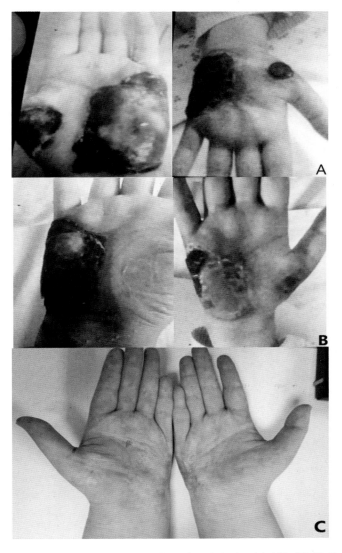

图 7 – 20　患者 2016 年 11 月发病时及治疗后双侧手掌对比情况

注：图 A：治疗前；图 B：治疗期间；图 C：治疗后

五、王一浩主治医师分析病例

患者年轻女性，诊疗病史 8 年，病情反复，临床表现多样，中间诊断历经血栓性血小板减少性紫癜、布加综合征、Evans 综合征、抗磷脂综合关于 TTP，患者有溶血，血小板减少，肾功能受损，精神症状，血管栓塞，周血涂片可见红细胞碎片，故诊断基本成立，但患者未查 ADAMTS13 检测及 vWFAg，虽然当时患者 AP – Ab(–)，但 TTP 一般为微血管溶血与栓塞，很少有诸如此患者所表现的腹部大血管栓塞，故该患者不除外 8 年前即存在抗磷脂综合征，虽然 AP – Ab(–)，但当时抗 β_2 糖蛋白 1 抗体未查。关于 Evans 综合征，患者存在溶血表现，血小板减少（骨髓巨核细胞产板不良）PAIg 未查，但 Coombs(+)，故诊断符合。

六、MDT 讨论目的

1. 患者疾病本质是什么？

2. 目前症状是一元论还是多元论解释（最终诊断）？

3. 患者下步治疗计划。

七、多学科意见

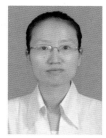

孙文闻,医学博士,天津医科大学总医院风湿免疫科副主任。现任天津市医学会风湿病学分会常委,天津市医师协会风湿免疫医师分会常委,中华医学会内科学分会免疫净化与细胞治疗学组委员会委员,中国医师协会免疫吸附学术委员会委员,中国医师协会风湿免疫科医师分会风湿病相关影像学组委员,海峡两岸医药卫生交流协会风湿免疫病学专业委员会委员感染学组常委,中华临床免疫和变态反应杂志编委。获科技成果2项及市科技进步三等奖。

风湿免疫科孙文闻副主任医师：抗磷脂抗体综合征是一种以反复动静脉血栓形成、习惯性流产、血小板减少以及抗磷脂抗体持续中高度低度阳性为主要特征的非炎性自身免疫性疾病,多见于年轻女性,女性中位年龄为30岁。根据临床症状可以分为五型,主要治疗方式有抗凝治疗、抗血小板治疗、免疫调节剂治疗等。抗磷脂抗体综合征如果不接受正规治疗,患者可能在短期内发生多器官衰竭,引起全身炎症反应,导致患者死亡。本疾病如果接受积极正规治疗,可以改善症状提高生活质量,但是很难完全治愈。该病例,结合患者临床特征、病史、症状及体征,尤其典型的实验室检查,诊断明确：抗磷脂综合征。前期治疗规范、有效,病情发展也符合该病自然特征,易反复,易合并其他自身免疫性疾病,累计多脏器。

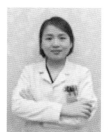

侯淑萍,主任医师,硕士研究生导师,天津医科大学总医院皮肤科。2009年毕业于天津医科大学,获博士学位,美国德克萨斯大学圣安东尼奥健康科学中心博士后,从事皮肤性病学临床工作16年。擅长皮肤科常见病及多发病的诊治、性传播疾病、皮肤疾病的物理治疗、激光及注射美容。

皮肤科侯淑萍主任医师：抗磷脂综合征是一种自身免疫性疾病,可以累及包括皮肤在内的全身任何器官。临床上皮肤表现可作为其首要症状,多见于网状青斑、皮肤溃疡坏死、指端坏疽、假性血管炎病变和Degos病等。APS的皮肤坏死与其他微血管闭塞综合征相似。急性退行性非炎症性坏死性紫癜发病后,继发黑色坏死斑块,伴有活跃的紫癜边界和大疱性病变。调查显示,3.5%的患者有局限的皮肤坏死,2%的患者有广泛的皮肤坏死。该患者为典型的局限的皮肤溃疡、坏死,经过积极治本及对症治疗,患者局部病变及时有效控制。

八、专家点评

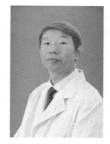

宋嘉,男,副主任医师,天津医科大学总医院血液内科。1995年毕业于天津医科大学,2005年获得医学博士学位。发表第一作者论文十余篇,主持局级科研课题1项,参与天津市科技支撑项目等课题数项。擅长白血病、淋巴瘤、多发性骨髓瘤、骨髓增生异常综合征、再生障碍性贫血、免疫相关性血细胞减少症、各种溶血等多种血液系统疾病的临床诊断及治疗。

关于APS：其诊断标准：2004（Sapporo）①临床表现：血管栓塞,异常妊娠；②实验室检查：ACLAntiβ_2GP1狼疮抗凝物(+)。按此标准,该患者最终诊断APS成立,且文献报道APS出现皮损损害并不少见。

关于骨髓纤维化,该患者虽然骨髓活检示骨髓增生较活跃,造血细胞数量偏少,呈多灶性纤维组织增生,巨核细胞数量不多,形态未见特殊,网染(++~+++),但是未查MPN相关基因检测如JAK-2CARLMPL等,故有可能是患者自身免疫性疾病的继发骨髓损害,而非原发骨髓纤维化。总之,该患者病程至今历经八载有余,整体看应是自身免疫性疾病的多脏器损伤,但亦应密切注意潜在的淋巴系统增殖性疾病可能,目前患者仍在随访中。

九、文献汇总

APS 的诊断(表 7 - 4):

表 7 - 4　2006 年国际血栓与止血学会修订的抗磷脂综合征分类标准

临床标准

　　1. 血栓形成　任何器官/组织发生的1次或1次以上动静脉或小血管血栓形成(浅表静脉血栓不作为诊断标准);必须有客观证据(如影像学、组织病理学等);组织病理学如有血栓形成,必须是血栓部位的血管壁无血管炎表现

　　2. 病理妊娠

　　(1)1次或多次无法解释的形态学正常的胎龄≥10周胎儿死亡,必须经超声检查或对胎儿直接体检表明胎儿形态学正常

　　(2)在妊娠34周前,因重度子痫或重度先兆子痫或严重胎盘功能不全所致1次或多次形态正常的新生儿早产

　　(3)连续3次或3次以上无法解释的胎龄＜10周的自然流产,需要除外母亲生殖系统解剖异常,或激素水平异常,或因母亲或父亲染色体异常等因素所致

实验室标准

　　1. 狼疮抗凝物阳性　需按照国际血栓与止血学会修正的2006年抗磷脂综合征分类标准,在血浆中测得狼疮抗凝物至少2次,每次间隔至少12周

　　2. 采用标准化的 ELISA 法检测血清或血浆中抗心磷脂(aCL)抗体:IgG/IgM 型中高滴度阳性(aCL - IgG 抗体＞40GPL;aCL - IgG 抗体＞40MPL;或滴度大于99百分位数)

　　3. 采用标准化的 ELISA 法检测血清或血浆中 β_2 糖蛋白 I (β_2GP I)抗体:IgG/IgM 型阳性(滴度大于99百分位数)

注:ELISA 为酶联免疫吸附试验;上述检测均要求间隔12周以上,至少2次或2次以上阳性,如果 aPLs 结果阳性与临床表现之间间隔＜12周,或间隔超过5年,则不能诊断

APS 与皮肤损害:抗磷脂综合征(antiphos pholipid syndrome,APS)是指由抗磷脂抗体引起的一组临床征象的总称。主要的临床表现为反复动脉或者静脉血栓、血小板减少和病态妊娠。APS 可继发于系统性红斑狼疮或者其他自身免疫病,但也可单独出现(原发 APS)。无论原发或继发的 APS,其临床表现及实验室检查并无差别。女性发病率明显多于男性。患者血清中可以检出狼疮抗凝因子(lupus anticoagulant,LA)或抗心磷脂抗体(anticardi - olipin antibody,ACL)。APS 的基本病理改变为血管内血栓形成而不是血管炎,各级动静脉血管及心内膜附壁的血栓可引起各种相应的症状,胎盘小血管的血栓可引起流产。这种综合征可能会影响任何器官系统,包括皮肤。网状青紫是深部大血管病变的皮肤表现,青斑样血管病是由浅表皮肤小动脉的阻塞引起的浅表皮肤溃疡、坏死及萎缩。其他皮肤病变,包括皮肤溃疡、指坏疽、指下裂片出血、浅静脉血栓形成、血小板减少性紫癜、假性血管炎表现、广泛的皮肤坏死和原发性皮肤乏力。皮肤病变更常见于灾难性抗磷脂综合征,拥有广泛的微血管闭塞,同时累及多个器官。

(血液内科:王一浩)

参 考 文 献

[1] Limper M, de Leeuw K, Lely AT, et al. Diagnosing and treating antiphospholipid syndrome: a consensus paper. Neth J Med, 2019, 77(3): 98 - 108.

[2] 国家风湿病数据中心,中国医师协会风湿免疫科医师分会自身抗体检测专业委员会,国家免疫疾病临床医学研究中心. 抗磷脂抗体检测的临床应用专家共识[J]. 中华内科杂志, 2019, 58(7): 496 - 500.

[3] Miyakis S, Lockshin MD, Atsumi T, et al. International consensus statement on an update of the classification criteria for definite antiphospholipid syndrome (APS). J ThrombHaemost, 2006, 4(2): 295－306.

[4] Francès C, Barete S, Soria A. [Dermatologic manifestations of the antiphospholipid syndrome]. Rev Med Interne, 2012, 33(4): 200－205.

病例 10　喘憋、胸痛伴发热

一、病例简介

患者，男，30 岁，主因"喘憋 7 个月，咳嗽咳痰伴间断发热 4 个月"入院。

现病史：患者于入院前 7 个月，无明显原因出现右侧季肋部疼痛，伴喘憋，无夜间平卧不能，无心前区疼痛，就诊于外院，行胸 CT 检查未见明显异常（未见报告），之后患者疼痛喘憋较前缓解，未进一步诊治。入院前 4 个月，患者突发喘憋、右侧胸痛，伴干咳、发热，T_{max} 37.5℃，无心前区疼痛，无咳痰，无头晕、头痛，就诊于外院，查 B 超：甲状腺左叶实性结节，甲状腺回声不均，上腹部未见明显异常，双下肢深静脉未见血栓形成，血常规：WBC 11.08×10⁹/L，Hb 153g/L、PLT 231×10⁹/L。行胸部 CT 检查，提示纵隔肿物，遂行纵隔肿物穿刺活检术。病理汇报：小细胞恶性肿瘤。后患者于北京肿瘤医院病理会诊，提示为小圆细胞恶性肿瘤，考虑髓细胞肉瘤；再次于中国医学科学院肿瘤医院进行病例会诊，提示高度怀疑浆细胞瘤。患者于 2019 年 3 月 22 日在我院行 PET－CT 检查，提示纵隔右侧软组织密度肿块影，代谢异常增高，考虑为转移；右侧胸膜多发不规则结节样增厚，代谢异常增高，考虑为转移。后患者拒绝进一步检查及西医治疗，自行服用中药（具体不详）。后患者喘憋症状逐渐加重，并于 2 个月前出现咳痰，为少量黄痰，无痰中带血，伴有发热，体温最高 38.5℃，继续中药治疗。半月前，患者喘憋较前明显加重，并出现行走困难及双上肢肿胀，于外院检查示右侧胸腔积液，行胸腔穿刺抽胸腔积液后，喘憋症状较前稍有缓解。查血常规：WBC 323.9×10⁹/L，现为求进一步诊治，收入我科。患者自发病以来，精神食欲及睡眠欠佳，大小便正常，体重下降 15kg。

既往史：平素健康状况良好，否认高血压、糖尿病、冠心病病史；否认肝炎、结核等传染病史；有外伤史，10 年前行左侧锁骨骨折固定术；否认输血史；否认药物、食物过敏史；预防接种史不详。

个人史：吸烟 10 年，10 支/日，否认饮酒史。否认疫水疫区接触史，无工业毒物、粉尘、放射性物质接触史。家族史：父母均体健，无兄弟姐妹，否认血液系统及恶性肿瘤家族史。

体格检查：T 38.1℃，P 136 次/分，R 25 次/分，BP 120/70mmHg。神清语利，急性面容，贫血貌，周身未见黄染、皮疹及出血点，口唇苍白，口腔黏膜无溃疡，双侧扁桃体轻度肿大，巩膜无黄染，浅表淋巴结未扪及肿大，颈软，无抵抗，右侧呼吸音减低，左侧呼吸音粗，未闻及干湿性啰音，心率 136 次/分，律齐，心音可，未闻及病理性杂音，腹膨隆，触软，无压痛及反跳痛，肝、脾肋下未及，双上肢重度肿胀，双下肢轻度水肿，生理反射存在，病理反射未引出。

二、辅助检查

血常规：WBC 578×10⁹/L，RBC 1.4×10¹²/L，Hb 38g/L，PLT 33×10⁹/L，Ret 0.56%，N 0.7%。

肝肾功：AST 161U/L，LDH 3110U/L，ALB 28g/L，BNP 300.2pg/ml，余（－）。

免疫全项＋风湿抗体：IgG 1680mg/L，CRP 19.10mg/dl，余（－）。

降钙素原（定量）：0.22ng/ml。

肿瘤全项：铁蛋白 674.18ng/ml，余（－）。

非嗜肝病毒：抗 EB 病毒核抗原、IgG 抗体阳性。

骨髓涂片：骨髓增生明显活跃，G＝1％，E＝0.5％，可见一类原始细胞，大小不均，胞浆量少，核型不规则，染色质颗粒较粗，易见核仁。

骨髓活检：骨髓有核细胞增生明显活跃，粒红比例不宜评估；偏成熟粒系细胞少见，红系细胞少见，全片未见可识别巨核细胞，成熟小淋巴细胞少见，骨髓间质未见明显胶原纤维增生，可见一类幼稚细胞弥漫增生。免疫组化：CD34 广泛（＋），CD117（－）；MPO 偶见（＋），CD10（－），CD99 少量（＋），CD3（－），PAX5（－），TdT（－）。分析结论：急性白血病，目前未见幼稚髓系及淋系标记，请结合流式及骨髓涂片，必要时补做免疫组化进一步诊断：Lyso，CD2，CD79a，CD7，CD45RO，CD45RA。

白血病表型：R5 98.92％，部分表达 CD7，cCD3，CD123，弱表达 CD11b，不表达 CD117，CD34，CD33，HLA－DR，MPO，CD13，CD15，CD19，CD22，CD79a，CD64，CD14，CD10，CD4，CD8，CD5，CD2，CD56，CD161，CD45RA，CD45RO，TCR，浆细胞表型（－）。

大组化：幼稚细胞糖原阳性率 62％。分子病理检测：PHF6 突变频率 89.9％，SUZ12 突变频率 45.8％。

右侧纵隔肿物穿刺活检（天津肿瘤医院，2019 年 3 月 18 日）：小细胞恶性肿瘤，免疫组化：CD43（＋），Ki－67（80％），LCA（部分弱＋），CD38（弱＋），FLT1（＋），CD20，CD79a，MPO，PAX5，CD2，CD8，CK19，CD68，syn，CD56，SALL4，CD99，Vimentin，CD30，OCT4，CD68，CD117 均阴性。北京肿瘤医院病理会诊：小圆细胞恶性肿瘤，考虑髓细胞肉瘤。中国医学科学院肿瘤医院病理会诊：增生的纤维组织内可见形态一致的小圆细胞浸润，高度疑为浆细胞瘤。

PET－CT（2019 年 3 月 22 日，我院）：纵隔右侧软组织密度肿块影，代谢异常增高，符合恶性病变图像特征，胸部多发增大淋巴结影，代谢异常增高，考虑为转移；右侧胸膜多发不规则结节样增厚，代谢异常增高，考虑为转移。

三、初步诊断

1. 白细胞增高待查　急性白血病？
2. 纵隔恶性肿物　淋巴瘤？
3. 上腔静脉综合征。
4. 恶性胸腔积液。

四、治疗经过

患者入院后给予初步治疗，监护、吸氧、胸腔穿刺引流置管、降白细胞去势治疗、成分血输注等。

五、张薇主治医师分析病例

患者病例特点如下：①青年男性，急性起病；②以喘憋、胸闷憋气伴发热为主要症状；③入院后完善骨穿及影像学等检查，患者重度贫血、白细胞升高伴血小板减少，纵隔肿块，体部多发淋巴结增大，首先考虑白血病可能；④同时结合患者病史，最初纵隔肿物，血常规基本正常，存在纵隔肿瘤进而进展为白血病可能性。完善骨穿、免疫表型、基因检测等检查后明确诊断为祖 T 细胞急性淋巴细胞白血病（ETP）伴纵隔巨大肿块，上腔静脉压迫综合征。

给予治疗方案为：化疗并密切关注相关并发症处理。因急需化疗控制病情，患者存在上腔静脉压迫综合征，不能常规行肱静脉 PICC 置管术，遂联系外科行输液港植入以保证后续治疗。并予西达本胺联合 VDCLP 方案化疗。化疗伊始，患者胸闷、喘憋症状明显好转。然而，随着后续治疗开展，患者进入骨髓抑制期，免疫力低下，血常规 HB 88g/L，PLT 53×10⁹/L，WBC 0.76×10⁹/L，患者陆续出现发热，左上臂出现红肿，直径 1cm 左右脓水疱等症状，经治组医师依据丰富临床经验，及时加用广谱抗生素仍不能完全控制，进一步分析高度怀疑是嗜麦芽窄食单胞菌感染，随即决定加用翻倍剂量的替加环素。随后的血培养结果，血病原二代测序 NGS 均显示为嗜麦芽窄食单胞菌，印证确定诊断。虽然患者化疗后中性粒细胞极低，外科难以介入，经治组仍然四处寻访，另辟蹊径，此时我们联系了多学科会诊。

六、MDT 讨论目的

皮肤软组织感染不断加重，下一步如何治疗？

七、多学科会诊意见

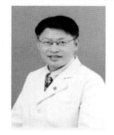

罗素菊，主任医师，博士，博士生导师，任职于天津医科大学总医院皮肤科，美国杜克大学访问学者。全球银屑病监测项目（GPA）中国委员会委员，中华医学会皮肤性病学分会银屑病学组委员（第十四届），中国康复医学会皮肤病康复专业委员会银屑病康复学组委员，天津市医学会皮肤性病学分会委员。

皮肤科罗素菊主任医师：患者青年男性，急性起病，以喘憋、胸闷憋气伴发热为主要症状。完善骨穿、免疫表型、基因检测等检查后明确诊断为祖 T 细胞急性淋巴细胞白血病（ETP）伴纵隔巨大肿块，上腔静脉压迫综合征。患者化疗后，出现骨髓抑制，免疫力降低，血常规 HB 88g/L、PLT 53×10^9/L、WBC 0.76×10^9/L，患者陆续出现发热，左上臂出现红肿，在红肿基础上出现直径约 1cm 左右的脓疱，需考虑皮肤软组织感染：丹毒？蜂窝织炎？坏死性筋膜炎？丹毒是溶血性链球菌或金黄色葡萄球菌感染引起，主要累及淋巴管。蜂窝织炎是皮肤和皮下组织弥漫性化脓性炎症。坏死性筋膜炎是皮肤及筋膜的感染，导致皮下血管血栓形成而引起皮肤和筋膜坏死，感染更为深在。临床鉴别诊断上，丹毒是比较表浅的皮肤软组织感染，蜂窝织炎感染较深在而广泛，坏死性筋膜炎则更深，可达筋膜层。致病菌需要靠组织或分泌物的培养鉴定。

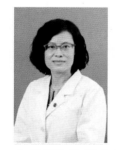

田伟军，医学博士，主任医师，任职于天津医科大学总医院普外-肝胆胰脾。

普通外科田伟军主任医师：患者青年男性，白血病化疗后，粒缺期合并皮肤软组织感染，进行性加重，蜂窝织炎进展至坏死性筋膜炎，可予伤口清创封闭负压引流术（VSD）。经清创及 VSD 术后，患者感染部位逐渐局限，术中取感染组织送检 NGS，依据基因检测结果，更加精准给予抗感染治疗。早期手术需要每周两次，清除感染组织，并 24 小时冲洗引流，促进感染伤口愈合，后期可每周 1 次，3 个月后根据情况考虑植皮。

八、专家点评

吴玉红，医学硕士，主任医师，任职于天津医科大学总医院血液内科。天津市中西医学会会员。

血液内科吴玉红主任医师：患者青年男性，急性起病，以喘憋、胸闷憋气伴发热为主要症状。入院后完善检查，首先考虑白血病可能。结合患者病史，纵隔肿物，血常规基本正常，存在纵隔肿瘤进而进展为白血病可能性。检查结果汇报后明确诊断为祖 T 细胞急性淋巴细胞白血病（ETP）伴纵隔巨大肿块，上腔静脉压迫综合征。T 细胞急性淋巴细胞白血病/淋巴瘤（T-ALL/LBL）是一种侵袭性肿瘤，在骨髓和胸腺中前体 T 淋巴细胞产生，约占成人急性淋巴细胞白血病的 25%。为了精确诊断淋巴细胞白血病/淋巴瘤，需使用免疫组化标记鉴定细胞的性质。本例患者命运多舛，诊断就历经几个月的时间，病情进展恶化，治疗难度大。确诊后我们给予经典方案化疗，症状明显好转，纵隔肿块显著缩小，但骨髓抑制期的重症感染再次危及生命，尽管早期暂时控制了复杂软组织感染，避免了脓毒败血症及感染性休克的危机。虽然局部水疱在增大，脓肿破溃，疼痛加剧，恰在此时，患者度过骨髓抑制期，粒细胞数量和功能恢复。后经 MDT 多学科会诊后，普通外科田伟军主任医师迅速给患者行伤口清创封闭负压引流术（VSD），术中取病变组织 NGS 确诊嗜麦芽窄食单胞菌。经反复多次 VSD 治疗，术后 24 小时不间断碘伏冲洗护理，患者左上肢蜂窝织炎病情终于控制平稳，经化疗后复查骨髓亦完全缓解，血常规正常，纵隔肿块明显减小，随后经外科植皮手术，患者左上肢彻底治愈，前往放疗科进一步巩固血液肿瘤治疗效果。历经惊心动魄的 3 个月，经历血液科、普外科、皮肤科多学科专家会诊协助诊治，患者白血病病情达到骨髓完全缓解，纵隔肿物明显减小，严重皮肤感染治愈。

九、文献汇总

T 细胞急性淋巴细胞白血病/淋巴瘤（T - ALL/LBL）是一种侵袭性肿瘤，在骨髓和胸腺中前体 T 淋巴细胞产生，约占成人急性淋巴细胞白血病的 25%。为了精确诊断淋巴细胞白血病/淋巴瘤，需使用免疫组化标记鉴定细胞的性质。T - ALL/LBL 的免疫表型亚型对应于 T 细胞成熟阶段（图 7 - 21）。最近，已经认识到在早期 T 细胞前体（ETP）分化阶段源自胸腺细胞的 T - ALL/LBL 的亚型。早期 T 细胞前体（ETP）急性淋巴细胞白血病/淋巴瘤（ALL/LBL）是最近公认的高风险 T 淋巴细胞白血病/淋巴瘤（T - ALL/LBL）亚组。ETP - ALL/LBL 的定义基于白血病细胞的免疫表型，通常为 CD1a⁻，CD8⁻，CD5⁻（dim），并且对一种或多种干细胞或髓样抗原呈阳性。ETP - ALL/LBL 是高危亚型，ETP - ALL/LBL 患者的长期预后较差。我们介绍了 ETP - ALL/LBL 病例，该病例的纵隔肿瘤活检病理结果不典型，前体标志物在流式细胞仪中显示阳性 CD7，阳性细胞浆 CD3，阳性 CD123，阳性 CD11b。值得注意的是，PHF6，SUZ12 和 U2AF1 突变几乎仅在男性受试者的 T - ALL 样本中发现。以上所有这些都支持此 ETP - ALL/LBL 诊断。

在化疗后的骨髓抑制期间，患者被嗜麦芽窄食单胞菌感染。嗜麦芽窄食单胞菌是机会性革兰氏阴性杆菌，是医院感染的重要原因，尤其是在免疫抑制的个体中。它对头孢菌素和碳青霉烯类化合物具有天然抗药性，它们可以定植在不同的部位，并可能导致严重的感染，而对这些感染的治疗是真正的挑战。尽管这种生物体的感染最常以肺炎、菌血症和心内膜炎的形式出现，但人们对嗜麦芽窄食单胞菌的嗜麦芽肉芽肿皮肤感染影响的认识不断提高。尽管我们的病例立即接受了替加环素和磺胺类药物治疗，并且患者的白细胞随后恢复了，但感染仍然难以治愈，无法控制。

封闭负压引流（VSD）技术是一种新颖而高效的引流手术。它已被用于治疗各种难以治愈的伤口。目前，VSD 广泛用于创伤骨科和外科手术。许多研究表明，VSD 比传统引流治疗更安全，更有效。经过 VSD 和植皮手术后，患者的手臂成功获救。对于患有嗜麦芽窄食单胞菌感染的严重蜂窝织炎患者，甚至血液系统恶性肿瘤患者，VSD 是一种新的治疗选择（图 7 - 22）。

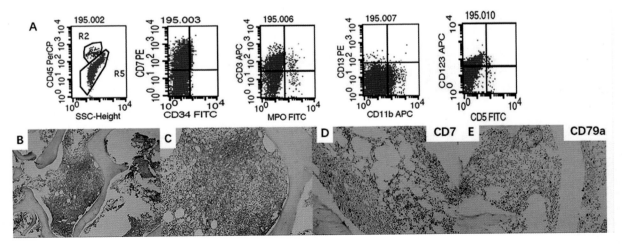

图 7 - 21 骨髓免疫表型及骨髓活检

注：图 A：免疫表型：CD7（+），cCD3（+），CD123（+），CD11b（+）；图 B：H&E 染色×4；图 C：H&E 染色×10；图 D：CD7 阴性；图 E：CD79a 阴性

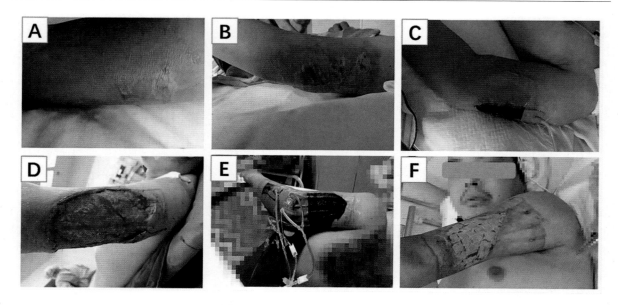

图 7 - 22　不同阶段左上臂软组织

注：图 A：早期；图 B：后期；图 C：第一次 VSD 术后；图 D：第 4 次 VSD 术中；图 E：第 7 次 VSD 术后；图 F：植皮术后

（血液内科：张　薇）

参 考 文 献

［1］Pui CH，Robison LL，Look AT. Acute lymphoblastic leukaemia. Lancet，2008，371：1030 - 1043.

［2］Choi SM，O'Malley DP. Diagnostically relevant updates to the 2017 WHO classification of lymphoid neoplasms. Ann Diagn Pathol，2018，37：67 - 74.

［3］Coustan - Smith E，Mulligan CG，Onciu M，et al. Early T - cell precursor leukaemia：a subtype of very high - risk acute lymphoblastic leukaemia. Lancet Oncol，2009，10（2）：147 - 156.

［4］Jain N，Lamb AV，O'Brien S，et al. Early T - cell precursor acute lymphoblastic leukemia/lymphoma（ETP - ALL/LBL）in adolescents and adults：a high - risk subtype. Blood，2016，127（15）：1863 - 1869.

［5］Van Vlierberghe P，Palomero T，Khiabanian H，et al. PHF6 mutations in T - cell acute lymphoblastic leukemia. Nat Genet，2010，42（4）：338 - 342.

［6］Gao Y，Minca EC，Procop GW，et al. Stenotrophomonas maltophila cellulitis in an immuno compromised patient presenting with purpura，diagnosed on skin biopsy. J Cutan Pathol，2016，43（11）：1017 - 1020.

［7］Leclercq A，Labeille B，Perrot JL，et al. Skin graft secured by VAC（vacuum - assisted closure）therapy in chronic leg ulcers：a controlled randomized study，Ann Dermatol Venereol，2016，143（1）3 - 8.

［8］Yuan XG，Zhang X，Fu YX，et al. Sequential therapy with "vacuum sealing drainage - artificial dermis implantation - thin partial thickness skin grafting" for deep and infected wound surfaces in children，OrthopTraumatol Surg Res，2016，102（3）369 - 373.

［9］Beltzer C，Eisenächer A，Badendieck S，et al. Retrospective analysis of a VACM（vacuum - assisted closure and mesh - mediated fascial traction）treatment manual for temporary abdominal wall closure - results of 58 consecutive patients，GMS Interdiscip Plast Reconstr Surg DGPW，2016，5：Doc19.

第八章　肿瘤内科典型病例

病例 1　咳嗽、咳痰伴喘息

一、病例简介

患者，男，71 岁，退休工人，因"咳嗽、咳痰、喘息 4 个月"入院。

现病史：入院前 4 个月，患者因咳嗽、咳痰伴喘息在我院呼吸科就诊，行胸部 CT 提示感染，肺气肿，完善肺功能等检查后诊断为慢性阻塞性肺疾病急性发作(AECOPD)，对症平喘、抗感染等治疗后病情好转。但患者后仍反复复发咳嗽、咳痰、喘息症状，入院前 1 周患者再次抗感染治疗失败后复查胸 CT 增强示：①右侧液气胸；②右中下叶实变不张，其内多发含气支气管影，增强各期明显强化，首先考虑感染性病变，建议临床治疗 3 周后复查以除外肿瘤性病变。考虑患者 4 个月内病情多次反复，临床提示肿瘤可能性大，患者随即转入肿瘤内科。

既往史：既往体健，否认高血压、冠心病、糖尿病史，否认家族肿瘤病史。吸烟 50 余年，20 支每日。偶尔少量饮酒。适龄结婚，育有 2 子 1 女，爱人及子女体健。

体格检查：T 36.5℃，P 82 次/分，R 17 次/分，BP 130/72mmHg。神清语利，查体合作。皮肤巩膜无黄染，无苍白及出血。浅表淋巴结未触及肿大。无颈静脉充盈，气管位置居中，胸廓正常，颈部、腋窝下、腹股沟淋巴结未触及明显肿大。肋间隙无增宽，叩诊双肺呈清音，右肺呼吸音低，可闻及湿啰音，未闻及哮鸣音，HR 82 次/分，心界叩诊无扩大，心律齐，无杂音。腹部柔软，无压痛，无肌紧张以及反跳痛，振水音(－)，肠鸣音 4 次/分。四肢无水肿。

二、辅助检查

2017 年 9 月 26 日行支气管镜检病理示：鳞癌。

头 MRI 双倍剂量强化：右侧额叶异常强化影，考虑转移灶(1.3cm×0.7cm)上腹部强化 CT 及骨 ECT 未见其他部位转移征象。

肺部肿瘤标志物：CYFRA21－1 1.69ng/ml，SCC 0.6μg/L，CEA 4.07ng/ml，NSE 19.63μg/L↑。

三、初步诊断

1. 原发性支气管肺癌，右肺门 鳞癌 脑转移。cTxNxM1 Ⅳ期。PS 1 分。
2. 慢性阻塞性肺病。

四、治疗经过

患者入院后，给予初步治疗：化痰、平喘等对症处理。

五、孟凡路主治医师分析病例

患者病例特点如下：①老年男性，慢性起病；②咳嗽咳痰伴有喘息 4 个月；③气管镜检查及病理确诊为右肺中叶鳞癌；④肺癌常见转移部位筛查时发现右额叶转移。脑是晚期肺癌转移率最高的部位之一。

相关文献报道，10%～20% 的非小细胞肺癌患者在初诊时即被发现存在脑转移。同时，40%～

50% 患者在疾病进程中伴随脑转移，而脑转移一经确诊，其总生存期将明显缩短，早期研究表明，肺癌脑转移患者若不经治疗，其中位生存期仅 1~3 个月，而即使经放化疗等传统方式积极治疗，其中位生存期也只有 3~6 个月，这一结果远低于晚期非小细胞肺癌的总体生存期（OS）。脑转移在非小细胞肺癌的预后中的重要性不言而喻，因此，脑转移的治疗自然需要特殊对待，然而脑独特的生理结构及其对治疗的异质性等特性也使得脑转移治疗的难度雪上加霜。在 2018 年发表的全美《成人脑转移性肿瘤神经外科治疗的系统性回顾及基于证据的新兴治疗方式指南》中总结了截至 2016 年 1 月多种脑转移治疗的新方法及探索性研究，囊括了高强度聚焦超声（HIFU）治疗、激光间质热疗（LITT）、放疗增效剂（莫特沙芬钆、替莫唑胺、氯喹、亚硝酸钠、埃博霉素 B、伏立诺他等）、局部治疗（包括内放疗和局部化疗）、免疫治疗，分子靶向治疗（HER2、VEGF、EGFR、BRAF、PARP 抑制剂）等 6 个方面，筛选出共 74 个研究。但除分子靶向治疗中的个别药物可作为脑转移治疗的推荐以外，其他各种新兴治疗均未达到 Ⅲ 级以上的证据级别，仅有少部分药物及治疗方式可作为传统治疗无效后的可选治疗方案。该患者初诊时即为 Ⅳ 期肺癌脑转移，预期生存时间小于半年，当务之急是选择适合的脑转移治疗方法。化疗后开颅切除转移灶或者进行根治性放疗是较为合理的安排，但是家属因患者高龄拒绝，仅接受化疗。仅化疗无法达到控制脑转移的疗效，化疗联合抗血管生成治疗可能有效。但是肺鳞癌可选的抗血管生成治疗很少，因为咯血的发生率过高。恩度是适用于鳞癌的较为安全的抗血管生成药物，一项纳入 841 例肺鳞癌患者的临床研究发现，恩度安全性较好，未发生重度咯血，Ⅰ~Ⅱ 度的咯血仅为 2.73%。恩度联合化疗在肺鳞癌一线近期疗效和远期生存期也均有提高。经过多学科会诊和反复讨论，选用了吉西他滨、顺铂再联合恩度的治疗方案，拟化疗过程中再动员患者及家属接受脑部转移灶根治疗法。但是经抗血管生成治疗联合化疗后评估，达到 CR，肺部原发灶及脑部寡转移灶均消失，超出预期疗效。

六、MDT 讨论目的

1. 患者肺部病灶较局限，脑转移未孤发，是否存在手术机会。
2. 放疗能否对肺部及脑部病灶给予根治性放疗。

七、多学科会诊意见

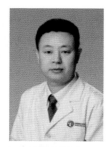

陈钢，男，主任医师，任职于天津医科大学大学总医院肺部肿瘤外科，行政副主任，毕业于西安医科大学。专门从事肺部及纵隔肿瘤的诊断、外科手术及综合治疗工作，率先开展胸部微创手术，精通所有术式的胸腔镜微创肺切除手术。在早期肺癌诊断治疗、肺小结节的诊断以及精准肺段切除方面经验丰富。

肺外科陈钢主任医师： 患者右肺鳞癌诊断明确，出现脑部寡转移。肺部病灶不具备根治条件，胸膜转移不除外。

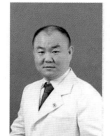

张文学，男，主任医师，硕士研究生导师，天津医科大学总医院放疗科科主任，擅长头颈部肿瘤、胸部肿瘤、妇科肿瘤的治疗。

放疗科张文学主任医师： 脑部寡转移病灶可以行放疗根治，考虑到患者年龄偏大，放疗同时化疗，耐受性差。建议先给予全身化疗，2 周期后评估，再行放疗。

患者自 2017 年 10 月 2 日至 2018 年 1 月 7 共行 4 周期足剂量化疗，具体方案为：吉西他滨 1.9g d1、d8 + 顺铂 50mg d1、d2，40mg d3 + 恩度 15mg d1~14，1 次/3W。期间未发生 Ⅱ 度以上不良反应。2 周期化疗后（6 周）复查影像学评估结果接近 CR，4 周期化疗后（12 周）再次复查确认疗效为 CR。自此进入维持治疗阶段：恩度 15mg 持续静脉泵入 1 次/日 ×14 天，1 次/3W。在最初的半年内，每 6 周复查评估 1 次，半年后每 3 个月评估 1 次。截至 2019 年 3 月 24 日，该患者末次影像学评估结果仍为持续 CR（图 8-1、图 8-2：病灶影像学变化）。

基线（2017 年 9 月 24 日）化疗 2 周期（2017 年 11 月 26 日）恩度维持 15 周期（2019 年 3 月 23 日）。

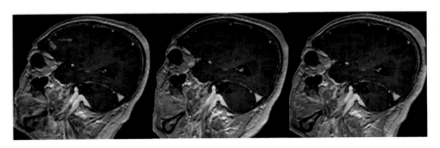

图 8 - 1　脑部靶病灶影像学变化

基线（2017 年 9 月 25 日）化疗 2 周期（2017 年 11 月 25 日）恩度维持 15 周期（2019 年 3 月 24 日）。

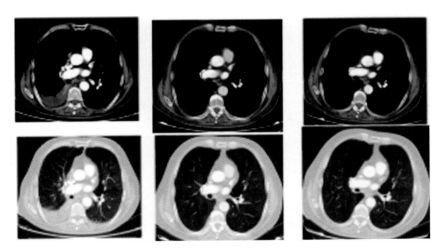

图 8 - 2　胸部病灶影像学变化

八、专家点评

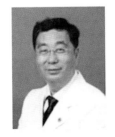

　　钟殿胜，男，主任医师，教授，博士研究生导师，天津医科大学总医院肿瘤内科科主任。擅长肺癌、肺结节、消化道肿瘤等多种肿瘤的综合诊治。

　　钟殿胜主任医师：本例患者所使用的抗血管生成药物恩度是我国科学家在 Folkman 等在 1997 年分离出的血管内皮抑制素基础上添加了 9 个氨基酸改造而成的，这一创新性的改造不仅使该药物的稳定性得以维持，而且增强了其生物学活性，使其能经济、有效地应用于临床治疗。现有的机制研究表明：恩度除通过下调 VEGF 及其受体表达来发挥抗血管生成作用外，还可通过抑制 VEGF - C 信号通路来发挥抗淋巴管生成的作用。同时，恩度还具有泛靶点的抗血管生成活性，对包括低氧诱导因子 - α（hypoxia - inducible factor - 1α，HIF - 1α）、基质金属蛋白酶（matrix metalloproteinases，MMPs）、bF-GF、整合素 α5β1 等在内的多个重要信号通路亦有明确的调控作用。此外，恩度还可通过调控内皮细胞基因表达及肿瘤微环境达到抗肿瘤作用。而恩度自 2005 年 9 月被 CFDA 批准联合长春瑞滨/顺铂用于中国晚期非小细胞肺癌（NSCLC）患者的治疗以来，已被广泛应用于肿瘤患者临床的治疗。此患者存在脑转移病灶，脑转移治疗的最大困境来源于血脑屏障，药代动力学研究同样也证实，作为化疗基础药物的顺铂和卡铂，在灵长类动物的颅内渗透率仅为 3.7% 和 2.6%，然而多项小样本的临床研究结果表明含铂双药化疗在非小细胞肺癌的颅内缓解率可高达 23% ~ 50%，并接近其相应的全身治疗反应率。化疗药物中,培美曲塞联合铂类药物化疗在肺腺癌脑转移中的表现更为出色,不仅颅内缓解率可媲美全身总体客观反应率,在中位 PFS、OS 上亦有获益,而其颅内渗透率仍不足 5%。另外,尽管替莫唑胺作为小分子亲脂性药物,理论上可透过血脑屏障而达到颅内高渗透率,但在一项一线单药治疗非小细胞肺癌伴或不伴脑转移的 II 期临床研究中却惨遭滑铁卢,颅内及全身均未观察到明确的客观缓解病例。以上提示,某些药物颅内治疗的有效性与其在颅外的客观有效性呈一定正相关性,而单纯突破血脑屏障可能并非达到理想颅内治疗疗效的充要条件。本例病历恩度联合 GP 方案治疗晚期肺鳞癌耐受性及疗效良好,并且对脑转移治疗有协同作用,为今后病人的治疗积累了经验。

九、文献汇总

多项研究表明:恩度联合含铂双药化疗对肺鳞癌患者治疗不仅具有与化疗相当的安全性,且展现出显著的 ORR 获益,部分研究 PFS 及 OS 亦有统计学差异。然而,对肺鳞癌脑转移患者在这些研究中的结果并无特殊说明,目前亦无明确针对肺鳞癌脑转移患者使用抗血管生成药物的临床实验或亚组分析。显然,我们尚需更多有力的循证学依据来指引我们未来为该类患者选择治疗的方向,本例患者的治疗经验表明,恩度联合含铂双药的化疗可为晚期肺鳞癌脑转移患者带来获益,同时该例患者在恩度单药维持治疗阶段保持着持续 CR 状态,这一现象提示恩度可能对于预防脑转移复发有积极作用。虽然仅仅是个案报道,但这些都让我们为这一治疗模式在肺鳞癌脑转移患者的治疗困顿中瞥见了一丝光明。目前,晚期非小细胞肺癌的新兴治疗药物不断涌现,具有代表性有小分子多靶点药物,如阿帕替尼、安罗替尼,尤其后者,在一项 III 期临床实验中(ALTER0303)表现不俗,亚组分析中,鳞癌患者后线使用安罗替尼,PFS 5.63 个月,安慰剂组仅有 2.7 个月。同样值得期待的还有目前热点不断的免疫治疗,黑色素瘤脑转移的免疫治疗较为成功,对于肺癌脑转移的疗效有待进一步数据公布。

(肿瘤内科:曾梨丽　孟凡路)

参 考 文 献

[1] Arrieta O, Villarreal – Garza C, Zamora J, et al. Long – term survival in patients with non – small cell lung cancer and synchronous brain metastasis treated with whole – brain radiotherapy and thoracic chemoradiation. Radiat Oncol, 2011, 6: 166.

[2] Ali A, Goffin JR, Arnold A, et al. Survival of patients with non – small – cell lung cancer after a diagnosis of brain metastases. Curr Oncol, 2013, 20: e300 – 306.

[3] Santos FP, Faderl S, Garcia – Manero G, et al. Adult acute erythroleukemia: an analysis of 91 patients treated at a single institution. Leukemia, 2009, 23(12): 2275 – 2280.

[4] Dempke WC, Edvardsen K, Lu S, et al. Brain metastases in NSCLC are TKIs changing the treatment strategy? [J]. Anticancer Res, 2015, 35(11): 5797 – 5806.

[5] Yang JJ, Zhou C, Huang Y, et al. Icotinib versus whole – brain irradiation in patients with EGFR – mutant non – small – cell lung cancer and multiple brain metastases(BRAIN): a multicentre, phase 3, open – label, parallel, randomised controlled trial[J]. Lancet Respire Med, 2017, 5(9): 707 – 716.

[6] Mok TS, Wu YL, Ahn MJ, et al. Osimertinib or platinumpemetrexed in EGFR T790M – positive lung cancer. N Engl J Med, 2016, doi: 10.1056/NEJMoa1612674. Randomized trial with benefit in PFS for osimertinib compared to conventional chemotherapy in EGFRact + patients 30% of had asymptomtic BrM.

[7] Ahn MJ, Kim DW, Kim TM, et al. Phase I study(BLOOM) of AZD3759, a CNS penetrable EGFR inhibitor, for the treatment of non – small – cell lung cancer(NSCLC) with brain metastasis(BM) and leptomeningeal metastasis(LM). Chicago, IL: ASCO Annual Meeting, 2016.

[8] Ou SI, Ahn JS, De Petris L, et al. Alectinib in Crizotinib – refractory ALK – rearranged non – small – cell lung cancer:

acphase II global study[J]. J Clin Oncol, 2016, 34(7): 661 - 668.

[9] Eichler AF, Loeffler JS. Multidisciplinary management of brain metastases. Oncologist, 2007, 12: 884 - 898.

[10] Jacobs SS, Fox E, Dennie C, et al. Plasma and cerebrospinal fluid pharmacokinetics of intravenous oxaliplatin, cisplatin, and carboplatin in nonhuman primates. Clin Cancer Res, 2005, 11: 1669 - 1674.

[11] Cotto C, Berille J, Souquet PJ, et al. A phase II trial of fotemustine and cisplatin in central nervous system metastases from non - small cell lung cancer. Eur J Cancer, 1996, 32A: 69 - 71.

[12] Minotti V, Crinò L, Meacci ML, et al. Chemotherapy with cisplatin and teniposide for cerebral metastases in non - small cell lung cancer. Lung Cancer, 1998, 20: 93 - 98.

[13] Franciosi V, Cocconi G, Michiara M, et al. Front - line chemotherapy with cisplatin and etoposide for patients with brain metastases from breast carcinoma, nonsmall cell lung carcinoma, or malignant melanoma: a prospective study. Cancer, 1999, 85: 1599 - 605.

[14] Fujita A, Fukuoka S, Takabatake H, et al. Combination chemotherapy of cisplatin, ifosfamide, and irinotecan with rhG - CSF support in patients with brain metastases from non - small cell lung cancer. Oncology, 2000, 59: 291 - 295.

[15] Bernardo G, Cuzzoni Q, Strada MR, et al. First - line chemotherapy with vinorelbine, gemcitabine, and carboplatin in the treatment of brain metastases from non - small - cell lung cancer: a phase II study. Cancer Invest, 2002, 20: 293 - 302.

[16] Cortes J, Rodriguez J, Aramendia JM, et al. Front - line paclitaxel/cisplatin - based chemotherapy in brain metastases from non - small - cell lung cancer. Oncology, 2003, 64: 28 - 35.

[17] Paz - Ares LG, de Marinis F, Dediu M, et al. PARAMOUNT: final overall survival results of the phase III study of maintenance pemetrexed versus placebo immediately after induction treatment with pemetrexed plus cisplatin for advanced nonsquamous non - small - cell lung cancer[J]. J Clin Oncol, 2013, 31(23): 2895 - 2902.

[18] Kumthekar P, Grimm SA, Avram MJ, et al. Pharmacokinetics and efficacy of pemetrexed in patients with brain or leptomeningeal metastases. J Neurooncol, 2013, 112: 247 - 255.

[19] Dziadziuszko R, Ardizzoni A, Postmus PE, et al. Temozolomide in patients with advanced non - small cell lung cancer with and without brain metastases a phase II study of the EORTC Lung Cancer Group(08965). Eur J Cancer, 2003, 39: 1271 - 1276.

[20] De Braganca KC, Janjigian YY, Azzoli CG, et al. Efficacy and safety of bevacizumab in active brain metastases from non - small cell lung cancer[J]. J Neurooncol, 2010, 100(3): 443 - 447.

[21] Zustovich F, Ferro A, Lombardi G, et al. Bevacizumab - based therapy for patients with brain metastases from non - small - cell lung cancer: preliminary results[J]. Chemotherapy, 2015, 60(5): 294 - 299.

[22] Socinski MA, Langer CJ, Huang JE, et al. Safety of bevacizumab in patients with non - small - cell lung cancer and brain metastases[J]. J Clin Oncol, 2009, 27(31): 5255 - 5261.

[23] Besse B, Le Moulec S, Mazières J, et al. Bevacizumab in patients with nonsquamous non - small cell lung cancer and asymptomatic, untreated brain metastases(BRAIN): a nonrandomized, phase II study[J]. Clin Cancer Res, 2015, 21(8): 1896 - 1903.

[24] Guinde J, Carron R, Tomasini P, et al. Bevacizumab Plus Radiosurgery for Nonsquamous Non - Small Cell Lung Cancer Patients with Brain Metastases: Safe Combination? [J]. World Neurosurg, 2017.

[25] Stefanou D, Stamatopoulou S, Sakellaropoulou A, et al. Bevacizumab, pemetrexed and carboplatin in first - line treatment of non - small cell lung cancer patients: Focus on patients with brain metastases[J]. Oncol Lett, 2016, 12(6): 4635 - 4642.

[26] Saito H, Fukuhara T, Furuya N, et al. Erlotinib plus bevacizumab versus erlotinib alone in patients with EGFR - positive advanced non - squamous non - small - cell lung cancer(NEJ026): interim analysis of an open - label, randomised, multicentre, phase 3 trial. Lancet Oncol, 2019, 20(5): 625 - 635.

[27] Johnson DH, Fehrenbacher L, Novotny WF, et al. Randomized phase II trial comparing bevacizumab plus carboplatin and paclitaxel with carboplatin and paclitaxel alone in previously untreated locally advanced or metastatic nonsmall - cell lung cancer. J Clin Oncol, 2004, 22(11): 2184 - 2191.

[28] Zetter BR. Angiogenesis and tumor metastasis. Annu Rev Med, 1998, 49: 407 - 424.

[29] Heist RS, Wang X, Hodgson L, et al. CALGB 30704(Alliance): A randomized phase Ⅱ study to assess the efficacy of pemetrexed or sunitinib or pemetrexed plus sunitinib in the second – line treatment of advanced non – small – cell lung cancer. J Thorac Oncol, 2014, 9: 214 – 221.

[30] Blumenschein GR Jr, Gatzemeier U, Fossella F, et al. Phase Ⅱ, multicenter, uncontrolled trial of single – agent sorafenib in patients with relapsed or refractory, advanced non – small – cell lung cancer. J Clin Oncol, 2009, 27: 4274 – 4280.

[31] O'Brien ME, Gaafar R, Hasan B, et al. Maintenance pazopanib versus placebo in Non – Small Cell Lung Cancer patients non – progressive after first line chemotherapy: A double blind randomised phase Ⅲ study of the lung cancer group, EORTC 08092(EudraCT: 2010 – 018566 – 23, NCT01208064). Eur J Cancer, 2015, 51: 1511 – 1528.

[32] Reck M, Kaiser R, Mellemgaard A, et al. Docetaxel plus nintedanib versus docetaxel plus placebo in patients with previously treated non – small – cell lung cancer(LUME – Lung 1): a phase 3, double – blind, randomised controlled trial. Lancet Oncol, 2014, 15: 143 – 155.

[33] Novello S, Camps C, Grossi F, et al. Phase Ⅱ study of sunitinib in patients with non – small cell lung cancer and irradiated brain metastases. J Thorac Oncol, 2011, 6: 1260 – 1266.

[34] Heymach JV, Paz – Ares L, De Braud F, et al. Randomized phase II study of vandetanib alone or with paclitaxel and carboplatin as first – line treatment for advanced non – small – cell lung cancer. J Clin Oncol, 2008, 26: 5407 – 5415.

[35] Herbst RS, Sun Y, Eberhardt WE, et al. Vandetanib plus docetaxel versus docetaxel as second – line treatment for patients with advanced non – small – cell lung cancer(ZODIAC): a double – blind, randomised, phase 3 trial. Lancet Oncol, 2010, 11: 619 – 626.

[36] de Boer RH, Arrieta O, Yang CH, et al. Vandetanib plus pemetrexed for the second – line treatment of advanced non – small – cell lung cancer: a randomized, double – blind phase Ⅲ trial. J Clin Oncol, 2011, 29: 1067 – 1074.

[37] Natale RB, Thongprasert S, Greco FA, et al. Phase Ⅲ trial of vandetanib compared with erlotinib in patients with previously treated advanced non – small – cell lung cancer. J Clin Oncol, 2011, 29: 1059 – 1066.

[38] Sudhakar A, Sugimoto H, Yang C, et al. Human tumstatin and human endostatin exhibit distinct antiangiogenic activities mediated by alpha v beta 3 and alpha 5 beta 1 integrins[J]. Proc Natl Acad Sci USA, 2003, 100(8): 4766 – 4771.

[39] Macdonald NJ, Shivers WY, Narum DL, et al. Endostatin binds tropomyosin. A potential modulator of the antitumor activity of endostatin[J]. J Biol Chem, 2001, 276(27): 25190 – 25196.

[40] Yu Y, Moulton KS, Khan MK, et al. E-selectin is required for the antiangiogenic activity of endostatin[J]. Proc Natl Acad Sci USA, 2004, 101(21): 8005 – 8010.

[41] Sun Y, Wang JW, Liu YY, et al. Long-term results of a randomized, double-blind, and placebo controlled phase Ⅲ trial: Endostar(rhendostatin) versus placebo in combi – nation with vinorelbine and cisplatin in advanced non-small cell lung cancer[J]. Thorac Cancer, 2013, 4(4): 440 – 448.

[42] Rong B, Yang S, Li W, et al. Systematic review and meta-analysis of Endostar(rh-endostatin) combined with chemo – therapy versus chemotherapy alone for treating advanced non-small cell lung cancer[J]. World J Surg Oncol, 2012, 10(1): 170.

[43] Kong Q, Wang XY, Jiang RC, et al. Efficacy and prognostic factors of 178 advanced non – small lung cancer patients undergoing different second – line chemotherapeutic regimens. Zhonghua Zhong Liu Za Zhi, 2016, 38(4): 294 – 299.

[44] Wang J, Li K, Sun T, et al. Efficacy and safety of rh – endostatin combined with docetaxel in second – line or intolerant toxicity for first – line treatment in patients with advanced non – small cell lung cancer. Zhong hua Zhong Liu Za Zhi, 2013, 35(8): 618 – 622.

[45] Xu J, Liu X, Yang S, et al. Clinical response to apatinib monotherapy in advanced non – small cell lung cancer. Asia Pac J Clin Oncol, 2018, 14(3): 264 – 269.

[46] Han B, Li K, Wang Q, et al. Effect of Anlotinib as a Third – Line or Further Treatment on Overall Survival of Patients With Advanced Non – Small Cell Lung Cancer. JAMA Oncol, 2018, 4(11): 1569 – 1575.

[47] Ilhan – Mutlu A, Osswald M, Liao Y, et al. Bevacizumab Prevents Brain Metastases Formation in Lung Adenocarcinoma. Mol Cancer Ther, 2016, 15(4): 702 – 710.

病例 2 咳嗽伴痰中带血

一、病例简介

患者，男，62 岁，主因"确诊肺癌 1 年，咳嗽、痰中带血 2 周"入院。

现病史：患者于入院前 1 年，出现咳嗽、咯白痰，痰中带血，就诊我院行胸 CT 发现左肺下叶软组织密度肿块，肿块侵犯左肺下叶肺动脉、左肺门及纵隔内淋巴结，左侧胸膜增厚。随后，行全腹 CT：左侧肾上腺饱满，请结合临床密切复查；头 MRI：左丘脑、右顶叶异常强化结节，结合病史考虑转移瘤；骨 ECT：未见转移灶；气管镜检查：左肺下叶背段黏膜浸润致背段开口明显狭窄。镜下诊断：左下肺癌？病理结果：（左下叶外后基底段黏膜活检）低分化癌，倾向鳞状细胞癌。患者在等待基因检测结果期间接受吉西他滨 2g d1、d8 + 顺铂 50mg d1、d2，45mg d3 化疗 ×1 周期。后基因检测结果发现 EGFR E19 pE746 – A750 del、PIK3CA E9 pE542K，遂于 2017 年 9 月 25 日改为吉非替尼 250mg Qd 治疗，评估疗效为部分缓解，不良反应为 I 度皮疹（图 8 -3）。患者于入院 3 个月，评估检查时发现肺部占位病变增大，根据 RECIST1.1 标准评估为进展，一线使用吉非替尼无疾病进展（progression free survival，PFS）时间为 9 个月（图 8 -4）。二次行肺肿瘤处病理活检 + 基因检测，结果仍发现 EGFR E19 pE746 – A750 del、PIK3CA E9 pE542K 突变，但是未发现 EGFR T790M 突变。患者于 2018 年 6 月 7 日至 2018 年 8 月 18 日接受吉西他滨 2g d1、d 8 + 顺铂 60mg d1、d2，45mg d3 ×4 周期化疗，不良反应为 III 度血小板减少、II 度白细胞减少、II 度贫血、II 度恶心、III 度乏力、PICC 静脉血栓（图 8 -5）。患者于入院前 2 周，出现咳嗽、痰中带血，同时行化疗后的评估检查，发现肺部肿瘤病变较前明显增大，同时头 MRI 发现颅内新发多处占位，考虑转移性病变，根据 RECIST1.1 标准评估为进展，二线使用细胞毒性药物化疗 PFS 时间为 3 个月（图 8 -5）。为求进一步治疗，患者再次就诊我科。

既往史：高血压病史 10 年，否认冠心病、糖尿病、肿瘤等其他家族遗传性疾病史，否认肝炎、结核等传染性疾病史。已婚，一子体健。

体格检查：T 36.5℃，P 85 次/分，R 16 次/分，BP 130/70mmHg。神清语利，查体合作。皮肤巩膜无黄染，无肝掌以及蜘蛛痣。无颈静脉充盈，气管位置居中，胸廓正常，颈部、腋窝下、腹股沟淋巴结未触及明显肿大。无肋间隙增宽，叩诊双肺呈清音，呼吸音清低，未闻及啰音，未闻及哮鸣音，心界叩诊无扩大，心律齐，无杂音。腹部柔软，剑突下可及压痛，无肌紧张以及反跳痛，振水音（ - ），肠鸣音 4 次/分。四肢无水肿。

二、辅助检查

入院后查，血常规：WBC 3.75 ×10⁹/L, Hb 81g/L, PLT 116 ×10⁹/L, NEUT 59.2%。

凝血功能：D - dimer 2092ng/ml，余正常。

肿瘤标记物：CEA 36.3ng/ml，CYFRA21 - 1 8.53ng/ml，SCC 2.10μg/L，ProGRP 34.71pg/ml，NSE 9.88μg/L。

肝功能，肾功能，电解质，尿、便常规均未见异常。

复查心电图：未见异常。

胸 CT 增强：左肺下叶近肺门旁软组织密度肿块，呈明显不均匀强化；肿块突入纵隔，别进挤压左心房边缘。左侧胸腔积液交前增多。

腹 CT 增强：肝内多发低密度小结节，左肾上腺饱满同前。

头 MRI：延髓、脑桥、左小脑半球点状及环状强化影较前增大；原双侧额、颞、顶叶及双侧基底

WBC 3.75 ×10^9/L, Hb 81g/L, PLT 116 ×10^9/L

节去多发强化结节影较前增多、增大。

骨 ECT：未见典型骨转移征象。

三、初步诊断

1. 原发性支气管肺癌。

非小细胞癌倾向于鳞癌，脑转移、淋巴结转移、肾上腺转移？恶性肿瘤 TMN 分期为 cT_3N2M1 Ⅳ期，KPS 评分 80 分。

2. 高血压病 3 级。

四、治疗经过

患者入院后，给予初步治疗：①吸氧；②止咳；③化痰；④止血治疗。经过初步治疗后，症状稍缓解。患者诊断明确，目前症状考虑与原发病肺癌相关，因此，进一步抗肿瘤治疗是治疗的关键。然而，由于患者二线化疗不良反应明显，因此对化疗存有抵触情绪。

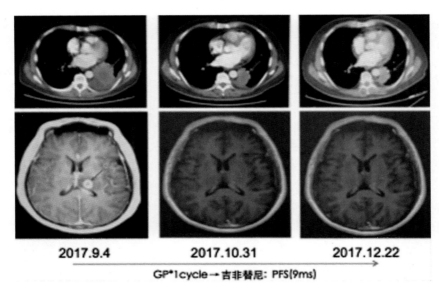

图 8-3　患者一线接受 EGFR-TKI 治疗后疗效评估胸 CT 及头 MRI 影像

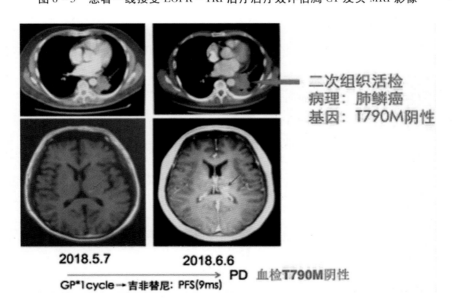

图 8-4　患者一线接受 EGFR-TKI 治疗后 9 个月评估为进展，并在原发灶部位取二次活检

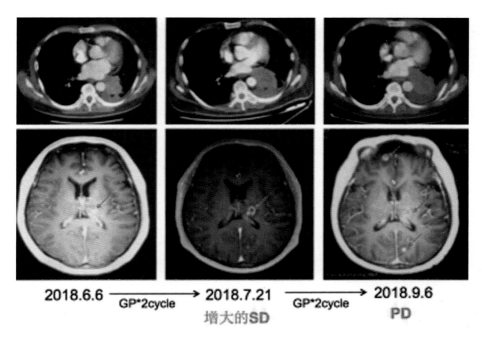

图 8 - 5　患者二线接受细胞毒性药物治疗后疗效评估胸 CT 及头 MRI 影像

五、张琳琳主治医师分析病例

1. 患者老年男性，非小细胞肺癌Ⅳ期诊断明确。

2. 本次入院因出现咳嗽、痰中带血症状，并且评估为进展就诊。

3. 患者既往诊断后，根据 2017 年 NCCN 指南，对于 EGFR 突变患者进行过标准 EGFR - TKI 治疗，进展后通过二次活检和基因检测并未发现 EGFRT790M 突变，根据 2018 年 NCCN 指南给予细胞毒性药物治疗。

4. 患者病理诊断为低分化癌，倾向鳞状细胞癌。在整体非小细胞肺癌中，肺腺癌 EGFR 突变率高，而鳞癌 EGFR 突变并不常见，而该患者一线 EGFR - TKI 疗效达到了不错的 PFS 结果。

为了深入了解患者疾病情况，精准进行下一步治疗，我们进行了 MDT 讨论。

六、MDT 讨论目的

1. 精准分析患者病理、基因分型，为下一步治疗奠定基础。

2. 影像学详细评估患者非小细胞肺癌治疗的评效？

3. 患者病情进展，三线治疗方案选择？

七、多学科会诊意见

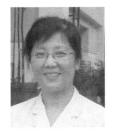

　　宋文静,女,副教授,任职于天津医科大学总医院病理科。1991 年于天津医科大学获硕士学位,硕士研究生导师,主专临床病理诊断(不含中枢神经系统疾病)。

　　病理科宋文静副教授：患者病理诊断为低分化癌，倾向于鳞状细胞癌。从取材部分病理细胞形态上来看，符合肺鳞癌的病理表现，因此，该诊断确定为肺鳞状细胞癌。EGFR 突变是晚期非小细胞肺癌常见的敏感型突变，其中非鳞癌 EGFR 突变率较肺鳞癌高，是临床中最应该关注的非小细胞肺癌亚型。肺鳞癌也存在 EGFR 敏感型突变，但是突变发生率较低，NCCN 指南提到，对于穿刺活检的肺鳞癌更应进行 EGFR 突变的检测。

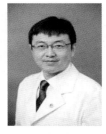

李东，男，主任医师，天津医科大学总医院影像科副主任。擅长心胸疾病影像诊断。

影像科李东主任医师：患者初诊时，病变处于左肺下叶肿物并伴有少量胸腔积液，同时合并左丘脑、右顶叶异常强化结节，结合病史考虑转移瘤，因此，TNM分期为Ⅳ期。患者一线吉非替尼治疗肺部原发病灶缩小，根据 RECIST1.1 标准，缩小接近50%，且未见新发病灶，属于部分缓解。二线治疗后肺部病灶较前稍增大，脑部病变进展，同时颅内发现新病灶，因此进展明确诊断。患者从发病之初，肾上腺病变一直处于稳定状态，建议行 PET-CT 明确肾上腺病变性质。

八、张琳琳主治医师再次分析病例

从患者既往治疗流程来看，目前患者一线和二线诊断和治疗流程标准。晚期非小细胞肺癌的三线治疗选择很多，包括免疫治疗、化疗、小分子多靶点药物（譬如安洛替尼）等，但目前仍没有标准的治疗策略。对于该患者三线治疗的选择，我们进行如下分析：首先，根据 Checkmate057、Keynote010、OAK 等研究，后线免疫单药治疗对于驱动基因阳性非小细胞肺癌患者，与化疗相比并没有临床获益；其次，患者二线细胞毒性药物治疗过程中不良反应过大，因此患者对化疗存有抵触情绪；再次，根据 ALTER0303 研究，尽管非小细胞肺癌患者后线使用安罗替尼 PFS 能达到 5.37 个月，与对照安慰剂组相比有明显延长，然而安罗替尼组 ORR 仅为 9.18%，而 DCR 率高达 80.95%，也就是说后线安罗替尼更多的是维持患者疾病稳定。

对于该患者接下来的治疗，我们在参考临床试验的基础上，还发现在两次基因检测中均存在 EGFR E19 pE746-A750 del、PIK3CA E9 pE542K 突变，因此我们应对患者基因检测结果进行详细分析，试图找到患者肿瘤发生原因，并针对性地治疗，以期更大程度地提高治疗的有效率。对于患者二次组织活检的基因检测结果：我们发现患者第一次（13 基因）和第二次基因检测（78 基因）结果均存在 EGFR E19 pE746-A750 del（红色箭头）、PIK3CA E9 pE542K 突变（红色箭头），第二次基因检测出现 AKT1E8 pN231T（蓝色箭头）和 TP53 E3 pG117T 突变（蓝色箭头）。从 KEGG 通路图上分析我们可以发现上述突变均指向参与细胞增殖和抗凋亡的功能。通过上述分析，我们猜想如果能够封堵上述突变激活的信号通路，是否可以起到阻止肿瘤细胞增殖的作用呢？这些基因中，TP53 突变并没有靶向药物；EGFR 和 PIK3CA/AKT 均可以找到相关药物可以应用。因此，我们为患者制定了三线精准联合治疗策略：PIK3CA/AKT 相关 mTOR 抑制剂依维莫司和 EGFR 突变抑制剂奥西替尼共同应用。我们选择奥西替尼作为 EGFR 突变抑制剂是因为奥西替尼副作用在所有 EGFR-TKI 中较轻，且对于颅内病变作用更强。基于上述分析，建议给予患者奥西替尼 80mg 1 次/日 + 依维莫司 5mg 1 次/日进行三线精准靶向治疗。

九、后续治疗效果追踪

患者于 2018 年 9 月 13 日至 2019 年 6 月 1 日接受奥西替尼 80mg 1 次/日 + 依维莫司 5mg 1 次/日治疗，治疗评估效果部分缓解，PFS 为 9 个月，不良反应为Ⅱ度口腔黏膜炎、Ⅰ度乏力、Ⅰ度食欲下降（图 8-6、图 8-7）。患者接受治疗后 9 个月，疾病出现再次进展，随于 2019 年 6 月 17 日接受四线 Nivolumab 200mg d1 + 安罗替尼 8mg d1~d14 1 次/3W×1 周期，未评效，不良反应无。患者于 2019 年 7 月 6 日开始出现咯血、血小板下降、反复房颤心衰。2019 年 7 月 26 日，患者死亡。患者总生存期（Overall survival, OS）23 个月（表 8-1）。

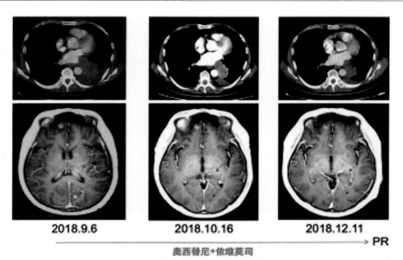

2018.9.6　　　　　2018.10.16　　　　　2018.12.11 ──→ PR

奥西替尼+依维莫司

图 8-6　患者三线拟接受精准靶向治疗后疗效评估胸 CT 及头 MRI 影像

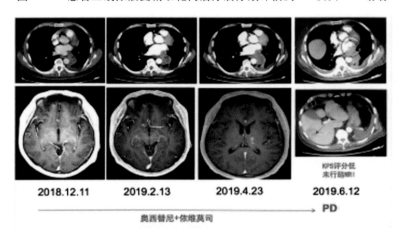

2018.12.11　　2019.2.13　　2019.4.23　　2019.6.12 ──→ PD

KPS评分低
未行脑MRI

奥西替尼+依维莫司

图 8-7　患者三线拟接受精准靶向治疗后疗效评估胸 CT 及头 MRI 影像

表 8-1　整个治疗经过总结

日期	治疗	副作用	评效
2017.9.11	吉西他滨2g d1、d8 + 顺铂50mg d1、d2,45mg d3 × 1cycle	无	NE
2017.9.25至2018.6	吉非替尼250mg 1次/日	I 度皮疹、瘙痒	PR→PD PFS 9ms
2018.6.7至 2018.8.18	吉西他滨2g d1、d8 + 顺铂50mg d1、d2,45mg d3 × 4cycle + 2018.7全脑 MRT 30Gy/10f	III 度血小板减少 II 度白细胞减少 II 度贫血 II 度恶心、纳差 III 度乏力 PICC 静脉血栓	PD
2018.9.13至2019.6	奥西替尼8mg 1次/日 + 依维莫司5mg 1次/日	II 度口腔黏膜炎 I 度乏力 I 度食欲下降	PR→PD PFS 9ms
2019.6.17	Nivolumab200mg d1 + 安罗替尼8mg d1 ~ d14 1次/3周	2019.7.6再次咯血、血小板下降、反复房颤衰2019.7.26死亡	OS = 23个月

十、专家点评

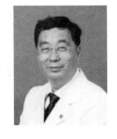

钟殿胜，男，主任医师，教授，博士研究生导师，天津医科大学总医院肿瘤内科科主任。擅长肺癌、肺结节、消化道肿瘤等多种肿瘤的综合诊治。

钟殿胜主任医师：随着基因检测水平不断提高和对伴随基因在疾病发展中作用的认识，基因检测的 panel 在近年来发生了很大变化。患者 2017 年发病时进行的是非小细胞肺癌伴随基因检测，仅发现 EGFR19 外显子缺失和 PIK3CA 突变。在 2018 年疾病进展后进行了 78 基因的检测，发现了新的突变可能开始就存在也可能是下游旁路的激活耐药突变。因此，非小细胞肺癌在初始治疗前的基因检测非常关键，有研究发现，EGFR 敏感突变患者最常见的伴随基因改变为：TP53（57.3%）、CTNNB1（9.3%）、PIK3CA（8.0%）和 RB1（6.7%）。其中，TP53 突变是一/二代 EGFR－TKI 治疗的负性预测因子，TP53 突变和野生型 PFS 分别为 12.5 个月和 14.7 个月，经调整年龄、性别、吸烟状况、ECOG 评分多因素分析证实 TP53 突变可预测较短的 PFS（$P = 0.038$）和 OS（$P = 0.004$）。

针对患者 EGFR 和 PIK3CA 突变，该病历三线应用奥西替尼和依维莫司联合治疗，给患者带来了 9 月的 PFS。目前，有关 PIK3CA/AKT/mTOR 通路的靶向治疗药物的研究很多，但是大部分研究均处于基础研究和 Ⅰ～Ⅱ 期临床试验阶段，且药物可及性并不好。该联合中应用的依维莫司是 mTOR 抑制剂，mTOR 是 PIK3CA/AKT 通路下游主要的信号分子，但是如果该患者 PIK3CA 及 AKT 突变导致下游通路激活并非通过 mTOR 介导，该治疗疗效可能也并不理想。此外，尽管患者第一次基因检测就发现 PIK3CApE452K 突变，但是我们仍不建议 EGFR 合并 PIK3CA 突变患者一线就应用精准靶向联合治疗，因为目前还没有大规模的临床研究提供足够的证据证明这种联合一线治疗给 EGFR 联合 PIK3CA 突变患者带来临床获益。

十一、文献汇总

EGFR 又称 ErbB1 或 HER1，是由 EGFR 基因编码的一种跨膜蛋白受体，属于 HER 家族的一员。HER 家族包括 4 种跨膜受体，分别是 EGFR（HER1/ErbB1）、HER2（ErbB2/neu）、HER3（ErbB3）和 HER4（ErbB4），同属于酪氨酸激酶受体。EGFR 基因位于第 7 号染色体 p13～q22 区，全长 200kb，由 28 个外显子组成。EGFR 主要分布于除成熟骨骼肌细胞、体壁内胚层和造血组织以外的所有组织细胞的细胞膜表面，其结构由三部分组成：细胞外配体结合域、跨膜区与胞内酪氨酸激酶域。正常时，表皮生长因子与 EGFR 结合后，胞内酪氨酸激酶磷酸化，激活信号传导通路 RAS/RAF/MEK/MAPK、PI3K/AKT/mTOR 等，从而参与细胞的增殖分化、血管形成及转移。

EGFR 基因激酶区的突变引发癌症的主要作用机制是通过与细胞外的配体结合后进行同源或异源二聚化，引起质膜或胞内酪氨酸残基自身磷酸化，或胞内激酶活化区的突变使激酶磷酸化信号较野生型更强烈持久，活化的受体募集信号复合体并活化下游信号转导蛋白，激动下游通路，从而引起肿瘤细胞的生长、侵袭、转化、血管生成及转移。这种突变大部分发生在 EGFR 第 18～21 号外显子区域。其中，EGFR 基因上 19 外显子的缺失突变、21 外显子的错义突变 L858R、20 外显子的插入及 18 外显子的突变各占 40%、47%、4% 和 3.2%，认为在 EGFR 突变中主要是 19 外显子的缺失突变和 L858R 突变。

目前非小细胞肺癌中 EGFR 靶向治疗的药物主要分为两大类：小分子化合物和单克隆抗体。小分子 EGFR 酪氨酸激酶抑制剂（EGFR－TKI）分三代治疗药物。其中一代 EGFR－TKI 是最早应用的 EGFR－TKI，平均进展时间为 9～11 个月。二代药物与化疗相比也能延长患者的疗效，且在 EGFR 少见突变中有更好的治疗效果。三代药物较一代药物相比有更好的无疾病进展时间，且对与一、二代耐药的 EGFR－T790M 突变有效，同时，脑转移的治疗有更好的血脑屏障通透性。此外，在 EGFR 突变的同时，我们也发现很多其他突变同时存在，这些突变对于 EGFR－TKI 治疗效果也有着一定程度的影响，因此治疗之前也应该详细分析。

虽然 EGFR 驱动基因的发现给非小细胞肺癌的治疗带来了一场革命，通过对患者驱动基因的检测，利用 EGFR 靶向药物采取个体化治疗，能更好地提高肺癌患者的生存质量。但是在临床上如何选取合适的患者、检测患者的基因突变类型都是该领域的难点。而且随着上述药物的应用，突变耐药逐渐成为关注热点。正是这些新的难题为我们带来挑战，需要大家的进一步研究。

（肿瘤科：张琳琳　关莎莎）

参 考 文 献

［1］ Janku F. Phosphoinositide 3 – kinase(PI3K) pathway inhibitors in solid tumors：From laboratory to patients. Cancer Treat Rev, 2017, 59：93 – 101.

［2］ Appert – Collin A, Hubert P, Crémel G, et al. RoleofErbB Receptorsin Cancer Cell Migration and Invasion［J］. FrontPharmacol, 2015, 6：283. DOI：10. 3389/fphar. 2015. 00283.

［3］ Antonicelli A, Cafarotti S, Indini A, et al. EGFR – targeted therapy for non – small cell lung cancer：focus on EGFR oncogenicmutation［J］. IntJ Med Sci, 2013, 10(3)：320 – 330

［4］ Kobayashi Y, Togashi Y, Yatabe Y, et al. EGFR Exon18 Mutations in Lung Cancer：Molecular Predictors of Augmented Sensitivity to Afatinibor Neratinibas Compared with First – or Third – Generation TKIs［J］. ClinCancerRes, 2015, 21(23)：5305 – 5313.

［5］ Fukuoka M, Wu YL, Thongprasert S, et al. Biomarker analyses and final overall survival results froma phase Ⅲ, randomized, open – label, first – linestudy of gefitinib versus carboplatin/paclitaxelin clinically selected patients withadvanced non – small – cell lung cancer in Asia(IPASS)［J］. J ClinOncol, 2011, 29(21)：2866 – 2874.

［6］ LeeY, HanJY, Kim HT, et al. Impact of EGFR tyrosine kinase inhibitors versus chemotherapy on the development of leptomeningeal metastasis innevers mokers with advanced adenocarcinoma of the lung［J］. JNeurooncol, 2013, 115(1)：95 – 101.

［7］ KurataT, HirashimaT, Iwamoto Y, et al. A phase Ⅰ / Ⅱ study of carboplatin plus gemcitabine for elderly patients with advanced non – small cell lung cancer：WestJapan Thoracic Oncology Group Trial (WJTOG) 2905［J］. LungCancer, 2012, 77(1)：110 – 115.

［8］ Freedman RA, Gelman RS, Wefel JS, et al. Translational Breast Cancer Research Consortium (TBCRC) 022：APhase Ⅱ Trial of Neratinib for Patients With Human EpidermalGrowth Factor Receptor2 – Positive Breast Cancer and Brain Metastases［J］. JClinOncol, 2016, 34(9)：945 – 952.

［9］ Chan A, Delaloge S, Holmes FA, et al. Neratinib after trastuzumab – based adjuvant therapy in patients with HER2 – positive breast cancer (ExteNET)：amulticentre, randomised, double – blind, placebo – controlled, phase3 trial［J］. Lancet Oncol, 2016, 17(3)：367 – 377.

［10］ JannePA, YangJC, Kim DW, et al. AZD9291in EGFR inhibitor – resistant non – small – celllungcancer［J］. N Engl J Med, 2015, 372(18)：1689 – 1699.

［11］ Sequist LV, Soria JC, Goldman JW, et al. Rocilet inibin EGFR – mutatednon – small – celllungcancer［J］. N Engl J Med, 2015, 372(18)：1700 – 1709.

病例 3　咳嗽伴咳痰

一、病例简介

患者，男，76 岁，因"咳嗽伴痰半年，发现肺占位 2 个月余"入院。

现病史：入院前半年无明显诱因出现间断咳嗽，咳痰，多为白色黏痰，不易咳出，无发热，胸闷憋气咯血等伴随症状，并未就诊，入院前 2 个月于社区医院体检时发现左肺占位，就诊于天津市红桥医院。查胸部 CT 提示左肺下叶肿物，双肺散在分布小结节，考虑恶性可能性大，进一步就诊于天津市肿瘤医院，PET - CT 检查提示左肺下叶贴胸膜肿物，直径约 3.6cm，SUVmax 为 38，考虑周围型肺癌，双肺弥漫多发大小不等小结节，最大者直径约 1.1cm，SUVmax 为 3.3，纵隔内、隆突下、双肺门等处多发小结节可疑淋巴结转移，为进一步明确诊断行 CT 引导下经皮肺穿刺，病理提示腺癌，因穿刺组织量太少无法进行免疫组化以及分子分型，遂行血液学基因检测，报告提示 EGFR - 20 外显子 A767_V769dup ASV 突变，突变频率约 0.43%，其余热点未见突变，并未行相关抗肿瘤治疗，现为求进一步诊治收入我科。自发病以来，患者精神可，睡眠可，二便正常，体重未见明显变化。

既往史：既往心肌梗死病史 20 余年，并未置入支架，活动后偶有心前区疼痛等症状，口服速效救心丸即可缓解；陈旧性脑出血病史 10 余年，现遗留左侧手足末端感觉麻木，并无肢体活动障碍。吸烟史 50 余年，10 支/日。否认糖尿病，高血压、肿瘤等其他家族遗传性疾病史。

体格检查：T 36.5℃，P 70 次/分，R 17 次/分，BP 122/72mmHg。神清语利，查体合作。皮肤巩膜无黄染，无苍白及出血。无颈静脉充盈，气管位置居中，胸廓正常，颈部、腋窝下、腹股沟淋巴未触及明显肿大。肋间隙无增宽，叩诊双肺呈清音，双肺听诊呼吸音粗，未闻及啰音，可及少许散在哮鸣音，HR 70bpm，心界叩诊无扩大，心律齐，无杂音。腹部柔软，无压痛，无肌紧张以及反跳痛，振水音（-），肠鸣音 4 次/分。四肢无水肿。

二、辅助检查

经皮肺穿刺病理结果回报：非小细胞癌，倾向腺癌，免疫组化染色示 CK、CK - 7 和 TTF - 1 阳性，Ki - 67 约 80% 细胞阳性，CK5/6、P63、P40、CgA、Syn 和 CD56 阴性。

头双倍剂量 MRI、腹部 CT 增强、骨 ECT 未见明确转移。

组织基因检测结果回报：EGFR 20 外显子 A767_V769dupASV，突变频率 35.16%，TMB 2.53/Mb，微卫星稳定，未检出与遗传相关的基因突变。

三、初步诊断

患者初步诊断：

1. 原发性支气管肺癌（左肺下叶）腺癌，双肺转移，纵隔淋巴结转移，EGFR ex20 dup $T_4N_3M_{1a}$，Ⅳ期，PS：1 分。

2. 陈旧心肌梗死。

3. 脑出血后遗症。

四、治疗经过

患者入院后，完善相关血液学检查以及影像学评估，并给予初步化痰、平喘等对症处理，经过科室讨论给予化疗。

五、于涛主治医师分析病例

患者病例特点如下：①患者老年男性，吸烟史 50 余年，10 支/日；②目前考虑诊断驱动基因阴性肺腺癌；③既往心肌梗死以及脑出血病史。

患者老年男性，以咳嗽、咳痰等症状为主诉，外院相关检查明确提示肺部恶性肿瘤性病变，入院后完善相关血液学检查并留取治疗前影像学基线数据，血尿便三大常规以及肝肾功能未见明显异常，肿瘤标志物提示癌胚抗原 10.32ng/ml，细胞角蛋白 19 片段：5.51ng/ml，鳞状细胞癌抗原以及神经元烯醇化酶均正常；胸部 CT（图 8 - 8A）提示右肺下叶胸膜下软组织密度肿块影，分叶，周围可见毛刺，增强扫描呈明显强化，双肺弥漫多发大小不等结节影，部分边缘光滑，两肺门以及纵隔内部分淋巴结肿大，考虑转移；两肺间质纹理增多，间质病变，间质炎症，双侧胸膜增厚；腹部 CT 提示左肾多发囊肿，腹腔以及腹膜后未见肿大淋巴结，无腹水征；颅脑强化 CT 未见确切转移灶，双侧基底节区软化灶，脑白质稀疏；全身骨扫描未见明显异常。由于患者既往存在心肌梗死病史，故完善超声心动进一步明确心功能情况：左室射血分数 53%，左室心肌阶段性运动异常，主动脉瓣钙化，左室舒张功能减低。考虑患者目前的体力状态评分以及血液学基因检测结果经科室讨论后一致决定对其进行标准的一线铂类为基础化疗，具体方案为培美曲塞联合顺铂以及抗血管生成药物恩度，化疗期间患者出现Ⅲ度乏力，Ⅱ度恶心，Ⅱ度呕吐，血液学检查没有明显异常，体重减轻约5kg，治疗两周期后对其疗效进行评估(图 8 - 8B)，胸部 CT 提示左肺下叶胸膜下软组织密度肿块影较前变化不著，双肺弥漫多发大小不等的结节影部分较前增大，密实，考虑多发肺内转移，两侧腋窝，两肺门以及纵隔内多发淋巴结饱满同前，依据 RECIST 评估原则，患者病灶的长径总和增大不超过 20%，评效属于稳定，按照治疗原则应继续原方案化疗，但与患者本人及家属充分沟通后，由于其对化疗不良反应无法耐受，坚决拒绝原方案治疗，并且考虑到患者肺腺癌诊断明确，第一次基因检测由于组织较少，仅仅做了血液学检测，故与患者协商后再次活检明确驱动基因突变情况。患者二次活检结果提示 EGFR 20 外显子 A767_V769dupASV，突变频率达到 35.16%，与前一次血检结果相比，突变位点相同但是突变丰度明显升高，提示此位点可以尝试作为治疗靶点。

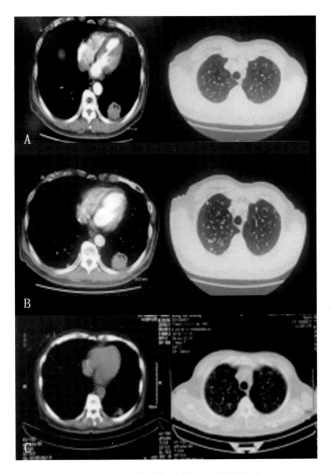

图 8 - 8　患者肺部病灶 CT 动态评估

注：图 A：我科治疗前基线；图 B：化疗两周期后；图 C：口服靶向药 6 周后

六、MDT 讨论目的

1. 患者化疗效果不理想，是否考虑其他治疗手段。

2. 患者基因检测结果提示 EGFR-20 插入突变，是否可以选择靶向药物治疗。

七、多学科会诊意见

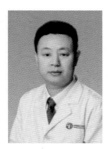

陈钢，男，主任医师，任职于天津医科大学大学总医院肺部肿瘤外科，行政副主任，毕业于西安医科大学。专门从事肺部及纵隔肿瘤的诊断、外科手术及综合治疗工作，率先开展胸部微创手术，精通所有术式的胸腔镜微创肺切除手术。在早期肺癌诊断治疗、肺小结节的诊断以及精准肺段切除方面经验丰富。

肺外科陈钢主任医师：从目前的影像学检查来看，患者肺癌诊断明确，右肺下叶胸膜下软组织密度肿块影，分叶，周围可见毛刺，增强扫描呈明显强化，双肺弥漫多发大小不等结节影，部分边缘光滑，两肺门以及纵隔内部分淋巴结肿大，考虑转移；两肺间质纹理增多，间质病变，间质炎症，双侧胸膜增厚，目前暂不考虑切除肺部病灶，动态观察患者治疗效果再行决定后续治疗方案。

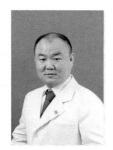

张文学，男，主任医师，硕士研究生导师，天津医科大学总医院放疗科科主任。擅长头颈部肿瘤、胸部肿瘤、妇科肿瘤的治疗。

放疗科张文学主任医师：患者右肺下叶胸膜下软组织密度肿块影同时伴有双肺弥漫多发大小不等结节影，部分边缘光滑，两肺门以及纵隔内部分淋巴结肿大，考虑肺癌诊断明确同时伴有肺内转移，疾病已经处于晚期，且不存在姑息性放疗指征，还应以全身治疗为主。

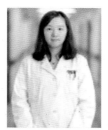

于涛，女，肿瘤学博士，副主任医师，美国哈佛医学院麻省总医院访问学者。擅长肺癌以及消化道肿瘤的精准个体化治疗。

肿瘤内科于涛 副主任医师：患者诊断明确，化疗效果欠佳，二次活检结果提示 EGFR 20 外显子 A767_V769dupASV，突变频率达到 35.16%，与前一次血检结果相比，突变位点相同但是突变丰度明显升高，提示此位点可以尝试作为治疗靶点，但考虑到目前已经上市的针对 EGFR 的靶向药物对于 20 外显子插入治疗效果均欠佳，经查阅大量文献发现 Poziotinib 为专门针对 EGFR 20 突变设计的新型靶向药物，国外 I/II 期数据提示其对于该类患者的有效率可达到 50%，疾控率近 80%，可以作为治疗靶点进一步尝试。

八、专家点评

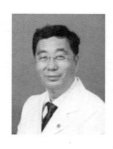

钟殿胜，男，主任医师，教授，博士研究生导师，天津医科大学总医院肿瘤内科科主任。擅长肺癌、肺结节、消化道肿瘤等多种肿瘤的综合诊治。

钟殿胜主任医师：肺癌是当今世界范围内发病率和死亡率最高的恶性肿瘤。其中非小细胞肺癌占全部肺癌患者的 80% 以上，因此，对于这一疾病的治疗也越来越受到人们的关注。随着肿瘤驱动基因分子机制的研究越来越深入，该病的治疗模式也发生了翻天覆地的变革，相比于传统铂类为基础的化疗，靶向药物的应用无论是在生存期的延长还是治疗的安全性上都得到了很大的改善。

EGFR 是非小细胞肺癌中最常见的驱动基因，特别是在亚裔人群中其发生突变的频率很高，既往的 PIONEER 研究显示未经选择的亚裔晚期肺腺癌患者中有约 50% 的患者伴有 EGFR 突变，而在不吸烟的腺癌患者中高达 60%。EGFR 酪氨酸激酶抑制剂是一种小分子 EGFR 抑制剂，可以与该信号通路的配体 EGF 竞争性结合 EGFR，使酪氨酸激酶的活化受到抑制，从而使 EGFR 信号通路传导阻滞，达到抑制肿瘤细胞繁殖迁移并且诱导肿瘤细胞发生凋亡等一系列生物学效应。

EGFR 激酶区活化突变是 EGFR-TKI 的最重要的疗效预测因子，目前研究表明 EGFR 突变主要发生在18、19、20和21这四个外显子上，其中19外显子缺失突变和21外显子L858R点突变是最常见的突变类型，由于目前针对这两位点的药物治疗效果显著，因此也称为EGFR基因的敏感突变。IPASS研究是在肺腺癌患者中开展的一项比较EGFR-TKIs与含铂双药方案疗效差别的Ⅲ期随机对照临床试验，该研究证实EGFR基因位点的突变与否是其针对肺腺癌患者临床疗效的强预测因子，并从此研究开启了肺癌分子靶向治疗的新篇章；随后多项大型Ⅲ期随机对照临床研究如First-SIGNAL、WJTOG3405、NEJ002、OPTIMAL、ENSURE和EURTAC先后证实，EGFR敏感突变的肺腺癌患者接受靶向治疗的疗效显著优于传统化疗，其中位无进展生存时间可达9~13个月，客观缓解率提高至85%，特别是不良反应方面与化疗相比可以得到很好的控制。因此，EGFR-TKI已经成为EGFR敏感突变的晚期非小细胞肺癌的标准一线治疗。

NSCLC患者中EGFR的20外显子插入突变频率从1%~10%，目前已发现122种EGFR-20外显子插入突变，多发生于C螺旋之后的Met766-Cys775，少数位于C螺旋的G1u762-Tyr764，其中20.5%的插入突变起始于Va1769，28.7%为Asp770，17.2%为Pro772，14%为His773；与经典EGFR激活突变不同，Ex20Ins与目前临床可用的EGFR抑制剂的原发耐药相关。携带EGFR Ex20ins的NSCLC患者，对厄洛替尼、吉非替尼和二代EGFR-TKIs阿法替尼的缓解率在3%~8%，因此，对携带EGFR Ex20Ins的NSCLC患者来说，治疗选择有限。近年来，临床前研究已经确定了EGFR-TKI在携带EGFR Ex20Ins的NSCLC患者中治疗失败的原因并开发了几种候选抑制剂。

Poziotinib是由韩美研发的一种新型口服喹唑啉广谱HER抑制剂，不可逆地阻断HER家族酪氨酸激酶受体（包括HER1、HER2和HER4）信号通路，从而抑制过度表达这些受体的肿瘤细胞增殖。体外研究与PDX小鼠模型研究均显示，Poziotinib比起FDA已经批准的EGFR-TKIs，对于EGFR/HER2的20号外显子突变的NSCLC具有更好的抑制效果。基于临床前研究中振奋人心的结果，MD Anderson癌症中心开展了一项多中心Ⅱ期试验，Poziotinib治疗肺癌外显子20ins的疾病控制率高达90%，HER2患者的疾病控制率为83%。并在2018年的WCLC会议上，报道了这项研究结果，EGFR 20ins突变最佳ORR达到55%，确认的ORR为43%，中位PFS为5.5个月；而历史数据显示，患者在接受目前一线EGFR-TKI治疗的ORR仅为3%~8%，PFS只有2个月。Poziotinib的常见不良反应类似于阿法替尼，主要的3级不良反应为腹泻（10%）、口腔炎（18%）、黏膜炎症（26%）、皮疹（59%）、食欲下降（13%）、瘙痒（5%）、甲沟炎（5%）、低钾血症（10%）和痤疮性皮炎（10%）等。本例患者应用Poziotinib后疾病得到明显的控制，同时出现了皮疹，黏膜炎以及甲沟炎等不良反应（图8-9），在对症处理无改善的情况下逐渐降低药物剂量，最终选择患者可耐受的12mg作为长期口服剂量，目前密切随诊观察。

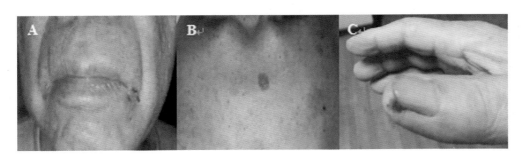

图8-9 患者口服靶向药物期间不良反应

注：图A：痤疮样皮疹；图B：色素沉着；图C：甲沟炎

九、文献汇总

人类EGFR家族包括Her-1（EGFR）、Her-2、Her-3及Her-4，主要在细胞膜表面上分布，由三个部分构成：细胞外配体结合域、跨膜区与细胞内酪氨酸激酶域。EGFR 基因由 28 个外显子组成，存在于第七号染色体短臂 7p21 – 14 区，长度为 192kbp，其中大多数突变发生于 18 – 21 外显子，突变的类型不同对 EGFR 酪氨酸激酶编码区产生临床疗效的影响也不同。众所周知，19 外显子缺失突变和 21 外显子 L858R 错义突变是 EGFR 中最敏感的两个突变，也就是 TKI 治疗效果最好的两个突变亚型，EGFR 20 外显子翻译的氨基酸位点为 762 – 823，除去占据约 50% 的经典耐药突变 T790M 以外，其他都属于 20 外显子插入突变。

作为 EGFR 基因突变中的罕见突变，较早的研究便指出一代、二代 EGFR – TKIs 在 EGFR ex20ins 突变的患者中仅疗效有限。以奥希替尼为代表的三代药物靶向作用于耐药突变 T790M，选择性地与 EGFR 的 C797 氨基酸残基共价结合，抑制其磷酸化和下游信号底物蛋白激酶和细胞外调节蛋白激酶的磷酸化。在体外实验中，奥希替尼在携带 EGFR ex20ins 突变的细胞株中可以抑制肿瘤细胞生长，在肿瘤异种移植模型中，奥希替尼在 160mg/d 的剂量下，显示出了一定的抗肿瘤疗效。现有的小样本的研究显示 6 位携带 EGFR ex20ins 突变患者使用奥希替尼后，肿瘤均得到了控制，ORR 100%，mPFS 为 6.2 个月。由此可见，奥希替尼在该人群中存在一定的疗效，但由于样本量过小，疗效仍需要进一步研究探索。而以奥希替尼作为携带 EGFR ex20ins 患者治疗手段的 II 期临床试验（NCT03414814）数据报道显示其 mPFS 只有 3.5 个月（1.6 个月至未达到），1 年总生存率为 56.3%。因此临床上针对此类患者优先的治疗策略是以铂类为基础的双药联合化疗。近年来，随着研究的不断深入，针对 EGFR ex20ins 突变的治疗药物层出不穷，如 Poziotinib、Luminespib 和 TAK – 788 等许多药物都进入相应的临床试验中。

波齐替尼（Poziotinib，HM781 – 36B），是一种选择性与 EGFR 和 HER2 不可逆共价结合的阻滞药。在体外研究中，Cha 等评估了 HM781 – 36B 的治疗潜力，发现 HM781 – 36B 在多种 EGFR 和 HER2 依赖性肿瘤异种移植模型中显示出优异的功效。体外实验中的优异表现为后续的临床研究（NCT03066206）打下理论基础。在该研究中，研究者使用 3D 建模技术发现 20 外显子的突变改变了药物结合区的空间大小，进而阻滞了体积较大的抑制剂结合，而波齐替尼则是利用其体积较小、灵活性好等优势克服了突变带来的空间阻滞作用，波齐替尼的 II 期临床试验相关数据报道其 8 周的 ORR 为 58%（95% CI：40.9 ~ 73.0），疾病控制率为 90%（95% CI：76.3 ~ 97.2），mPFS 为 5.6 个月（95% CI：5.06 – NA）。

Luminespib 是一种热休克蛋白 90 阻滞药（AUY922），热休克蛋白 90 是一种分子伴侣，是维持和协助蛋白质折叠稳定性所需要的细胞蛋白，其中包括驱动肿瘤发生相关的受体和信号通路成分。其基础研究结果提示，热休克蛋白阻滞药可通过热休克蛋白 90 相关分子系统，降解 EGFR ex20ins 及其下游信号通路，最后诱导细胞凋亡。Luminespib 的 II 期临床试验结果表明其 ORR 为 17%（n = 29），这相比于阿法替尼所带来的 8.7% 是明显获益的，但其 PFS 仅为 2.9 个月，因此 Luminespib 在临床治疗中能否为患者带来更大的获益，还需要进一步临床研究来证实。TAK – 788（AP32788）也是选择性作用于 20 外显子插入突变体（包括 EGFR 和 HER2）的阻滞药。通过 Ba/F3 细胞株对 AP32788 的活性评估显示其能明显抑制 EGFR 的 14 种突变类型及 HER2 的 6 种突变类型，目前进行中的 I/II 期临床试验 TAK – 788 都显示出了不错的疗效，28 例患者中疗效评估 PR 的有 14 例，ORR 为 43%，mPFS 为 7.3 个月。

从结构上来看，EGFR ex20ins 突变不同于经典突变（19del 和 L858R），而更像野生型，一、二代 EGFR – TKIs 对其选择性并不高，临床疗效欠佳。随着波齐替尼、TAK – 788 等药物的问世，携带 EGFR ex20ins 的患者在治疗方案上的选择会越来越多。但这些新型药物使用的后续问题也是未知而且需要关注的，特别是长期使用后的耐药机制及应对策略是至关重要的。此外在 EGFR ex20ins 突变中，突变位点可在 c – 螺旋区，也可以在 c – 螺旋后环结构区，不同的突变位点对药物的敏感性不同，因而需要对受体蛋白结构进一步了解，从而有助于药物的研发及个体化治疗。随着对 EGFRex20 研究的不断深入，会有更多针对该罕见突变的药物出现，为患者带来更多的获益。

（肿瘤内科：杨　雪　于　涛）

参 考 文 献

［1］ Meza R，Meernik C，Jeon J，et al. Lung cancer incidence trends by gender，race and histology in the United States，1973 - 2010. PLoS ONE，2015，10，e0121323.

［2］ Kris MG，Johnson BE，Berry LD，et al. Using multiplexed assays of oncogenic drivers in lung cancers to select targeted drugs. JAMA，2014，311(19):1998 - 2006.

［3］ Shi Y，Au JS，Thongprasert S，et al. A prospective，molecular epidemiology study of EGFR mutations in Asian patients with advanced non - small - cell lung cancer of adenocarcinoma histology(PIONEER). J Thorac Oncol，2014,9(2):1 - 10.

［4］ Shan Y，Arkhipov A，Kim ET，et al. Transitions to catalytically inactive conformations in EGFR kinase. Proc Natl Acad Sci USA，2013，110，7270 - 7275.

［5］ Yang JC，Wu YL. Epidermal growth factor receptor mutation analysis in previously unanalyzed histology samples and cytology samples from the phase Ⅲ Iressa Pan - ASia Study(IPASS). Lung Cancer，2014，83(2): 174 - 177.

［6］ Han JY，Park K，Kim SW，et al. First - SIGNAL: first - line single - agent iressa versus gemcitabine and cisplatin trial in never - smokers with adenocarcinoma of the lung. J Clin Oncol，2012,30(10):1122 - 1128.

［7］ Mitsudomi T，Morita S，Yatabe Y，et al. Gefitinib versus cisplatin plus docetaxel in patients with non - small - cell lung cancer harbouring mutations of the epidermal growth factor receptor (WJTOG3405): an open label，randomised phase 3 trial. Lancet Oncol，2010,11(2):121 - 128.

［8］ Miyauchi E，Inoue A，et al. Efficacy of chemotherapy after first - line gefitinib therapy in EGFR mutation - positive advanced non - small cell lung cancer - data from a randomized Phase Ⅲ study comparing gefitinib with arboplatin plus paclitaxel(NEJ002).

［9］ Zhou C，Wu YL，Chen G，et al. Final overall survival results from a randomised，phase III study of erlotinib versus chemotherapy as first - line treatment of EGFR mutation - positive advanced non - small - cell lung cancer (OPTIMAL，CTONG - 0802). Ann Oncol，2015,26(9):1877 - 1883.

［10］ Wu YL，Zhou C，Liam CK，et al. First - line erlotinib versus gemcitabine/cisplatin in patients with advanced EGFR mutation - positive non - small - cell lung cancer: analyses from the phase Ⅲ，randomized，open - label，ENSURE study. Ann Oncol，2015,26(9):1883 - 1889.

［11］ Rosell R，Carcereny E，Gervais R，et al. Erlotinib versus standard chemotherapy as first - line treatment for European patients with advanced EGFR mutation - positive non - small - cell lung cancer(EURTAC): a multicentre，open - label，randomised phase 3 trial. Lancet Oncol，2012,13(3):239 - 246.

［12］ Yasuda H，Park E，Yun CH，et al. Structural，biochemical，and clinical characterization of epidermal growth factor receptor (EGFR) exon 20 insertion mutations in lung cancer [published correction appears in Sci Transl Med. 2014 Feb 26;6(225):225er1]. Sci Transl Med,2013,5(216):216ra177.

［13］ Robichaux JP，Elamin YY，Tan Z，et al. Mechanisms and clinical activity of an EGFR and HER2 exon 20 - selective kinase inhibitor in non - small cell lung cancer. Nat Med,2018,24(5):638 - 646.

［14］ Romero D，et al. Poziotinib for uncommon ERBB mutations. Nat Rev Clin Oncol，2018，15(7): 115 - 118.

［15］ Yang J，Yang J，Ban S，et al. Successful Treatment of a Miliary Metastatic NSCLC Patient With Activating EGFR Exon 20 Insertion Mutation with Response to Poziotinib. J Thorac Oncol,2019,14(9):e198 - e200.

［16］ Tu HY，Ke EE，Yang JJ，et al. A comprehensive review of uncommon EGFR mutations in patients with non - small cell lung cancer. Lung Cancer，2017，114: 96 - 102. doi: 10. 1016/j. lungcan. 2017. 11. 005.

［17］ Fang W，Huang Y，Hong S，et al. EGFR exon 20 insertion mutations and response to osimertinib in non - small - cell lung cancer. BMC Cancer，2019，19(1): 595.

［18］ Kim TM，Oc k CY，Kim M，et al. 1529PPhase Ⅱ study of osimertinib in NSCLC patients with EGFR exon 20 insertion mutation: A multicenter trial of the Korean Cancer Study Group (LU17 - 19). AnnOncol，2019，30: Supplement 5.

［19］ Cha M Y, Lee KO, Kim M, et al. Antitumor activity of HM781 – 36B, a highly effective pan HER inhibitor in erlotinib – resistant NSCLC and other EGFR – dependent cancer models. Int J Cancer, 2012, 130(10): 2445 – 2454. doi: 10. 1002/ijc. 26276.

［20］ Robichaux JP, Elamin YY, Tan Z, et al. Mechanisms and clinical activity of an EGFR and HER2 exon 20 – selective kinase inhibitor in non – small cell lung cancer. Nat Med, 2018, 24(5): 638 – 646. doi: 10. 1038/s41591 – 018 – 0007 – 9.

［21］ Jorge SE, Lucena – Araujo AR, Yasuda H, et al. EGFR exon 20inser tion mutations display sensitiv ity to hsp90 inhibi- tion in preclinical models and lung adenocarcinomas. Clin Cancer Res, 2018, 24(24): 6548 – 6555. doi: 10. 1158/ 1078 – 0432. Ccr – 18 – 1541.

［22］ Piotrowska Z, Costa DB, Oxnard GR, et al. Activity of the Hsp90 inhibitor luminespib among non – small – cell lung cancers harboring EGFR exon 20 insertions. Ann Oncol, 2018, 29(10): 2092 – 2097. doi: 10. 1093/annonc/mdy336.

［23］ Gonzalvez F, Zhu X, Huang WS, et al. AP32788, apotent, selective inhibitor of EGFR and HER2 oncogenic mutants, including exon 20 insertions, in preclinical models. Cancer Res, 2016, 76(14): 补充页码 Supplement. doi: 10. 1158/ 1538 – 7445. AM2016 – 2644.

病例4　胸闷憋气伴头晕乏力

一、病例简介

患者，女，60 岁，主因"左肺癌术后 7 个月，确诊右肺癌 1 周"入院。

现病史：患者于 2018 年 7 月出现胸闷憋气伴有头晕乏力，当地医院行胸部 CT 平扫提示：左肺上叶结节。2018 年 7 月 30 日就诊于我院查胸部 CT（图 8 – 10）：左肺上叶胸膜下可见亚实性结节影，直径约 1.1cm，边缘毛糙，考虑肿瘤性病变。头 MR、腹部强化 CT 及骨 ECT 未见转移。于 2018 年 8 月 2 日全麻下行胸腔镜下左肺上叶楔形切除 + 纵隔淋巴结采样。术后病理：肿瘤长径 1.2cm，（部分左肺上叶）浸润性腺癌，依次为腺泡型、贴壁型，未侵及胸膜；未见癌侵及；第 6 组淋巴结未见转移癌。术后病理分期：$T_{1b}N_0M_0$ Ⅰ A 期。2018 年 12 月 6 日（术后 4 个月）复查胸 CT（图 8 – 11）：右中叶近肺门区可见软组织密度结节影（Im34），直径约 20mm，边缘毛糙，性质待定。2019 年 1 月 25 日（术后 5 个月）胸部 CT：右中叶近肺门区软组织密度结节影较前明显增大（Im35），直径约 35mm × 29mm；右肺门、纵隔内多发淋巴结影较前增大，以上不除外转移性病变，请结合临床，必要时进一步 PET – CT 检查。2019 年 3 月 6 日行气管镜下支气管活检见：右中叶开口黏膜充血水肿，表面尚光滑，致开口明显狭窄，几乎闭塞。2019 年 3 月 8 日完善 PET – CT 检查：左肺癌术后改变；右颈部、胸部多发大小不等淋巴结，代谢异常增高，考虑为转移；右肺门区软组织密度肿块，代谢异常增高，考虑为恶性病变，原发恶性病变可能性大。气管镜病理回报：右中叶开口黏膜活检：非小细胞癌，疑为腺鳞癌；隆突下淋巴结穿刺：其中可见小团可疑细胞。完善气管镜组织基因检测：MET 基因 ARL1 – MET（A1：M15）基因重排（融合），丰度 74.27%；TP 53 8 号外显子无义突变。

既往史：糖尿病病史 1 年。甲状腺功能减退症半年。

体格检查：T 36.5℃，P 70 次/分，R 17 次/分，BP 120/70mmHg。神清语利，查体合作。皮肤巩膜无黄染，无苍白及出血。无颈静脉充盈，气管位置居中，胸廓正常，颈部、腋窝下、腹股沟淋巴结未触及明显肿大。肋间隙无增宽，双肺听诊呼吸音粗，未闻及啰音，未闻及哮鸣音，HR 70 次/分，心界叩诊无扩大，心律齐，无杂音。腹部柔软，无压痛，无肌紧张以及反跳痛，振水音（ – ），肠鸣音 4 次/分。四肢无水肿。

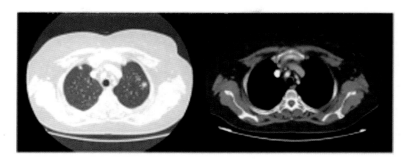

图 8 - 10　患者接受左肺上叶楔形切除前胸 CT 影像

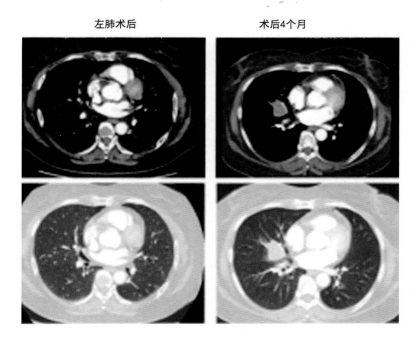

图 8 - 11　患者左肺上叶楔形切除术后右肺中叶胸 CT 影像

二、辅助检查

血常规：WBC 4.35 $\times 10^9$/L，Hb 133g/L，PLT 245 $\times 10^9$/L，NEUT 75.0%。

便常规：（ - ）。

肝功能，肾功能，尿常规均未见异常。

心电图：未见异常。

气管镜检查：右中叶开口明显狭窄，几乎闭塞，性质待定。

三、初步诊断

1. 原发性支气管肺癌（左肺）术后腺癌 $pT_{1b}N_0M_0$ Ⅰ A 期。

2. 原发性支气管肺癌（右肺），非小细胞癌疑为腺鳞癌，纵隔淋巴结转移，颈部淋巴结转移，$T2aN_3M_0$ Ⅲ B 期，PS 1 分。

3. 2 型糖尿病。

4. 甲状腺功能减退。

四、治疗经过

患者入院后，给予初步治疗：化痰、止咳等对症治疗。

五、孟凡路主治医师分析病例

患者病例特点如下：

1. 患者老年女性，肺癌诊断明确。

2. 左肺癌术后 7 个月再次出现咳嗽、胸闷气短等不适，院外相关检查明确提示右肺中叶恶性肿瘤性病变，活检病理考虑为非小细胞肺癌疑为腺鳞癌。PET - CT 结果：右颈部、胸部多发大小不等淋巴结，代谢异常增高，考虑为转移；右肺门区软组织密度肿块，代谢异常增高，考虑为恶性病变，原发恶性病变可能性大。结合患者 PET 检查及病理学结果考虑患者为原发性支气管肺癌（右肺中叶）。目前分期为 $T2aN_3M_0$，该患者为局部晚期，已无再次根治性手术机会。根据 2019 年 NCCN 指南中局部晚期或转移性非小细胞肺癌的系统治疗，应先进性分子检测，该患者基因检测未见 NCCN 指南推荐驱动基因（EGFR、ALK、ROS1、BRAF、MET exon14 跳跃、RET）突变，可见 MET 基因 ARL1 - MET（A1：M15）基因重排（融合），丰度 74.27%；TP 53 8 号外显子无义突变。因为组织标本不足，未行 PDL1 表达检测，与患者及家属沟通后拒绝再次活检。对于该患者接下来的治疗，该患者无热点驱动基因突变，且患者又抗拒化疗，免疫治疗因无 PDL1、TMB 等检测结果支持，尚无充分的证据。因此，我们对患者基因检测结果进行分析。查阅 MET 基因 DNA 序列（图 8 - 12）可知，15 号外显子位于 MET 激酶区，因此本病例突变为 MET 激酶区重排（kinase domain rearrangements, KDRE）。曾有个案报道表明 MET 基因重排患者应用克唑替尼有效，无进展生存期（progression free survival, PFS）达 10 个月。另外一个 TP53 基因突变并没有靶向药物。因此，我们于 2019 年 3 月予以患者克唑替尼 250mg 2 次／日治疗。服药后患者出现恶心 I 度，乏力 I 度，食欲下降 II 度。2019 年 6 月 6 日胸部 CT（图 8 - 13，克唑替尼后 3 个月）与 2019 年 1 月 24 日胸部 CT 比较：右中叶近肺门区软组织密度结节影较前明显减小（Im33），直径约 22mm × 14mm；右肺门、纵隔内多发淋巴结影较前减小。RECIST 评估标准评效为部分缓解。2019 年 8 月 22 日胸部 CT（图 8 - 14，克唑替尼后 5 个月）：与 2019 年 6 月 6 日胸部 CT 平扫检查比较示：右中叶近肺门区软组织密度较前增大，最大截面积约 32mm × 26mm；远端不张、实变影范围较前增大。两肺新见多发微结节影（Im27、28、35、41、45）。右肺门、纵隔内（气管前间隙、主肺动脉窗）多发淋巴结影部分较前增大。RECIST 评估标准评效为进展，患者仍继续口服克唑替尼。

3. 2019 年 9 月开始出现咳嗽咳痰，偶有痰中带血丝，症状逐渐加重。2019 年 10 月 12 日胸部 CT（图 8 - 13，克唑替尼后 7 个月）与 2019 年 8 月 22 日胸部 CT 平扫检查比较示：右肺门较前增大，右中叶软组织密度肿块较前增大，最大截面积约 38mm × 33mm，中叶支气管分支狭窄较前明显，中叶阻塞性炎症及不张。两肺门及纵隔淋巴结较前明显增大，考虑转移。左上叶索条及磨玻璃密度影变化不著。两肺多发小结节（Im27、28、33、35、40、53），较前部分增大，部分变化不著，部分为新出现，建议结合临床复查。RECIST 评估标准评效为 PD。此时诊断：①原发性支气管肺癌（左肺）术后腺癌 $pT_{1b}N_0M_0$ I A 期；②原发性支气管肺癌（右肺），非小细胞癌，疑为腺鳞癌，纵隔淋巴结转移，颈部淋巴结转移，肺转移，$T_4N_3M_{1a}$ IV A 期，PS 1 分；③2 型糖尿病；④甲状腺功能减退。与患者及家属沟通，建议再次活检以行基因检测指导治疗，患者拒绝再次活检及检测。遂于 2019 年 10 月至 2019 年 11 月行 2 周期脂质体紫杉醇＋卡铂化疗，化疗期间出现 III 度粒细胞减少，II 度恶心、呕吐。

4. 2020 年 12 月行胸腹部 CT 检查评效进展。

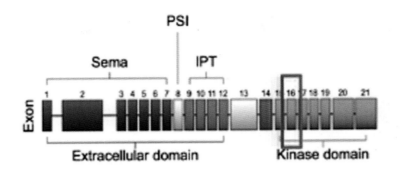

图 8 - 12　MET 基因序列

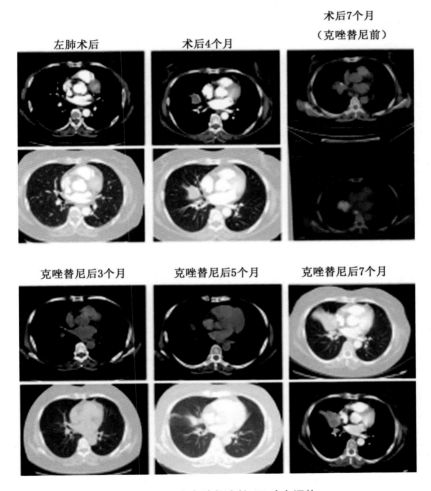

图 8 - 13　患者肺部病灶 CT 动态评估

六、MDT 讨论目的

1. 患者右侧肺癌是原发还是继发？
2. 患者病情迅速进展，如何进行下一步治疗？

七、多学科会诊意见

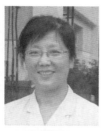

宋文静，女，副教授，任职于天津医科大学总医院病理科。1991 年于天津医科大学获硕士学位，硕士研究生导师，主专临床病理诊断（不含中枢神经系统疾病）。

宋文静副教授：患者既往行左肺楔形切除术，肺腺癌病理诊断明确，现右侧病理诊断为非小细胞癌，根据免疫组化结果部分癌细胞呈 P63 和 P40 阳性，部分癌细胞 TTF－1 和 NapinA 阳性，SOX－2 阴性，疑为腺鳞癌。两次病理均为非小细胞肺癌，具体结合临床。

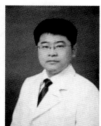

赵新，硕士，副主任医师，任职于天津医科大学总医院影像科。获天津市科学技术进步三等奖 1 项，天津市抗癌协会肿瘤影像专业委员会委员。从事影像诊断工作近 20 年，擅长消化、泌尿及生殖系统影像诊断。

赵新副主任医师：结合患者病史以及临床表现，胸部 CT 发现，右肺门较前增大，右中叶软组织密度肿块较前增大，中叶支气管分支狭窄较前明显，中叶阻塞性炎症及不张。两肺门及纵隔淋巴结较前明显增大，考虑转移。

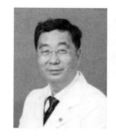

钟殿胜，男，主任医师，教授，博士研究生导师，天津医科大学总医院肿瘤内科科主任。擅长肺癌、肺结节、消化道肿瘤等多种肿瘤的综合诊治。

钟殿胜主任医师：患者左侧肺癌术后，右侧新发腺鳞癌，经克唑替尼治疗 7 个月后进展，二线治疗患者家属拒绝基因检测及免疫治疗，二线予以紫杉醇联合卡铂化疗，化疗两周期后进展，目前已经到三线治疗。患者体力状态较好，KPS 评分 80 分，仍应给予积极治疗。建议再次活检，明确患者基因检测结果以决定是否可行化疗或免疫治疗。应与家属充分沟通。

八、专家点评

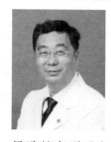

钟殿胜，男，主任医师，教授，博士研究生导师，天津医科大学总医院肿瘤内科科主任。擅长肺癌、肺结节、消化道肿瘤等多种肿瘤的综合诊治。

钟殿胜主任医师：肺腺鳞癌是区别于肺腺癌和肺鳞癌的特殊类型非小细胞肺癌，其恶性程度更高，预后较差。随着近年来基因检测技术的不断完善与发展，以及驱动基因的不断深入研究，分子靶向治疗目前已成为驱动基因阳性的非小细胞肺癌的首选治疗模式，该治疗模式的转变不但提高了有效率更降低了含铂化疗所导致的毒副反应。

间质上皮转化因子（mesenchymal to epithelial transition factor，MET）是一种原癌基因，其编码受体酪氨酸激酶，该受体与肝细胞生长因子（hepatocyte growth factor，HGF）结合后，通过 RAS－RAF 和磷酸肌醇 3－激酶（PI3K）通路激活下游信号传导。MET 信号传导异常可促进细胞增殖、存活、侵袭和转移，从而推动肿瘤生长。不同于表皮生长因子受体（epidermal growth factor receptor，EGFR）等原癌驱动基因，不同类型的 MET 基因变异诸如扩增、突变、融合等均可导致恶性肿瘤的发生，并且不同的变异类型也需要差异化的靶向治疗策略。MET 激酶区基因融合是一种罕见的基因突变，在肺癌中的发生率为 0.2%。此前有报道 MET 激酶区基因融合可能成为肺癌的驱动基因。

克唑替尼是美国 FDA 于 2011 年 8 月 26 日以快速通道的方式批准用于治疗晚期棘皮动物微管样蛋白 4 间变淋巴瘤激酶（echinodern microtubule－associate protein－Like 4－Anaplastic Lymphoma Kinase，EML4－ALK）阳性肺癌患者的一种口服小分子酪氨酸激酶抑制剂。其具有抗间变性淋巴瘤激酶（anaplastic lymphoma kinase，ALK）、c－ros 原癌基因 1（c－ros oncogene 1 receptor kinase，ROS1）和 MET 原癌

基因受体酪氨酸激酶的活性。有病例报道,克唑替尼可用于治疗 MET KDRE 患者,PFS 长达 10 个月。

目前尚无临床研究提供证据证实克唑替尼治疗 MET KDRE 患者获得长期获益,本病例中患者 PFS 为 5 个月。后续 2 周期的化疗患者迅速进展,考虑患者 MET KDRE 且合并 TP53 突变导致不良预后,另外患者肿瘤负荷大,后因肿瘤相关性体力状态下降未能进一步行免疫治疗及抗血管生成治疗。

九、文献汇总

肺腺鳞癌约占肺癌的 0.4% ~4.0%,属非小细胞肺癌中的一种特殊类型。肿瘤组织中含有 10% 以上腺癌或鳞癌成分时可被诊断为腺鳞癌。肺腺鳞癌不仅具有肺腺癌与肺鳞癌的恶性生物学特征,该病理类型比单一腺癌或鳞癌恶性程度更高,侵袭性也更强,生存率低,预后较差,放疗和化疗效果差。Guo 等人收集了 59 例腺鳞癌患者,其中临床分期为 I 期 15 人,II 期 16 人,III 期 28 人,研究分析表明腺鳞癌中位生存时间为 13.6 个月。石远凯研究团队收集 133 例患者,按美国癌症联合委员会第 7 版分期,I 期 31 例,II 期 29 例,IIIa 期 49 例,IIIb 期 9 例,IV 期 11 例。数据分析显示:全组患者的中位生存时间为 28 个月,1、3、5 年生存率分别为 72.9%、23.3% 和 9.0%。上述研究证实了肺腺鳞癌的预后差,患者的生存时间短。

晚期腺鳞癌的治疗首选分子检测,针对 EGFR 的治疗是非小细胞肺癌中应用最广、疗效最确切的驱动治疗,尤其是 EGFR 酪氨酸激酶抑制剂(tyrosine kinase inhibitors, TKI)药物对肺腺鳞癌治疗有效。针对 EML4 - ALK 融合基因的治疗对于肺腺鳞癌的疗效是可行的,克唑替尼对于 EML4 - ALK 基因融合的肺腺鳞癌治疗是有效的。然而该病例中未检测出上述基因突变。

MET 基因位于人类 7 号染色体长臂,含 21 个外显子,其编码的蛋白酪氨酸激酶是 HGF 的受体,主要包括三个结构域:胞外区、跨膜结构域、胞内区。HGF 与 MET 结合激化下游信号通路,如 PI3K、STAT3 等,从而调节肿瘤细胞分化、增殖、生长、凋亡、迁移、血管生成。MET 受体的持续或延长激活可诱导细胞过度增殖,并与肿瘤的发生发展相关。MET 通路的异常激活在非小细胞肺癌中主要有以下几种形式:MET 蛋白过表达、MET 原发扩增、EGFR TKI 治疗后继发性 MET 扩增、MET 第 14 外显子跳跃突变、MET 基因融合。

MET 基因融合在肺癌中为罕见突变。有研究报道,在 35719 例非小细胞肺癌病例中检测到 63 例 MET KDRE,占所有病例的 0.2%,其中已识别融合伴侣基因包括 CAPZA2、CAV2、CD47、INPPL1、HF-PL3、PRKAR2B and SPECC1。另外,在 5695 例中国非小细胞肺癌患者中通过高通量测序(Next - Generation Sequencing, NGS)发现 15 例患者携带 MET KDRE 突变,突变频率为 0.26%。MET 基因最常见的断点位于内含子 14,这导致融合位点均处于激酶结构域。在 15 例 MET KDRE 突变患者中,MET 最常见的融合伴侣基因是 CD47。研究发现 5 个新的伴侣基因,分别为 CTNNBP2、CAV1、ITGA9、TES 和 TFECC。有研究在非小细胞肺癌中发现 KIF5B - MET 融合,还基因融合形式具有致癌性,曾有个案报道,一例驱动基因阴性的肺腺癌患者培美曲塞联合贝伐珠单抗治疗后进展,基因检测提示 KIF5B - MET 融合突变,在应用临床试验 MET 抑制剂(SAIT301)无效后,应用克唑替尼治疗,PFS 达 10 月。这为本病例应用克唑替尼治疗提供了治疗依据。但为何本病例 PFS 未能达到更好的效果呢? 分析 MET KDRE 的非小细胞肺癌患者同期携带的突变,11 例患者检测到 TP53 突变,其中 55% 的患者位于第 5 号外显子。TP53 突变往往会减弱 EGFR - TKI 抑制剂的治疗效果,对于携带 MET KDRE 突变患者的临床治疗可能也需要考虑 TP53 的影响。该研究团队首次报道了 MET KDRE 在中国非小细胞肺癌人群中的发生情况,且推断 MET KDRE 可能为原发驱动突变或耐药突变,为描述患者的肿瘤表型和指导治疗决策提供了新思路。然而目前尚无大样本的临床试验及数据,无法推断携带 MET 融合患者是否可从克唑替尼或卡博替尼等 MET 抑制剂获益。随着对 MET KDRE 研究的不断进展,将有更大样本量和长期的随访数据进一步探索。总之,MET KDRE 将成为未来值得深入研究的非小细胞肺癌治疗新靶点。

(肿瘤内科:孔令平　孟凡路)

参 考 文 献

[1] Cho JH, Ku BM, Sun JM, et al. KIF5B – MET Gene Rearrangement with Robust Antitumor Activity in Response to Crizotinib in Lung Adenocarcinoma. J Thorac Oncol, 2018, 13(3): e29 – e31. DOI: 10.1016/j. jtho. 2017. 10. 014.

[2] Rosenzweig M, Erlich R, Albacker L, et al. MA16. 05 MET Kinase Domain Rearrangements(KDRE)in Non – Small Cell Lung Cancer(NSCLC)Identified Through Comprehensive Genomic Profiling(CGP). Journal of Thoracic Oncology, 2018, 13(10): 412. DOI: 10.1016/j. jtho. 2018. 08. 451.

[3] Cooke DT, Nguyen DV, Yang Y, et al. Survival comparison of adenosquamous, squamous cell, and adenocarcinoma of the lung after lobectomy. Ann Thorac Surg, 2010, 90(3): 943 – 948. DOI: 10.1016/j. athoracsur. 2010. 05. 025.

[4] Nakagawa K, Yasumitu T, Fukuhara K, et al. Poor prognosis after lung resection for patients with adenosquamous carcinoma of the lung. Ann Thorac Surg, 2003, 75(6): 1740 – 1744. DOI: 10.1016/s0003 – 4975(03)00022 – 5.

[5] Maeda H, Matsumura A, Kawabata T, et al. Adenosquamous carcinoma of the lung: surgical results as compared with squamous cell and adenocarcinoma cases. Eur J Cardiothorac Surg, 2012, 41 (2): 357 – 361. DOI: 10.1016/j. ejcts. 2011. 05. 050.

[6] Guo Y, Jia L, Shao GG, et al. Clinicopathological characteristics and prognosis of patients with adenosquamous lung carcinoma. J Huazhong Univ Sci Technolog Med Sci, 2015, 35(3): 350 – 355. DOI: 10.1007/s11596 – 015 – 1436 – z.

[7] Zhou SY, Xue Q, Ying JM, et al. [The clinical and pathological features, biomarker characteristics and prognosis analysis of lung adenosquamous carcinoma]. Zhonghua Zhong Liu Za Zhi, 2019, 41(1): 50 – 55. DOI: 10.3760/cma. j. issn. 0253 – 3766. 2019. 01. 009.

[8] Song Z, Lin B, Shao L, et al. Therapeutic efficacy of gefitinib and erlotinib in patients with advanced lung adenosquamous carcinoma. J Chin Med Assoc, 2013, 76(9): 481 – 485. DOI: 10.1016/j. jcma. 2013. 05. 007.

[9] Chaft JE, Rekhtman N, Ladanyi M, et al. ALK – rearranged lung cancer: adenosquamous lung cancer masquerading as pure squamous carcinoma. J Thorac Oncol, 2012, 7(4): 768 – 769. DOI: 10.1097/JTO. 0b013e31824c9485.

[10] Lee YY, Kim HP, Kang MJ, et al. Phosphoproteomic analysis identifies activated MET – axis PI3K/AKT and MAPK/ERK in lapatinib – resistant cancer cell line. Exp Mol Med, 2013, 45: 64. DOI: 10.1038/emm. 2013. 115.

[11] Kermorgant S, Parker PJ. Receptor trafficking controls weak signal delivery: a strategy used by c – Met for STAT3 nuclear accumulation. J Cell Biol, 2008, 182(5): 855 – 863. DOI: 10.1083/jcb. 200806076.

[12] Pasquini G, Giaccone G. C – MET inhibitors for advanced non – small cell lung cancer. Expert Opin Investig Drugs, 2018, 27(4): 363 – 375. DOI: 10.1080/13543784. 2018. 1462336.

[13] Onitsuka T, Uramoto H, Ono K, et al. Comprehensive molecular analyses of lung adenocarcinoma with regard to the epidermal growth factor receptor, K – ras, MET, and hepatocyte growth factor status. J Thorac Oncol, 2010, 5(5): 591 – 596. DOI: 10.1097/JTO. 0b013e3181d0a4db.

[14] Bean J, Brennan C, Shih JY, et al. MET amplification occurs with or without T790M mutations in EGFR mutant lung tumors with acquired resistance to gefitinib or erlotinib. Proc Natl Acad Sci USA, 2007, 104 (52): 20932 – 20937. DOI: 10.1073/pnas. 0710370104.

[15] Engelman JA, Zejnullahu K, Mitsudomi T, et al. MET amplification leads to gefitinib resistance in lung cancer by activating ERBB3 signaling. Science, 2007, 316(5827): 1039 – 1043. DOI: 10.1126/science. 1141478.

[16] The Cancer Genome Atlas Research Network. Comprehensive molecular profiling of lung adenocarcinoma. Nature, 2014, 511(7511): 543 – 550. DOI: 10.1038/nature13385.

[17] Zhuo M, Liang Z, Yi Y, et al. Analysis of MET kinase domain rearrangement in NSCLC. Lung Cancer, 2020, 145: 140 – 143. DOI: 10.1016/j. lungcan. 2020. 04. 040.

[18] Stransky N, Cerami E, Schalm S, et al. The landscape of kinase fusions in cancer. Nat Commun, 2014, 5: 4846. DOI: 10.1038/ncomms5846.

[19] Gow CH, Liu YN, Li HY, et al. Oncogenic Function of a KIF5B – MET Fusion Variant in Non – Small Cell Lung Cancer. Neoplasia, 2018, 20(8): 838 – 847. DOI: 10. 1016/j. neo. 2018. 06. 007.

[20] Wang Z, Cheng Y, An T, et al. Detection of EGFR mutations in plasma circulating tumour DNA as a selection criterion for first – line gefitinib treatment in patients with advanced lung adenocarcinoma(BENEFIT): a phase 2, single – arm, multicentre clinical trial. Lancet Respir Med, 2018, 6(9): 681 – 690. DOI: 10. 1016/S2213 – 2600(18)30264 – 9.

病例 5 咳嗽伴痰中带血

一、病例简介

患者，女，45 岁，因"咳嗽伴痰中带血 1 周"入院。

现病史：患者于 2018 年 12 月因出现咳嗽、痰中带血丝，无胸痛、发热、心悸、盗汗、喘憋等不适，查胸部 CT 示右肺门及右肺上叶软组织密度肿块影，右肺上叶前段支气管闭塞，考虑肿瘤性病变（图 8 – 14）。门诊以"肺占位性病变"收入我科。自发病以来，患者精神可，睡眠可，二便正常，体重未见明显变化。

既往史：体健，曾外婆患卵巢癌，妹妹患卵巢癌。否认冠心病、糖尿病等慢性疾病。

体格检查：T 36. 5℃，P 70 次/分，R 17 次/分，BP 122/72mmHg。神清语利，查体合作。皮肤巩膜无黄染，无苍白及出血。无颈静脉充盈，气管位置居中，胸廓正常，颈部、腋窝下、腹股沟淋巴结未触及明显肿大。肋间隙无增宽，叩诊双肺呈清音，双肺听诊呼吸音粗，未闻及啰音，未闻及哮鸣音，HR 70 次/分，心界叩诊无扩大，心律齐，无杂音。腹部柔软，无压痛，无肌紧张以及反跳痛，振水音（－），肠鸣音 4 次/分。四肢无水肿。

二、辅助检查

入院后查气管镜，可见右上叶与中间干间嵴增宽，上叶前段可见活动性出血，于右肺前段取活检。镜下诊断：右上叶前段活动性出血，性质待定。

病理结果回报（右肺上叶前段肺活检）：非小细胞癌，倾向腺癌，免疫组化染色示 CK、CK – 7 和 TTF – 1 阳性，Ki – 67 约 60% 细胞阳性，CK5/6、P63、P40、CgA、Syn 和 CD56 阴性。（右上肺门淋巴结区域穿刺）检材为退变的淋巴细胞。

组织基因检测，结果回报：无热点基因突变，但是存在 BRCA2 胚系突变（突变频率49. 9%）。因为患者存在 BRCA2 胚系突变，追问患者家系，患者曾外婆患有卵巢癌，患者的二姨、三姨患有卵巢病变，患者亲妹妹患有卵巢癌，同样存在 BRCA2 突变（图 8 – 15）。

头双倍剂量 MRI、骨 ECT 未见明确转移。

腹部 CT 增强示门脉期肝内多发低密度结节，性质待定，建议 MRI 检查（图 8 – 16A）。

肝脏普美显核磁示：肝内多发小结节，考虑转移可能性大（图 8 – 16B）。

PET – CT 示：①临床提示"右肺腺癌"；②右肺上叶多发软组织密度结节及肿块影，代谢异常增高，符合恶性肿瘤征象。

三、初步诊断

初步诊断：原发性支气管肺癌 右肺上叶非小细胞肺癌倾向腺癌 肝转移？ cT$_3$NxMx，KPS 90 分。

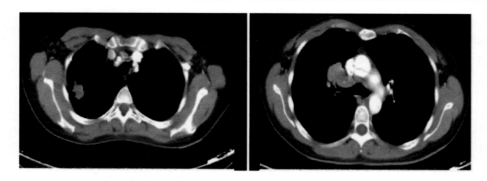

图 8 - 14　患者胸部增强 CT

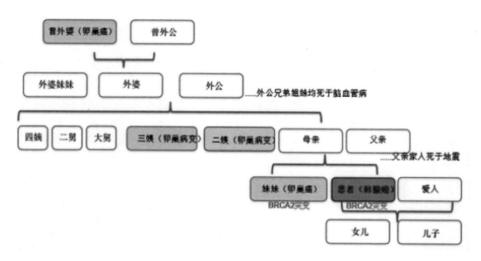

图 8 - 15　患者家系分析

四、治疗经过

患者入院后，给予初步治疗：化痰、平喘等对症处理。

五、张琳琳主治医师分析病例

患者病例特点如下：①患者中年女性，既往无吸烟史；②目前诊断驱动基因阴性肺腺癌；③肝转移待定，分期尚未确定。

腹部增强 CT 提示肝脏多发结节性质待定，建议完善核磁检查。肝脏普美显 MRI，提示肝内多发小结节，考虑转移可能性大（图 8 - 16B）。但是 PET 肝脏小结节未见高摄取。

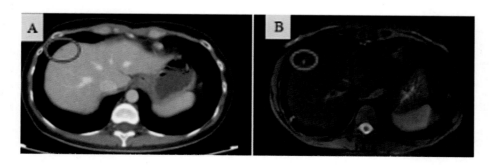

图 8 - 16　肝脏影像检查

注：图 A：腹部增强 CT 提示门脉期肝内多发低密度结节，性质待定。图 B：肝脏普美显 MRI 提示肝转移可能

六、MDT 讨论目的

1. 肝脏多发小结节性质，转移还是良性病变？
2. 如果不存在肝转移是否可以通过手术切除切处肺部病灶？
3. 放疗在治疗中介入的时机？

七、多学科会诊意见

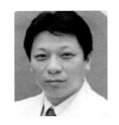

孙浩然，男，副教授。天津医科大学总医院放射科主任，中华医学会放射学会腹部专业委员会委员，中国医师协会放射医师分会委员。

影像科孙浩然主任医师：典型肝转移瘤强化 CT 动脉期病灶多数呈现明显强化，至静脉期、延迟期强化程度逐渐下降，呈现"快进快出"的典型影像学表现特征，也多出现中心低密度肿块、边缘高密度强化。但是增强 CT 对于 <10mm 的转移灶的敏感度具有一定限制，对于部分乏血供转移灶不能很好地定性诊断。FGD PET/CT 对于直径 <10mm 的病灶灵敏度也很低。相比于 CT，MRI 对 CT 不能判断的较小的转移灶，准确性高达 95% 左右。但是该患者肝内多发病变均 <5mm，目前难以通过其 CT 及 MRI 特征来明确性质。因此，该患者通过各项影像学手段不能判断肝内结节的良恶性。

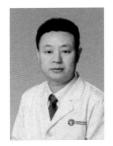

陈钢，男，主任医师，任职于天津医科大学大学总医院肺部肿瘤外科，行政副主任，毕业于西安医科大学。专门从事肺部及纵隔肿瘤的诊断、外科手术及综合治疗工作，率先开展胸部微创手术，精通所有式式的胸腔镜微创肺切除手术。在早期肺癌诊断治疗、肺小结节的诊断以及精准肺段切除方面经验丰富。

陈钢肺外科主任医师：从目前的影像学检查来看，患者肺癌诊断明确，肝部结节性质不明确。如不考虑转移，则手术适应证明确，可行手术治疗。如考虑转移，则考虑肺癌伴有寡转移，目前有证据表明，对于肺癌伴有寡转移患者，同时切除肺部病灶以及脑或肾上腺的寡转移灶，患者可获得生存获益。目前患者肝脏病变难以确定，鉴于患者发病年龄小，需要与患者及家属充分沟通病情，可选择切除肺部病灶，动态观察肝部结节的治疗方式。

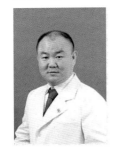

张文学，男，主任医师，硕士研究生导师，天津医科大学总医院放疗科科主任。擅长头颈部肿瘤、胸部肿瘤、妇科肿瘤的治疗。

放疗科张文学主任医师：目前肝内病变性质待定，结合胸部 CT 及 PET – CT 目前无明显淋巴结转移征象，若患者接受手术治疗，根据术后病理分期决定下步是否考虑放疗。

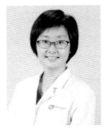

张琳琳，女，副主任医师，任职于天津医科大学总医院肿瘤内科。擅长肺癌、肺结节、消化道肿瘤等多种肿瘤的综合诊治。

肿瘤内科张琳琳副主任医师：患者目前考虑为驱动基因阴性肺腺癌，目前通过影像学检查不能明确肝内结节性质，外科手术治疗可能为患者带来更好的生存获益。同意外科医生意见，与家属充分沟通后可考虑切除肺部病灶，动态观察肝内结节性质，术后根据情况制定化疗方案。

经过 MDT 讨论，该患者目前肝转移并不明确，手术治疗可能给患者带来更好的生存获益。经过与患者家属商议，拟行肺癌根治术，动态观察肝脏病变情况。

八、后续治疗

患者在 2019 年 2 月行支气管袖式右肺上叶切除 + 右肺动脉成型 + 系统淋巴结清扫术。术后病理回报:右上肺浸润性腺癌,腺泡为主型,部分为乳头型和微乳头型,侵及胸膜。支气管淋巴结可见转移癌,第(234)组淋巴结可见转移癌。术后组织和血液的基因检测,同样存在 BRCA2 胚系突变。组织 TMB 为 17.72 个/MB,PD – L1(22C3) < 5%,微卫星 MSI – L。术后分期 pT_3N_2Mx,术后行 4 周期培美 + 顺铂化疗,序贯胸部 VMAT 放疗(PTV 2Gy × 27f)。定期评估肺部未发现复发,肝脏小结节稳定。但是在术后 14 个月,复查头 MRI 发现右侧额叶、顶叶、颞叶多发占位,考虑转移瘤(图 8 – 17)。

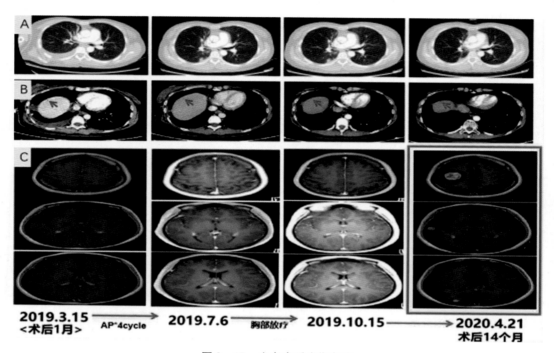

图 8 – 17 患者术后定期复查

注:图 A:胸部 CT 未见复发;图 B:腹部强化 CT 肝脏多发结节稳定;图 C:患者头 MRI 变化。2020 年 4 月 21 日 MRI 发现右侧额叶、顶叶、颞叶多发占位,考虑转移瘤

张琳琳主治医生分析病例:患者目前肺部病灶、肝脏病灶并没有复发,反观对于肝转移的治疗决策制定或许是正确的,但是脑部出现了寡进展。对于驱动基因阴性的晚期肺癌脑转移以局部放疗或外科手术治疗为主。较多研究报道,对肺原发灶切除后对寡转移灶行根治性治疗患者具有显著生存获益。那么该患者下一步治疗是考虑局部放疗还是外科手术治疗,以及哪种治疗方式可行根治性治疗呢?因此,我们进行第 2 次多学科会诊。

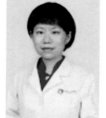

汪俊萍,主任医师,医学博士,博士生导师,天津医科大学总医院医学影像科神经及骨骼肌系统组长。中华医学会放射学分会儿科学组委员,天津市医师协会神经修复学专业委员会委员,北京神经内科学会神经影像专业委员会委员,天津市医学会放射学分会青年委员,中国医学装备协会磁共振成像学会神经骨肌学组委员,天津市医师协会放射医师分会委员。

影像科汪俊萍主任医师:患者目前肺部病灶未见复发,肝脏多发结节稳定。患者头双倍剂量 MRI 右侧额颞顶叶可见多发结节样及环形强化伴水肿,结合病史,转移瘤的诊断明确,同时未发现其他微小转移灶。

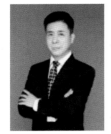

杨学军，男，主任医师，博士研究生导师，任职于天津医科大学总医院神经外科，行政副主任，神经外科教研室主任，脑肿瘤与脑功能病区主任，天津市神经病学研究所研究室 PI。

神经外科杨学军主任医师：患者 NSCLC 脑转移位于右侧额叶、颞叶、顶叶，其中额叶病变最明显，尽管目前没有症状，但若病情进展或者治疗无效，患者可能很快会出现左侧肢体活动障碍。由于病变在同侧大脑半球，可以通过手术切除病灶，阻止脑转移瘤可能造成肢体活动障碍，再联合全身治疗。

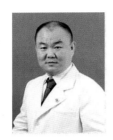

张文学，男，主任医师，硕士研究生导师，天津医科大学总医院放疗科科主任。擅长头颈部肿瘤、胸部肿瘤、妇科肿瘤的治疗。

放疗科张文学主任医师：对于脑的寡转移，需全身治疗联合局部干预手段，手术切除和放疗均为主要的局部干预手段；相对于放疗，若手术能完整切除可达到局部治愈，建议先行手术再酌情行头部放疗。

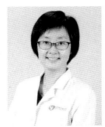

张琳琳，女，副主任医师，任职于天津医科大学总医院肿瘤内科。擅长肺癌、肺结节、消化道肿瘤等多种肿瘤的综合诊治。

肿瘤内科张琳琳副主任医师：患者目前颅外无复发，如果可以手术根治性切除颅内病灶，达到局部根治，可能会给患者带来好的临床获益，同时患者为 IV 期肺癌，局部治疗后需要联合全身治疗进一步控制肿瘤情况。

经过 MDT 讨论，MDT 最终制定的治疗决策：在局部处理后联合全身治疗。

第 2 次多学科讨论后续治疗：患者在 2020 年 5 月行导联联合术中 B 超辅助右额叶、右颞叶、右顶叶切除，术后病理为转移性腺癌，结合临床考虑来自肺。脑组织基因检测同样存在 BRCA2 胚系突变，同时在肺组织中与 DNA 损伤修复、生长转移相关基因突变在脑转移中同样存在。脑转移 TMB 为 6.57 个/MB，PD-L1（22C3）<1%，MSS。术后 1.5 个月复查，颅外病灶稳定，颅内额叶、颞叶考虑手术残腔，顶叶病灶考虑复发。术后给予患者 K 药联合培美、顺铂化疗，并第一周期化疗后行颅脑放疗。经过 2 次 MDT 讨论，为患者制定了个体化治疗方式，目前患者生存期已经超过 21 个月（图 8-18）。

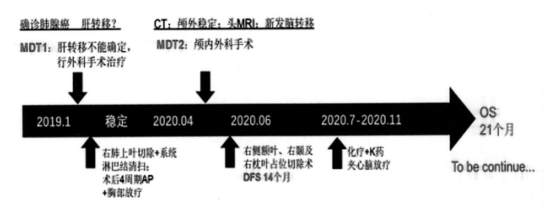

图 8-18 患者治疗经过

九、专家点评

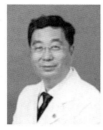

钟殿胜，男，主任医师，教授，博士研究生导师，天津医科大学总医院肿瘤内科科主任。擅长肺癌、肺结节、消化道肿瘤等多种肿瘤的综合诊治。

钟殿胜主任医师：当今各学科的发展日新月异，新技术不断涌现，单一的化疗、放疗以及手术治疗模式已经不能满足临床需求。多学科诊疗（multiple disciplinary treatment，MDT）治疗模式以病人为中心，打破学科之间的壁垒，将多学科的诊治优势充分发挥，达到临床治疗的最大获益。临床工作中对于局部晚期 NSCLC、寡转移或寡进展的患者我们需要更积极开展多学科 MDT 讨论，给予患者最佳的治疗模式。目前越来越多的研究表明，对于肺癌寡转移患者，对寡转移行根治性局部治疗，可以显著延长患者生存。在该患者治疗过程中我们发现，MDT 在肺癌不同时间节点均有重要作用，尤其是全身治疗稳定、仅有单一器官转移进展的患者更应该进行多学科会诊，以期给患者带来最佳的治疗模式、最大化的生存获益。

此外该患者存在 BRCA2 的胚系突变。BRCA2 基因为抑癌基因，在 DNA 损伤修复中发挥重要作用，其突变增加乳腺癌或卵巢癌的发病，但是在肺癌中的突变比例比较罕见。我们通过对其家系的分析，发现患者家系中众多亲属存在卵巢病变或卵巢癌，该患者虽然目前无卵巢癌表现，我们需要严密关注患者卵巢及乳腺的情况。对于携带 BRCA1/2 失活突变的乳腺癌或卵巢癌患者，使用 PARP 抑制剂显示出很好的抗肿瘤效果。但是肺癌的相关临床研究正在进行，还没有大规模的临床研究证明 PARP 抑制剂在肺癌中的疗效。患者目前存在标准治疗方案，暂不考虑应用 PARP 抑制剂等药物。未来若患者后线无标准治疗，可以考虑给予 PARP 抑制剂治疗。

十、文献综述

随着国家分级诊疗制度的落实及推广，大型三甲综合医院疑难病例逐渐增多，同时随着医学信息诊断技术的发展，许多疾病的诊疗模式已经发生转变。一种新兴的多学科诊疗（multiple disciplinary treatment，MDT）治疗模式应运而生。肿瘤的 MDT 指以肿瘤治疗为基础，以患者为中心，结合患者身体状况和客观条件，在循证医学指导下多学科合作，为患者提供有计划的科学、规范、合理的个体化治疗。MDT 已经成为临床治疗的主流模式和发展方向，肿瘤 MDT 为患者提供个体化的精准治疗，使患者诊疗获益最大化。

肺癌寡转移灶指单个器官的多个转移灶或多个器官的多发转移，转移数目大多数在 5 个以内。寡进展，指正在接受全身治疗的患者原发灶及大部分转移灶得到了控制，但是出现了新的局限性转移灶。对于Ⅳ寡转移的患者，给予局部积极治疗，患者生存可以得到延长。颅脑是肺癌常见的转移部位，未治疗的患者中位生存率仅 1~2 个月。对于驱动基因阴性的患者脑转移的治疗方法主要包括外科手术、放射治疗（全脑放疗、立体定向放疗）、化疗和免疫治疗等。虽然治疗手段多种多样，但是治疗效果有差异，因此对于不同患者选择合理且有效的治疗方案是目前研究的热点。外科手术对于单个脑转移伴神经症状的患者疗效更好。放疗包括全脑放疗（whole - brain radiation therapy，WBRT）和立体定向放疗（stereotactic radiosurgery，SRS）。WBRT 治疗通常用于脑内病灶 >3 个；或脑转移瘤切除术后的辅助治疗；或 SRS 治疗无效后的补救手段等情况。SRS 主要用于治疗初始脑内转移瘤≤4 个；位于脑内深部部位和无出血、囊变等颅内占位不明显及不能手术的较小转移瘤；经 WBRT 失败后的挽救治疗；转移灶切除术后的辅助治疗等。虽然 WBRT 较 SRS 能更好地控制脑转移瘤，但是 WBRT 可以造成潜在的神经认知问题，对于长生存的患者仍是需要密切关注的问题。免疫治疗是目前肿瘤治疗的热点。越来越多的研究证明，免疫治疗能控制脑转移的进展，延长患者的生存。一项耶鲁大学开展的Ⅱ期临床研究，纳入 39 例无症状脑转移 NSCLC 患者，接受帕姆单抗单药治疗，对于 PD - L1 >1% 的患者，脑转移病灶客观缓解率为 29.4%，中位治疗时间是 7.5 个月

（1.3～23.3个月）。另一项研究表明，Nivolumab 对 NSCLC 颅内病灶的客观缓解率与颅外病灶相似（9% vs. 11%），颅内病灶控制率为 51%，颅内中位无进展生存期为 3.9 个月。此外，免疫治疗联合放疗在肺癌脑转移治疗中也显示出明显的效果。Kotecha 等观察了 150 例接受同步 ICI 联合 SRS 或只接受 SRS 的脑转移患者，发现接受同步 SRS 联合 ICI 的脑转移患者比只接受 SRS 者的脑转移灶最佳客观缓解明显缩小，其总客观缓解和缓解持久性也更优。但是免疫联合放疗仍存在许多挑战，如两者的使用顺序、获益人群的筛选以及不良反应的控制等。因此，针对肺癌脑转移的治疗，我们应结合各科的特色，给予患者个体化治疗，尽量延长患者的生存。

乳腺癌易感基因（breast cancer susceptibilitygene，BRCA）是重要的抑癌基因，包括 BRCA1 和 BRCA2。BRCA 突变包括胚系突变和体系突变。研究发现 23% 的卵巢癌具有明显的遗传学特征，其中 65%～80% 携带胚系 BRCA 突变，而 BRCA 突变导致罹患乳腺癌、卵巢癌风险明显增加。BRCA1/2 基因突变的肿瘤细胞中，BRCA1/2 蛋白的活性缺失或降低，导致同源重组途径受限。PARP 抑制剂在同源重组缺陷的细胞中，通过合成致死效应，达到杀死肿瘤细胞的作用。目前临床常用的 PARP 抑制剂包括奥拉帕利、尼拉帕利等。肺癌中 BRCA2 的突变在 0.1%～2%，研究发现 BRCA2 突变的吸烟患者一生中患肺癌的概率为 25%，而一般吸烟患者患肺癌的概率为 13% 左右。因此推测，BRCA2 基因突变可进一步增加患肺癌的风险。在 NSCLC 细胞系中，存在 BRCA 突变的细胞对奥拉帕利的治疗显示出较强的敏感性。PARP 抑制剂在小细胞肺癌中也进行一系列探索。ECOG－ACRIN2511 一项随机二期研究，探讨 veliparib 联合 EP 方案治疗广泛期小细胞肺癌的研究，研究入组 147 例患者，与对照组比较，veliparib 联合 EP 的中位 PFS 为 6.1m vs 5.5m（HR 0.75，单侧 $P=0.06$），中位 OS 为 10.3m vs 8.9m（HR 0.83，单侧 $P=0.17$）。表明 veliparib 联合化疗可以降低广泛期小细胞肺癌的疾病进展风险，但是没有转化为总死亡率的降低。目前肺癌中尚没有预测 PARP 抑制剂的分子标志物，相关的临床研究正在进行中。未来我们希望通过探索有效的生物标志物，使 PARP 抑制剂在肺癌的治疗中能成为有效的治疗手段。

（肿瘤内科：肖　平　张琳琳）

参 考 文 献

［1］Ashworth AB, Senan S, Palma DA, et al. An individual patient data metaanalysis of outcomes and prognostic factors after treatment of oligometastatic non－small－cell lung cancer. Clin Lung Cancer,2014,15(5):346－355.

［2］Gong HY, Wang Y, Han G, et al. Radiotherapy for oligometastatic tumor improved the prognosis of patients with non－small cell lung cancer (NSCLC). Thorac Cancer, 2019, 10(5): 1136－1140.

［3］Rusthoven CG, Yeh N, Gaspar LE. Radiation Therapy for Oligometastatic Non－Small Cell Lung Cancer: Theory and Practice Cancer J, 2015, 21(5): 404－412.

［4］Diaz ME, Debowski M, Hukins C, et al. Non－small cell lung cancer brain metastasis screening in the era of positron emission tomo－graphy－CT staging: Current practice and outcomes［J］. J Med Imaging Radiat Oncol, 2018, 62(3): 383－388.

［5］Goldberg SB, Gettinger SN, Mahajan A, et al. Pembrolizumab for patients with melanoma or non－small－cell lung cancer and untreated brain metastases: Early analysis of a non－randomised, open－label, phase 2 trial［J］. Lancet Oncology, 2016, 17(7): 976－983.

［6］Gauvain C, Vauléon E, Chouaid C, et al. Intracerebral efficacy and tolerance of nivolumab in non－small－cell lung cancer patients with brain metastases. Lung Cancer,2018,116:62－66.

［7］Kotecha R，Kim JM，Miller JA，et al. The Impact of Sequencing PD－1/PD－L1 Inhibitors and Stereotactic Radiosurgery for Patients with Brain Metastasis［J］. Neuro Oncol，2019，21（8）：1060－1068.

［8］Toss A，Tomasello C，Razzaboni E，et al. Hereditary ovariancancer：not only BRCA 1 and 2 genes［J］. Biomed Res Int，2015，137（2）：343－350.

［9］Vos JR，Mourits MJ，Teixeira N，et al. Inverse birth cohorteffects in ovarian cancer：Increasing risk in BRCA1/2 mutation carriers and decreasing risk in the general population［J］. Gynecol Oncol，2016，140（2）：289－294.

［10］Walsh CS. Two decades beyond BRCA1/2：homologousrecombination，hereditary cancer risk and a target for ovariancancer therapy［J］. Gynecol Oncol，2015，137（2）：343350.

［11］Wang Y，McKay JD，Rafnar T，et al. Rare variants of large effect in BRCA2 and CHEK2 affect risk of lung cancer. Nat Genet，2014，46（7）：736－741.

［12］Ji W，Weng X，Xu D，et al. Non－small celllungcancercells with deficiencies in homologous recombination genes are sensitive to PARP inhibitors. Biochem Biophys Res Commun，2020，29，522（1）：121－126.

［13］Owonikoko TK，Dahlberg SE，Sica GL，et al. Randomized Phase II Trial of Cisplatin and Etoposide in Combination With Veliparib or Placebo for Extensive－Stage Small－Cell Lung Cancer：ECOG－ACRIN 2511 Study. J Clin Oncol，2019，37（3）：222－229.

病例6　间断咳嗽、痰中带血

一、病例简介

患者，女，62岁，退休。主因"间断咳嗽、痰中带血1个月"入院。

现病史：患者入院前1个月无明显诱因出现咳嗽、咳痰，痰量不多，色白，易咳出，痰中带血，痰中偶有鲜红色血丝，伴有左侧后背部疼痛，疼痛与活动无关，不影响睡眠。未予重视，一周后痰中带血加重，为整口血痰，色鲜红，每日咳整口血痰20余口。无发热、乏力、盗汗，无黄痰、脓绿色痰、铁锈色痰等，就诊于我院呼吸科门诊，查胸CT：左肺下叶背段肿块影。查PET－CT示：左肺下叶软组织密度肿块，代谢异常增高，考虑恶性疾病。左肺多发结节影，双侧颈部及胸部淋巴结，右侧锁骨、左侧第9后肋均考虑转移。

既往史：否认冠心病、糖尿病、高血压、肿瘤等其他家族遗传性疾病史，否是吸烟饮酒史。

体格检查：T 37.5℃，P 95次/分，R 17次/分，BP 120/70mmHg。神清语利，查体合作。皮肤巩膜无黄染，无肝掌以及蜘蛛痣。无颈静脉充盈，气管位置居中，胸廓正常，颈部、腋窝下、腹股沟淋巴结未触及明显肿大。无肋间隙增宽，叩诊双肺呈清音，呼吸音清音，未闻及啰音，未闻及哮鸣音，心界叩诊无扩大，心律齐，无杂音。腹部柔软，剑突下可及压痛，无肌紧张以及反跳痛，振水音（－），肠鸣音4次/分。四肢无水肿。

二、辅助检查

入院后行支气管镜检查，支气管镜病理：（左肺下叶背段黏膜活检）非小细胞癌，倾向腺癌，IHC：CK7、TTF－1、NapsinA和P63阳性，P40、CK5/6、Syn和CyA阴性，Ki67约30%。

入院后相关检查如图图8－19至图8－21所示。

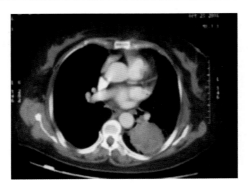

图 8 – 19　胸部 CT(2016 年 11 月)

注：左肺下叶背段肿块影，左肺门增大，左肺多发小结节考虑转移

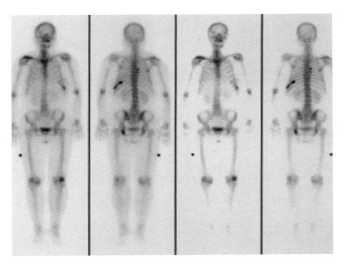

图 8 – 20　骨 ECT(2016 年 11 月)

注：第 6、7 胸椎，左侧第 9 后肋，左侧坐骨异常示踪剂浓集，符合多发骨转移病变

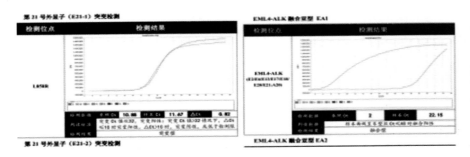

图 8 – 21　基因检测 EGFR L858R 点突变和 EML4 – ALK 融合突变

三、初步诊断

左肺恶性肿瘤，腺癌，骨转移。

四、治疗经过

一线治疗：2016 年 11 月至 2017 年 3 月口服吉非替尼 250mg 1 次/日，主要不良反应Ⅰ度皮疹，Ⅰ度腹泻，最佳疗效 PR；2017 年 3 月至 2018 年 1 月患者自行换为口服厄洛替尼 150mg 1 次/日，主要不良反

应Ⅲ度皮疹, I度腹泻。期间随访不规律, 影像学变化见图 8-22, 1 代 EGFR TKI 总体 PFS 17 个月。

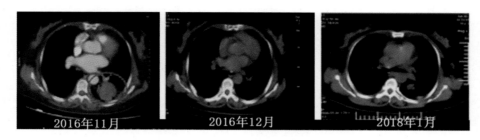

图 8-22　一线治疗肿瘤靶病灶变化

　　二线治疗(图 8-23): 2018 年 1 月出现右锁骨上肿物(无影像学及病理), 左肺下叶肿物较前增大, 行血液 T790M 检测, 为阳性(突变比率 3.67%)。2018 年 1 月至 2019 年 2 月口服奥希替尼 80mg 1 次/日, 主要不良反应I度皮疹, I度纳差。最佳疗效 SD。患者左肺下叶病灶稳定, 因左侧肋骨病灶增大考虑进展。PFS 12 个月。

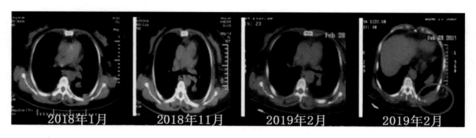

图 8-23　二线治疗肿瘤靶病灶变化

五、王鑫副主任医师分析病例

　　患者老年女性, 咳嗽咳痰, 痰中带血, 胸 CT 示肺肿物, PET-CT 代谢异常增高, 首现肺癌, 经病理确诊为肺腺癌。

六、MDT 目的

　　为了进一步规范精准地进行抗肿瘤治疗。

七、多学科会诊意见

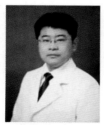

　　赵新, 硕士, 副主任医师, 任职于天津医科大学总医院影像科。擅长腹部影像诊断学。

　　影像科赵新副主任医师: 左肺下叶肺癌, 侵犯左肺门部分支气管和血管, 左侧胸膜转移; 左肺多发小结节考虑转移; 左侧第 9 肋骨质破坏伴软组织影。从影像学符合肺癌, 且出现骨转移。

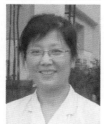

　　宋文静, 女, 副教授, 任职于天津医科大学总医院病理科。1991 年于天津医科大学获硕士学位, 硕士研究生导师, 主专临床病理诊断(不含中枢神经系统疾病)。

　　病理科宋文静副教授: 左肺下叶背段黏膜活检) NSCLC, 倾向腺癌, IHC: CK7、TTF-1、NapsinA 和 P63 阳性, P40、CK5/6、Syn 和 CyA 阴性, Ki67 约 30%。诊断恶性肿瘤明确。

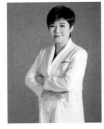

马晴，女，博士，副主任医师，任职于天津医大总医院肿瘤内科。主要研究方向：肺癌、消化道肿瘤。

肿瘤内科马晴副主任医师：患者双突变，Lou 等报道 11 例双突变、84 例 EGFR 突变和 23 例 ALK 阳性患者中位生存时间分别为 18.5 个月、21.3 个月和 23.7 个月（$P = 0.06$），三组间统计上无差异，但是双突变患者生存期在数值上最短，且 ALK 阳性和双突变两组间生存时间比较有显著差异。患者诊断明确，基因检测双突变。此种双突变发生率较低，目前尚无大规模临床数据指导用药方案。双突变可以使用 EGFR – TKI 联合克唑替尼，但费用较高，副作用有叠加，疗效尚不明确。如果单药治疗，可根据患者经济状况选择。建议患者行血液基因检测明确两种突变的峰度，必要时组织检测多基因状态，这样可以更好地指导单药用药选择。

八、专家点评

钟殿胜，男，主任医师，教授，博士研究生导师，天津医科大学总医院肿瘤内科科主任。擅长肺癌、肺结节、消化道肿瘤等多种肿瘤的综合诊治。

肿瘤内科钟殿胜主任医师：目前，有两种假说解释双突变：①肿瘤异质性，不同的肿瘤细胞携带的驱动基因不同，肿瘤由携带 EGFR 突变或 ALK 重排的两种癌细胞组成；②同一肿瘤细胞携带两种驱动基因，肿瘤由同时携带 EGFR 突变和 ALK 重排的一种癌细胞组成。

EGFR 和 ALK 基因双突变发生率 1% 左右，发生率可能与种族、检测技术、检测方法和肿瘤分期等因素相关。双突变患者多见于女性、东亚、不吸烟者，Ⅳ 期肺腺癌，EGFR 少见突变发生率高。一线单药 EGFR 或 ALK TKIs 靶向治疗有效率约 60%，一线可考虑选择靶向治疗，化疗可作为后线治疗的选择。双突变的预后可能较单驱动基因突变差，但通过合理靶向治疗后总生存能维持在 18 个月左右。对双突变的起源和耐药机制研究较少，单克隆起源或多克隆起源假说有待证实，靶向治疗耐药后二次活检对后续治疗选择十分重要。目前许多问题值得思考和研究，双突变患者下游分子通路激活程度、单药治疗还是联合治疗，进展后耐药机制等。这些问题需要更多临床和基础研究来回答，以便给患者提供合理的个体化药物治疗。

九、文献汇总

影响双突变可能原因如下：①种族因素，双突变可能存在种族差异，鉴于东亚患者 EGFR 突变率高于高加索人种，东亚患者增加了双突变的机会，文献报道双突变患者和最高的双突变发生率均在东亚人群；②检测方式，单基因检测或序贯的检测方式会降低双突变发生率；③检测技术，Won 等纳入 1445 例韩国 NSCLC 患者，采用直接测序法和 FISH 发现双突变发生率 0.3%（4/1，445），再对 ALK 阳性患者进行 NGS 检测，又发现 10 例 EGFR 突变，双突变发生率增加至 1%。相信，随着 NGS 开展，未来双突变发生率会增加；④肿瘤分期，双突变的报道多发生在晚期转移 NSCLC 中，可能在疾病发展进程中，基因改变不断积累；⑤是否有驱动基因突变，在 EGFR 突变和 ALK 重排患者中，双突变发生率分别为 3.9%（13/336）和 18.6%（13/70）。

肿瘤异质性假说认为双突变是多克隆起源，这类患者不是特殊生物亚型，可能一开始体细胞突变的随意组合，单一靶向治疗只能对部分肿瘤细胞有效，EGFR 或 ALK TKIs 联合治疗可能是肿瘤异质性更佳的治疗方法，但是目前仍没有联合治疗的文献报道，联合治疗的疗效无法评价。

双突变患者一线靶向治疗有效率为 57.1% ~64%，疾病控制率 64% ~82%，与单驱动基因 EGFR 突变或 ALK 重排接受 TKIs 治疗疗效略低，但仍高于一线化疗有效率要高。Yang 等报道一代 EGFR TKI 治疗双突变患者 10 例，有效率为 80%，中位 PFS 为 11.2 个月，1 例患者一线给予克唑替尼治疗后 PR，PFS 为 15.1 个月。因此，双突变患者选择单药靶向治疗是合理的。从异质性角度两类靶向药物同时使用是合理的,但毒性增加、治疗成本提高,且目前没有两类靶向药物同时使用报道。有报道认为一线靶向治疗药物的选择,可以参考检测技术、突变丰度以及 EGFR 和 ALK 的磷酸化水平。

Lou 等报道 11 例双突变、84 例 EGFR 突变和 23 例 ALK 阳性患者中位生存时间分别为 18.5 个月、21.3 个月和 23.7 个月($P = 0.06$),三组间统计上无差异,但是双突变患者生存期在数值上最短,且 ALK 阳性和双突变两组间生存时间比较有显著差异。肺癌突变联盟数据也支持该结果,伴有 2 个以上基因改变的患者生存期短于无或 1 个基因改变患者。尽管双突变患者 OS 数值上短于 EGFR 或 ALK 单突变患者,但经过合理靶向治疗,其预后仍好于单纯接受化疗的患者。

同一肿瘤细胞双突变假说认为双突变位于同一个癌细胞,即单克隆起源。Tiseo M 报道,在 1 例双突变患者,ALK FISH 阳性和阴性细胞均能检测到 EGFR 突变,提示双突变可位于同一细胞或一个癌细胞可同时表达 EGFR 突变蛋白或 ALK 重排蛋白。Cai 等报道使用激光微切割捕获技术,在肿瘤不同区域,既可以发现双突变癌区域,又发现 EGFR 突变或 ALK 重排区域,说明至少双突变可以存在于同一癌细胞上。在同一个肿瘤出现两个驱动基因,肿瘤发生和进展同时依赖于两个激酶,还是其中一个目前还不清楚。因此,弄清楚两个受体的激活状态对靶向治疗的选择十分关键,ALK 或 EGFR 磷酸化的水平可能对治疗有帮助,Yang 等报道的 2 例 ALK 磷酸化水平高患者接受克唑替尼治疗 PR,而 2 例 ALK 磷酸化水平低的患者克唑替尼治疗后 1 例 PD、1 例 SD。

目前双突变的耐药研究较少,仅限于个案报道,1 例一线厄洛替尼治疗 9 个月,疗效 PR,进展后厄洛替尼间插化疗治疗 8 个月,疗效 SD。进展后,克唑替尼治疗 2 个月后再次进展。二次活检发现存在 19 外显子缺失和 T790M 点突变,ALK 阴性,EGFR 磷酸化水平高于 ALK 磷酸化水平,提示 T790M 点突变对厄洛替尼耐药,磷酸化水平 EGFR 高于 ALK 可能是克唑替尼耐药机制。另外 1 例厄洛替尼治疗 13 个月后无症状缓慢进展,继续厄洛替尼 7 个月,出现明显进展,两处新病灶一处出现 T790M 突变,一处转化为小细胞肺癌,两处新病灶 ALK 重排均消失。Lou 等报道 5 例 EGFRTKI 治疗后换用克唑替尼治疗后 3 例出现 PD,1 例 SD,1 例 PR,显示 EGFRTKI 治疗进展后序贯使用 ALK – TKI 疗效并不理想,提示 EGFR – TKI 治疗进展后,并不是 ALK 重排的克隆细胞占有优势,需要二次活检明确耐药机制。

（肿瘤内科：王　鑫）

参 考 文 献

[1] Gainor JF, Varghese AM, Ou SH, et al. ALK rearrangements are mutually exclusive with mutations in EGFR or KRAS: an analysis of 1 683 patients with non – small cell lung cancer. Clin Cancer Res, 2013, 19(15): 4273 – 4281.

[2] Tiseo M, Gelsomino F, Boggiani D, et al. EGFR and EML4 – ALK gene mutations in NSCLC: a case report of erlotinib – resistant patient with both concomitant mutations. Lung Cancer, 2011, 71(2): 241 – 243.

[3] Yang JJ, Zhang XC, Su J, et al. Lung cancers with concomitant EGFR mutations and ALK rearrangements: diverse responses to EGFR – TKI and crizotinib in relation to diverse receptors phosphorylation. Clin Cancer Res, 2014, 20(5): 1383 – 1392.

[4] Lou NN, Zhang XC, Chen HJ, et al. Clinical outcomes of advanced non – small – cell lung cancer patients with EGFR mutation, ALK rearrangement and EGFR/ALK co – alterations. Oncotarget, 2016, 7(40): 65185 – 65195.

[5] Won JK, Keam B, Koh J, et al. Concomitant ALK translocation and EGFR mutation in lung cancer: a comparison of direct sequencing and sensitive assays and the impact on responsiveness to tyrosine kinase inhibitor. Ann Oncol, 2015, 26(2): 348 – 354.

[6] Mok TS, Wu YL, Thongprasert S, et al. Gefitinib or carboplatin – paclitaxel in pulmonary adenocarcinoma. N Engl J Med, 2009, 361(10): 947 – 957.

［7］Brega E，Brandao G. Non－Small Cell Lung Carcinoma Biomarker Testing：The Pathologist's Perspective. Front Oncol，2014，4：182.

［8］Cai W，Lin D，Wu C，et al. Intratumoral Heterogeneity of ALK－Rearranged and ALK/EGFR Coaltered Lung Adenocarcinoma. J Clin Oncol，2015，33（32）：3701－3709.

病例 7　锁骨上淋巴结肿大

一、病例简介

患者，女，60 岁，因"确诊肺癌 4 年，靶向治疗后"入院。无吸烟、饮酒史。患者于 2012 年 12 月无意中发现左锁骨上淋巴结肿大，约 $1.0cm \times 1.0cm$，胸部 CT 提示左肺尖直径 2.0cm 肿物，伴毛刺样改变（图 8－24A），PET－CT 考虑左肺癌伴左锁骨上、腋窝淋巴结转移。患者行左锁上淋巴结活检，诊断为左肺腺癌 $T_2N_3M_1$ Ⅳ期。随后，接受吉西他滨联合顺铂化疗 2 周期，评效稳定（图 8－24B）。此时，基因检测结果提示 EGFR exon19 缺失突变。患者中断化疗并开始口服厄洛替尼 150mg/d。2 个月后，左锁骨上淋巴结消失，左肺肿物在 37 个月的随访中维持稳定（图 8－24C）。患者口服厄洛替尼 39 个月之后，2016 年 4 月 8 日胸部 CT 显示紧贴左肺肿物后方出现新发结节（图 8－24D），并在 2 个月内并迅速增大（图 8－25E）。自发病以来，患者精神可，睡眠可，二便正常，体重未见明显变化。

既往史：体健，否认冠心病、糖尿病等慢性疾病。

体格检查：T 36.6℃，P 72 次/分，R 17 次/分，BP 125/72mmHg。神清语利，查体合作。皮肤巩膜无黄染，无苍白及出血。无颈静脉充盈，气管位置居中，胸廓正常，颈部、腋窝下、腹股沟淋巴未触及明显肿大。肋间隙无增宽，叩诊双肺呈清音，双肺听诊呼吸音粗，未闻及啰音，未闻及哮鸣音，HR 70 次/分，心界叩诊无扩大，心律齐，无杂音。腹部柔软，无压痛，无肌紧张以及反跳痛，振水音（－），肠鸣音 4 次/分。四肢无水肿。

二、辅助检查

肿瘤标志物未见明显异常。

三、初步诊断

1. 左肺腺癌 $T_2N_3M_1$，Ⅳ期，腋窝淋巴结转移。

2. 左肺占位待查　原发性肺癌？肺转移癌？

四、治疗经过

患者入院后，给予初步治疗：化痰、平喘等对症处理。

五、刘夏主治医师分析病例

患者老年女性，慢性起病，左肺腺癌晚期诊断明确，基因检测提示 EGFR 19 外显子缺失，口服盐酸厄洛替尼片（特罗凯）长期靶向治疗，评效稳定，目前左肺新发结节，怀疑局部复发就诊。回顾患者既往检查，2016 年 4 月 8 日胸部 CT 显示紧贴左肺肿物后方出现新发结节（图 8－25D），2016 年 6 月 3 日复查胸部 CT 时新发结节迅速增大，提示可能为高度侵袭性疾病。患者行一代 TKI 靶向治疗，有可能出现 T790M 继发突变。入院后行血清二代测序（NGS）显示 EGFR exon 19 缺失仍然存在，未发现有 EGFR T790 M 突变。为进一步了解病理及基因情况，患者于 2016 年 6 月 30 日行 CT 引导下经皮肺穿（图 8－25F），新发结节病理提示：肺恶性肿瘤，倾向癌肉瘤，癌呈低分化腺癌表型，肿瘤细胞呈 Vimentin、CD56 阳性，CK、CK8/18 部分细胞阳性，TTF－1、CgA、Syn 偶见阳性，Ki－67 高表达，约 70%，CK7、CEA、NapsinA、P40、P63 阴性。基于此，我们开展了多学科会诊以指导下一步诊疗。

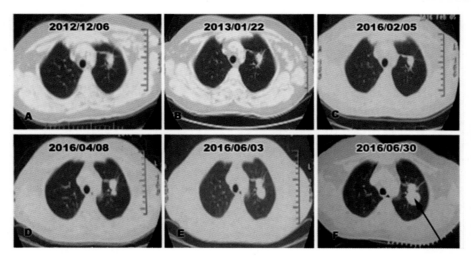

图 8-24　胸部 CT

注:图 A:CT 显示在左肺上叶肿块(化疗前);图 B:吉西他滨联合顺铂 2 个周期化疗后,肿块稳定;图 C:厄洛替尼治疗 37 个月,评效一直维持稳定;图 D:厄洛替尼治疗 39 个月,紧邻原发灶后方出现新的结节;图 E:厄洛替尼治疗 41 个月,新发结节迅速增大;图 F:厄洛替尼治疗 42 个月,患者接受 CT 引导下经皮肺活检(黑色箭头为穿刺部位)。

六、MDT 讨论目的

1. 患者左肺新发结节,考虑转移式原发?
2. 是否可以通过手术切除左肺病灶?
3. 放疗在治疗中介入的时机?

七、多学科会诊意见

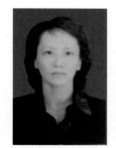

徐东波,博士,副教授。1990 年毕业于天津医科大学,2003—2006 年获天津医科大学博士学位,多年来一直从事教学、科研、临床外检工作。

病理科徐东波副教授:患者老年女性,既往肺腺癌诊断明确,靶向治疗过程中疾病稳定,目前出现新发病灶并迅速增大,提示高度侵袭性肿瘤。经皮肺穿提示为癌肉瘤。癌肉瘤是由恶性上皮成分(癌)和恶性间叶成分(肉瘤)组成的恶性肿瘤,是一种罕见的含有两种成分的复合性肿瘤,可以是任何类型的癌和肉瘤按任何比例复合。一般来说,上皮成分对细胞角蛋白抗体呈免疫反应,间叶成分对 vimentin 呈阳性反应。间叶成分对抗细胞角蛋白抗体经常局灶阳性,支持这一成分是上皮来源。上皮及间叶成分常常对 TP53 呈一致的阳性表达,支持这两种成分常常是单克隆起源。Desmin、myoD1、myoglobin 以及 sarcomeri cactin 的表达可能突出横纹肌肉瘤样的间叶成分,软骨成分通常 S100 蛋白阳性。该患者的肿物病理,为穿刺小标本,癌为低分化腺癌表型,肉瘤成分免疫组化 Vimentin、CD56 阳性,来源待明确。

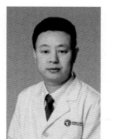

陈钢,男,主任医师,任职于天津医科大学大学总医院肺部肿瘤外科,行政副主任,毕业于西安医科大学。专门从事肺部及纵隔肿瘤的诊断、外科手术及综合治疗工作,率先开展胸部微创手术,精通所有术式的胸腔镜微创肺切除手术。在早期肺癌诊断治疗、肺小结节的诊断以及精准肺段切除方面经验丰富。

肺外科陈钢主任医师:患者老年女性,左肺腺癌晚期诊断明确,初治伴有腋窝淋巴结转移,锁骨上淋巴结转移,无其他远处转移。锁骨上淋巴结活检基因检测提示 EGFR 19 外显子缺失,口服特罗凯靶向治疗,评效稳定达 37 个月,目前紧贴左肺肿物后方出现新发结节,增长迅速,病理提示为癌肉瘤。癌肉瘤患者对放化疗敏感度低,且易对多种化疗药物产生耐药，治疗选择非常有限。患者目前复查淋巴结超声未见异常，肿瘤较为局限，建议行手术治疗，一方面了解肿物病理，基因检测判断是否与原发肺腺癌相关；另一方面，切除病灶，减轻肿瘤负荷，延长患者生存。

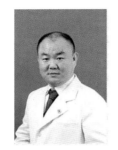

张文学，男，主任医师，硕士研究生导师，天津医科大学总医院放疗科科主任。擅长头颈部肿瘤、胸部肿瘤、妇科肿瘤的治疗。

放疗科张文学主任医师：患者目前新发肿物为癌肉瘤，该病理类型对于放化疗不敏感，建议尽快手术切除，必要时行 PET - CT。同时，建议切除后行基因检测，明确肿物来源，是否与病理转化有关。

MDT 小结：患者老年女性，身体情况可，无基础疾病。左肺腺癌晚期诊断明确，基因检测提示 EGFR 19 外显子缺失，口服特罗凯长期靶向治疗，评效稳定，目前左肺新发结节，穿刺病理提示为癌肉瘤，下一步建议手术治疗。首先，患者 KPS 评分 90 分，局部进展，其余病灶如腋窝、锁骨上淋巴结未见复发迹象，非常稳定，完全能够耐受手术。其次，可以直接从手术中获取病理标本，以证实经皮肺穿刺活检和通过 NGS 进行检查的结果。再次，手术可直接切除耐药病变，从而简化后续治疗，并继续进行厄洛替尼治疗。第四，肺肉瘤样对放/化疗均不敏感。

经过 MDT 会诊，结合肺外科、病理科和放疗科专家意见，患者于 2017 年 7 月 15 日接受了胸腔镜下左肺上叶切除及纵隔淋巴结清扫术。手术肿瘤病理如下：送检左上肺及纵隔淋巴结标本，肺组织 14.5cm×6.5cm×3.3cm；切面见二个灰白结节，分别为 2cm×1.5cm×1.5cm、2.8cm×2.5cm×2.2cm。（左肺上叶，2cm×1.5cm×1.5cm 结节）浸润性腺癌，腺泡为主型，小部分为实体性，未侵及胸膜；免疫组化染色癌细胞呈 CK7、NapsinA、TTF - 1 阳性，P63、P40 阴性，Ki - 67 约 40%。（左肺上叶，2.8cm×2.5cm×2.2cm 结节）肉瘤样癌，免疫组化染色 vimentin 广泛阳性，CK 灶性阳性，calretinin 部分阳性，Ki - 67 约 70%；CK7、NapsinA、TTF - 1、P40、P63、CD117、CEA、CK5/6、MC、Caveolin - 1、WT - 1、S - 100、myogenin、SMA、Myoglobin、CgA、Syn 均阴性，CD56 非特异性着色，未侵及胸膜。由此可以明确，患者新发肿物为肉瘤样癌，而稳定 39 个月之久的原发肿物仍然为腺癌（图 8 - 25）。

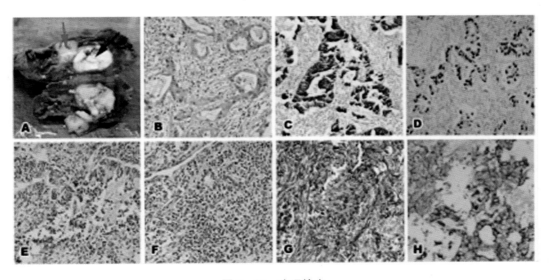

图 8 - 25　病理检查

注：图 A：左肺上叶手术切除标本。直径 2.0cm 的肿瘤，为腺癌（红色箭头）；毗邻腺癌的新发肿瘤，直径为 2.8cm，为肉瘤样癌（黑色箭头）；图 B：原发肺腺癌 HE 染色图片（×200）；图 C：原发肺腺癌 CK7 阳性（×200）；图 D：原发肺腺癌 TTF - 1 阳性（×200）；图 E：肉瘤样癌中腺癌成分 HE 染色（×200）；图 F：肉瘤样癌中肉瘤成分 HE 染色（×200）；图 G：肉瘤样癌 Vimentin 阳性（×200）；图 H：肉瘤样癌 CK 阳性（×200）

对腺癌组织及肉瘤样癌组织同时行 NGS 检测，EGFR exon 19 缺失、BCL2L2 exon3 错义突变、FANCL exon1 错义突变及 ARFRP1 拷贝数扩增在两种组织成分中同时存在；在原发腺癌病灶，还出现了 EGFR exon 20 T790M 突变，而在新发肉瘤样癌组织，并没有这一突变（表 8 - 2）。患者继续口服特罗凯靶向治疗，定期复查。

表 8 - 2 原发肺腺癌和新发肉瘤样癌的基因检测结果

腺癌			肉瘤样癌		
基因	突变类型	频率(%)	基因	突变类型	频率(%)
EGFR exon 19	E746 - A750 deletionmutation	27.70	EGFR exon 19	E746 - A750 deletion mutation	28.90
BCL2L2 exon 3	A65T missense mutation	16.60	BCL2L2 exon 3	A65T missense muta-tion	49.30
FANCL exon 1	S30L missense mutation	15.50	FANCL exon 1	S30Lmissensemutation	51.30
ARFRP1 20q13.33	amplification	6.19	ARFRP1 20q13.33	amplification	16.99
EGFR exon 20	T790M missense mu-tation	15.20	CDK4 12q14.1	amplification	11.38
TGFBR2 exon 8	R553H missense mu-tation	29.10	MDM2 12q15	amplification	18.66
TRRAP exon 43	V2098A missense mutation	24.70	AKT2 19q13.2	amplification	3.80
			CIC 19q13.2	amplification	4.31
			GNAS 20q13.32	amplification	6.76
			FANCE 6p21.31	amplification	4.12
			NOTCH4 6p21.32	amplification	3.87

八、专家点评

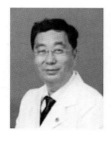

钟殿胜，男，主任医师，教授，博士研究生导师，天津医科大学总医院肿瘤内科科主任。擅长肺癌、肺结节、消化道肿瘤等多种肿瘤的综合诊治。

钟殿胜主任医师：表皮生长因子受体（EGFR）基因是非小细胞肺癌（NSCLC）最常见的驱动基因，第一代 EGFR 酪氨酸激酶抑制剂（EGFR - TKI）对 EGFR 敏感突变的 NSCLC 非常有效，但 10 个月左右可出现继发耐药。TKI 耐药机制包括 EG-FR T790M 突变、EGFR 下游分子活化、旁路激活及组织学转化等。NSCLC - 小细胞肺癌的病理转变是常见的组织学转化，占耐药病例的 10% 左右，而肺肉瘤样癌转化是一种罕见的 EGFR TKIs 的耐药机制。该患者初始诊断为 EGFR 敏感突变的肺腺癌，经过一代 TKi 治疗 39 个月之后，发生肉瘤样癌转化。

50% ~60% 亚裔晚期肺腺癌患者伴有 EGFR 敏感突变，多项前瞻性临床研究证实一/二代 EGFR - TKI 一线治疗 EGFR 突变的晚期 NSCLC 在客观缓解率（ORR）和无进展生存期（PFS）方面均显著优于含铂两药化疗。然而，耐药的出现仍不可避免，绝大部分患者 EGFR - TKI 一线治疗 10 个月左右后即出现疾病进展，耐药机制包括 EGFR 二次突变（如 T790M 突变）、EGFR 下游信号分子活化（如

PI3K/AKT、PTEN)、旁路激活(MET 扩增)及组织学转化等。本例病例患者在接受 EGFR - TKI 长期治疗后，出现了罕见的腺癌 - 肉瘤样癌的转化，导致激发耐药。

患者接受厄洛替尼治疗 39 个月，出现肿瘤局部进展。初始肺腺癌组织检测到 T790M 突变，提示可能很快继发 EGFR TKIs 耐药；而新的肉瘤样成分同样会引起继发耐药，且恶性程度更高。NGS 在腺癌和肉瘤样癌组织同时发现相同的 EGFR、BCL2L2、FANCL 和 ARFRP1 突变，提示肿瘤具有相同的起源。由于属于罕见转化，查阅文献没有发现转化后肺肉瘤样癌的 EGFR 突变频率数据，而肉瘤样癌初始 EGFR 突变频率的研究报道不一，从 0 ~ 28%。肺肉瘤样癌较其他常见 NSCLC 相比，侵袭性更强，预后更差。回顾性研究显示，58% ~ 85% 的肺肉瘤样癌一线化疗耐药，远高于其他组织学类型，且生存期更短。即使存在 EGFR 敏感突变，其对一/二代 TKI 效果欠佳。我们的病例中，新发的肉瘤样癌即使存在 exon 19 缺失，对于厄洛替尼的治疗却并无反应，与文献报道一致。

BCL2L2 基因是 BCL2 家族的成员，研究表明，BCL2L2 在肺腺癌中过度表达，与肿瘤分期晚、分化低和预后差密切相关。BCL2L2 可以激活和上调基质金属蛋白酶 2，而后者正是上皮 - 间质转化(EMT)相关因子，可以增加肿瘤细胞迁移潜力，增强细胞相关蛋白酶活性和转移能力，激活细胞外信号调控激酶。在 EMT 过程中，由于细胞极性和黏附能力的丧失，上皮细胞转化为间充质细胞，导致上皮肿瘤的侵袭和转移。因此，我们猜测，从腺癌到肉瘤样癌的转化机制可能与 EMT 有关。此外，文献报道，EMT 导致敏感突变 NSCLC 对一代 EGFR TKi 耐药，从另一方面解释了为何新发肉瘤样癌对厄洛替尼毫无反应。

患者在疾病进展时行手术治疗，我们基于如下考虑：首先，患者 KPS 评分 90 分，局部进展，其余病灶非常稳定，完全能够耐受手术。其次，可以直接从手术中获取病理标本，以证实经皮肺穿刺活检和通过 NGS 进行检查的结果；再次，手术可直接切除耐药病变，从而简化后续治疗，并继续进行厄洛替尼治疗，这已经在术后的随访中得到证实；最后，肺肉瘤样癌对放/化疗均不敏感。

敏感突变 NSCLC 患者在接受 EGFR TKIs 治疗过程中出现疾病进展，重复的活组织检查是必要的，一则可以依据基因检测的结果，根据继发耐药的分子机制作出适当的治疗；另外，可以检测是否发生组织类型的转化。此外，在本患者的治疗过程中，也充分体现了肺癌的 MDT 讨论的价值。

九、文献汇总

NSCLC 不是一个独立的病变，而是多种具有独特分子标记的病理状态，主要亚型有肺腺癌、鳞状细胞癌及大细胞癌。高达 60% 的腺癌、50% ~ 80% 的鳞癌中具有已知的肿瘤性驱动突变。这类受体或蛋白激酶的突变可导致涉及多条信号通路的复杂级联反应，最终，导致不受调控的生长、增生及存活。EGFR、或 ErbB1、HER1 属于受体酪氨酸激酶家族，可触发一系列信号通路，导致细胞生长、增殖及存活。这类通路包括 RAS - RAF - MEK - ERK 或 MAPK 通路及 PI3K - AKT - mTOR 通路。导致 EGFR 激活的主要机制有三种：恶性细胞中 EGFR 表达增加、恶性细胞导致配体增强、恶性细胞中 EGFR 活性突变。两个最常见的突变是 19 号外显子缺失(60%)及位点 858 处亮氨酸被精氨酸取代产生的 L858R 错义替换(35%)，导致受体失去配体结合从而构成性活化。突变的 EGFR 可被小分子酪氨酸激酶抑制。EGFR 突变的比例在不同种族各异，亚洲人群高达 50% 的腺癌具有 EGFR 的活性突变，而白种人则仅为 10% ~ 15%。不过，目前还没有可靠的临床表现或特征可以准确预测 EGFR 突变，因此所有肿瘤均应进行突变检查。尽管 EGFR 酪氨酸激酶抑制剂已经引起了 EGFR 突变型 NSCLC 治疗的变革，但对于 7 ~ 12 个月后出现进展的患者则大部分疗效均未证实可以持续。耐药性可以原本就有，也可以是应用靶向性药物后出现的，可表现为同一肿瘤内的耐药克隆，也可是同一患者体内的不同肿瘤。大部分患者均会出现获得性耐药，可能是 EGFR 二次突变、也可能是 EGFR 非依赖性通路的活化。因此，对出现进展的肿瘤重新活检，以评估该肿瘤的生物学行为。EG-FR 耐药机制中最常见的(约 50%)是同时出现 20 号外显子突变，编码 T790M。苏氨酸被蛋氨酸取代，改变了激酶结构域的构象并增强了其对 ATP 的亲和力，因此就对第一代可逆性酪氨酸激酶抑制剂的亲和力降低了。第二种常见的机制（占 5% ~ 10%）是 MET 扩增、通过 PI3K - Akt - mTOR 信号通路而绕过了 EGFR 的抑制。其他耐药机制还有 PIK3CA、HER2、BRAF、STAT3、AXL 激酶的突变及 CRKL 的扩增，还有 5% 表现为病理转化。本例病例患者在接受 EGFR - TKI 长期治疗后，出现了罕见的腺癌 - 肉瘤样癌的转化，导致激发耐药。

肉瘤样癌初始 EGFR 突变频率的研究报道不一，从 0 ~ 28%。回顾性研究显示，58% ~ 85% 的肺肉瘤样癌一线化疗耐药，远高于其他组织学类型，且生存期更短。即使存在 EGFR 敏感突变，其对一/二代 TKI 效果欠佳。BCL2L2 基因是 BCL2 家族的成员，研究表明，BCL2L2 在肺腺癌中过度表达，与肿瘤分期晚、分化低和预后差密切相关。BCL2L2 可以激活和上调基质金属蛋白酶 2，而后者正是上皮 - 间质转化（EMT）相关因子，可以增加肿瘤细胞迁移潜力，增强细胞相关蛋白酶活性和转移能力，激活细胞外信号调控激酶。在 EMT 过程中，由于细胞极性和黏附能力的丧失，上皮细胞转化为间充质细胞，导致上皮肿瘤的侵袭和转移。文献报道，EMT 导致敏感突变 NSCLC 对一代 EGFR TKi 耐药，从另一方面解释了为何新发肉瘤样癌对厄洛替尼毫无反应。

因此，敏感突变 NSCLC 患者在接受 EGFR TKIs 治疗过程中出现疾病进展，重复的活组织检查是必要的，依据基因检测的结果，根据继发耐药的分子机制作出适当的治疗，另外可以明确是否发生组织类型的转化，给予患者有针对性的个体化治疗。

（肿瘤内科：刘　夏）

参 考 文 献

［1］Ushiki A, Koizumi T, Kobayashi N, et al. Genetic heterogeneity of EGFR mutation in pleomorphic carcinoma of the lung: response to gefitinib and clinical outcome. Jpn J Clin Oncol, 2009, 39(4): 267 - 270.

［2］Oser MG, Niederst MJ, Sequist LV, et al. Transformation from non - small - cell lung cancer to small - cell lung cancer: molecular drivers and cells of origin. Lancet Oncol, 2015, 16(4): e165 - 172.

［3］Toda - Ishii M, Akaike K, Kurisaki - Arakawa A, et al. Sarcomatous transformation of EGFR and TP53 mutation - positive metastatic adenocarcinoma of the lungs, masquerading as a primary pleomorphic sarcoma of the proximal femur. Int J Clin Exp Pathol, 2015, 8(3): 3270 - 3278.

［4］Lococo F, Gandolfi G, Rossi G, et al. Deep Sequencing Analysis Reveals That KRAS Mutation Is a Marker of Poor Prognosis in Patients with Pulmonary Sarcomatoid Carcinoma. Journal of Thoracic Oncology, 2016, 11(8): 1282 - 1292.

［5］Schrock AB, Li SD, Frampton GM, et al. Pulmonary sarcomatoid carcinomas commonly harbor either potentially targetable genomic alterations or high tumor mutational burden as observed by comprehensive genomic profiling. J Thorac Oncol, 2017.

［6］Vieira T, Girard N, Ung M, et al. Efficacy of first - line chemotherapy in patients with advanced lung sarcomatoid carcinoma. J Thorac Oncol, 2013, 8(12): 1574 - 1577.

［7］Kawasaki T, Yokoi S, Tsuda H, et al. BCL2L2 is a probable target for novel 14q11.2 amplification detected in a non - small cell lung cancer cell line. Cancer Science, 2007, 98(7): 1070 - 1077.

［8］Nishida Y, Miyamori H, Thompson EW, et al. Activation of matrix metalloproteinase - 2 (MMP - 2) by membrane type 1 matrix metalloproteinase through an artificial receptor for proMMP - 2 generates active MMP - 2. Cancer Res, 2008, 68(21): 9096 - 9104.

［9］Lee JM, Dedhar S, Kalluri R, et al. The epithelial - mesenchymal transition: new insights in signaling, development, and disease. J Cell Biol, 2006, 172(7): 973 - 981.

［10］Sequist LV, Waltman BA, Dias - Santagata D, et al. Genotypic and histological evolution of lung cancers acquiring resistance to EGFR inhibitors. Sci Transl Med, 2011, 3(75): 75ra26.

病例 8　间断咳嗽胸闷

一、病例简介

患者男性，42岁，主因"间断咳嗽胸闷1个月余"于2015年4月10日入院。

现病史：患者近1月余无明显诱因出现干咳无痰，活动后胸闷。无胸痛、发热、盗汗、喘憋、消瘦等其他不适症状。就诊于外院，胸部CT示右肺中上叶直径9.2cm×7.9cm肿物，考虑肿瘤性病变。患者入我院治疗。患者自发病以来精神睡眠较好，二便无异常，体重无明显变化。

既往史：否认乙肝、丙肝病史。具有20多年的吸烟史，不饮酒。

体格检查：T 36.4℃，P 72次/分，R 16次/分，BP 120/70mmHg。神清语利，查体合作。皮肤巩膜无黄染，无苍白及出血。无颈静脉充盈，气管位置居中，胸廓正常，周身浅表淋巴结未触及肿大。双肺叩诊清音，右肺呼吸音低，左肺呼吸音清，未闻及啰音，心率72次/分，心律齐，无杂音。腹部柔软，无压痛、肌紧张以及反跳痛，肠鸣音4次/分。四肢无水肿。

二、辅助检查

乙型及丙型肝炎检测阴性。肿瘤标志物中，NSE 22.66ng/ml（正常范围：0~16.3ng/ml），治疗前未检测AFP。胸部强化CT示右肺中上叶12.4cm肿物，右肺门结节，考虑肺癌伴转移，右肺上叶淋巴管癌病不除外（图8-26）。上腹强化CT、骨ECT、脑强化MR未见转移。气管镜检查示镜下未见明显肿物，（右上叶前段）黏膜慢性炎症。

三、初步诊断

右肺占位：原发性支气管肺癌？炎性假瘤？肺结核病？

四、治疗经过

2015年4月20日行手术，术中见右肺巨大肿瘤及增大纵隔淋巴结于右上纵隔区压迫推挤心脏，侵犯纵隔右侧面心包，左右无名静脉及上腔静脉，肺内肿瘤体积巨大，右肺动脉干、肺上下静脉、主支气管均被肿瘤包绕，右侧壁层胸膜未见转移结节。第2，3，4组淋巴结融合成团与肺肿瘤连为一体侵犯纵隔器官，隆突下淋巴结增大。行右肺全肺切除术，系统淋巴结清扫，左右无名静脉、上腔静脉切除，左无名静脉、右心房、右无名静脉-心包内上腔静脉人造血管重建术。术后病理回报：肺组织内见分化差的癌组织浸润，癌细胞胞浆丰富嗜酸，断端阴性，颈、7、8组淋巴结（-）。免疫组化示AFP、Hepatocyte、CK、CK18+阳性，TTF-1、CK7、Napsin A、P40、CD10、CgA、Syn阴性（图8-28）。行基因检测，EGFR、ALK、ROS-1无突变。术后检测血浆AFP 47.07ng/ml（范围：0-20 ng/ml），NSE 17.22ng/ml。肝脏强化MR（普美显）及肝脏造影超声未见肝脏占位。最终诊断：右肺肝样腺癌（HAC）术后，pT4N2M0，ⅢB期。

标本组织学和免疫组化如图8-27所示。

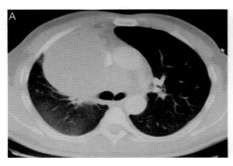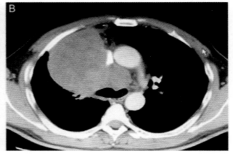

图 8 - 26　患者胸部 CT

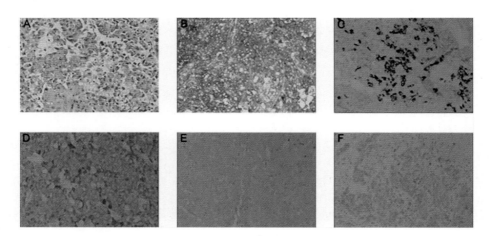

图 8 - 27　标本组织学和免疫组化

注：图 A：HAL 形态类似于 HCC（HE 染色：×40）；图 B：AFP（阳性）；图 C：Hepatocyte（灶性阳性）；图 D：CK（阳性）；图 E：TTF - 1（阴性）；图 F：CK7（阴性）

五、邵宜主治医师分析病例

　　患者主因咳嗽胸闷入院，查体示右肺呼吸音低，部分肺肿瘤标志物升高，胸部 CT 示右肺占位，患者术后病理结果示肝样腺癌，而肝部强化核磁及超声造影均除外肝脏占位，因此肺 HAC 诊断明确。

　　HAC 属于罕见肿瘤，可能是胚胎发育异常进行肝样分化所致。由于发生率低，英文文献中仅见 19 例报道，因此其有效的标准治疗方案还不确定。对既往文献报道进行总结，可以参照非小细胞肺癌治疗方案，使用含铂双药方案辅助化疗。

六、MDT 讨论目的

1. 肺肝样腺癌的疾病特征？
2. 后续辅助化疗方案选择？

七、多学科诊疗意见

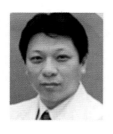

　　孙浩然，男，副教授。天津医科大学总医院放射科主任，中华医学会放射学会腹部专业委员会委员，中国医师协会放射医师分会委员。

　　影像科孙浩然主任医师：HAC 罕见，最常见于胃肠道，肺部更加罕见。HAC 在 CT 上常有一些特征性表现，如肿瘤体积较大，密度不均，中度强化，具有坏死区域或淋巴管癌病。该病例肿瘤体积较大，达到 12.4cm，肿瘤低密度灶考虑肿瘤坏死，并伴有肺部淋巴管癌病，与文献报道相符。

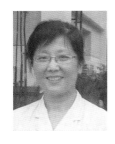

宋文静,女,副教授,任职于天津医科大学总医院病理科。1991年于天津医科大学获硕士学位,硕士研究生导师,主专临床病理诊断(不含中枢神经系统疾病)。

病理科宋文静副教授:该例患者肿瘤分化差,肿瘤细胞胞浆丰富,嗜酸,确诊需要免疫组化辅助。免疫组化显示肝源性标志物如 AFP 和 Hepatocyte 均出现阳染,而肺癌常见标志物如 TTF-1、Napsin A、P40、CgA、Syn 等均为阴性,因此考虑肺部 HAC。

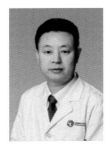

陈钢,男,主任医师,任职于天津医科大学大学总医院肺部肿瘤外科,行政副主任,毕业于西安医科大学。专门从事肺部及纵隔肿瘤的诊断、外科手术及综合治疗工作,率先开展胸部微创手术,精通所有术式的胸腔镜微创肺切除手术。在早期肺癌诊断治疗、肺小结节的诊断以及精准肺段切除方面经验丰富。

肺外科陈钢主任医师:患者肿瘤体积巨大,已行根治性切除,根据术后病理,肺部 HAC 诊断明确。患者术后分期ⅢB 期,有辅助化疗指证。然而肺部 HAC 属于罕见类型,没有标准治疗方案,可参考既往文献报道,或参考非小细胞肺癌化疗方案进行。并应注意密切随访,及时发现复发情况。

八、专家点评

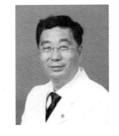

钟殿胜,男,主任医师,教授,博士研究生导师,天津医科大学总医院肿瘤内科科主任。擅长肺癌、肺结节、消化道肿瘤等多种肿瘤的综合诊治。

肿瘤内科钟殿胜主任医师:HAL 是肺的罕见肿瘤,英文文献中仅见 19 例报道。HAL 具有一些共同的临床特征。大部分患者为男性,多为吸烟者。肿瘤体积较大,平均 7.6cm。肿瘤多位于上叶,大多在诊断时即为进展期,Ⅰb 期占 10%,Ⅱb 期 20%,Ⅲa 期 10%,Ⅲb 期 25%,Ⅳ期 35%。肿瘤易于转移,主要转移至脑、肺、肾上腺、骨和肝脏。各器官来源的 HAC 在 CT 上有一些特征性表现,如肿瘤较大,密度不均,中度强化,具有坏死区域及淋巴管癌病。

HAL 诊断依赖于病理。鉴别诊断包括肝脏、胃和卵巢来源的转移癌,肝外 HAC 和 NSCLC。但最终诊断多通过免疫组化确定。APF 阳性常见于肝细胞癌、胆管细胞癌、卵黄囊肿瘤和原始前肠来源肿瘤,而少见于肺来源,但 HAL 常见 AFP 产生。Hepatocyte 常见于 HCC,和其他肿瘤很少交叉反应,可增加诊断特异性。此外,CK18,HepPar1,CK7 和 CEA 等也有助于诊断。

由于肿瘤罕见,标准治疗还未可知。接受手术治疗的患者似乎预后较好。但是,大多数病例在诊断时即为晚期,需要进行全身治疗。大部分患者接受标准 NSCLC 治疗——含铂方案化疗。

九、文献汇总

辅助治疗中,Shaib 等报道 53 岁女性Ⅱb 期患者,接受多西他赛联合顺铂治疗 3 周期,无疾病生存期(DFS)超过 4 年。另一例Ⅱb 期患者接受长春瑞滨+顺铂辅助化疗 6 个月,DFS 也超过 4 年。Arnold 等汇报Ⅲb 期患者,使用依托泊苷+顺铂+博来霉素新辅助化疗,之后行手术治疗,复发转移后再进行多柔比星+环磷酰胺+顺铂化疗,进展后存活 7 个月。Che 等报道Ⅲa 期疾病接受同步放化疗。放疗 60Gy,并行紫杉联合铂类化疗,生存期 15 个月。Mokrim, Papatsimpas, Nasu 和 Tatjana报道接受姑息化疗Ⅲb 或Ⅳ期疾病。Mokrim 的患者接受 NP 方案化疗 6 周期,生存 6~7 个月。Papatsimpas 的患者接受 PC 方案化疗 3 周期,进展后行厄洛替尼治疗,生存期 6 个月。Nasu 汇报Ⅳ期疾病患者,先后接受伊立替康、顺铂、卡铂、氟尿嘧啶、环磷酰胺等药物化疗,生存 11 个月。不同于其他病例,Gavracic 的患者接受 PC+索拉菲尼,常用于 HCC 治疗的靶向药物联合治疗,进展后改用长春瑞滨,之后又吉西他滨联合索拉菲尼治疗,生存期 11 个月。另外 4 个病例未说明是否使用化疗。近一半的肺腺癌具有 EGFR 突变。之前仅有 1 例检测 EGFR 基因突变的病例，但此例和我们的患者都未发现突变。同样 ALK 重排和 ROS1 融合也未检测到，因此没有考虑靶向药物治疗，HAL 的驱动基因还需更多病例积累来发现。总的说，进展期 HAL 似乎没有较为有效的化疗方案，是否同时覆盖 NSCLC 和 HCC 的方案较为有效还需要更多验证。

HAL 预后较差。可切除病例生存期较长，7 个月到 7 年，还报道过一例Ⅳ期疾病行减瘤切除后存活 9 年的病例。而不可切除病例，生存期为 2～15 个月。所有的病例都证实分期是最重要的预后因素。由于 HAL 少见，还有很多未知领域，需要更多的病例报道，并建议详细说明化疗方案。

（肿瘤内科：邵　宜）

参 考 文 献

[1] Shaib W, Sharma R, Mosunjac M, et al. Hepatoid adenocarcinoma of the lung：a case report and review of the literature. J Gastrointest Cancer, 2014, 45(Suppl 1)：S99 - S102.

[2] Lin SF, Hsu WH, Chou TY. Primary pulmonary hepatoid carcinoma：Report of a case and review of the literature. Kaohsiung J Med Sci, 2013, 29(9)：512 - 516.

[3] Arnould L, Drouot F, Fargeot P, et al. Hepatoid adenocarcinoma of the lung：report of a case of an unusual alpha - fetoprotein - producing lung tumor. Am J Surg Pathol, 1997, 21(09)：1113 - 1118.

[4] Che YQ, Wang S, Luo Y, et al. Hepatoid adenocarcinoma of the lung：Presenting mediastinal metastasis without transfer to the liver. Oncol Lett, 2014, 8(1)：105 - 110.

[5] Mokrim M, Belbaraka R, Allaoui M, et al. Hepatoid Adenocarcinoma of the Lung：A Case Report and Literature Review. J Gastrointest Cancer, 2011, 43(Suppl 1)：S125 - S127.

[6] Papatsimpas G, Kamposioras K, Goula K, et al. Hepatoid pancoast tumor. A case report and review of the literature. Lung Cancer, 2012, 77(2)：239 - 245.

[7] Nasu M, Soma T, Fukushima H, et al. Hepatoid carcinoma of the lung with production of alpha - fetoprotein and abnormal prothrombin：an autopsy case report. Mod Pathol, 1997, 10(10)：1054 - 1058.

[8] Tatjana G, Yeun - Hee AP. A Novel Approach Using Sorafenib in Alpha Fetoprotein - Producing Hepatoid Adenocarcinoma of the Lung. J Natl Compr Canc Netw, 2015, 13：387 - 391.

[9] Hayashi Y, Takanashi Y, Ohsawa H, et al. Hepatoid adenocarcinoma in the lung. Lung Cancer, 2002, 38(02)：211 - 214.

[10] Carlinfante G, Foschini MP, Pasquinelli G, et al. Hepatoid carcinoma of the lung：a case report with immunohistochemical, ultrastructural and in - situ hybridization findings. Histopathology, 2000, 37(01)：88 - 89.

[11] Kishimoto T, Yano T, Hiroshima K, et al. A case of α - fetoprotein - producing pulmonary carcinoma with restricted expression of hepatocyte nuclear factor - 4α in hepatoid foci：a case report with studies of previous cases. Hum Pathol, 2008, 39(07)：1115 - 1120.

[12] Hiroshima K, Iyoda A, Toyozaki T, et al. Alpha - fetoprotein - producing lung carcinoma：report of three cases. Pathol Int, 2002, 52(01)：46 - 53.

[13] Haninger DM, Kloecker GH, Bousamra Ii M, et al. Hepatoid adenocarcinoma of the lung：report of five cases and review of the literature. Mod Pathol, 2014, 27(4)：535 - 542.

病例9 食欲减退伴乏力

一、病例简介

患者，男，63岁，退休，因"结肠癌姑息术后1年余，多线治疗后进展，为治疗"入院。

现病史：2018年1月自觉食欲减退，伴乏力、体重下降，伴间断下腹部疼痛，未诊治；2018年11月因间断出现剑突下针扎样疼痛就诊于当地医院。肠镜示结肠肿物。PET－CT示：降结肠肠壁局部不规则增厚，代谢异常增高，考虑为恶性病变；体部多发增大淋巴结，代谢异常增高，考虑为转移；双肺胸膜下区多发软组织小结节影，代谢异常增高，考虑为转移。2018年12月4日在全麻下行"腹腔镜下左半结肠切除术，横结肠造瘘，乙状结肠关闭，腹腔引流术"。术后分期：$T_{4a}N2bM1c$（Ⅳ期）。术后基因检测KRAS为突变型。2019年1月22日至2019年7月行奥沙利铂140mg＋亚叶酸钙0.6g＋氟尿嘧啶0.6g Blous＋氟尿嘧啶3.8g CIV 46h化疗，评效PR。

2019年7月至2019年11月卡培他滨1.5g2次/日d1~14 1次/3W维持治疗（患者拒绝继续输注贝伐单抗）。2019年11月评效PD。2019年11月8日至2019年12月19日二线FOLFIRI联合贝伐单抗治疗三周期后进展。以肺部病变增多增大为主，再次行基因检测结果为MSS。为进一步诊治收入院。

既往史：高血压、糖尿病病史2年；冠心病、陈旧性心肌梗死病史、冠状动脉支架植入术后9年。母亲死于肝癌。

体格检查：T 36.5℃，P 86次/分，R 16次/分，BP 145/100mmHg。神清语利，查体合作。皮肤巩膜无黄染，无肝掌以及蜘蛛痣。无颈静脉充盈，气管位置居中，胸廓正常，颈部、腋窝下、腹股沟淋巴结未触及明显肿大。无肋间隙增宽，叩诊双肺呈清音，呼吸音清音，未闻及啰音，未闻及哮鸣音，心界叩诊无扩大，心律齐，无杂音。腹部柔软，剑突下可及压痛，无肌紧张以及反跳痛，振水音（－），肠鸣音4次/分。四肢无水肿。

二、辅助检查

入院后查，血常规：WBC 3.34×10^9/L，Hb 89g/L，PLT 245×10^9/L，NEUT 75.0%。

CEA 15.25ng/ml；CA199 217 KU/L；CA724 μg/L。便常规：（－）。凝血功能D－dimer 6574μg/ml，肝功能、肾功能、尿常规均未见异常。腹部B超：肝脏多发低密度结节性质待查，请结合临床。心电图：未见异常。既往病理显示如图8－28所示。

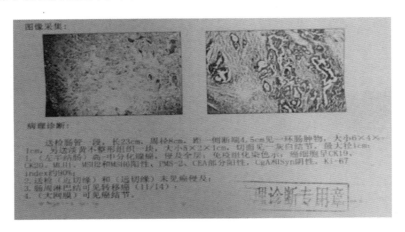

图8－28 既往病理显示

入院 CT 与 2019 年 9 月对比肺内可见多发病灶，结合病史考虑转移（图 8 - 29）。

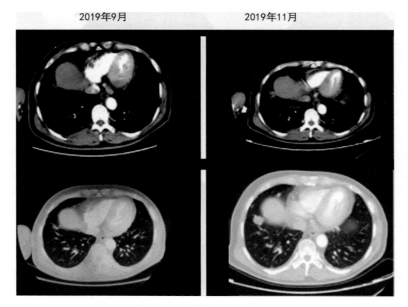

图 8 - 29　胸部 CT 对比（1）

2019 年 11 月与 2020 年 1 月胸部 CT 对比（图 8 - 30）。

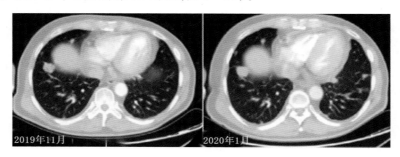

图 8 - 30　胸部 CT 对比（2）

2019 年 11 月与 2020 年 1 月腹部 CT 对比（图 8 - 31）。

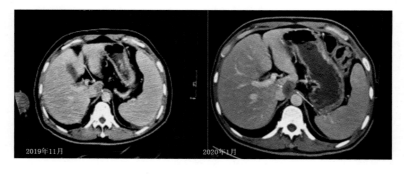

图 8 - 31　腹部 CT 对比

三、初步诊断

1. 结肠恶性肿瘤术后
　　高中分化腺癌。

大网膜、肺、淋巴结继发恶性肿瘤。

肝脏继发恶性肿瘤？

$pT_{4a}N2bM1c$ Ⅳ期。

KPS 评分 80 分。

2. 2 型糖尿病。

3. 高血压 3 级（极高危）

冠状动脉性心脏病。

陈旧性心肌梗死。

冠状动脉支架植入术后状态。

心功能 Ⅱ级（NYHA）。

四、治疗经过

患者入院后完善各项检查，鉴于患者已行多线治疗，且本次病情进展迅速，影像学肝脏病灶性质未明，拟行 MDT 讨论。

五、马晴主治医师分析病例

患者病例特点如下：①患者老年男性，结肠癌诊断明确；②虽经手术治疗，但并未达到 R0 切除。术后治疗实质为结肠癌晚期一线治疗。结肠癌晚期一线治疗需明确基因状态，即 KRAS/NRAS/BRAF 情况以及微卫星不稳定状态，以决定一线靶向或免疫治疗方案。患者 KRAS 突变，MSS 即微卫星稳定，不适宜应用抗 EGFR 单抗即西妥昔单抗，因此需要选择贝伐单抗作为靶向治疗联合化疗。但贝伐单抗有出血、血栓、高血压、蛋白尿等不良反应，尤其是手术后需要在 4~6 周后应用，因此第一次化疗只使用了化疗。在后继使用上加用贝伐单抗，效果显著，患者肿瘤得到明显缓解，临床评效 PR，临床症状明显改善，并且无疾病进展维持时间较长，虽然略低于既往临床试验报道，但鉴于患者瘤负荷较大，仍是一个不错的结果，并且在治疗期间患者并未出现严重不良反应，生活质量较高，符合姑息治疗理念。

一线进展后换用标准二线治疗，贝伐单抗也采用了跨线治疗的方式，在既往报道中，贝伐单抗的跨线治疗可以给患者带来明确的生存获益。但遗憾的是患者治疗三周期后疾病快速进展。以肺部病变为主。在结直肠癌的后线治疗中目前可以选择的药物包括呋喹替尼、瑞格菲尼、TAS－102，对于 MSS 的患者瑞格菲尼联合纳武单抗的方案也在肠癌中获得了 36% 的有效率。但结合患者经济状况、KPS 评分选用了呋喹替尼，也是抗血管生成药物的延续使用，但患者病情迅速进展，不除外抗血管生成药物耐药。

六、MDT 讨论目的

1. 肺部是否为单纯转移病灶？肝脏是否也考虑为转移？

2. 患者病情迅速进展，如何进行下一步治疗？

七、多学科会诊意见

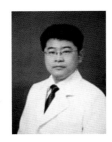

赵新，硕士，副主任医师，任职于天津医科大学总医院影像科。擅长腹部影像诊断学。

影像科赵新副主任医师：结合患者病史以及临床表现，胸腹部 CT 发现：2020 年 1 月 10 日本次检查与 2019 年 11 月 5 日胸部 CT 增强比较示：两肺支气管壁增厚较前稍减轻。两肺多发结节、斑片影较前稍增多、增大。考虑转移。肝尾状叶低密度结节较前无著变；肝内多发稍低密度结节较前稍饱满，考虑转移，建议 MRI 检查。

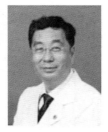

钟殿胜,男,主任医师,教授,博士研究生导师,天津医科大学总医院肿瘤内科科主任。擅长肺癌、肺结节、消化道肿瘤等多种肿瘤的综合诊治。

肿瘤内科钟殿胜主任医师:患者既往姑息术后经多线治疗,目前已到三线治疗。患者体力状态较好,KPS 评分 80 分,仍应给予积极治疗。目前三线药物中瑞戈非尼和呋喹替尼(FRESCO 研究)都取得了较为理想的结果。TAS-102 目前未在中国上市。鉴于患者基因检测结果为 MSS,依据 REGONIVO 研究瑞戈非尼与纳武单抗联合治疗也不失为一种选择,但此种方案经济负担较重,一旦有效需要长时间维持,应与患者及家属做充分沟通。

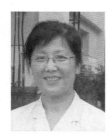

宋文静,女,副教授,任职于天津医科大学总医院病理科。1991 年于天津医科大学获硕士学位,硕士研究生导师,主专临床病理诊断(不含中枢神经系统疾病)。

宋文静副教授:患者既往行手术切除,病理诊断明确,现肝脏及肺部考虑为转移灶,临床如需对转移灶行病理及基因检测可行肝脏穿刺。

八、专家点评

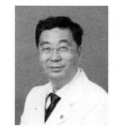

钟殿胜,男,主任医师,教授,博士研究生导师,天津医科大学总医院肿瘤内科科主任。擅长肺癌、肺结节、消化道肿瘤等多种肿瘤的综合诊治。

肿瘤内科钟殿胜主任医师:中国结直肠癌的发病率和死亡率均呈上升趋势,多数患者诊断时已属于中晚期。针对晚期结直肠癌,随着分子靶向药物和免疫药物的不断出现,临床医生有了更多的治疗选择,各药之间的疗效对比以及合理顺序安排也成为研究的重点。首先,需评估患者的一般情况、内科合并症等,确定治疗强度;其次,需明确 RAS(KRAS,NRAS)和 BRAF 基因状态。针对 RAS 突变型患者,首选方案为化疗联合抗血管生成治疗。一线治疗后,部分患者能达到完全缓解(CR)、部分缓解(PR)或疾病稳定(SD),需考虑对其进行维持治疗。2016 年,中国"转移性结直肠癌维持治疗专家共识"建议,在一线治疗后处于疾病稳定状态时,采用低强度、低毒性的维持治疗,能取得较为理想的生存质量。如果一线治疗方案中未使用靶向药物,国内外研究结果均提示可选择卡培他滨单药维持。如果一线治疗方案中使用化疗联合贝伐珠单抗,包括 Stop and Go、CAIRO3、AIO0207 等研究提示维持治疗可选择 5-FU 类联合贝伐珠单抗。而患者依从性较差拒绝联合贝伐单抗的维持治疗。一线治疗失败后,总体原则为更换化疗方案。但是针对那些"stop and go"、单药维持治疗时间较长、一线化疗不良反应较轻的患者,我们可以考虑"Rechallenge",即再次使用最早的一线诱导方案。如果一线治疗方案中未使用靶向药物,则推荐二线加用。瑞戈非尼(CORRECT 研究,CONCUR 研究)和呋喹替尼(FRESCO 研究)在晚期结直肠癌的三线治疗中均取得了较为理想的结果。TAS-102 当时并未在中国上市。结合患者状况选择呋喹替尼。呋喹替尼的核心机制是抗血管生成治疗。肿瘤的生长离不开血管生成,血管生成给肿瘤组织输送营养物质和生存增殖所需的重要的因子和分子。呋喹替尼是一个高选择性的小分子抗血管生成靶向治疗药物,可阻断血管内皮生长因子受体 VEGFR1、VEGFR2、VEGFR3,其中最重要的是阻断了能够促进血管生成的 VEGFR2,使血管正常化。临床前研究显示,呋喹替尼对 VEGFR 激酶活性、细胞中 VEGFR2 与 VEGFR3 磷酸化、内皮细胞增殖及管腔形成、鸡胚绒毛尿囊膜模型新生微血管形成、小鼠体内 VEGFR2 与 VEGFR3 磷酸化、肿瘤血管生成均具有抑制作用,从而抑制肿瘤生长。患者出现快速进展除与瘤负荷较大有关,与抗血管作用耐药也有一定影响,患者状态差后继治疗困难。

九、文献汇总

我国结直肠癌的发病率和病死率均保持上升趋势。2018 中国癌症统计报告显示：我国结直肠癌发病率、病死率在全部恶性肿瘤中分别位居第 3 位、第 5 位，其中新发病例 37.6 万，死亡病例 19.1 万。其中，城市远高于农村，且结肠癌的发病率上升显著。多数患者在确诊时已属于中晚期。目前，治疗晚期或转移性结直肠癌使用的化疗药物：5 – FU/LV、伊立替康、奥沙利铂、卡培他滨、曲氟尿苷替匹嘧啶和雷替曲塞。靶向药物包括西妥昔单克隆抗体（推荐用于 KRAS、NRAS、BRAF 基因野生型患者）、贝伐珠单克隆抗体、瑞戈非尼和呋喹替尼。在治疗前推荐检测肿瘤 KRAS、NRAS、BRAF 基因及微卫星状态。联合化疗应当作为能耐受化疗的转移性结直肠癌患者的一、二线治疗。推荐以下化疗方案：FOLFOX/FOLFIRI ± 西妥昔单克隆抗体（推荐用于 KRAS、NRAS、BRAF 基因野生型患者），CapeOx/FOLFOX/FOLFIRI/ ± 贝伐珠单克隆抗体。对于肿瘤负荷大、预后差或需要转化治疗的患者，如一般情况允许，可考虑 FOLFOXIRI ± 贝伐珠单克隆抗体的一线治疗。对于 KRAS、NRAS、BRAF 基因野生型需转化治疗的患者，可考虑 FOLFOXIRI + 西妥昔单克隆抗体治疗。原发灶位于右半结肠癌（回盲部到脾曲）的预后明显差于左半结肠癌和直肠（自脾曲至直肠）。对于 KRAS、NRAS、BRAF 基因野生型患者，一线治疗右半结肠癌中抗 VEGF 单克隆抗体（贝伐珠单克隆抗体）联合化疗的疗效优于抗 EGFR 单克隆抗体（西妥昔单克隆抗体）联合化疗，而在左半结肠癌和直肠癌中抗 EG-FR 单克隆抗体联合化疗疗效优于抗 VEGF 单克隆抗体联合化疗。如患者病情稳定，一线治疗 4 ~ 6 个月后可考虑维持治疗。若一线联合贝伐单抗治疗，二线可考虑更换化疗方案继续联合贝伐单抗治疗。三线及三线以上治疗患者推荐瑞戈非尼或呋喹替尼或参加临床试验，也可考虑曲氟尿苷替匹嘧啶。瑞戈非尼可根据患者病情及身体情况，调整第一周期治疗初始剂量。

（肿瘤科：马　晴　孔令平）

参 考 文 献

［1］国家卫生健康委. 中国结直肠癌诊疗规范（2020 年）. 中国实用外科杂志，2020，40（6）：600 – 630.

［2］Yaicin S，Uslu R，Dane F，et al. Bevacizumab + Capecitabine as Maintenance Therapy after Initial Bevacizumab + XELOX Treatment in Previously Untreated Patients with Metastatic Colorectal Cancer：Phase Ⅲ 'Stop and Go' Study Results – A Turkish Oncology Group Trial. Oncology，2013，85：328 – 335.

［3］Esin E，Yalcin S. Maintenance strategy in metastatic colorectal cancer：A systematic review. Cancer Treament Reviews，2016，42：82 – 90.

［4］Masi G，Salvatore，Boni L，et al. Continuation or reintroduction of bevacizumab beyond progression to fifirst – line therapy in metastatic colorectal cancer：fifinal results of the randomized BEBYP trial. Ann Oncol，2015，26：724 – 730.

［5］Li J，Qin S，Xu R，et al. Regorafenib plus best supportive care versus placebo plus best supportive care in Asian patients with previously treated metastatic colorectal cancer（CONCUR）：a randomised，double – blind，placebo – controlled，phase 3 trial. Lancet Oncol，2015，16（6）：619 – 629.

［6］Xu J，Kim TW，Shen L，et al. Effect of Fruquintinib vs placebo on overall survival in patients with previously treated metastatic colorectal cancer. JAMA，2018，319（24）：2486 – 2496.

［7］Xu J，Kim TW，Shen L，et al. Results of a Randomized，Double – Blind，Placebo – Controlled，Phase Ⅲ Trial of Triflfluridine/Tipiracil（TAS – 102）Monotherapy in Asian Patients With Previously Treated Metastatic Colorectal Cancer：The TERRA Study. J Clin Oncol，2018，36（4），350 – 358.

病例 10　咳嗽咳痰

一、病例简介

患者，女，51 岁，主因"咳嗽咳痰 1 年余，发现右肺占位 1 个月"入院。

现病史：患者于入院前 1 年无明显诱因出现咳嗽、咳少量白黏痰，不伴发热、盗汗、体重下降。予止咳化痰治疗后症状反复，入院前 2 个月咳嗽咳痰加重，痰中带少量鲜红色血丝，伴右前胸壁钝痛。入院前 1 个月就诊于河北当地医院。查胸 CT 示：右肺下叶占位性病变（4.7cm×2.7cm），考虑中心型肺癌，伴右下叶阻塞性肺炎；纵隔肿大淋巴结。行气管镜检查，病理示：（右肺下叶开口活检）伴黏液样变的纤维组织中见极少许散在小圆形细胞，免疫组化支持小细胞癌伴间质细胞增生活跃，CD56、CgA、CK、Syn、TTF－1、P40、CK7（＋），Ki－67（90%＋）。为进一步诊治转诊我科，血电解质提示反复低钠血症（最低 120mmol/L）。查胸部增强 CT（图 8－33）考虑右下肺门区肺癌并右下叶阻塞性肺不张，伴纵隔、右肺门淋巴结转移。全腹增强 CT、头双倍剂量增强 MRI、骨扫描未见明确转移。为明确病理类型，2020 年 4 月 29 日再次行气管镜检查示（图 8－34）：右肺下叶开口肿物，致右肺下叶完全堵塞，肿物随着呼吸活动可完全阻塞右中间干。病理示：右肺下叶开口活检检材为坏死物质及少量退变细胞，若临床疑为癌，建议再检。因纤支镜活检取材困难，于 2020 年 5 月 11 日行全麻下硬镜消瘤术，气管镜镜下示（图 8－35）：右下叶开口肿物，致下叶完全阻塞，以高频电圈套切除部分肿物，再通背段，背段可见脓性分泌物，予充分吸引。活检病理示（图 8－36）：（基底段开口肿物活检）和（基底段开口肿物圈套活检）恶性肿瘤，部分呈梭形细胞，考虑癌肉瘤（癌呈小细胞癌，肉瘤呈未分化肉瘤）；免疫组化染色示部分呈深染小细胞，CgA、CK、Syn、CD56、TTF－1、EMA 阳性，CK7 散在弱阳性，P63、P40、CK5/6、NapsinA 阴性，Ki－67 约 80%；梭形细胞 Vimentin 阳性，CK、CK7、TTF－1、NapsinA、P63、P40、CK5/6、CgA、Syn 阴性，Ki－67 高表达。患者间断咳嗽，咳白黏痰，痰中间有血丝，右前胸壁间断钝痛，无发热头晕、胸闷心悸、呼吸困难、腹痛腹胀等。自发病以来，患者食欲一般，睡眠尚可，大小便正常，体重无明显变化。

既往史：否认高血压、糖尿病、冠心病病史。否认吸烟史。有饮酒史 30 年，平均 250ml/d。油漆接触史 20 余年。否认恶性肿瘤家族史。

体格检查：T 36.4℃，P 77 次/分，R 18 次/分，BP 105/75mmHg，H 170cm，W 65kg，KPS 90 分。神清语利，查体合作。皮肤黏膜无苍白黄染，浅表淋巴结未及肿大。颈软，无抵抗，气管居中，胸廓正常，无肋间隙增宽，右下肺呼吸音减低，双肺呼吸音稍粗，未闻及啰音，未闻及哮鸣音，心音可，律齐，无杂音。腹平软，无压痛、反跳痛，肝脾肋下未及，颜面四肢无水肿。

二、辅助检查

2020 年 4 月 26 日电解质：Na 120mmol/L↓。

2020 年 4 月 26 日肿瘤标志物：ProGRP 88.92pg/ml↑，NSE 36.70μg/L↑，CEA 0.94ng/ml，CY-FRA21－1 0.83U/ml，SCC 0.8μg/L。

2020 年 4 月 26 日胸腹强化 CT：考虑右下肺门区肺癌并右下叶阻塞性肺不张，伴纵隔、右肺门淋巴结转移（图 8－32）；两肺间质纹理增多，左肺下叶多发索条影，考虑陈旧性病变或慢性炎症；右侧胸膜增厚；肝左叶外侧段结节影，考虑血管瘤；肝顶钙斑，右肾囊肿。

2020 年 5 月 19 日气管镜病理（图 8－33 至图 8－35）：（基底段开口肿物活检）和（基底段开口肿物圈套活检）恶性肿瘤，部分呈梭形细胞，部分呈深染小细胞，免疫组化示深染小细胞 CgA、CK、Syn、CD56、TTF－1 和 EMA 阳性，CK7 散在弱阳性，P63、P40、CK5/6 和 NapsinA 阴性，Ki－67 index 约

80%；梭形细胞 Vimentin 阳性，CK、CK7、TTF－1、NapsinA、P63、P40、CK5/6、CgA 和 Syn 阴性，Ki－67 高表达，考虑癌肉瘤（癌呈小细胞癌，肉瘤呈未分化肉瘤）。基底段开口肿物刷片可疑肿瘤细胞。

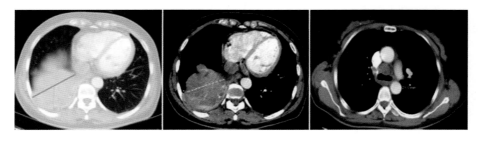

图 8－32 基线胸增强 CT

注：右下肺门区肺癌并右下叶阻塞性肺不张，伴纵隔、右肺门淋巴结转移

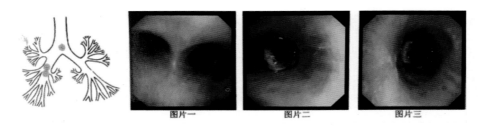

图 8－33 纤支镜检查

注：右肺下叶开口肿物，致右肺下叶完全堵塞，肿物随着呼吸活动可完全阻塞右中间干

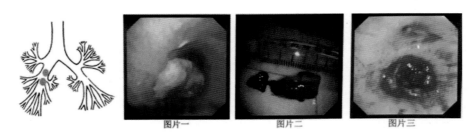

图 8－34 全麻硬镜下消瘤术

注：右肺下叶开口可见肿物，致下叶完全阻塞，以高频电圈套切除部分肿物，再通背段，背段可见脓性分泌物，予以充分吸引

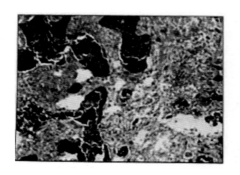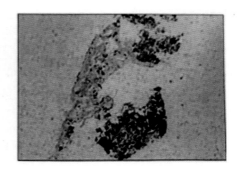

图 8－35 支气管镜活检病理

注：恶性肿瘤，部分呈梭形细胞，部分呈深染小细胞。考虑癌肉瘤

三、初步诊断

1. 右肺下叶癌肉瘤(癌呈小细胞癌,肉瘤呈未分化肉瘤)。
2. 右肺门、纵隔淋巴结转移,cT_4N2M0,ⅢB 期,KPS 90 分。

四、治疗经过

患者入院后予化痰、平喘、止血、纠正电解质紊乱等对症支持治疗,患者病情平稳,但是对于目前肿瘤的综合治疗方案尚需进一步讨论。

五、张琳琳主治医师分析病例

患者病例特点如下:①中年女性,以"咳嗽咳痰伴痰中带血"起病。无吸烟史;②影像学提示右肺下叶占位伴右肺门、纵隔淋巴结转移;③气管镜活检病理为癌肉瘤(癌呈小细胞癌,肉瘤呈未分化肉瘤)。

结合病史、气管镜活检及影像学检查,患者目前诊断非小细胞肺癌,临床分期 cT_4N2M0 ⅢB 期。患者肺部肿瘤呈中心型生长,有反复低钠血症,肿瘤标志物 ProGRP 88.92pg/ml↑(正常范围参考值:0~63),NSE 36.70μg/L↑(正常范围参考值:0~16.3),CEA、CYFRA21-1、SCC 等均正常,提示存在小细胞癌的成分。套切肿瘤病理类型提示混合成分肿瘤:小细胞肺癌和未分化肉瘤。依照NCCN 指南,若为小细胞肺癌,一线化疗有效率较高,该分期,宜进行同步放化疗。若为低分化肉瘤,对放化疗不敏感,该分期,宜尽量争取手术切除治疗。若为混合成分的恶性肿瘤,应依据不同成分所占比例,制订治疗方案。因此首先需要明确不同病理成分所占的百分比,综合外科、放疗科意见制定综合治疗方案。基于此,我们组织了多学科会诊(MDT)以指导下一步诊疗。

六、MDT 讨论目的

1. 混合成分肿瘤,各病理成分的比例?
2. 影像学是否明确为局部晚期?
3. 制定手术、化疗、放疗综合治疗方案。

七、多学科会诊意见

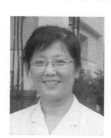

宋文静,女,副教授,任职于天津医科大学总医院病理科。1991 年于天津医科大学获硕士学位,硕士研究生导师,主专临床病理诊断(不含中枢神经系统疾病)。

病理科宋文静副教授:依据 WHO 肺部肿瘤病理分类,上皮来源的肺癌分为腺癌、鳞癌、神经内分泌肿瘤、大细胞癌、腺鳞癌、肉瘤样癌等。肉瘤样癌是一个总称,包括多形性癌、癌肉瘤、肺母细胞瘤、梭形细胞癌、巨细胞癌。肺癌肉瘤(pulmonary carcinosarcoma, PCS)是一种含有恶性上皮成分和含异质性成分的肉瘤(如横纹肌肉瘤、软骨肉瘤、骨肉瘤)混合组成的恶性肿瘤。小细胞肺癌是一种低分化的神经内分泌癌,特征是小的蓝色细胞伴胞浆含量少、核-胞浆比率高、染色质呈颗粒状、核仁缺失或不明显,细胞呈圆形、椭圆形或纺锤形,且核形明显、有丝分裂计数高;大多数对神经内分泌分化的标志物有反应,包括 CD56/NCAM、Syn 和 CgA,TTF1 在 85%~90% 的小细胞肺癌中呈阳性,小细胞肺癌的Ki-67 增殖指数通常为 50%~100%。

气管镜活检标本为小活检样本,病理科医生需要节约有限的组织,使用 WHO 分类作出准确诊断,因此对复合类型的肿瘤诊断较为困难。本例患者先后在我院进行 2 次气管镜活及高频电圈套切除术,活检标本组织较多,可以给予患者明确的病理诊断。

患者病理切片(图 8-36)形态上见低分化肉瘤背景下散在癌巢分布,结合免疫组化染色,深染的小细胞 CgA、Syn 阳性,Ki-67 约 80%,提示癌呈小细胞癌;梭形细胞免疫组化 Vimentin 阳性,提示为未分化肉瘤。因此诊断癌肉瘤,总体比例,癌和肉瘤成分各占 50%。

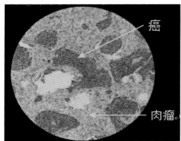
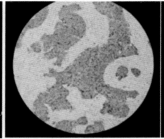
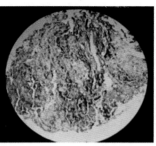

图 8-36 病理镜下图像

注：从左至右分别为 HE 染色，免疫组化 CgA 染色，Vimentin 染色

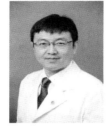

李东，男，主任医师，天津医科大学总医院影像科副主任。擅长心胸疾病影像诊断。

影像科李东主任医师：患者胸部强化 CT 示右肺下叶占位，结合气管镜检查结果，考虑肿瘤来源于支气管内，伴有右下叶阻塞性肺不张。同时，右肺门、纵隔内隆突下淋巴结增大，考虑为转移。目前影像检查未见其他远处转移。

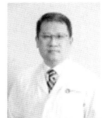

张鹏，男，胸心外科学博士，副主任医师，硕士研究生导师。擅长肺癌、食管癌、食管良性病及纵隔肿瘤的全腔镜微创外科治疗。

胸外科张鹏副主任医师：患者右肺下叶肿瘤累及右肺下叶支气管开口，右肺中叶开口亦可能受累，甚至累及中间干支气管；纵隔淋巴结转移，尤其是第 2、4 组淋巴结融合成团块。根据影像学和支气管镜检查结果，患者肿瘤具有根治性切除的可能性。肿瘤病理类型为混合成分，考虑到其中的小细胞肺癌成分一线化疗有效率高，可以先化疗 2 周期，减小肿瘤负荷，争取达到 R0 切除。

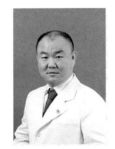

张文学，男，主任医师，硕士研究生导师，天津医科大学总医院放疗科科主任。擅长头颈部肿瘤、胸部肿瘤、妇科肿瘤的治疗。

放疗科张文学主任医师：患者为 III B 期肺癌，成分复杂，小细胞癌及未分化肉瘤各占 50%。放疗对小细胞肺癌成分敏感，对于未分化肉瘤不敏感。可以考虑放疗结合化疗治疗其中的局限期小细胞肺癌成分，通过手术切除未分化肉瘤的成分。

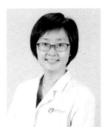

张琳琳，女，副主任医师，任职于天津医科大学总医院肿瘤内科。擅长肺癌、肺结节、消化道肿瘤等多种肿瘤的综合诊治。

肿瘤科张琳琳副主任医师：未分化肉瘤对化疗并不敏感，小细胞肺癌一线化疗有效率较高。若通过 EP 方案治疗小细胞成分，联合外科手术切除肉瘤成分，可能使患者获得最大获益。但纵隔淋巴结成分是癌还是肉瘤还不明确，也是决定是否手术的关键问题。查阅《软组织肉瘤中国专家共识》发现，未分化肉瘤淋巴结转移率高，因此，不能除外淋巴结存在癌肉瘤成分。

综合各位专家 MDT 会诊意见，制定诊疗计划为：EP 方案化疗 2 周期→手术切除→放疗 + 2~4 周期 EP 方案化疗。MDT 专家组与患者及家属充分沟通病情、治疗及相关风险，患者及家属同意行放化疗及手术。

后续治疗效果追踪：患者于 2020 年 5 月 26 日至 6 月 17 日在肿瘤内科行 EP 方案化疗 2 周期：VP - 16 150mg d1～3 + DDP 150mg d1，1 次/3W，Ⅱ度白细胞减少，Ⅰ度贫血。化疗后咳嗽症状明显好转，未再出现痰中带血、低钠血症。2 周期后复查强化 CT：原右肺下叶基底干支气管腔内结节影此次未见确切显示，右肺下叶外后基底段支气管腔内见结节影；右下肺门区软组织肿块明显减小，形态不规则，主体呈结节状，纵隔内、右肺门仍见多发增大淋巴结，部分融合基本同前。头、腹、骨未见明确转移。肿瘤标志物 NSE 及 ProGRP 降至正常。分期 ycT2aN2M0 ⅢA 期。根据 RESICT 标准，评效 PR（图 8 - 37），后转入心胸外科。经充分术前评估，于 2020 年 7 月 17 日在全麻下行"右侧胸腔镜辅助开胸、右肺中下叶切除、系统淋巴结清扫、膈肌部分切除、膈肌修补、胸腔复杂粘连松解、胸腔闭式引流术"。术中见：右下肺底膈面多发血管丛与膈肌粘连，无胸水，纵隔胸膜见一直径 0.5mm 结节，肿物位于右肺下叶开口，似累及中间干支气管，大小 4.0cm×3.0cm×2.5cm，脏层胸膜、心包、肺动脉未见明显受侵，肿瘤距隆突 > 2cm，第 2、第 4、第 7～10 组淋巴结肿大；第 2、第 4 组肿大淋巴结与上腔静脉粘连紧密，因淋巴结肿大融合，分离困难且与血管关系密切，故取第 4 肋间行 20cm 长切口开胸。术后病理（图 8 - 38）：送检一叶肺标本，大小为 14cm×9.5cm×3.5cm，相连肺叶大小为 8.5cm×7.5cm×2.5cm，距支气管断端 3cm 肺组织切面见一黄色不规整肿物，大小为 3cm×2cm×1.5cm，部分膈肌大小为 3cm×1.5cm×1cm，灰白色结节一枚，直径 0.4cm，另送系统淋巴结；（右肺中、下叶及部分膈肌）癌肉瘤（癌呈小细胞癌，肉瘤为高级别未分化肉瘤），未侵及胸膜、膈肌；免疫组化示癌细胞呈 CK、EMA、TTF - 1、CgA、Syn、CD56（+），Ki - 67 约 80%，CK7、P63、P40（-），肿瘤细胞 Vimentin、CD68 阳性，SMA、S - 100、Desmin 阴性；支气管断端（-），支气管旁淋巴结（1/1）可见转移癌，第 2、第 4、第 7 组淋巴结可见转移癌分别为（2/2、2/6、2/5），免疫组化 CK、EMA、TTF - 1、CgA、Syn、CD56 阳性，Vimentin、P63、P40 阴性，Ki - 67 约 80%；第 8、第 9、第 11 组淋巴结 4 枚未见转移癌，纵隔胸膜结节未见肿瘤组织。术后分期 ypT2aN2M0 ⅢA 期。术后 1 个月复查胸腹强化 CT 未见明确复发转移，于 2020 年 8 月 25 日在我科继予 EP 方案化疗第 3 周期。2020 年 9 月 23 日至 2020 年 11 月 4 日在我院放疗科行肺部 VMAT 放疗 56Gy/28f，耐受可。2020 年 12 月 1 日至 2021 年 1 月行 EP 方案化疗第 4～6 周期。6 周期后（2021 年 3 月）复查 PET/CT、头强化核磁、骨扫描，均未见明显恶性征象，评效 CR。患者一般状况可，无特殊不适主诉。

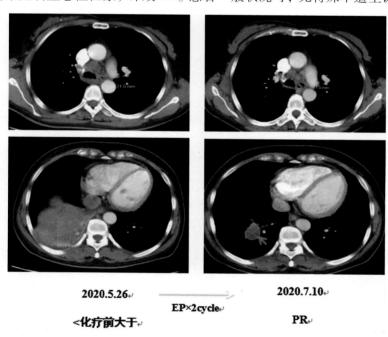

图 8 - 37 化疗前及化疗 2 周期后胸部强化 CT 影像

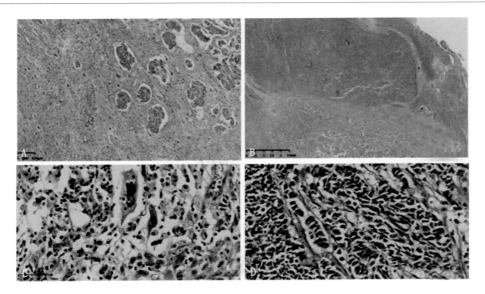

图 8-38　术后病理图像

注：图 A：肺内病灶的低倍镜图像；图 B：淋巴结转移癌的低倍镜图像；图 C：肺内病灶的高倍镜图像；图 D：淋巴结转移癌的高倍镜图像

八、专家点评

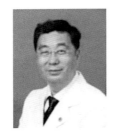

钟殿胜，男，主任医师，教授，博士研究生导师，天津医科大学总医院肿瘤内科科主任。擅长肺癌、肺结节、消化道肿瘤等多种肿瘤的综合诊治。

肿瘤内科钟殿胜主任医师：对于复杂成分的恶性肿瘤，需要明确各种成分的比例、转移灶病理类型，制定综合治疗方案。本例患者病理成分中小细胞癌及未分化肉瘤成分各占 50%，临床分期 ⅢB 期。经 2 周期 EP 方案化疗，评效 PR，后行根治性手术。病理科复核术后病理，肺内病灶仍为癌肉瘤，淋巴结转移灶的形态和免疫组化与肺内病灶中小细胞癌成分较一致，考虑小细胞癌转移可能。术后行放化疗，达到根治性治疗目的。肺内病灶标本送基因检测明确组织基因状态。

本例患者通过 MDT 会诊，经化疗、手术、放疗综合治疗，最终肿瘤达到根治。

肺癌肉瘤预后差，生存期短，在诊疗过程中通过获取足够的组织标本，明确对癌肉瘤的诊断和认识。肺癌肉瘤相对少见，且没有标准方案，合并小细胞癌成分的更为少见。对于局部晚期的肺癌肉瘤患者，应在 MDT 指导下制定综合治疗、全程管理的方案，以期给患者带来最佳的治疗模式、最大化的生存获益。

九、文献汇总

根据世界卫生组织（WHO）最近对肺肿瘤的分类，癌肉瘤是一种含有恶性上皮成分和含异质性成分的肉瘤（如横纹肌肉瘤、软骨肉瘤、骨肉瘤）混合组成的恶性肿瘤。肉瘤样癌占肺癌的 0.1% ~ 0.4%，兼有上皮和间叶肿瘤的特征，包含 5 个亚型：多形性癌、梭形细胞癌、巨细胞癌、癌肉瘤和肺母细胞瘤。肺癌肉瘤（PSC）仅占其中的 4%。在小标本中癌肉瘤的诊断是很困难的，可能会因为组织标本量少而漏诊或被诊断为其他类型的非小细胞肺癌（NSCLC）。但如果标本量足够也是可以诊断的。癌肉瘤是一种上皮性肿瘤通过肉瘤样变发生的克隆性肿瘤，组织学研究认为，PSC 是一组起源于相同原始上皮、经上皮-间质转化（epithelial-mesenchymal transition，EMT）后形成的一组转化性癌。预后通常很差。癌肉瘤中 TP53 突变常见，KRAS 突变较少，EGFR 突变罕见。大体形态上边界较清晰，伴有坏死和出血。单纯从大体形态上，难以与其他类别 NSCLC 相鉴别。

肺癌肉瘤好发于老年男性，重度吸烟患者多见，男女比例约 1.5∶1，平均年龄 65～75 岁。约 70% 患者就诊时为局部晚期或远处转移。PSC 复发、远处转移常见，常见的转移部位是肺、骨、肾上腺、胸膜和脑，还有皮肤转移瘤、小肠转移瘤。90% 的肺肉瘤样癌存在血管侵犯，其容易复发转移可能与此有关。影像学上的表现：肿瘤多为单发，体积较大，直径多 >3cm；癌肉瘤主要为中心型，圆形，密度均匀，边缘光滑，可有毛刺或分叶，钙化少见；增强 CT 呈环形或斑片状强化；胸壁侵犯和胸腔积液征象。在 PET - CT 检查中，和普通 NSCLC 相比，PSC 有更高的平均 SUVmax 值（PSC 组 vs 普通 NSCLC 组，15.11 vs 7.66）。

肺癌肉瘤治疗原则是以手术为主的综合治疗策略。对于可切除肿瘤，应行肺叶切除或全肺切除加纵隔淋巴结清扫术。手术切除的 PSC 的 5 年生存率为 12.6%～54.3%，有报道近半数患者会出现复发或转移，平均术后复发时间为 6.8 个月。对于局部晚期和晚期患者，以铂类为基础的联合化疗方案和放疗也可选择，靶向治疗和免疫治疗有应用前景。由于 PSC 发病率低，对照研究少，多数研究为回顾性设计和小样本量，所以化疗对 PSC 的治疗价值尚无定论。各个研究中对于 PSC 患者疗效差异较大。Karim 等回顾了在辛辛那提大学医学中心（UCMC）治疗的肺肉瘤样癌（PSC）患者的治疗结果，比较了手术联合辅助化疗、单纯手术、单纯化疗和单纯观察的治疗效果，中位生存期分别为 457.6days、713.5days、256days 和 205.5days，研究认为单纯化疗不能提高 PSC 患者生存率，手术患者可以获得最长的生存，辅助化疗也可能得到生存获益。Lin 等研究认为，无论新辅助化疗和辅助化疗均不能改善早期 PSC 患者的生存，中位生存时间为 19.1 个月，5 年生存率为 17.4%，无远处转移、体重指数正常或较高（≥18.5）、血红蛋白正常、肿瘤体积较小（≤4cm）和完全切除的患者总体生存率明显好于无远处转移患者。另一项多中心研究纳入 97 例晚期 PSC 患者，应用含或不含铂类的一线化疗方案，中位生存期 6.3 个月，常规一线化疗耐药率高。肺癌肉瘤对多种化疗药的耐药可能是其疗效差、预后差的原因。

肺癌肉瘤的组织学和免疫组织化学特征具有特异性，发病率低，诊断有一定困难，恶性程度较高，容易复发转移，对放化疗不敏感，手术治疗是目前最有效的治疗方案。辅助化疗似乎确实可以提高总体生存率，在 PSC 的治疗中应予以考虑。除了手术后的辅助治疗外，PSC 患者似乎不能从全身化疗中获益。常规化疗并没有显示令人满意的结果，需要更大规模的前瞻性研究来进一步明确全身化疗对 PSC 患者的疗效和作用。其他治疗药物，包括靶向治疗和免疫治疗也需要进一步研究。

（肿瘤内科：关莎莎　张琳琳）

参 考 文 献

［1］NCCN Clinical Practice Guidelines v1. 2021

［2］Travis WD. Advances in neuroendocrine lung tumors. Ann Oncol, 2010, 21：vii65 - 71.

［3］Travis WD, Burke AP, Marx A, et al. WHO Classification of Tumours of the Lung, Pleura, Thymus and Heart. Lyon：IARC Press, 2015.

［4］Tamaki T, Shimizu T, Niki M, et al. Immunohistochemical analysis of NANOG expression and epithelial - mesenchymal transition in pulmonary sarcomatoid carcinoma. Oncol Lett, 2017, 13(5)：3695 - 3702.

［5］Holst VA, Finkelstein S, et al. p53 and K - ras mutational genotyping in pulmonary carcinosarcoma, spindle cell carcinoma, and pulmonary blastoma：implications for histogenesis. Am J Surg Pathol, 1997, 21：801 - 811.

［6］Shum E, Stuart M, et al. Recent advances in the management of pulmonary sarcomatoid carcinoma. Expert Rev Respir Med, 2016：1 - 10.

［7］Ouziane I, Boutayeb S, et al. Sarcomatoid carcinoma of the lung：a model of resistance of chemotherapy. N Am J Med Sci, 2014, 6(7)：342 - 345.

［8］ Ung M, Rouquette I, et al. Characteristics and clinical outcomes of sarcomatoid carcinoma of the lung. Clin Lung Cancer, 2016, 17(5): 391 – 397.

［9］ Rapicetta C, Lococo F, et al. Primary sarcomatoid carcinoma of the lung: Radiometabolic(^{18}F – FDG PET/CT) findings and correlation with clinico – pathological and survival results. Lung, 2016, 194(4): 653 – 657.

［10］ Weissferdt A, Kalhor N, Correa AM, et al. Sarcomatoid carcinomas of the lung: a clinicopathological study of 86 cases with a new perspective on tumor classification. Hum Pathol, 2017, 63: 14 – 26.

［11］ Karim NA, Schuster J, et al. Pulmonary sarcomatoid carcinoma: University of Cincinnati experience. Oncotarget, 2018, 9(3): 4102 – 4108.

［12］ Lin Y, Yang H, et al. Characteristics and prognostic analysis of 69 patients with pulmonary sarcomatoid carcinoma. Am J Clin Oncol, 2016, 39(3): 215 – 222.

［13］ Vieira T, Girard N, Ung M, et al. Efficacy of first – line chemotherapy in patients with advanced lung sarcomatoid carcinoma. J Thorac Oncol, 2013, 8(12): 1574 – 1577.

病例 11　右侧髂窝区肿物

一、病例简介

患者，男，工人，53 岁。主因"发现右侧髂窝区肿物半年余"入院。

患者 2020 年 2 月无意中发现右侧髂窝区肿物，当时未予特殊治疗。2020 年 7 月就诊我院外科门诊，查腹部 MR 平扫右侧盆壁肿块影，考虑起自腹膜外，与右侧髂肌及髂腰肌关系密切，性质待定，感染？肿瘤？建议 MRI 增强检查。于 2020 年 7 月 13 日全麻下盆腔肿物切除术。为进一步治疗收入肿瘤内科。

既往史：既往体健，否认冠心病、糖尿病、高血压、肿瘤等其他家族遗传性疾病史。

体格检查：T 36.5℃，P 75 次/分，R 17 次/分，BP 120/70mmHg。神清语利，查体合作。皮肤巩膜无黄染。无颈静脉充盈，气管位置居中，胸廓正常，颈部、腋窝下、腹股沟淋巴结未触及明显肿大。无肋间隙增宽，叩诊双肺呈清音，呼吸音清，未闻及啰音，未闻及哮鸣音，心界叩诊无扩大，心律齐，无杂音。腹部柔软，剑突下可及压痛，无肌紧张以及反跳痛，振水音（－），肠鸣音 4 次/分。四肢无水肿。

二、辅助检查

病理（2020 年 7 月 15 日）：（右髂窝肿物）梭形细胞肿瘤，考虑肉瘤，免疫组化染色：肿瘤细胞 SMA 和 CD163 部分阳性，S – 100 个别细胞阳性，Desmin 阴性，Ki – 67 index 约 10%，CD34 血管阳性，倾向于多形性未分化肉瘤，建议加做免疫组化染色 Calponin、CK、ALK、EMA 除外肌成纤维细胞性肉瘤。

盆腔核磁（2020 年 8 月 12 日）：右侧盆壁结构紊乱，可见不规则混杂信号，肿瘤最大径 6.5cm。考虑肿瘤术后复发。

三、初步诊断

盆腔恶性肿瘤（多形性未分化肉瘤）。

四、治疗经过

2020 年 7 月 13 日全麻下盆腔肿物切除术。

五、王鑫主治医师分析病例

患者中年男性，既往体健，以"发现右髂窝肿物 6 个月余，盆腔肿物术后 1 个月"为治疗收入肿瘤内科。软组织肉瘤为少见肿瘤，该患者经过手术切除后 1 个月复查局部肿瘤仍肿瘤负荷较大，基因检测 CDK4 拷贝数变异 4.66 倍，MDM2 拷贝数变异 4.6 倍，TMB0.74Muts/Mb，为了进一步明确患者诊断及优化下一步治疗，特此进行多学科专家会诊。影像科解读盆腔肿物术前及术后影像学特征，普外科介绍手术切除及术中情况，病理科能否进一步对组织学类型进行细分，肿瘤内科给出下一步药物治疗方案。

六、MDT 讨论目的

1. 髂窝肿瘤组织学类型？

2. 手术切除过程中肿瘤特点？

3. 下一步治疗？

七、多学科会诊意见

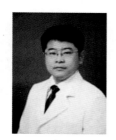

赵新，硕士，副主任医师，任职于天津医科大学总医院影像科。获天津市科学技术进步三等奖 1 项，天津市抗癌协会肿瘤影像专业委员会委员。从事影像诊断工作近 20 年，擅长消化、泌尿及生殖系统影像诊断。

影像科赵新副主任医师：患者术前 2020 年 6 月 27 日盆腔平扫 MR（图 8-39），右侧盆壁可见不规则形态混杂信号团块影，与右侧髂肌及髂腰肌关系密切。肿块呈长 T_1 混杂 T_2 信号，并可见液液平面，DWI 呈混杂稍高信号，体积约 78mm×52mm×76mm，右侧盆壁肿块影，考虑起自腹膜外，与右侧髂肌及髂腰肌关系密切，性质待定，肿瘤和感染都有可能。根据 DWI 图像，考虑肿物组成可能为肿瘤细胞而非炎症细胞。2020 年 7 月 3 日盆腔强化 CT，右侧盆壁可见不规则混杂密度肿块影，其内多发液体密度影，增强检查肿块实性部分呈明显不均匀强化，三期 CT 值：60、89、90，最大截面积约 45mm×87mm，与右侧腰大肌及髂腰肌关系密切。由于肿瘤内见到较多液体密度，又表现出恶性肿瘤局部浸润的征象，从影像学上首先考虑肿瘤，炎性病变不除外。

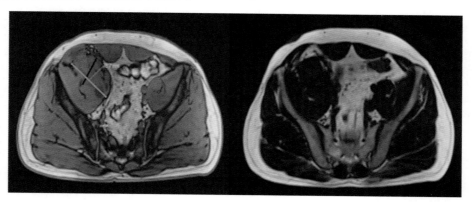

图 8-39 术前盆腔平扫核磁（2020 年 6 月 27 日）

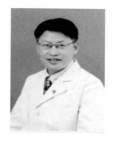

田伟军，医学博士，主任医师，任职于天津医科大学总医院普外科——肝胆胰脾科。擅长：肝、胆道、胰腺肿瘤手术。

普外科田伟军主任医师：术中见右侧髂窝内一直径约 5cm 肿物，局部隆起高于皮肤表面，沿肿物长轴取 5cm 马氏切口。切开皮肤、皮下组织和腹外斜肌腱膜，显露腹内斜肌，沿肌纤维方向切开筋膜，纯性分开腹内斜肌和腹横肌纤维。在腹内斜肌内侧可见一囊实性肿物，肿物后方与周围组织粘连，肿瘤与周围脂肪和肌肉高度浸润粘连，考虑到完整切除出血风险较大，手术中仅完成姑息性切除。

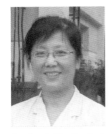

宋文静,女,副教授,任职于天津医科大学总医院病理科。1991年于天津医科大学获硕士学位,硕士研究生导师,主专临床病理诊断(不含中枢神经系统疾病)。

病理科宋文静副教授:腹膜后脂肪肉瘤是起自腹膜后间叶组织的恶性肿瘤,发病率约为2.5/100万,男性发病率略高于女性,是恶性肿瘤中较罕见的类型。起病隐匿,但生长迅速,很快出现腹部巨大包块及压迫症状。病理类型多样,依据WHO指南可分为四型:分化良好型、黏液型/圆细胞型、去分化型、多形性,其脂性成分依次减少,而分化程度依次降低,不同类型的治疗效果也不尽相同,其中分化良好型最常见,预后也最佳。在脂肪肉瘤疾病进展中还存在着由分化良好型向去分化型、由黏液型/圆细胞型向多形性转化的现象,亚型转化加剧了恶性程度,增加了治疗难度。该患者属于去分化型脂肪肉瘤恶性,恶性程度高(图8-40)。

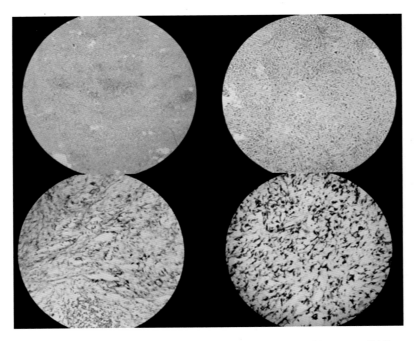

图8-40　术后病理:可见梭形细胞,免疫组化SMA阳性、CD163阳性

八、专家点评

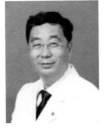

钟殿胜,男,主任医师,教授,博士研究生导师,天津医科大学总医院肿瘤内科科主任。擅长肺癌、肺结节、消化道肿瘤等多种肿瘤的综合诊治。

钟殿胜主任医师:脂肪肉瘤在包括与分化良好型和去分化型相关的MDM2基因、与黏液型/圆细胞型相关的TLS-CHOP、EWS-CHOP融合基因以及与多形性RPLS相关的p53基因等,该患者基因检测存在MDM2基因改变,与病理改变是吻合的。传统化疗药疗效差、不良反应,阿霉素类联合异环磷酰胺是晚期脂肪肉瘤的一线化疗方案,其总体缓解率(ORR)仅为26%,严重不良反应的发生率却超过40%。吉西他滨联合紫杉醇类、达卡巴嗪等作为二线方案存在同样的问题。考虑该患者肿瘤细胞内炎症细胞较多,属于炎症浸润性的"热肿瘤",建议患者接受免疫联合化疗,弥补单纯化疗有效率不高的问题。

九、文献汇总

根据其不同的临床病理学形态与分子遗传学特征,可以将脂肪肉瘤分为不典型性脂肪瘤样肿瘤/高分化脂肪肉瘤（ALT/WDLPS）、去分化脂肪肉瘤、黏液性脂肪肉瘤与多形性脂肪肉瘤 4 种类型。

2002 年 Folpe 和 Weiss 对此肿瘤实体进行了一项详细的较为大宗的报道，并正式将此肿瘤命名为 LLMS。LLMS 发病率较低，迄今为止仅有不足 20 例的文献报道，绝大多数为个案报道。在软组织肿瘤病理诊断实践中，单一瘤体内出现两种或两种以上不同分化方向的恶性间叶成分是一个有趣的现象，最早此类肿瘤被 Stout 命名为恶性间叶瘤，肿瘤内较为常见的成分包括有脂肪、骨、软骨、肌源性及血管成分。随着对此类肿瘤认识及研究的加深，发现恶性间叶瘤可能仅仅是一个诊断名称上的"废纸篓"（wastebasket，此情形类似于所谓的"恶性纤维组织细胞瘤"）而并非一独立的肿瘤实体。现已证实：绝大多数所谓的恶性间叶瘤其实是伴有异源性分化成分的去分化脂肪肉瘤（DDLPS）或恶性外周神经鞘膜瘤。不难想象在早期 LLMS 也可能被归于恶性间叶瘤这一诊断名称下。

LLMS 多发生于成年人，患者年龄 33～77 岁，平均 54 岁，男性多见。与 WDLPS 相似，肿瘤好发于腹膜后、纵隔、腹股沟旁、精索及四肢深部软组织等部位，多数肿瘤体积较大，最大径可达 40cm。镜下肿瘤组织内混杂有高分化脂肪肉瘤成分与平滑肌成分，两者所占比例不等，有时甚至由于平滑肌成分占绝对主导优势而被误诊为平滑肌肿瘤。平滑肌成分常常分化良好，但仔细观察至少有局灶轻－中度的核异型性，并可见少许核分裂象。此外绝大多数病例中可以观察到高分化平滑肌肉瘤成分与肿瘤内的血管壁相移行，而且血管壁内通常可见散在核大深染的异染色质细胞，极具诊断提示价值。Folpe 和 Weiss 认为血管壁内的异型肿瘤细胞可能代表平滑肌肉瘤成分的原位或早期阶段。分子遗传学方面：肿瘤组织内的平滑肌与脂肪成分均显示有 MDM2 基因的扩增，进一步为其是高分化脂肪肉瘤的一种特殊亚型提供了更为确切的证据。

此外需要保持警惕的是：随着粗针穿刺活检在软组织肿瘤诊断中扮演着越来越重要的角色，囿于取材的局限性，对深部软组织（特别是腹膜后）的分化良好的平滑肌肿瘤穿刺标本一定要考虑到其有可能为 LLMS 的可能性；紧密结合患者的临床表现与影像学特征，必要时辅以 MDM2 基因的 FISH 检测可避免误诊。

生物学行为及预后：LLMS 通常可发生多次局部复发，有趣的是有文献报道部分病例肿瘤原发灶是单纯的 WDLPS，复发之后却变成了 LLMS，反之亦可发生（LLMS 复发之后变为单纯的 WDLPS）。随着时间的推移与复发次数的增加，其发生去分化的概率也在增加，Flope 和 Weiss 报道的病例中就有 1 例复发了 8 次，最终演化为 DDLPS。总之，LLMS 是一种较为罕见的 WDLPS 的形态学亚型，镜下特征性的表现为高分化脂肪肉瘤中混杂有数量不等的高分化平滑肌肉瘤成分；除此之外，在临床表现、分子遗传学特征、生物学行为及预后等方面其与普通的 WDLPS 并无明显区别。

目前，腹膜后脂肪肉瘤最有效的治疗方法是手术切除，完整切除是减少术后复发的关键。Linehan 等在一项腹膜后脂肪肉瘤的回顾性研究中发现，镜下切缘阴性患者的肿瘤局部复发率与阳性患者比较差异无统计学意义。有研究发现，镜下手术切缘有无肿瘤细胞残余对肿瘤局部复发率及患者生存期有显著影响。近年来手术切除观念是主张扩大手术范围以确保切除彻底，而切除部分肿瘤的姑息性手术虽不能明显改善患者的生存期，但对分化较好的脂肪肉瘤及一些由于瘤体巨大而引起明显症状甚至危及生命的患者，大部肿瘤负荷的去除仍能改善患者生存质量，并为进一步可能的抗肿瘤治疗提供机会。

脂肪肉瘤患者通常不进行辅助治疗。Tuan 等研究认为广泛肿瘤切除辅以放疗可提高肿瘤局部控制率。Ecker 等通过分析 2000 多例腹膜后脂肪肉瘤患者发现，在具有高危病理特征的患者中应用新辅助放疗有利于提高手术患者的生存率。腹膜后脂肪肉瘤是临床上少见、复发率高的恶性肿瘤。手术治疗是目前首选的治疗方法，而充分的术前评估、多学科诊疗模式下的团队协作、完善的预案与准备、精准的手术操作及术中、术后规范化的管理，是手术成功、患者顺利康复的重要保障。随着以手术切除为主，联合放疗、分子靶向治疗等规范化综合治疗模式的形成，加强肿瘤防治科普教育，增强民众的肿瘤防治意识，将极大地改善腹膜后脂肪肉瘤患者的预后。

（肿瘤内科：王 鑫）

参 考 文 献

［1］ Neuhaus SJ，Barry P，Clark MA，et al. Surgical management of primary and recurrent retroperitoneal liposarcoma. Br J Surg 2005；92：246－52.

［2］ Horvai AE，Schaefer JT，Nakakura EK，et al. Immunostaining for peroxisome proliferator gamma distinguishes dedifferentiated liposarcoma from other retroperitoneal sarcomas. Mod Pathol，2008，21：517－524.

［3］ Strauss DC. Patterns of recurrence in retroperitoneal liposarcomas：reflecting surgical approach or tumor biology? Ann Surg Oncol，2014，21：2113－2116.

［4］ Folpe AL，Weiss SW. Lipoleiomyosarcoma（well－differentiated liposarcoma with leiomyosarcomatous differentiation）：a clinicopathologic study of nine cases including one with dedifferentiation. Am J Surg Pathol，2002，26：742－749.

［5］ Nahal A，Meterissian S. Lipoleiomyosarcoma of the rectosigmoid colon：a unique site for a rare variant of liposarcoma. Am J Clin Oncol，2009，32：353－355.

［6］ Linehan DC，Lewis JJ，Leung D，et al. Influence of biologic factors and anatomic site in completely resected liposarcoma. J Clin Oncol，2000，18：1637－1643.

［7］ Lewis JJ，Leung D，Woodruff JM，et al. Retroperitoneal soft－tissue sarcoma：analysis of 500 patients treated and followed at a single institution. Ann Surg，1998，228：355－365.

［8］ Bonvalot S，Miceli R，Berselli M，et al. Aggressive surgery in retroperitoneal soft tissue sarcoma carried out at high－volume centers is safe and is associated with improved local control. Ann Surg Oncol，2010，17：1507－1514.

［9］ Tan MC，Brennan MF，Kuk D，et al. Histology－based Classification Predicts Pattern of Recurrence and Improves Risk Stratification in Primary Retroperitoneal Sarcoma. Ann Surg，2016，263：593－600.

［10］ Tuan J，Vitolo V，Vischioni B，et al. Radiation therapy for retroperitoneal sarcoma. Radiol Med，2014，119：790－802.

［11］ Ecker BL，Peters MG，McMillan MT，et al. Preoperative radiotherapy in the management of retroperitoneal liposarcoma. Br J Surg，2016，103：1839－1846.

第九章　放疗科典型病例

病例 1　发现左肺结节

一、病例简介

患者，女性，53 岁，农民，因"查体发现左肺结节 4 个月"入院。

现病史：患者于入院前 4 个月因先天性心脏瓣膜畸形就诊，临床诊断为室间隔缺损、室间隔膜部瘤、主动脉窦动脉瘤、主动脉瓣关闭不全、升主动脉扩张、肺动脉扩张、肺动脉高压、右室双腔心以及冠状动脉性心脏病。于 2020 年 5 月 19 日行保留主动脉瓣的主动脉根部置管术、主动脉瓣成形术、室间隔缺损修补术、右心室流出道疏通术，术后心功能较前显著改善，日常活动不受影响，无明显不适。在此次心脏手术前常规胸 CT 检查时发现左肺下叶两个磨玻璃密度结节，大小分别为 1.4cm×1.8cm 和 2.2×2.0cm。进一步行 PET–CT 检查显示上述结节 SUVmax 分别为 1.6 和 2.2。拟行肺部结节治疗，遂来我院就诊。门诊以左肺结节收入院。

既往史：先天性心脏瓣膜畸形，4 个月前手术治疗，术后恢复可。否认糖尿病、高血压等内科基础病，否认肿瘤等家族遗传性疾病史。无烟酒嗜好。

体格检查：T 36.5℃，P 90 次/分，R 17 次/分，BP 120/70mmHg。神清语利，查体合作。皮肤巩膜无黄染，无肝掌以及蜘蛛痣。浅表淋巴结未触及。无颈静脉充盈，气管位置居中，胸廓正常，无肋间隙增宽，叩诊双肺呈清音，呼吸音清音，未闻及啰音，未闻及哮鸣音，心界叩诊无扩大，心律齐，未闻及病理性杂音。腹软，无压痛，无肌紧张以及反跳痛，振水音(－)，肠鸣音 4 次/分。四肢无水肿。

二、辅助检查

2020 年 5 月 胸部 CT 和 PET–CT：左肺下叶磨玻璃密度结节，最大截面 1.4cm×1.8cm，左肺下叶脊柱旁亚实性结节，最大截面 2.2cm×2.0cm，SUVmax 分别为 1.6 和 2.2；纵隔及肺门未见肿大淋巴结，见图 9–1。

完善血常规、肝肾功能基本正常，肿瘤标志物 CEA 略高，其他均在正常参考范围，见表 9–1。

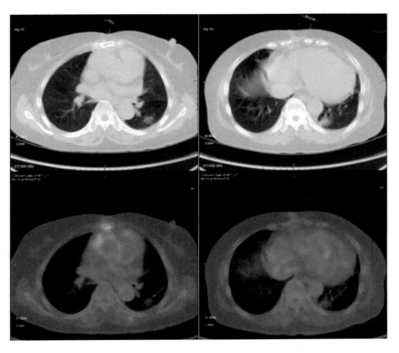

图 9-1 胸部 CT 和 PET 发现左肺下叶两个结节

表 9-1 治疗前主要化验指标

项目	数值	参考值
白细胞	6.18	$3.5 \sim 9.5 \times 10^9/L$
红细胞	5.34 ↑	$3.8 \sim 5.1 \times 10^{12}/L$
血红蛋白	150	$115 \sim 150 g/L$
血小板计数	195	$125 \sim 350 \times 10^9/L$
总蛋白	62	$62 \sim 85 g/L$
谷丙转氨酶	13	$5 \sim 40 U/L$
谷草转氨酶	52 ↑	$8 \sim 40 U/L$
乳酸脱氢酶	142	$94 \sim 250 U/L$
总胆红素	17.3	$3.4 \sim 20.0 \mu mol/L$
尿素	6.0	$1.7 \sim 8.3 mmol/L$
肌酐	66	$44 \sim 115 \mu mol/L$
B 型钠尿肽	416 ↑	$0 \sim 100 pg/ml$
肌酸激酶	51	$30 \sim 170 U/L$
肌酸激酶同工酶	13	$0 \sim 24 U/L$
肌钙蛋白 T	0.033	$<0.100 ng/ml$
甲胎蛋白	3.73	$0 \sim 8.78 ng/ml$
癌胚抗原	5.11 ↑	$0 \sim 5 ng/ml$
鳞状细胞癌抗原	0.30	$0 \sim 1.5 \mu g/ml$
胃泌素释放肽前体	41.05	$0 \sim 63 pg/ml$
细胞角蛋白19片段	1.09	$0 \sim 3.3 ng/ml$
糖类抗原199	12.42	$0 \sim 37 U/ml$
糖类抗原153	16.60	$0 \sim 31 U/ml$
糖类抗原125	11.30	$0 \sim 35 U/ml$

三、初步诊断

1. 左肺结节。
2. 先天性心脏瓣膜畸形术后。

四、治疗经过

临床评估心功能Ⅲ级（NYHA分级），BNP 416pg/ml，心肌酶正常。肺功能显示中度混合性通气功能障碍，弥散功能正常，残总比增高。但是患者左肺结节的最佳诊治方案待确定。

五、荣庆林主治医师分析病例

患者病例特点如下：①中年女性，无吸烟史；②手术前常规检查偶然发现左肺结节；③肺部肿瘤标志物无明显升高；④先天性心脏瓣膜畸形手术后4个月。

患者于3个月前心脏手术前常规胸部CT检查发现左肺下叶两个亚实性结节，直径约为1.5cm和2.0cm，PET-CT显示SUV_{max}分别为1.6和2.2，纵隔及肺门未见肿大淋巴结。肿物亚实性结节，伴轻度高代谢，考虑恶性病变可能，如为肺癌，临床肿瘤分期$cT_3N_0M_0$，Ⅱb期。肿瘤标志物CEA略高，胃泌素释放肽前体（ProGRP）正常，血清ProGRP较NSE诊断小细胞肺癌有更高的敏感性（>95%）和特异性（>90%），肺腺癌CEA异常比例最高，小细胞癌比例最低，综合表1中肺癌肿瘤标志物数值，临床估计非小细胞癌可能性大。

早期NSCLC应以根治性治疗为目标，既往手术是最常见的治疗方法，近些年临床实践证明立体定向放疗（SBRT）逐渐成为根治性治疗选择之一，多项临床试验正在比较可手术根治的病例放疗和手术的疗效。对于高龄、合并严重基础病或其他原因不宜手术的患者，SBRT是最佳的根治性替代治疗，5年局部复发率低于10%。此患者完善心脏功能、肺功能等检查，仍有心功能不全，BNP升高，初步评估再次手术风险较高，SBRT治疗可能是优先的选择。

目前患者疾病的良恶性诊断、最佳治疗方案仍未明确，需要进一步会诊。

六、MDT讨论目的

1. 左肺结节的性质，能否临床诊断为早期肺癌？
2. 如何确定最佳的治疗方案？
3. 是否需要多学科综合治疗？
4. 心脏术后能否耐受再次麻醉和肺部活检/手术或者放化疗？

七、多学科会诊意见

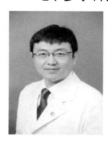

李东，男，主任医师，天津医科大学总医院影像科副主任。2008年毕业于天津医科大学，获得博士学位，擅长心胸疾病影像诊断。

医学影像科李东主任医师：胸部CT表现为两个部分实性的结节。两个结节在空间上是独立的，但是两者均具有分叶、毛刺、胸膜牵拉等征象，其内还可见到轻度扩张的支气管，这些都是恶性结节的征象。另外，病人两个结节随访五个月，其大小没有明显变化，其内实性成分较前有所增多。部分实性结节中，实性成分增多，也代表其恶性的可能性大。综上，考虑两个结节均为恶性病变，浸润性腺癌的可能性最大。

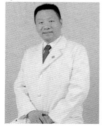

陈秋松，男，医学博士，副主任医师，天津医科大学总医院PET-CT科主任。专业领域为体部良恶性病变的正电子显像诊断，对于呼吸系统恶性肿瘤的诊断有一定的研究。

PET-CT科陈秋松副主任医师：$^{18}F-FDG$ PET对亚实性结节的诊断作用尚无定论，PET敏感性和特异性均低于MSCT。PET诊断混杂密度亚实性结节假阴性率

60%，SUV 数值诊断良恶性的特异度较低，FDG 高摄取不一定是肿瘤，低代谢也不能排除肿瘤。但最大 SUVmax 对肿瘤预后有一定预测价值，高摄取的提示预后较差。因此，建议 SUVmax 联合观察 CT 形态学改变来对结节进行定性和预后评价。亚实性结节很少淋巴和血性转移，如果实性成分 < 50%，几乎不会出现淋巴结转移或远处转移，因此 PET 分期的价值也很有限。所以 PET 并无明显优势，不作为常规检查。

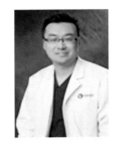

徐嵩，男，医学博士，副主任医师，副教授，硕士研究生导师，天津市肺癌研究所副所长。比利时布鲁塞尔自由大学医学博士，Mayo Clinic Massachusetts General Hospital 和 University of Chicago Medicine 临床访问学者。在胸部肿瘤的诊断、规范化治疗以及胸外科围术期管理和快速康复方面具有丰富的临床经验，包括肺结节诊断和处理，早期肺癌的胸腔镜微创根治手术等。发表 SCI 收录文章 43 篇（其中 IF > 10 分 4 篇），主持 2 项国家自然科学基金，1 项天津自然科学基金重点项目和其他省部级课题 4 项。

肺部肿瘤外科徐嵩副主任医师：按照指南要求，早期 NSCLC 最主要和有效的治疗方式是手术切除肺叶和系统性淋巴结清扫，即使一些局限期 SCLC（$T_{1-2}N_0M_0$）也是可以手术切除的。随着 CT 筛查的普及，临床可以发现越来越多的亚实性结节。针对这类早期病变，回顾性研究发现肺叶和亚肺叶切除对于生存预后的差异并不显著，所以临床越来越多的采用缩小手术范围，即采用肺段/楔形切除和选择性淋巴结清扫/取样，以提高肺功能和生活质量。手术不仅能明确病理诊断，还能明确肺门或纵隔淋巴结是否转移，为术后放化疗提供依据。但是结合心外科的意见，目前患者术后 3 个月余，仍有心功能不全，应积极强心利尿治疗，改善心功能，待 BNP 降至正常水平，纠正心衰后再考虑手术治疗。肺结节直径约 2cm，亚实性，位于左肺下叶背段，后有肩胛骨遮挡，穿刺活检有难度，成功率较低，而且心脏术后抗凝中，出血风险增高。

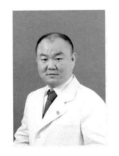

张文学，男，医学博士，主任医师，硕士研究生导师，天津医科大学总医院放疗科科主任。主要从事头颈部肿瘤、胸腹部肿瘤及妇科肿瘤的治疗，尤其对脑原发性及继发性肿瘤的综合治疗有着丰富的经验。

放疗科张文学主任医师：目前影像检查发现两个肺结节，缺少病理诊断，如有可能尽量获取病理诊断。高龄或因基础病不宜手术的早期 NSCLC，选择根治性立体定向放疗，局部复发率、无进展生存率均与手术治疗相当，对于手术风险高的患者也是推荐的根治性治疗方法。此患者两个结节位于同一肺叶，（$cT_3N_0M_0$），如病理诊断 NSCLC，属于 SBRT 的相对适应证，3 个月前心脏手术后再次手术风险高，因此优先推荐放疗。

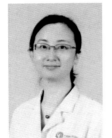

孟凡路，女，医学博士，副主任医师，任职于天津医科大学总医院肿瘤内科。天津医科大学总医院"青年技术骨干"，中国医疗保健国际交流促进会肿瘤内科分会委员，北京医学奖励基金会肺癌医学青年专家委员会委员，天津市中西结合学会呼吸病专业委员会委员，天津市抗癌协会中西医结合肿瘤治疗专业委员会委员，中国临床肿瘤学会会员，中国细胞生物学会会员。

肿瘤内科孟凡路副主任医师：结合胸部 CT 和 PET - CT 判断，首先考虑肺部原发肿瘤，无明确远处转移，临床优先选择根治方法，内科（化疗、靶向、免疫治疗等）为辅助治疗。两个病灶位于同一肺叶，不管 SCLC 或是 NSCLC，均需要在根治性治疗后辅助化疗，因此建议穿刺活检，以明确病理诊断，也可以增加抽血基因检测，捕捉肿瘤基因突变。具体实施化疗前需要进一步评估心脏功能，尽量选用心脏毒性小的药物。

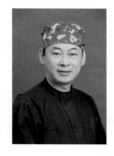

刘刚,男,主任医师,任职于天津医科大学总医院麻醉科。中国心胸血管麻醉学会委员,从事麻醉临床工作 30 余年。

麻醉科刘刚主任医师:患者先天性心脏手术后 3 个月,恢复时间较短,近期复查超声心动显示肺动脉压 42mmHg,左室射血分数 0.49,心功能未完全恢复;肺功能主要指标显示 FEV_1 55.5%,MEF75 43%,MEF50 32.9%,MEF25 30.7%,考虑中 – 重度通气/弥散功能障碍。综合上述情况,如在心脏术后短期内再次全麻手术的风险很高,容易发生心衰等严重并发症,建议慎重决定是否手术或推迟择期手术。

综合上述会诊意见:患者临床诊断左肺恶性肿瘤($cT_3N_0M_0$,Ⅱb 期,AJCC 8th),考虑到近期接受心脏瓣膜手术以及术后抗凝治疗,再次全身麻醉和外科手术风险很高,不宜手术治疗。MDT 专家组与家属充分沟通,结合家属的意愿,倾向于保守诊治,不做穿刺活检,同意根治性立体定向放疗的建议。

立体定向放疗过程:在呼吸门控下行增强 CT 模拟定位,参照 PET – CT 图像,在 Monaco 平台勾画靶区,制定物理计划,处方剂量 95% PGTV1 64Gy/8Gy/8fx,95% PGTV2 56Gy/7Gy/8fx。放疗靶区和物理计划详见图 9 – 2。2020 年 9 月 16 日开始在我院放疗科立体定向放射外科平台行根治性放疗,每天 1 次,5 次/周,共 8 次完成,治疗中配合呼吸门控技术,减少呼吸运动对病灶位置的影响。每次治疗耗时 30 分钟,见图 9 – 3。立体定向放疗治疗过程顺利,无明显急性毒副反应,放疗后 1 个月复查胸部 CT 无著变,肿瘤标志物 CEA 恢复正常范围(2.98ng/ml)。治疗疗效和远期毒性仍在定期复查随访中。

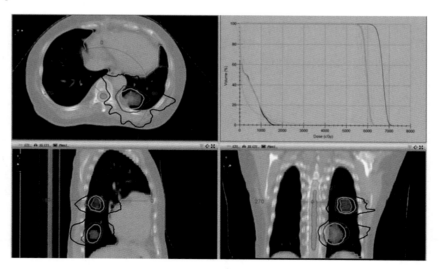

图 9 – 2 根治性立体定向放疗靶区和计划

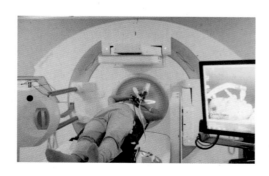

图 9 – 3 在呼吸门控下实施立体定向放射外科治疗(SBRT)

八、专家点评

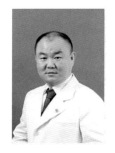

张文学，男，医学博士，主任医师，硕士研究生导师，天津医科大学总医院放疗科科主任。主要从事头颈部肿瘤、胸腹部肿瘤及妇科肿瘤的治疗，尤其对脑原发性及继发性肿瘤的综合治疗有着丰富的经验。

不能耐受手术的早期肺癌患者，首选根治性立体定向放疗，即在肿瘤区域给予几次大剂量照射，使得肿瘤细胞坏死，达到手术切除的效果。因为早期肿瘤相对较小，射线聚焦到肿瘤区域，周围正常组织照射剂量迅速跌落，一般控制在可耐受范围内。此例患者接受 8Gy×8 次的处方剂量，因为位置相对靠下的肿瘤临近胸膜，距离食管近，为减轻治疗毒性，每次治疗剂量减为 7Gy。

基于早期 NSCLC 实施 SBRT 的特殊性，即大剂量、小照射野、运动靶区等，在采用这一先进治疗技术时应充分考虑物理技术上的特点和难点，从全流程管理的角度，在患者固定、定位、靶区勾画、治疗计划、验证和治疗实施等各个环节确保患者安全和治疗的有效，同时还应对所采用的设备和技术进行全面、细致的质控。

由于呼吸运动的影响，NSCLC 的靶区及相邻组织、器官在定位、治疗过程中存在着不同程度的变化，治疗计划前需对靶区运动状态和范围进行评估，不同的运动情况将直接影响治疗技术的选择。一般建议对靶区运动幅度进行分类，如小幅度 <5mm、中等幅度 5~15mm、较大幅度 >15mm，针对呼吸幅度较大的患者可采取腹部加压的方式来降低其运动幅度。如果患者的呼吸幅度过大或者极不规则则不建议进行立体定向放疗。肺部肿瘤位置时刻在移动，特别在头脚方向位移显著，位于肺下叶病灶动度经常会超过 2cm，这样很容易造成放疗过程中病灶脱靶。在国内外指南和共识中推荐使用 4DCT 定位，采集整个呼吸时相 CT 图像，勾画出肿瘤范围以及运动轨迹（ITV），作为靶区进行照射。但是 4DCT 定位并没有完美解决呼吸动度的影响，以 4DCT 图像为基础的放疗势必会增加正常组织的照射，增加治疗损伤，也限制了较高剂量的应用。此病例是位于左肺下叶两个距离较近孤立病灶，直径在 2cm 左右，借助 4DCT 图像勾画出放疗靶区长径在 2.5~3.5cm，两者靶区头脚方向上有重叠，较大靶区难以实施根治性的剂量照射。因此改用呼吸门控技术，经过训练，患者吸入 70% 的潮气量后屏气 15~30 秒（仪器监控），在此时间内高剂量率加速器出束照射，经过几次循环周期，完成整个治疗计划。一方面每次固定吸气量屏气后肿瘤位置固定，射线能够对准肿瘤病灶，实施高剂量的照射，同时有效地保护邻近正常组织，提高治疗精准度；另一方面吸气后肺体积增大，适当降低正常肺和心脏受照射的剂量体积百分比，有利于减轻放射性肺损伤和心脏损伤。

九、文献汇总

肺癌已成为我国发病率和死亡率最高的恶性肿瘤，国家癌症中心最新统计数据显示，每年新发肺癌病例已近 80 万，死亡病例高达 60 余万，严重危害人民健康。随着健康意识的提高、低剂量螺旋 CT 的广泛应用，越来越多的早期肺癌得以检出。早期 NSCLC 的标准治疗模式为根治性手术，对于不可手术或拒绝手术的患者，局部放疗则为标准治疗模式。过去 20 年，放射治疗技术在呼吸运动管理、适形调强治疗计划和高剂量率加速器、图像引导治疗等方面取得了长足发展，使立体定向体部放疗（stereotactic body radiation therapy，SBRT）或立体定向消融放疗（stereotactic ablative radiation therapy，SABR）根治早期 NSCLC 成为可能。

1951 年，瑞典的 Lars Leksell 提出了立体定向放射外科（Stereeotactic radiosurgery，SRS）概念。1968 年，首台以 60Co 作为放射源的 SRS 设备在瑞典问世，简称头部 γ 刀。20 世纪 80 年代初期，直线加速器开始替代 60Co 应用于 SRS，称为 X 刀。20 世纪 90 年代初，瑞典 Karolinska 医院的学者研制了实施体部 X 刀的体位固定装置并开始治疗肺癌和肝癌。中国学者在 2000 年左右开启了利用 γ 刀实施 SBRT 治疗肿瘤的模式。2005 年，在直线加速器的基础上配合实时影像追踪技术发展出 Cyber Knife。γ刀、X刀、Cyber Knife以及其他立体定向放疗设备都属于立体定向放疗的范畴,应用年代越近,治疗精度越高,治疗模式越合理。目前在以直线加速器为基础的立体定向放射外科平台,实现亚毫米级的机械精度(如等中心、MLC位置)、高分辨率MLC(叶片宽度≤5mm)、辅助影像定位及辅助控制系统(呼吸门控、4DCT、CBCT等)能满足对靶区运动管理的需要,能够高效、准确、优化地实施立体定向放疗。

在精准放疗时代,早期NSCLC根治性放疗取得了令人振奋的结果。2003年,印第安纳大学学者首次报道了采用SBRT治疗肺癌的前瞻性临床研究结果,随后开展的Ⅱ期临床试验等一系列研究结果,奠定了SBRT成为治疗不可手术早期NSCLC患者标准治疗的基础。近年的初步临床结果表明,中央型早期NSCLC同样适合SBRT治疗,只是分次剂量低于周围型肺癌,放疗剂量模式需要根据肿瘤的位置和与支气管树的关系适度调整。与常规放疗技术相比,SBRT显著提高了早期NSCLC的局部控制率和生存率。SBRT治疗不可手术的早期NSCLC,局部控制率超过90%,与手术相比,是不可手术或拒绝手术者的最佳治疗选择。自2012年开始,美国国立综合癌症网络指南(NCCN)推荐,SBRT成为不可手术的早期NSCLC的首选治疗。自2018年开始,美国临床肿瘤协会也正式批准SBRT作为早期不可手术NSCLC的标准治疗。

SBRT治疗可手术的早期NSCLC也显示出与手术相似或相近的疗效。日本的一项多中心研究显示,在可手术的早期NSCLC中5年局部复发率和总生存率分别为8.4%和70.8%,这与NALCSG 821实验的肺叶切除组的5年局部复发率(6%)和总生存率(70%)的结果非常相似。Lagerwaard等在2012年发表的一项研究也显示,适合手术者接受了SBRT治疗后,1年局部控制率98%,3年局部控制率93%,3年区域和远处复发率分别为10%,中位总生存超过5年。2015年Chang等集合分析了两个Ⅲ期随机对照研究,尽管两个随机分组均未完成,但SBRT组与手术组的3年总生存为95%与79%,3年无复发生存为86%和80%,远处转移及局部转移率和不良反应均相近,见图9-4。虽然目前仍对SBRT的安全性、淋巴结及局部的复发或长期生存结果是否下降等有些争议,但说明SBRT和手术一样是一种非常有效的治疗方式。2017年Chang等通过增加不可手术患者数据、延长随访时间、并对患者的局部复发、远处复发等做了更为详细地追踪随访,65例Ⅰ期NSCLC接受SBRT治疗后,5年和7年局部复发率、区域复发率及远处转移率分别为8.1%和8.1%、10.9%和13.6%及11.0%和13.8%,预估5年和7年无进展生存率分别为49.5%及38.2%,5年和7年总生存率分别为55.7%及47.5%。由于人口的老龄化,有内科合并症的患者增多。这些患者虽然能承受手术,但对于手术的耐受性减低而风险增加,而接受SBRT则因为治疗毒性小而获益。Chang等研究结果显示SBRT治疗毒性小,仅3例(4.6%)有3级治疗毒性,无4～5级不良事件发生。回顾性研究显示接受SBRT治疗后,30天内无一例死亡,而手术后30天内死亡率中位数10%。

由此可见,因高龄和手术风险不能手术或拒绝手术的患者,SBRT的疗效是非常满意的。可手术的患者,如何去选择更有效、更合理的个体化治疗方法使患者获益更多,是当前需要思考和探索的问题。

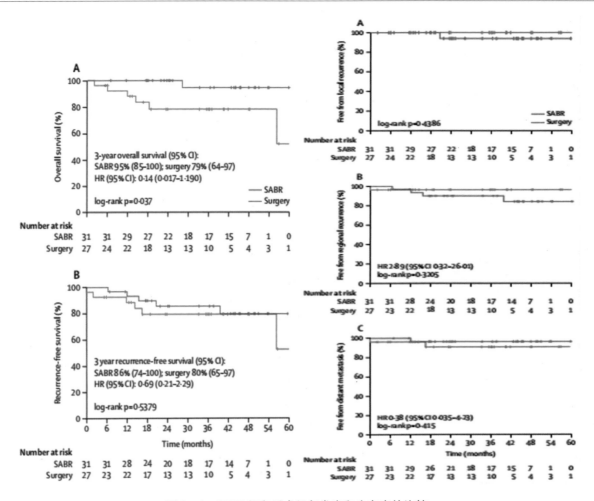

图9-4　SBRT 组和手术组复发率和生存率的比较

（放疗科：荣庆林）

参 考 文 献

[1] Nisman B, Biran H, Ramu N, et al. The diagnostic and prognostic value of ProGRP in lung cancer. Anticancer Res, 2009, 29: 4827-4832.

[2] Yang HJ, Gu Y, Chen C, et al. Diagnostic value of pro-gastrin-releasing peptide for small cell lung cancer: a meta-analysis. Clin Chem Lab Med, 2011, 49: 1039-1046.

[3] 孙可欣, 郑荣寿, 张思维, 等. 2015 年中国恶性肿瘤流行情况分析. 中国肿瘤, 2019, 28: 1-11.

[4] Lutz W, Winston KR, Maleki N. A system for stereotactic radiosurgery with a linear accelerator. Int J Radiat Oncol Biol Phys, 1988, 14: 373-381.

[5] Lax I, Blomgren H, Naslund I, et al. Stereotactic radiotherapy of malignancies in the abdomen. Methodological aspects. Acta Oncol, 1994, 33: 677-683.

[6] Xia T, Li H, Sun Q, et al. Promising clinical outcome of stereotactic body radiation therapy for patients with inoperable Stage Ⅰ/Ⅱ non-small-cell lung cancer. Int J Radiat Oncol Biol Phys, 2006, 66: 117-125.

[7] 中华医学会放射肿瘤治疗学分会, 中国抗癌协会肿瘤放射治疗学专业委员会, 中国医师协会放射治疗医师分会.

早期非小细胞肺癌立体定向放疗中国专家共识(2019 版).中华肿瘤杂志,2020,42:522 - 530.

[8] Timmerman R, Paulus R, Galvin J, et al. Stereotactic body radiation therapy for inoperable early stage lung cancer. Jama, 2010, 303:1070 - 1076.

[9] Timmerman R, Papiez L, McGarry R, et al. Extracranial stereotactic radioablation:results of a phase I study in medically inoperable stage Ⅰ non - small cell lung cancer. Chest, 2003, 124:1946 - 1955.

[10] Bezjak A,Paulus R,Gaspar LE,et al. Safety and Efficacy of a Five - Fraction Stereotactic Body Radiotherapy Schedule for Centrally Located Non - Small - Cell Lung Cancer:NRG Oncology/RTOG 0813 Trial. J Clin Oncol,2019,37:1316 - 1325.

[11] Onishi H, Shirato H, Nagata Y, et al. Stereotactic body radiotherapy(SBRT) for operable stage Ⅰ non - small - cell lung cancer:can SBRT be comparable to surgery? Int J Radiat Oncol Biol Phys, 2011, 81:1352 - 1358.

[12] Ginsberg RJ, Rubinstein LV. Randomized trial of lobectomy versus limited resection for T_1 N_0 non - small cell lung cancer. Lung Cancer Study Group. Ann Thorac Surg, 1995, 60(3):615 - 623.

[13] Lagerwaard FJ, Verstegen NE, Haasbeek CJ, et al. Outcomes of stereotactic ablative radiotherapy in patients with potentially operable stage I non - small cell lung cancer. Int J Radiat Oncol Biol Phys, 2012, 83:348 - 353.

[14] Chang JY, Senan S, Paul MA, et al. Stereotactic ablative radiotherapy versus lobectomy for operable stage Ⅰ non - small - cell lung cancer:a pooled analysis of two randomised trials. Lancet Oncol, 2015, 16:630 - 637.

[15] Sun B, Brooks ED, Komaki RU, et al. 7 - year follow - up after stereotactic ablative radiotherapy for patients with stage I non - small cell lung cancer:Results of a phase 2 clinical trial. Cancer, 2017, 123:3031 - 3039.

[16] Fan J, Wang L, Jiang GN, et al. Sublobectomy versus lobectomy for stage Ⅰ non - small - cell lung cancer, a meta - analysis of published studies. Ann Surg Oncol, 2012, 19:661 - 668.

[17] Palma D, Lagerwaard F, Rodrigues G, et al. Curative treatment of Stage Ⅰ non - small - cell lung cancer in patients with severe COPD:stereotactic radiotherapy outcomes and systematic review. Int J Radiat Oncol Biol Phys, 2012, 82:1149 - 1156.

病例 2　发现双侧颈部肿物

一、病例简介

患者,男,17 岁,学生,因"确诊鼻咽癌半月,拟行进一步诊治"入院。

现病史:患者于入院前半月余因"发现双侧颈部肿物约 3 个月"就诊于我院口腔科,体格检查发现患者左侧颈部肿物大小约 5cm×3cm,右侧颈部肿物大小约为 13cm×10cm,表皮发红、无破溃、质硬、固定、皮温略高。患者偶有涕中带血。于我院行鼻咽 CT(2013 年 4 月 6 日)检查示:鼻咽腔右侧顶后壁见不规则软组织密度肿块影,咽旁间隙受压变窄,该肿块向外侧达右侧翼腭窝,向后侵犯枕骨斜坡,考虑鼻咽腔右侧顶后壁软组织肿块,符合鼻咽癌表现,侵犯右侧翼腭窝及枕骨斜坡。颈部 CT 检查示:双侧锁骨上窝、颌下间隙及颈部皮下多发淋巴结,右侧颈动脉鞘间隙及颈喉间隙可见多发肿大淋巴结,考虑转移。于 2013 年 4 月 11 日行右颌下肿物切取活检术,病理回报为右颌下转移性非角化癌。于 2013 年 4 月 11 日行鼻咽肿物活检。病理回报:鼻咽非角化癌。门诊以确诊鼻咽癌,为行进一步诊治收入院。

既往史:既往体健,否认高血压、糖尿病、肿瘤等其他家族遗传性疾病史。

体格检查:T 36.4℃,P 80 次/分,R 19 次/分,BP 126/80mmHg。

发育正常,营养中等,神清语畅,查体合作,自主体位,皮肤巩膜无黄染,左侧颈部触及一肿物大小约 5cm×3cm,表皮发红、无破溃、质硬、固定、皮温略高。右侧颈部及双侧锁骨上区及腋窝未触及肿大淋巴结,双侧眼球运动自如,气管位置居中,胸廓正常,双肺呼吸音清,未闻及明显干湿性啰音,心率 80 次/分,律齐,无杂音,腹软,全腹无压痛及反跳痛,四肢活动自如,肌力正常。

二、辅助检查

入院后化验示:抗 EB 病毒核抗原 IgG(+),抗 EB 病毒衣壳抗原 IgG(+)。血常规及肝肾功能未见明显异常。

胸部 CT、腹部 CT 及 ECT 骨扫描提示未见确切远处转移。

三、初步诊断

鼻咽癌(颈部淋巴结转移)。

四、治疗经过

患者入院后于 2013 年 5 月 1 日于我科始行鼻咽癌根治性放疗,剂量为 74Gy(鼻咽部 + 颈部肿物 2Gy×10 次,面颈联合野 + 下颈双锁上野 1.8Gy×21 次,耳前野 + 全颈双锁上野 1.8Gy×9 次),及尼妥珠单抗靶向治疗及注射用甘氨双唑钠增敏治疗,辅以对症治疗。患者放疗过程顺利,放疗过程中出现 II 度颈部皮肤及口腔黏膜反应,患者放疗后 1 个月余(2013 年 8 月)复查鼻咽 MRI(2013 年 8 月 21 日)示:于 2013 年 4 月 6 日原鼻咽 CT 平扫大致比较示:鼻咽腔右侧顶后壁软组织肿块较前缩小,右侧颈动脉鞘间隙淋巴结较前缩小。颈部平扫 CT(2013 年 8 月 23 日)示:本次颈部 CT 平扫与 2013 年 4 月 6 日颈部平扫 CT 比较示:双侧锁骨上窝、颌下间隙、颈动脉鞘及颈部皮下多发淋巴结影较前明显缩小,但仍可见多发淋巴结影,以右侧颈动脉鞘为著。骨扫描(2013 年 8 月 21 日)示:第 11 胸椎椎体以及右侧髂骨翼造影剂浓集,考虑转移灶。胸椎 MRI 提示:胸 11 椎体内异常信号,结合病史考虑骨转移可能性大。髂骨核磁平扫提示:右侧髂骨体、髂骨翼异常信号并髂骨体局部信号不均,结合病史不除外骨转移。临床诊断为鼻咽癌、淋巴结转移、多发骨转移,行氟尿嘧啶 1.8g d1 ~ d4 + 奈达铂 180mg d1 三周期辅助化疗,对胸椎转移灶行局部放疗,剂量为 60Gy/2Gy/30f。胸椎放疗结束后 1 个月复查提示骨转移灶基本消失,考虑治疗有效,于 2013 年 12 月 6 日继续行第四周期氟尿嘧啶 + 奈达铂化疗,对右侧髂骨翼行局部放疗,剂量为 50Gy/5Gy/10f。后于 2014 年 3 月 20 日行 PET – CT 检查提示未见肿瘤复发及转移。后定期复查提示病变较平稳,未见确切肿瘤复发及转移。

五、赵荣志主治医师分析病例

患者病例特点如下:①青年男性,慢性起病;②确诊鼻咽癌半月;③左侧颈部触及一肿物大小约 5cm×3cm;④抗 EB 病毒核抗原 IgG(+),抗 EB 病毒衣壳抗原 IgG(+),鼻咽 CT(2013 年 4 月 6 日)检查示:鼻咽腔右侧顶后壁见不规则软组织密度肿块影,咽旁间隙受压变窄,该肿块向外侧达右侧翼腭窝,向后侵犯枕骨斜坡,考虑鼻咽腔右侧顶后壁软组织肿块,符合鼻咽癌表现,侵犯右侧翼腭窝及枕骨斜坡。颈部 CT 检查示:双侧锁骨上窝、颌下间隙及颈部皮下多发淋巴结,右侧颈动脉鞘间隙及颈喉间隙可见多发肿大淋巴结,考虑转移。

入院时有双侧颈部淋巴结肿大,涕中带血,患者初步诊断为鼻咽癌,颈部淋巴结转移,按照 AJCC 第 7 版分期为 $T_3N_{3a}M_0$,IVb 期,诊断明确,KPS 评分为 90,按照 2010 年 NCCN 指南规定中晚期鼻咽癌标准治疗为:同步放化疗 + 辅助化疗,但患者家属考虑患者病变范围较大,同步放化疗副反应较大,拒绝行同步化疗,2011 年唐武兵等人在尼妥珠单抗联合放疗治疗 III、IVa 期鼻咽癌的初步研究发现,尼妥珠单抗可提高局部晚期鼻咽癌对放疗的敏感性,提高有效率及降低复发转移。此外,目前有多个临床研究显示尼妥珠单抗联合放化疗可以提高近期疗效,遂予患者行根治性放疗 + 尼妥珠单抗靶向治疗。放疗方式采用常规放疗,鼻咽原发灶及颈部区域淋巴结放疗,处方剂量为 74Gy,尼妥珠单抗剂量为 100mg,每周 1 次。治疗结束后 1 个月余复查,鼻咽部 MRI 及颈部 CT 提示鼻咽部肿物及颈部淋巴结较前明显缩小,表明局部治疗效果较好,但患者出现胸 11 椎体及右侧髂骨转移,无明显症状,考虑肿瘤出现远处转移,病变进展,予行氟尿嘧啶 1.8g d1 ~ d4 + 奈达铂 180mg d1 三周期辅助化疗，为预防胸椎骨折及脊髓压迫，同时对胸椎转移灶行局部放疗，剂量为：60Gy/2Gy/30f。患者于 2013 年 12 月 6 日继续行第四周期氟尿嘧啶 1.8g d1～d4 + 奈达铂 180mg d1 化疗，由于患者此时出现右侧髂骨疼痛，为缓解局部疼痛，对右侧髂骨翼行局部姑息性放疗，剂量为：50Gy/5Gy/10f（图 9 - 5）。放疗后患者右侧髂骨疼痛缓解，考虑局部放疗有效，后定期复查提示病变较平稳，未见确切肿瘤复发及转移，考虑治疗效果较好，患者初治时由于病情较复杂，我们开展了多学科会诊以指导下一步诊疗。

六、MDT 讨论目的

1. 病变范围，具体分期是多少？
2. 患者病情较复杂，如何进一步治疗？

七、多学科会诊意见

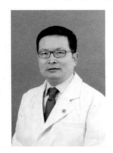

倪长宝，主任医师，九三学社成员，在天津医科大学总医院耳鼻咽喉科工作至今，科室行政副主任，擅长鼻咽癌、头颈部恶性肿瘤的手术治疗、过敏性鼻炎的治疗。

耳鼻喉科倪长宝主任医师：患者青年男性，双侧颈部肿大淋巴结，涕中带血，鼻咽肿物活检，病理回报：鼻咽非角化癌。行右颌下肿物切取活检术，病理回报为：右颌下转移性非角化癌。化验示：抗 EB 病毒核抗原 IgG（+），抗 EB 病毒衣壳抗原 IgG（+），符合鼻咽癌诊断，患者为中晚期鼻咽癌，暂无手术指证，可先行放疗及化疗，放化疗后若有颈部淋巴结残留或复发可行颈部淋巴结清扫。

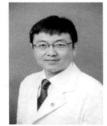

李东，男，博士，主任医师。天津医科大学总医院放射科主任。擅长肺癌、胸腺瘤、冠心病等心胸疾病的影像诊断。

影像科李东主任医师：鼻咽 CT（2013 年 4 月 6 日）检查示：鼻咽腔右侧顶后壁见不规则软组织密度肿块影，咽旁间隙受压变窄，该肿块向外侧达右侧翼腭窝，向后侵犯枕骨斜坡，考虑鼻咽腔右侧顶后壁软组织肿块，符合鼻咽癌表现，侵犯右侧翼腭窝及枕骨斜坡。颈部 CT 检查示：双侧锁骨上窝、颌下间隙及颈部皮下多发淋巴结，右侧颈动脉鞘间隙及颈喉间隙可见多发肿大淋巴结，考虑转移。以上检查考虑鼻咽癌侵犯右侧翼腭窝及枕骨斜坡，双侧颈部淋巴结转移。

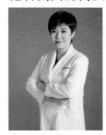

马晴，女，博士，副主任医师，任职于天津医科大学总医院肿瘤内科。主要研究方向：肺癌，消化道肿瘤。

肿瘤内科马晴副主任医师：患者为鼻咽癌，按照 AJCC 第 7 版分期为 $T_3N_{3a}M_0$，Ⅳb 期，目前无化疗指证，同步放化疗后可酌情行辅助化疗，患者放疗同期可使用表皮生长因子受体（EGFR）为靶点的单抗药物 - 尼妥珠单抗。

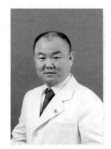

张文学，男，博士，主任医师，硕士研究生导师，天津医科大学总医院放疗科主任。主要从事头颈部肿瘤、胸腹部肿瘤及妇科肿瘤的治疗，尤其对脑原发性及继发性肿瘤的综合治疗有丰富的经验。

放疗科张文学主任医师：患者青年男性，双侧颈部肿大淋巴结，涕中带血，鼻咽肿物活检。病理回报：鼻咽非角化癌。行右颌下肿物切取活检术，病理回报为右颌下转移性非角化癌。按照 AJCC 第 7 版分期为 $T_3N_{3a}M_0$，Ⅳb 期，按照 2010 年 NCCN 指南规定中晚期鼻咽癌标准治疗为：同步放化疗 + 辅助化疗，目前建议患者行同步放化疗。

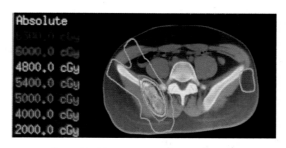

图 9 - 5　右侧髂骨转移瘤立体定向放疗靶区剂量分布图

八、专家点评

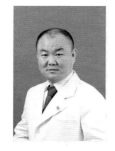

张文学，男，主任医师，博士，硕士研究生导师，天津医科大学总医院放疗科科主任。主要从事头颈部肿瘤、胸腹部肿瘤及妇科肿瘤的治疗，尤其对脑原发性及继发性肿瘤的综合治疗有丰富的经验。

放疗科张文学主任：患者主因"确诊鼻咽癌半月，拟行进一步诊治"入院，患者初治时经病理确诊为鼻咽癌，双侧颈部淋巴结转移，临床分期为 $T_3N_{3a}M_0$，Ⅳb期（AJCC 第七版），为鼻咽癌局部晚期，患者家属考虑患者病变范围较大，拒绝行同步化疗，遂予患者行根治性放疗 + 尼妥珠单抗靶向治疗，尼妥珠单抗是全球第一个以表皮生长因子受体（EGFR）为靶点的单抗药物，是我国第一个用于治疗恶性肿瘤的功能性单抗药物，临床上主要试用于与放疗联合治疗表皮生长因子受体（EGFR）表达阳性的Ⅲ/Ⅳ期鼻咽癌。Wang F 等研究结果显示尼妥珠单抗联合放疗治疗局部进展性鼻咽癌能够缩小 64.1% ~98.0% 原发灶体积，缩小 90.7% ~100% 区域淋巴结体积，且治疗期间未见严重不良反应。多个临床研究显示尼妥珠单抗联合放化疗可以提高近期疗效，同时药物不良反应轻微，对晚期鼻咽癌有很高的临床应用价值。2009 年 4 月尼妥珠单抗治疗鼻咽癌被推荐进入美国国立综合癌症网络（National Comprehensive Canc - er Network，NCCN）指南（中国版），2019 年转移性鼻咽癌治疗专家共识表示靶向药物尼妥珠单抗可提高无论是初治或治疗后转移鼻咽癌的疗效。目前指南推荐在局部晚期鼻咽癌同步放疗中使用。患者放疗结束后 1 个月余，复查提示患者出现胸 11 椎体及右侧髂骨转移，临床分期为Ⅳc期（2010 年第 7 版 TNM 分期），按指南规定，予以化疗为主的全身治疗，同时针对骨转移，行局部放疗。骨转移是鼻咽癌最常见的远处转移部位，80% 的骨转移发生在中轴骨，放射治疗可以有效地治疗骨转移瘤，放射治疗的主要目的是缓解或消除症状（疼痛）、预防症状发生、提高生存质量和延长患者生命，骨转移瘤放疗后疼痛缓解率可高达 80% ~90%，完全缓解率约为 50%。

九、文献汇总

鼻咽癌是我国常见的恶性肿瘤之一，我国鼻咽癌发病和死亡人群均高于世界平均水平（1.9/10 万 vs1.2/10 万，1.2/10 万 vs0.7/10 万），以南方地区高发，如广东、广西、福建、湖南等华南省份，男性发病率为 22.2 ~27.2/10 万，女性发病率为 9.8 ~11.1/10 万。常见的症状有耳鼻症状、头疼、面麻、复视及颈部肿块，中国医学科学院肿瘤医院相关研究资料显示，颈部包块为最常见首发症状，约占 40%；回吸涕血者占 18.7%，耳部症状占 17%。对于早期鼻咽癌患者，调强放疗即可达到良好疗效，5 年局部控制率达到 90%，但超过 80% 患者初诊时已为局部晚期，通过以铂类为基础的同步放化疗治疗后仍有 5% ~15% 患者发生鼻咽或局部淋巴结复发，15% ~30% 发生远处转移。对局部复发或转移的鼻咽癌患者，有研究报道其中位生存时间仅为 11 ~22 个月，很少有患者存活时间超过 3 年。

表皮生长因子受体（epidermal growth factor re - ceptor，EGFR）在多种实体瘤中过表达，鼻咽癌高达 80% ~90%，与肿瘤细胞增殖转移、放化疗的抵抗、不良预后及治疗效果密切相关。尼妥珠单抗是一个 IgG1 型的人源化单 - 克隆抗体，该抗体是通过计算机建模辅助将鼠源性单克隆抗体 ioregf/r3

（IgG$_{2a}$）的互补决定区移植到人体骨架上获得的，其人源化高达95%。其抗肿瘤机制为：①特异性阻断 EGFR 通路，抑制肿瘤细胞的增殖、侵袭、血管生成，增强放化疗疗效；②介导抗体依赖细胞介导的细胞毒效应（antibody dependent cellular cytotoxici – ty，ADCC）和补体依赖的细胞毒效应（complement – dependent cytotoxic，CDC）等免疫效应：其是 IgG1 型单克隆抗体，FcγRⅢ（CD16）高表达的自然杀伤（natural killer，NK）细胞与单克隆抗体的 Fc 片段结合，通过 ADCC 及 CDC 效应杀灭肿瘤细胞；③导致 EGFR 内吞和降解：尼妥珠单抗 – EGFR 复合物被肿瘤细胞内吞，促进肿瘤细胞 EGFR 降解，下调肿瘤细胞的 EGFR 表达；④激活 NK 细胞和分泌干扰素 γ，活化树突状细胞（dendritic cell，DC）：可诱导 NK 细胞与 DC 细胞发生交叉作用，NK 细胞分泌干扰素 γ 使 DC 细胞活化成熟，诱导 DC 上的 PD – L1 上调，成熟的 DC 将肿瘤抗原呈递给 CD8 + T 细胞；⑤上调在 DCs 上 PD – L1 等表达，诱导产生适应性免疫，即诱导 HLA – DR、CD83、CD137L、PD – L1 分子在 DCs 的上调，诱导产生肿瘤抗原特异性 CD8 + T 细胞。目前已有多个临床研究显示尼妥珠单抗联合放化疗提高了近期疗效，同时药物不良反应轻微，对晚期鼻咽癌有很高的临床应用价值。

（放疗科：刘培培　赵荣志）

参 考 文 献

［1］唐武兵，杨文，胡建新，等. 尼妥珠单抗联合放疗治疗Ⅲ、Ⅳa 期鼻咽癌的初步研究［J］. 广东医学，2011，32（19）：2594 – 2596.

［2］Zhang S，Huang X，Zhou L，et al. Efficacy of concurrent chemo – radiotherapy combined with nimotuzumab for low – risk T$_4$ stage nasopharyngeal carcinoma：A pilot study［J］. Medicine（Balti – more），2018，97（38）：e12503.

［3］孙健达，胡丹，冯会亭，等. 尼妥珠单抗治疗局部晚期鼻咽癌的近期疗效及不良反应分析［J］. 中国医药科学，2019，9（8）：54 – 57.

［4］LiuZG，Zhao Y，Tang J，et al. Nimotuzumab combined with concurrent chemoradiotherapy in locally advanced nasopharyngeal carcinoma：A retrospective analysis［J］. Oncotarget，2016，7（17）：24429 – 24435.

［5］Wang F，Jiang C，Ye Z，et al. Efficacy and Safety of Nimotuzumab Plus Radiotherapy with or Without Cisplatin – Based Chemotherapy in an Elderly Patient Subgroup（Aged 60 and Older）with Nasopharyngeal Carcinoma［J］. Translational Oncology，2018，11（2）：338 – 345.

［6］梁锌，杨剑，高婷，等. 中国鼻咽癌流行概况［J］. 中国肿瘤，2016，25（11）：835 – 840.

［7］Cao SM，Simons MJ，Qian CN. The prevalence and prevention of nasopharyngeal carcinoma in China［J］. Chin J Cancer，2011，30（2）：114 – 119.

［8］Au KH，Ngan RKC，Ng AWY，et al. Treatment outcomes of na – sopharyngeal carcinoma in modern era after intensity modulated ra – diotherapy（IMRT）in Hong Kong：A report of 3328 patients（HKNPCSG 1301 study）［J］. Oral Oncol，2018，77：16 – 21.

［9］Mao LW，Tan JF，Wang F，et al. Retrospective study comparinganti – EGFR monoclonal antibody plus cisplatin – based chemoradiotherapy versus chemoradiotherapy alone for stage Ⅱ ~ Ⅳb nasopha – ryngeal carcinoma and prognostic value of EGFR and VEGF ex – pression［J］. Clin – Otolaryngol，2019，44（4）：572 – 580.

［10］Bensouda Y，Kaikani W，Ahbeddou N，et al. Treatment for meta – static nasopharyngeal carcinoma［J］. Eur Ann Oto – rhinolaryngolHead Neck Dis，2011，128（2）：79 – 85.

［11］Zheng W，Zong JF，Huang CB，et al. Multimodality treatmentmay improve the survival rate of patients with metastatic nasopha – ryngeal carcinoma with good performance status［J］. PLoS – One，2016，11（1）：e0146771.

［12］Lang J，Gao L，Guo Y，et al. Comprehensive treatment of squa – mous cell cancer of head and neck：Chinese expert consensus 2013［J］. Future Oncol，2014，10（9）：1635 – 1648.

［13］Xu MJ，Johnson DE，Grandis JR. EGFR – targeted therapies in thepost – genomic era［J］. Cancer Metastasis Rev，2017，36（3）：463 – 473.

[14] Mazorra Z, Lavastida A, Concha - Benavente F, et al. Nimotuzum - ab induces NK Cell activation, cytotoxicity, dendritic cell matura - tion and expansion of EGFR - Specific T cells in head and neckcancer patients[J]. Front Pharmacol, 2017, 8: 382.

病例 3　发现左颈部肿物

一、病例简介：

患者，男，56 岁，主因"发现颈部肿物 4 个月"于 2020 年 7 月 7 日入院。

现病史：患者于入院前 4 个月无明显诱因发现左颈部肿物，约"鹌鹑蛋"大小，无肿痛，就诊于当地门诊，予"下火中药"及"头孢类"消炎药治疗，患者不规律服药一周，未见好转。患者后就诊于天津市滨海新区中医医院，查超声示：考虑淋巴结肿大（转移性）？给予中药口服，未见好转。患者就诊于天津市塘沽区中医医院，查颈部 CT 提示：左颌下腺区软组织密度团块，左声襞软组织密度结节，喉咽部左侧软组织密度团块。患者于入院前 3 个月就诊于我院口腔科，经会诊考虑喉肿物为原发病灶，遂转入耳鼻喉科，查颈部增强 CT（2020 年 6 月 14 日）示（图 9 - 6）：①声门上区偏后部、左侧声门区、左侧杓会厌皱襞不规则软组织肿物并明显不均匀强化，考虑恶性肿瘤性病变；②左侧颈动脉鞘间隙、气管左侧旁不均匀强化结节、肿块影，考虑淋巴结转移，局部累及左侧颈内动脉；③甲状软骨及环状软骨左侧密度不均匀，考虑局部受累。查颈部软组织增强 MR（2020 年 6 月 16 日）示（图 9 - 7）：声部肿块，累及声门上区、声门、声门下区及环后区，考虑恶性肿瘤性病变；两侧颌下间隙、颈静脉链走行区多发肿大淋巴结，以左侧颈静脉链走行区为著，考虑淋巴转移；右侧颊间隙囊性病变，考虑血管瘤可能性大。于 2020 年 6 月 18 日局麻下行左侧颈淋巴结取活检术，病理示：（左侧颈部）鳞状细胞癌，中分化。于 2020 年 6 月 30 日给予"尼妥珠单抗 200mg"靶向治疗，于 2020 年 7 月 1 日给予 1 周期"奈达铂 140mg"化疗。患者为行进一步治疗收入我科。

既往史：高血压病 2 级（中危）病史 10 年，冠状动脉性心脏病病史 8 年；无食物、药物过敏史；吸烟史 30 年，平均 10 支/日，饮酒史 5 年；否认糖尿病、肿瘤等其他家族遗传性疾病史。

体格检查：T 36.3℃，P 88 次/分，R 20 次/分，BP 141/81mmHg。神清语利，查体合作。皮肤巩膜无黄染，无肝掌以及蜘蛛痣。无颈静脉充盈，气管位置居中，胸廓正常，左颈部可及肿大淋巴结，直径约 5.5cm，质硬，不活动，无触痛，右侧颈部、锁骨上下、腋窝下、腹股沟淋巴结未触及明显肿大。无肋间隙增宽，叩诊双肺呈清音，呼吸音清音，未闻及啰音，未闻及哮鸣音，心界叩诊无扩大，心律齐，无杂音。腹部柔软，剑突下可及压痛，无肌紧张以及反跳痛，振水音（-），肠鸣音 4 次/分。四肢无水肿。

二、辅助检查

颈部增强 CT：①声门上区偏后部、左侧声门区、左侧杓会厌皱襞不规则软组织肿物并明显不均匀强化，考虑恶性肿瘤性病变；②左侧颈动脉鞘间隙、气管左侧旁不均匀强化结节、肿块影，考虑淋巴结转移，局部累及左侧颈内动脉；③甲状软骨及环状软骨左侧密度不均匀，考虑局部受累。

颈部软组织增强 MR：声部肿块，累及声门上区、声门、声门下区及环后区，考虑恶性肿瘤性病变；两侧颌下间隙、颈静脉链走行区多发肿大淋巴结，以左侧颈静脉链走行区为著，考虑淋巴转移；右侧颊间隙囊性病变，考虑血管瘤可能性大。

三、初步诊断

1. 下咽恶性肿瘤。

2. 颈部淋巴结继发恶性肿瘤。

3. 高血压病 2 级（中危）。

4. 冠状动脉性心脏病。

四、治疗经过

患者入院后完善化验及影像学检查，肿瘤标志物 SCC：2.0μg/L↑（图 9－8），血尿便常规、生化常规、凝血功能等未见异常，胸 CT（图 9－9）：两肺多发微小结节影，颈根部气管左缘及纵隔主肺动脉窗间隙内肿大淋巴结影，以上结合病史不除外转移，建议 PET/CT 检查；食管壁稍增厚。因胸部 CT 提示食管病变，予以胃镜检查，并于 2020 年 7 月 16 日给予 1 周期化疗，方案为：紫杉醇（白蛋白结合型）300mg d1，200mg d8＋奈达铂 70mg d1～d2。胃镜病理：（食管，26～30cm）鳞状细胞癌（图 9－10）。

图 9－6 颈部增强 CT

图 9－7 颈部软组织增强 MR

鳞状细胞癌相关抗原

天津医科大学总医院检验报告单

姓 名：刘宪民 病员号：1086195 标本种类：血清 样本编号：20200708FGL0072
性 别：男 科 别：放射治疗科 采样时间：2020-07-08 07:16 条 码 号：002142646701
年 龄：56 岁 床 号：+03 床 送检医生：翟静 临床诊断：喉恶性肿瘤：颈部淋巴结继发恶性肿瘤

	检验项目	英文	结果	提示	参考范围	单位
1	鳞状细胞癌抗原	SCC	2.00	↑	0.00～1.50	ug/L

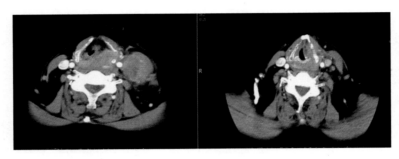

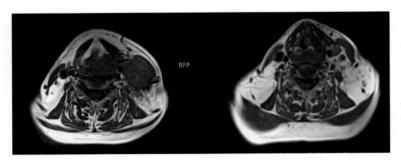

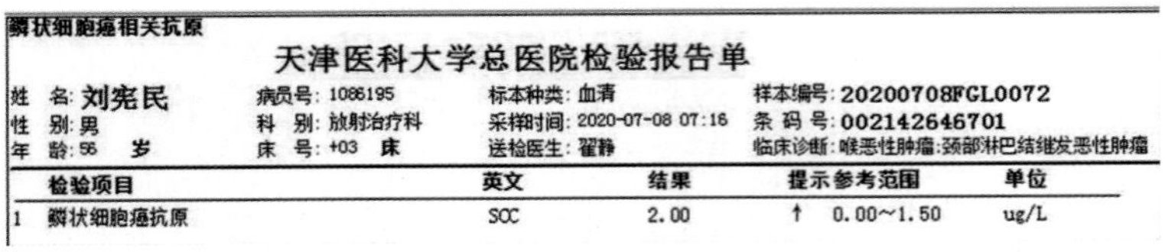

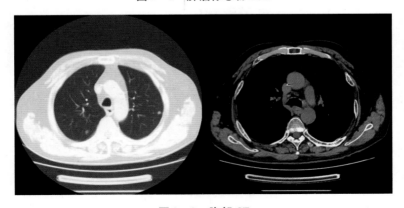

图 9－8 肿瘤标志物 SCC

图 9－9 胸部 CT

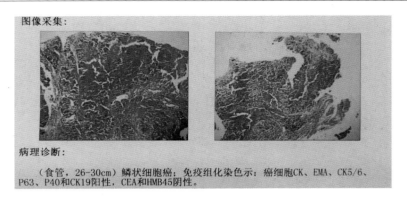

图像采集：

病理诊断：

　　（食管，26-30cm）鳞状细胞癌；免疫组化染色示：癌细胞CK、EMA、CK5/6、P63、P40和CK19阳性；CEA和HMB45阴性。

图9-10 胃镜病理

五、翟静主治医师分析病例

患者病例特点如下：①患者老年男性，慢性起病；②发现颈部肿物4个月；③查体见左颈部肿大淋巴结，直径约5.5cm，质硬，不活动，无触痛；④化验肿瘤标志物SCC：$2.0\mu g/L\uparrow$；⑤左侧颈淋巴结活检病理：鳞癌；⑥胃镜病理：（食管，26～30cm）鳞状细胞癌。

患者入院前影像学检查提示下咽及颈部占位，经左侧颈淋巴结活检病理明确为鳞癌，故入院诊断为下咽恶性肿瘤伴颈部淋巴结转移，需进一步明确肿瘤分期以指导治疗，根据2017第8版TNM分期标准，肿瘤侵犯甲状/环状软骨，并包绕颈内动脉，T分期属极晚期局部疾病T_{4b}，颈部淋巴结存在双侧转移，故N分期属N2c，为明确远处转移（M）情况进行胸部CT等评估检查，结果提示多发肺部结节、纵隔及食道病变。

此时诊断方向存在两种可能：一是下咽癌远处多发转移，二是食管原发肿瘤，为明确诊断安排胃镜检查，同时患者下咽癌诊断明确，其分期考虑不具备手术指征，因此可在明确胸部病变诊断前给予新辅助化疗，故给予1周期"紫杉醇（白蛋白结合型）+奈达铂"方案化疗。化疗后胃镜病理回报为鳞状细胞癌。同时复查MR及CT提示下咽、双肺及食管病变均达到缓解（图9-11至图9-13）。因病理结果提示下咽及食管均存在恶性肿瘤，基于此，我们开展了多学科会诊以指导下一步诊疗。

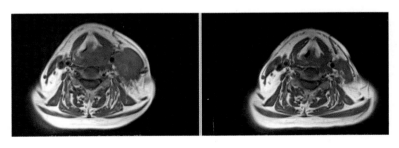

图9-11 （下咽原发灶及颈部淋巴结）2020年6月诊断时与2020年9月化疗后对比

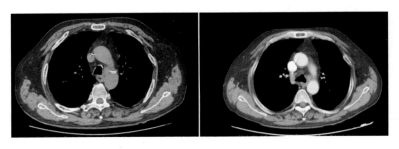

图9-12 （食管肿瘤）2020年7月化疗前与2020年9月化疗后对比

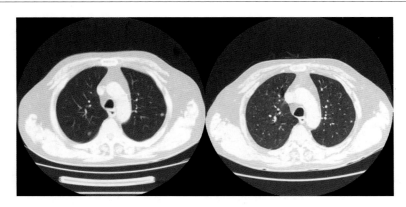

图 9 - 13 （肺部结节病灶）2020 年 7 月化疗前与 2020 年 9 月化疗后对比

六、MDT 讨论目的

1. 下咽及食管病变是否属于双原发肿瘤?
2. 食管肿瘤是否存在手术治疗指征?
3. 两个部位肿瘤如何安排先后治疗顺序?

七、多学科会诊意见

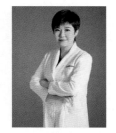

马晴，女，天津医大总医院肿瘤内科，副主任医师，博士。主要研究方向：肺癌，消化道肿瘤。

肿瘤内科马晴副主任医师: 患者同时存在下咽鳞癌及食管鳞癌，并有多发颈部、纵隔及肺部转移病灶，对于多部位恶性肿瘤，临床评估原发及继发较为困难，但头颈部肿瘤与食管恶性肿瘤存在一定特殊性，两者均为双原发肿瘤较为常见，其原因可能与肿瘤多中心起源学说有关，故该患者考虑为下咽及食管双原发恶性肿瘤，根据两种肿瘤区域淋巴结转移特点，考虑颈部淋巴结为下咽癌转移，纵隔淋巴结为食管癌转移可能性大，而肺部多发结节病灶在化疗后 PR，也提示为转移病灶，但其来源无法明确，两种肿瘤均存在原发可能。患者经"紫杉醇(白蛋白结合型) + 奈达铂"方案化疗后多部位肿瘤均评效 PR，考虑此方案有效，如不行手术治疗，建议继续按此方案用药，可酌情加用靶向等治疗。

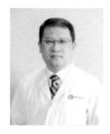

张鹏，男，胸心外科学博士，副主任医师，硕士研究生导师，天津医科大学总医院心胸外科科主任。主要从事肺癌、食管癌、食管良性肿瘤及纵隔肿瘤的全腔镜微创外科治疗。

胸外科张鹏副主任医师: 患者为下咽及食管恶性肿瘤，根据胸部 CT 显示，有食管占位及纵隔增大淋巴结，较化疗前评效 PR，目前临床评估食管局部属早期病变，如无禁忌考虑存在局部手术治疗指征，鉴于目前化疗疗效，并且下咽癌为晚期病变，应优先考虑下咽癌为主的综合治理，建议再给予 1~2 周期新辅助化疗，并于化疗后 4 周择期安排手术。因食管肿瘤位于中下段，其术后吻合口相对靠近上纵隔，后续放疗时需加以注意，以免发生吻合口瘘。

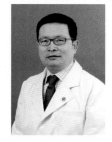

倪长宝，主任医师，九三学社成员，在天津医科大学总医院耳鼻咽喉科工作至今，科室行政副主任，擅长鼻咽癌、头颈部恶性肿瘤的手术治疗、过敏性鼻炎的治疗。

耳鼻喉科倪长宝主任医师: 患者为下咽癌伴食管癌，根据初治时影像学检查，下咽癌属局部晚期病变，不具备手术指征，故给予化疗及靶向治疗等，化疗后复查虽有明显缓解，但考虑仍不具备手术条件，建议继续给予根治性放化疗等综合治疗。如给予食管癌手术，可行气管插管。

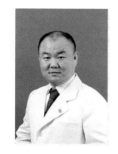

张文学，男，医学博士，主任医师，硕士研究生导师，天津医科大学总医院肿瘤放疗科科主任。主要从事头颈部肿瘤、胸腹部肿瘤及妇科肿瘤的治疗，尤其对脑原发性及继发性肿瘤的综合治疗有着丰富的经验。

放疗科张文学主任医师：患者为下咽恶性肿瘤及食管恶性肿瘤，病理均明确，目前考虑为双重原发恶性肿瘤，且为晚期病变，经一周期化疗后评效 PR，因鳞状细胞癌对放疗敏感性好，放疗可作为下咽癌和食管癌的根治性、辅助性或姑息性手段单独或与手术、化疗联合使用。由于两种肿瘤分期多有差异，下咽与食管多原发癌的放疗尚无明确的推荐方案，因患者食管癌发生于胸部中下段，病变范围超出连续设野治疗的有效和安全范围，可针对下咽和食管行分野同时放疗或分野分时放疗。

会诊结束后，MDT 专家组与患者家属进行充分沟通，家属表示拒绝手术治疗，要求行放化疗等治疗。我科于 2020 年 9 月 16 日给予食管癌＋下咽癌根治性放疗，同步给予"顺铂 75mg 每周 1 次"周方案化疗，患者于治疗中出现放射性咽炎及食管炎，给予黏膜保护等对症治疗，未见其他不良反应，顺利完成同步放化疗。

八、专家点评

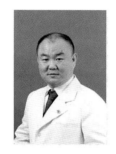

张文学，男，医学博士，主任医师，硕士研究生导师，天津医科大学总医院肿瘤放疗科科主任。主要从事头颈部肿瘤、胸腹部肿瘤及妇科肿瘤的治疗，尤其对脑原发性及继发性肿瘤的综合治疗有着丰富的经验。

放疗科张文学主任医师：下咽癌是发生在下咽部的恶性肿瘤，以鳞状细胞癌多见，发生于梨状窝、下咽后壁及环杓后区，具有发病隐匿、恶度高和侵袭性强等特点，早期症状不明显，发现时分期较晚，造成治疗困难，下咽癌可发生明显的区域癌变现象，其在头颈部肿瘤中出现第二原发癌的风险最大，多数情况可发生同时性食管癌，国外文献报道发病率达 7.2%～41%，国内报道为 27%～35%。发生的可能原因为下咽与食管解剖关系相邻，黏膜上皮均为鳞状上皮，接受共同的致癌因素刺激，从而形成相互独立、位置分隔的癌前病变或恶性肿瘤。下咽癌与食管癌都是预后较差的肿瘤，当两者合并时生存率更低。

我科该病例即为下咽鳞癌合并食管鳞癌病例，患者的临床特点包括中年男性，有吸烟史、饮酒史，这些都是下咽癌及食管癌的高危致病因素，以往已有研究表明，烟、乙醇可以刺激呼吸和消化道黏膜，增加下咽癌与食管癌的发病率，若这两种因素同时存在，其致癌作用将成倍增长；并且发生于梨状窝、结节样肿块型癌是下咽癌共病食管癌的特点，这些结果与新近研究报道一致，提示越靠近食管的结节型下咽癌发生食管癌共病的概率越大。同时该病例两种肿瘤都存在淋巴结转移，及存在原发不能明确的肺部多发转移，故考虑均为晚期病变。

同时性和异时性下咽与食管多原发癌的治疗原则不同。前者应尽量同时根治两个肿瘤，治疗方案需综合考虑兼顾两个肿瘤；后者相当于对单一肿瘤进行治疗，因此对具体患者的具体临床问题，需考虑患者个体因素，由多学科联合讨论共同制定个体化治疗方案。

九、文献汇总

多原发癌是指人体同一或不同器官同时或先后发生≥2 个原发性肿瘤。其定义为：①每个肿瘤经组织病理学证实为恶性；②肿瘤发生在不同部位或器官，互不相连（病灶间有正常的组织分隔）；③明确除外转移或复发。根据间隔时间可分为同时性和异时性，前者指各原发癌在 6 个月以内完成诊断，后者指第一原发癌诊断 6 个月后其他原发癌获得诊断。头颈部和食管的恶性肿瘤可同时或异时发生，以下咽与食管多原发癌最常见。

多原发癌起病的位置、肿瘤分期和间隔时间对下咽与食管多原发癌的治疗策略有重要影响，有赖于多学科密切配合。目前，相关前瞻性临床研究较少，多为个案报道，亦缺乏明确的指南意见。因此，在下咽癌和食管癌相应指南的基础上，中国抗癌协会食管癌专业委员会，中国下咽与食管癌协同诊疗工作组于 2020 年 8 月发布了《下咽与食管多原发癌筛查诊治中国专家共识》，共识中提出以下专家建议：①下咽癌与食管癌患者常发生相互多原发癌，同时性和异时性发生的风险均较高，推荐作为高危人群进行相互筛查（I 类推荐）；②下咽癌患者首诊时建议常规行食管癌内镜筛查。推荐首选上消化道白光内镜联合 Lugol 碘染色内镜（Lugol chromoendoscopy, LCE）或窄带光成像（narrow band imaging, NBI），有条件者可联合使用放大内镜（ⅡA 类推荐）；③下咽癌治疗后患者，视为食管癌高危人群，推荐于治疗后第 3、第 6 个月及此后每 6 个月接受上消化道内镜检查，至少持续 5 年（ⅡB 类推荐）；④食管癌患者首诊时建议常规行下咽癌筛查。推荐在行食管内镜检查时常规检查下咽部，有条件的医疗中心建议联合 NBI，或由耳鼻喉头颈专科医师行咽喉镜检查（ⅡA 类推荐）；⑤食管癌治疗后生存患者，视为下咽癌高危人群，推荐于治疗后第 3、第 6 个月及此后每 6 个月在胃镜检查时常规对下咽部进行观察，至少持续 5 年（ⅡB 类推荐）；⑥下咽癌或食管癌患者，如筛查发现低级别上皮内瘤变（轻、中度异型增生），建议每 6 个月通过内镜随访是否发生多原发食管癌或下咽癌（ⅡB 类推荐）；如筛查发现高级别上皮内瘤变（高度异型增生）、早期癌和进展癌，应根据相应指南进行标准治疗（ⅡA 类推荐）；⑦同时性和异时性下咽与食管多原发癌的治疗原则不同。前者应尽量同时根治两个肿瘤，治疗方案需综合考虑兼顾两个肿瘤；后者相当于对单一肿瘤进行治疗（ⅡA 类推荐）；⑧对具体患者的具体临床问题，需考虑患者个体因素，由多学科联合讨论共同制定个体化治疗方案（ⅡA 类推荐）。

（放疗科：翟　静）

参 考 文 献

[1] Rodrigo JP, Grilli G, Shah JP, et al. Selective neck dissection in surgically treated head and neck squamous cell carcinoma patients with a clinically positive neck: Systematic review[J]. Eur J Surg Oncol, 2018, 44(4): 395 - 403.

[2] 张欣欣，颜芳，刘明波，等. 伴多原发癌的头颈部恶性肿瘤的临床特征分析. 中华耳鼻咽喉头颈外科杂志，2016, 51(7): 491 - 496.

[3] Coyte A, Morrison DS, McLoone P. Second primary cancer riskthe impact ofapplying different definitions ofmultiple primaries: results from a retrospective population - based cancer registrystudy. BMC Cancer, 2014, 14: 272.

[4] 黄河，欧阳晖. 下咽癌共病食管癌的高危因素及预后分析[J]. 山东大学耳鼻喉眼学报，2019, 33(4): 82 - 86.

[5] Gursel B, Meydan, Ozbek N, et al. Multiple primary malignant neoplasms from the black sea region of Turkey[J]. J Int Med Res, 2011, 39(2): 667 - 674.

[6] Chang CC, Chung YH, Liou CB, et al. Influence of residential environment and lifestyle on multiple primary malignancies in Taiwan[J]. Asian Pac J Cancer Prev, 2015, 16(8): 3533 - 3538.

[7] Morris LG, Sikora AG, Patel SG, et al. Second primary cancers after an index head and neck cancer: subsite - specific trends in the era of human papillomavirus - associated oropharyngeal cancer[J]. J Clin Oncol, 2011, 29(6): 739 - 746.

[8] Chuang SC, Hashibe M, Scelo G, et al. Risk of second primary cancer among esophageal cancer patients: a pooled analysis of 13 cancer registries[J]. Cancer Epidemiol Biomarkers Prev, 2008, 17(6): 1543 - 1549.

[9] Katada C, Yokoyama T, Yano T, et al. Alcohol consumption and multiple dysplastic lesions increase risk of squamous cell carcinoma in the esophagus, head, and neck[J]. Gastroenterology, 2016, 151(5): 860 - 869.

病例4 发现甲状腺肿物

一、病例简介

患者，女，64岁，因"发现甲状腺肿物3个月余，拟行进一步诊治"入院。

现病史：患者于入院前3个月半余查颈部超声发现甲状腺肿物（具体不详），患者无颈部不适，无声音嘶哑，无吞咽异物感，无咳嗽、咳痰，无心悸、胸闷、憋气，无乏力、多汗，无便秘、腹泻，无易怒、手颤等不适。患者于2020年6月2日于我院门诊查颈部超声提示：甲状腺右叶腺体内有一大小为3.9cm×4.1cm×3.6cm的实性肿物，边界不清晰，形态不规则，低回声，纵横比无异常，<1，多发粗大钙化，内可见血流信号，该结节疑似侵及被膜及颈前肌，压迫气管与气管分界不清，下界显示不佳，TI-RADS 5级；甲状腺左叶多发结节，左叶中极浅层有一大小为0.3cm×0.3cm的实性肿物，边界清晰，形态规则，低回声无钙化，内无血流信号，TI-RADS 3级；右侧Ⅳ区探及异型淋巴结，大小约1.7cm×1.1cm；建议FNA，遂行FNA（我院2020年7月6日）示：（甲状腺右叶结节）少许甲状腺滤泡上皮细胞示意义不明确的细胞非典型性病变，甲状腺乳头状癌待除外；基因检测示：BRAF基因突变型。右侧颈部结穿刺液送Tg水平检测：Tg 4.61ng/ml。我院颈部CT检查示：甲状腺右叶肿物，伴右侧颈根部肿大淋巴结，考虑为肿瘤性病变。患者于2020年7月24日行全麻下全甲状腺切除+双侧中央区淋巴结清扫+右侧颈部淋巴结清扫（Ⅱ、Ⅲ、Ⅳ区）术，术中冰冻示：（右叶及峡部）恶性肿瘤，考虑为癌；（右颈Ⅳ区淋巴结）可见转移癌。

手术顺利，术后病理回报：冰冻剩余标本示送检甲状腺组织一块，大小5cm×4cm×4cm，切面灰黄色，质硬；（右叶及峡部）甲状腺乳头状癌（经典型）伴鳞状细胞癌（低分化），侵及甲状腺周围软组织；免疫组化染色示：癌细胞Galectin-3和CK19阳性，P63和P40鳞状细胞癌阳性，Tg灶性阳性，TPO和CD56阴性；Ki-67 index乳头状癌区域约10%，鳞状细胞癌区域约40%；术后病理示：送检甲状腺组织一块，大小4.5cm×2.5cm×1.5cm，切面见2枚结节，直径为0.4cm和0.2cm；另送检淋巴结标本：①（左叶）甲状腺乳头状癌（2mm），单灶，未侵及被膜；结节性甲状腺肿背景；免疫组化染色示：癌细胞CK19和Galectin-3阳性，TPO和CD56阴性；②（右颈Ⅱ区、左侧中央区、右侧中央区、左侧中央区1和左侧中央区2）淋巴结可见转移癌（分别为2/11、2/5、3/8、1/2和1/1）；③（右颈Ⅲ区和右颈Ⅳ区）淋巴结未见转移癌（分别为0/6和0/12）；④（喉前淋巴结）检材为甲状腺组织，未见癌侵及。术后患者恢复可，目前一般情况正常，无明显不适主诉，精神睡眠进食正常，为行进一步诊治再入院。

既往史：患者既往再生障碍性贫血2年余，服用环孢素、泼尼松治疗，现症状控制尚可。既往否认冠心病、高血压、糖尿病史。否认外伤、输血史，否认肝炎、结核等传染病接触史。否认家族遗传病史及肿瘤病史。生于原籍，否认吸烟及饮酒史。

体格检查：T 36.5℃，P 64次/分，R 18次/分，BP 116/72mmHg。神清语利，查体合作，双肺呼吸音清，未闻及明显干湿性啰音，心音有力，律齐，心率64次/分，无病理性杂音，腹软无压痛，结肠造瘘口处清洁无渗血，双下肢无水肿。

二、辅助检查

生化检验报告：游离三碘甲状腺原氨酸3.60pmol/L，游离甲状腺素13.06pmol/L，超敏促甲状腺素0.052μIU/ml↓，鳞状细胞癌抗原0.70μg/L，总蛋白61g/L↓。

血常规：PLT $243 \times 10^9/L$，Hb $109g/L\downarrow$，RBC $3.18 \times 10^{12}/L\downarrow$，WBC $4.97 \times 10^9/L$。

复查心电图：未见明显异常。

三、初步诊断

1. 甲状腺恶性肿瘤。

2. 再生障碍性贫血。

四、治疗经过

患者于 2020 年 11 月 21 日按计划服[131]I 200mCi，治疗后行[131]I 全身显像及断层 CT 融合图像示：右颈部肿物，双肺多发结节，均未见摄[131]I 征象，考虑局部复发及远处转移病灶均不摄[131]I，请多学科会诊，经肿瘤内科、血液科、放疗科专家会诊讨论，情况如下：①患者甲状腺癌晚期，进展迅速，有局部复发及远处转移，预后不佳，因病灶不摄[131]I，继续接受[131]I 治疗无明显获益，建议终止[131]I 治疗；②患者目前甲状腺癌伴局部复发及远处转移，首选全身治疗（化疗），但因患者患有再障，风险较大，是否能进行化疗需血液科做相关检查，进一步评估；③可考虑对颈部病灶行局部放射姑息性治疗，以缓解局部症状，提高患者生存质量；④知情了解并综合考虑后，患者家属选择先行颈部外放射治疗，后患者于我科行颈部肿物局部姑息性放疗，计划剂量 66Gy/33f，放疗 20 次后患者局部症状改善不明显，自动出院。

五、赵荣志主治医师分析病例

患者病例特点如下：①患者老年女性，既往有再生障碍性贫血病史，长期口服环孢素治疗；②发现甲状腺肿物 3 个月余；③术后病理回报见鳞状细胞癌成分。

患者老年女性，于入院前 3 个月余检查发现甲状腺肿物，当时彩超报告示：甲状腺右叶腺体内有一大小为 3.9cm×4.1cm×3.6cm 的实性肿物，边界不清晰，形态不规则，疑似侵及被膜及颈前肌，压迫周边气管并与气管分界不清，下界显示不佳，TI-RADS 5 级，FNA 结果示：（甲状腺右叶结节）甲状腺乳头状癌待除外；基因检测示：BRAF 基因突变型。考虑患者甲状腺肿物为肿瘤性病变，于 2020 年 7 月 24 日行全甲状腺切除＋双侧中央区淋巴结清扫＋右侧颈部淋巴结清扫(Ⅱ、Ⅲ、Ⅳ区)术，术后病理回报：（右叶及峡部）甲状腺乳头状癌（经典型）伴鳞状细胞癌（低分化），侵及甲状腺周围软组织；Ki-67 index 乳头状癌区域约 10%，鳞状细胞癌区域约 40%；（右颈Ⅲ区、左侧中央区、右侧中央区、左侧中央区 1 和左侧中央区 2 淋巴结可见转移癌（分别为 2/11、2/5、3/8、1/2 和 1/1）。考虑患者甲状腺癌含鳞癌成分，局部病变侵犯周围软组织，并可见淋巴结转移，有术后预防照射指征，拟收入院予以甲状腺区及颈部淋巴引流区行放射治疗。

然而入院完善检查后发现患者病变存在多发转移，骨 ECT 检查示第 2 胸椎异常示踪剂相对浓集区，结合病史，考虑骨转移性病变待除外。胸部左肺上叶不规则小结节，两肺多发微结节，性质待定。PET-CT 检查回报：甲状腺床区不规则软组织密度影，代谢异常增高，结合病史，考虑肿瘤转移可能性大，术后炎性病变不能除外；双肺胸膜下区多发软组织小结节影，代谢异常增高，考虑转移可能性大。

此时，考虑患者术后病情进展，伴有全身多发转移，局部放疗非首选治疗，其后续抗肿瘤治疗非单纯放疗所能及，其病情需要相关病理、影像科室会诊，其治疗需要联合外科、肿瘤内科等共同协作诊治，鉴于此，我们联系多学科专家会诊以指导下一步诊疗。

六、MDT 讨论目的

1. 患者术后病理可见两种类型成分，颈部转移淋巴结以何种成分为主？

2. 患者复查考虑全身多发转移，是否仍考虑可以行核素治疗？

3. 患者合并再生障碍性贫血，如需全身化疗，是否存在冲突？

七、多学科会诊意见

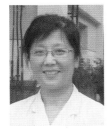

宋文静,女,副教授,任职于天津医科大学总医院病理科。1991年于天津医科大学获硕士学位,硕士研究生导师,主专临床病理诊断(不含中枢神经系统疾病)。

病理科宋文静副教授:甲状腺癌是内分泌系统常见的恶性肿瘤,甲状腺乳头状癌(papillary thyroid cancer, PTC)、甲状腺滤泡癌(follicular thyroid cancer, FTC)及嗜酸细胞肿瘤(hurthle cell thyroid tumor)占甲状腺癌的90%以上,因其一定程度上保留了甲状腺滤泡上皮细胞的功能,故被称为分化型甲状腺癌(differentiated thyroid cancer,DTC)。大多数DTC患者经规范化治疗后预后良好,但仍有约23%的患者发生远处转移。

回归本病例,患者为甲状腺恶性肿瘤,术后病理可见经典型甲状腺乳头状癌,但却还有甲状腺癌中少见的鳞状细胞癌成分,Ki-67 index乳头状癌区域约10%,鳞状细胞癌区域约40%,我们再次分析其术后病理,病变成分中以鳞癌成分居多,且为低分化鳞癌,颈部转移淋巴结中可见乳头状癌和鳞癌成分混合,且鳞癌成分较多。对于颈部转移淋巴结病理分析我们补充报告:(右侧颈Ⅱ区)淋巴结同时转移甲状腺乳头状癌和鳞癌成分(1/11),单独转移鳞状细胞癌(1/11),(右侧中央区)淋巴结同时转移两种成分(3/8),(左侧中央区、左侧中央区1和区2)淋巴结转移甲状腺癌乳头状癌(分别为2/5、1/2和1/1)。

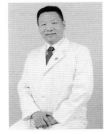

陈秋松,男,医学博士,副主任医师。专业领域为体部良恶性病变的正电子显像诊断,对于呼吸系统相关疾病、神经内分泌肿瘤的诊断有一定的研究。

影像诊断科陈秋松主任:患者影像检查见胸2椎体处病变不能除外转移,考虑影像学征象为成骨性改变,与常见肿瘤溶骨性破坏表现不同,需与既往检查相比较。

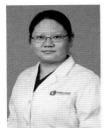

姚庆娟,女,副主任医师,毕业于天津医科大学,临床医学7年制。主要擅长乳腺、甲状腺疾病的外科诊疗,尤其致力于乳腺癌以外科手术治疗为主的综合治疗及乳腺结节的微创手术。

普外科姚庆娟副主任医师:对于甲状腺恶性肿瘤,手术仍是主要治疗方式,但是手术的范围还存在一些争议,常见手术方式有全甲状腺切除术和甲状腺腺叶+峡部切除,鉴于此患者甲状腺彩超检查见左右叶均有不良结节,颈部CT见右侧肿大淋巴结不除外转移,我们采用了全甲状腺切除+颈部淋巴结清扫术,术中可见颈部淋巴结转移,理论上乳头状癌亦可见淋巴结转移,但预后较好,如转移成分为鳞癌成分则预后较差。

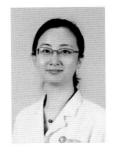

孟凡路,女,医学博士,副主任医师。天津市中西结合学会呼吸病专业委员会委员,天津市抗癌协会中西医结合肿瘤治疗专业委员会委员,中国临床肿瘤学会会员。

肿瘤内科孟凡路副主任医师:甲状腺乳头状癌属于常见甲状腺恶性肿瘤,主要源自甲状腺滤泡上皮,占全部甲状腺癌的85%~90%,多数甲状腺乳头状癌进展缓慢,无较强侵袭性,不易转移与复发,当进行内分泌与手术治疗后,预后良好。除常见类型外,低分化癌(poorly differ entiated thyroid cancer, PDTC)、鳞状细胞癌(squamous cell carcinoma of thyroid, SCCT)、黏液表皮样癌(mucoepidermoid carcinoma of thyroid, MECT)、胸腺样癌(car cinoma showing thymus-like element, CASTLE)等特殊类型也见于临床工作中。

甲状腺癌术后管理是治疗的重要环节，甲状腺癌如为分化型则术后常辅以核素碘治疗，合并鳞癌成分者少见，可以考虑核素治疗后复查病情以判断是否继续全身化疗。

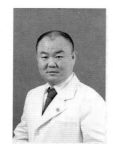

张文学，男，医学博士，副主任医师，硕士研究生导师，天津医科大学总医院放疗科科主任。主要从事头颈部肿瘤、胸腹部肿瘤及妇科肿瘤的治疗，尤其对脑原发性及继发性肿瘤的综合治疗有着丰富的经验。

放疗科张文学主任医师：甲状腺癌术后可以考虑辅助放疗以加强局部控制，降低复发风险，使此类患者得以获益，但此病例患者术后完善检查考虑出现全身多发转移，其治疗则不能仅以局部治疗为先，应首选全身治疗，如核素治疗或化疗。

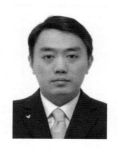

孟召伟，男，主任医师，博士生导师。中国留日笹川医学奖学金进修生同学会青年委员、副秘书长、理事，中华医学会核医学分会青委副主委，中国医师协会核医学医师分会全国委员，中国核学会核医学分会青年委员，中国抗癌协会肿瘤核医学专业委员会委员，天津市医学会核医学分会常务委员。

核医学科孟召伟主任医师：患者颈部淋巴结转移可见鳞癌成分，提示预后不良，如不能除外骨转移、肺部转移，是否能明确转移灶病理成分，或行 PET – CT 检查，如鳞癌成分高则可见明显高代谢灶，如为乳头状癌成分多则代谢高摄取征象较少，依据患者 TG 水平考虑核素治疗或全身化疗。

补充及完善病例：患者术前颈部增强 CT 检查（图 9 – 14）。

术后骨 ECT 检查（图 9 – 15）：胸$_2$椎体异常示踪剂浓集，考虑骨转移性病变待除外。

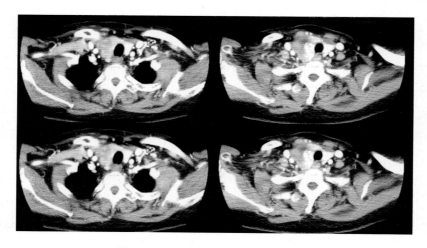

图 9 – 14　患者术前颈部增强 CT 检查

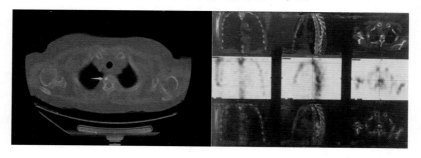

图 9 – 15　术后骨 ECT 检查

术后胸部 CT 检查(图 9 – 16):左肺上叶不规则结节,边缘多发毛刺,两肺多发结节。

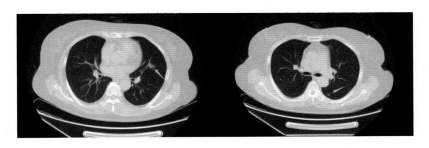

图 9 – 16 术后胸部 CT 检查

患者于 2020 年 11 月 21 日按计划服[131]I 200mCi,[131]I 全身显像及局部 SPECT/CT 显像示:

1. 颈部残留甲状腺组织显影,符合术后改变。

2. 右侧甲状腺床区不规则片状软组织密度影,未见异常示踪剂浓集,结合病史,考虑:①非功能性局部浸润或转移灶可能性大;②炎性病变待除外。

3. 双肺多发结节,未见异常示踪剂浓集,结合病史,考虑:①非功能性肺转移瘤可能性大;②炎性病变不除外;④纵隔内主动脉弓旁肿大淋巴结影,未见异常示踪剂浓集。

治疗后行[131]I 全身显像及断层 CT 融合图像提示:右颈部肿物,双肺多发结节,均未见摄[131]I 征象,考虑局部复发及远处转移病灶均不摄[131]I,再次请多学科会诊,经肿瘤内科、血液科、放疗科专家会诊讨论,情况如下:①患者甲状腺癌晚期,进展迅速,有局部复发及远处转移,预后不佳,因病灶不摄[131]I,继续接受[131]I 治疗无明显获益,建议终止[131]I 治疗;②患者目前甲状腺癌伴局部复发及远处转移,首选全身治疗(化疗),但因患者患有再障,风险较大,是否能进行化疗需血液科做相关检查,进一步评估;③可考虑对颈部病灶行局部放射姑息性治疗,以缓解局部症状,提高患者生存质量;④知情了解并综合考虑后,患者家属选择先行颈部外放射治疗,后患者于我科行颈部肿物局部姑息性放疗,计划剂量 66Gy/33f,放疗 20 次复查考虑局部病变改善不明显,患者自动出院。

八、专家点评

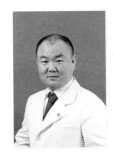

张文学,男,医学博士,副主任医师,硕士研究生导师,天津医科大学总医院放疗科科主任。主要从事头颈部肿瘤、胸腹部肿瘤及妇科肿瘤的治疗,尤其对脑原发性及继发性肿瘤的综合治疗有着丰富的经验。

放疗科张文学主任医师:患者老年女性,于入院前 3 个月余检查发现甲状腺肿物,于 2020 年 7 月 24 日行全甲状腺切除 + 双侧中央区淋巴结清扫 + 右侧颈部淋巴结清扫(Ⅱ、Ⅲ、Ⅳ区)术,术后病理回报:(右叶及峡部)甲状腺乳头状癌(经典型)伴鳞状细胞癌(低分化),侵及甲状腺周围软组织;Ki – 67 index 乳头状癌区域约 10%,鳞状细胞癌区域约 40%;(右颈Ⅱ区、左侧中央区、右侧中央区、左侧中央区 1 和左侧中央区 2)淋巴结可见转移癌(分别为 2/11、2/5、3/8、1/2 和 1/1)。考虑患者甲状腺癌含鳞癌成分,局部病变侵犯周围软组织,并可见淋巴结转移,有术后预防照射指征,拟收入院予以甲状腺区及颈部淋巴引流区行放射治疗。

然而入院完善检查后发现患者病变存在多发转移,骨 ECT 检查示第 2 胸椎异常示踪剂相对浓集区,结合病史,考虑骨转移性病变待除外。胸部左肺上叶不规则小结节,两肺多发微结节,性质待定。PET – CT 检查回报:甲状腺床区不规则软组织密度影,代谢异常增高,结合病史,考虑肿瘤转移可能性大,术后炎性病变不能除外;双肺胸膜下区多发软组织小结节影,代谢异常增高,考虑转移可能性大。MDT 会诊后考虑先行核素治疗并评估后续治疗可能。

患者于 2020 年 11 月 21 日按计划服^{131}I 200mCi，治疗后行^{131}I 全身显像及断层 CT 融合图像提示：右颈部肿物，双肺多发结节，均未见摄^{131}I 征象，考虑局部复发及远处转移病灶均不摄^{131}I，再次请多学科会诊，经肿瘤内科、血液科、放疗科专家会诊讨论，考虑患者甲状腺癌晚期，进展迅速，有局部复发及远处转移，预后不佳，因病灶不摄^{131}I，继续接受^{131}I 治疗无明显获益，建议终止^{131}I 治疗；首选全身治疗（化疗），但因患者患有再障，风险较大，是否能进行化疗需血液科做相关检查，进一步评估；可考虑对颈部病灶行局部放射姑息性治疗，以缓解局部症状，提高患者生存质量；知情了解并综合考虑后，患者家属选择先行颈部外放射治疗，后患者于我科行颈部肿物局部姑息性放疗，计划剂量 66Gy/33f。

甲状腺乳头状癌属于常见甲状腺恶性肿瘤，主要源自甲状腺滤泡上皮，占全部甲状腺癌的 85%～90%，多数甲状腺乳头状癌进展缓慢，无较强侵袭性，不易转移与复发，当进行内分泌与手术治疗后，预后良好。除常见类型外，低分化癌（poorly differ entiated thyroid cancer，PDTC）、鳞状细胞癌（squamous cell carcinoma of thyroid，SCCT）、黏液表皮样癌（mucoepidermoid carcinoma of thyroid，MECT）、胸腺样癌（car cinoma showing thymus - like element，CASTLE）等特殊类型也见于临床工作中。混合型甲状腺癌是指同一患者甲状腺腺体内具有两种或两种以上不同类型细胞混合而成的恶性肿瘤。根据来源不同分为两类：①滤泡细胞和滤泡旁 C 细胞共同来源：混合性髓样 - 滤泡细胞癌，其中滤泡细胞癌泛指滤泡上皮细胞来源的肿瘤。②单一滤泡细胞来源：单源性肿瘤多重分化，即不同分化程度的滤泡上皮细胞类型肿瘤混合而成，如 DTC 合并 PDTC、ATC、鳞状细胞癌等多种类型，其诊断应以细胞病理学特征为基准，参考影像学及实验室检查等辅助检查综合而成。多样性、混合性、复杂性为其主要特点。

混合型甲状腺癌术后治疗方案的选择及随访模式的建立也是另一重要措施。主要包含以下几点：①合并 DTC 类型的患者术后应根据肿瘤复发危险度分层和 TSH 抑制治疗的不良反应风险分层，制定可行的 TSH 抑制治疗个体化治疗方案，依据 Tg 的水平、影像学检查等方面进行评估管理，研究发现肿瘤组织 Tg（＋）同时行放射性碘治疗；②合并 MTC 类型的患者随访中常规复查肿瘤标志物 Ct 和 CEA，同时对进展较迅速、有症状的晚期 MSTC 术后患者，可采用外照射治疗局部控制；③合并分化类型较差、局部晚期及特殊类型的患者，若肿瘤肉眼残存明显且不能手术切除或伴有远处转移，可行辅助放化疗治疗；④中医治疗，减轻手术及辅助治疗带来负荷的同时，在提高身体免疫力、抑制病情等方面起到辅助治疗及终末期支持治疗作用，对于不接受手术和放化疗的重症患者，可提高患者带癌生存率；⑤将 MDT 用于术后管理，制定科学的围术期管理和更为合理的治疗和随访策略，患者病情一般较重，术后可能出现生命体征不稳定需转入 ICU 进一步治疗。术后根据术后病理结果制定下一步治疗方案，评估后行放射性碘治疗、放化疗及靶向治疗等辅助治疗，则需核医学科、放疗科、肿瘤科等多学科配合。术后随访由普外科、影像科、检验科等学科协力完成，通过长期随访对患者进行动态监控，早期复发、早期治疗，根据疾病进展和治疗效果，调整治疗方案，提高患者的生活质量及延长生存时间。

九、文献汇总

甲状腺癌是一种最常见的头颈部和内分泌系统恶性肿瘤，主要分为分化型甲状腺癌（differentiated thyroid carcinoma，DTC）、甲状腺髓样癌和甲状腺未分化癌（medulla thyroid carcinoma，MTC）。近年来，甲状腺癌发病率在全球范围内呈快速增长趋势，中国甲状腺癌发病率 10 年来增长了近 5 倍。虽然大多数甲状腺癌可通过手术、放射性碘治疗（radioactive iodine，RAI）及促甲状腺激素抑制治疗治愈且预后良好，但对进展期 MTC，局部晚期或转移性 RAI 难治性甲状腺癌等仍缺少有效治疗方法。近年随着肿瘤分子生物学的不断发展，已衍生出包括化疗、分子靶向治疗、免疫治疗等多种内科治疗手段，有望进一步改善甲状腺癌患者生存。现对甲状腺癌的内科治疗研究进展做一综述，为该领域的相关研究和临床治疗提供参考。

化疗是传统甲状腺癌内科治疗中的常用手段，但细胞毒性类药物的临床疗效反应差且毒性作用相对明显，临床上对化疗在甲状腺癌中的治疗价值仍存在一定争议。目前，以多柔比星为基础的化疗方案仍然是被最为广泛接受的方案。Yang 等报道了 2 例接受脂质体多柔比星与顺铂联合应用（AD方案）的 RAI 难治性的低分化甲状腺癌（poorly differentiated thyroid carcinoma，PDTC）患者。一例 42岁男性 PDTC 患者，在接受"甲状腺全切除术＋右颈改良根治术"后出现淋巴结及两肺复发转移，RAI和生物治疗证明无效。患者每 3 周接受一次 AD 方案（脂质体多柔比星：35mg/m^2，1 周 1 次；顺铂：75mg/m^2，3 周 1 次）化疗，经过 6 个疗程的化疗后，疾病得到明显控制，CT 评估部分缓解达到 90%。另一例 57 岁女性 PDTC 患者，甲状腺全切除术后放疗 1 年出现双肺转移。患者接受 5 个疗程的 AD方案治疗，2 个疗程后，CT 评估为部分缓解，4 个疗程后，CT 评估为完全缓解，截止统计时患者状况良好。该结果显示对于 PDTC 患者使用 AD 方案治疗有明显潜在获益，具有进一步的研究价值。

近年来，同步放化疗在甲状腺癌治疗中，尤其是在局部晚期或需要器官保全、不能接受根治手术的患者中发挥了重要作用。Beckham 等对 88 例接受调强放疗的晚期 DTC 患者进行的一项最新回顾性研究显示，接受同期多柔比星化疗的患者比仅接受放疗的患者局部无进展生存（local progression free survival，LPFS）率显著改善（4 年 LPFS 率 85.8% vs. 68.8%，$P < 0.05$），同时总体生存（over survival，OS）率也得到显著改善（4 年 OS 率 68.0% vs. 47.0%，$P < 0.05$），且多柔比星不良反应可控。

受限于临床研究样本数量，化疗的联合应用尚未成为标准治疗方案，但在某些 RAI 难治性甲状腺癌患者中，联合化疗较单药化疗具有更好的潜在获益。总体而言，化疗目前仅作为甲状腺癌的辅助治疗或其他方法无效后的挽救方案使用，其联合应用需进一步研究探讨。

近年来，随着甲状腺癌分子机制研究的深入，分子靶向疗法及免疫疗法越来越多地被用于临床，有效改善了一些难治性甲状腺癌患者的 PFS 和 OS 率，成为一种有效的甲状腺癌内科治疗手段。但同时如何进行个体化靶向治疗、如何与传统治疗联合应用及减轻药物不良反应，仍将是临床治疗中需要密切关注的问题，此外对于新型治疗靶点及肿瘤免疫标志物的研究也有着巨大的探索空间。

（放疗科：张鹏程 赵荣志）

参 考 文 献

[1] 董方，薛金才，王云生，等. 甲状腺癌外照射放射治疗的变迁[J]. 国际肿瘤学杂志，2019，46(11)：641 - 648.

[2] Wiltshire JJ, Drake TM, Uttley L, et al. Systematic review of trends in the incidencerates of thyroid cancer[J]. Thyroid, 2016, 26(11): 1541 - 1552.

[3] Grani G, Lamartina L, Durante C, et al. Follicular thyroid cancer and Hurthlecell carcinoma: challenges in diagnosis, treatment, and clinical management[J]. Lancet Diabetes Endocrinol, 2018, 6(6): 500 - 514.

[4] Saini S, Tulla K, Maker AV, et al. The rapeutic advances in an aplastic thyroid cancer: a current perspective[J]. MolCancer, 2018, 17(1): 154.

[5] Valerio L, Pieruzzi L, Giani C, et al. Targeted therapy in thyroid cancer: state of the art [J]. ClinOncol(RCollRadiol), 2017, 29(5): 316 - 324.

[6] Iyer PC, Dadu R, Ferrarotto R, et al. Real world experience with targeted therapy for the treatment of anaplastic thyroid carcinoma[J]. Thyroid, 2018, 28(1): 79 - 87.

[7] Yang H, Chen Z, Wu M, et al. Remarkable response in 2 cases of advanced poorly differentiated thyroid carcinoma with liposomal doxorubic in pluscisplatin[J]. Cancer Biol Ther, 2016, 17(6): 693 - 697.

[8] Beckham TH, Romesser PB, Groen AH, et al. Intensity modulated radiation therapy with ou without concurrent chemotherapy in non anaplastic thyroid cancer with unresectable or gross residual disease[J]. Thyroid, 2018, 28(9): 1180 - 1189.

病例5 排便困难

一、病例简介

患者，男，48 岁，因"确诊结肠恶性肿瘤 1 年余，拟行进一步诊治"入院。

现病史：患者于入院前 1 年余因"便血 2 个月余"行肠镜检查，见乙状结肠距肛缘 15～18cm 处菜花样肿物凸入腔内，占据全腔，活检考虑直肠癌。完善腹部 CT 检查见乙状结肠肠壁增厚，考虑恶性肿瘤性病变可能性大。于 2019 年 6 月 3 日行腹腔镜乙状结肠切除＋降结肠－直肠吻合＋腹腔淋巴结清扫术，术程顺利。术后病理回报：（乙状结肠）中低分化腺癌，侵及肠壁全层，免疫组化染色示癌细胞呈 CEA 和 MSH2 部分阳性，CDX2 偶见阳性，CgA、Syn 和 MSH6 阴性，Ki－67index 约 70%；远近切缘未见癌侵及；肠系膜淋巴结未见转移癌(0/12)；(253 组淋巴结)检材血管、脂肪组织，未见癌组织。术后患者未行其他治疗，未规律复查。入院前 2 个月余患者出现排便困难症状，复查腹部 CT 见直肠乙状结肠交界区高密度吻合线影，局部壁明显增厚并软组织团块影，不除外肿瘤复发。完善 PET－CT 检查：吻合口区软组织密度肿块影，代谢异常增高，结合病史考虑肿瘤复发。肠镜检查见距肛门 10cm 吻合口处附近黏膜不规则隆起。患者于 2020 年 4 月 22 日行降结肠部分切除＋远端关闭、降结肠造瘘＋小肠部分切除＋小肠－小肠吻合＋复杂肠粘连松解术，术程顺利。术后病理回报：①（乙状结肠）浆膜层、肌层和黏膜下见中低分化腺癌，结合病史，符合肿瘤扩散；两侧断端未见癌侵及；②（小肠）浆膜层、肌层和黏膜下层见中低分化腺癌，结合病史符合肿瘤扩散，两侧断端未见癌侵及。患者入院时一般情况可，结肠造瘘状态，诉有肛门坠胀不适，精神睡眠进食可，为行进一步诊治再入院。

既往史：既往体健，否认冠心病、高血压、糖尿病史，否认外伤、输血史，否认肝炎、结核等传染病接触史，否认家族遗传病史及肿瘤病史。生于原籍，否认吸烟及饮酒史。

体格检查：T 36.5℃，P 75 次/min，R 19 次/min，BP 126/80mmHg。神清语利，查体合作，双肺呼吸音清，未闻及明显干湿性啰音，心音有力，律齐，心率 70 次/分，无病理性杂音，腹软无压痛，结肠造瘘口处清洁无渗血，双下肢无水肿。

二、辅助检查

血常规：WBC 3.75×10^9/L，RBC 3.83×10^{12}/L，PLT 89×10^9/L，HB 110g/L。

凝血功能：D－二聚体 505μg/L。尿便常规、肝功能、肾功能、电解质、肿瘤标志物等均未见明显异常。

复查心电图：未见异常。

三、初步诊断

结肠恶性肿瘤。

四、治疗经过

患者于 2020 年 6 月 15 日起行盆腔 VMAT 放疗，治疗范围主要包括直肠病变及盆腔淋巴引流区，计划剂量 50Gy/25f，同步予以卡培他滨 1.5g 2 次/日单药化疗，25 次照射后复查考虑仍无手术条件，予以重新制定放疗计划，予以追加放疗 2Gy×5 次，范围仅包括病变区域。

五、赵荣志主治医师分析病例

患者病例特点如下：①患者中年男性，既往体健；②结肠恶性肿瘤术后复发，行再次术后；③复查 PET－CT 仍可见局部高代谢。

患者中年男性，入院前 1 年余无明显诱因出现便血症状，色暗红，量不多，排便平均每天 3 次，为不成型稀便，排便时伴有下腹部钝痛，无腹胀、排便困难等不适。行肠镜检查可见乙状结肠内菜花样肿物，占据全腔，活检考虑结肠癌。完善腹部 CT 检查见乙状结肠肠壁增厚，考虑恶性肿瘤性病变可能性大。后行腹腔镜乙状结肠切除＋降结肠－直肠吻合＋腹腔淋巴结清扫手术，术程顺利。术后病理回报：（乙状结肠）中－低分化腺癌，侵及肠壁全层，免疫组化染色显示癌细胞呈 CEA 和 MSH2 阳性，MLH1 和 PMS2 部分阳性，Ki－67 index 约 70%。依据患者术后病理，其结肠恶性肿瘤诊断明确。然而患者术后未能行其他辅助治疗，亦未规律复查，入院前 2 个月余患者出现排便困难症状，复查腹部 CT 见直肠乙状结肠交界区高密度吻合线影，局部壁明显增厚并软组织团块影，不除外肿瘤复发。患者再次行手术治疗，术后病理回报为（乙状结肠）浆膜层、肌层和黏膜下见中低分化腺癌，结合病史，符合肿瘤扩散。患者因会阴肛门区坠胀疼痛，拟行术后辅助放疗入我科，临床诊断考虑为结肠恶性肿瘤，诊断较为明确。

患者术后排便症状得以缓解，但仍诉有里急后重感及肛门区坠痛，且患者缺乏术后的影像学检查，手术后局部病变情况不明确，其症状无法单纯以手术损伤解释，考虑到有术后病变残留可能，予以再次完善 PET－CT 检查，以了解术后病情变化，以及有无远处转移可能。

住院期间以羟考酮缓释片 40mg 每 12 小时 1 次给药控制局部疼痛，疼痛控制逐渐满意，再次复查 PET－CT 结果回报：吻合口处软组织肿块影，代谢异常增高，考虑肿瘤复发。盆腔腹膜结节样病变，代谢增高，考虑转移。此时，患者恶性肿瘤诊断明确，其症状考虑与肿瘤未控有关，而其后续抗肿瘤治疗非单纯放疗所能及，其病情需要相关病理、影像科室，其治疗需要联合外科、肿瘤内科等共同协作诊治，鉴于此我们联系多学科专家会诊以指导下一步诊疗。

六、MDT 讨论目的

1. 患者目前是否考虑病变残存？
2. 如患者行放化疗后病变缩小，是否还有手术切除可能？
3. 如无法再次手术，后续如何开展下一步治疗？

七、多学科会诊意见

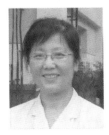

宋文静，女，副教授。1991 年于天津医科大学获硕士学位，硕士研究生导师，主专临床病理诊断（不含中枢神经系统疾病）。

病理科宋文静副教授：患者中年男性，其结肠恶性肿瘤诊断明确，结肠恶性肿瘤属于常见的消化道恶性肿瘤，好发于直肠于乙状结肠交界处，以 40～50 岁年龄组发病率最高，男多于女，结肠癌主要为腺癌、黏液腺癌、未分化癌。大体形态呈息肉状、溃疡型等。结肠癌可沿肠壁环行发展，沿肠管纵径上下蔓延或向肠壁深层浸润，除经淋巴管、血流转移和局部侵犯外，还可向腹腔内种植或沿缝线、切口面扩散转移。

回归本病例，患者因结肠癌行两次手术治疗，第一次术后病理示：（乙状结肠）中低分化腺癌，侵及肠壁全层，免疫组化染色示癌细胞呈 CEA 和 MSH2 部分阳性，CDX2 偶见阳性，CgA、Syn 和 MSH6 阴性，Ki－67index 约 70%；远近切缘未见癌侵及；肠系膜淋巴结未见转移癌（0/12）；（253 组淋巴结）检材血管、脂肪组织，未见癌组织。第二次术后病理示：①（乙状结肠）浆膜层、肌层和黏膜下见中低分化腺癌，结合病史，符合肿瘤扩散；两侧断端未见癌侵及；②（小肠）浆膜层、肌层和黏膜下层见中低分化腺癌，结合病史符合肿瘤扩散，两侧断端未见癌侵及。根据两次术后病理考虑患者其病变由外而内浸润生长，属于较少见情况，其病变复杂血管中见癌栓形成，其病变恶性程度较高，治疗相对困难，病变易于复发和转移，预后较差。

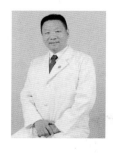

陈秋松，男，医学博士，副主任医师。专业领域为体部良恶性病变的正电子显像诊断，对于呼吸系统相关疾病，神经内分泌肿瘤的诊断有一定的研究。

影像诊断科陈秋松副主任医师：结肠癌是一种临床常见的恶性肿瘤，具有较高的发病率，且近年来随着人们生活水平的提高、生活方式的改变，其发病率呈上升趋势。影像检查在肿瘤的定位定性诊断中发挥着巨大优势，术前的影像学检查可以对患者病情进行准确评估，判断周围器官有没有受到侵袭，有没有出现淋巴结或远处转移，明确分期诊断，判断手术指证，制定科学治疗方案，同时还可以预测疾病预后情况。

回归本病例，患者为结肠癌两次术后，第一次手术后复发病变位于吻合口处，属于常见的吻合口复发，患者第二次手术前后两次 PET 检查可以看到其病变位置和大小区别不大，考虑外科手段治疗效果有限，其治疗难度大，需要多学科综合治疗帮助患者获益。

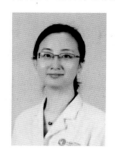

孟凡路，女，医学博士，副主任医师。天津市中西结合学会呼吸病专业委员会委员，天津市抗癌协会中西医结合肿瘤治疗专业委员会委员，中国临床肿瘤学会会员。

肿瘤内科孟凡路副主任医师：结肠癌是严重危害人类健康的恶性肿瘤之一，根治性手术仍是其主要治疗方式，但术后复发和转移严重影响患者的生存，辅助化疗是术后的主要治疗手段，可以降低复发和转移的风险，但是辅助化疗时机、疗程及不同亚组结肠癌患者化疗方案的选择，仍需我们临床医师根据患者身体状态、病理分期、分子分型等进行规范、个体化的评估。

回归本病例，患者第二次手术的病理可以考虑进一步免疫组化检查，观察 MSI 卫星灶情况，目前 PD-1 免疫治疗较传统化疗在获益上体现出更可喜的优势，建议患者基因检测后依据结果考虑免疫治疗。

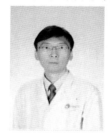

赵智成，男，医学博士。天津医科大学总医院普外科胃肠病区副主任医师。天津医师协会微创外科专业委员会委员。擅长胃肠肿瘤、结直肠肿瘤及胃肠间质瘤的综合治疗，以及胃肠道肿瘤的腹腔镜、机器人手术治疗，特别是低位直肠癌的保肛手术。

普外科胃肠病区赵智成副主任医师：结肠癌是严重危害人类健康的恶性肿瘤，根治性手术是其主要治疗方式，但术后复发和转移仍是术后治疗失败的常见情况。

对于本病例，患者结肠癌术后复发，再次行完整切除可能性小，二次手术的主要目的在于解决患者的肠道梗阻问题，其病变难以完整切除，而大范围切除后生活质量将会明显降低，可以考虑在放化疗转化治疗后复查病情，再观察有无再次手术可能。

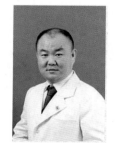

张文学，男，医学博士，副主任医师，硕士研究生导师，天津医科大学总医院放疗科科主任。主要从事头颈部肿瘤、胸腹部肿瘤及妇科肿瘤的治疗，尤其对脑原发性及继发性肿瘤的综合治疗有着丰富的经验。

放疗科张文学主任医师：手术仍是结肠癌的主要治疗手段，因解剖原因结肠病变在腹腔位置不能固定，放疗定位困难，以往在结肠癌治疗中放疗参与较少。但对于局部进展期结肠癌，传统手术易导致切缘阳性及较高的复发率，而随着放射技术的进展，放疗在结肠癌中的应用范围越来越广，包括但不限于术前新辅助放化疗、术中放疗以及复发病变的挽救性治疗。

回归本病例，患者结肠恶性肿瘤两次术后，拟行局部放疗同步卡培他滨化疗，治疗期间复查病情如病变缩小明显可以考虑再次手术治疗。

补充及完善病例：患者第二次手术前后 PET – CT 检查图像对比（图 9 – 17）：

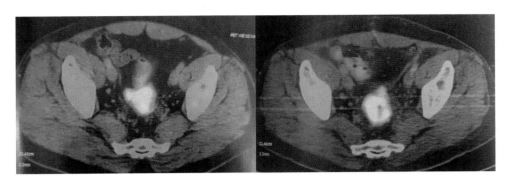

图 9 – 17　患者第二次手术前后 PET – CT 检查图像对比

患者于 2020 年 6 月 15 日起行盆腔 VMAT 放疗，治疗范围主要包括直肠病变及盆腔淋巴引流区，计划剂量 50Gy/25f，同步予以卡培他滨 1.5g 2 次/日单药化疗，25 次照射后复查考虑仍无手术条件，予以重新制定放疗计划，予以追加放疗 2Gy×5 次，范围仅包括病变区域，具体范围见（图 9 – 18）。

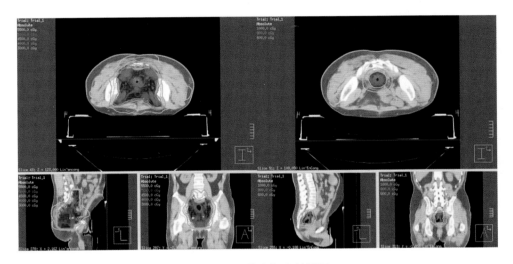

图 9 – 18　放疗靶区剂量图

放疗期间复查盆腔 MR，前后对比图像见（图 9 – 19）。

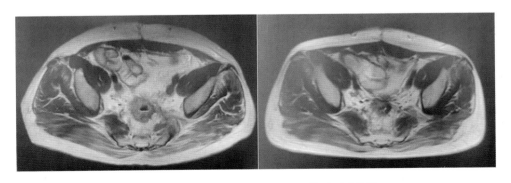

图 9 – 19　放疗期间复查盆腔 MR 前后对比图像

放疗结束后再次复查考虑病变尚稳定，予以信迪利单抗免疫制剂继续维持治疗。

四、专家点评

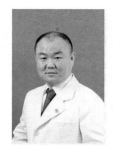

　　张文学，男，医学博士，主任医师，硕士研究生导师，天津医科大学总医院放疗科科主任。主要从事头颈部肿瘤、胸腹部肿瘤及妇科肿瘤的治疗，尤其对脑原发性及继发性肿瘤的综合治疗有着丰富的经验。

　　患者于入院前 1 年便血症状行肠镜检查，见乙状结肠距肛缘 18～15cm 处菜花样肿物凸入腔内，考虑直肠癌。于 2019 年 6 月 3 日行腹腔镜乙状结肠切除 + 降结肠 – 直肠吻合 + 腹腔淋巴结清扫术，手术顺利。术后病理回报：（乙状结肠）中 – 低分化腺癌，侵及肠壁全层；免疫组化染色示癌细胞呈 CEA 和 MSH2 阳性，MLH1 和 PMS2 部分阳性，CDX2 偶见阳性，CgA、Syn 和 MSH6 阴性，Ki – 67 index 约 70%；远近切缘未见癌侵及；肠系膜淋巴结未见转移癌（0/12）；（253 组淋巴结）检材血管、脂肪组织，未见癌组织。术后患者未行其他治疗，未规律复查。入院前 2 个月余患者出现排便困难症状，复查腹部 CT 见直肠乙状结肠交界区高密度吻合线影，局部壁明显增厚并软组织团块影，不除外肿瘤复发。完善 PET – CT 检查：吻合口区软组织密度肿块影，代谢异常增高，结合病史考虑肿瘤复发。肠镜检查见距肛门 10cm 吻合口处附近黏膜不规则隆起。患者于 2020 年 4 月 22 日再次行手术治疗，术式为降结肠部分切除 + 远端关闭、降结肠造瘘 + 小肠部分切除 + 小肠小肠吻合 + 复杂肠粘连松解术，术程顺利。术后病理回报：①（乙状结肠）浆膜层、肌层和黏膜下见中低分化腺癌，结合病史，符合肿瘤扩散；两侧断端均未见癌侵及；②（小肠）浆膜层、肌层和黏膜下层见中低分化腺癌，结合病史，符合肿瘤扩散；两侧断端均未见癌侵及。患者入院时一般情况尚可，结肠造瘘状态，肛区坠痛明显，入院予以再次完善 PET – CT 检查，结果见吻合口处软组织肿块影，代谢异常增高，考虑肿瘤复发；盆腔腹膜结节样病变，代谢增高，考虑转移。予以多学科专家会诊，考虑患者结肠恶性肿瘤两次术后，拟行局部放疗同步卡培他滨化疗，治疗期间复查病情如病变缩小明显可以考虑再次手术治疗。排除禁忌，于 2020 年 6 月 15 日起行盆腔 VMAT 放疗，计划剂量 50Gy/25f，同步卡培他滨 1.5g 2 次/日化疗，25 次放疗后依据病情考虑继续追加剂量或手术治疗。放疗过程顺利，患者肛门坠痛较前有所缓解，放疗 25 次后复查盆腔 MR 示：吻合口壁厚较前减轻，余术后改变同前。直肠周围间隙及双侧腹股沟区多发增大淋巴结较前减小。请示外科考虑暂无手术条件，予以调整放疗计划继续行放疗至 60Gy/30f，治疗结束予以出院。

　　结直肠癌（CRC）是胃肠道中常见的恶性肿瘤，在我国以 41～65 岁人群发病率最高。CRC 近年来在大城市的发病率明显上升，并且当前我国的结肠癌和直肠癌发病率在逐渐靠近，甚至在有些地区已经相似，且有结肠癌多于直肠癌的趋势。如今以手术治疗为主的多学科综合治疗作为当前我国结直肠癌的重要治疗原则，包括手术、放射治疗、化学治疗、免疫治疗、传统中医药治疗等多种治疗方式。低位直肠癌约 90% 可通过直肠指诊触及。以手术切除为主的多学科综合性治疗是当今结直肠癌的重要治疗原则。但超过 50% 的结直肠癌患者往往错过最佳诊治时间，就诊时已到Ⅲ～Ⅳ期，5 年存活率不及 40%。

　　该患者临床症状符合结直肠癌表现，肠镜检查及影像学检查有助于患者术前结肠癌的诊断，术后病理亦证实诊断明确。然而术后复发仍是治疗失败的常见原因，患者术后半年余出现病情进展，检查可见原手术吻合口处肿物，但再次手术其实难以做到完整切除病变，在此情况下仅能出于缓解症状的目的行姑息手术，但因肿瘤未控，患者术后再次出现相应症状，而患者已无手术条件。放射治疗作为一种挽救性手段，给予患者局部放疗后有效地改善了患者症状，缓解了局部疼痛，放疗后复查病变得以明显缩小。对于晚期肿瘤或肿瘤复发患者，放疗作为一种姑息治疗仍可以为其提供获益，明显改善患者生存质量，并尽量延长生存时间。

九、文献汇总

结肠癌是常见的消化道恶性肿瘤，好发于直肠与乙状结肠交界处，以 40～50 岁年龄组发病率最高，男女之比为(2～3):1。发病率占胃肠道肿瘤的第 3 位。结肠癌主要为腺癌、黏液腺癌、未分化癌。大体形态呈息肉状、溃疡型等。结肠癌可沿肠壁环行发展，沿肠管纵径上下蔓延或向肠壁深层浸润，除经淋巴管、血流转移和局部侵犯外，还可向腹腔内种植或沿缝线、切口面扩散转移。慢性结肠炎患者、结肠息肉患者、男性肥胖者等为易感人群。

早期可以没有任何症状，中晚期可表现为腹胀、消化不良，而后出现排便习惯改变，腹痛，黏液便或黏血便。肿瘤溃烂、失血、毒素吸收后，常出现贫血、低热、乏力、消瘦、下肢水肿等症状。

当前以手术切除为主的多学科综合治疗是我国结直肠癌的重要治疗原则，包括了手术、放射治疗、化学治疗、免疫治疗等多种治疗方式。

初始可切除的局部进展期结肠癌（Ⅱ、Ⅲ期）标准治疗模式为"完整结肠系膜(complete mesocolic excision，CME)根治性手术切除＋术后辅助系统性化疗"。

术后辅助系统性化疗的适应证：接受 R0 切除术的Ⅲ期结肠癌和具有高度复发风险的Ⅱ期结肠癌推荐术后辅助系统性化疗。Ⅱ期结肠癌临床病理复发高危因素包括：T_4 期、淋巴结检出数 ＜12 枚、低分化或未分化(除外高度微卫星不稳定)、脉管侵犯、神经侵犯、肠梗阻、肠穿孔、切缘阳性/接近阳性/不确定。推荐根据临床病理复发高危因素和微卫星不稳定/错配修复蛋白状态，决定Ⅱ期结肠癌是否辅助化疗。

结肠癌术后辅助化疗方案包括奥沙利铂联合氟尿嘧啶(5－FU)类方案(FOLFOX)或卡培他滨＋奥沙利铂(CapeOX)方案和氟尿嘧啶类单药方案[5－FU/亚叶酸钙(LV)或卡培他滨]。

术前新辅助系统性化疗的适应证：可切除 cT_{4b} 结肠癌，可以直接手术或术前新辅助化疗再行手术切除，推荐多学科讨论决定。术前新辅助系统性化疗的方案：推荐奥沙利铂为基础的方案(FOLFOX 或 CapeOX)。术前新辅助系统性化疗的疗程：推荐 2～3 个月。新辅助系统性化疗结束至手术的间隔时间：推荐新辅助化疗疗程结束后 2～3 周手术。

既往的多数指南对于高危Ⅱ期结肠癌推荐术后 6 个月的辅助治疗。2019 年美国临床肿瘤学会(ASCO)年会报道了 IDEA 研究中关于高危Ⅱ期结肠癌 3 个月与 6 个月辅助化疗的亚组分析结果，提示 FOLFOX 方案辅助化疗 6 个月组的 5 年无病生存率(DFS)显著优于 FOLFOX 辅助化疗 3 个月组(86.5%:79.2%)，而 CapeOX 方案辅助化疗 6 个月组与 3 个月组的 5 年 DFS 相近(82.0%:81.7%)。这个研究结果与 IDEA 研究关于低危Ⅲ期结肠癌的分析结果一致。

结肠癌术后辅助化疗的开始时间建议术后 3～4 周尽早开始辅助化疗。既往研究提示，辅助化疗开始时间延迟与预后不良相关。辅助化疗开始时间超过术后 6 周以上，生存显著受影响。结肠癌辅助化疗的临床研究 NSABPC－07 的操作规范中，要求结肠癌患者在术后 6 周以内进行随机分组和开始全身化疗。

多数指南推荐 T_{4b} 期结肠癌为新辅助化疗的适应证。美国国家癌症数据库(NCDB)的数据显示，T_{4b} 期结肠癌新辅助化疗具有显著生存获益，而分期为 T_3 或 T_{4a} 的患者并未获得显著的生存获益。然而，多数结肠癌新辅助化疗的前瞻性临床研究中，入组的患者不仅包括 T_{4b}、也包括了 T_{4a} 甚至部分高危 T_3 期的患者，比如 FOxTROT 研究，纳入的新辅助治疗对象包括高危 T_3 期(穿透固有肌层≥5mm)/T_4 期结肠癌患者。国内的另外一项临床研究，纳入的新辅助化疗对象则包括 T_{4a} 和 T_{4b} 或者 N^+ 的结肠癌，均提示能从新辅助治疗中获益。

新辅助化疗疗程无明确界定，通常在 1.5～3.0 个月。借鉴晚期结肠癌转化治疗经验，肿瘤最大程度退缩通常出现在 2～3 个月疗程的系统性化疗后，故结肠癌新辅助治疗疗程推荐为 2～3 个月。而 FOxTROT 研究中采用的新辅助化疗疗程为 6 周。

对于根治性手术切除的结肠癌患者，放疗并不获益。Martenson 等报道一项纳入 222 例患者的研究，其中 187 例可评价，肿瘤侵犯周围组织或与周围组织粘连，或者 $T_3N1 \sim 2$，均行根治性切除，其中放化疗组接受 $45 \sim 50.4Gy$ 的放疗剂量，结果显示，与化疗组对比，在 5 年生存率及局部控制率差异无统计学意义。放疗并不作为结肠癌的常规治疗手段，但是对于根治性切除困难的局部进展期结肠癌及局部复发结肠癌，可能可从放疗中获益。术后放疗也可能提高区域淋巴结转移的结肠癌局部控制率。Haddock 等报道 607 例复发结直肠癌接受术中放疗，其中结肠癌为 180 例，中位放疗剂量 15Gy（7.5 ~ 30Gy）；583 例接受了术前或术后外照射（中位剂量 45.5Gy），63% 的结肠癌患者切缘阳性，3 年放疗野中心复发率为 13%，5 年复发率为 16%，结肠癌与直肠癌的 5 年生存率分别为 34% 及 28%。

（放疗科：张鹏程　赵荣志）

参 考 文 献

［1］ Group FC. Feasibility of preoperative chemotherapy for locally advanced, operable colon cancer: the pilot phase of a randomised controlled trial［J］. Lancet Oncol, 2012, 13(11): 1152 ~ 1160. DOI: 10. 1016/S1470 - 2045(12)70348 - 0.

［2］ Souglakos J, Boukovinas I, Kakolyris S, et al. Three versus six months adjuvant FOLFOX or CAPOX for high risk stage Ⅱ and stage Ⅲ colon cancer patients: the efficacy results of Hellenic Oncology Research Group(HORG) participation to the International Duration Evaluation of Adjuvant chemotherapy(IDEA) project［J］. Ann Oncol, 2019, DOI: 10. 1093/annonc/mdz193.

［3］ Biagi JJ, Raphael MJ, Mackillop WJ, et al. Association between time to initiation of adjuvant chemotherapy and survival in colorectal cancer: a systematic review and meta - analysis［J］. JAMA, 2011, 305(22): 2335 - 2342. DOI: 10. 1001/jama. 2011. 749.

［4］ Sun Z, Adam MA, Kim J, et al. Determining the optimal timing for initiation of adjuvant chemotherapy after resection for stage Ⅱ and Ⅲ colon cancer［J］. Dis Colon Rectum, 2016, 59(2): 87 - 93. DOI: 10. 1097/DCR. 0000000000000518.

［5］ Kuebler JP, Wieand HS, Connell MJ, et al. Oxaliplatin combined with weekly bolus fluorouracil and leucovorin as surgical adjuvant chemotherapy for stage Ⅱ and Ⅲ colon cancer: results from NSABP C - 07［J］. J Clin Oncol, 2007, 25(16): 2198 - 2204. DOI: 10. 1200/JCO. 2006. 08. 2974.

［6］ Dehal A, Graff - Baker AN, Vuong B, et al. Neoadjuvant chemotherapy improves survival in patients with clinical T_{4b} colon cancer［J］. J Gastrointest Surg, 2018, 22(2): 242 - 249. DOI: 10. 1007/s11605 - 017 - 3566 - z.

［7］ Liu F, Yang L, Wu Y, et al. CapOX as neoadjuvant chemotherapy for locally advanced operable colon cancer patients: a prospective single - arm phase Ⅱ trial［J］. Chin J Cancer Res, 2016, 28(6): 589 - 597. DOI: 10. 21147/j. issn. 1000 - 9604. 2016. 06. 05.

［8］ Martenson JJ, Willett CG, Sargent DJ, et al. Phase Ⅲ study of adjuvant chemotherapy and radiation therapy compared with chemotherapy alone in the surgical adjuvant treatment of colon cancer: results of intergroup protocol 0130［J］. J Clin Oncol, 2004, 22(16): 3277 - 3283.

［9］ Haddock MG, Miller RC, Nelson H, et al. Combined modalitytherapy including intraoperative electron radiation for locally recurrent colorectal cancer［J］. Int J Radiat Oncol Biol Phys, 2011, 79(1): 143 - 150.

病例6　咳嗽伴痰中带血

一、病例简介

患者，男，65岁，退休，主因"晨起时痰中带血丝4个月余"就诊我院。

现病史：患者入院前4个月余无明显诱因出现晨起咳嗽、咳痰，痰中带少量鲜血，色鲜红，量不多，无胸闷、气短，无肢体肌力下降，未予特殊重视。入院前半月症状逐渐加重，2019年6月我院行胸部强化CT示：右肺上叶尖后段肿块，最大截面约7.5cm×4.9cm，增强后轻度不均匀强化，右上叶后段支气管闭塞，尖段支气管管腔变窄，右上叶后段肺动脉管腔明显变窄，远端截断，考虑恶性肿瘤性病变，伴上叶阻塞性炎症，不除外合并肺泡积血，侵犯右上叶后段肺动脉；右侧锁骨上窝、右肺门及纵隔多发明显肿大淋巴结，考虑转移。头MR强化、腹部CT及骨ECT扫描未见转移。2019年6月25日行CT引导下右肺肿物穿刺活检病理：NSCLC，倾向腺癌，PD－L1（22C3抗体）TPS约90%；基因检测未见EGFR等驱动基因突变。TMB 14.29个/MB，微卫星稳定型（MSS）。临床诊断为右肺腺癌。$T_4N_3M_0$，Ⅲc期，驱动基因阴性。建议行化疗＋免疫治疗，患者拒绝行联合免疫治疗。于2019年8月1日、2019年8月26日、2019年9月17日、2019年10月11日予诱导化疗4个周期。方案：培美曲塞1g d1＋卡铂600mg d1每3周1次治疗。2019年11月复查右肺肿瘤以及淋巴结较前明显减小，右上肺门肿物最大截面积3.3cm×2.0cm，评价PR。于2019年11月5日、2019年11月26日、2019年12月20日行培美曲塞单药化疗3个周期。方案：培美曲塞1g d1每3周1次。复查评估与2019年11月比较SD。为行进一步治疗入我科。

既往史：既往体健，既往否认冠心病、高血压、糖尿病史，否认外伤、输血史，否认肝炎、结核等传染病接触史，否认家族遗传病史及肿瘤病史。生于原籍，否认吸烟及饮酒史。

体格检查：T 36.2℃，P 85次/分，R 18次/分，BP 122/79mmHg。慢性病容，神清语利，查体合作。全身皮肤黏膜、巩膜无黄染，无肝掌以及蜘蛛痣。无颈静脉充盈，气管位置居中，胸廓正常，颈部、腋窝下、腹股沟淋巴结未触及明显肿大。无肋间隙增宽，叩诊双肺呈清音，听诊右肺呼吸音略粗，双肺未闻及干湿性啰音。心界叩诊无扩大，心律齐，无杂音。腹部柔软，剑突下可及压痛，无肌紧张以及反跳痛，肠鸣音4次/分。四肢无水肿。

二、辅助检查

入院后查，血常规：WBC $3.98×10^9$/L，RBC $3.80×10^{12}$/L，Hb 109g/L，PLT $129×10^9$/L。尿便常规、凝血功能、肝功能、肾功能、电解质、肿标等均未见明显异常。

腹部B超：肝胆胰脾未见异常。

复查心电图：未见异常。

三、初步诊断

右肺腺癌（$T_4N_3M_0$，Ⅲc期；驱动基因阴性）。

四、治疗经过

患者入院后，完善血尿便常规、肝肾功能、电解质、ECG等相关检查，评估病情。

联系多学科会诊行MDT。住院期间做好对症支持治疗。

五、张荣新主治医师分析病例

患者病例特点如下：①老年男性，慢性起病；②晨起时痰中带血丝4个月；③胸部CT示：右肺肿瘤以及淋巴结较前明显减小。

患者，男性，65 岁，慢性起病，以晨起时咳痰、痰中带血丝为主诉，自发病以来未予特殊重视，其后因症状加重就诊我院行胸部强化 CT（2019 年 6 月）示：右肺上叶尖后段肿块，最大截面约 7.5cm×4.9cm，增强后轻度不均匀强化，右上叶后段支气管闭塞，尖段支气管管腔变窄，右上叶后段肺动脉管腔明显变窄，远端截断，考虑恶性肿瘤性病变，伴上叶阻塞性炎症，不除外合并肺泡积血，侵犯右上叶后段肺动脉；右侧锁骨上窝、右肺门及纵隔多发明显肿大淋巴结，考虑转移。头 MR 强化、腹部 CT 及骨 ECT 扫描未见转移。2019 年 6 月 25 日行 CT 引导下右肺肿物穿刺活检病理：NSCLC，倾向腺癌，PD－L1（22C3 抗体）TPS 约 90%；基因检测未见 EGFR 等驱动基因突变。TMB 14.29 个/MB，微卫星稳定型（MSS）。临床诊断为右肺腺癌。$T_4N_3M_0$，Ⅲc 期；驱动基因阴性。建议行化疗＋免疫治疗，患者拒绝行联合免疫治疗。于 2019 年 8 月 1 日、2019 年 8 月 26 日、2019 年 9 月 17 日、2019 年 10 月 11 日予诱导化疗 4 个周期，方案：培美曲塞 1g d1 ＋卡铂 600mg d1 每 3 周 1 次治疗。2019 年 11 月复查右肺肿瘤以及淋巴结较前明显减小，右上肺门肿物最大截面积 3.3cm×2.0cm，评价 PR。于 2019 年 11 月 5 日、2019 年 11 月 26 日、2019 年 12 月 20 日行培美曲塞单药化疗 3 个周期，方案：培美曲塞 1g d1 每 3 周 1 次。复查评估与 2019 年 11 月比较 SD，为求进一步诊治入我放疗科。患者为肺腺癌，$T_4N_3M_0$，Ⅲc 期，驱动基因阴性，多周期化疗后，可予同步放化疗。

六、MDT 讨论目的

1. 患者目前诊断？

2. 患者前期治疗后病变缩小，是否有手术机会？

3. 患者若无法手术，进一步如何治疗？

七、多学科会诊意见

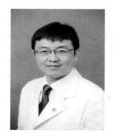

李东，男，主任医师，天津医科大学总医院影像科副主任。2008 年毕业于天津医科大学，获得博士学位，擅长心胸疾病影像诊断。

医学影像科李东主任医师：胸部螺旋 CT 能发现早期的肺部病变，以及纵隔病变和肿大阳性淋巴结。临床上肺癌的诊断常需与肺部良性肿瘤、肺结核、肺脓肿、炎性假瘤、错构瘤、纵隔淋巴瘤等鉴别诊断，CT 影像发挥重要作用。按解剖学部位分类，可将肺癌分为中央型肺癌与周围型肺癌。周围型肺癌在 CT 影像中呈现典型征象的检出率在薄层 CT 可达 100%，如包括细小毛刺征，检出率在高分辨力 CT 可达 100%；深分叶征，肿块边缘凹凸不平，呈分叶状；棘突征，介于毛刺和分叶之间的凸起的"杵状"结构；胸膜凹陷征，呈线条状影，自肿块牵拉胸膜，主要原因是瘤内纤维化；血管集束征等。本例患者右肺上叶中等强化的肿块，大小约 76mm×66mm，伴有右肺门、纵隔及右锁骨上窝多发淋巴结肿大，占位 CT 影像学表现较为典型，根据治疗前胸部 CT 表现及其他全是各部位影像学检查结果，考虑临床分期为 $T_4N_3M_0$。

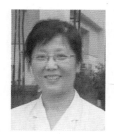

宋文静，女，副教授，任职于天津医科大学总医院病理科。1991 年于天津医科大学获硕士学位，硕士研究生导师，主专临床病理诊断（不含中枢神经系统疾病）。

病理科宋文静副教授：肺癌的明确诊断依赖于病理学诊断，肺癌不同的组织学类型有不同的治疗方案。其主要组织学类型包括：非小细胞癌（鳞状细胞癌、腺癌、大细胞癌）和小细胞癌。腺癌中包括：原位腺癌、微浸润腺癌、浸润性腺癌和浸润性腺癌变异型。细胞学检查可以查见癌细胞，但由于肺癌的异质性比较大，难以准确区分具体组织学亚型，故组织活检是明确诊断的最有效办法，典型病例常规 HE 切片即可明确诊断，对于非典型病例必须辅以免疫组化染色。本例肿瘤细胞异型性明显，细胞比较大，胞浆较丰富，多呈巢状分布，有上皮来源肿瘤特点，所以首先诊断低分化癌成立，但缺乏典型腺样结构或鳞状细胞特点，经免疫组化染色显示：癌细胞 TTF - 1、NapsinA 阳性，P63、P40 和 CK5/6 阴性，证实为腺癌，同时除外了鳞状细胞癌。所以本例的最终诊断为肺腺癌，诊断依据充分。NSCLC 推荐必检基因包括 EGFR、ALK、ROSI，扩展基因有 BRAF、MET、HER2、KRAS、RET 等。

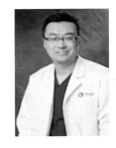

徐嵩，男，医学博士，副主任医师，副教授，硕士研究生导师，任职于天津医科大学总医院肺部肿瘤外科。天津市肺癌研究所副所长。比利时布鲁塞尔自由大学医学博士，Mayo Clinic Massachusetts General Hospital 和 University of Chicago Medicine 临床访问学者。在胸部肿瘤的诊断、规范化治疗以及胸外科围术期管理和快速康复方面具有丰富的临床经验，包括肺结节诊断和处理，早期肺癌的胸腔镜微创根治手术等。发表 SCI 收录文章 43 篇（其中 IF > 10 分 4 篇），主持 2 项国家自然科学基金，1 项天津自然科学基金重点项目和其他省部级课题 4 项。

肺部肿瘤外科徐嵩副主任医师：对于局部晚期非小细胞肺癌，从治疗上分为可手术组和不可手术组，临床治疗强调多学科综合性治疗。本例患者根据胸部强化 CT 临床分期考虑 $T_4N_3M_0$，为Ⅲc 期，暂无手术切除机会。对于三期不可切的 NSCLC，建议 Pacific 模式，同步放化疗联合免疫治疗。

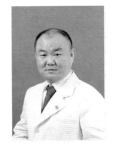

张文学，男，医学博士，主任医师，硕士研究生导师，天津医科大学总医院放疗科科主任。主要从事头颈部肿瘤、胸腹部肿瘤及妇科肿瘤的治疗，尤其对脑原发性及继发性肿瘤的综合治疗有着丰富的经验。

放疗科张文学主任医师：Ⅲ期 NSCLC 分为可手术组和不可手术组。对于不可手术切除患者，所有专家一致推荐不可手术切除的Ⅲ期 NSCLC 首选以根治性放化疗作为标准治疗方案。对于高龄、PS 为 2 分、有合并症或无法耐受同步放化疗者，序贯放化疗可作为替代方案。对于 PS≥3 分的患者，需要完善更多临床评估，一般可以通过局部放疗达到姑息治疗的目的。同步放化疗的化疗方案，化疗方案可选顺铂 + 培美曲塞（非鳞癌），对消化道反应较大无法耐受或肾功能不全无法耐受顺铂者，可考虑基于卡铂的方案。推荐根治性放疗的总剂量为 60 ~ 66Gy、1.8 ~ 2Gy/d、30 ~ 33f。放疗首选调强放疗，可进一步提高肿瘤控制率，减轻周围正常器官和组织受量。

八、专家点评

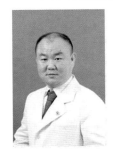

张文学，男，医学博士，主任医师，硕士研究生导师，天津医科大学总医院放疗科科主任。主要从事头颈部肿瘤、胸腹部肿瘤及妇科肿瘤的治疗，尤其对脑原发性及继发性肿瘤的综合治疗有着丰富的经验。

放疗科张文学主任医师：肺癌按病理类型大致分为非小细胞肺癌、小细胞肺癌、其他类型。非小细胞肺癌占所有肺癌病例的 80% ~ 85%。约 30% 的 NSCLC 患者在确诊时已是局部晚期（Ⅲ期），大多失去了手术治疗的最佳时机。Ⅲ期患者又分为Ⅲa、Ⅲb、Ⅲc。Ⅲc 期和绝大部分Ⅲb 期归类为不可切除的Ⅲ期 NSNCL，Ⅲ期 NCCLC 患者具有高度的临床和病理异质性，临床治疗需多学科共同参与和制订，需要多手段的综合治疗，重在整合。对于不可手术 LA - NSCLC，局部放疗是综合治疗的基石，是治愈肿瘤的不可或缺治疗手段。该病例患者为右肺腺癌，临床分期 $T_4N_3M_0$，Ⅲc 期，驱动基因阴性，PS 为 1 分，推荐以根治性放化疗作为标准治疗方案。同步放化疗的化疗方案，首选以顺铂为基础的联合化疗，可选顺铂 + 培美曲塞等，顺铂 + 依托泊苷，或顺铂 + 长春碱或顺铂 + 多西他赛。同步放化疗建议 2 ~ 4 个化疗周期，推荐根治性放疗的总剂量为 60 ~ 66Gy、1.8 ~ 2Gy/d、30 ~ 33f。对于同步放化疗，最大总治疗时间不应超过 7 周，序贯放化疗应尽量缩短放疗的总时间。

补充：治疗过程及影像学检查资料：患者于 2020 年 1 月 15 日至 2020 年 2 月 26 日期间行同步

放化疗，胸部根治性调强放疗（VMAT），处方剂量：95% PGTV 60Gy/2Gy/30fx，95% PTV 54Gy/1.8Gy/30fx；同步化疗 2 个周期：顺铂 50mg d1～d3 + 培美曲塞 1d 每 3 周 1 次，辅以止吐、抑酸、补液、补充叶酸、维生素 B$_{12}$等治疗。2020 年 3 月复查评估疗效 PR。2020 年 3 入组免疫治疗实验，于 2020 年 3 月 31 日、2020 年 4 月 22 日、2020 年 5 月 14 日、2020 年 6 月 5 日、2020 年 6 月 23 日、2020 年 7 月 14 日、2020 年 8 月 4 日、2020 年 8 月 28 日、2020 年 9 月 21 日、2020 年 10 月 14 日、2020 年 11 月 4 日分别行 CS1001（600mg/20.0ml）/安慰剂 1200mg + 生理盐水 250ml 治疗，每 3 周 1 次，共 11 次。2020 年 5 月 26 日复查评估与 2020 年 3 月 22 日比较 SD。2020 年 7 月 29 日复查评估与 2020 年 5 月 26 日比较肿物较前减小，最大截面 3.2cm × 1.4cm，SD。2020 年 9 月 29 日复查评估与 2020 年 7 月 29 日比较肿物略显减小，SD。患者目前病情平稳，无特殊不适，继续随访中。

　　影像学检查如图 9 - 20、图 9 - 21 所示。

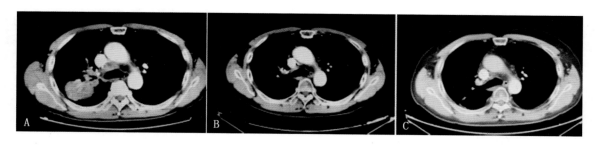

图 9 - 20　肺部影像检查

注：图 A：基线（2019 年 6 月 15 日）；图 B：同步放化疗后（2020 年 3 月 22 日）；图 C：免疫治疗后（2020 年 7 月 29 日）

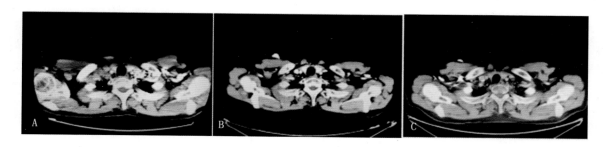

图 9 - 21　锁骨上影像检查

注：图 A：基线（2019 年 6 月 15 日）；图 B：同步放化疗后（2020 年 3 月 22 日）；图 C：免疫治疗后（2020 年 7 月 29 日）

九、文献汇总

　　在世界范围内肺癌无论发病率和死亡率都很高。在我国，肺癌是发病率和死亡率最高的肿瘤。非小细胞肺癌占所有肺癌病例的 80%～85%。约 30% 的 NSCLC 患者在确诊时已是局部晚期（Ⅲ期），大多失去了手术治疗的最佳时机。Ⅲ期 NSCLC 具有高度异质性，Ⅲa～Ⅲc 各期 5 年生存率分别为 36%、26% 和 13%。

　　局部晚期（LA - NSCLC）约占 NSCLC 的 1/3，从治疗上分为可手术组和不可手术组，其临床治疗强调多学科综合性治疗，局部放疗是综合治疗的基石。放射治疗是不可手术局部晚期 NSCLC 治愈肿瘤不可或缺的主要治疗手段，在国内外各大临床指南中，放疗联合化疗的综合治疗是不可手术 LA - NSCLC 的标准治疗方式。诱导化疗 + 同步放化疗常应用于肿瘤较大无法满足危及器官 OAR 剂量限制，或者远处转移概率极大（如高级别、多站 N3）的患者。

　　多项研究证实，放疗联合化疗的疗效显著优于单纯放疗，并且与序贯放化疗比较，同步放化疗明显改善患者生存。

对于一般状态好(PS0－1)的患者首先推荐同期放化疗。在抗肿瘤药物治疗取得巨大进展的今天，Ⅲ期 LA－NSCLC 患者单纯化疗的疗效仍明显差于同步放化疗。近期发表的一项日本中心研究回顾了 2011—2016 年不可手术的Ⅲ期 NSCLC 患者，结果显示同时放化疗显著优于单纯放疗或单纯化疗。

多项Ⅱ、Ⅲ期临床试验证据显示，顺铂的放疗增敏效果可能优于卡铂，因此对于无禁忌证的患者，同步放化疗时应尽可能采用顺铂为基础的方案。基于循证医学证据，同步化疗方案目前仍首选 EP 方案，非鳞癌患者可选择培美曲塞联合顺铂。

局部晚期 NSCLC 同步放化疗后的巩固治疗基于著名的 PACIFIC 研究。该研究是一项针对不可手术切除的Ⅲ期 NSCLC 根治性放化疗后使用免疫检查点抑制剂度伐利尤单抗(PD－L1 单抗)德瓦鲁单抗(Durvalumab)巩固治疗对比安慰剂的多中心、随机、双盲Ⅲ期临床试验。患者同步放化疗后，接受免疫维持治疗可显著延长 3 年总生存和 PFS。该研究对入组患者的筛选并未要求行驱动基因检测，突变阳性亚组与整体获益趋势一致，说明同步放化疗后的免疫治疗疗效与 PD－L1 的表达水平无显著关系。根据《Ⅲ期非小细胞肺癌多学科诊疗专家共识(2019 版)》，放化疗(包括同步及序贯)后 4～8 周无进展的患者，绝大多数专家(80%)推荐使用 Durvalumab 巩固治疗，治疗时间为 1 年。放疗推荐选择调强放疗。调强放疗与三维适形放疗技术相比，可显著延长生存、降低放射性肺损伤的发生风险。

综上，Ⅲ非小细胞肺癌临床治疗强调多学科综合性治疗，局部放疗是综合治疗的基石。同期放化疗是不可手术 LA－NSCLC 的标准治疗方式。同步放化疗后给予免疫巩固治疗，可改善患者生存。

(放疗科：张荣新　耿　凯)

参 考 文 献

[1] Goldstraw P, Chansky K, Crowley J, et al. The IASLC Lung Cancer Staging Project: Proposals for Revision of the TNM Stage Groupings in the Forthcoming (Eighth) Edition of the TNM Classification for Lung Cancer. J Thorac Oncol, 2016, 11(1):39－51.

[2] Curran WJ, Paulus R, Langer CJ, et al. Sequential vs Concurrent Chemoradiation for Stage Ⅲ Non－Small Cell Lung Cancer: Randomized Phase Ⅲ Trial RTOG 9410[J]. Journal of the National Cancer, 2011, 103(19): 1452－1460.

[3] Auperin A, Le Pechoux C, Rolland E, et al. Meta－analysis of concomitant versus sequential radiochemotherapy in locally advanced non－small－cell lung cancer[J]. J Clin Oncol, 2010, 28(13): 2181－2190.

[4] Ogawa K, Takahashi Y, Murase K, et al. Treatment outcome of patients with unresectable stage Ⅲ non－small cell lung cancer and interstitial pneumonia[J]. Respiratory Investigation, 2019, 57(4): 388－394.

[5] Eberhardt WE, De Ruysscher D, Weder W, et al. 2nd ESMO Consensus Conference in Lung Cancer: locally advanced stage III non－small－cell lung cancer. Ann Oncol, 2015, 26(8):1573－1588.

[6] Bi N, Wang L. Superiority of Concomitant Chemoradiation Over Sequential Chemoradiation in Inoperable, Locally Advanced Non－Small Cell Lung Cancer: Challenges in the Selection of Appropriate Chemotherapy[J]. Seminars in Radiation Oncology, 2015, 25(2): 122－132.

[7] Liang J, Bi N, Wu S, et al. Etoposide and cisplatin versus paclitaxel and carboplatin with concurrent thoracic radiotherapy in unresectable stage Ⅲ non－small cell lung cancer: a multicenter randomized phase Ⅲ trial[J]. Annals of Oncology, 2017, 28(4): 777－783.

[8] Senan S, Brade A, Wang LH, et al. PROCLAIM: Randomized Phase Ⅲ Trial of Pemetrexed－Cisplatin or Etoposide－Cisplatin Plus Thoracic Radiation Therapy Followed by Consolidation Chemotherapy in Locally Advanced Nonsquamous Non－Small－Cell Lung Cancer[J]. Journal of Clinical Oncology Official Journal of the American Society of Clinical On-

cology, 2016, 34(9): 953 - 962.

［9］Antonia SJ, Villegas A, Daniel D, et al. Durvalumab after Chemoradiotherapy in Stage Ⅲ Non - Small - Cell Lung Cancer［J］. N Engl J Med, 2017, 377(20): 1919.

［10］Antonia SJ, Villegas A, Daniel D, et al. Overall survival with durvalumab after chemoradiotherapy in Stage Ⅲ NSCLC ［J］. New England Journal of Medicine, 2018, 379(24): 2342 - 2350.

［11］Peng J, Peng J, Pond G, et al. A Comparison of radiation techniques in patients treated with concurrent chemoradiation for stage Ⅲ Non - Small Cell Lung Cancer［J］. Int J Radiat Oncol Biol Phys, 2020, 106(5): 985 - 992.

第十章　感染科典型病例

病例1　发热、头痛呕吐伴阴道流液

一、病例简介

患者，女，31岁，孕33周$^{+5}$，因"发热伴头痛、呕吐2天，阴道流液3小时"入院。

现病史：患者入院前2天自觉无明显诱因出现发热伴头痛呕吐，体温最高可达39.4℃，无明显寒战，自行物理降温病情无缓解，无咳嗽咳痰，无咽痛流涕肌肉酸痛，无腹痛腹泻，无尿频尿急尿痛及排尿困难，无关节疼痛皮疹，无肢体活动异常，无意识改变，于当地医院予头孢呋辛静脉滴注病情无缓解（具体化验检查结果及用药方案不详）。入院前3小时自觉阴道流液，遂来我院急诊，为进一步诊治以"发热原因待查 颅内感染？"收入院。患者自发病以来，食欲差，小便如常，曾有稀软便。

既往史：否认不洁饮食史，既往体健，否认手术外伤史，否认药物、食物过敏史。

体格检查：T：39.1℃，P：95次/分，R：20次/分，BP：141/57mmHg。神志清楚，全身皮肤黏膜无黄染，双肺呼吸音清，未闻及干湿啰音，心率96次/分，节律齐，腹部膨隆，无压痛反跳痛，肝脾肋下未及，双下肢不肿。宫高31cm，腹围103cm，胎方位ROA，胎心180次/分，宫缩：无，衔接：否，头先露，先露高低：高浮，胎膜已破，估计胎儿大小3 000g。

二、辅助检查

本院急诊，血常规：WBC 15.85 × 10^9/L、中性粒细胞比例92.3%、Hb 100g/L，C反应蛋白242.54mg/L。

尿常规：WBC（＋－）；生化检验报告：葡萄糖7.3mmol/L、K 3.2mmol/L、Na 130mmol/L、Cr 34μmol/L。腹部超声：宫内孕、单活胎、头位，超声相当35周$^{+6}$，脐带绕颈一周，右下腹肠胀气明显，未见明显包块及肿大阑尾。急诊行头颅CT：未见明显出血。胸部CT：未见明显异常。

三、初步诊断

1. 发热原因待查　颅内感染？败血症？宫内感染？
2. 妊娠状态　孕1产0孕33周$^{+5}$。
3. 胎膜早破。

四、治疗经过

患者入院后，给予初步治疗：①监护；②氨苄西林舒巴坦经验性抗感染治疗；③脱水降颅压；④纠正酮症及电解质紊乱；⑤硫酸镁解痉；⑥地塞米松促胎肺成熟。经过初步治疗后，患者生命体征平稳。

五、感染科曲瑾主治医师分析病例

患者病例特点如下：①妊娠晚期妇女，既往体健；②急性起病，发热、恶心呕吐、阴道流液；③

血常规示白细胞及中性粒细胞明显升高，炎症指标明显升高，但是目前胸部CT、腹部B超、头颅CT等无明确感染灶。

首先，判断发热性质，推测可能的病原体。患者以发热急性起病，考虑存在感染性发热；患者既往体健，无造成免疫功能低下的病史，暂不考虑机会性感染可能，因此将病原体划定在来源于社区的常见细菌或病毒；化验检查显示血常规中白细胞、中性粒细胞明显升高、C反应蛋白明显升高，考虑细菌性感染的可能较大。

其次，寻找感染灶，进一步缩小致病微生物的范围。该患者发热过程中有明确的头痛、呕吐症状，查体颈项强直、脑膜刺激征阳性，所以首先考虑中枢神经系统感染的可能；患者病程中出现呕吐，考虑是颅压升高导致，亦应警惕胃肠道感染的可能；另外呼吸道、泌尿道也是常见的细菌性感染部位，尤其中晚期妊娠妇女由于腹压增加压迫输尿管，致肾脏集合系统尿液排泄不畅，出现肾积水，易诱发泌尿道感染；此患者病程中无咽痛、咳嗽咳痰、胸闷憋气胸痛等呼吸道感染的表现，胸部查体也没有典型的肺部感染的体征，胸部影像学检查没有肺部感染的表现，不支持呼吸道感染；同时患者无尿频尿急尿痛等表现，尿常规也无菌尿、脓尿，不支持泌尿道的感染。

最后，尽可能在使用抗生素之前留取培养，然后可以经验性给予抗感染治疗。经过分析，需要重点完善脑脊液培养、血培养、便常规和便培养。值得一提的是，患者在外院和急诊已经开始抗感染治疗，各种培养的阳性率很有可能因此下降，如果最后没有培养出病原体，可以尝试宏基因组二代测序检查。

初步检查回报：腰椎穿刺检查脑脊液压力升高，其中可见大量白细胞，多核细胞:单个核细胞6:4，脑脊液生化显示蛋白、高敏C反应蛋白、乳酸升高、糖及氯化物减低，结合血常规结果，首先考虑细菌性脑膜炎；但患者脑脊液中多核细胞:单个核细胞为6:4，而典型的化脓性脑膜炎该比值应该更高，分析原因可能与患者此前曾应用抗生素治疗有关，但更重要的是不能忽略单核细胞增生李斯特菌感染的可能，因此经验性抗感染治疗选择氨苄西林舒巴坦，同时也需要与结核性脑膜炎相鉴别，此时脑脊液培养的结果就至关重要。经过数天焦灼的等待，脑脊液培养回报：单核细胞增多李斯特菌，至此化脓性脑膜炎诊断明确。

六、MDT 讨论目的

1. 患者病情复杂，目前的抗感染治疗方案是否需要调整？
2. 患者晚期妊娠，已完成促胎肺成熟治疗，能否积极争取胎儿存活？
3. 患者目前已有胎膜早破，继续待产有发生宫内感染及胎儿窘迫可能，如何降低母儿风险？

七、多学科会诊意见

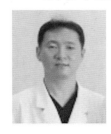

李金，男，主管技师。主要从事临床微生物学检测及耐药性研究，中国CHINET细菌耐药检测项目主要成员。

微生物室李金主管技师：李斯特氏菌属是革兰氏阳性短杆菌，属内有10个种和亚种，其中单核细胞增生李斯特氏菌（Listeria monocytogenes，LM）和伊氏李斯特菌（L. ivanovii）具有致病性，前者致病性强，是重要的食源性致病菌之一，后者常引起反刍动物的感染性疾病，也有在免疫功能低下人群感染的报道。LM是一种革兰阳性无芽孢杆菌，可以在 -4~50℃生长，并且LM在4℃低温环境具有繁殖能力，能在普通冰箱冷藏室生长，是一种典型的耐冷性细菌，同时还具有耐盐性，并可以在pH 2.5环境中生存，常因污染食物（尤其是冷餐食品、肉制品及乳制品）而引起人类李斯特菌病（Listeria disease，LD），健康人感染LM后多不发病，LM突破健康人肠道黏膜屏障后主要在肝细胞繁殖扩增，直至被T淋巴细胞介导的免疫应答清除。但在免疫异常人群，尤其是T细胞免疫功能异常时，LM可在肝细胞大量扩增，并经血液循环播散至全身。其主要易感人群是孕产妇、新生儿、>60岁的老人及免疫功能低下者，该类人群患李斯特菌病的风险比普通人高100～1000倍。免疫功能低下者感染主要表现为血流感染及脑膜炎。LM可随被污染的食物进入消化道，穿过肠道黏液屏障，并通过内皮细胞的主动内吞噬作用侵犯机体。在菌血症期可播散至任何脏器，但对于中枢神经系统和胎盘有特殊的易感性，故中枢神经系统感染是其最常见的临床表现之一，可表现为脑炎、脑膜炎、脑膜脑炎、脑干脑炎、脑脓肿及脊髓脓肿等。LM可通过以下三种机制侵犯中枢神经系统：①通过噬菌体将细菌转移至中枢神经系统；②通过血液循环，细菌直接侵犯血脑屏障的内皮细胞；③在咀嚼食物时，细菌经过口腔的组织经神经通路侵入中枢神经系统，最终引起中枢神经系统感染。李斯特菌表面有两种侵入蛋白(intemalin A和 intemalin B)，其主要感染途径是通过 intemalin A 与宿主上皮细胞表面的 E－粘连蛋白相互作用进入机体。有研究表明，人及动物的肠道、血－脑脊液屏障、胎盘屏障均有 E－粘连蛋白表达。因此，李斯特菌临床感染的过程为通过进食被污染的食物发生肠道感染，并在孕产妇、老年人等免疫功能低下人群可通过肠道黏膜进入血循环，造成孕产妇宫内感染、化脓性脑膜炎等疾病。

通过对李斯特耐药基因的筛查以及药敏实验显示多数抗生素对李斯特菌都有抗菌作用，LM 是胞内菌，细胞膜上存在至少5种青霉素结合蛋白(PBP)，抗生素的选择及治疗效果取决于能否阻断PBP、细胞穿透力、胞内分布以及胞内的有效药物浓度。目前公认的一线药物是氨苄青霉素或阿莫西林。若合并中枢神经系统感染、心内膜炎、新生儿感染和免疫抑制人群，可联合使用氨基糖苷类药物。对于 β－内酰胺类过敏的患者，二线药物是红霉素、甲氧苄啶/磺胺甲噁唑、万古霉素和氟喹诺酮类。其中红霉素具有良好的胎儿安全性，是青霉素过敏患者的理想选择，唯一缺点是药物胎盘转移率较低，需要使用较高剂量。甲氧苄啶/磺胺甲噁唑、万古霉素的胎儿安全性相对低，可造成胎儿神经管缺陷、心血管畸形、口腔裂等。综上所述，妊娠期 LD 的抗生素选择需要综合考虑孕妇的临床表现和胎儿的监护数据。

此病例患者目前单核细胞增生李斯特菌脑膜炎诊断明确，可选用氨苄西林、青霉素抗感染治疗，也可选用万古霉素、克林霉素治疗。但应避免使用庆大霉素，以免对新生儿造成耳毒性。

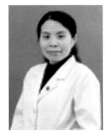

徐茜，女，副主任医师。主攻产科各种合并症并发症的诊断与治疗，产科危急重症的处理，产科感染性疾病的诊断与治疗，优生及产前诊断相关问题的诊断与处理。

妇产科徐茜副主任医师：本病例患者为妊娠晚期，常规产检，无明显异常发现。主因发热、恶心呕吐及阴道流液为主诉入院，入院后经脑脊液细胞学、生化及脑脊液培养，单核细胞增生性脑膜炎诊断为李斯特菌感染导致中枢神经系统感染是明确的。微生物学专家已阐述此菌的生物学习性和致病性，孕妇和新生儿都是李斯特菌的高危人群。李斯特菌是孕产妇围生期宫内感染及全身感染的常见致病菌之一，可造成孕妇绒毛膜羊膜炎并导致胎儿宫内窘迫、未足月胎膜早破及新生儿感染等。孕妇感染李斯特菌多有不洁饮食史，最常见的是直接食用沾染李斯特菌的冰箱内储存食物，消化道症状可以有恶心、呕吐及腹痛腹泻，但也可能没有典型消化道症状而直接表现为菌血症、败血症等全身感染的表现。这例患者除发热外，主要症状为中枢神经系统感染的表现。其感染发生2天后出现未足月胎膜早破，考虑血流携带致病菌引起绒毛膜羊膜炎的可能性大，所以取宫颈分泌物及阴道分泌物培养可间接了解是否存在宫腔内感染，以及感染是否为血行播散的李斯特菌所致还是阴道内致病菌上行感染所致，但宫颈和阴道分泌物培养的阳性率并不很高，产时需要取宫腔内容物拭子及胎盘母面拭子行细菌培养也可以协助明确诊断，新生儿也需要取鼻腔或者外耳道分泌物细菌培养以了解新生儿感染的可能性及致病病原体，协助新生儿科应用抗生素。产后需要取胎盘胎膜行病理检查以明确是否存在确定的感染。

该孕妇已出现胎膜早破，也易于发生下生殖道致病微生物的逆行扩散导致宫内感染，宫颈分泌物培养和阴道分泌物细菌培养有助于协助评估宫内感染的状况及鉴别致病菌来源，指导治疗，在培养结果未取得的情况下，可按照李斯特菌感染给予治疗。及时足量的抗生素治疗是非常关键的，因考虑妊娠期对胎儿的影响，选择青霉素、氨苄青霉素比较合适，如果药敏实验支持，头孢类抗生素亦可选择，若存在皮试过敏的问题，可考虑克林霉素，孕妇尽量避免氨基糖苷类和喹诺酮类抗生素。

目前继续抗生素治疗，进一步加强胎儿监测，及早发现胎儿宫内窘迫的出现，避免出现胎死宫内等不良妊娠结局。患者已完成促胎肺治疗，胎儿存活可能性较大，在感染持续存在的情况下，继续待产对母婴风险都较高，且使孕妇用药的选择受到限制，因此可考虑尽快终止妊娠。因孕妇无产兆，宫颈条件不成熟，短期内无法经阴道分娩，故可与孕妇及家属交代病情，选择剖宫产终止妊娠。需要与新生儿科协作，准备新生儿的抢救复苏及新生儿科的进一步治疗，需注意新生儿李斯特菌感染，注意 NRDS 及坏死性小肠炎等并发症。产后患者亦需要继续抗感染治疗，除中枢神经系统感染外，也需要注意盆腔及切口的感染甚至脓肿的形成。

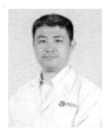

张超，男，副教授，副主任医师。主攻神经系统感染和免疫性疾病，并深入研究 B 细胞介导的体液免疫反应在神经免疫性疾病的发病机制和新靶点的探索。

神经内科张超副主任医师：单核细胞增生李斯特菌脑膜炎临床表现及脑脊液特点均缺乏特异性，脑脊液检查结果有时与结核性脑膜炎难以鉴别，早期脑脊液表现为糖及氯化物减低，白细胞数中等程度增多且以单核细胞增多为主；相对于其他细菌性脑膜炎，白细胞数升高并不显著，且细胞分类也并不具有典型细菌性脑膜炎的特点。

在有效治疗后体温正常时间中位数为 6 天，脑脊液恢复正常中位数 21 天，抗生素使用疗程中位时间为 4 周。目前推荐单核细胞增生李斯特菌脑膜炎的抗生素疗程至少 2～3 周，免疫力低下者可延长疗程至 6 周。

本例患者为孕晚期患者，是李斯特菌病的易发人群。患者以发热头痛呕吐入院，存在典型的颅内感染的临床表现，外周血白细胞及中性粒细胞计数明显升高，高度怀疑化脓性脑膜炎，但脑脊液细胞学不符合典型的化脓性脑膜炎的表现，尤应警惕单核细胞增生李斯特菌感染的可能，在经验性抗感染治疗时应予以覆盖此菌。

八、专家点评

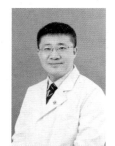

逄崇杰，男，主任医师，硕士研究生导师，天津医科大学总医院感染科科主任。长期从事不明原因发热、感染性疾病和耐药细菌、真菌感染诊疗、抗菌药物临床使用会诊与管理、医院感染控制方面工作。

逄崇杰主任医师：单核细胞增生性李斯特菌是常见的食源性疾病致病菌之一，多呈散发性发病，在食用被污染的食物后可出现暴发，在欧美国家时有聚集性发病的报道。单核细胞增生性李斯特菌属于细胞内寄生致病菌，可以侵入巨噬细胞、表皮细胞、成纤维细胞等哺乳动物细胞，并在胞内复制繁殖，引起人类单核细胞增生性李斯特菌病。由于体液免疫对单核细胞增生性李斯特菌感染无保护作用，故细胞免疫功能低下和使用免疫抑制剂的患者易被感染。医生在面对高风险人群时应考虑到单核细胞增生性李斯特菌感染的可能性。这些高风险人群包括孕妇、老年人、器官移植术后患者、癌症患者、接受肿瘤坏死因子拮抗药或糖皮质激素治疗的免疫功能低下个体，以及罹患各种慢性病的患者（包括酒精依赖、糖尿病、肾脏疾病、风湿免疫疾病和肝病）。老年颅内感染患者（特别是脑实质受累或皮质下脑脓肿）应考虑到单核细胞增生性李斯特菌感染的可能并及时治疗。艾滋病患者也属于高风险人群，用于预防艾滋病相关感染的复方磺胺甲噁唑可能对单核细胞增生性李斯特菌感染有防护作用。

单核细胞增生性李斯特菌感染可表现几种临床综合征，包括胃肠炎、败血症、脑膜炎、脑膜炎和局灶性中枢神经系统感染以及孕妇及新生儿感染，其中以脑膜炎和败血症最常见。尽管在妊娠期单核细胞增生性李斯特菌病相对少见，但对母婴危害较大，易出现围产期宫内感染使胎儿出现宫内窘迫甚而胎死宫内或新生儿败血症、脑膜炎等重症感染，危及新生儿生命或遗留中枢神经系统后遗症。王慧英等统计分析 46 例宫内感染患者中 29 例感染大肠杆菌（12 例发生败血症）、5 例感染 B 族链球菌、3 例感染巨细胞病毒、2 例感染李斯特菌、1 例感染金黄色葡萄球菌、1 例感染粪肠球菌、1 例感染肺炎克雷伯杆菌、4 例为其他菌感染。因此，对发热孕产妇患者要加强认识并改进预防策略，避免不良妊娠结局出现。对妊娠期出现不明原因发热伴／不伴胃肠道症状，都应采取适宜的抗生素预防策略，以防止单核细胞增生性李斯特菌感染。同时，应通过产前咨询和宣教，提高大众对食源性疾病风险的认识。人们应当遵循推荐的预防措施来防范食源性感染：充分烹煮肉类，充分清洗新鲜蔬菜，仔细清洁餐具，勿饮用生牛奶或未经彻底消毒的牛奶。此外，对于高风险个体，包括孕妇、老年人等，应避免食用软奶酪（硬奶酪和酸奶可以），也应避免食用即食食品（除非经再次彻底加热）。怀疑存在相关感染时，应积极送检标本并经微生物学确证，采取针对李斯特菌的有效治疗，这对获得良好的母婴结局非常重要。

九、文献汇总

2002 年世界卫生组织（WHO）再次公告，食源性疾病和食品污染是一个巨大的、不断扩大的世界性公共卫生问题。每年发生的食源性疾病达到数十亿例，发达的工业化国家每年也至少有 1/3 的人群患食源性疾病，其中约有 170 万 15 岁以下儿童因食源性微生物污染引起的腹泻而死亡，如鸡蛋中的肠炎沙门菌，禽肉、生牛羊肉、鱼中的沙门菌，禽肉中的空肠弯曲杆菌，牛肉、菠菜中的大肠埃希菌，软奶酪、即食食品、熏鱼及细加工蔬菜（如沙拉和烹调前用的冷冻蔬菜）中的李斯特菌，贝类中的副溶血弧菌，蔬菜中的志贺菌，新鲜食品中的隐孢子菌都是常见的食源性疾病致病微生物。

单核细胞增生李斯特菌主要传播方式为食用污染过的食物和母婴垂直传播，虽然李斯特菌引起侵袭性疾病的发生率比较低，但其病死率高达 20%～30%，所致败血症病死率可高达 60%。患者年龄主要分布在 50 岁以上中老年人和 10 岁以下儿童，另外一些可导致免疫功能下降的疾病，诸如恶性淋巴瘤、酒精性肝病、乳腺恶性肿瘤、系统性红斑狼疮和脑梗死等，容易出现单核细胞增生李斯特菌感染，且由于此菌嗜神经系统的特点，易出现单核细胞增生李斯特菌脑膜炎。

由于单核细胞增生李斯特菌脑膜炎临床表现及脑脊液特点均缺乏特异性，故早期误诊率高。其临床表现与其他细菌性脑膜炎类似，主要表现为发热、头痛、呕吐、意识改变和脑膜刺激征。约 43% 的病人有经典的三联征：发热、颈项强直和意识改变。易合并脑实质感染（约占 10%），产生癫痫及中枢神经局部受累的症状体征。有文献报道，相比其他病原的细菌性脑膜炎，单核细胞增生李斯特菌脑膜炎病人脑脊液细胞数及蛋白较低，且多核细胞百分比更低，但单核细胞增生李斯特菌脑膜炎病人的外周血细胞计数多数还是升高，并主要是以中性粒细胞升高为主，具有细菌感染后特点，故对于易感人群结合其脑脊液及外周血检验特点，诊断单核细胞增生李斯特菌脑膜炎仍有迹可循。单核细胞增生李斯特菌脑膜炎最终确诊依靠脑脊液培养和（或）血培养。脑脊液涂片发现单核细胞增生李斯特菌阳性率很低，文献报道不到 30%，所以此类病人早期多次送检血培养及脑脊液培养至关重要。

国内对于细菌性脑膜炎，临床初始经验性治疗常常选用头孢曲松等三代头孢菌素治疗，因此不能早期覆盖单核细胞增生李斯特菌，常常造成治疗延误。国外 1 项有关单核细胞增生李斯特菌中枢神经系统感染的多中心回顾性研究显示，治疗延误及癫痫发作与病死率密切相关，且发生神经系统后遗症的独立危险因素包括治疗延误及血流感染。故对于临床医生早期能够意识到单核细胞增生李斯特菌感染及选择有效抗生素对于病人的预后至关重要。

（感染科：曲　瑾）

参 考 文 献

[1] 王慧英，张蕊，于莎莎，等．围生期宫内感染临床分析[J]．中国全科医学，2019，22(6)：739 – 743.

[2] Sapuan S,Kortsalioudaki C,Anthony M,et al. Neonatal listeriosis in the UK 2004 – 2014. J Infect,2017,74(3):236 – 242.

[3] Arslan F, Meynet E, Sunbul M, et al. The clinical features, diagnosis, treatment, and prognosis of neuroinvasive listeriosis: a multinational study. Eur J Clin Microbiol Infect Dis, 2015, 34(6): 1213 – 1221.

[4] Ernandez GM, Torres R, Mancebo B, et al. Antimicrobial treatment of invasive nonperinatalhuman listeriosis and the impact of the underlying disease on prognosis. C1in Microbiol Infect, 2017, 18(7): 690 – 695.

病例 2　长期发热伴畏寒、寒战

一、病例简介

患者，女，82 岁，因"间断发热 1 个月，加重伴畏寒、寒战 2 周"入院。

现病史：患者于 1 个月前无诱因出现发热，体温波动于 38.0 ~ 38.5℃，无明显畏寒、寒战，伴尿频、尿色加深，无咳嗽、咳痰、无腹痛、腹泻。就诊于社区医院，查血常规：白细胞 12.75 × 10⁹/L，中性 85.7%；尿常规：白细胞(+)，蛋白(+)；胸片提示双上肺索条影。给予静脉头孢菌素(具体不详)治疗 8 天，症状未见好转。于入院前 2 周，患者出现高热，体温可达 39℃，伴畏寒、寒战，就诊于天津南开医院，查胸部 CT 提示双下肺间质炎症，给予静脉左氧氟沙星治疗 5 天，效果不佳，为求进一步诊治收入我科。

既往史：高血压史 2 年，2 个月前因右侧股骨颈骨折长期卧床(未行手术治疗)。

体格检查：T 36.8℃，P：70 次/分，R：15 次/分，BP：140/90mmHg。神清，无皮疹，浅表淋巴结未及肿大；颈软，双肺呼吸音粗，未闻及干湿性啰音；心率 70 次/分，律齐，各瓣膜听诊区未闻及病理性杂音；腹软，无压痛、反跳痛，肝、脾肋下未触及，Murphy 征(−)，双肾区无叩击痛，双下肢无水肿；右髋关节压痛(+)、活动受限。

二、辅助检查

入院后查血常规：WBC 10.58 × 10⁹/L，N 84.5%，尿常规：WBC(++)，PRO(+)。

生化：ALB 25g/L，ALT 207U/L，AST 113U/L，LDH 282U/L，Cr 17μmol/L，BUN 4.2mmol/L，K 2.8mmol/L，GLU 8.8 mmol/L。

糖化血红蛋白 7.8%，降钙素原 10.2ng/mL，CRP 13.8mg/dl。

超声心动图未见赘生物；胸部 CT：两肺下叶多发磨玻璃影，考虑感染性病变；双侧胸腔积液；腹部 CT：胃壁厚；胆囊壁厚，腔内密度增高；双侧肾上腺饱满；髋关节 MR：右髋关节周围软组织明显肿胀并积气，考虑感染。

血培养和尿培养：肺炎克雷伯菌，ESBLs(−)。

三、初步诊断

1. 肺炎克雷伯菌败血症。

2. 右髋关节感染。

3. 泌尿系感染。

4. 糖尿病。

四、治疗经过

予美罗培南抗感染治疗以及纠正低蛋白血症、保肝、调节血糖等治疗。

五、许楠主治医师分析病例

患者病例特点：①老年女性，急性起病，间断发热1个月，病史相对较长；②既往因右侧股骨颈骨折长期卧床；③血WBC及中性比例升高，CRP明显升高；髋关节MR提示感染性表现。

该病例病史较长，入院前已在其他医院进行了比较全面的检查，已经获得了明确的血培养和尿培养结果，是单一的肺炎克雷伯杆菌，因此推断，是来源于泌尿系的病原体入血，形成血流感染。外院及时给予左氧氟沙星治疗，但是体温仍不能控制，后期发展为高热，伴明显畏寒、寒战，提示感染并没有得到控制。此时需要考虑两个方面：第一，细菌是否循着血流到达其他地方形成了新的感染灶。该患者有一重要病史，即2个月前右侧股骨颈骨折，右髋部的完整性遭到破坏，此时如果发生菌血症，细菌极易在此存留，最终形成脓肿灶，如果不及时外科引流，单纯依靠抗生素治疗控制体温，几乎是一个不可能完成的任务。第二，依据已经获得的药敏结果，头孢菌素和左氧氟沙星都是敏感的，用药后体温却没有丝毫好转，是否有细菌耐药的可能，此时是不是应该调整抗生素覆盖耐药菌？事实上，细菌在人体内自行出现耐药的可能性并不高，如果后期的培养结果出现耐药菌，多是在医院环境中获得的，如插尿管、气管切开、置入深静脉导管等操作，或者手术后切口感染。对于此病例与其选择覆盖耐药菌，不如选择组织穿透性更好的抗生素，或许在目前可选药物的范围内，最终的药物是相同的，但思路完全不同，并会随着将来可选抗生素种类增多而出现明显不同的治疗效果。

六、MDT 讨论目的

1. 髋关节处极有可能形成了病灶，下一步该如何处理？

2. 血糖控制在感染性疾病中有什么意义？

3. 一次常见的泌尿系感染，为何会产生如此严重的后果？

七、多学科会诊意见

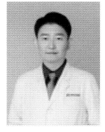

朱崇贵，男，副主任医师。擅长垂体－肾上腺疾病及糖尿病、脂肪肝等内分泌与代谢病专业常见病多发病诊治。

内分泌科朱崇贵副主任医师：该患者查糖化血红蛋白7.8%，提示既往血糖控制不佳。而监测空腹及餐后2小时血糖已达到糖尿病诊断标准。而糖尿病又是该患者发生泌尿系感染以及败血症的一个重要危险因素。治疗上应该积极控制血糖，既有利于多部位感染的控制，也有助于减少糖尿病其他并发症的风险。

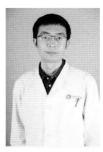

李栋，医学博士，天津医科大学总医院肾脏内科副主任医师。从事糖尿病肾病、腹膜透析、血液透析血管通路的临床及基础研究。

肾内科李栋副主任医师：患者既往糖尿病病史，血糖控制不佳，并且长期卧床，属于泌尿系感染的高危人群。常见的感染菌为革兰阴性杆菌，比如大肠埃希菌、肺炎克雷伯菌、变形杆菌等。患者髋关节MR提示右髋关节周围软组织明显肿胀并积气，考虑感染，关节穿刺液培养结果证实肺炎克雷伯菌，与血培养及尿培养的结果完全一致。综合以上结果，考虑原发感染灶为泌尿系统，依据尿路→血液→髋关节的感染途径，最终形成肺炎克雷伯菌所致的化脓性髋关节炎。

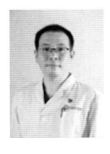

王晨光，男，副主任医师，天津市医科大学总医院"优秀党员""十佳医生""十佳教师"。中国医促会骨科学分会足踝学组青年委员，天津市医疗健康协会骨科分会委员，天津市医学会显微外科分会委员。

骨科王晨光副主任医师：该病例中，患者抽取髋关节脓液后体温好转，提示引流脓液的处理与患者退热有着直接的关系，也提醒临床医师在治疗血流感染的同时，一定要注意原发或迁移病灶的清除，并且在抗感染治疗的同时，不可忽视其他症状的处理以及营养支持，如本病例中血糖的监测和控制，低蛋白血症的处理，肝功能的纠正，电解质紊乱的调整等。

会诊结束后，MDT专家组与患者及家属充分沟通，将髋关节穿刺可能出现的情况及并发症充分告知，患者及家属同意穿刺。脓液培养结果：肺炎克雷伯杆菌，药敏情况与前期尿培养、血培养结果一致，至此可以肯定，这是由同一菌株引起的迁徙性感染。

八、专家点评

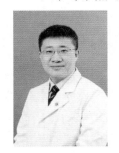

逄崇杰，男，主任医师，硕士研究生导师，天津医科大学总医院感染科科主任。长期从事不明原因发热、感染性疾病和耐药细菌、真菌感染诊疗、抗菌药物临床使用会诊与管理、医院感染控制方面工作。

感染科逄崇杰主任医师：本病例提醒临床医师，虽然抗生素应用已经十分普遍，但是败血症在临床上仍然很常见，一定不能漏诊。败血症明确诊断后，应该积极寻找原发灶，如本病例中的原发灶为泌尿系统，原发灶明确之后还要关注和寻找有无形成迁徙性感染灶，如本病例中的髋关节感染灶。另外，在临床中如果遇到肺炎克雷伯菌阳性的尿培养结果，不应简单地认为是污染所致，要结合患者的实际病情综合分析判断，如本病例中的ESBLs（－）的肺炎克雷伯菌，结合患者存在高龄、糖尿病、长期卧床等危险因素，高度提示社区感染的可能性。此外，对于长期卧床、二便不能自理的老年人，不建议常规留置导尿管，以免形成新的感染途径。

九、文献汇总

肺炎克雷伯菌（klebsiella pneumoniae）由Friedlander于1893年首次分离，为革兰阴性杆菌，属于肠杆菌科，克雷伯菌属，可分为肺炎亚种、鼻炎亚种和鼻硬结亚种，临床上以肺炎亚种最为常见。

肺炎克雷伯菌在自然界中分布广泛，是人类正常定植微生物菌群的一种，但在特殊人群中（肿瘤、免疫缺陷、糖尿病、长期使用广谱抗生素等）可演变为致病菌，是造成院内感染的最常见病原菌之一，常引起呼吸系统、泌尿系统以及血流系统的感染，对临床治疗以及患者预后形成重要威胁。尤其近年来，各地报道的耐药肺炎克雷伯菌所致血流感染病例呈逐渐增多之势。

临床中，各种广谱抗菌药物的不合理应用以及各种不规范的侵入性医疗操作，是导致肺炎克雷伯菌耐药性不断增加的最重要原因，多重耐药甚至全耐药的菌种不断被分离出来，给患者的治疗造成极大的困难。目前认为，肺炎克雷伯菌产生耐药性与其产生水解酶、形成生物被膜、外排泵增强、外膜孔蛋白缺失、基因变异等机制有关。

ESBLs（extended－spectrum beta－lactamase）是由革兰阴性杆菌产生，由质粒介导的最重要的β－内酰胺酶之一，也是肺炎克雷伯菌最重要的耐药机制之一，能水解除碳青霉烯类以外的所有β－内酰胺类抗生素，但可以被β－内酰胺酶抑制剂（如克拉维酸、他唑巴坦）所抑制。

产碳青霉烯酶是耐碳青霉烯肺炎克雷伯菌最重要的耐药机制之一，而KPC型碳青霉烯酶是肺炎克雷伯菌分布最广泛的碳青霉烯酶。KPC包括众多亚型，临床上以KPC－2和KPC－3最为常见。

谢清等通过研究280例血流感染病例后指出，既往住院史、近期使用头孢菌素或头孢菌素/酶抑制剂复方制剂都会增加产ESBLs肺炎克雷伯菌血流感染的风险。

刘银梅等通过 Meta 分析后得出结论，男性、入住 ICU、肝肾疾病、机械通气、透析、留置导尿、中心静脉置管、过去 90 天使用抗菌药物(头孢菌素类、碳青霉烯类、喹诺酮类、氨基糖苷类)是耐碳青霉烯肺炎克雷伯菌血流感染的危险因素。

碳青霉烯类抗生素通常是治疗产 ESBLs 肺炎克雷伯菌血流感染的首选药物。而对于耐碳青霉烯肺炎克雷伯菌，目前主张以替加环素或多黏菌素为基础联合治疗的方案。胡帮芹等研究后发现，相较于替加环素或多黏菌素单药治疗的方案，接受替加环素或多黏菌素为基础联合治疗的患者更具有生存优势。

防控方面，要特别重视无症状带菌者，肺炎克雷伯菌可定植于患者的呼吸道、泌尿道以及消化道，要加强对此类人群的监管。此外，还应避免不规范的侵袭性操作，减少免疫抑制剂的使用，合理应用抗生素。

(感染科:许 楠)

参 考 文 献

[1] Wyres KL, Holt KE. Klebsiella pneumoniae as a key trafficker of drug resistance genes from environmental to clinically important bacteria. Curr Opin Microbiol, 2018, 45: 131 – 139.

[2] 唐小红，朱卫民. 肺炎克雷伯菌耐碳青霉烯类抗菌药的研究进展[J]. 国外医药(抗生素分册), 2014, 35(3): 115 – 118.

[3] Hu FP, Guo Y, Zhu DM, et al. Resistance trends among clinical isolates in China reported from CHINET surveillance of bacterial resistance, 2005 – 2014. Clin Microbiol Infect, 2016, 22 Suppl 1: S9 – 14.

[4] Bernardini A, Cuesta T, Tomás A, et al. The intrinsic resistome of Klebsiella pneumoniae. Int J Antimicrob Agents, 2019, 53(1): 29 – 33.

[5] Moradigaravand D, Martin V, Peacock SJ, et al. Evolution and Epidemiology of Multidrug – Resistant Klebsiella pneumoniae in the United Kingdom and Ireland. mBio, 2017, 8(1): e01976 – 16.

[6] Blin C, Passet V, Touchon M, et al. Metabolic diversity of the emerging pathogenic lineages of Klebsiella pneumoniae. Environ Microbiol, 2017, 19(5): 1881 – 1898.

[7] 陈倩倩，胡志东. 耐碳青霉烯肺炎克雷伯菌研究进展[J]. 国际流行病学传染病学杂志, 2020, 47(2): 166 – 168.

[8] Karampatakis T, Antachopoulos C, Iosifidis E, et al. Molecular epidemiology of carbapenem – resistant Klebsiella pneumoniae in Greece. Future Microbiol, 2016, 11: 809 – 823.

[9] Chong Y, Shimoda S, Shimono N. Current epidemiology, genetic evolution and clinical impact of extended – spectrum β – lactamase – producing Escherichia coli and Klebsiella pneumonia. Infect Genet Evol, 2018, 61: 185 – 188.

[10] Mazzariol A, Bazaj A, Cornaglia G. Multi – drug – resistant Gram – negative bacteria causing urinary tract infections: a review. J Chemother, 2017, 29(sup1): 2 – 9.

[11] Xu L, Sun X, Ma X. Systematic review and meta – analysis of mortality of patients infected with carbapenem – resistant Klebsiella pneumoniae. Ann Clin Microbiol Antimicrob, 2017, 16(1): 18.

[12] Bassetti M, Giacobbe DR, Giamarellou H, et al. Management of KPC – producing Klebsiella pneumoniae infections. Clin Microbiol Infect, 2018, 24(2): 133 – 144.

[13] 谢清，周颖，孔妍，等. 产超广谱β – 内酰胺酶大肠埃希菌和肺炎克雷伯菌血流感染的危险因素分析[J]. 中国医院用药评价与分析, 2020, 20(9): 1142 – 1145, 1149.

[14] 刘银梅，史庆丰，吴晓松，等. 耐碳青霉烯类肺炎克雷伯菌血流感染危险因素的 Meta 分析[J]. 中国消毒学杂志, 2020, 37(7): 513 – 517, 520.

[15] 胡帮芹，杨忆，赵洪琼，等. 替加环素与多黏菌素单药或联合治疗碳青霉烯类耐药肺炎克雷伯菌血流感染有效性的 Meta 分析[J]. 临床药物治疗杂志, 2019, 17(2): 39 – 45.

病例3 长期发热伴关节痛

一、病例简介

患者，男，48岁，因"间断发热20天"入院。

现病史：患者于入院前20天，无明显诱因出现发热，初起体温37～38℃，后体温有上升趋势，最高体温偶可达40℃。患者每日上午体温波动于36～37.4℃，多于下午2点后体温逐渐上升，伴畏寒，双肘、双膝关节对称性疼痛，未累及颞颌关节、掌指关节、腕关节、肩关节、髋关节，无晨僵，无明显关节肿胀、压痛。无寒战，无咳嗽、咳痰，无腹痛、腹泻，无尿频、尿急、尿痛，无皮疹，当地诊所予安痛定退热、头孢曲松治疗3天，但患者体温未见好转。就诊于当地县医院，自述查血尿常规均正常（未见报告），口服莲花清瘟胶囊3天，体温仍未见好转。遂于当地诊所输注头孢西丁4g 1次/日及左氧氟沙星0.4g 1次/日治疗3天，仍无效。期间患者间断口服布洛芬对症退热治疗，出汗后体温可降至正常，5～6小时后体温再次升高。患者再次就诊于县医院查血常规：WBC 9.19×10⁹/L，Hb 136g/L，PLT 228×10⁹/L，中性粒细胞比例60.8%，中性粒绝对值5.59×10⁹/L，甲型、乙型流感病毒抗原阴性，尿常规BLD(－)，PRO(＋/－)，口服中药治疗2天，体温仍未见好转。故为进一步诊治，门诊以发热待查收入我科。患者自本次发病以来，精神尚可，食欲正常，睡眠欠佳，大便如常，小便如常，体重下降1.5kg。

既往史：平素健康状况良好。否认高血压、糖尿病、冠心病等慢性病病史，否认肝炎、结核等传染病病史，小时候行腹股沟疝修补术，否认外伤及输血史，否认药物、食物过敏史。个人史：出生于天津，久居于天津。吸烟史30年，平均40支/日。饮酒史30年，100ml/d。否认疫水疫区接触史，2个月前接触生羊肉史。无工业毒物、粉尘、放射性物质接触史，无冶游史，婚育史及家族史无特殊。

体格检查：T 37.4℃，P 80次/分，R 19次/分，BP 130/90mmHg。神清，全身皮肤黏膜无苍白、黄染、皮疹及出血点，浅表淋巴结未触及肿大。颈软，无抵抗，眼睑无水肿，口腔无溃疡，咽红，甲状腺不大。双肺呼吸音清，未闻及干湿啰音。心音可，律齐，心率80次/分，各瓣膜听诊区未及杂音。腹软，无压痛、反跳痛及肌紧张。肝肋下2指，脾肋下未及。肝区叩痛(＋/－)。肾区无叩痛。双下肢无水肿。足背动脉可触及，病理征阴性。

二、辅助检查

入院后查，血常规：WBC 5.98×10⁹/L，Hb 117g/L，PLT 167×10⁹/L，中性粒细胞绝对值3.54×10⁹/L，淋巴细胞绝对值1.82×10⁹/L。凝血功能：纤维蛋白原4.91g/L，血浆D－二聚体2215ng/ml(FEU)。尿常规：尿潜血(－)，尿白蛋白(－)。便常规：潜血试验（化学法）阴性，潜血试验（免疫法）阴性。

生化：ALB 28g/L，GGT 75U/L，ALP 160U/L，CK 19U/L，Scr 63μmol/L，葡萄糖6.1mmol/L。

血沉57mm/h。降钙素原（定量）0.06ng/ml。C－反应蛋白14.20mg/dl。HIV抗体：阴性，血清结核抗体实验：阳性↑，肥达氏反应(H)1:80，肥达氏反应(O)1:80，肥达氏反应(A)阴性，肥达氏反应(B)阴性，外斐实验阴性。抗EB病毒早期抗原IgM抗体阴性，抗EB病毒核抗原IgG抗体阳性，抗EB病毒衣壳抗原IgG抗体阳性，抗EB病毒衣壳抗原IgM抗体阳性，大便培养 大肠埃希菌30%，3套血培养均阴性。

游离甲功(－)，铁蛋白681.50ng/ml。

免疫球蛋白M 489.00mg/dl，补体C4 10.40mg/dl，类风湿因子1310.00U/ml，ANCA－C型－

IIF 阴性，ANCA－P 型－IIF 阴性，抗 MPO－ELISA ＜20.00RU/ml，抗 PR3－ELISA 40.52RU/ml。

腹部 B 超：肝大、脾大、副脾，余未见明显异常。超声心动：二尖瓣、三尖瓣反流（轻度），左室舒张功能改变。胸 CT：胸部两肺间质纹理增多，右肺尖钙化影，考虑陈旧性病变，左侧胸膜局限性增厚、钙化，腹部及甲状腺情况请结合相关检查。甲状腺 B 超：甲状腺右叶等回声结节（TI－RADS 3 类）。甲状腺球蛋白抗体 ＜20.0U/ml，甲状腺球蛋白 7.35ng/ml。

三、初步诊断

发热原因待查：病毒性感染？胞内菌感染？类风湿关节炎？

四、治疗经过

1. 予退热、补液、纠正水电解质紊乱等对症支持治疗。

2. 完善血培养后，予左氧氟沙星经验性抗感染治疗。

五、张弘主治医师分析病例

患者病例特点：①中年男性，否认糖尿病病史，急性起病，长期发热；②以高热为主，伴随双侧主要运动性关节痛，无肿胀；③胸 CT 及一系列超声没有找到感染灶，血培养 3 套阴性。

感染性疾病方面，感染灶的筛查没有收获，病原体的筛查，目前只有肥达、外斐实验以及 EB 病毒抗体的结果，都不足以支持相应的诊断，因此下一步重点要获得更多的病原学依据。

患者两次血常规白细胞计数都没有明显升高，提示要把胞内菌感染考虑在内，如布氏杆菌、结核杆菌，都有可能造成发热合并关节痛。

非感染性疾病方面，免疫性疾病和肿瘤需要进一步排查。

对于已经给予抗生素但无效的病例，首先应再次评估诊断是否正确，如果本质上不是感染性疾病，继续给予抗生素不仅无效，有时还会发生药物热干扰诊断；其次要评估给药方式（口服/静脉滴注）、给药剂量（不足/过量）、给药频次（擅自减少/增加次数）等是否正确，最后要评估病原体有无耐药的可能。以该患者为例，感染性疾病尚没有做到全面排查，因此感染性疾病并不能排除；其次头孢西丁 4g 1 次/日及左氧氟沙星 0.4g 1 次/日的用法都不正确，头孢西丁是时间依赖性抗生素，应多次给药，且单次给药 4g 剂量过大；左氧氟沙星是浓度依赖性抗生素，单次给药是对的，但剂量不足。以上尽管给药方法错误，但如果致病菌在二药抗菌谱覆盖范围之内，不应出现完全无效的局面，所以以覆盖不到的、相对少见的病原体应纳入考虑。最后，发病时间 20 天尚不足以使敏感菌突变成为耐药菌，此前也没有多种抗生素使用史不足以筛选出耐药菌，所以因为细菌耐药造成的治疗无效暂不考虑。

综上，进一步打开诊断思路，并多角度获得病原体依据，是下一步治疗的关键。

六、MDT 讨论目的

1. 打开诊断思路，进一步寻找非感染性疾病的可能。

2. 推测可能的病原体，该向哪一个方向继续深入检查？

七、多学科会诊意见

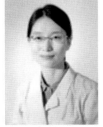

于新立，女，副主任医师。主要擅长：不明原因发热的鉴别诊断、呼吸道感染、感染性心内膜炎等感染性疾病诊治以及抗菌药物合理应用等。

感染科于新立副主任医师：患者中年男性，发热 20 天，中高热，首先需考虑感染性疾病可能。血常规白细胞及中性粒细胞不高，血沉、C 反应蛋白及铁蛋白升高，但降钙素原正常，3 套血培养均阴性，肝脾大，抗 EB 病毒早期抗原 IgM 抗体阴性，抗 EB 病毒核抗原 IgG 抗体阳性，抗 EB 病毒衣壳抗原 IgG 抗体阳性，抗 EB 病毒衣壳抗原 IgM 抗体阳性，故首先不除外病毒性感染。但 EB 病毒感染常见于青少年，且患者无咽颊炎及显著淋巴结肿大等相关表现，可进一步完善 EB 病毒 DNA 定量检测等以明确。患者肥达氏反应

（H）1：80，肥达氏反应（O）1：80，但患者无淡漠、相对缓脉等表现，血培养亦多次阴性，故伤寒诊断依据不足。患者发热20天，血沉增快，血清结核抗体实验阳性，但胸CT提示右肺尖钙化影，左侧胸膜局限性增厚、钙化，均考虑陈旧性病变，未发现结核活动性感染灶，故结核诊断依据不足。患者长期发热，炎症指标高，需警惕感染性心内膜炎可能，但超声心动图未发现典型赘生物等表现，且血培养3次均阴性，不支持IE诊断。通过仔细询问病史，发现患者2个月前有接触生羊肉史，且发热病程长，伴关节痛，肝脾大，需警惕布鲁菌病可能，尽管血培养阴性，仍需进一步完善布病抗体等检查以明确诊断。

此外，患者不明原因发热，需考虑非感染性疾病可能。其发热伴关节痛，肝脾大，多脏器受累，血沉快，类风湿因子显著升高，需警惕风湿免疫病可能。

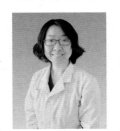

董笑影，女，医学硕士，副主任医师。天津医科大学毕业后就职于天津医科大学总医院感染免疫科、风湿免疫科。擅长诊疗多种风湿免疫性疾病，对于系统性红斑狼疮、类风湿关节炎、干燥综合征、皮肌炎、硬皮病、大动脉炎等多器官、多系统损伤的一系列结缔组织病有丰富的临床经验。

风湿免疫科董笑影主任医师：患者发热20天，伴双肘、双膝关节对称性疼痛，血沉快，类风湿因子显著升高，需警惕类风湿关节炎。类风湿关节炎（RA）是一种病因未明的慢性、炎性滑膜炎为主的系统性疾病。其特征是双手和腕关节等小关节受累为主的对称性、持续性多关节炎，经常伴有关节外器官受累及血清类风湿因子阳性，可以导致关节畸形及功能丧失。此外，患者可有发热及疲乏等全身表现。RA女性好发，但患者为中年男性，且关节痛未累及颞颌关节、掌指关节、腕关节等小关节，无晨僵，无明显关节肿胀、压痛。部分RA患者可有脾大、中性粒细胞减少、血小板减少等，常有严重的关节病变、高滴度的RF及ANA阳性，即Felty综合征，多见于病史数年以上的严重RA，但该患者仅发热伴关节痛20天，故目前类风湿关节炎诊断依据不足。近年来发现抗环瓜氨酸肽抗体等对于类风湿关节炎的诊断及病情评估有重要价值，可进一步完善抗环瓜氨酸肽抗体、关节超声、关节强化核磁等明确诊断，并注意随访。

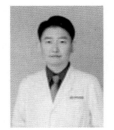

朱崇贵，男，副主任医师。擅长垂体－肾上腺疾病及糖尿病、脂肪肝等内分泌与代谢病专业常见病多发病诊治。

内分泌科朱崇贵副主任医师：患者中年男性，发热20天，伴关节痛。查甲状腺B超示：甲状腺右叶等回声结节（TI－RADS 3类），游离甲功正常，甲状腺球蛋白抗体无升高，故目前甲状腺功能亢进症或甲状腺炎依据不足。亚急性甲状腺炎发病较急者往往伴有发热，可表现为甲状腺轻－中度肿大伴发作性疼痛与触痛，血沉明显加快，TSH降低，超声检查可发现甲状腺肿大或结节呈致密影像，同位素扫描甲状腺可无影像或显示冷结节，或示踪剂分布不规则及减低的图形。但本病例甲状腺激素及TSH均正常，超声未见甲状腺弥漫性肿大或病变表现，仅提示等回声结节（TI－RADS 3类），故建议定期随访观察。

会诊结束后，MDT专家组与患者及家属充分沟通，建议进一步完善相关检查。

患者行血清布鲁菌病抗体检测，结果回报布鲁菌病试管凝集试验1：400，布鲁菌IgG抗体阴性，布鲁菌病虎红平板凝集试验阴性。在左氧氟沙星治疗期间，体温有下降趋势，确诊布鲁菌病后转往传染病医院进一步巩固治疗。

八、专家点评

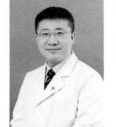

逄崇杰，男，主任医师，硕士研究生导师，天津医科大学总医院感染科科主任。长期从事不明原因发热、感染性疾病和耐药细菌、真菌感染诊疗、抗菌药物临床使用会诊与管理、医院感染控制方面工作。

感染科逄崇杰主任医师：发热待查又称未明热或不明原因发热(fever of unknown origin，FUO)。国际上将 FUO 定义为：发热持续 2～3 周以上，体温数次超过 38.3℃，经完整的病史询问、体检和常规实验室检查不能确诊者。发热待查在临床上诊断难度较大，根据致病原因不同可分为两大类：感染性疾病和非感染性疾病。感染性疾病主要包括病毒、细菌、支原体、衣原体、立克次体、螺旋体、真菌、原虫等病原微生物感染。非感染性疾病包括：①肿瘤性疾病：血液系统肿瘤如恶性淋巴瘤、白血病等；实体性肿瘤如肺癌、肾癌、结肠癌等；②血管－结缔组织疾病：如系统性红斑狼疮、成人 Still 病、类风湿性关节炎、系统性血管炎等；③其他疾病：如药物热、脱水热、各种坏死组织吸收热、中暑、功能热、伪热等。感染性发热的特点：起病较急，伴有寒战或无寒战；常有感染中毒症状；常有感染的定位症状和体征；常伴有外周血象异常改变，如白细胞计数增高或减低；C－反应蛋白(CRP)及血沉等有助于提示炎症反应，但不能完全区别感染或非感染性发热；中性粒细胞碱性磷酸酯酶积分，增高越多越有利于细菌性感染的诊断。非感染性发热的特点：一般发热时间较长，常超过 2 个月，常伴有贫血、无痛性多部位的淋巴结肿大、肝脾肿大等。结缔组织疾病发热常伴有皮疹和多器官受损的表现。肿瘤性发热患者常伴有不明原因的体重明显下降等消耗性表现。

本例患者中年男性，发热 20 天，中高热，血沉、C 反应蛋白及铁蛋白升高，考虑感染性疾病可能性大。但患者无明显感染灶，故血培养及布鲁氏菌、结核感染的相关筛查重要。布鲁菌病临床上表现复杂多样，常常不典型，并且一部分患者血培养阴性，血清布鲁菌抗体及凝集实验对明确诊断有很大帮助。

九、文献汇总

布鲁菌病(Brucellosis)简称布病，也称波状热，是布鲁杆菌感染引起的一种人畜共患传染病。临床上主要表现为病情轻重不一的发热、多汗、关节痛和肝、脾、淋巴结肿大等。该病是《中华人民共和国传染病防治法》中的乙类传染病。布鲁杆菌侵入人体后，在淋巴结中繁殖生长并形成感染灶，后侵入血循环，可在肝、脾、骨髓、淋巴结等单核－吞噬细胞系统中形成新的感染灶，后者中的病菌又可多次进入血液循环，导致发热呈波浪状。该菌为胞内寄生菌，临床表现多样，因感染的病原体、病程的阶段和累及器官系统不同而异。宋文峰等研究发现绝大多数患者以发热、乏力、多汗为主要表现，关节疼痛者占 45.6%。其中 26% 的患者以肌肉关节疼痛、腰背疼痛或下肢肿痛等为首发症状就诊于其他科室，包括骨科、风湿科、内分泌科等。血清布鲁菌凝集试验阳性患者占 65.8%，故临床需警惕血清凝集实验假阴性患者。血液或骨髓培养对于布鲁菌病的诊断具有非常重要的意义，因此对于可疑患者应在给予经验性抗菌药物治疗前留取血培养或骨髓培养，以免漏诊延误病情。

（感染科：张　弘）

参 考 文 献

[1] 中华医学会风湿病学分会. 类风湿关节炎诊断及治疗指南[J]. 中华风湿病学杂志，2010，4(14)：265 - 270.

[2] Hetland ML, Pedersen KS, Junker P, et al. Anti - cyclic citrullinated peptide antibodies, 28 - joint Disease Activity Score, and magnetic resonance imaging bone oedema at baseline predict 11 years' functional and radiographic outcome in early rheumatoid arthritis. Scand J Rheumatol, 2019, 48(1): 1 - 8.

[3] 《中华传染病杂志》编辑委员会. 布鲁菌病诊疗专家共识[J]. 中华传染病杂志，2017，35(12)：705 - 710.

[4] 宋文峰，秦洁，陈红，等. 布鲁菌病 73 例临床分析[J]. 临床内科杂志，2020，37(2)：109 - 111.

病例4 腰痛伴左下肢肿痛

一、病例简介

患者，男，69岁。主因"左腰部疼痛1个月，左下肢疼痛3周"入院。

现病史：患者入院前1个月无明显诱因出现左腰部疼痛，持续性，自诉为酸痛，无发热，无头晕、头痛，无胸闷、憋气，无咳嗽、咳痰，无恶心、呕吐，无腹痛、腹泻，无尿频、尿急、尿痛。就诊于外院，查腰椎正侧位片：腰椎侧弯，腰$_4$椎体后滑脱，予金天格胶囊、对症止痛药物及理疗治疗（具体不详），效果欠佳。3周前患者自觉左腰部疼痛加重，伴左下肢疼痛，累及左髋部，伴患肢活动受限，遂就诊于我院急诊，查腹部彩超：左肾积水（轻度），肝、脾及右肾未见明显异常，予间苯三酚对症治疗，效果欠佳。后就诊于我院骨科门诊，查骨盆正位片：骨盆插入部退变，腰椎侧弯。于泌尿外科门诊就诊查全腹CT强化示：左侧腰大肌及髂腰肌肿胀，边缘模糊，局部与左侧髂血管及输尿管分界不清，左侧肾周筋膜增厚，周围脂肪间隙密度增高并多发索条及淋巴结影，首先考虑感染性病变可能性大，新见左侧腰部皮下软组织肿胀、积气。予头孢地尼胶囊、氨酚羟考酮片治疗，疼痛可短暂缓解，仍反复发作。1周前于外院查腰椎MRI平扫示：左侧腰大肌、髂腰肌肿胀并周围软组织异常信号影，左肾盂轻度扩张，腰3/4椎体相邻关节面轻度水肿，腰2水平左侧椎小关节旁软组织异常信号影，考虑水肿，腰骶部皮下软组织水肿，双髋关节MR平扫：左侧腰大肌、髂腰肌及臀大肌肿胀并周围软组织及皮下软组织异常信号影，左侧髋关节腔少量积液，继续口服头孢地尼胶囊、氨酚羟考酮片治疗，偶尔口服洛索洛芬钠止痛，症状同前。3天前患者无诱因上症基础上出现左下肢肿胀，就诊于我科门诊，查血常规：白细胞计数 12.42×10^9/L，血红蛋白141g/L，血小板计数 334×10^9/L，中性粒细胞百分比84.8%，淋巴细胞百分比9.9%，单核细胞百分比4.7%，为求进一步诊治收住院。患者自本次发病以来，精神尚可，饮食欠佳，睡眠尚可，二便如常，体重无著变。

既往史：高血压病史8年，糖尿病病史6年，口服沙格列汀片、阿卡波糖片、格列喹酮片治疗，血糖控制尚可；青光眼病史1年余。否认肝炎、结核等传染病史。膀胱癌术后2年，术后规律行吉西他滨膀胱灌注化疗。否认外伤及输血史，否认药物、食物过敏史。

体格检查：T 36.7℃，P 71次/分，R 18次/分，BP 130/70mmHg。神志清醒，颈软，双肺呼吸音清，未闻及干湿啰音，心率71次/分，节律齐，各瓣膜听诊区未闻及病理性杂音，腹部平坦，无压痛反跳痛和肌紧张，左腰部叩痛阳性，左大腿肿胀、压痛，左小腿水肿，左下肢伸展活动受限，右下肢未见明显异常。左足背动脉搏动弱，右足背动脉波动可。

二、辅助检查

入院后查血常规：WBC 9.92×10^9/L，中性分叶核粒细胞79.0%，淋巴细胞14.0%，Hb 130g/L，PLT 301×10^9/L。尿常规：尿ALB（＋/－）。便常规无异常。凝血功能：纤维蛋白原5.25g/L，血浆D-二聚体588ng/ml。

肝功能：GGT 47U/L，ALB 32g/L。肾功能及电解质均无异常，HbA1c 7.70%。

血沉44mm/h，降钙素原（定量）0.05ng/mL，C-反应蛋白2.83mg/dl。乙肝表面抗原、丙肝抗体、梅毒抗体、艾滋病抗体均阴性。鲎株试验、肥达外斐实验阴性。布鲁氏菌抗体及凝集试验均阴性。淋巴细胞培养＋干扰素（A）20 SFCs/2.5×10^5PBMC，淋巴细胞培养＋干扰素（B）67 SFCs/2.5×10^5PBMC。尿细菌培养：无菌落发育。全血需氧菌及厌氧菌培养：无菌落发育。

肿瘤全项：铁蛋白288.47ng/ml，癌胚抗原（化学发光法）6.85ng/ml，抗核抗体1:80核颗粒型，ANCA阴性。

腹部彩超：肝右叶中强回声团（血管瘤？），肝囊肿，左肾积水，胆、脾未见明显异常。心脏彩超：左房增大，三尖瓣反流（轻度），左室舒张功能改变。双下肢静脉彩超示：双下肢静脉左侧大隐静脉近端、股总静脉、股浅静脉、腘静脉、小腿多条肌间静脉血流淤滞。PET-CT 示左侧髂腰肌、腰大肌占位，病变处呈广泛弥漫摄取，考虑感染可能。

三、初步诊断

1. 左腰大肌脓肿？
2. 腰椎椎体感染？
3. 高血压病 3 级（极高危）。
4. 2 型糖尿病。
5. 青光眼。
6. 膀胱恶性肿瘤。

四、治疗经过

待留取血培养后，经验性给予哌拉西林钠他唑巴坦治疗，临床无改善，后联合左氧氟沙星静脉治疗，症状仍逐渐加重。

行 CT 引导下左髂窝肿物穿刺术，未穿刺出脓液，穿刺针尖血性液块细菌培养示：表皮葡萄球菌（甲氧西林耐药），故更换为亚胺培南西司他丁钠、万古霉素、克拉霉素缓释片联合抗感染 1 周，后左下肢肿胀、疼痛不缓解，停以上抗生素，改为替加环素抗感染治疗，辅以曲马多胶囊、帕瑞昔布止疼，静脉补充白蛋白等治疗，病情仍加重。

五、徐鹃鹃主治医师分析病例

患者病例特点：①老年男性，既往膀胱癌，此次病史已经 1 个月余；②不伴随发热的左侧腰部和下肢痛；③院外 CT 和 MR 均提示病灶在左侧腰大肌、髂腰肌及其周围软组织处。

患者病灶明确，因此入院后的重点，首先是在病灶处获得病原学或病理学依据，如果不能获得，就需要通过血培养、病原体血清学检查旁敲侧击，获得线索。但是如病史所述，相对容易获得的血液标本检查：血培养、布病抗体、肥达外斐、炎症指标等都没有异常，而且抗生素已经广泛覆盖了糖尿病人发生脓肿时可能感染的绝大多数病原体，患者症状仍然没有丝毫好转，所以结合既往膀胱癌病史，诊断逐步向非感染性疾病尤其是肿瘤方向转变。然而，PET-CT 却提示感染可能，同时第一次髂窝穿刺病理没有任何有意义的线索，反而培养提示表皮葡萄球菌，与我们预想的结果南辕北辙，但为了顾及感染的微小可能性，换用对腹腔组织穿透性更好的替加环素。

六、MDT 讨论目的

1. 诊断思路陷入困境，下一步该向哪个方向考虑：肿瘤？感染？
2. 除了穿刺取病理，是否可以局部引流做培养？
3. 结合病史，患者有没有感染其他病原体的可能？

七、多学科会诊意见

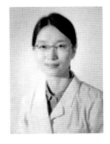

于新立，女，副主任医师，主要擅长：不明原因发热的鉴别诊断、呼吸道感染、感染性心内膜炎等感染性疾病诊治以及抗菌药物合理应用等。

感染科于新立副主任医师：患者老年男性，既往糖尿病病史，左腰部疼痛，左下肢疼痛、肿胀，腰椎 MRI 平扫提示左侧腰大肌、髂腰肌肿胀并周围软组织异常信号影，腰 3/4 椎体相邻关节面轻度水肿，PET-CT 考虑感染可能，故考虑腰大肌脓肿可能性大。结合患者膀胱恶性肿瘤史，曾反复膀胱灌注化疗，存在免疫抑制状态，且泌尿系统病变基础上侵入性操作均增加感染风险，且患者多次检查血白细胞及中性粒细胞升高，血沉增快，C反应蛋白升高，提示细菌性感染可能。分析其病原体革兰阴性菌可能性大，但给予经验性广谱青霉素乃至碳青霉烯类抗菌药物治疗无效，且患者降钙素原正常，血培养阴性，故亦需警惕其他病原体感染或非感染性疾病。患者既往糖尿病史，此次影像学考虑腰大肌及髂腰肌感染，且T-SPOT阳性，故临床需警惕结核感染。患者局部穿刺针尖血块培养为MRSE，需警惕葡萄球菌感染，但糖尿病合并脓肿的常见病原体包括金黄色葡萄球菌，表皮葡萄球菌少见，且仅1次培养阳性需警惕定植或污染菌可能。患者曾应用万古霉素经验性治疗无效，故临床表皮葡萄球菌感染导致腰大肌脓肿证据不足。患者腰大肌及髂腰肌病变，无明显发热，目前多种抗感染治疗无效，结合既往膀胱恶性肿瘤病史，需警惕恶性肿瘤转移可能。

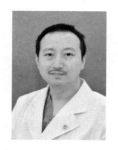

阮文东，博士，主任医师，任职于天津医科大学总医院骨外科。主攻关节外科和运动医学诊，包括关节置换术、股骨头坏死、骨性关节炎、关节镜手术、交叉韧带重建、肩袖撕裂及肩关节不稳定等。

骨科阮文东主任医师：患者主因"左腰部疼痛1个月，左下肢疼痛3周"入院，伴左下肢肿胀。查体：左腰部叩痛阳性，左髋部可触及包块，左大腿肿胀、压痛，左小腿水肿，左下肢活动稍受限，腰椎MRI平扫：左侧腰大肌、髂腰肌肿胀并周围软组织异常信号影，左肾盂轻度扩张，腰3/4椎体相邻关节面轻度水肿，双髋关节MR平扫：左侧腰大肌、髂腰肌及臀大肌肿胀并周围软组织及皮下软组织异常信号影，左侧髋关节腔少量积液，PET-CT考虑感染可能，且患者多次检查血白细胞及中性粒细胞升高，血沉增快，C反应蛋白升高，考虑感染性疾病可能性大。结合患者影像学检查，以肾周混杂密度影为主，无椎间隙感染征象，腰大肌处无明确脓肿形成，暂无穿刺引流指征。目前以抗感染治疗为主，建议减少下地活动、抬高患肢，避免按摩、刺激患处。

结核病专科医院：患者腰椎核磁及PET-CT等影像学均首先考虑腰大肌及髂腰肌感染，而结核性腰大肌脓肿在临床上常见，通常由脊柱结核继发引起，然而原发于腰大肌的结核性脓肿却较为少见。原发性结核性腰大肌脓肿多数起病隐匿，病程较长，临床表现缺乏特异性，很少表现为典型的发热、腰背痛和跛行三联征。该患者腰椎核磁及PET-CT均未见左侧髂腰肌、腰大肌处液化形成，无椎体受累，影像学上不符合典型结核感染特点。患者T-SPOT阳性，不排除潜在结核感染，但综合影像学考虑目前活动性结核感染证据不足，暂不建议予抗结核治疗，建议积极完善病原学及病理检查明确诊断。

经过科室及MDT专家组讨论，建议患者做第二次穿刺。将可能出现情况以及并发症充分告知，患者及家属同意行第二次穿刺。

再次行CT引导下左髂窝肿物穿刺术，病理回报：（左髂窝肌肉组织CNB）转移性低分化癌，免疫组化染色示：癌细胞CK、S-100P和GATA-3阳性，P63和CDK4部分阳性，MDM2非特异着色，Vimentin、Desmin、MyoD1和Myogenin阴性，结合病史，符合转移性尿路上皮癌。

八、专家点评

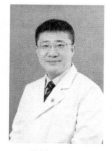

逄崇杰，男，主任医师，硕士研究生导师，天津医科大学总医院感染科科主任。长期从事不明原因发热、感染性疾病和耐药细菌、真菌感染诊疗、抗菌药物临床使用会诊与管理、医院感染控制方面工作。

感染科逄崇杰主任医师：本病例中多次影像学检查及临床化验均提示腰大肌感染性病变，故而临床首先要分析其可能病原体，并积极争取获得病原学及病理证据。局灶性感染常常作为糖尿病或恶性肿瘤等免疫抑制状态患者的合并症，而该患者具有糖尿病及恶性肿瘤病史，故显著增加其合并感染乃至局灶性脓肿的风险。腰大肌脓肿最常见的感染病原体需警惕结核分枝杆菌。临床上可见脊柱结核乃至骶髂关节结核并发腰大肌、髂腰肌或臀大肌等部位的冷脓肿，但本病例未累及椎体或关节。腰大肌脓肿亦可由周围邻近器官感染而累及，如肾周感染等，常见病原体为革兰阴性菌如大肠杆菌等，本病例虽有膀胱肿瘤及灌注化疗及糖尿病等高风险感染因素，但影像学不支持肾周感染，且碳青霉烯类治疗无效，故证据不足。腰大肌脓肿亦可由肺炎克雷伯菌、沙门菌、星座链球菌等引起，CT或超声引导下穿刺引流疗效显著。本病例经多次病原学检查均未发现明确的病原体证据，且规范抗感染治疗无效，后经穿刺病理证实为膀胱上皮细胞癌伴腰大肌转移，但临床上膀胱上皮细胞癌伴腰大肌转移少见，且影像学极易与感染性病变相混淆，故临床诊断困难，组织病理学对明确诊断具有重要意义。

九、文献汇总

结核分枝杆菌是引起腰大肌脓肿的常见病原体之一，而原发于腰大肌的结核性脓肿却较为少见。结核患者中大约5%并发腰大肌脓肿，其中原发性结核性腰大肌脓肿约占3/4。原发性结核性腰大肌脓肿多数起病隐匿、病程较长、临床表现缺乏特异性。查体可有明显的椎旁叩击痛，对提示局部深部病变具有重要意义。值得注意的是，原发性腰大肌脓肿是一种排除性诊断过程，应在充分认识该病的前提下，通过详细讯问病史，结合实验室和相关影像学检查结果，早期明确诊断并避免误诊。

对有糖尿病等基础疾病的患者，在发热伴肠外病灶累及时，除考虑结核分枝杆菌、布鲁菌病、金黄色葡萄球菌和链球菌等常见病原体感染外，还应注意少见的机会致病菌感染，如非伤寒沙门菌、星座链球菌等。高毒力肺炎克雷伯菌具有高黏液性、侵袭性强，可引起肝脓肿、脾脓肿、关节脓肿以及眼内炎和脑膜炎等，但肺炎克雷伯菌感染引起腰大肌脓肿报道较少。介入穿刺抽吸置管引流，由于在CT引导下，定位准确，操作简单，创伤小，安全方便，病人恢复快，住院时间短，是治疗腰大肌脓肿的重要手段。

膀胱恶性肿瘤中，最常见的病理类型是尿路上皮癌，其次为腺癌、鳞状细胞癌和肌源性肉瘤。膀胱癌最重要的扩散方式是局部浸润，它可以直接侵入膀胱壁，或穿透膀胱壁浸润周围器官，并与盆壁粘连。膀胱癌晚期可发生血行播散，最常转移到肝、肺、骨，也可转移到其他部位如皮肤、肾上腺、生殖器官、胰腺、心肌、脑等，但腰大肌转移少见。膀胱癌最常见的病理类型是尿路上皮癌，初诊时的膀胱癌患者约75%为表浅性膀胱癌，25%为肌层浸润性膀胱癌（muscle invasive bladder cancer，MIBC）。非肌层浸润性膀胱癌与MIBC有着明显不同的治疗方案和预后。前者的特征是高复发率和低死亡率，治疗上主要以局部切除后辅助膀胱内灌注卡介苗或化疗为主；而后者主要采取手术、化疗、放疗的综合治疗，并且约50%的MIBC患者在接受膀胱癌根治术后2年内复发，这取决于原发肿瘤的病理分期和淋巴结状态。局部复发占复发的30%，而远处转移则更常见。转移性膀胱癌的治疗一直是临床上比较棘手的问题，其中位生存期约为12~14个月，预后远差于肾癌和前列腺癌。随着对肿瘤和免疫系统之间研究的逐渐深入，转移性膀胱癌的有效治疗方案显著增加，尽管如此，全身化疗仍然是目前转移性膀胱癌的主要治疗方案，同时患者的身体状况和药物治疗的不良反应是临床医师需要考虑的重要因素。

（感染科：徐鹃鹃）

参 考 文 献

[1] Alvi AR, Ur Rehman Z, Nabi ZU, et al. Pyogenic psoas abscess: case series and literature review. Trop Doct, 2010, 40(1): 56-58.

[2] 杨翔，易萍，周益君. 鸡沙门菌感染致腰大肌脓肿一例[J]. 中华临床感染病杂志，2020，13(4)：302-304.

[3] 龚辰，王杰，毛虹，等. 肺炎克雷伯菌感染致腰大肌脓肿一例[J]. 中华老年医学杂志，2019,9(9):1066-1067.

[4] 谢莉，李燕，李平. 膀胱癌腰大肌转移1例报道[J]. 华西医学，2008，23（2）：382.

[5] 冯德超，白云金，杨玉帛，等. 转移性膀胱癌的诊疗现状与进展[J]. 现代泌尿外科杂志，2020，25（6）：541-550.

病例5　长期发热伴腰骶部疼痛

一、病例简介

患者，男，68岁，因"间断发热1个月余，伴腰骶部疼痛3周"入院。

现病史：患者于入院前1个月余受凉后出现发热，体温最高40.5℃，无明显规律，伴畏寒、寒战，伴轻度胸闷、乏力，纳差，无咳嗽、咳痰，无恶心、呕吐，无腹痛、腹泻，无关节及肌肉疼痛，自服退热药及抗生素（具体不详），仍反复发热。3周前患者无明显诱因出现腰骶部不适，与活动及体位无关，与发热无关，不影响睡眠，无肢体麻木疼痛，无大小便失禁，未予特殊诊治。18天前就诊于天津市第三中心医院，查血常规WBC 15.2×10⁹/L，N 82.5%，Hb143g/L，PLT 353×10⁹/L，PCT>2ng/ml，予头孢美唑1天及厄他培南3天，效果欠佳，体温最高39.5℃，仍有食欲下降及腰骶部不适。2周前就诊于天津市海河医院，行胸部CT示左肺炎性病变，两侧胸膜增厚粘连，肝脏多发低密度影，PPD为阴性，未予特殊治疗。1周前就诊于我院发热门诊，予可乐必妥及血必净治疗共7天，症状较前略好转，白天体温基本正常，夜间间断发热，体温最高38℃左右，可自行退热，伴随症状同前。2天前复查血常规WBC 7.66×10⁹/L，N 68.5%，Hb 112g/L，PCT<0.05ng/ml，Fer 363.2ng/ml，CRP 4.43ng/ml，现为求进一步诊治收入院。自患病以来，患者精神尚可，自觉乏力，食欲睡眠差，大小便正常，体重减轻约2kg。

既往史：前列腺增生病史5年，否认糖尿病、高血压、冠心病病史，否认肝炎、结核病史，否认手术外伤史，否认食物、药物过敏史。

体格检查：T 36.8℃，P 63次/分，R 18次/分，BP 115/70mmHg。腰₄~₅椎体轻度压痛及叩痛，余阴性。

二、辅助检查

血常规：WBC 3.92×10⁹/L，N 59.2%，L 32.9%，Hb 99g/L，PLT 394×10⁹/L。尿常规：WBC 0，RBC 0，PRO（-）；凝血功能：FIB 4.83g/L，D-Dimer 2014ng/ml。

肝功能：ALB 30g/L，余正常。

炎症指标：PCT正常，CRP 2.39mg/dl，ESR 57mm/h；鲎株实验：15.3pg/ml（<20.00）。布氏杆菌抗体：阴性；血培养：大肠埃希菌（超广谱β内酰胺酶阴性）。

免疫全项：ANA阴性，IgG 1630mg/dl，IgE 1140g/dl，IgM 35.1 mg/dl，ANCA（-）。肿瘤标志物：铁蛋白363.2ng/ml[（21.8~274.6）ng/ml]，余未见异常。

上腹CT平扫+强化（图10-1、图10-2）：肝多发囊肿，脾饱满，胆囊炎，胃窦部壁厚，请结合临床及内镜检查。腰骶段CT平扫：腰₄~₅椎体相对缘骨质欠规整，建议MRI检查；腰₄/₅椎间隙变窄伴腰₄椎体前滑移；腰椎退行性脊椎病；腰₂/₃~腰₅/骶1椎间盘膨出；骶髂关节退行性骨关节病；骨质疏松。心脏彩超：左房增大，左房前后径41mm，二尖瓣反流（轻度），肺动脉瓣反流（轻度），左室舒张功能改变，心包积液（少量）。腰骶椎MRI（2015年4月27日）：腰₄~₅椎体骨髓水肿，椎旁软组织肿胀，两侧腰大肌水肿，右侧腰大肌内侧异常信号不均匀强化，首先考虑感染性病变；腰₄椎体椎体前滑移；腰椎退行性脊椎病；骶1水平骶管囊肿。

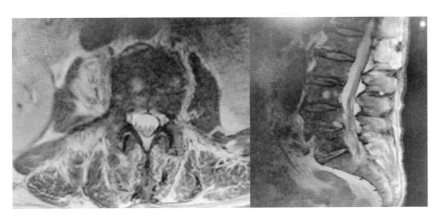

图 10 - 1　腰骶部核磁

注：椎体骨髓水肿，椎旁软组织肿胀

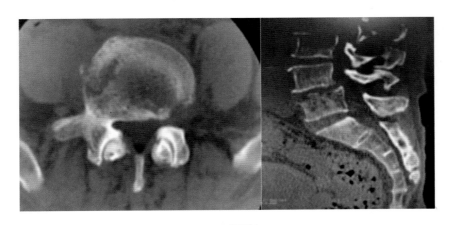

图 10 - 2　腰骶部 CT

注：椎体骨质破坏

三、初步诊断

1. 大肠杆菌败血症。

2. 腰椎骨髓炎。

3. 腰大肌脓肿。

四、治疗经过

入院第 1 ~ 3 天体温最高为 37.5℃，第 4、5 天出现高热，体温 39.4℃，抽取血培养并加用莫西沙星抗感染治疗，1 周效果不佳，换用美罗培南治疗一周仍间断发热。

五、袁双龙主治医师分析病例

患者病例特点如下：①老年男性，慢性病程；②间断发热伴腰骶部疼痛；③腰$_{4\sim5}$椎体轻度压痛及叩痛；④血常规白细胞、中性粒细胞增高，PCT 升高，腰椎 CT 提示椎体骨质破坏，MRI 提示椎体骨髓水肿，椎旁软组织肿胀，血培养报大肠埃希菌生长。

该患者诊断延迟，主要是对血培养检查没有足够重视，没有及早行血培养检查，没有结合患者提供的病史进行详细查体。同时，该病例也提示我们不能仅仅满足于血培养阳性结果，要进一步查找感染病灶。

发热伴腰痛临床鉴别诊断需要考虑：①腰椎感染性病变，常见病原体多为 G$^+$菌，G$^-$杆菌比例相对比较低，近年来文献报道 G－杆菌腰椎感染比例逐渐增多，多见于老年人，女性多于男性，病原多来源于泌尿生殖系统，部分患者前期有泌尿道感染病史，部分患者仅仅是无症状菌尿。特殊的病原体要警惕结核杆菌和布鲁菌及真菌的可能。真菌感染多见于免疫缺陷的特殊人群。布氏杆菌多有一定的流行病学史，血中布鲁菌抗体阳性，血培养可见布鲁菌生长。腰椎结核患者多有结核病史，PPD 和 T－SPOT 可阳性，CT 表现也与一般细菌感染不同。②对于年轻患者要鉴别脊柱关节病，特别是强直性脊柱炎，部分此类患者会发热。相对来说，强直性脊柱炎患者骶髂关节痛、腰背痛更常见，部分有非对称性下肢关节痛、足跟、足底痛，而且腰背痛具有活动后减轻、休息后加重的特点，血清学检查 HLA－B27（＋），影像学检查存在骶髂关节炎。③其他非感染性疾病包括骨肿瘤、多发性骨髓瘤、骨转移瘤。通过影像学检查一般可以作出初步鉴别，必要时需要活检来证实。

　　该患者血培养报大肠埃希菌，无消化道症状、肝胆系统无异常，既往存在前列腺增生，考虑病原体来源于泌尿道的可能性大，同时从一元论角度来说，椎体感染的病原体应该亦是该菌，但确诊需要椎体穿刺微生物培养来证实。椎体感染的治疗，有赖于病原微生物培养的结果，经验性治疗时需覆盖 G＋球菌，可以选用 β 内酰胺类、喹诺酮类、复方磺胺甲噁唑、克林霉素等，如 MRSA 感染的概率高时，需要应用糖肽类、恶唑烷酮类。目标治疗时需要根据药敏结果，同时兼顾组织浓度选择药物。该患者先后应用左氧氟沙星、莫西沙星、美罗培南等敏感药物治疗后仍间断发热、腰痛，考虑与其病灶存在有关。

六、MDT 讨论目的

1. 已经予敏感抗生素治疗，体温仍不能控制，下一步治疗方案？
2. 临床医师该如何阅片，从影像学检查中早期发现病灶？

七、多学科会诊意见

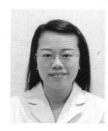

　　张燕平，女，主任医师。擅长诊治各种感染性疾病，如感染性心内膜炎、手术部位感染、中央导管相关血流感染、腹腔感染、败血症等，在不明原因长期发热疾病的诊断、抗菌药物合理使用及医院感染的预防与控制上均有丰富的临床经验。

　　感染科张燕平主任医师：骨与关节感染一般作为发热待查的病因，大多数情况下容易被识别，但部分脊椎感染患者症状比较隐匿，可无发热，所以脊椎感染性疾病容易被忽略。特别是伴有骨质疏松、退行性骨关节疾病、椎间盘突出等情况的老年人，在影像学上表现不典型时，更易认为是基础疾病加重而漏诊。这种情况需要临床医生详细询问病史、仔细查体，临床医生与影像科医生加强沟通，必要时重复影像学检查或多种影像的联合诊断。同时诊治过程中需要注意以下几点：①对于一个发热待查的患者详细地询问病史及查体至关重要，不能放过任何蛛丝马迹，发现问题才能使我们的检查更加有的放矢。该患者有明显的腰骶部疼痛，但在院外没有给予重视，行相应的影像学检查，得到及早诊断；②血培养在感染性疾病的诊断及治疗中有着重要的价值，特别是对于一个考虑感染性疾病的患者来说，在用抗生素之前要抽取血培养，如果应用了抗生素，治疗效果不好时，情况允许需要停用抗生素抽取血培养；③针对该患者来说，虽然间断发热 1 个多月，但检查指标提示血常规白细胞及中性粒细胞比例升高，特别是 PCT 升高，细菌感染的可能性很大，尤其是存在血流感染的可能。患者院外曾查胸部 CT 提示左肺炎性病变，但患者无呼吸道症状，而且经验性应用左氧氟沙星，覆盖常见社区获得性肺炎（CAP）病原体治疗后效果不佳，不能用 CAP 来解释该患者的发热。那么，该患者考虑感染的话就应该去寻找是否有潜在的感染病灶。患者病程中很重要的伴随症状是腰骶部疼痛，而且查体发现腰$_{4～5}$椎体有压痛，所以脊椎感染必须纳入鉴别诊断的范围。老年患者容易伴随骨质疏松、退行性骨关节疾病、椎间盘突出等情况，但这些病变不会同时出现炎症指标升高或发热。当患者出现新发或恶化的腰背痛，同时伴发热 ESR/CRP 升高或血流感染、感染性心内膜炎时要高度怀疑脊椎感染的可能。

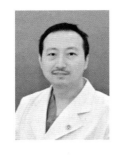

阮文东，博士，主任医师，任职于天津医科大学总医院骨外科。主攻关节外科和运动医学诊，包括关节置换术、股骨头坏死、骨性关节炎、关节镜手术、交叉韧带重建、肩袖撕裂及肩关节不稳定等。

骨科阮文东主任医师：患者发热伴腰痛，腰部有明显的临床体征——疼痛伴活动受限，局部压痛、叩痛。经影像学检查腰$_{4\sim5}$椎体有明确异常。椎体旁右侧腰大肌脓肿形成，椎体骨质破坏，周围组织水肿，腰$_{4\sim5}$间盘炎表现，间盘水肿，沿间盘水肿信号扩散到椎体后缘，与椎管内形成软组织水肿信号，考虑脓肿，由于信号范围局限考虑未突破后纵韧带，未进入硬膜囊。CT矢状位成像可以看到腰$_5$椎体骨质破坏自椎体前缘沿腰$_{4\sim5}$间盘腰$_5$上终板向后发展。结合影响特征和临床表现，患者腰椎感染骨髓炎的诊断可以成立。需要鉴别的是腰椎结核，腰椎结核寒性脓肿一般以逐渐进展的功能障碍为主。全身表现多为低热盗汗、消瘦贫血，很少出现高热。病变累及间盘，可以有椎体中央型和边缘型的骨破坏，由于病变发展慢，时常在病变周缘有骨硬化的反应，此病例没有。感染的来源考虑：一种可能是菌血症造成全身播散性的感染累及骨关节，多见于免疫力受损患者；一种可能是局部外伤造成血肿继发菌血症的细菌定植。但对于下腰椎和骶髂部，还有一种可能是通过腰骶部与盆腔有静脉交通的静脉丛，肠道和膀胱感染的静脉菌栓会通过静脉交通到达骶静脉丛和腰静脉丛，从而发生腰椎骨髓炎。这条途径也是革兰阴性菌腰椎骨髓炎的重要原因。

腰椎感染外科干预的指征在于：①内科无有效的抗生素选择的情况下；②局部腰大肌脓肿形成；③有死骨形成；④出现神经症状，避免出现不可逆的神经损伤；⑤发展迅速的全身中毒症状。对于该患者治疗方面，积极抗感染治疗，建议联合用药，疗程6～8周。预防感染性休克，由于感染累及硬膜囊外，故神经刺激症状可能会明显，包括克氏征和下肢痛，抗感染有效情况下可以应用激素缓解神经症状。密切观察，具备手术指征随时手术引流。

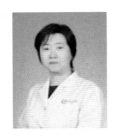

田小丽，女，主任医师，任职于天津医科大学总医院放射科。毕业于天津医科大学医学影像学系，从事影像诊断工作26年，主要从事骨肌肉系统影像诊断。

医学影像科田小丽主任医师：本病例腰椎CT平扫、MR平扫及增强表现为：腰$_{4\sim5}$椎体骨髓水肿并强化；腰$_{4\sim5}$相邻椎体终板缘骨质破坏；腰$_{4/5}$椎间盘变扁并强化；椎旁软组织肿胀，右侧腰大肌内侧异常信号不均匀强化；腰$_4$～骶2水平椎管内硬膜外间隙条片状强化。上述影像学表现，结合临床表现及化验，考虑腰$_{4\sim5}$椎体及椎间盘感染性病变，累及椎旁软组织、腰大肌内侧脓肿形成，且腰$_4$～骶$_2$水平椎管内硬膜外间隙受累。此病例具备脊椎感染典型MRI表现：椎体终板骨质破坏，椎体骨髓信号异常，椎间盘信号异常，椎旁脓肿或硬膜外脓肿。脊椎化脓性感染最常见细菌为金黄色葡萄球菌，占55%～90%。其他细菌包括链球菌、肺炎球菌、肠球菌、大肠杆菌、沙门氏菌、铜绿假单胞菌和克雷伯氏杆菌。肉芽肿性感染包括结核分枝杆菌、布鲁氏菌、真菌和寄生虫（如包虫病）。临床工作中，从影像学上主要需要鉴别：化脓性脊椎炎、脊椎结核、布氏菌性脊椎炎、曲霉菌引起的脊椎炎。①化脓性脊椎炎：最常累及腰椎和一个脊椎节段，包括两个椎体和一个椎间盘。典型表现：椎体T_1WI低信号，T_2WI高信号；椎体终板边缘模糊；椎间盘于T_1及T_2WI可见液体样信号。增强检查，椎间盘可大部分均匀强化，斑片状强化和周边或厚或薄的强化；受感染的骨髓弥漫性强化。椎旁或硬膜外受累：表现为蜂窝织炎或脓肿，于T_1WI呈等或低信号，T_2WI呈高信号，增强检查表现为弥漫性或环状强化。②脊椎结核：椎旁异常信号区边界清楚，脓肿壁薄且光滑，前纵韧带下蔓延至三个或更多椎体，多发椎体或整个椎体受累，跳跃性病变，可有砂砾样死骨，较大椎旁寒性脓肿。③布氏菌性脊椎炎：好发下部腰椎；多数累及相邻2个椎体相对缘，虽然椎体弥漫性侵犯，但椎体结构完整；T_2WI和增强MRI，椎间盘信号明显增高；椎小关节可受累。诊断布氏菌性脊椎炎的主要问题是与其他感染性疾病鉴别，尤其是结核。布氏菌病很少驼背，椎旁脓肿比结核小。多数为小灶性破坏，无死骨，伴椎体明显骨质增生硬化，椎体花边样骨膜增生，呈现花边椎改变。椎体脓肿局限在病变椎体周边，钙化少见，很少侵及腰大肌。椎体形态多正常，椎间盘破坏程度相对较轻。无椎体压缩骨折及脊柱变形改变。④曲霉菌性脊椎炎：常发生在免疫功能低下患者，免疫力强的人很少发生。曲霉菌引起的脊椎炎影像学表现与化脓性脊椎炎相似。与常见的非结核脊椎炎相比，在 T_2WI，曲霉菌感染椎间盘缺乏高信号，原因是真菌内有顺磁性和强磁性物质。曲霉菌引起的脊椎炎可以很像脊椎结核，如脓肿的韧带下蔓延和多节段受累。

会诊结束后，经过专家组慎重讨论，患者转往骨科进一步治疗。

八、专家点评

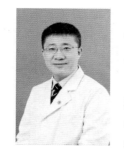

逢崇杰，男，主任医师，硕士研究生导师，天津医科大学总医院感染科科主任。长期从事不明原因发热、感染性疾病和耐药细菌、真菌感染诊疗、抗菌药物临床使用会诊与管理、医院感染控制方面工作。

感染科逢崇杰主任医师：相对其他系统感染性疾病来说，原发性脊椎化脓性感染临床发生率并不高，男性多于女性，同时随着年龄的增加发生率增加。发生机制包括血源性播散、邻近近病灶播散、细菌直接种植。巴特森椎旁静脉丛（Batson's plexus）引流，是一种潜在的感染途径，可以从盆腔器官播散，感染源于膀胱、肠道和女性生殖系统。特别是泌尿生殖道的操作后应引起重视。约90%病人出现脊柱区域隐痛和压痛，症状缓慢进展，只有不到50%的病人出现发热症状，寒战少见，部分患者出现放射痛：腹部、臀部、腿部、阴囊、腹股沟或会阴，从症状出现到首次就诊的平均间隔为2~4个月。部分患者可以找到原发感染病灶，包括皮肤和软组织、呼吸道、心内膜炎和泌尿生殖道等。对于血流感染患者，一定要评估感染性心内膜炎存在的可能。确诊需要骨组织培养有病原体生长，通常活检是必需的。以下情况可以避免活检：血培养金葡菌、路登葡萄球菌、布氏杆菌生长；布氏杆菌血清学阳性；血液透析或留置血管内装置的患者中，持续血培养凝固酶阴性、葡萄球菌阳性。本病例能够在CT引导下行骨组织活检培养就更完美了。MRI和CT检查对于脊椎化脓性感染的诊断具有重要价值，两者的敏感性和特异性均较高，但评估软组织和骨质破坏程度上有些差异。F-18 FDG标记的PET-CT检查与MRI相比可以更好的区分椎间盘炎和退行性变，但其特异性并不比MRI高，在恶性病变的鉴别中仍然存在一定困难。治疗方面有明确病原微生物的脊椎感染，根据药敏结果选择相应的抗感染药物。部分患者需要外科干预才能治愈。经验性抗菌治疗主要取决于宿主、临床情况、流行病学风险、当地微生物体外药敏数据，来选择抗菌药物，不建议针对厌氧菌或真菌、布鲁氏菌或分枝杆菌的经验治疗。内科有效治疗疗程一般至少需要6周，可以根据血沉来随访治疗效果。

九、文献汇总

脊椎感染多发生于老年患者，免疫缺陷患者，静脉药瘾者（IVDAs），留置中心导管患者，近期接受过侵袭性操作，既往金葡菌败血症等危险人群。但由于部分患者症状隐匿，不容易被临床医生识别而漏诊。2015年IDSA发布的关于成人原发椎体骨髓炎诊断与治疗临床指南提出：新发的颈部或腰背部疼痛同时伴有发热、ESR/CRP升高、血流感染、感染性心内膜炎；发热和神经系统症状伴或不伴腰背部疼痛；在金葡菌血流感染后出现的新的颈部和腰背部局部疼痛，需要考虑脊椎感染的可能。脊椎感染病原体以G+菌居多，近年来G-菌引起的脊椎感染病例报道逐渐在增多，多数情况与泌尿生殖系统感染有关，特别是泌尿生殖道的操作后应引起重视。巴特森椎旁静脉丛（Batson's plexus）引流，是其主要的发病机制。静脉吸毒者G-菌脊椎感染的风险也明显增加，特别是铜绿假单胞菌感染的概率增加。脊椎感染的确诊及病原体的明确，多数情况下需要进行CT引导下椎体穿刺。文献报道如血培养：金葡菌、路登葡萄球菌、布氏杆菌生长；布氏杆菌血清学阳性；血液透析或留置血管内装置的患者中，持续血培养凝固酶阴性、葡萄球菌阳性时可以不行穿刺诊断。但血培养阳性患者一定要评估心内膜炎的可能性。影像学检查对于脊椎感染诊断起着至关重要的作用，在病原体的鉴别方面也有一定的价值，普通化脓菌、结核、真菌等在影像学上的表现有各自的特点，但最终确诊还是得依赖于穿刺活检病原学检查。虽然^{18}F – FDG – PET/CT 在不明原因发热中的诊断价值越来越受到重视，文献报道^{18}F – FDG – PET/CT 在诊断脊椎感染与 MRI 相比并没有太多优势，而MRI 可以发现更多的硬膜外/脊髓脓肿，但^{18}F – FDG – PET/CT 的一个重要优点是可以检测到更多其他迁徙性感染。多数脊椎感染内科保守治疗可以治愈，对于神经检查正常、血流动力学稳定的患者，建议首先明确病原学诊断，根据药敏试验选择抗菌药物；对于血流动力学不稳定、脓毒症、脓毒症休克、严重或进展性神经症状的患者，须立即经验性抗菌治疗，并积极查找微生物学证据。治疗疗程目前尚无定论，一般推荐为期 6 周的初始抗菌治疗。根据患者感染病原体、免疫状态、并发症等情况适当延长治疗时间，减少复发，治疗的目标是明确病原体并根除感染、缓解疼痛、维持或恢复神经功能以及维持脊柱稳定。如患者出现以下情况：①内科无有效的抗生素选择的情况下；②局部腰大肌脓肿形成；③有死骨形成；④出现神经症状，避免出现不可逆的神经损伤；⑤发展迅速的全身中毒症状，需要外科干预以改善患者预后。

（感染科：袁双龙）

参 考 文 献

[1] Elie FB, Souha SK, Todd JK, et al. Infectious Diseases Society of America（IDSA）Clinical Practice Guidelines for the Diagnosis and Treatment of Native Vertebral Osteomyelitis in Adults. Clin Infect Dis, 2015, 61（6）：e26 – 46.

[2] Chang WS, Ho MW, Lin PC, et al. Clinical characteristics, treatments, and outcomes of hematogenous pyogenic vertebral osteomyelitis, 12 – year experience from a tertiary hospital in central Taiwan J Microbiol Immunol Infect, 2018, 51（2）：235 – 242.

[3] Kim DY, Kim UJ, Yu Y, et al. Microbial Etiology of Pyogenic Vertebral Osteomyelitis According to Patient Characteristics. Open Forum Infect Dis, 2020, 7（6）：176.

[4] Ilse JE, Henk S, Jacky WJ, et al. The diagnostic value of ^{18}F – FDG – PET/CT and MRI in suspected vertebral osteomyelitis – a prospective study. Eur J Nucl Med Mol Imaging, 2018, 45（5）：798 – 805.

[5] Cervan AM, Del Arco A, et al. Spondylodiscitis in patients under haemodyalisis. Int Orthop, 2012, 36：421 – 426.

[6] Skaf GS, Domloj NT, et al. Pyogenic spondylodiscitis: an overview. J Infect Public Health, 2010, 3（1）：5 – 16.

病例 6　急性发热伴寒战

一、病例简介

患者，男，19 岁，学生，因"发热 8 天"入院。

现病史：患者于入院前 8 天受凉后出现发热，体温最高 40℃，无明显规律，伴寒战，偶伴头痛，伴乏力和纳差，无咽痛，无咳嗽、咳痰，无胸闷、胸痛，无恶心、呕吐，无腹痛、腹泻，无排尿不适，无皮疹及关节肌肉疼痛。曾就诊于南开大学校医院，予散利痛退热治疗，效果欠佳，体温最低降至 38℃左右，仅维持 4~5 小时，后仍反复高热；入院前 5 天就诊于某三甲医院，查血常规 WBC 8.0 × 10^9/L，N 73.9%，Hb 148g/L，PLT 156 × 10^9/L，CRP 40.27mg/dl，予奥司他韦治疗 2 天及散利痛对症治疗，体温仍波动于 38 ~ 40℃。入院前 4 天就诊于我院发热门诊，复查血常规 WBC 6.9×10^9/L，N 76.2%，余正常，尿酮体（＋＋），蛋白（＋＋），给予喜炎平和地塞米松对症治疗，体温可降至 37.5℃ 左右，维持 10 小时左右后体温再次升高。患者自发病以来，精神、食欲、睡眠尚可，大小便正常，体重较前无变化。为进一步诊治入院。

既往史：体健，否认肝炎、结核病等传染病史，否认手术、外伤或输血史，否认食物、药物过敏史，否认糖尿病、心脏病等慢性病史，否认疫区接触史及外地久居史，发病前 2 天曾在外进餐，食用小龙虾及火锅。

体格检查：T 37.0℃，P 88 次/分，R 18 次/分，BP 120/75mmHg。神志清楚，精神差，双肺呼吸音清，未闻及干、湿啰音，P 88 次/分，律齐，各瓣膜听诊区未闻及病理性杂音，腹软，无压痛或反跳痛，肝、脾肋下未及，双下肢不肿。

二、辅助检查

入院后查血常规：WBC 4.45×10^9/L，PLT 65×10^9/L，Hb 112g/L；尿酮体（＋＋），蛋白（＋＋＋），尿 WBC 106.7/μl，RBC 18.8/μl；D－Dimer > 10 000ng/ml。

肝功能：ALT 41U/L，AST 115U/L；PCT 2.11ng/ml，CRP 21.1ng/ml。

TB－AB（－），肺炎支原体 IgM 抗体（－），肺炎衣原体 IgM 抗体（－），汉坦病毒 IgM（－），肥达、外斐反应（－），巨细胞病毒 IgM（－），EBVEA－IgM（－），EBNA－IgG（＋），EBVCA－IgM（－），EBVCA－IgG（＋），HIV 抗体（－），ANA（－），IgE 279g/dl。

腹部超声：脾脏形态饱满，余未见异常；超声心动未见瓣膜赘生物；胸部 CT 平扫：心包积液，双肺间质纹理增多。

三、初步诊断

发热待查：病毒感染？菌血症？血液病？结缔组织病？肿瘤？

四、治疗经过

患者入院后，积极留取血培养 3 次，并补液、纠正电解质紊乱。次日血培养初报革兰阴性杆菌，予美罗培南 1g 1 次/8h 静脉注射，抗感染治疗。

五、张弘主治医师分析病例

患者病例特点如下：①青年男性，既往体健；②此次急性发病，高热伴寒战；③查体无特殊发现；④腹部超声、心脏超声、胸 CT 均未提示明确感染灶，能够快速获得的病原体抗体，检查无阳性结果。

感染性疾病方面，患者是青年男性学生，高热、寒战已达一周以上，体温无下降趋势，集体生活的青年人中常见的呼吸道病毒感染，其病程往往有自限性，而可以引起长时间发热的病毒，如巨细胞病毒、EB 病毒、出血热病毒、HIV 等，或有临床症状不相符之处，或有实验室检查不支持之处，因此这些常见病毒感染的可能性小；另外，患者体温呈稽留热表现，查体无特殊，CRP 和降钙素原同时升高，D－Dimer > 10 000ng/ml，提示可能有细菌感染，但是胸 CT 未见肺炎表现，腹部超声未见脏器脓肿，心脏超声未见瓣膜赘生物，与社区常见细菌如链球菌属、肠杆菌科细菌、葡萄球菌属等病原体引起的感染不同。病程中多次化验血常规，白细胞计数均不高，提示胞内菌（如结核杆菌、伤寒杆菌、布氏杆菌）感染不能除外，此外患者患病前曾有不洁饮食史，更提示要重点关注伤寒、布氏杆菌病的可能，因此在抗生素使用之前留取足够的血培养至关重要。患者不属于免疫抑制人群，没有接触特殊环境，侵袭性真菌感染的可能性小。

六、MDT 讨论目的

1. 患者诊断不明确，是否有其他少见病的可能？

2. 患者持续高热，美罗培南治疗效果不佳，如何调整用药？

七、多学科会诊意见

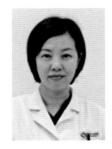

关晶，女，医学博士，副主任医师。擅长淋巴瘤、多发性骨髓瘤、白血病、再生障碍性贫血等血液系统疾病的诊治。

血液科关晶副主任医师：患者为青年男性，以高热起病，伴有血小板计数下降、尿常规异常，血液系统疾病应除外，①血栓性血小板减少性紫癜：应进一步检查是否存在溶血、精神－神经系统病变，监测血常规和凝血功能；②嗜血细胞综合征：注意是否有脾大、血脂和纤维蛋白原异常、嗜血现象、NK 细胞活性减低、铁蛋白升高、可溶性 CD25 升高；③免疫性血小板减少症：可查见血小板抗体，骨髓见巨核细胞成熟障碍。但该患者缺乏确诊上述疾病的依据，结合白细胞无明显增高、肝功能异常、PCT、CRP 等炎症指标明显升高，应考虑感染继发的血小板减少，需进一步查找病原微生物、对症治疗，感染控制后复检血小板计数，如能恢复正常则可进一步印证血小板减少为感染的继发症状。

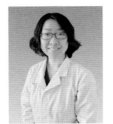

董笑影，女，医学硕士，副主任医师。天津医科大学毕业后就职于天津医科大学总医院感染免疫科、风湿免疫科。擅长诊疗多种风湿免疫性疾病，对于系统性红斑狼疮、类风湿关节炎、干燥综合征、皮肌炎、硬皮病、大动脉炎等多器官、多系统损伤的一系列结缔组织病有丰富的临床经验。

风湿免疫科董笑影主任医师：患者青年男性，高热 10 余天，血小板减少，CRP 和 PCT 明显升高，目前未发现明确感染灶，解热镇痛药和糖皮质激素不能完全退热。从风湿免疫的角度分析看，结缔组织病患者虽也可以引起发热和血液系统损害，但是风湿病多缓慢起病、年轻人里以女性更多见、多系统受累明显，一般来说激素应用效果好。该患者急性起病、病程短、激素退热效果不佳，多系统受累不明显，无常见的关节痛皮疹等风湿病表现，因此不考虑风湿病是这次发热的主要原因，但也还需要进一步完善风湿抗体、ANCA 等免疫检查以免漏诊。患者年轻男性病程短，激素和抗炎药退热不佳，不符合肿瘤热的一般规律，同时 PCT 升高，因此考虑患者感染性疾病可能性更大，建议进一步完善感染相关检查。

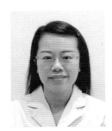

张燕平，女，主任医师。擅长诊治各种感染性疾病，如感染性心内膜炎、手术部位感染、中央导管相关血流感染、腹腔感染、败血症等，在不明原因长期发热疾病的诊断、抗菌药物合理使用及医院感染的预防与控制上均有丰富的临床经验。

感染科张燕平主任医师：首先，这是一位青年男性，无糖尿病、结缔组织病等可能造成免疫缺陷的基础病，在病原体推测的角度上，应以常见菌导致的多发病为主。其次，患者自诉受凉后出现发热，对于不洁饮食并未在意，而是在医生反复追问的情况下才道出，从侧面反映出感染病学其实是一门探讨人类和微生物相互作用的学科，患者的生活环境、工作环境、去过的场所、接触过的动物、入口的食物和水源等，都是寻找病原体的线索，要高度重视。再次，患者高热十天，常规胸部、腹部、心脏影像学检查仍无明确感染灶，提示下一步要通过多种方法找病原体，包括多次血培养、血清免疫学实验、高通量测序等，或者进行肠镜、骨髓培养等有创检查。最后，结合患者病史和化验指标，血小板计数进行性下降，PCT、CRP 等炎症指标明显升高，D－Dimer＞10 000ng/ml，肝功能异常，尿蛋白（＋＋＋），考虑脓毒症，可能累及多个脏器，不除外后续感染性休克的可能，而且病原体不明，支持继续给予碳青霉烯类抗生素治疗，待明确病原体后可针对性治疗。

会诊结束后，经过专家组慎重讨论，建议继续抗感染治疗，维持生命体征，关注培养结果。予美罗培南 1g 1 次/8h 静脉注射抗感染治疗 3 天，体温仍可达 39℃。血培养回报：伤寒沙门菌，再次复查肥达、外斐实验，同时联系传染病院会诊。考虑伤寒诊断明确，转入传染病院继续诊治。3 天后回报，肥达实验 O 抗原 1∶320，H 抗原 1∶320。

八、专家点评

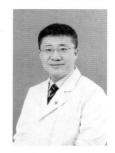

逄崇杰，男，主任医师，硕士研究生导师，天津医科大学总医院感染科科主任。长期从事不明原因发热、感染性疾病和耐药细菌、真菌感染诊疗、抗菌药物临床使用会诊与管理、医院感染控制方面工作。

感染科逄崇杰主任医师：不明原因发热是感染科最常收治的病种之一，同时也是内科疾病中比较疑难的病种，非常考验经治医生的诊断功力。经过完整病史询问、体格检查、常规实验室检查后，超过两周仍不能明确发热病因的，称为不明原因发热，而随着诊疗技术进步，超过 1 周仍不能找到原因，在很多医生心里就已经可以划分到"不明"的范畴了。发热 2 周，或月余，或半年，其疾病谱有较大不同，即发热时间越长，非感染性疾病如免疫病、血液病或实体肿瘤等的可能性越高，发热时间越短，则感染性疾病的可能性越高。唯独发热 1 周左右仍没有线索的病例最是考验，一方面患者难以接受自己从所谓小感冒入院，到现在抽了很多血、做了很多检查还是发烧，产生疑虑进而不配合，作为临床医生必须要做好解释工作；另一方面，在发病一周这个时间点上，感染性因素和非感染性因素都可能是真正的原因，医生如果能找对方向一击即中，可以节省大量时间，但是找不对方向就会陷入越检查越迷茫的怪圈，对患者和医生来说都是煎熬。唯有真正仔细询问病史，认真严谨查体，权衡利弊推进检查，才能抽丝剥茧，最终找到病因。

伤寒是由伤寒杆菌引起的一种消化道传染病，在我国 20 世纪五六十年代多见，随着公共卫生条件改善，发病率呈持续下降趋势，现多以散发为主，偶暴发流行。伤寒杆菌又称伤寒沙门菌，只感染人类，有菌体 O 抗原、鞭毛 H 抗原和表面 Vi 抗原，都可以产生相应的抗体，前两者因抗原性较强，常用于血清凝集试验来辅助诊断。

患者和带菌者是传染源，患者的粪便、尿液均带菌，通过污染的水或食物、日常接触、昆虫等传播，人群普遍易感，病愈后获得持久免疫。

典型伤寒自然病程约 4 周，第 1 周时，伤寒杆菌进入消化道后，部分被胃酸杀灭，部分进入小肠，侵入黏膜，被吞噬细胞吞噬，并在其胞浆内繁殖，经淋巴系统扩散，经胸导管进入血流形成原发菌血症；患者在此阶段，常出现发热、畏寒、乏力，初期进展缓慢，但体温峰值逐渐可达 39～40℃，1/2 患者出现弥漫性或右下腹痛，1/3 患者出现腹泻，少见的溶血尿毒综合征约半数发生于第 1 周。2～3 周时，伤寒杆菌进入脏器和回肠末端淋巴结，并继续在吞噬细胞内繁殖，引起第二次菌血症，释放大量内毒素，患者在此阶段多表现为高热不退，玫瑰疹，相对缓脉，表情淡漠，肝脾大，右下腹压痛、食欲下降等典型表现。3～4 周时，症状逐渐好转，但肠出血、肠穿孔反而容易在此期间出现。4～5 周时，症状进一步好转，一般在 1 个月左右完全恢复健康，少数患者（1%～4%）可能转为无症状带菌者。因个体发病年龄、免疫状态不同，伤寒的临床表现也会有不同，年龄越小症状越不典型，老年人则常表现出发热不明显，但是极度虚弱疲惫。而该病例是一位年轻人，以高热起病，病情进展快，以血流感染为主，腹泻腹痛并没有出现，提示我们在寻找发热原因时要打开思路，不要死读书。该病例首次肥达实验阴性，间隔数天后复查转阳。此外，常见的伤寒并发症包括中毒性肝炎、支气管炎及肺炎，血栓性静脉炎、DIC 等。

实验室检查的重点是寻找病原体依据，可以采用血培养、骨髓培养、粪便培养、尿培养、肥达反应等方法，至于免疫电泳、酶联免疫吸附试验、聚合酶链反应等方法，有条件的实验室可以采用。

喹诺酮类药物、三代头孢菌素、氯霉素等是治疗伤寒常用的抗感染药物，但近些年来发现的对喹诺酮和三代头孢菌素耐药的菌株应引起高度重视。

　　副伤寒与伤寒同属沙门菌属，在流行特征、发病机制方面相似，但两者无交叉免疫。副伤寒相对症状较轻，容易漏诊。沙门菌属感染是消化道传染病，一经发现应立即肠道传染病隔离，请传染病院或传染科会诊。日常注意饮食、饮水卫生，养成良好个人卫生习惯。流行区的居民和旅行者、细菌实验室工作人员、医务工作者、带菌者家属等可选择接种疫苗，避免感染。

九、文献汇总

　　沙门菌属于肠杆菌科细菌，主要是伤寒和副伤寒沙门菌感染，可以从人和动物中分离得到，根据抗原结构，有 2500 多个血清型，其致病性具有种系特异性。沙门菌属主要通过污染的食物和水源传播，近年来食源性疾病发病率增加，可能与工业化食物制造、全球化食物供应、人口老龄化、免疫抑制人群增加、人们饮食风尚改变如崇尚生食等因素有关。伤寒沙门菌感染常表现为血流感染，非伤寒沙门菌常表现为肠道感染。我国检出率最高的是鼠伤寒沙门菌，检出率 27.4%，其次为肠炎沙门菌，检出率 24.4%。成人标本来源以血液为主，其中甲型副伤寒（37.5%）最常见，粪便标本中最常见的是鼠伤寒沙门菌（22.7%）；儿童标本以粪便为主，最常见的是鼠伤寒沙门菌（37.2%）、肠炎沙门菌（32.4%），儿童血液标本中最常见的是伤寒沙门菌（28.0%）。在病原体检测方面，高通量测序（NGS）技术在数次食源性感染暴发中发挥的作用引起人们关注，随着技术迭代，应用范围更加广泛，价格也将下降，并逐渐适用于暴发传染病中病原体的搜索。尽管 10 年间伤寒沙门菌属细菌的耐药性变化不大，但不同血清型的沙门菌对抗菌药物耐药率有所差异。鼠伤寒沙门菌的耐药率普遍高于其他沙门菌，其对氨苄西林的耐药率为 76.8%，对甲氧苄啶－磺胺甲唑的耐药率亦达 50.6%，对头孢曲松耐药率为 16.2%，对环丙沙星呈低度耐药，为 10.3%，对头孢哌酮－舒巴坦仍高度敏感。提示针对鼠伤寒沙门菌临床使用氨苄西林和甲氧苄啶－磺胺甲噁唑有可能治疗失败。我国沙门菌属耐药率不断上升，其中一个重要的原因是长期在动物饲料中添加抗生素，虽然对预防和治疗禽畜疾病起到了一定作用，但由于沙门菌感染是人畜共患病，其耐药性可在沙门菌间相互传播，所以产生的影响远超畜牧业范围。沙门菌多重耐药菌的出现，已成为许多国家临床医学和兽医医学所面临的主要问题，除了常规传播途径，也可通过污染的肉类食品传播，导致人致病，其耐药性甚至可通过质粒等可移动原件在细菌间进行水平传播。防范沙门菌属感染，一方面依赖于社会公共卫生设施建设，增加预防医学投入；另一方面要提高个人卫生意识，尤其是做好青少年儿童健康教育工作，从小养成良好卫生习惯。

（感染科：张　弘）

参 考 文 献

[1] 陈灏珠，林果为，王吉耀. 实用内科学. 第 14 版. 北京：人民卫生出版社，2013.

[2] Tauxe RV. Evolving public health approaches to the global challenge of foodborne infections. Food Microbiol, 2010, 139 Suppl. 1：S16 – 28.

[3] 许云敏，杜艳，等. 2005—2014 年 CHINET 沙门菌属细菌耐药性监测[J]. 中国感染与化疗杂志，2016，16(3)：294 – 301.

[4] Maral R, Seyed MP, Christina AS, et al. Molecular clonality and antimicrobial resistance in Salmonella enterica serovars Enteritidis and Infantis from broilers in three Northern regions of Iran. BMC Vet Res, 2013, 9：66.

[5] Ashley Y. Spreading resistance in Salmonella's sleep. Nat Rev Microbiol, 2019, 17(11)：645. .

病例7 小腿、手掌痛性皮疹

一、病例简介

患者，男，52岁，主因"间断左小腿皮疹、疼痛1个月，左手皮疹1天"入院。

现病史：患者于入院前1个月无明显诱因出现左小腿胫前区散在皮疹，皮疹处红肿、压痛，无瘙痒，给予外用软膏及口服头孢克肟后逐渐好转。7天前再次出现左小腿局部红肿伴疼痛，行下肢血管超声示：左下肢股总动脉、股浅动脉、腘动脉、足背动脉硬化伴多发附壁斑块。1天前，出现左环指近端指间关节掌侧软组织红肿、疼痛，以下肢动脉硬化闭塞症收入我院血管外科住院。

既往史：体健，适龄婚育，否认手术外伤史，否认动物接触史。

体格检查：T 36.5℃，P 76次/分，R：17次/分，BP 120/80mmhg。神清，双肺呼吸音粗，未闻及干湿啰音，心率76次/分，心律齐，各瓣膜听诊区未闻及病理性杂音，左环指近端指间关节掌侧软组织红肿，出血点样皮疹，有压痛，左小腿胫前区可见色素沉着。

二、辅助检查

入院后查血常规：WBC 8.59×10^9/L，中性粒细胞71.1%，Hb 104g/L；尿常规：潜血（+），蛋白（+）。

血生化：球蛋白44g/L，白蛋白32g/L，余未见异常。

风湿抗体+免疫全项：ANCA（-），余未见异常。

C反应蛋白1.9mg/dl。

双下肢动脉CTA：左侧股浅动脉起始端瘤样扩张并动脉夹层，左侧股浅动脉与股深动脉起始段动脉瘤并周围血栓形成；左手软组织超声：左手指掌面蜂窝组织炎。

三、初步诊断

1. 下肢动脉硬化闭塞症。

2. 皮疹。

四、治疗经过

给予左氧氟沙星静脉抗感染及改善微循环治疗。4天后左手症状缓解，但新出现右手掌侧面局部红肿，出血点样皮疹，压痛明显（图10-3），改为头孢西丁静脉抗感染。因患者住院前及住院后抗菌药物治疗有效，请感染科会诊，考虑不除外感染性疾病，转入感染科病房进一步检查。

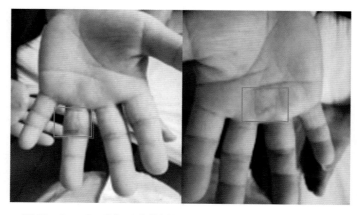

图10-3 4天后左手症状缓解，新出现右手掌侧面局部红肿

五、戈红雨主治医师分析病例

该患者为中年男性,慢性起病,病例特点是间断出现四肢远端皮肤痛性皮疹,抗菌药物治疗有效,停药一段时间后反复,这一现象很容易让感染科医生想到感染性心内膜炎(infective endocarditis,IE)的栓塞事件。转入感染科病房住院后,查体发现患者二尖瓣听诊区可闻及Ⅲ~Ⅳ级收缩期吹风样杂音,这一阳性体征的发现进一步增强了我们诊断感染性心内膜炎的信心。为避免抗菌药物的使用可能造成的血培养假阴性,转入后停用抗生素3天,此后每天抽取1套血培养,共3天,并预约经食道心脏彩超。

六、MDT 讨论目的

1. 拓展皮疹的鉴别诊断。
2. 还需要哪些检查,是否需要外科干预?

七、多学科会诊意见

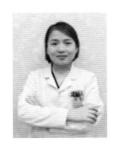

侯淑萍,主任医师,硕士研究生导师,天津医科大学总医院皮肤科。2009年毕业于天津医科大学,获博士学位,美国德克萨斯大学圣安东尼奥健康科学中心博士后,从事皮肤性病学临床工作16年。擅长皮肤科常见病及多发病的诊治、性传播疾病、皮肤疾病的物理治疗、激光及注射美容。

皮肤科侯淑萍主任医师:患者目前皮疹诊断考虑以下几个可能:①Osler结节:Osler结节出现在手指和足趾末端的掌面,为豌豆般大的结节,有压痛,呈红色或紫色,微微隆起,见于10%~22%的亚急性感染性心内膜炎患者,与赘生物脱落及细菌性栓子栓塞有关,持续数天后可消失。②结节性红斑:病因与多种因素相关,如感染(特别是溶血性链球菌)、药物及系统性疾病(特别是自身免疫性疾病),临床表现为痛性的红色结节、斑块,皮肤表面光滑紧张、周围水肿;皮疹好发于下肢,但也可发生在身体其他部位,皮疹消退缓慢,抗生素治疗无效。③急性发热性嗜中性皮病:主要见于女性,其特征为:皮肤突然出现疼痛性红斑结节或斑块,主要分布于手臂、面部和颈部;在组织学上真皮显示有特征性成熟的中性粒细胞浸润;常有发热、全身消耗和周围血象中性粒细胞增多;皮损通常在接受糖皮质激素治疗后消失,不留任何痕迹,但常反复发作。结合患者皮疹的特点,倾向于Osler结节的诊断,建议病理活检以明确诊断。

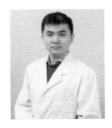

田轶魁,副主任医师,硕士研究生导师。擅长成人冠状动脉心脏病、瓣膜性心脏病、主动脉疾病、心律失常等外科诊疗工作。

心脏外科田轶魁副主任医师:罹患感染性心内膜炎的风险因子中,各种原因导致的心内膜的损伤最为重要,在此基础上,暂时性菌血症中的细菌才有机会在心脏瓣膜上繁殖形成赘生物。目前最常见的引起感染性心内膜炎的心脏瓣膜病变是心脏瓣膜脱垂。该患者查体确实有二尖瓣听诊区病理性杂音,同意感染科疑诊感染性心内膜炎的意见,等待血培养及经食道心脏彩超的结果,视结果决定是否需要心外科手术干预。

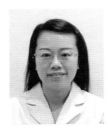

张燕平,主任医师。擅长诊治各种感染性疾病,如感染性心内膜炎、手术部位感染、中央导管相关血流感染、腹腔感染、败血症等,在不明原因长期发热疾病的诊断、抗菌药物合理使用及医院感染的预防与控制上均有丰富的临床经验。

感染科张燕平主任医师:感染性疾病的诊断,一定要从感染的风险因素来找寻线索。该患者的感染线索有两点:①经内科查体,发现该患者的二尖瓣听诊区可闻及Ⅲ~Ⅳ级收缩期吹风样杂音;②医院外及住院后,抗菌药物治疗有效。心脏瓣膜是否有问题，可以通过经体表心脏彩超和经食道心脏彩超来判断，对于 IE 的诊断，经食道心脏彩超的准确率更高。是哪种菌血症，可以通过血培养来明确。IE 患者的菌血症是连续性菌血症，即无论发热与否，任何时候的血培养均可长出。因此，我科已经预约经食道心脏彩超，拟停用抗菌药物 3 天后连续 3 天每天抽取一套血培养。

经过会诊专家讨论，决定坚持暂停抗生素，完善血培养、经食道心脏超声。停用抗生素 3 天之后抽血培养 1 次/日×3 天。最终 3 套 6 瓶血培养均为：缓症链球菌；降钙素原定量＜0.05ng/ml；血沉 60mm/h。经食道心脏彩超结果回报：二尖瓣前叶增厚、脱垂，收缩期脱向左房侧，其上可见一大小约 9mm×6mm 中等回声不规则团块，随血流飘动，二尖瓣闭合不良，可见中至大量反流信号。诊断为感染性心内膜炎，给予青霉素 320 万 U 1 次/6h 联合依替米星 300mg 1 次/日静脉滴注 2 周，之后停用依替米星，单用青霉素，患者始终无发热，一般状态良好。因患者二尖瓣脱垂导致重度反流，转入心脏外科全麻下行二尖瓣置换＋冠状动脉旁路移植术，术后血流动力学稳定，顺利脱机，继续给予静脉青霉素，总疗程共 6 周，口服抗凝药物出院，其左下肢动脉病变血管外科随诊。

八、专家点评

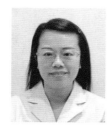

张燕平，主任医师。擅长诊治各种感染性疾病，如感染性心内膜炎、手术部位感染、中央导管相关血流感染、腹腔感染、败血症等，在不明原因长期发热疾病的诊断、抗菌药物合理使用及医院感染的预防与控制上均有丰富的临床经验。

张燕平主任医师：感染性心内膜炎是类似生物膜的疾病，通常都会有发热，但是极少数患者仅有低热或者不发热，可能由于致病菌毒力低或菌量小。通常感染性心内膜炎发生栓塞事件时也会有发热，但是此患者反复发生末梢血管细菌栓塞事件却没有发热症状，确实比较罕见。对于极少数不发热的感染性心内膜炎，如何能尽早作出正确的诊断？此时就需要临床医生在平时的工作中重视对患者的体格检查，特别是心脏的听诊。心脏瓣膜有基础疾患，在感染性心内膜炎的诊断风险因素中比菌血症的位阶更高。感染性疾病的诊断，一定要寻找感染的风险因素。风险因素在哪里？可能就在现病史、体格检查、既往史、流行病学史中。因此，拥有扎实的医学基本功，再加上勤勉、细致的工作，是正确诊断疾病的大前提。

理论上感染性心内膜炎的菌血症是连续性菌血症，在任何时候抽取的血培养均可以长出细菌，此患者在停用抗生素 3 天后，每天留取一套血培养，连续 3 天，结果 3 套 6 瓶全部长出缓症链球菌，更加证实了 IE 的诊断。临床上，血培养长出链球菌，要学会判读，很多链球菌感染与一些特定的疾病都有相关性，遇到这些病原菌时要条件反射地想到与其相关的疾病：如血培养长出草绿色链球菌（缓症链球菌、变异链球菌、唾液链球菌、咽峡炎链球菌均属于草绿色链球菌属），再加上心脏瓣膜异常，要想到 IE 的可能，血培养长出牛链球菌，要注意 IE 和结肠癌。

对于 IE 的治疗，感染性心内膜炎的抗感染疗程要依细菌的特性来决定，不同的细菌有不同的抗感染疗程，一定要依据指南的要求来完成。

九、文献汇总

链球菌属是引起感染性心内膜炎的常见菌群之一，这早已成为共识，然而链球菌属分类复杂，常见的按照溶血现象分类，包括 α 溶血性链球菌（草绿色链球菌、肺炎链球菌），β 溶血性链球菌（化脓性链球菌、无乳链球菌），γ 溶血性链球菌（牛链球菌）。按照多糖抗原分类（Lancefield），分为 A－H、K－V20 个组，其中 A 组最常见。草绿色链球菌作为常见的 IE 致病菌，早年的分离率达 75%，近年来降至 20%，目前认为草绿色链球菌可分为四组，分别是缓症链球菌组、变异链球菌组、唾液链球菌组、咽峡炎链球菌组。缓症链球菌、血链球菌和格式链球菌等同属于缓症链球菌组，多糖抗原分类对其并不适用，它是口咽部正常菌群，致病力弱，在抵抗力低下时可入侵机体，感染多见于粒细胞缺乏、免疫抑制、化疗的病人。缓症链球菌菌血症的发生率 2.4/105，死亡率 6%～30%，最终形成 IE 与不形成 IE 的比例是 1.8:1，其亚型，葡聚糖阳性缓症链球菌，因为与牙釉质有更强的黏附性，该比例是 3.3:1。

　　发热，尤其是长期发热，是提示 IE 的重要线索。一份以美洲为主的多中心队列研究发现，在2428 个有效病例中，以 38℃ 为界，出现发热症状的比例是 96%，说明不是每一个病人都会出现发热的症状，这无形中更为 IE 的诊断增加了难度。在改良版 Duke 诊断标准里，主要标准包括：导致 IE 的典型病原体血培养阳性或抗体滴度升高，以及心内膜受累的依据，而发热（>38℃）放在次要标准中。2015 年美国心脏学会（AHA）发布的科学声明还提到，尽管改良版 Duke 标准参考了近年来 2000多份病例的数据，但它的初衷是为了流行病和临床试验人员使用方便，要想涵盖错综复杂的临床现象还是很困难的。IE 不发热的常见原因包括高龄、心衰、肾衰竭、终末期疾病以及不规范使用抗生素，其病原体有牛链球菌、唾液链球菌、缓症链球菌甚至金黄色葡萄球菌等，目前暂无学者对病原体构成做过系统研究。但是 Margaret 等研究发现，在 <40 岁组、40~60 岁组、>60 岁组，发热的病人比例只有 81.1%~87.3%，且年龄组之间并无差别。该比例大大低于美洲多中心研究项目中的数据，笔者认为，这可能与作者所在医院是当地区域中心医院，患者病情普遍偏重，且样本量小相关。

（感染科：戈红雨）

参 考 文 献

［1］陈灏珠，林果为，王吉耀. 实用内科学. 第 14 版. 北京：人民卫生出版社，2013.

［2］Thomas JC，Bernard DP. Infective endocarditis. Lancet，2016，387（10021）：882－893.

［3］Gilbert H，Paola AE，Bernard L，et al. Clinical presentation，aetiology and outcome of infective endocarditis. Results of the ESC－EORP EURO－ENDO（European infective endocarditis）registry：a prspective cohort study. Eur Heart J，2019，40（39）：3222－3232.

［4］Sarah T，Pierre OB，Bruno H，et al. Dental procedures，antibiotic prophylaxis，and endocarditis among people with prosthetic heart valves：nationwide population based cohort and a case crossover study，2017，358：j3776

［5］Larry MB，Waltere RW，Arnold SB，et al. Infective endocarditis in adults：diagnosis，antimicrobial therapy，and management of complications. ascientifc statement for healthcare professionals from the american heart association. Circulation，2015，132：00－00.

病例 8　左膝关节扭伤后肿痛伴发热

一、病例简介

　　患者，女，65 岁，农民。主因"左膝关节扭伤后肿痛、发热 1 个月"入院。

　　现病史：患者于入院前 1 个月，在下地干农活时不慎扭伤左膝关节，逐渐出现左膝关节肿痛。扭伤3 天后出现发热，最高体温 39.5℃，伴左膝关节肿痛、皮温升高、皮肤微红，在当地医院骨科住院治疗。查血常规：白细胞 19.8×10^9/L，中性粒细胞 85%；CRP 126mg/dl；ESR 76mm/h；左膝关节 MRI：左膝关节滑膜炎，关节腔内大量积液，深筋膜积液，周围软组织广泛渗出；左侧腓肠肌内侧头拉伤、出血；左股骨内侧髁骨质内点片状异常信号影，周围骨膜增厚，考虑感染性病变。行左膝关节穿刺术，抽出大量脓性分泌物，并给予关节腔灌洗 8 天。穿刺液及灌洗液培养均为：甲氧西林敏感的金黄色葡萄球菌（MSSA）。在当地医院住院期间先后给予静脉万古霉素 8 天，体温波动于 39℃ 左右；静脉利奈唑胺 3

天、替加环素 7 天，体温仍波动于 37.5～38℃。为求进一步诊治，收入我科住院。

既往史：高血压、糖尿病病史。

体格检查：T 37.8℃，P：86 次/分，R：16 次/分，BP 140/70mmHg。心肺腹查体无特殊，左膝关节肿胀、皮肤微红，皮温略高。

二、辅助检查

左膝关节 MRI：左膝关节面下骨髓水肿，以股骨内侧髁及胫骨髁间嵴为著伴骨质破坏，考虑炎症侵犯骨髓。

三、初步诊断

急性化脓性关节炎伴骨髓炎。

四、治疗经过

给予静脉利奈唑胺联合利福平口服抗感染治疗。

五、张弘主治医师分析病例

患者病例特点如下：①老年女性，有糖尿病史；②本次发病前有左膝关节的扭伤史，之后出现左膝关节肿痛伴高热；③膝关节核磁提示感染性病变的影像学表现，关节腔穿刺液及冲洗液培养均为甲氧西林敏感的金黄色葡萄球菌。

可以明确诊断为化脓性关节炎伴骨髓炎。院外给予针对革兰阳性球菌的抗感染治疗，体温有所下降，但未能完全控制。

六、MDT 讨论目的

1. 依据药敏，外院给予抗感染治疗，仍发热，下一步如何调整治疗方案？
2. 骨科干预的时机如何选择？

七、多学科会诊意见

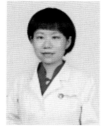

汪俊萍，主任医师，医学博士，博士生导师，天津医科大学总医院医学影像科神经及骨骼肌系统组长。中华医学会放射学分会儿科学组委员，天津市医师协会神经修复学专业委员会委员，北京神经内科学会神经影像专业委员会委员，天津市医学会放射学分会青年委员，中国医学装备协会磁共振成像学会神经骨肌学组委员，天津市医师协会放射医师分会委员。

影像科汪俊萍主任医师：该患者在我院的左膝关节 MRI 检查显示：左膝关节面下骨髓水肿，以股骨内侧髁及胫骨髁间嵴为著，同时伴有局部的骨质破坏。结合患者发病前有左膝关节扭伤史、临床症状、治疗经过及外院 MRI 检查，考虑左膝关节化脓性关节炎伴骨髓炎。MRI能较清楚显示病变范围，在观察软骨破坏和早期诊断方面有独特的价值。化脓性关节炎在 MRI 上还需要与关节结核、类风湿关节炎、关节内血肿加以鉴别，最终诊断还是需要通过仔细询问病史及关节穿刺检查来明确。

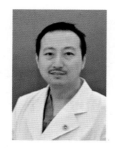

阮文东，博士，主任医师，任职于天津医科大学总医院骨外科。主攻关节外科和运动医学诊，包括关节置换术、股骨头坏死、骨性关节炎、关节镜手术、交叉韧带重建、肩袖撕裂及肩关节不稳定等。

骨科阮文东主任医师：导致化脓性关节炎的病因有三个：介入性治疗、血行播散、局部骨髓炎侵犯关节。大多以革兰氏阳性菌为主。膝关节化脓性关节炎由于关节腔面积大，会较其他大关节感染有更为严重的全身反应，包括高热及中毒症状、局部明显的疼痛和活动障碍。该患者经关节穿刺液培养，诊断是明确的。在治疗方面，对于膝关节化脓性感染，应该提倡早期进行关节腔脓液的引流，以挽救关节功能，避免软骨破坏、关节强直，同时减轻全身中毒症状。本例患者早期已行关节腔引流灌洗术，目前核磁可见关节软骨受损，已有感染累及骨质的骨髓炎表现，此时再行外科手术治疗，手术创伤大且关节功能恢复仍不理想。建议暂时内科抗感染治疗，如效果不佳，再行外科手术干预。患者膝关节处于功能位强直，如内科抗感染治疗有效，待感染病灶治愈后，建议可行关节功能改善的手术治疗，包括关节松解或关节置换术。

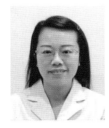

张燕平，女，主任医师。擅长诊治各种感染性疾病，如感染性心内膜炎、手术部位感染、中央导管相关血流感染、腹腔感染、败血症等，在不明原因长期发热疾病的诊断、抗菌药物合理使用及医院感染的预防与控制上均有丰富的临床经验。

感染科张燕平主任医师： 这是一例典型的创伤后由甲氧西林敏感的金黄色葡萄球菌（MSSA）导致的急性化脓性关节炎伴骨髓炎。院外已给予关节腔穿刺和灌洗，先后给予万古霉素、利奈唑胺、替加环素抗感染，仍未能完全控制体温，考虑原因有三个：第一，病灶部位菌量大，早期外科处理时应行手术打开关节，彻底清创，而当时仅仅给予放置引流管冲洗，使得感染的组织没有得到彻底清除。第二，骨和关节的感染，抗感染的疗程长，且治疗期间频繁地更换抗菌药物也是感染控制不佳的原因。第三，涉及关节和骨髓的感染，必须选用骨组织浓度高的药物，且需要联合治疗。

感谢影像科会诊意见，帮助临床将感染的部位定位在关节炎和骨髓炎，为今后的抗感染疗程明确了方向。感谢骨科对于目前病情暂时不需要外科干预的评估。我科将继续给予静脉利奈唑胺联合口服利福平抗感染，定期复查 ESR 和 CRP 及核磁。

会诊结束后，经专家组讨论，考虑无再次清创的手术指征，继续给予静脉利奈唑胺联合口服利福平抗感染治疗。3 周后，患者体温逐渐正常，左膝关节肿痛较入院时好转，改为复方磺胺甲噁唑联合利福平口服，出院。出院后继续口服治疗 6 个月，左膝关节肿痛逐渐好转。病程中以 ESR 作为病情活动的监测指标，用药直至连续 2 次 ESR（每 2 周检查 1 次）在正常值范围内，停用药物。停药前复查左膝关节 MRI，已无感染的影像学表现。

八、专家点评

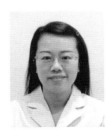

张燕平，女，主任医师。擅长诊治各种感染性疾病，如感染性心内膜炎、手术部位感染、中央导管相关血流感染、腹腔感染、败血症等，在不明原因长期发热疾病的诊断、抗菌药物合理使用及医院感染的预防与控制上均有丰富的临床经验。

该患者发病前有左膝关节扭伤史，这是发生化脓性关节炎（或骨髓炎）非常重要的风险因素。创伤后会有内出血，暂时性菌血症中的细菌进入创伤部位的血块中产生了血块感染，进而产生化脓性关节炎（或骨髓炎），这种感染通常为革兰阳性菌所致，以金黄色葡萄球菌和链球菌较多见。

治疗方面：大的关节感染通常需要直接手术清创，以清除大量关节腔脓液及感染组织，例如膝关节、肩关节及踝关节。这 3 个关节中由于膝关节是唯一可以方便用导管引流去处理的关节，但也正是如此，使得化脓性膝关节炎为 3 个化脓性大关节炎中预后最差的，可见正规的手术清创实为化脓性大关节炎的根本治疗。

抗生素的选择，由于万古霉素的骨浓度只有 10% 左右，应尽量避免使用。可以选择替考拉宁联合利福平治疗，也可以选择利奈唑胺单药或联合利福平治疗。利奈唑胺的组织浓度可达 60% 左右，比替考拉宁还要高，但是连续使用 2 周以上，可能会有骨髓抑制的风险，所以在急性期（前两周）治疗时可选用，病情稳定后可改为复方磺胺甲噁唑联合利福平长期口服治疗。以血沉作为病情好转与否的监测指标，每 2 周检测 1 次血沉，连续 2 次都在正常值范围内，结合影像学表现可考虑停药。

九、文献汇总

化脓性关节炎为化脓性细菌引起的关节急性炎症，常见临床表现为关节肿痛、皮温升高及活动受限，这些症状一般进展迅速，部分患者可有发热等全身表现。感染途径以血源性感染最多见。另外，细菌也可由关节腔穿刺、手术、损伤或关节邻近组织的感染直接进入关节。此病多累及大关节，尤以膝关节及髋关节为多见；血源性者在儿童发生较多，90% 为单关节炎，儿童以髋关节多见；成人则多累及膝关节，但约有 22% 患者可累及多个关节。化脓性关节炎的常见致病菌是葡萄球菌或链球菌，占 91%，而多个关节受累的患者可有淋球菌及脑膜炎双球菌的感染。革兰阴性菌多见于老年患者和那些免疫功能低下的比较年轻的成年人。厌氧微生物很少引起化脓性关节炎。易于发生化脓性关节炎的危险因素是：类风湿性关节炎或骨性关节炎、人工关节置换术后、低社会经济地位、低静脉药瘾、酗酒、糖尿病、关节内注射糖皮质激素、皮肤溃疡。一项前瞻性研究发现老年、存在关节疾病、关节内存在植入假体，是化脓性关节炎预后不良的因素。应用抗生素治疗及外科清创治疗是治疗化脓性关节炎的主要方法。一项发表在柳叶刀杂志的系统回顾和荟萃分析显示，各抗生素间治疗化脓性关节炎反应及细菌清除方面无显著差异。韩国 2014 年关于化脓性关节炎诊治指南中关于化脓性关节炎治疗的意见为：如果考虑化脓性关节炎则血培养及关节液培养应尽早获取，随后可开始抗生素经验性选择；一旦化脓性关节炎确诊则应予以充分的引流；如果在初始 24~48 小时抗生素联合关节抽脓治疗反应不佳，则应考虑手术治疗。应及早根据微生物学结果调整治疗药物达到目标治疗；一般总的抗菌药物治疗期应该在 4~6 周，注射用抗菌药物至少 2 周，2 周后若症状改善可改用口服抗菌药物治疗；可以通过监测 ESR 和 CRP 结果评价抗生素应用的终点。如果培养结果为阴性，感染性关节炎仍为可疑，应保持抗菌药物治疗；经验性抗菌剂应连续使用，以关节症状、ESR、CRP 水平等临床资料作为评价抗生素的标准。

（感染科：张　弘）

参 考 文 献

[1] Catherine JM, Vicienne CW, Adrian J, et al. Bacterial septic arthritis in adults. Lancet, 2010, 375(9717): 846 – 855.

[2] Ergys G, Jean YB, Konstantinos V, et al. Two weeks versus four weeks of antibiotic therapy after surgical drainage for native joint bacterial arthritis: a prospective, randomised, non – inferiority trial. Ann Rheun Dis, 2019, 78(8): 1114 – 1121.

[3] Tian J, Cheng C, Zhang FJ. Less antibiotics but no inferior effect for bacterial arthritis. Ann Rheun Dis, 2020, 79 (11): e144.

[4] Andrew H, Mary W. Septic arthritis in children. BMJ, 2010, 341: c4407.

[5] The Korean Society for Chemotherapy, The Korean Society of Infectious Diseases, and The Korean Orthopaedic Association. Clinical Guidelines for the Antimicrobial Treatment of Bone and Joint Infections in Korea. Infect Chemother, 2014, 46(2): 125 – 138.

附 录

附录 1 天津医科大学总医院大内科大事记

1945 年，天津中央医院筹建，即有内科。

1945 年底至 1946 年，内科医师有陈过、郭仓、赵锡久、朱德民、林传骥、梁华堂等人。病床共约 50 张。

1947—1948 年，吴杰任内科主任。内科医师又有黄夏、张虹、卢偶章、谭郁彬、汤沐华、杨心田、杨长庚、杜光普、张文杰、周尚仁、陈世峻、喻娴武、甘幼强、陈树勋、马泰、周肃、黄淑琴等加入。

1948 年，吴杰主任调至北京医院工作，由张成大担任内科主任。

1949 年，中华人民共和国成立，天津中央医院更名为天津市立总医院。内科主任朱宪彝，副主任张成大，内科医师近 30 位，并创立了一直被坚持至今的"内科总查房"前身的"临床病例讨论会"，每周举行一次，并一直坚持至今。

1950 年，朱宪彝兼任河北医学院教务长，总医院内科负责河北医学院的临床教学工作。年底，张成大、卢偶章、杜文彬、耿贯一、吴宗璘等先后参加抗美援朝。

1951 年，天津医学院成立，朱宪彝兼任院长。总医院建立三级查房制度。

1956 年，天津医学院附属医院成立三个内科教研室：内科学基础教研室，朱德民任主任；系统内科教研室，郭仓任主任；临床内科教研室，石毓澍任主任。并设立了四个专业组：呼吸专业组有郭仓、于永川、杜文彬等；心血管专业组有石毓澍、马英达、周金台等；消化专业组有张成大、朱德民、黄象谦等；内分泌专业组朱宪彝、张钧等。

内科教研室建立后每年举办普通内科基础医师进修班：为期 1 年，每期 30 ~ 60 人；进修医生病房工作半年，门诊及急诊工作半年，并轮流参加心电图、骨髓细胞形态学学习；设立每周四晚上由各专业主任医师和教授主讲的学术讲座；设立每周一次内科总查房，讨论疑难病例和死亡病例；设立每 2 周一次胸片讨论会。

1958 年，内科门诊实行三班制，病床扩充到 120 张。今皮肤性病科前身的皮花科建科，梁华堂、边天羽、俞锡纯等都离开内科到皮花科工作。同时期神经内科成立，张俊卿、苏瑛、陈世峻等都到神经内科工作。同年内科心电图室建立。

1969 年，响应毛主席"六二六指示"到宁夏回族自治区支援的内科主任医师有郭仓、马英达和卢偶章，副主任医师有周礼智和王培福，主治医师有赵立荃、汪丽君、宋俊珊、李方儒、王广有、徐美端、陈光元等。朱德民主任到内蒙古通辽支援。诊断学教学人员喻娴武、谢芝强、周杞等到河北邯郸支援。

1973 年，天津市成立天津医学院第二附属医院，石毓澍、甘幼强、胡文芝、葛文东、黄体纲等调往天津医科大学第二附属医院。内科工作由张成大主任主持，全面负责医疗和教学工作。

1979 年，"文化大革命"结束，外援医师陆续返回，恢复了内科各项传统制度，医师增加到 100 余位，并先后设立了内科超声室、胃镜直肠镜室、心电图超声心动图室、导管室和骨髓室等。

1979—1981 年，朱德民任大内科主任。

1982—1984 年，郭仓任大内科主任。

1984—1989 年，杜文彬任大内科主任。此后至 1992 年由刘文会、黄象谦、翟德佩依次担任内科教研室联席主任。

大内科科护士长先后由邹道慧、贾尔芬、刘学梅、冯致英、王康凤、林梅、苑记清担任。

1989 年 9 月 30 日，主楼（现第一住院楼）启用。大内科分为五个病区：心脏科位于四楼一个病区，周金台任学科带头人，石嘉玲任科主任，冯致英任护士长；呼吸血液科位于五楼一个病区，陈光瑾任呼吸科科主任，程毓倩任血液科科主任，孙玫任护士长；消化肾脏科位于五楼另一个病区，黄廼侠任消化科科主任，翟德佩任肾脏科科主任，贺仲荣任护士长，1994 年后赵立荃任肾脏科科主任；内分泌科位于六楼一个病区，尹潍任科主任，焦文珠任护士长，1991 年后高玉琪任科主任；感染免疫科和口腔科位于六楼另一个病区，邵维传任感染科科主任，张淑华、崔彩霞先后任护士长。内科教研室和内科支部位于四楼。

2012 年，大内科细分为 8 个专业科室：心血管内科位于第一住院楼 4 楼，万征、孙跃民、杨清先后任科主任，冯致英、王康凤、林梅、张蕾、赵俊雪、韩颖、王蓓、丁欣（代理）先后任护士长，同年介入心脏病研究室成立，张殿芬和朱可佳先后任护士长。2016 年成立心内科第三病区；呼吸内科位于第一住院楼 5 楼，陈宝元、曹洁、冯靖先后任科主任，孙玫、刘素彦先后任护士长。2012 年成立 RICU，沈悦好任护士长；肾脏内科位于第一住院楼 7 楼，林珊、闫铁昆先后任科主任，蔡之环、师俊华先后任护士长，肾透析室位于 8 楼，傅盛惠、白璐、王粉霞任护士长；消化科位于第一住院楼 10 楼，王邦茂任科主任，马颖丽任护士长，2014 年增加十一楼一个病区；血液内科位于第三住院楼 16 楼，宋文秀、张丽彤、邵宗鸿、付蓉先后任科主任/学科带头人，刘敏华、冯向丽（代理）、刘洁、刘欣先后任护士长，血液层流病房位于第一住院楼 14 楼，司马欣任护士长。

内分泌科位于第一住院楼 9 楼，邱明才任科主任，焦文珠、刘学敏、周琦、古今颖、王秀荣（代理）、李棉先后任护士长。1999 年成立内科第八病区，位于南楼（现急诊楼）2 楼和 3 楼，2005 年更名为代谢病科，冯凭、冀秋娣先后任科主任，苑记清任护士长，2012 年迁至第三住院楼 17 楼，2015 年内分泌和代谢病科合并为内分泌代谢科，刘铭任科主任，刘莹和范书南任护士长。

感染免疫科位于第一住院楼 12 楼，巩路任科主任，崔彩霞任护士长，2005 年成立感染免疫科二病区，位于实验楼 1 楼，冯向丽（代理）、张丽先后任护士长。2013 年感染免疫科分成感染科和风湿免疫科两个独立的科室，感染科逄崇杰任科主任，张丽任护士长，风湿免疫科魏蔚任科主任，姬海燕、沈立燕（代理）先后任护士长。

1992—2000 年，王佩显任内科教研室主任，各专业科室主任兼内科教研室副主任。

内科教研室进一步完善了内科住院医生规范化培训、内科进修医生规范化培训和内科医生急诊轮转工作。进一步完善了每周四上午内科总查房制度，并建立了内科总查房病历的英文书写和报告制度。

此后冯凭（2000—2007 年）、巩路（2007—2014 年）、邵宗鸿（2014—2019 年）、王邦茂（2019 年至今）先后任天津医科大学总医院内科教研室主任。

大内科一直执行各专业科室的每一位住院医师 3～5 年的专业科室轮转制，轮转结束后参加内科急诊带班，方可竞争上岗大内科科住院。依照入职年限上岗大内科总科住院，每届 2～3 人，时间为一年（内分泌和心脏科先后独立设置科住院），负责大内科住院医师、进修医生及二班排班，全院院内会诊，大内科总查房（疑难病例讨论）的安排。由大内科科住院负责安排内科急诊的工作：内科急诊由各专业科室轮流选派，一线值班医生、一线带班医生、病区查房医生、晚 6～10 点急诊加强班。2013 年大内科科住院制度废止。

1957 年，设立内科(非手术科室)党支部。内科党总支历任书记有葛文东、高宗鲁、沈忠祥、靖大金、张金秀、殷胜国、王康凤、巩路、魏蔚。2010 年后设立副书记为苑记清。2019 年起内科分为内科第一、第二、第三，三个党总支，书记分别为第一党总支书记魏蔚(心脏科支部、消化科支部、感染科支部、风湿免疫科支部)；第二党总支书记苑记清、何庆(呼吸科支部、肾脏科支部、内分泌支部、代谢病科支部)；内科第三党总支书记张文学(血液科支部、放疗科支部、康复医学科支部)。

自 1992 年至今吴琳(1992—2003 年)，阮二宝(2003—2012 年)，何庆(2012—2017 年)，姜葵(2017 年至今)先后任内科教研室常务副主任，分管教学工作。

内科设立教学干事负责制至今，各科轮流选派，为期一年。负责全内科教研室的教研工作，包括见习、实习、大课的课程安排、考试。

自 1959 年起，内科教研室历任专职秘书有肖哲、申美莲、李树森、李金玲、周琦。

2008 年，内科教研室设置教辅人员冯向丽。

附录 2　呼吸与危重症医学科大事记

一、组织机构

1958 年天津医科大学总医院呼吸专业组成立，1986 年正式成立呼吸内科，2012 年正式更名为呼吸与危重症医学科。建科 60 多年的历程中，郭仓、杜文彬、陈光瑾、陈宝元、曹洁、冯靖六任科主任励精图治、与时俱进，带领呼吸科不断前进，一步一个脚印地书写着呼吸科辉煌的历程。

目前，呼吸与危重症医学科开放床位 72 张，其中呼吸重症监护病房(RICU)20 张床位、普通病房 52 张床位，配备肺功能呼吸生理实验室、睡眠呼吸治疗中心、呼吸内镜介入室、呼吸细胞学室、呼吸科基础研究室等实验室，逐步形成鲜明的学科特色和优势项目，设有慢阻肺、哮喘、间质病、呼吸鼾症、肺部感染、肺部肿瘤(小结节)、肺血管病、戒烟门诊等专病门诊；呼吸危重症/呼吸治疗、肺部感染、慢阻肺、哮喘、介入呼吸病、睡眠呼吸、肺栓塞及肺血管病、肺癌、肺间质病、烟草病学与呼吸疾病预防、肺康复 11 个亚专业方向。呼吸危重症、睡眠呼吸疾病、肺癌早诊和/呼吸介入、呼吸慢病/肺康复 4 大主要发展方向。

科室现有成员 93 人，医生团队 33 人，其中高级职称 19 人，博士学位 13 人；护理团队 56 人，其中高级职称 4 人；技术团队 6 人；博士研究生导师 7 人，硕士研究生导师 10 人

2001 年呼吸科成为天津医科大学总医院院级重点学科；2003 年成为天津医科大学校级重点学科；2012 年以全国第 11 名的优异成绩成功当选天津市呼吸领域唯一的"国家临床重点专科"建设单位；2015 年度中国医院科技影响力呼吸病学领域全国排名第 17 位，成为全国首批"美国胸科医师协会(ACCP)专科医师培训基地"资质 9 家医院之一，获得"国家级青年文明号"荣誉称号，成为天津市唯一的"全国肺功能规范化培训基地"医院，获得天津市唯一的"深呼吸关爱行，慢阻肺患者规范化管理公益项目示范基地"称号；2017 年成为天津市首家和唯一 PCCM 专科培训基地，荣获"全国三八红旗集体"光荣称号"国家级青年文明号""全国肺功能临床应用与规范化优秀培训中心"称号；2018 年成为 PCCM 专科规范化建设项目三级医院国内首批天津市唯一"优秀单位""PCCM 专修基地""睡眠呼吸障碍、RICU、肺功能单修基地"；2019 年成为"国家呼吸临床研究中心核心成员单位""中国罕见病联盟"呼吸病学分会成员单位、"呼吸专科医联体慢阻肺康复协作组"成员单位、"过敏性哮喘规范诊疗中心"；2020 年成为"天津市呼吸系统疾病临床医学研究中心"，首批申报"国家呼吸区域

医疗中心""省部共建呼吸区域医疗中心",成为天津唯一 PCCM 呼吸介入单修基地和 PCCM 护理专培基地。

2015—2019 年呼吸与危重症医学科连续 5 年在复旦大学中国医院排行榜华北地区呼吸科声誉排行榜第 5 名,位列京外第一名。

2020 年新一届中华医学会呼吸病学分会换届改选后,科室有 11 人当选全国委员,涵盖了呼吸专业绝大部分亚专业。曹洁教授当选天津医学会呼吸病学分会主任委员。

二、基础建设

1. 呼吸科病房 1958 年天津医科大学呼吸专业组正式成立,独立了呼吸科病房。2017 年完成呼吸与危重症医学科普通病房改造提升。进一步优化诊疗、护理、患者分区,提升患者就医体验。

2. 呼吸重症监护病房 2012 年正式完成呼吸重症监护病房(RICU)的建设,落成国内一流、天津市规模最大的呼吸专科 ICU,逐步制定并完善了具有总医院呼吸危重症专科特色的呼吸危重症监护救治体系,开展了多项新技术,使危重患者的救治成功率大大提高、死亡率明显下降。在重症肺炎、呼吸衰竭、肺心病重症/肺血管疾病、免疫/血液病/肿瘤/神经系统疾病等相关肺部并发症、外科术后呼吸系统并发症等领域发挥了呼吸科攻坚、抢险、救急的积极作用;成为天津及周边医院转诊的首选医院,成为兄弟医院的坚强后盾。

3. 肺功能室 20 世纪 80 年代初期建立了天津市首家以全套德国耶格肺功能设备为基础的肺功能室,在国内较早开展规范的肺功能检测,并开展血气分析检查,为慢阻肺、肺心病、呼吸衰竭的精确诊断打下坚实基础。2014 年完成肺功能呼吸生理室改造提升,建成符合国内一流标准的肺功能室,逐步配备多台大型肺功能设备,涵盖通气、支气管舒张试验、弥散功能、体积描记、呼气一氧化氮(FENO)等多项肺功能检测项目,2020 年配备运动肺功能仪,充分满足呼吸系统疾病诊断、检测、监测、肺康复、外科术前评估等疾病的临床和科研需求。

4. 气管镜室 20 世纪 80 年代呼吸科即建立了气管镜室,并迅速开展了气管镜肺泡灌洗技术、气管镜取异物、经气管镜微波治疗等前沿项目。1998 年随新门诊楼落成完成第一次改造提升,2013 年从门诊楼搬入第二住院部一楼,完成了呼吸内镜室优化和软硬件整体改造提升,并成立了天津市第一家符合国际水平的呼吸细胞学室。

5. 睡眠中心 1998 年,在陈宝元教授带领下呼吸科建立了国内首家符合国际标准的"睡眠疾病诊疗中心",2005 年进行改造提升,2016 年搬入第一住院部 14 楼,完成了睡眠诊疗中心的全面扩大和软硬件水平的大幅提升,建成"睡眠中心/呼吸治疗中心",成立了天津市首家多学科综合诊疗睡眠中心。

三、党群生活

2001 年成立呼吸科党支部,陈宝元主任任支部书记。

2003 年,吴琦主任作为国务院督查组成员陪同时任国务院总理吴怡参加全国抗击非典督查,任定点医院海河医院专家组成员。陈宝元主任深入一线,任海河医院防治组专家。董丽霞、陈哲、李娜第一批奔赴抗击非典一线工作,刘素彦任海河医院 ICU 护士长,参与制订了天津市 SARS 诊治规范,呼吸科积累了宝贵的应对突发公共卫生事件的经验,制订了应对呼吸系统传染病的规章制度和流程,获得了抗击非典战役的胜利,多人获得天津市抗击非典先进个人。

2008 年曹洁主任接任呼吸科党支部书记,刘素彦任副书记。

2011 年董丽霞、田羽同志加入中国共产党,为呼吸与危重症医学科党支部注入了新鲜血液。

2012 年吴月清同志加入中国共产党。

2018 年刘媛同志加入中国共产党。

2019 年,在"不忘初心 牢记使命"主题教育中,呼吸与危重症医学科党支部全体党员精读《习近平关于"不忘初心　牢记使命"重要论述选编》《习近平新时代中国特色社会主义思想学习纲要》。陈倩倩同志、王翔同志、陈爽同志作为新职工党员加入呼吸与危重症医学科党支部。

2020 年，在习近平新时代中国特色社会主义思想引领下，呼吸与危重症医学科党支部按照医院党委的工作部署，团结带领呼吸科全体同志坚决打赢了疫情防控阻击战、"双战双赢"等"战役"；同步推进党的建设等向纵深发力并积极开展主题党日活动。疫情伊始，先后派出李硕、沈悦好、陈茉、任毅、李鑫、张伟龙、董丽霞奔赴抗疫一线，武汉钢铁（集团）第二职工医院、湖北民族大学附属民大医院、武汉市第一医院、天津市海河医院，呼吸科党员的身影无处不在。留守人员，在党支部组织下自大年初二开始，为配合定点医院建设，接收海河医院、空港医院大量危重患者，发挥呼吸专业特色参加院里新冠肺炎专家会诊，接管院内重症隔离一病房，圆满完成抗疫各项任务。李硕获得"中国康复医学会呼吸康复专业委员会新冠肺炎疫情防控先进个人""天津市三八红旗手""天津医科大学最美逆行奖"；沈悦好获得"中国青年五四奖章""中华护理学会杰出护理工作者""天津'向上向善'之爱岗敬业好青年""天津医科大学最美白衣天使""湖北省新时代最美逆行者""天津医科大学微党课一等奖"；陈茉获得"全国抗疫最美家庭""天津医科大学总医院优秀青年志愿者""天津医科大学总医院最美逆行奖"，李鑫获得"天津医科大学总医院最美逆行奖"；任毅获得"抗击疫情，超级英雄"；张伟龙获得天津医科大学"抗疫最美白衣天使""天津医科大学优秀青年志愿者"。受疫情影响，上半年党日活动多以线上形式进行，例如"弘扬雷锋精神""缅怀革命先烈，传承红色基因""重温入党誓词，欣赏红色歌曲"等，4 月 10 日，呼吸科党支部举行了"致敬逆行英雄，弘扬抗疫精神"援鄂医疗队宣讲交流会，此次活动被中共天津市委教育工作委员会命名为 2019—2020 年度教育系统"创最佳党日"优秀活动。2020 年 5 月与天津广播电视台交通广播党支部、天津机场出入境边防检查站执勤三队党支部签署党建共建协议书。

四、科学研究

科学研究一直是科室发展的重要环节，临床与科研并重并举是科室强大的根本。郭仓和杜文彬教授自 70 年代在国内率先开展"肺心病早期诊断"研究，并达到国内领先水平。杜文彬教授因对我国慢性支气管炎、肺心病防治和研究有突出贡献，曾受到周恩来总理接见。"七五"期间与翁心植院士、段生福教授共同承担国家"七五科技攻关课题——对现有无创性早期定量诊断肺动脉高压技术的改进评价及负荷试验研究"，课题成果通过卫生部鉴定。在国内率先组织开展"肺心病"的临床与基础研究，"早期肺心病诊断方法的探讨""慢阻肺患者肺动脉压力测定对早期肺心病诊断与治疗预后估价""肺阻塞血流图检测肺动脉平均压的可行性探讨""Swan-Gange 心导管与肺阻抗血流图测定右心室收缩时间间期的对比分析""以肺功能指标推断肺动脉压力的初步探讨""心钠素、肾素血管紧张素醛固酮系统在慢阻肺、肺心病的变化及相互关系"等研究方向和课题。

陈宝元教授率先在国内开展睡眠呼吸暂停间歇低氧的基础和临床基础研究，科室在睡眠呼吸暂停间歇低氧研究领域始终居国内领先地位，于 2008 年获得了呼吸科第一项国家自然科学基金面上项目，在睡眠间歇低氧的损伤机制与多器官靶向损害关系的研究、间歇低氧与心血管疾病发生机制的实验性研究、间歇低氧与肿瘤等领域取得突出成绩，在国内率先建立间歇低氧研究装置，率先开展了间歇低氧的动物模型、细胞模型；参与了"睡眠呼吸暂停低通气综合征诊治指南""睡眠呼吸暂停与糖尿病专家共识""睡眠呼吸暂停综合征与心血管疾病专家共识"等指南共识 10 余项。睡眠领域获得国家自然科学基金数量及发表文章数量居全国前列。

陈宝元、曹洁教授带领科室参与国家"十五""十三五"国家科技攻关课题，参与国家重大非传染性慢病专项研究子课题、国家重点研发计划"重大慢性非传染性疾病防控研究"专项课题子课题、卫生部科研专项课题及其他多项省部级科研课题数十项，特别是在慢阻肺流行病学、慢阻肺相关防治领域参与多项重大课题。

冯靖教授自 2010 年开展呼吸介入呼吸细胞学 ROSE 技术工作，在该领域发表相关 SCI 数十篇，并出版英文专著。

近 20 年共获得国家自然科学基金 16 项，其中面上项目 9 项，青年基金 7 项；发表文章近 500 篇，其中 SCI 文章 120 篇；主编及参编呼吸系统专著 20 余部，自 2012 年开始连续 10 年，每年参与《呼吸与危重症医学》最新版编写；参与国内外指南及共识制订 30 余项。在慢阻肺流行病学、无创机械通气、睡眠呼吸疾病等领域获得天津市科技进步一等奖、二等奖和三等奖及天津医科大学科技进步奖。

五、名医成果

郭仓教授 1958 年任呼吸专业组组长，在慢性阻塞性肺疾病、支气管哮喘、肺部感染、肺结核等方面取得显著成绩。科研方面在国内率先开展"肺心病早期诊断"的研究，达到国内领先水平。主编了国内第一部肺结核专著及《内科基本功》《老年与抗衰老医学》《实用中西医结合呼吸病学》三部著作，发表论文及综述 40 多篇；曾担任中华医学会呼吸病学分会第一届委员、天津中西医结合学会主任委员、《中华呼吸和结核杂志》编委、《天津医药》杂志及《中国危重病急救医学》杂志副主编及编委，获国家教委颁发"高校科技工作 40 年"奖状，天津市高教局颁发"人民教育 30 年"奖状，1992 年起享受国务院颁发政府特殊津贴，获天津市卫生局颁发伯乐奖状。

杜文彬教授 1972 年任呼吸专业组组长。杜教授 1950 年毕业于北大医学院医疗系。1951 年参加天津市抗美援朝第四医疗队。后任天津市立总医院医师、主治医师、内科副主任医师、内科主任医师等职。历任中华医学会呼吸病分会一、二、三届常务委员，中华医学会天津呼吸病分会 1~5 届主任委员、副主任委员。天津市卫生局评委会内科专业组评委。全国肺心病协作组主要成员，华北地区和天津市肺心病协作组负责人。因对我国慢性支气管炎、肺心病防治和研究有突出贡献，曾受到周恩来总理接见。"七五"期间与翁心植院士、段生福教授共同承担国家"七五科技攻关课题——对现有无创性早期定量诊断肺动脉高压技术的改进评价及负荷试验研究"，课题成果通过卫生部鉴定。1992 年获"朱宪彝医学三等奖"。杜文彬教授著书 4 部，1973 年合著《慢性肺心病》由人民卫生出版社出版，1980 年主编《内科学呼吸分册》由天津科技出版社出版，1991 年参编《内科基本功》《内科急症》由天津科技出版社出版，作为学术带头人，先后担任天津医学院内科教研室主任、内科学教研组组长。1993 年被国务院批准享受政府特殊津贴，2008 年被授予中华医学会呼吸病分会杰出贡献奖，2009 年成为中华医学会专家会员。在国内率先组织开展常见多发病"肺心病"的临床与基础研究，先后推出了一大批应用基础的理论成果，对临床指导诊断肺心病起到显著效果。先后完成了国家和天津市十余项科研课题，取得创新成果。在中华系列和天津呼吸病学相关期刊发表论文多篇。1986 陈光瑾教授任科主任，杜文彬、陈光瑾教授带领科室积极开展科研工作，并先后完成了国家和天津市十余项科研课题。在国内较早开展肺心病右心漂浮导管检查及相关科研实验，在肺心病早期诊断、呼吸功能、心肌力学及呼吸肌力学等领域研究中取得重大进展。关于"COPD 和肺心病剂量诊断研究"和"COPD 和肺心病患者氧合作用的变化"获市科技成果。1993 年"肺功能参数自动分析研究"专家鉴定为国内首创达国际先进水平并获得天津市科技进步三等奖；1999 年"关于运动心肺功能无氧阈自动分析方法"达国际先进水平获国家级科技成果并获天津市科技进步三等奖。

陈宝元教授 1998 年担任呼吸科主任。带领呼吸科建立了国内首家符合国际标准的"睡眠疾病诊疗中心"，率先开展睡眠呼吸疾病的诊断、治疗和相关临床与科研工作。陈宝元教授曾任 5 届中华医学会呼吸病学分会常务委员、中华医学会呼吸病学分会睡眠学组 3 届副组长 2 届组长、中国医师协会呼吸病学分会常务委员、中国睡眠研究会理事、天津医学会呼吸病学分会主任委员、天津医学会理事、美国胸科医师协会资深会员（FCCP），国家自然科学基金，国家"973""863"评审专家，中华医学科技进步奖评委，国家科技进步奖医学专业评委等。《中华结核和呼吸杂志》《国际呼吸病杂志》《CHEST 中文版》《中国实用内科学杂志》《中国危重症和急救杂志》等专业期刊的编委和常务编委。陈宝元教授当选中华医学会"呼吸病学分会专家会员""中国呼吸医师奖"。在睡眠呼吸疾病、无创机械通气、慢性咳嗽等领域享有很高声誉。主持和承担国家科技攻关课题、国家自然科学基金、天津市科委及教委等各级科研课题 26 项，著书主编及副主编 5 部，参编 8 部，发表科研论文 300 余篇，科研成果分别获天津市科技进步一等奖、二等奖和三等奖 4 次和中国医师协会"杰出贡献奖"等奖项。1997 年回国后，在国内率先进行"胃食管反流与支气管哮喘的临床研究"。在睡眠呼吸疾病的临床与基础研究领域取得突出成绩。2001 年 4 月呼吸科成功承办"中国睡眠研究会第二届学术年会暨天津国际睡眠学术研讨会"。会议邀请世界睡眠学会主席、美国斯坦福大学睡眠研究所所长 Christian Guilleminault 教授、美国睡眠医学会主席 Helmut Siegfied Schmidt 教授及中国睡眠学会理事长黄席珍教授，与会者对睡眠中心工作给予高度评价。本次学术年会是当时国内规模最大、参会者最多、论文数量最多、质量最高的国际睡眠学术会议。2010 年和 2012 年组织了"全国睡眠呼吸疾病学术会议"。陈宝元教授参与召开 5 届"全国睡眠呼吸疾病学术会议"，与危重症与呼吸治疗学组合办 3 届"中国无创通气学术峰会"，连续 12 年主办国际心血管长城会"睡眠呼吸障碍会场"并进行专题报告；并应邀到"第七届亚太睡眠学术大会""广州国际 COPD 和睡眠呼吸疾病学术会议"和"国际睡眠呼吸疾病学术会议"做学术报告。陈宝元教授牵头组织全国 20 家大学医院进行了"睡眠呼吸暂停综合征患者高血压发病情况的流行病学调查"，在国际和全国学术会上进行交流和发表。连续 12 年在中华结核和呼吸杂志、中华内科杂志、中华糖尿病杂志和中国实用内科学等期刊重点号发表"述评""专题笔谈"。参与了"睡眠呼吸暂停低通气综合征诊治指南""睡眠呼吸暂停与糖尿病专家共识""睡眠呼吸暂停综合征与心血管疾病专家共识"等指南共识 14 项。率先在国内开展睡眠呼吸暂停间歇低氧的基础和临床基础研究，研究水平始终居国内领先地位，睡眠间歇低氧的损伤机制与多器官靶向损害关系的研究、间歇低氧与心血管疾病发生机制的实验性研究、间歇低氧与肿瘤等领域取得突出成绩，在国内率先建立间歇低氧的研究装置，率先开展了间歇低氧的动物模型、细胞模型；在该研究领域获国家自然科学基金 6 项，对推动临床认识睡眠呼吸暂停引发的系统性损害起到重要作用。睡眠中心成立 30 余年来，为全国二十多个省市诊治了近 3 万例患者。在国内开创间歇低氧领域研究，通过临床和动物模型开展，为睡眠低氧与心脑血管疾病的临床诊断和治疗提供可靠与科学的依据，研究达到国际先进水平。陈宝元教授主编国内第一部《睡眠呼吸病学》，奠定总医院呼吸科在国内睡眠呼吸领域的学术地位，为表彰他在睡眠呼吸领域的突出贡献，2011 年中国医师协会为其颁发"中国睡眠科学技术杰出贡献奖""中国呼吸医师奖"。陈宝元教授早在 1997 年即在国内最先开展无创机械通气技术救治急、慢性呼吸衰竭和呼吸疾病危重症患者的临床和基础研究工作，并逐步形成呼吸科的特色，在陈宝元教授、曹洁教授的带领下，一直处于国内领先水平，敢于突破无创救治的禁区，在国内首先报道一批以无创机械通气治疗重症伴有意识障碍慢性呼吸衰竭的病例。在国内率先制订了无创通气救治重度 COPD 呼吸衰竭的规范和评价标准。提出了无创机械通气"从医院到家庭"的理念和模式，至少数百例患者得到有效的家庭治疗，降低患者住院频率，节省了医疗资源，减轻了患者和家庭的医疗负担，改善疾病预后。研究成果于 2008 年获得"天津市卫生新技术"，2010 年获"天津市科技进步三等奖"，2010 年天津医科大学临床新技术评选第一。组织在《中华结核和呼吸杂志》《中华医学杂志》等期刊发表睡眠呼吸疾病和无创通气、规范氧疗相关内容的重点号 20 期。为推进我国和天津睡眠呼吸疾病领域的快速发展和临床工作的规范实践起到积极推动作用。

曹洁教授 2011 年担任呼吸科主任。曹洁，主任医师，博士研究生导师，带领呼吸团队完成了 2 个国家级重点项目申报，2012 年以全国第 11 名的优异成绩成功当选天津市呼吸领域唯一的"国家临床重点专科"建设单位；2020 年带领团队申报"国家呼吸区域医学中心"，确立了呼吸危重症、睡眠呼吸疾病、肺癌早诊和/呼吸介入、呼吸慢病/肺康复为 4 大主要发展方向，并逐渐形成品牌规模效应，医疗服务辐射华北乃至全国。曹洁教授是中华医学会呼吸病学分会第十、第十一届常务委员，天津医学会呼吸病学分会第八届主任委员，第七届副主任委员。中华医学会专家会员、国家卫健委疾控局呼吸专家委员会委员、美国胸科学会会员、中国慢阻肺联盟常务委员、中华医学会呼吸分会慢阻肺学组委员、中国呼吸医师协会呼吸分会委员、天津医师协会睡眠医学专业委员会会长，天津呼吸科医师协会副会长，天津基层呼吸疾病防治联盟主席。先后获得呼吸领域最高荣誉中国十佳"优秀呼吸医师""天津五一劳动奖章先进个人""天津德业双馨十佳教师""天津市三八红旗手""天津医科大学、天津医科大学总医院优秀教师""天津医师协会巾帼风采奖"等称号。主持并参与多项国家自然科学基金，参加国家"十五"至"十三五"科技攻关课题、卫生部科研专项课题及其他多项省部级科研课题。获得天津市科技进步二、三等奖。一直工作在临床科研教学一线，在抗击 SARS、H1N1、H7N9、COVID－19 等突发社会公共卫生事件中科学抗疫、双战双赢，具有丰富经验。在慢阻肺、呼吸衰竭、肺心病、无创机械通气、睡眠呼吸疾病等领域作出卓越贡献并参与多项国家级省部级课题。参与王辰院士多项慢阻肺等慢病管理项目，获得好评。

冯靖教授 2021 年接任呼吸科主任。冯靖，主任医师、教授、博士研究生导师；美国杜克大学医学中心（DUMC）呼吸、变态反应和重症监护科博士后；美国国立卫生研究院（NIH）/环境与人类健康科学中心（NIEHS）博士后；美国斯坦福大学医学中心（SUMC）访问学者；兼任：美国国立卫生研究院/环境与人类健康科学中心（NIH/NIEHS）项目科学家/客座教授；"131"人才第一层次；"131"团队负责人。介入方面：世界内镜医师协会呼吸内镜协会副会长兼中国内镜临床诊疗质量评价专家委员会常务委员；国家卫计委海医会快速现场评价专家委员会候任组长；北京健康促进会呼吸及肿瘤介入诊疗联盟副主席；中国医师协会呼吸内镜专业委员会常务委员；中国呼吸医师协会介入工作委员会委员。睡眠医学方面：天津市医师协会睡眠医学专业委员会副会长兼总干事；中国医师协会睡眠医学分会常务委员兼睡眠呼吸障碍学组委员；中国睡眠研究会青年委员会副主任委员；中国保健医疗国际交流促进会睡眠医学分会全国委员，中华医学会呼吸病学分会青年委员；中国呼吸医师协会青年工作委员会委员；天津呼吸病学会常务委员兼秘书。国家自然科学基金二审专家，主持国家自然科学基金 4 项；主持国家"十三五"科技支撑子课题 1 项；第一作者或通讯作者共发表文章 94 篇，其中 SCI 收录文章 45 篇，总 IF 约 130 分；主编专著 6 部；具国家新型实用专利 4 项。在呼吸介入/呼吸细胞学（ROSE）领域在全国享有很高声誉和影响力。

六、医疗工作

1. 科室医疗工作量逐年增加，年门诊量超过 13 万人次，出院人数超过 3000 人次，RICU 病房年出院呼吸危重症患者超过 700 人次。

2. 充分发挥总医院综合医院优势，每年开展多学科诊疗超过 100 场。

3. 与时俱进，积极创新。2010 年冯靖主任开展了天津市首例快速现场细胞学检测（ROSE），2013 年开展了我院第一例内科胸腔镜手术，2016 年成功实施天津首例"支气管热成形术"和 RICU 首例血液净化，2017 年获得呼吸介入领域首项实用新型专利，2019 年开展了总医院第一例全麻硬质支气管镜四级手术和天津市首例胸部肿瘤光动力治疗。

4. 每年积极开展对口支援及医联体工作，包括甘肃敦煌/静宁、河北献县、天津汉沽/空港/多家社区卫生服务中心。

5. 每年参与多项国际/国内多中心临床药物试验。

6. 每年举办"无创机械通气治疗新进展国家级继续教育学习班""全国肺功能临床应用与规范化培训学习班""ROSE 手把手培训班"。

7. 自建科来，未发生医疗责任事故。

8. 在应对突发公共卫生事件中，科室在 2003 年 SARS 和 2020 年新冠肺炎战役中均表现突出，逐步建立并完善突发公共卫生事件特别是呼吸道传染病的应对体系和应对流程，培养了技术能力过硬的一线队伍。

七、人才培养

1. 1984 年成为硕士授权点，郭仓、杜文彬教授成为国家首批硕士研究生导师。

2. 2004 年成为博士研究生授权点。陈宝元教授成为呼吸科第一位博士研究生导师；2014 年曹洁、冯靖教授成为博士研究生导师；2018 年董丽霞教授成为博士研究生导师。每年毕业多名博硕士研究生，为国家培养输送大量优秀呼吸领域人才，很多毕业生都成为当地医院的学科带头人/业务骨干。

3. 国外人才培养

(1)2009 年冯靖：美国杜克大学。

(2)2013 年冯靖：美国斯坦福大学。

(3)2013—2015 年李硕：美国国立卫生研究院(NIH)。

(4)2014 年张静：美国哈佛大学医学院。

(5)2015 年王彦：澳大利亚退伍军人总医院。

(6)2018 年王娟：美国匹斯堡大学。

(7)2020 年杨夏：美国匹斯堡大学。

4. 国内人才培养　每年结合科室发展需要，派送相关人员到国内知名医疗机构进修学习，包括北京中日医院、北京朝阳医院、301 医院、煤炭总医院、广州呼吸病研究所、上海长海医院等。

5. 呼吸科是住院医师规范化培养基地，呼吸与危重症医学科(PCCM 科)专培基地、专修基地，睡眠呼吸障碍、呼吸介入、呼吸危重症、肺功能单修基地，每年高质量完成 PCCM 专科及亚专业人才培养工作，得到国内呼吸专家认可。

6. 每年完成医科大学本科生、七/八年制研究生、国际学院、护理学院等领域理论与临床教学工作，曹洁、冯靖、刘素彦、王丽丽等多名医护人员获得天津医科大学和天津医科大学总医院优秀教师称号。

八、慈善义诊

呼吸科每年均进行不同疾病的义诊工作，特别是世界慢阻肺日、世界哮喘日、世界睡眠日等；党支部充分利用支部活动开展慈善义诊工作，2019 年 4 月，刘素彦、董丽霞带队到革命老区西柏坡进行"党员重走西柏坡，革命老区帮扶行"义诊；董丽霞、马辉、吴月清、李硕在甘肃对口支援过程中多次深入贫困地区开展义诊工作。

九、健康科普

呼吸科逐渐建立并完善了呼吸慢病管理体系，并于"十四五"规划中作为重点建设方向。每月各亚专业(特别是慢阻肺、哮喘、睡眠、戒烟等)开展 1~2 次健康科普宣教工作，包括患者教育、科普讲座、肺康复等，并积极利用互联网、报纸、广播、电台、电视台、微信公众号、微信患者群等新媒体进行科普宣教，如 2019 年的新华社 CNC《中华大健康》、天津电视台百医百顺、总医院官微等，疾病/康复/护理等宣教工作从病房、门诊到家庭形成全方位体系，患者、家属及听众收益大，得到非常高的评价，扩大了科室和医院的品牌效应。

附录3　消化科大事记

1948 年,张成大教授从美国回国,即担任天津医科大学总医院前身天津中央医院内科副主任。历任主任医师、教授、内科副主任、天津医学院附属医院副院长、天津医学院教务处副教务长、天津医学院附属医院首届教授及天津医学院附属医院内科主任等职务。张成大教授在消化病学科的奠基和发展中具有重要贡献。

1951 年,黄象谦教授自南京中央大学医学院毕业后加入天津医科大学总医院。历任主任医师、教授、硕士研究生导师、内科联席主任和消化病学科学术带头人。发表论文 104 篇,主编《内科学》《胃肠道疾病治疗学》《内科疾病研究进展》及《胃肠激素》等参考书,参编医学教科书和参考书 20 余部。承担和完成天津市科委重点项目和自然基金项目等。获天津市科技进步奖和天津医科大学朱宪彝教授教育基金奖,享受国务院特殊津贴。兼任中华医学会内科学会及消化学会常委,天津市消化学会及内科学会主委,《中华消化杂志》《胃肠病学》《胃肠病学和肝病学杂志》《世界华人消化杂志》《中国综合临床》及《家庭医药》等编委。曾在加拿大西安大略大学医学院医院及美国纽约州罗彻斯特大学医学院 Genesee 医院做访问学者。培养研究生 20 余名,进修生 100 余名。黄象谦教授主持的"胃肠激素基础与临床研究"荣获天津市科技进步三等奖,成为总医院有史以来第一个获得天津市科技进步奖的专家,该项目也是天津消化届第一个获得科技奖项的项目。黄象谦教授在天津医科大学总医院消化病学科的奠基、建设发展及人才培养中作出了重要的贡献。

1957 年,黄廼侠教授毕业于天津医学院,随后加入总医院内科工作。历任主任医师、教授、硕士研究生导师及天津医科大学总医院消化科首任科主任。兼任中华消化内镜学会常委,天津市消化学会副主委,天津消化内镜学会副主委、主委及名誉主委,天津医学会第六届理事会理事,《中华消化内镜杂志》《临床荟萃》《临床肝胆杂志》《天津医药》和《天津医科大学报》等杂志编委。黄廼侠教授在天津医科大学总医院消化病学科的临床和内镜技术、人才培养和国家临床药理基地建设中作出重要贡献。

1957 年,李汉瑞教授自天津医学院毕业后留在总医院内科工作,历任主任医师、教授、硕士研究生导师。李教授与黄象谦、黄廼侠等教授一起率先在国内开展腹腔镜及消化内镜工作,是我国最早开展腹腔镜和纤维内镜的专家之一。李汉瑞教授在文革后参加天津市首批出国英语考试以第一名的成绩到美国诺贝尔医学和生理奖获得者 Dr. Rosalyn Yallow 实验室从事胃肠激素的研究,成为我国从事胃肠激素研究的先驱之一。归国后李汉瑞教授和黄象谦、黄廼侠、杜宝恒等教授一起建立了胃肠激素实验室,培养的研究生已成为科室的骨干。李教授积极活跃在中美两国消化病学界,并为我校杜宝恒、张镜宇、杨仁逌、辛燕及李青等人的出国学习深造牵线搭桥,为天津医科大学及总医院的对外交流工作作出卓越贡献。

1953 年,在张成大和黄象谦两位教授的积极努力和筹备下,成立总医院内科消化病专业组。

1956 年,消化科先后引进半曲式胃镜和腹腔镜。黄象谦教授在观摩来访的国外专家的腹腔镜操作演示后,不断钻研及改进,发现增加腹腔气体量可明显提升腹腔镜清晰程度,使总医院消化专业组腹腔镜操作技术进入国内领先水平。20 世纪 60 年代初期,消化科连续多次开办全国腹腔镜学习班,吸引众多国内外学者来访交流学习。黄象谦教授在腹腔镜操作演示时根据丰富临床经验在镜下当即诊断该名患者患有腹腔结核,后经病理结果证实为该病,受到了当时来访的德国专家的高度赞扬,使总医院消化科的腔镜诊断技术达到到国际先进水平。

1962 年,吴琳教授从天津医学院毕业后就职于总医院,历任主任医师、教授、硕士研究生导师、消化科副主任和内科教研室副主任。兼任天津市内科学会秘书、副主任委员和中华医学会内科学分会常委等职务。吴琳教授在天津医科大学总医院消化病学科的临床和内镜治疗技术的发展及内科学教学中作出重要贡献。

1964 年杜宝恒教授自天津医学院毕业后加入总医院内科,先后历任消化科的主任医师、教授、硕士研究生导师、天津市内分泌研究所副所长及中华医学会消化学会胃肠激素学组委员等职务。杜宝恒教授在天津医科大学总医院消化病学科的临床基础研究和内镜技术、人才培养、对外交流和天津市内分泌研究所的发展中作出重要贡献。

1964 年 11 月 23 日至 30 日,张成大和黄象谦教授等承办了中华内科学会第一届全国消化系疾病学术会议(天津)。此次大会为期 8 天,参会专家 150 余名,被学界认为是中华医学会消化病学分会建立的首届大会,对中国消化内科学的发展产生了深远影响。

1965 年,宋俊珊教授根据毛主席"626"指示深入宁夏的田间地头,为农民看病抓药,造福乡里。

20 世纪 60 年代后期,在黄象谦教授的带领下,消化科曾探索使用超大剂量激素成功抢救急性肝衰竭患者,被"天津日报"等媒体报道。

1973 年,消化科引进纤维内镜,开始开展纤维胃镜、纤维结肠镜以及腹腔镜的诊断和治疗工作。

1978 年,朱宪彝校长在总医院作了"常见病溃疡和普通症状腹泻掩盖的几种内分泌肿瘤"相关报告,这一具有划时代意义的演讲为消化科开展胃肠激素研究指明了方向;黄象谦教授赴日本神户大学医学院附属医院进行访问学习;黄廼侠教授在杭州全国消化大会上报告总医院消化专业组共完成腹腔镜诊断 600 余例,为全国之首,使总医院腹腔镜技术达到国内领先水平。

1979 年,黄廼侠教授赴南方医院交流结肠镜技术并推动了天津市内镜技术发展。李汉瑞教授以天津市英语成绩第一名的优异成绩成为天津市第一批选派出国的访问人员,随后带动了杜宝恒教授等一大批专家出国访问交流学习,开始从事胃肠激素的基础和临床研究。消化科在全国率先开展胃泌素测定工作,而后发表了《血清胃泌素测定的临床意义》及《慢性肾衰竭的高胃泌素血症》等文章。

20 世纪 70 年代后期,黄象谦教授带领总医院青年医师在天津市区和郊县对 245 例门脉性肝硬化预后的进行了随访研究,发现症状出现后 1 年内死亡率最高,以后生存时间愈长,死亡率愈低,该研究结果 1980 年发表在《天津医药杂志》。

20 世纪 70 年代末期,消化科与南开医院鲁焕章院长共同举办天津市内镜学习班,将纤维内镜检查技术普及于本市各医院。1981 年,消化内科专业被批准为硕士研究生培养点;黄象谦教授主持编撰的《胃肠胰系统激素及其综合征》一书也成为该领域开创先河的著作。

20 世纪 80 年代初,黄廼侠和吴琳等教授逐步开展 ERCP 技术,使消化科成为国内较早开展胆胰内镜诊治的单位之一。

1982 年,杜宝恒教授在美国纽约市诺贝尔奖获得者 Yalow 教授的指导下成功测定豚鼠的血管活性肠肽分子序列,建立了检测尿中胰岛素的方法。

1984 年,消化科建立了胃肠激素放射免疫检测研究室,杜宝恒教授首次在国内开展了血管活性肠肽的检测。

1985 年,杜宝恒教授回国后任天津市内分泌研究所副所长和中华消化病学会胃肠激素组委员,在天津医科大学总医院消化内科继续胃肠激素的研究和教学工作。在黄象谦教授的领导下,消化科建立了检测胃肠激素的新放射免疫分析法并很快发现和确诊了我国当时具有最完整临床、病理和化验资料的"血管活性肠肽瘤"1 例,该研究在我国第一届肠肽激素会议上获得优秀论文一等奖。

1986 年,总医院正式成立消化科,黄廼侠教授任首任科主任,带领大家奋力拼搏,其主要学术团队包括李汉瑞、吴琳、杜宝恒、孙传英、宋俊珊、周春浩、王绪霖、李青、潘彦璐、辛燕、吕宗舜、王邦茂、刘文天、张庆瑜及杨玉龙等教授;同年,消化科在天津市率先引进电子胃镜。

1987 年,在黄象谦教授领导下总医院消化科被天津医科大学批准为消化系疾病研究室。消化科在国内报道第一例术前明确诊断并经手术治愈的胰血管活性肠肽瘤病例,随后该病例在南京召开的全国消化会议上获得最高的优秀论文一等奖;吕宗舜教授赴上海学习幽门螺旋杆菌培养技术;黄象谦教授在消化科创立每周读书报告会活动,成为消化科保留至今的优良传统,为消化科的科研及临床工作的不断发展拓宽视野并提供持续的原动力。

1988 年,在黄廼侠教授的领导下总医院消化科被批准为卫生部第一批消化临床药理基地;同年,总医院消化科邀请诺贝尔奖获得者 Yalow 教授(1977 年诺贝尔奖获得者)访问,并建立和制定了长期学术交流规划;周春浩教授率先在南开医院旁建立消化病分院,后改为总医院分院。

1989 年,杜宝恒教授任天津医学院内分泌研究所副所长和中华医学会消化学分会胃肠激素组委员,并在天津市内分泌研究所建立胃肠内分泌研究室。建立了多种胃泌素、VIP、胰泌素及 CCK 等多种胃肠胰激素放射免疫测定技术,为推动国内胃肠激素研究作出巨大贡献。期间,在其带领下陈静贤医师主持的"胎儿胃肠激素的研究"获得天津市科委青年项目支持;1989 年底,黄廼侠教授在天津水晶宫饭店承办了"全国首届消化性溃疡大会",中央电视台新闻联播报道了此次大会;吴琳教授作为牵头人参与"天津市十大病种——溃疡病管理",承担"溃疡性结肠炎的治疗"等项目;王邦茂教授的论文"消化性溃疡与胃肠激素和儿茶酚胺的研究"在第一届全国消化青年医师大奖赛中获二等奖。

1990 年,黄廼侠教授等筹办了天津市第一届"食管静脉曲张内镜治疗演示会"并邀请于中麟教授参会演示;在黄廼侠主任带领下在国内较早开展上消化道 24 小时 pH 监测和消化道压力测定工作;杜宝恒教授再次赴美,交流学习期间发表了 8 篇有关胃泌素、胆囊收缩素、胰泌素及血管活性肽的英文论文。

20 世纪 90 年代初期,总医院消化科组织天津、唐山及石家庄等地联合召集研讨会,推广应用内镜下黏膜染色技术,以提高内镜下消化道早癌诊断水平;王邦茂教授在消化实验室率先开展放免法测定乙肝两对半及肝纤维化四项等检测技术。

1993 年,王邦茂教授"应用 24 小时 pH 监测技术检测自发性夜间胃碱化在十二指肠溃疡发病机制""胎儿胃肠激素研究"等 4 篇论文在日本横滨召开的 APDW 会议上交流。王邦茂教授在日本学习期间自费购买内镜止血枪。回国后在黄廼侠和吴琳教授指导下在国内率先应用止血枪开展急症内镜止血技术,应用止血枪成功救治一例在天津、北京等地多次治疗失败因反复十二指肠球部血管畸形出血导致的长期心衰、心脏扩大或二尖瓣脱垂的病人,从此开始了总医院消化科急诊内镜治疗消化道出血的时代。此后,并应用食管圈套结扎、尼龙绳结扎、组织黏合剂、硬化剂、止血枪、钛夹、微波、射频及氩离子凝固等方法,在食管胃底静脉曲张破裂出血、消化性溃疡出血、贲门撕裂出血及胃黏膜下横径动脉出血等疾病的救治中取得较大成就,使消化科在食管静脉曲张破裂出血内科综合治疗和急诊胃镜治疗方面积累了大量成功经验,并摸索出一套完善的方法;消化科在天津率先开展肝硬化食管静脉曲张内镜下套扎及硬化治疗技术,使内镜操作技术由单纯检查进入治疗阶段,1996 年在昆明召开的全国内镜大会上黄廼侠教授代表消化科交流了总医院消化科急诊内镜止血技术,标志着总医院消化科急诊内镜止血技术国内领先;同年,该技术填补天津市卫生新技术空白。

1995 年,杜宝恒教授积极促成建立了天津医科大学与康奈尔医学院的合作关系,并连续出版了《医学考试指南(临床部分)》《生物治疗学》等多部医学著作;刘文天教授率先开展肉毒碱注射治疗贲门失弛缓症技术;王邦茂等获得卫生部科研基金支持的并由人民卫生出版社发行的"病毒性肝炎和肝硬化"教学课件获得天津市教学成果二等奖,也是总医院第一次获得此奖;同年,孙传英教授还积极响应国家号召从事援非工作。

1996 年,黄象谦教授主编的《胃肠道疾病治疗学》正式出版。

1998 年 9 月,王邦茂教授担任消化科主任,吕宗舜教授任副主任。

1999 年,在王邦茂教授推动下,总医院消化科一次性引进四台富士能公司的电子内镜主机和小探头超声内镜、内镜洗消设备和网络图文系统,从此使总医院消化内镜诊断和治疗技术开始了一个全新时代;王邦茂教授等在国内率先开展小探头超声辅助下经双通道内镜食管黏膜下肿瘤剥除术的临床应用,并将研究成果由杨玉龙教授发表在《中华消化内镜杂志》。

2000 年,总医院消化科在天宇酒店成功举办"2000 年中国天津消化内镜和消化系疾病研讨会",演示会议被天津电视台、天津日报及今晚报等媒体广泛报道。同年,引进放大胃镜早期诊断消化道肿瘤,成为全国第二家具备该技术的单位;刘文天、王邦茂教授与呼吸科陈宝元教授合作开展"胃食管反流与支气管哮喘的研究";消化科开展内镜下治疗技术包括肝硬化食管静脉曲张的结扎及硬化治疗、食管良恶性狭窄扩张和支架治疗、电凝和微波治疗消化道息肉及止血和药物注射止血等。先后邀请北京友谊医院于中麟教授和 301 医院程留芳教授来津指导演示 ERCP 和内镜下组织胶注射术及球囊扩张术等;张庆瑜教授积极开展 ERCP 技术;杜宝恒教授撰写出版了《基因治疗的原理和实践》专著,概述了基因治疗的基本理论和分法,并以繁体字在中国台湾发行出版;张庆瑜教授竞聘担任总医院科研处处长,杨玉龙主任任消化科支部书记。

2001 年,王邦茂、刘文天和马学惠等成功在国际上率先自主完成超声小探头引导下的胰腺巨大囊肿穿刺置管引流术;同年,又开展腹水回输技术及肝癌射频治疗技术;康奈尔医学院的研究生院副院长 Dr. Hajjia 访问消化科及天津医科大学;王邦茂教授等六名专家应中央电视台邀请赴《健康之路》节目介绍"早期胃癌的诊断和内镜治疗",也是天津市第一家应邀到中央电视台直播节目的科室;同年,又承办由中华消化内镜学会主办的"全国第一届早期食管癌诊断陇海工程会议"。

2002 年,引进"经胃镜缝合贲门治疗反流性食管炎的技术",也是国内第二家开展此技术的单位,在消化科举办"2002 年中国天津消化内镜和消化系疾病研讨会"上王邦茂教授向全国同行演示了该项技术,也是第一位在国内大型学术会议上演示该技术的专家;同年,消化内科在国内较早引入胶囊内镜;王邦茂教授的硕士陈鑫医师在国际上率先开展自体骨髓和骨骼肌干细胞移植治疗反流性食管炎的研究;总医院消化科组织召开天津市第一届自身免疫性肝病研讨会,在上海仁济医院邱德凯教授的支持下,消化科建立了自免肝诊治的专业流程及规范,并建立自免肝患者标本库的管理制度;天津医科大学迎接国家教育部七年制和五年制的教学评估检查,吴琳教授担任教学督导组的副组长,以"双优"的成绩通过了验收。

2003 年,王邦茂教授等六位专家应中央电视台邀请家再次赴《健康之路》节目介绍"功能性胃肠病的诊断和治疗"知识;由卫健委批准,王邦茂教授主持的"天津市消化道出血急救网"建立;同年,在抗击"非典"的工作中,消化科杨玉龙和梁丽同志率先报名进驻"非典"定点医院,杨玉龙同志被任命为总医院抗击非典"红区"第一任党支部书记。此后李颖、郑忠青、曹晓沧、王涛及姜葵等同志依次也进驻"非典"定点医院;2003 年底,王邦茂教授带领消化科在滨海新区天保大酒店承办由中华医学会消化学会主办的全国第三届胃肠动力大会,会议历时两天,来自美国、欧洲和日本等国家和国内近千名专家和代表参会,此次会议也是天津消化届第一次承办大型国际会议,陈鑫主任"关于干细胞治疗食管炎的实验的研究"获得优秀论文一等奖;同年,在王邦茂教授带领下开展"黄连素抑制 FAP 及结肠癌的基础和临床研究""莫沙比利防治癫痫的研究""胃肠间质瘤的电活动研究"和"食管起搏器研制"等基础和临床科研项目。

2004 年,王邦茂教授在天津第一次成功运用 EMR 切除胃早癌。

2005 年,消化科成为天津医科大学消化疾病学科博士点,王邦茂教授成为天津市首个消化病学博士研究生导师;2005 年 1 月,张庆瑜担任学科管理处处长及临床药理基地机构负责人;2005 年,杨玉龙主任先后担任总医院医务处处长和药剂科主任;刘文天教授担任消化科副主任。

2006 年,总医院消化科为纪念黄象谦和黄廼侠老教授从医 62 周年及 55 周年发行纪念邮票。

2007 年,总医院消化科引进天津市首台双气囊小肠镜、环扫和扇扫超声内镜、高分辨测压等技术,标志着消化科的临床诊断和治疗技术已逐渐步入国内领先水平。

2008 年,总医院消化科举办"2008 年中国早期大肠癌内镜诊治共识会暨消化内镜研讨会",王邦茂教授等在国内组织起草的《中国早期大肠癌内镜诊治共识意见》在天津日航酒店发布;王玉明的"5-羟色胺转运体基因多态性与家族聚集性肠易激综合征的研究"获批科室首个国家自然科学基金面上项目;张庆瑜教授获批天津医科大学消化病学科博士研究生导师。至此,消化科已连续举办七届中国天津消化内镜和消化疾病学术研讨会、十三届天津胃肠动力大会、八届消化道出血会议及十二届消化免疫疾病研讨会。

2010 年 12 月,总医院消化科成为卫生部首批国家临床重点专科,当时在卫生部评比排名位于第 12 位,也是天津市第一批国家临床重点专科的科室,从此,消化科进入发展快车道。王邦茂教授主持的"小檗碱对环氧合酶-2 抑制作用的基础和临床研究",获得天津市科学技术进步奖二等奖;刘文天教授主持的"早期胃癌临床及表遗传学研究",获得天津市科技进步奖三等奖;姜葵教授主持的"Human – βdefensin 2(hBD – 2)在胃肠相关疾病中的研究及临床意义",获得天津市科技进步奖三等奖;在王邦茂教授的支持下郑忠青主任独立完成 POEM 技术,并使消化科成为国内第二家开展此项技术的单位,随后又完成国际上第一例 Heller 术后复发病例的 POEM 治疗,此论文发表在当年的《中华消化内镜杂志》;方维丽主任在天津首次开展了 CPN 技术。同年,消化科自己建立的专业网站(http://xhk.tjmugh.com.cn/)定期更新专家门诊时间、病友会安排、科普知识、典型病例以及特色技术等信息,更好地为广大患者提供医疗服务,且定期在"天消所师生之家"微信公众号定期推送。

2011 年,先后举办"2011 年中日消化疾病新进展论坛""2011 年中国天津肠道疾病大会暨消化内镜新技术论坛会"和"天津市肠道微生态论坛会"等会议。

2013 年,王邦茂教授等执笔的《中国消化内镜诊疗相关肠道准备指南》在兰州市发布;2013 年,支部委员陈鑫主任以及赵威主任前往甘肃,手把手传授胃镜操作及治疗。

2014 年 10 月支部书记杨玉龙主任担任天津医科大学总医院滨海医院(汉沽医院)院长,支部委员曹海龙,党员朴美玉、徐昕同志,以及李姝主任、王玉明主任和王涛主任先后支援滨海医院。

2014 年,曹晓沧主任就任消化科党支部第二任支部书记,护士长马颖丽任副书记,郑忠青、陈鑫和曹海龙同志担任委员,全面推进党建工作和基层服务;同年,曹海龙主任完成天津市首例菌群移植治疗难治性炎症性肠病,并在全国消化大会发言;消化科与药剂科研发肠菌双层肠溶胶囊,在世界首次成功应用于救治难治性 IBD 患者。

2015 年,天津市消化疾病研究所正式成立,王邦茂教授任所长。以消化科为基础建立的天津市消化疾病研究所是天津医科大学总医院重点建设的实验室之一,也是科研型研究生和专业型研究生在教育层面的支撑实验室。研究所设有细胞培养间、分子生物学实验室、病理学实验室和大型精密仪器室,先后引进赵经文和仲威龙两位专职从事基础研究及实验室管理的人才。研究所先后承担包括国家自然科学基金、国家重点研发计划、国家卫计委临床重点项目等国家级和省部级科研项目 70 余项,科研经费共计 3000 余万元。目前消化科科室及实验室共购置科研相关设备 118 件,总价值 3623.33 万元。其中单价为 5 万元以上的设备共一百余件。消化科近三年承担国家级科研项目 12 项,经费金额达到 368 万元;承担省部级科研项目 7 项,经费金额达到 326 万元;承担厅局级项目 5 项,经费金额 72 万元。近三年共发表国内外期刊论文共 208 篇(其中 SCI94 篇);会议论文,包括录用国际会议论文共 66 篇;授权国家发明专利及实用新型专利共 9 项。同年,王邦茂教授被天津市卫健委聘为"天津市内镜质控中心"首任主任;同年,消化科与心胸外科联合主办"首届胃食管反流病综合治疗新进展国家级继续教育学习班暨多学科研讨会"多年来,消化科注重人才培养,选派青年医生到国外学习临床及实验技术,曾选派科内吕宗舜、王邦茂、姜葵、曹晓沧、刘文天、陈鑫、曹海龙、张洁、李姝、孙超、朴美玉、荆洋、杨沫、徐昕、李燕妮、王瑄、冉影及赵威等大夫等先后到美国、法国、日本、荷兰、韩国等国外著名大学学习,为消化科的发展提供动力。

2015 年 4 月起,天津市分三批选派邓宝茹主任医师、张琪主管护师、周璐教授和曹海龙主任,与天津兄弟医院的医生一起,赴新疆和田地区人民医院消化科开展援助工作,受援科室医疗、教学和科研能力显著提升。如今,和田地区人民医院消化疾病诊疗中心已发展成为和田地区重点临床专科,成为地区消化系统疑难危重疾病诊治中心。曹海龙主任带领当地医师参与完成科研论文撰写并发表 SCI 论文 3 篇(其中一篇发表在柳叶刀子刊)和中华系列杂志论文 1 篇。完成南疆地区唯一一项国家级继续医学教育项目。组团式援疆为当地医学发展、民族团结和边疆稳定作出了重要贡献。2016 年,消化科进入了国家"十三五"综合投资学科建设项目;举办"2016 中国天津消化内镜和消化疾病学术研讨会暨华北地区 EUS 论坛"等;同年底,总医院空港医院开诊,消化科建立消化病房和内镜中心。

2017 年,消化科与加拿大合作研发的"肠道微生物采集胶囊"是全球首个体内微生物采集系统,并已申请国际专利;消化科主办"第八届中国天津消化内镜和消化疾病研讨会暨 2017 天津市消化内镜学年会"。

2018年,王邦茂教授被天津市卫健委聘为"天津市消化疾病质控中心"首任主任。消化科成为天津市消化临床重点专科,进入国家"双一流"学科建设项目,被天津市科技局授予第四批国际科技合作基地;总医院消化科在天津社会山国际会议中心举办"消化病学科发展65周年纪念会",同时承办"第七届海峡两岸消化论坛暨世界华人消化高峰论坛",此次会议吸引了国内外专家代表3000多人;刘文天和周璐教授获批天津医科大学消化病学科博士研究生导师;2018年,周璐教授受到国务院副总理孙春兰的接见。

多年来,科室聘请中国工程院樊代明院士、中国工程院李兆申院士、原中华医学会消化内镜学分会主委于中麟教授、南开大学药学院杨诚院长和孙涛教授、范德比尔特大学医学中心鄢芳教授、加州大学苑普庆教授、杜克大学刘文革教授及日本兵库医科大学三轮洋人教授等国内外知名学者为天津医科大学/总医院特聘教授。

2019年,消化科实验室获批天津市消化病学重点实验室,并通过国家重点临床专科的验收,被天津市科技局审批为天津市国际联合消化病研究中心;医院聘任王邦茂主任为天津市消化疾病研究所所长,周璐主任和曹海龙主任为天津市消化疾病研究所副所长;王邦茂、刘文天、姜葵、张洁、曹晓沧、周璐、陈鑫、曹海龙、李姝及徐昕等医师受邀参加天津电视台新闻频道《医学大求真》和新华社《医学大健康》节目;随着党员队伍的扩大和制度的健全,支部有了开展各项活动的基础。该年度党支部成员积极参加"两学一做"教育活动,以"不忘初心,牢记使命"为中心,每名党员通读《习近平关于"不忘初心、牢记使命"重要论述选编》和《习近平新时代中国特色社会主义思想学习纲要》;继续推进"千名党员服务基层"活动,为人民健康保驾护航;消化科党支部来到新兴街卫华里社区开展健康宣讲并为社区居民义诊,并邀请王邦茂教授讲授消化科普知识。2019年1月,支部党员参观周恩来邓颖超纪念馆。2019年5月,消化内科党支部开展"营养七色花党日活动'暨'肠安大讲堂"患教活动,为患者普及消化系统相关知识,帮助患者减轻病痛。被天津医科大学校党委授予2018—2019年度"天津医科大学先进基层党组织"称号;2019年,曹海龙主任受到天津市市委书记李鸿忠的接见。

2020年,总医院消化科被天津市科技局审批为天津市消化系统疾病临床医学研究中心;同年,"新冠肺炎"肆虐之时,消化科共产党员朴美玉和徐昕主治医师,以及王莹及田君兰两名护士主动请缨前往武汉市中心医院支援抗击新冠肺炎工作,历时两月;消化科副主任刘文天教授、姜葵教授、徐昕主治医师及内镜中心梁丽护士长紧急前往海河医院一线支援,指导会诊和抢救;孙超、荆洋、杨沐医师和曹艳护士都是医院第一批报名参战的人员,战斗在医院新冠肺炎病人隔离病房或发热门诊的红区一线;周璐、王玉明及俞清翔等主任疫情之时一直战斗在消化病房防治最前线;病房护理部马颖丽护士长在护理工作、协调物资等方面更是做到事无巨细,带领她的护理团队不惧困难和辛劳,坚持高标准、严要求,努力在管理和服务上下工夫,有效回避护理风险,更是主动关心一线医务人员的生活工作问题,并尽全力协调解决;天津医科大学总医院消化科全体医护人员严阵以待,坚守抗疫第一线,坚决服从医院和科室安排,积极投入战斗;王邦茂、刘文天、陈鑫、曹晓沧、郑忠青及王涛等主任组成科内抗击新冠肺炎诊治专家组成员指导全科临床工作,同时,王邦茂主任担任医院抗击新冠肺炎院内专家组组长;同年,医院聘周璐、陈鑫及曹海龙教授为消化科副主任;因为新冠肺炎原因,消化科承办的中华医学会消化内镜学会主办的"2021全国消化内镜大会"改为线上召开,历时4天的线上参会人员超过30万人次;消化科还线下线上方式承办了"2020全国胃病学术研讨会、第一届中国中西医结合学会消化内镜学专业委员会第六次会议、第十一届中国天津消化内镜和消化疾病大会、2020天津市医学会消化内镜学分会年会、2020天津市医师协会内镜医师分会年会"五会合一的大会,线下专家代表600余人次,线上参会代表13余万人次;陈鑫主任在天津广播电视台科教频道《百医百顺》详细讲述幽门螺杆菌,作客天津广播新闻中心《空中问诊》栏目,与市民在线互动,答疑解惑;杨玉龙主任圆满完成帮扶天津医科大学总医院滨海医院任务,回到总医院,任总医院医联体管委会常务主任,总医互联网医院副院长;陈鑫主任参与天津对口帮扶,"组团式"援助重庆万州区第一人民医院,帮助开展多项新技术新项目;姜葵、张洁、陈鑫和曹海龙教授获批天津医科大学消化病学科博士研究生导师;2020 年消化科共发表 SCI 论文 49 篇,其中 5 分以上论文 24 篇,居总医院前列。

2021 年,在全科努力下消化科成功获批由中华医学会消化病学分会批准的"炎症性肠病天津市区域质控中心",也是天津唯一一家区域质控中心;同年,赵威副主任医师赴重庆万州医院帮扶;消化科作为总医院第一个科室,帮扶天津港口医院;消化科被中共天津市委及天津市人民政府授予天津市脱贫攻坚先进集体。到 2021 年,消化科拥有鞍山道、空港两个业务区,科室设置胃肠病、肝胆胰疾病及内镜诊疗三个主要亚专科以及一个消化 ICU 单元(GICU)。与专科发展相适应,在相应学科骨干的带领下合理持续发展,具有较高的技术水平和服务能力,年门诊量逾 26 万,内镜量逾 7 万人次/年,临床床位 150 张,床位利用率超过 100%,年收治病人达 5000 多人次。消化内科已发展成为天津市消化疾病诊治综合实力强、辐射范围广、优秀人才集中、技术力量雄厚的消化专科。全科医护技术人员同心同德、奋发向上、钻研业务、勇于创新,不断为科室的发展添砖加瓦,使科室医教研水平不断提高,最终将消化科打造成为总医院处于国内领先的品牌学科;本学科多年在复旦大学排行旁上连续多年在华北地区连续位居前五名;消化科连续多年获得总医院"十佳科室",科主任王邦茂教授连续多年获得总医院"十佳科主任"。

附录4 心内科大事记

一、组织结构

天津医科大学总医院心血管内科是我国心血管病学、介入心脏病学和心脏电生理学重要的发源地之一。在石毓澍、周金台、石嘉玲、万征、孙跃民等几代科主任的不懈努力下,科室综合水平居国内前列。现任科主任杨清,为冠心病介入知名专家。目前科室亚专业齐全,包括冠心病介入治疗、起搏与电生理、结构性心脏病和肺血管病学、高血压、心力衰竭、代谢心脏病学、产科心脏病学等,是国内少有的能独立全面开展介入诊疗工作的中心之一。科室现为国家卫健委心血管疾病心律失常和冠心病介入治疗培训基地、国家级胸痛中心、国家级高血压中心、国家级心内科专科医师培训基地和国家级房颤示范中心,为国内重要的集医疗、教学和科研于一体的心血管内科诊疗中心之一。

二、基础建设

20 世纪 50 年代,我科设立心电图室。

1979 年,我院购置了第一台心脏 M 型超声诊断仪,在天津市率先成立超声心动图室。

1990 年,我科建立介入心脏病学室,是天津冠心病介入治疗发展的里程碑。

1998 年,我科建立冠心病监护室,极大地改善了危重症冠心病患者的救治水平,并成为卫生部"介入心脏病学的心律失常和冠心病培训基地";同年,我科完善了科室各个部门设立,将心电图室更名为"心电学室"。

2006 年,本中心设立肺血管及先心病亚专业组并逐渐发展成目前可诊断及治疗各类先心病及肺血管疾病的成熟亚专业,是天津市目前唯一可以进行经皮肺血管成形术(PTPA)的中心,也是中国最大的肺血管介入中心之一。同年,我科开始组建由专人负责的先心病诊疗组,后逐渐发展成成熟的先心病诊疗小组,除了常规的 ASD、VSD、PDA 外,诊疗范围逐渐扩展到先心病外科修补术后残余缺损、先天性冠状动脉窦瘤破裂、先天性动脉静脉瘘、冠状动脉瘘等疾病。

2010 年,本中心开设高血压专病门诊。高血压专病门诊出诊人员为心血管专业主要从事高血压亚专业研究的主治及以上级别医师，经过高血压治疗的规范化培训，熟悉国内外高血压病治疗的最新进展和指南。对早期高血压的确诊，临界高血压的非药物康复治疗，顽固性高血压的药物治疗，继发性高血压的鉴别与诊断，以及对确诊的高血压进行危险因素、靶器官损害、伴随临床疾病等风险的评估，从而对高血压病患者制定最佳的治疗方案。主要病种包括初诊、未达标、难治性、发作性、可疑继发性、围术期相关、妊娠相关、情绪相关等，是天津及周边地区高血压相关疾病最终转诊中心。

2016 年，本中心开始建立高血压专病病房，固定床位 22 张，年高血压为主诊患者 500 例，其中继发性高血压(也包括情绪相关性高血压、肥胖相关性高血压等)占总住院高血压患者比例约 30%。建立高血压诊疗流程，为高血压患者高血压原因的筛查以及难治性高血压患者血压控制提供规范化、系统性、专业性的诊疗。

2018 年，成立"天津医科大学总医院高血压中心"，成立天津市医师协会心脏重症专委会，本中心杨清主任担任主任委员。同时，"京津冀高血压基层防治联盟"在天津正式成立，联盟宗旨：协同发展、服务基层、资源共享、合作共赢。联盟主要依托互联网＋技术平台，发挥专家团队优势，为基层医疗机构提供规范培训和指导，将国内外最先进的防治理念、技术、方法应用于京津冀地区高血压防治事业。

2019 年，我科担任国家心血管病中心心血管代谢专病医联体天津区域中心，旨在推广心血管代谢疾病防治技术、疾病诊疗的规范化和质量控制，联合和指导地区内具有相关专业诊疗资质的骨干医院，形成辐射天津市的心血管代谢专病医联体，目前已启动多家医院工作，初步达成统一的管理平台，统一的学习质控方案体系。引领天津区域心血管代谢疾病的诊疗进步。

目前，总医院本部心血管内科病房开放床位 110 余张，年出院患者 7000 余人，年门诊量 20 余万人次，年手术量 9000 人次。

三、党群生活

心内科党支部共有正式党员 49 人，每年发展新党员 3～4 人，党支部书记为边波。近年工作中，以深入学习贯彻习近平新时代中国特色社会主义思想为工作主线和根本任务，开展总支各项工作，紧密围绕"不忘初心、牢记使命"主题教育和坚决贯彻中央"两学一做"等重要指示，坚持"三会一课"的组织生活制度，充分发挥支部的凝聚力、战斗力和领导核心作用，不断提高党员的政治素质和思想水平，扎实有效地开展党建和思想政治工作。支部各位党员精诚合作，相互支持，共同创造了团结向上的氛围，认真践行党员职责，增强了党组织的凝聚力。我们将继续一如既往地努力学习，加强自身修养，提高个人和科室整体的医、教、研水平，为医院的发展作出贡献。

2003 年，在抗击"非典"的战斗中，心内科共派出 32 人次，分别有万征、林青、蔡衡、李永乐、于向东、丁春华等医师及林梅、王蓓、师俊华护士先后进入抗击"非典"，为挽救患者生命作出了贡献，并分别获得天津市抗击"非典"先进个人称号。

2020 年，在抗击新冠疫情期间，我科在杨清主任领导下，共派出 20 余名医护人员，奋战在抗疫一线，其中，姚薇、梁春坡两位主治医师和朱微、陈一竹、李宁超、刘亚军、杨建成 5 位护士加入国家援鄂医疗队，张文娟主任奔赴海河医院加入抗疫一线。共计派出医护人员 20 余人次，其中 7 人加入国家援鄂医疗队工作，为国家抗疫工作担起应尽的责任。

四、科学研究

1958 年，在国内首次以大系列病例报导心内膜下心肌坏死，改变了国内有关心肌梗死部位的概念，获得国内外学者的高度赞誉。

1973 年，中心在周金台教授的带领下，与天津市 609 厂和 712 厂、1418 研究所、南开大学物理系等十几个单位合作，成立了天津市心脏起搏研制组，我院是组长单位，周金台教授任组长，研制成了固定型和按需型埋藏式心脏起搏器。

1985 年，周金台教授在 *J Cardiovasc Electr* 杂志发表文章[J Cardiovasc Electr, 1985, 3(6)：426 – 436]，代表了我国临床电生理专业走向世界的开端。

1990 年，周金台教授团队应用 Franz 电极导管记录 MAP，研究氯化铯引起室性心律失常机制，并在床旁进行家族性长 QT 伴扭转室速的研究，其研究结果发表在 1992 年美国 PACE 杂志[J Cardiovasc Electr, 1992, 3(5)：411 –522]（Vol. 15：2164），在国际上首先阐明家族性长 QTU 综合征伴发扭转室速的发病机制与早期后除极有关，并阐明心得安等药物治疗机制，成为世界上揭示"家族性长 QTU 综合征伴发扭转室速触发机制"的第一位报告者，并于 1992 年荣获国家科委颁发的科技成果奖。在周金台教授从医 60 年纪念活动上，我国电生理学顶级专家胡大一和马长生贺词"研发起搏器，探长 QT，发扬愚公精神，创建中国心律学伟业"。

2005 年，黄灿亮教授"声学密度定量技术在冠心病及心包疾病研究中的应用"获得天津市科学技术进步奖三等奖。

2007 年，杜鑫主任医师"组织多普勒评价高血压患者心房电 – 机械时间的临床研究"获得天津市科学技术进步奖三等奖。

2008 年，我科在天津率先开展经食管实时三维超声心动图指导房间隔缺损经导管介入封堵术，率先开展二维斑点追踪技术、应变率成像技术并发表论文 10 余篇。

2013 年，"高血压病靶器官损害的流行病学调查及与醛固酮水平的关系"获天津市科技进步三等奖。

2017 年，在国际前沿领域，中心同国内各大中心开展横向研究合作，在持续性房颤治疗领域协同完成了以"基质改良"为理念的 STABLE – SR 研究，并发表文章[Circ Arrhythm Electrophysiol, 2017, 10(11)：e005405]。同年，杨清主任领导团队针对我国真实世界急性冠脉综合征患者诊疗现状的临床大数据进行分析总结，其论文 *Invasive Management Strategies and Antithrombotic Treatments in Patients With Non – ST – Segment – Elevation Acute Coronary Syndrome in China* 发表于 Circulation 子刊[Circ Cardiovasc Interv, 2017, 10：e004750]，对我国非 ST 段抬高型急性冠脉综合征患者的诊疗现状进行分析和评估，为宏观卫生政策制定、临床治疗决策的选择提供了中国人群真实世界的数据支撑。

2018 年，本中心联合风湿免疫科筛查结缔组织病患者中肺高压发病情况及特点提供了天津数据，该数据经北京协和医院风湿免疫科统一整理发表于 *Rheumaitc Disease* 杂志。同时，自本年度起，开始每年举办渤海国际心脏病学会议，注册参会人数 1000 余人，涉及心血管疾病的诊疗、护理、基础及转化的多个方面。包括冠心病的治疗理念更新、手术演示、基础研究进展以及转化医学方向等方面的交流和探讨。

2019 年，本中心电生理亚专业团队率先在国内开展 50~60W 高功率房颤射频消融，取得良好成绩，其成果相继发表于《中华心律失常学杂志》[中华心律失常学杂志, 2019, 23(6)：485 – 491]和第 12 届亚太心律学年会(APHRS)上。同年，杨清教授的科研课题《全院高危心血管并发症的预警识别与临床辅助决策支持系统：基于人工智能与电子病历大数据的解决方案》，旨在利用电子病历系统的优势，发挥人工智能的潜能，不增加临床工作负担的前提下增强对患者高危风险的识别和预警，并辅助临床决策，为大数据时代人工智能背景下医院心血管风险的识别预警和治疗决策提供了新的思路，该研究受到天津市科委科技重大专项与工程的大力支持。同时，不断改进冠脉介入治疗器械必将改善冠脉介入的治疗效果，甚至改变疾病的治疗理念。总医院冠心病团队结合自身经验，直击目前介入手术器械的痛点，针对性提出解决方案。针对冠脉介入相关手术器械，共计申报发明专利 16 项，包括对指引导管、导丝、球囊、支架的优化和改进，特别是通过与中国医学科学院生物医学工程研究所杨菁教授团队合作，通过高分子纳米材料的应用极大改善介入治疗器械与药物的结合/释放效能,将大大地提高介入治疗的有效性和安全性。

2020 年,我中心电生理亚专业团队成功申请一项国内多中心临床随机对照试验研究(*The effectiveness and safety evaluation of Ablation Index guided 50W radiofrequency ablation in the treatment of Paroxysmal Atrial Fibrillation*:*A prospective*,*multi − center*,*randomized controlled*,*non − inferiority trial*;*BWI − IIS − 593*),拟进一步开展高功率导管消融的临床研究。同年,我中心在天津市较早开展了冠状动脉血流储备分数(fractional flow reserve,FFR)检测,证实了 FFR 指导下冠心病介入策略相对于冠脉造影指导的介入治疗不仅减少支架植入数且改善临床预后,因心绞痛再次住院治疗明显减少,并因此显著减少随访过程中不良事件产生的医疗费用。同时,针对 FFR 的操作耗时长、需要血管扩张药物、操作不方便和价格昂贵等缺点,开展新型基于造影影像计算方法的(coronary angiograph fractional flow reserve,CAFFR)CAFFR 技术,并作为全国研究中心之一完成上市前 FLASH FFR 研究,李永乐、徐绍鹏等医生在 Cardiovascular Research 发表论文 *Accuracy of Computational Pressure − Fluid Dynamics Applied to Coronary Angiography to Derive Fractional Flow Reserve*:*FLASH FFR*(Cardiovasc Res,2020,116:1349 − 1356),证实了 CAFFR 的安全性及有效性,得到国际同行的高度赞誉。同时,中心为进一步提升冠脉功能学评价的临床可行性,与中国医学科学院阜外医院唐熠达教授团队联合开展"基于 CCTA 影像的脉影分数 CT − FFR 在冠状动脉狭窄病变的诊断性能的研究",对无创冠脉功能学评价展开新的探索。同年,对疫情期间冠心病的治疗现状进行调查和分析,杨清、周欣、李永乐在心血管顶级刊物 Circulation 杂志发表文章 *Antiplatelet TherapyFollowing Percutaneous Coronary Intervention in Patients Complicated by COVID − 19*(Circulation,2020,141:1736 − 1738),是全球首篇针对新冠肺炎患者合并冠心病抗血小板治疗决策的文章,在新冠肺炎全球大流行的时代背景下,为世界范围内冠心病合并 COVID − 19 患者的抗血小板治疗利弊评估提供了治疗策略参考。

五、名医成果

1956 年,石毓澍与周金台教授等人成功地为一位患先天性室间隔缺损的患者,做了第一例心导管检查,证实室间隔缺损的诊断,为心外科成功地实施手术治疗提供了佐证,同时也为心导管介入诊疗奠定了基础。

1963 年,周金台教授等开展逆行性动脉左心导管造影术,标志着总医院心内科冠心病介入诊疗的开端,也是我国历史上首例左心导管造影术,被载入《我国心血管病发展的百年历程》中的重要篇章,开启了我国左心导管技术的新时代。

1973 年,中心在周金台教授的带领下,与天津市 609 厂和 712 厂、1418 研究所、南开大学物理系等十几个单位合作,成立了天津市心脏起搏研制组,我院是组长单位,周金台教授任组长,研制成了固定型和按需型埋藏式心脏起搏器。

1974 年,周金台教授完成了我市第一例永久性心脏起搏器植入手术。

1982 年,周金台教授在国内首先开展锁骨下静脉穿刺,并开展插入心室和心房电极导线的导引技术和保留钢丝技术,成为我国心脏电生理学和起搏与 ICD 治疗中普遍应用的常规技术。

1983 年,在周金台教授的指导下,心电图室率先在天津市开展了经食道心房调搏检查、治疗工作。

1986 年,周金台教授带领团队开展了室性和室上性心动过速的导管消融术,采用系统的心内标测和经导管直流电电击方法,治愈一例隐匿性四旁道伴前向性房室结三通道引起无休止性折返性心动过速的患者,系此类病例在世界上的首次报告。

2004 年,万征教授带领介入团队首先开展先心病的介入诊疗工作,包括房间隔缺损、室间隔缺损、动脉导管未闭的介入封堵治疗,这在当时也属于国内前茅。

由王志毅教授牵头,与中国临床心电学会天津分中心联合,制定了天津地区心电图危急值的标准,推进了天津地区心电学标准化的进程。本专业人员亦积极参与全国各级学术活动,并在全市及全国的多次心电图大赛中获奖，业务工作和学术水平得到国内同行的认可。

六、医疗工作

1975 年，我科最早开展了平板心电图运动试验。

1977 年，与 18 所合作，研制了达到世界水平的起搏器专用锂碘电池，并在国内率先将长效锂碘电池为能源的倍压电路 VVI 起搏器和双钢丝绕绳的心内膜电极应用于临床，荣获 1978 年"全国科学大会重大科研成果奖"，填补了我国此类项目空白。

1983 年，开展冠状动脉造影检查，同年，心电图室率先在天津市开展了经食道心房调搏检查、治疗工作。

1986 年，开展了室性和室上性心动过速的导管消融术。

1987 年，开展静脉溶栓治疗急性心肌梗死。

1996 年，在胡大一教授的倡导下，周金台和万征首先在我市开展直立倾斜试验诊断不明原因晕厥，填补天津市空白，转年设专项小组，其成员有孙跃民等医护技人员，并坚持至今。

1998 年，在周金台教授建议下，万征与张文娟医师将锁骨下静脉穿刺术改为胸廓外锁骨下静脉和腋静脉穿刺术，这是国内独一无二的一项新技术，再次降低了 CIED 手术并发症风险。

2000 年，我中心在天津市率先开展常规 IVUS 检查，填补天津市技术空白。

2002 年，本中心针对重症与终末期心力衰竭患者开展心脏再同步化治疗（CRT），填补天津市空白。

2007 年，本中心自率先在天津市开展肺动脉高压的诊疗工作，包括肺动脉高压的诊断、评估和治疗随访，填补天津市肺动脉高压领域医疗空白，是国内最早系统性、规范化开展肺高压诊疗的中心之一，也是目前天津市唯一具备肺高压病房、肺血管介入诊疗肺高压的中心。

2008 年，我科在天津率先开展经食管实时三维超声心动图指导房间隔缺损经导管介入封堵术，率先开展二维斑点追踪技术、应变率成像技术并发表论文 10 余篇。

2010 年，我院试行了电话传输心电图检查，方便患者在症状出现时及时行单导心电图检查，明确是否合并心律失常，极大地提高了心律失常的检出率，即最早期的远程心电检查。

2011 年，万征教授借助中心多学科交叉联合的优势发展"大心脏学"理念，联合我市多位专家正式成立"天津市心脏学会"，这是天津科学技术协会主管的省级一级学会（http://www.tha2011.com/）。整合多学科优势资源，将 16 个与心脏相关交叉学科组织在一起，包括内科、外科、血管外科、影像、麻醉科、护理、重症监护、社区医疗、公共卫生、慢病防控、药理、病生理、免疫、神经、肾脏、呼吸、消化、内分泌和中医等。这种"大心脏"跨学科的联合为促进天津市心脏学科在临床、科研、公共卫生等领域的交流、合作和发展搭建学术平台，进一步促进了天津市冠心病诊疗、科研水平的整体提高。

2013 年，本中心率先在天津市开展经皮肺血管成形术（PTPA）治疗 CTEPH 患者，再次填补天津市该领域的空白，是国内最早开展 PTPA 介入诊疗的数家中心之一，患者辐射至整个中国北方地区，包括河北、北京、山西、山东、内蒙古、哈尔滨，甚至深圳等部分南方地区。

2014 年，联合神经内科筛查青年卒中患者卵圆孔未闭情况，通过右心声学造影发现卵圆口未闭，为青年卒中患者实施卵圆孔未闭介入封堵治疗，填补了天津市右心声学造影检查的技术空白。

2016 年，在国内率先开展经食管实时三维超声指导左心耳经导管介入封堵术。

2018 年，开始开展经导管主动脉瓣置换治疗主动脉瓣狭窄介入诊疗。

2019 年，本中心电生理亚专业团队率先在国内开展 50～60W 高功率房颤射频消融。同年，开展肾动脉去交感神经消融术为难治性高血压患者提供新的治疗思路。还先后开展了分侧肾上腺静脉取血、经皮肾上腺消融等诊疗技术。此外，依托天津医科大学总医院为平台，联合内分泌科、医学影像科、泌尿外科、妇产科、普外科、DSA 室等相关科室对继发性高血压患者提供系统、全面的诊疗。

七、人才培养

心内科历来非常重视人才培养。1998 年，中心被国家食品药品监督管理局批准为临床药理基地，承担了国家"八五""九五"攻关课题分中心的研究任务，并严格正规地建设起卫生部"介入心脏病学的心律失常培训基地"。

2011 年，万征教授借助中心多学科交叉联合的优势发展"大心脏学"理念，联合我市多位专家正式成立"天津市心脏学会"，这是天津科学技术协会主管的省级一级学会（http://www.tha2011.com/）。此后学会多次主办和承办国内各种学术大会，并组建天津市心脏学会心律学专业委员会，促进了我市亚专业的联合发展和广泛交流。中心的起搏电生理亚专业在万征团队的带领下得以全面规范地展开临床、教学、科研和交流工作，同时也培养出张文娟、蔡衡等新一代亚专业带头人。

自 2016 年起，利用天津市医师协会高血压专业委员会的专业资源，有步骤、有计划地开展高血压基层医师教育活动，覆盖天津市各个行政区。包括"天津市高血压基层医师教育活动""天津市青年高血压骨干培训班""天津市高血压和全代谢性疾病综合管理沙龙"等，线下与线上相结合，形式活泼，基层医师接受度高。

2017 年，在中华医学会心血管病分会和中国心血管健康联盟的指导和推动下，"心血管病专科护理及技术培训中心"成立。天津医科大学总医院成为天津市获得该称号的唯一一家综合型三甲医院。

2019 年，本中心电生理亚专业团队率先在国内开展 50～60W 高功率房颤射频消融，取得良好成绩，作为学术带头人的蔡衡主任还亲自带教全国各大中心并组织学习班、讨论班，引起广泛反响。

八、国际合作

1989 年，周金台教授在新加坡召开的亚太起搏电生理学术会议上与 Gallagher 就多旁道问题深入交流。

2005 年，印度洋海啸期间，心内科派出蔡衡医师及林梅护士长参加天津国际医疗队，远赴印度尼西亚参加医疗救助工作。

2018 年，中心在"一带一路"方针指引下，由蔡衡主任向乌兹别克斯坦的三位专家介绍国产左心耳封堵器并行手术带教。

九、慈善义诊

每年组织"5 月 17 日世界高血压日""10 月 8 日中国高血压日"科普义诊宣传活动，提高大家对高血压的认识，为高血压患者提供免费咨询和诊疗。

十、健康科普

总医院冠心病团队积极承担起区域知识传播和治疗理念更新的责任，承担历次 ACC、AHA、TCT、ESC 以及 EURO PCR 等会议重大研究结果和指南更新的翻译和点评工作，联合《中国医学论坛报》《医心》《门诊》《国际循环》《心在线》以及《心关注》等新媒体平台，共计发布文章 100 余篇，累及阅读量超过 10 万次，成为国内同行了解最新心血管研究进展的重要窗口。同时，依托新媒体平台灵活快捷的传播特点，总医院心内科团队推出《心内住院总》《心动在线》《心电在线》《在线心内会诊室》以及《心内练功房》等网络培训与交流课程，帮助年轻医生成长，推动区域整体诊疗水平的提高。

附录 5　内分泌代谢科大事记

一、概况

内分泌与代谢病科是我国著名的医学家和医学教育家、我国内分泌和代谢病学领域的开创者和奠基人之一朱宪彝教授亲手创建的国内最早的内分泌和代谢病专业科室,与北京协和医院和上海瑞金医院并称为国内三大内分泌代谢疾病诊疗中心,是天津市内分泌研究所临床部,是国家级重点(培育)学科、天津市重点学科和天津市临床重点专科。

二、创始人

1903 年,朱宪彝教授出生于天津市。

1922—1930 年,朱宪彝教授在北京协和医学院学习,毕业时获美国纽约州立大学医学博士学位,并因五年连续名列第一荣获文海(Wenham)奖学金。

从 1934 年开始,朱宪彝教授与刘士豪教授一起在北京协和医院率先开展了钙磷代谢研究,对"佝偻病和骨软化症、肾性骨病"等代谢性骨病进行了发病机制、临床治疗等全面和系统的研究,首次阐明佝偻病和骨软化症发病机制中钙、磷、维生素 D 的变化规律,提出了最佳治疗方法,首次命名为"肾性骨营养不良",是迄今为止由我国科学家命名的少有病种之一。

1936 年,朱宪彝教授赴美国波士顿哈佛大学医学院生化系进行博士后研究,1937 年回国,继续从事钙磷代谢研究,并提出维生素 D 在肾脏进一步代谢才发挥生物效用,为后来 20 年后一种重要的调节钙磷代谢的激素 $-1,25(OH)_2D_3$ 的发现奠定了重要的理论基础。这些数据至今仍为世界学者所引用,被誉为"当代钙磷代谢知识之父"。

1949—1950 年,朱宪彝教授在天津市中央医院(现天津医科大学总医院)任内科主任。

1951 年,朱宪彝教授主持创建了天津医学院,任第一任院长,兼天津市立总医院(现天津医科大学总医院)内科学教授。

1955—1956 年,朱宪彝教授兼任天津市立总医院(天津医科大学总医院前身)院长。

1962 年,朱宪彝教授开始招收研究生,培养出多名博士和硕士,为我国的医学事业作出了卓越贡献。

1978 年,朱宪彝教授主持创建了天津市内分泌研究所,任第一任所长。

1980 年,第一届全国内分泌学术会议在广州召开。朱宪彝教授牵头成立了中华医学会内分泌学分会,并担任首任主任委员。

1981 年,中国大陆第一本内分泌代谢病的专业学术期刊《国外医学内分泌分册》(现已改称《国际内分泌代谢杂志》)在天津创刊,为促进国内内分泌学的发展和国际交流起到重要的作用。朱宪彝教授担任首任主编。

1984 年 12 月 25 日,朱宪彝教授逝世于天津。

朱宪彝教授在 Science、Journal of Clinical Investigation 和 Medicine 等权威学术期刊发表学术论文近百篇,主编《内科学》《代谢性骨病 X 线诊断学》《代谢性骨病学》等专著。承担并主持了国家和卫生部多项重大科研项目,先后在全国范围内开展了大规模的"防治地方性甲状腺肿和克汀病""防治地方性氟中毒"基础与临床研究,其研究成果达到国际先进水平。

朱宪彝教授曾任中华医学会理事、中华医学会内分泌学会首任主任委员、中华医学会天津分会会长、卫生部学术委员会委员、中共中央防治地方病领导小组学术委员会副主任委员等,天津市人大代表和全国人大代表,多次被评为天津市和全国特级劳动模范。

三、组织机构

1950 年代初期，在朱宪彝教授领导下成立了总医院内科内分泌专业组，开设了以张钧教授为首的糖尿病专科门诊，当时是全国唯一的。

1962 年，我院建立了临床内分泌实验室，开展了许多在当时国内尚未开展的内分泌代谢特殊实验室检查项目，比如 24 小时尿 17－羟皮质类固醇和 17 酮类固醇，血浆蛋白结合碘等。

1963 年，成立了内分泌科的前身——第七病房，集中收治内分泌疾病和心血管病患者，并初步建立了内分泌疾病的诊治流程。病房收治垂体疾病、甲状腺疾病、甲状旁腺疾病、肾上腺疾病、性腺疾病、代谢性骨病和糖尿病等患者，朱宪彝教授亲自查房。1966 年，因"文化大革命"该病房工作暂停。

1974 年，总医院重新建立了内分泌科的前身——内科三组，该病房集中收治内分泌疾病和感染性疾病患者。

1978 年，总医院在既往工作基础上正式建立了内分泌科，张钧教授任主任，专门收治内分泌代谢性疾病患者，共设病床 40 张，年均收治病人逾千人次；内分泌科成立之后，为了更好地服务内分泌代谢疾病患者，开设了糖尿病门诊、内分泌疾病门诊和甲状腺疾病门诊，年均门诊量 2 万多人次；为了更好地进行临床科研，成立了内分泌科单独的病案室，管理内分泌科的病历。

内分泌科成立以来，张钧、朱德民、尹潍、高玉琪、邱明才、冯凭、樊继援、朱梅先后担任科主任或副主任。隋兰英、焦文珠、刘学敏、周琦、古今颖、王秀荣、李棉先后担任科护士长。

1978 年，天津市内分泌研究所成立，由临床、生化、病生理、病理等研究室组成，标志着内分泌代谢疾病研究由临床走向临床与基础相结合，使研究领域不断扩大和深入。这是国内第一家内分泌研究所，朱宪彝教授担任首任所长。

1999 年，天津医科大学总医院组建了内科第八病区。内科第八病区是以治疗内分泌疾病为主，兼顾普通内科的特需病房。由内分泌学专家冯凭教授主持科室业务工作。

2005 年，内科第八病区更名为代谢病科；代谢病科成立以来，冯凭、冀秋娣、赵洪林、姚朱华、李淑英先后担任科主任或副主任。苑记清、范书南先后担任科护士长。

2015 年 3 月 31 日，天津医科大学总医院决定，内分泌科与代谢病科合并，成立内分泌与代谢病科，聘请美国密歇根大学内分泌代谢与糖尿病学系副教授刘铭担任科室学术带头人与行政主任，朱梅和李淑英为科室行政副主任。

2017 年，增加崔景秋和何庆担任内分泌代谢科行政副主任，增加刘莹为病区护士长。

目前，我科在职医护技人员共 100 余人，其中有天津医科大学总医院终身教授 3 人，正高级职称者 15 人，副高级职称者 12 人；目前我科额定病床数 114 张，其中第一住院楼九楼内分泌病区 58 张，第三住院楼十七楼代谢病病区 56 张。

四、医疗工作

从 1950 年代开始，总医院内科内分泌专业组成立后，由内分泌疾病和非内分泌疾病的内分泌系统临床观察入手，不断积累经验。

1959 年，报告了"甲状旁腺腺瘤骨病变"，之后陆续报道了"巴特综合征""肾素分泌瘤"和"舒血管肠肽瘤"等病例，这些均为国内首次报道。

1984 年，从美国引进国内第一台双光子骨密度测定仪，首次报告了中国人骨密度数据，为临床代谢性骨病诊断提供重要依据。

2003 年 3 月，SARS 暴发，科室职工积极报名参加一线救治工作；何庆、彭静、邹瑞洁、朱梅、张榕榕等医护人员参加天津医科大学总医院赴海河医院救治队，参加 SARS 患者救治工作。

2016 年，刘铭主任首次获得天津医科大学总医院"十佳科主任"提名，其后我科和刘铭主任多次获得"十佳科室"和"十佳科主任"称号。

2019年，我科共收治住院病人4165人次，门诊量32.4万人次，创建科以来纪录。

2020年1月，新冠肺炎暴发，科室职工积极报名参加一线救治工作。张雅兰、朱崇贵、范书南、尹岩岩、邹瑞洁、朱圣颖六位医护人员参加天津医科大学总医院新冠肺炎援鄂重症救治队；刘铭、崔景秋、何庆、李淑英、崔瑾参加天津海河医院24小时值守和会诊；舒画、张晓娜、张欣欣、刘雅馨等医护人员参加了医院隔离病房和发热门诊工作。

2020年，总医院积极推进新冠疫情之下的全新诊疗模式。互联网医院，我科全年接诊量超万人，名列全院第一；MDT(多学科诊疗)，我科全年超过300例，名列全院第二。

2020年，我科刘铭主任被评选为总医院"十佳科主任"，我科被评选为总医院"十佳科室"。作为一个重点诊治慢病的科室，能有如此成绩，对全科室职工鼓舞很大。

五、教学工作

我科每年承担天津医科大学临床医学专业五年制(本科生)、"5+3"一贯制(包括原八年制和七年制，研究生)和国际学院(留学生)的诊断学、内科学授课、临床见习、实习等教学任务。每年承担天津医科大学总医院内科规范化培训基地和其他基地学员和专业型硕士研究生的培训工作。在教学工作中，先后有10多位教师被评为院级或校级优秀教师，在医科大学历年的教学授课和英语教学授课大赛中均取得了优异成绩，先后4人获一等奖，5人获二等奖。

1978年，天津医科大学恢复研究生招生，内分泌科成为天津医科大学第一批硕士点，开始招收硕士研究生。

1984年内分泌科成为天津医科大学第一批博士点，开始招收博士研究生。我科也是国内首批内科学(内分泌与代谢病)博士点。

目前我科在职人员中，有博士研究生导师6名，硕士研究生导师11名。自招收研究生以来，共培养硕士研究生150多名，博士研究生50多名。近年来，平均每年招收硕士研究生5~10名、博士研究生3~6名。

1981年开始，受卫生部委托，开办了卫生部"全国临床内分泌专业高级师资进修班"，每年一期，共举办27届，毕业学员500余人。进修班的基本教材是由本科室和兄弟科室医生，及天津医科大学基础部教师分章编写而成，具有理论和临床实践价值，经过修改完善，出版为《临床内分泌学》，获得了卫生部医药卫生科技著作奖。除此之外，每年还接收来自全国各地的内分泌专业临床进修医师20余名。内分泌科已成为国内内分泌专业人才培养基地，为全国各地培养了大批的内分泌专业人员，其中的一些人已成为专家和当地的学术带头人。

1999年，我科获得批准设立博士后流动站。

六、科研工作

内分泌科有着优良的科研传统。朱宪彝教授自担任天津医学院院长和总医院内分泌代谢学科的学术带头人以来，秉承协和传统，充分动员总医院各个科室，乃至天津医学院基础部的各个学科，开展内分泌代谢性疾病的临床与基础研究。除了继续进行代谢性骨病研究以外，朱宪彝教授结合国内医疗卫生事业的迫切需求，承担并主持了国家和卫生部多项重大科研项目。

1956年，朱宪彝教授参加制定全国科学技术发展规划，提出把防治地方性甲状腺肿与克汀病作为内分泌研究的重要课题。

1961—1965年，朱宪彝教授主持在河北省承德市郊进行的防治地方性甲状腺肿与地方性克汀病的系统研究工作。之后，在全国范围内，朱宪彝教授组织开展了大规模的"防治地方性甲状腺肿和克汀病"基础与临床研究，其研究成果达到国际先进水平。

1983年，我科成为全国十五个首批国家药物临床研究基地之一。

1986 年，邱明才教授首次获得国家自然科学基金面上项目，题目为"国人髂骨形态剂量学参数的建立"。这是我科获得的第一个国家自然科学基金委面上项目。

1989 年，由朱宪彝教授任主编的《代谢性骨病学》《代谢性骨病 X 线诊断学》《临床内分泌学》（天津科学技术出版社）先后出版。其中，朱宪彝教授主编的《代谢性骨病学》获国家科技图书二等奖。

1990 年，朱宪彝教授团队《缺碘性地方甲状腺肿及地方克汀病流行区碘代谢甲状腺功能及听觉功能的研究》项目获得国家科技进步二等奖。

1993 年，我科获批天津市重点学科。天津市高教局组织了高等院校首批重点学科的评审工作。总医院采取上下结合的方法，发挥医院和学科两方面的积极性，有针对性地推荐和申报。经过评审，医科大学总医院 3 个学科即中西医结合外科（临床）、神经病学和内分泌学（临床）被市高教局批准为首批重点学科。

1997 年，邱明才教授团队《髂骨形态剂量参数的检测及几种代谢性骨病的系列研究》项目获得国家科学技术进步三等奖。

1997 年，天津市内分泌研究所获批"卫生部激素与发育重点实验室"，我科作为天津市内分泌研究所临床部，是其重要组成部分。

1999 年，我科进入国家"211 工程"重点建设学科行列。"211 工程"是我国高教部实施科教兴国战略的重要举措之一，即在 21 世纪对 100 所大学实施重点学科建设，旨在推进高等教育的发展、提升高等教育的整体水平。我院"中西医结合临床外科学科""影像医学与核医学学科""神经外科学与神经病学学科"和"内分泌学科（临床）"被列入天津医科大学"211 工程"重点建设行列。

2001 年，我科成功承接举办首届"全国骨质疏松学术研讨会"。

2007 年，天津医科大学内分泌与代谢学科被教育部批准为国家级重点（培育）学科，我科是其重要组成部分。

2016 年，内分泌代谢科成为国家标准化代谢性疾病管理中心创始理事单位之一。同年，获批天津市高等学校第五期重点学科、天津医科大学"十三五建设"优势学科。2017 年，我科举办首届"海河胰岛与代谢论坛"。

2017 年，刘铭教授获得国家自然科学基金委重点国际研究合作项目，题目为"前胰岛素原低效跨膜转位和蛋白稳态失衡在胰岛 Beta 细胞衰竭和糖尿病中的作用"。这是我科获得的第一个国家自然科学基金委重点国际研究合作项目。

2018 年，天津医科大学总医院内分泌与代谢病科获批天津市临床重点学科，这是天津市唯一的内分泌与代谢学领域的临床重点学科。

2018 年，我科张晓娜医师和黄雨蒙医师获得国家自然科学基金委国家自然科学基金青年项目，题目分别为"黄芪多糖通过上调 HIF−1α 改善巨噬细胞代谢与功能发挥促进糖尿病创面愈合作用的研究"和"胰岛素基因突变导致胰岛素原错误折叠和胰岛 β 细胞功能衰竭的分子机制"。这是我科获得的第一个和第二个国家自然科学基金委国家自然科学基金青年项目。

2019 年，刘铭教授获得国家自然科学基金委国家自然科学基金重点项目，题目为"胰岛素生物合成异常所致 β 细胞去特征化、去分化和转分化的分子机制"。这是我科获得的第一个国家自然科学基金委国家自然科学基金重点项目。

2019 年 8 月，中华医学会第 18 次内分泌年会在武汉召开，在内分泌学会常务委员刘铭教授带领下，天津医科大学总医院多人发言，创造崭新局面。

2019 年 11 月，刘铭教授筹建中华内分泌学会罕见病学组，并担任首任组长。

2020 年 8 月，中华医学会第 19 次内分泌年会在青岛召开，在刘铭教授带领下，天津医科大学总医院多人发言，创造新的纪录。

2020 年，我科被评为天津市临床医学研究中心和国家代谢性疾病临床医学研究中心天津分中心。

2020 年 12 月，刘铭教授团队《胰岛素合成和分泌异常所致糖尿病的机制及个体化临床应对》项目获得 2020 年天津市科技进步一等奖。

七、人才培养

为了保持内分泌代谢病科在全国的学术地位和重点学科的优势，把梯队建设和人才培养作为科室发展的根本。目前科室医生队伍中，享受国务院政府特殊津贴专家 2 人，国家级有贡献中青年专家 1 人，天津市授衔专家 2 人，天津市特聘教授 1 人，天津市千人计划人才 1 人。医生队伍中，正高级职称 15 名，副高级职称 12 名，中级职称 22 名，初级职称 7 名，本专业高级、中级和初级职称结构比例基本合理；医生队伍中，博士研究生导师 5 人，硕士研究生导师 12 人；从年龄结构看，45 岁以下占 70% 左右；从学历结构看，32 人具有博士学位，已经获得博士学位医生占本科室医生近60%，其他医生绝大多数具有硕士学位，而且还有数位医生正在攻读博士学位。

选派本学科重点培养的学术骨干到国外进修学习。建科以来，已有 30 多名专业技术人员被选派出国进修，有的已经学成回国。选派学术带头人和学术骨干参加国内外重要学术会议。积极选送教学骨干参加脱产外语学习班。

八、历届学术带头人

尹潍教授曾任总医院内分泌科主任、天津医学会内分泌学会主任委员、中华医学会内分泌学会第 2、3、4 届常务委员，曾任《中华医学杂志》《中华内分泌代谢杂志》和《国际内分泌代谢杂志》等杂志编委，享受国务院政府特殊津贴。2009 年 8 月，尹潍教授荣获中华医学会内分泌学会授予的"终身成就奖"。

高玉琪教授曾任中华医学会内分泌分会第 3、第 4、第 5 届委员，天津市内分泌学会副主任委员，天津市糖尿病学会副主任委员。1974 年后历任总医院大内科副主任，天津市内分泌研究所副所长，总医院内分泌科主任，天津市内分泌研究所所长。高玉琪教授自 1963 年后，在朱宪彝校长的领导下竭尽全力协助老主任们为内分泌科的组建和发展壮大作出了重要的贡献。

邱明才教授曾任天津医学会副会长、天津市科协常务委员、中华医学会内分泌学会常务委员、天津市内分泌学会主任委员、中华医学会骨矿疾病学会副主任委员、总医院内分泌科主任；天津市第十二届、十三届人民代表大会代表；《中华医学杂志》《中华内科杂志》和《中华内分泌代谢杂志》等十余种杂志编委、天津医大学位委员会委员、宁夏医科大学客座教授。先后被授予国家人事部有突出贡献的中青年专家、天津市授衔内分泌内科专家、天津市"八五"立功奖章、天津市卫生系统优秀科技工作者、天津市劳动模范、天津市特等劳动模范、全国劳动模范和全国五一劳动奖章等称号，享受政府特殊津贴。

冯凭教授曾任中华医学会内科学会常务委员、天津市内科学会主任委员、中华医学会糖尿病学会委员、天津糖尿病学会副主任委员、天津市中西医结合学会内分泌专业委员会副主任委员以及《中华内分泌代谢杂志》编委、《中华糖尿病杂志》编委和《国际内分泌代谢杂志》副主编等职。冯凭教授在糖尿病临床药理观察研究和糖尿病继续教育工作中做了大量工作。

刘铭，医学博士，天津医科大学总医院内分泌代谢科主任，二级教授，博士生导师，天津市内分泌研究所副所长，天津市特聘教授。目前任中华医学会内分泌学分会常务委员、中华医学会内分泌代谢分会内分泌罕见病学组组长、天津市内分泌学会主任委员、中国老年医学学会内分泌代谢分会常务委员、中国胰岛素分泌研究组副组长，20 余家 SCI 期刊编委或评审专家，美国国立健康研究院、英国糖尿病基金会、中国自然科学基金重点和面上项目以及中国科技部重大慢病项目评审专家。长期致力于糖尿病的分子发病机制和胰岛功能的研究，探寻和开发可减缓胰岛细胞功能衰竭和糖尿病新靶点的转化型研究。先后独立主持国际课题 7 项，国家科技部重大研发项目子课题 1 项，国家基金委重点项目 2 项，面上项目 3 项，天津市慢性病防治科技重大专项 1 项。获 2020 年天津市科技进步奖一等奖。共发表 SCI 论文 90 余篇。培养博士研究生 23 人，硕士研究生 20 人。

附录6　风湿免疫科大事记

一、组织机构

天津医科大学总医院始建于 1946 年，为当时全国五所大型中央医院之一，经过 70 年的发展，已成为天津市最大的集医疗、教学、科研、预防于一体的综合性三级甲等医院和天津市医学中心。医院占地面积 7.8 万平方米，拥有价值 10.42 亿元的设备，下设 10 个临床研究所和 3 个省部级研究基地，拥有 3 个国家级重点学科、4 个国家"211 工程"重点建设学科、8 个国家临床重点专科、1 个医学模拟中心、2 个博士后流动站、29 个博士学位授权点和 30 个硕士学位授权点。现有中国工程院院士 1 人、享受国务院政府特殊津贴专家 30 人、国家"千人计划"人才 1 人、长江学者特聘教授 2 人、"万人计划"百千万工程领军人才 1 人、"国家杰出青年科学基金"获得者 1 人、"新世纪百千万人才工程"入选者 2 人。

风湿免疫科是天津医科大学重点学科和天津市医学会风湿病学分会主任委员单位，前身为感染免疫科，始建于 20 世纪 80 年代，由邵维传教授和巩路教授开创，是天津市最早开展风湿病诊治的学科，天津医学院首批硕士点之一。

1989 年，正式开设风湿免疫病门诊，同年开设风湿免疫病房。

1990 年，率先在天津市设置独立的风湿免疫实验室。

2009 年，通过国家 GCP 认证，成为天津市首家通过国家食品和药品监督管理局审核批准的风湿免疫专业药物临床试验中心。

2013 年，风湿免疫科正式成为独立科室。科室现有医生 30 人，其中主任医师 5 人，副主任医师 6 人，博士生导师 1 人，硕士生导师 3 人，技术人员 4 名。在市级以上学术团体任职 7 人。

2018 年，科室独立开设风湿病超声室，为各类关节疾病及相关免疫系统疾病的早期诊断、鉴别诊断及规范治疗提供影像学依据。

科室主任魏蔚教授现任中华医学会风湿病学分会常务委员、中国医师协会风湿免疫科医师分会常务委员、中国医师协会风湿免疫科医师分会结缔组织病相关肺血管/间质病学组副主任委员、天津市医学会风湿病学分会主任委员。

二、基础建设

风湿免疫科现实际开放床位 52 张，配备独立的风湿科实验室、生物治疗室、风湿科超声室及药物临床试验观察室。收治大量来自本市及周边地区的疑难患者。科室设置天津市首个自身免疫性疾病重症监护病区，配备床位 14 张，极大地提升了危重患者的救治能力。

风湿免疫科每年举办一次以"风湿病新进展"为专题的国家级继续教育学习班，每季举办天津市风湿病青年论坛，广邀国内学术专家与青年医师进行讨论交流，致力于天津市及周边地区风湿科专科医师的培训。同时请国内外知名专家教授来我市就风湿病的发病机制、诊治进展进行广泛交流，并将我科骨干人员派往国外高校交流学习，推动学科建设。近 10 年来我科牵头申报并主持了 10 项省级以上临床研究项目/课题，荣获了天津市科技进步奖及登记了天津市科技成果，提高了青年医师的临床科研能力，培养了数十名研究生，发表了多篇 SCI 论文及中华期刊。临床研究对于医学发展至关重要，新药的临床研究更是医学进步的重要举措，我科先后参与了33项国际大规模多中心临床医学研究及相关研究，为风湿病的新药研发作出了贡献，同时也证明我科人员的临床科研能力受到了国内外同行及相关行业的肯定。

伴随着天津医科大学总医院空港医院和天津医科大学总医院滨海医院的建设，伴随着深化医药卫生体制改革的进行，风湿免疫科积极投身医联体建设，2017年我科获准成为中国风湿免疫病医联体联盟（CRCA）成员单位，科主任魏蔚教授任常务理事。

2020年，我科成为天津市免疫系统疾病临床医学研究中心，定期举办青年医师科研思维训练营，邀请天津大学灾难医学研究院、中科院生物物理研究所、天津大学人工智能学院等的专家教授一起学习，就"结缔组织病－肺间质病变""类风湿关节炎""线粒体研究与疾病"及风湿病大数据库建立等专题开展交流及讨论，通过学科间知识的碰撞，使科室更加开阔视野，拓展青年医生的专业知识领域。

三、党群生活

2013年，风湿免疫科成为独立科室，成立之初继续由原感染免疫科党支部书记巩路书记继续主持工作。

2014年，风湿免疫科党支部换届改选后由魏蔚教授担任党支部书记，并连任至今。风湿免疫科党支部在院校党委的正确领导下正在逐渐发展壮大，现有正式党员16人，拟发展对象3人。

党支部成立之初，以深入开展党的先进性教育为主体目标，组织支部党员贯彻学习"十八大精神"，重点学习习近平新时代社会主义思想，加强理论学习建设，努力建设学习型党支部。近年工作中，以深入学习贯彻习近平新时代中国特色社会主义思想为工作主线和根本任务，开展总支各项工作，紧密围绕"不忘初心、牢记使命"主题教育和坚决贯彻中央"两学一做"等重要指示，坚持"三会一课"的组织生活制度，充分发挥支部的凝聚力、战斗力和领导核心作用，不断提高党员的政治素质和思想水平，扎实有效地开展党建和思想政治工作。在临床医疗工作中，以"病人利益第一，提高服务质量"为宗旨，在临床医疗和科研工作中，锐意进取，砥砺前行，充分发挥了党支部的战斗堡垒作用和共产党员的先锋模范作用，在2020年新冠肺炎疫情防控工作中，全员报名参与抗疫斗争，在武汉、市内、院内的一线抗疫战场上均有我支部党员的身影。

风湿免疫科支部各位党员精诚合作，相互支持，共同创造了团结向上氛围，认真践行党员职责，增强了党组织的凝聚力。我们将继续一如既往地努力学习，加强自身修养，提高个人和科室整体的医、教、研水平，为医院的发展作出贡献。

四、科学研究

我科开展了系统性红斑狼疮、原发性干燥综合征等结缔组织病并发肺动脉高压的大量研究。

2015年，我科参与制定了《中国成人系统性红斑狼疮相关肺动脉高压诊治共识》。

2016年，被授予全国"风湿病相关肺动脉高压规范诊治示范中心"称号。目前我科已建立了CTD－PAH数据库，并参与了中国系统性红斑狼疮研究协作组－肺动脉高压（CSTAR－PAH）队列的相关研究，并借助该平台对包括本单位的全国13个诊疗中心的292名确诊的系统性红斑狼疮相关肺动脉高压患者进行了横断面研究，该研究获得国家重点研发计划精准医学研究重点专项及国家高技术研究发展计划项目的支持。此外，科室还开展了"心脏磁共振评价风湿病相关肺血管病的临床应用""右心漂浮导管检查确诊风湿病相关肺高血压"等特色医疗技术的研究。

在CTD－ILD研究方面，我科目前正在建立患者队列，为课题的开展提供了保障。参与制定了《2018中国结缔组织病相关间质性肺病诊断和治疗专家共识》，为提高临床医生对CTD－ILD的认识、规范我国CTD－ILD临床诊疗水平提供有利依据。肺间质纤维化基础研究方面，我科进行了大量工作，曾在 *INFLAMATTION* 报道了沙利度胺抑制H1N1流感小鼠肺部炎症，从而显著改善小鼠生存率的研究。研究结果表明沙利度胺通过抗炎作用减弱 H1N1 病毒引起的肺损伤。2017 年在 *INFLA-MATTION* 杂志上首次报道了 *TrxR* 与肺纤维化的关系。同年在 *American Journal of Translational Research* 杂志上发表文章,在实验大鼠上再次印证了沙利度胺通过作用于 Trx 系统从而具有抗肺纤维化的作用。此外还开展了"吡非尼酮治疗风湿病相关肺间质病""血清 KL－6 水平在风湿病相关肺间质病诊断及病情评估中的应用"等相关临床研究。目前,我科正在通过开展基础研究深入探讨多种生物标记联合应用的意义,建立临床特征、影像学特征、多种分子标记物相结合的诊断模型。

在类风湿关节炎(RA)早期诊断、早期治疗及发病机制的研究方面,我科在天津市率先开展了关节超声、关节 MRI 等临床新技术的探索,并同时开展部分基础研究,已完成"RF 与 anti－CCP 的流式微载体检测技术在类风湿关节炎诊断中的应用""类风湿关节炎中瓜氨酸化自身抗原的蛋白组学研究""性激素和细胞因子相关性在类风湿关节炎中的作用机制研究""自身抗原翻译后修饰在 RA 发病机制中作用的研究","类风湿关节炎非干预性药物治疗疗效及安全性的多中心队列研究""白芍总苷在未分化关节炎发展及转归中作用的研究"等相关工作。获得天津医科大学组织认定的科学技术成果 1 项,获得天津市科技进步奖三等奖 1 项,奠定了坚实的工作基础。天津市医药卫生重点攻关项目"类风湿关节炎早期诊断与规范治疗的临床研究"也已经结题,为深入开展 RA 早期诊断、早期治疗方面的研究提供详实的临床数据,包括未分化关节炎的临床观察、关节能量多普勒超声的应用、新诊断标准的验证等。我科在国内率先开展了类风湿关节炎患者血清钙网织蛋白检测技术,为提高类风湿关节炎的早期诊断及进一步揭示类风湿关节炎发病机制提供了新的更特异更灵敏的检测指标,该技术也在天津市卫生局科技攻关项目——类风湿关节炎早期诊断与规范治疗的临床研究中占有一定地位,具有先进性、创新性和临床推广性,且发表了 SCI 及中华系列文章。此外,还开展了肌骨超声早期评价类风湿关节炎、托法替尼治疗类风湿关节炎的应用、云克治疗类风湿关节炎的应用等临床和基础研究项目。

科室依靠强大的临床和科研技术能力和优势,通过系统管理,建立了特发性炎性肌病、ANCA 相关性血管炎患者的资料库、数据和样本库,并深入开展了相关临床和基础研究。同时,作为主要专科参与组建胸腺相关自身免疫性疾病综合诊治中心,该中心在全国和天津市均处于领先地位。目前,已完成"重症肺炎大鼠肾上腺皮质功能及其糖皮质激素受体的研究",并开展了"流式细胞术检测 T 细胞亚群早期识别和预防免疫损伤患者感染""利妥昔单抗治疗风湿病相关视神经脊髓炎""超声造影在大动脉炎病情活动度及疗效评估中的应用""肌肉核磁在炎性肌病中的应用""肌炎抗体谱在炎性肌病中的临床应用""PET－CT 在大动脉炎中的应用""免疫吸附在系统性红斑狼疮治疗中的应用"等研究,为风湿免疫病疑难危重症及风湿免疫病少见病/罕见病的诊治提供可靠理论依据。

五、名医成果

天津医科大学总医院风湿免疫科是天津医学会风湿病学分会主任委员单位,率先在天津市开展风湿病临床诊治与研究,积极促进天津医学会风湿病学分会成立,为天津市风湿病学科建设发挥了重要作用。原科室主任巩路教授为学科带头人,鼓励青年医生学习风湿病专业,积极开展风湿病学习班及讨论会,为风湿病学科事业培养了大量的后备人才,将天津市风湿病学科建设进一步发展和壮大。巩路教授曾任中华医学会风湿病学分会委员、天津市风湿病学分会主任委员。现任天津医学会理事、天津免疫学会理事、天津市医师协会风湿免疫科医师分会副会长。在巩路教授的推动下,2011 年科室更名为感染科/风湿免疫科,为风湿病学专科的独立奠定了基础。2013 年风湿免疫科成为独立科室,魏蔚教授担任科主任,在前辈工作的基础上魏蔚教授将天津市风湿病学科事业发展推上了新的高度,连续 3 年入围中国医院科技影响力的榜单,名次逐年提高,扩大了天津风湿病学科在全国范围内的知名度和影响力。魏蔚教授现任中华医学会风湿病学分会常务委员、中国医师协会风湿免疫科医师分会常务委员、中国医师协会风湿免疫科医师分会风湿病相关肺血管/间质病(学组)委员会副主任委员、天津市医学会风湿病学分会主任委员、天津市医师协会风湿免疫科医师分会副会长，先后参与多项国家级及省部级以上课题；并荣获天津市卫生系统引进新技术填补空白项目奖和天津市科技进步奖。

我科青年骨干、科副主任孙文闻教授临床及科研能力突出，先后参与多项省级及以上科研项目，2013年获天津医科大学总医院"新世纪人才称号"，现任天津市医学会风湿病学分会常务委员、天津市医师协会风湿免疫科医师分会常务委员、中华医学会内科学分会免疫净化与细胞治疗学组委员会委员、中国医师协会风湿免疫科医师分会风湿病相关影像学组委员、海峡两岸医药卫生交流协会风湿免疫病学专业委员会委员。科副主任李昕教授，硕士研究生导师，现任天津市医学会风湿病学分会委员、天津市医师协会风湿免疫科医师分会委员、中国医师协会风湿免疫科医师分会骨关节炎学组委员、中国生物工程学会免疫治疗工程分会委员。张娜副主任医师，目前主要研究方向为风湿病相关肺损害，主持参与多项基础课题研究及临床队列研究，有着深厚的基础研究及丰富的临床经验，作为专家组成员参与《中国成人系统性红斑狼疮相关肺动脉高压诊治共识》及《2018中国结缔组织病相关间质性肺病诊断和治疗专家共识》的制定。现任中华医学会风湿病学分会青年委员、中国医师协会风湿免疫科医师分会青年委员、中国医师协会风湿免疫科医师分会风湿病相关肺血管/间质病（学组）委员、天津市医师协会风湿免疫科医师分会委员，天津市医学会风湿病学分会委员兼秘书。

六、医疗工作

风湿免疫科年出院病人超过2400人次，年门诊量近10万人次。科室具备一支具有较强临床工作能力的学科队伍，对系统性红斑狼疮、干燥综合征、类风湿关节炎、强直性脊柱炎、骨关节炎、痛风、银屑病关节炎等风湿免疫常见疾病，以及多发性肌炎、皮肌炎、抗磷脂抗体综合征、系统性血管炎等少见、难治性风湿病的诊治具有丰富的经验。

为更好地服务患者，科室主任魏蔚教授力主临床专病建设。

2014年，陆续开设"关节病""系统性红斑狼疮""结缔组织病相关肺动脉高压"专病门诊。

2017年，开设"痛风"门诊。

2016年，风湿免疫科成为全国首批"结缔组织病相关肺动脉高压规范诊治示范中心"。

2018年，荣获全国首批"类风湿关节炎规范诊治中心建设达标单位"。我科自2018年至今采用肌骨超声协助诊断类风湿关节炎、骨关节炎、银屑病关节炎、痛风性关节炎等风湿科病例数3000余例，为类风湿关节炎早期诊断、鉴别诊断及规范治疗提供了有力依据。

在切实改善医疗服务、提高医疗质量方面，科室加强医德医风和医疗法律法规、规章制度教育，使每一位职工树立全心全意为病人服务的思想，坚持"以病人为中心"的服务理念，不断提高医疗服务水平、创新服务流程、优化诊疗环境，积极响应并参与医院互联网医疗的理念及工作；建立健全理疗安全管理组织，落实各项核心医疗工作制度和安全措施，做到避免发生医疗差错和事故。

七、人才培养

人才是学术发展的基石，我科注重人才的发展和培养，先后派遣医生前往北京协和医院、北京大学人民医院、北京大学第一医院、北京大学第三医院、上海交通大学医学院附属仁济医院进修学习，选派优秀人员分别赴英国苏格兰Dundee大学、美国加州大学洛杉矶分校、美国宾夕法尼亚大学研修，为专科的发展进一步夯实基础。

风湿免疫科现有天津医科大学留学生教学资格认定教师5人，获天津市优秀教师称号1人，天津医科大学优秀教师称号4人，承担医学生和国际学院留学生临床教学、研究生培养、规范化学员及进修医师的培训工作及全科医学临床技能培训基地的教学任务。自科室建立以来，为切实提高科室人员专业素质，我科加大了本科青年医师、研究生及进修人员培养力度，强化了住院医师规范化培训，举办多层次学术讲座，并邀请院内外知名专家、教授来科室讲座授课，为科室的人才培养营造了良好环境。科室每年均组织以"风湿病新进展"为专题的国家级继续医学教育项目培训班，致力于天津市及周边地区风湿科专科医师的培训。

八、国际交流

在国际交流合作方面，我科自 2017 年开始与美国宾夕法尼亚大学 Perelman 医学院建立了长期的合作关系，自 2018 年 4 月至今，先后派出两名医生赴该学院研修，包括进一步了解 NETS 的发生发展机制；系统性红斑狼疮、皮肌炎的诊治；以及学习建立、传代、杂交、转基因、基因敲除小鼠、骨髓移植小鼠模型等的先进技术，并在导师指导下完成相关专业领域论文 1 篇，发表 ACR 年会壁报 1 张，申请科研项目"The protective effects of Protein Kinase – C alpha gene knockout on lupus prone MRL/lpr mice"。自 2020 年 2 月，开始参与该学院皮肤科关于"细胞死亡和皮肤炎症"与系统性红斑狼疮小鼠动物模型发病机制的相关研究。目前的研究进度已基本完成狼疮小鼠转基因模型的构建工作，且已获得初步成果，发现年轻雌性狼疮小鼠出现皮肤和肾脏炎症以及尿蛋白增加等表现，而 $PKC\alpha$ 基因缺陷的 MRL/lpr 狼疮小鼠在 UVB 暴露后，$PKC\alpha$ 缺陷可能对 MRL/lpr 小鼠 UVB 暴露后的皮肤和肾脏损害产生一定的保护作用，预计进一步的研究将阐明细胞核膜完整性与狼疮发病的影响以及疾病严重程度的影响等相关关系，并于近期发现了 $PKC\alpha$ 介导的 laminB 磷酸化/解聚是细胞核膜破裂并释放中性粒细胞的关键因素（发表于 2020 年 6 月 *EMBO Report*），作为该课题研究的成员之一，吕星博士现进行细胞核膜完整性在 NETosis 发生中的机制以及在 $PKC\alpha$ 缺陷的 MRL/lpr 狼疮小鼠模型中狼疮发病机制的研究。相信这些工作将会进一步阐述系统性红斑狼疮的发病机制，对更深入地认识疾病发挥重要作用，同时更能提升医生及科室的整体科研能力，提高我科的整体学术水平。

九、慈善义诊

自 2013 年科室成立以来，围绕世界关节炎日，每年组织开展义诊宣传活动，目前已坚持了 7 个年头。

2015 年，风湿免疫科青年文明号全体成员为一位年过七旬孤寡老人过生日，用实际行动让老人感受到了亲人般的温暖。

2016 年，联合心胸外科、血液科、神经内科及影像医学科、病理科等多学科创立"天津市胸腺疾病及自身免疫性疾病中心"，为相关的疑难重症患者带来了福音。

2017 年，我科随内科第一党总支联合滨海医院，到医院结对帮扶村——滨海新区杨家泊镇杨家泊村开展义诊服务，接待村民近 200 人，开展送医、送药精准扶贫。

2018 年初，深入蓟州区开展大型义诊帮扶工作，为村民 200 余人开展 3 次义诊咨询。同年配合空港医院三周年庆典活动开展大型专家义诊。

2018 年 5 月，我科举办了"预防痛风从青少年做起"义诊活动。

2018 年底，风湿免疫科组织党团共建活动为一位来自河北省廊坊市的重症患者捐款献爱心，让爱心在寒风乍起的初冬传递。

2019 年 4 月，为提高居民健康保健意识，我科与骨外科联合举办"关爱脊柱和关节健康"义诊活动。

2019 年 9 月，风湿免疫科党支部联合多个党支部开展了送医回乡大型义诊活动，34 年前一场暴发性阿米巴肝脓肿席卷河北省沧州市青县，京津冀三地专家奔赴青县全力以赴共抗疫情，34 年后总医院再次来到青县，为当地医疗团队带来先进医疗理念，共同服务青县百姓。

2019 年底，风湿免疫科党支部再次走进了社区，为社区的老人带来了一场"保护骨关节、齐做关节操"的义诊宣教活动。

通过健康宣教深入浅出地为居民提供了健康的生活知识，纠正了既往的认识误区。在义诊活动中，更好更快地将医疗资源带到社区及乡村，结合专业特色，充分发挥资源优势，为困难居民带来实实在在的帮助。

十、健康科普

风湿免疫科自 2013 年成立以来，非常注重公众健康科普及患者教育宣讲。会不定期以进社区、做客直播间、邀请群众参与等方式举办大型科普活动，病房也会每月至少 2 次对住院患者进行针对性患教，如类风湿关节炎的关节护理、系统性红斑狼疮的皮肤护理、低盐低脂高蛋白的日常饮食指导、风湿病患者如何正确服用激素、如何识别光过敏食物、新冠肺炎疫情期间如何正确有效洗手等各类风湿病相关患者日常护理知识及生活指导。

2015 年 8 月，风湿免疫科为加强强直性脊柱炎和类风湿关节炎患者对于疾病和正规治疗的认知、有效控制病情，同时关注患者心理健康、提高生活质量，举办"爱，让我们挺直做人"公益科普活动，并向参与患者发放纪念品。

2015 年 10 月，于我院第一住院部三楼阶梯教室举办"系统性红斑狼疮是什么病？"主题科普宣教活动，使大众更好地理解该疾病并切实有效地帮助周围的患病亲友一起战胜疾病。

2015 年 11 月，举办"风湿病与营养"主题活动，指导风湿病患者及家人如何更健康、更营养地饮食，为疾病治疗保驾护航。

2015 年 12 月，风湿免疫科关爱风湿病患者教育讲堂再次开讲，关注"骨关节炎的运动和健康"，为广大中老年人科普什么是骨关节炎及改善关节疼痛的日常自我管理。

2016 年 1 月，为普及风湿病知识、提高患者对疾病规范诊治的认识，风湿免疫科举行"保护关节动起来——关节炎诊治"科普活动。

2017 年 3 月，结合开展"长治久安、妙不可炎"中国骨关节炎患教项目，天津医科大学总医院风湿免疫科联合中国初级卫生保健基金会，举办了全国首场骨关节炎、类风湿关节炎患者教育活动。

2019 年 8 月，风湿免疫科针对老年人多发的关节炎及相关疾病，结合"老年人就医服务月"活动展开系列患教、科普工作。

2019 年 8 月，风湿免疫科魏蔚主任、孙文闻副主任做客天津都市频道《健康直播间》栏目，科普针对类风湿关节炎的治疗方法，解答有关类风湿关节炎的种种疑问。

2019 年，巩路、魏蔚两位教授做客新华社"新华大健康"节目，科普风湿病相关知识。

2019 年 11 月，风湿免疫科党支部进到昆明路社区进行科普、宣教，更好地帮助了老年人认识骨关节炎和骨质疏松的病因，并指导正确的日常护理。

2020 年，因新冠疫情影响，未再组织大型集中的科普宣传活动，但仍持之以恒并有针对性地对病房患者进行宣教工作。

2020 年 6 月，魏蔚主任、韩锋主任、孙文闻及张娜主任代表科室参加了京东名医直播关爱有约节目，宣传了类风湿关节炎患者的自我防护及疾病管理知识。2020 年 12 月，孙文闻主任参加了天津电视台关于"世界强化免疫日"主题的专访。同月孙文闻主任在我院互联网医院上进行了"中老年人全身酸痛、低热乏力？小心风湿性多肌痛"为主题的科普讲座，为有相关困扰的中老年人群带去了解除痛苦的希望。

附录 7 肾脏内科大事记

一、组织机构

1978 年，全国肾脏病学者在北戴河首次召开全国学术会议，总医院翟德佩教授作为天津市代表参加了此次会议。

1980 年，中华肾脏病学会成立，翟德佩教授当选为第一届常务委员。

1985 年，中华肾脏病杂志创刊，同年翟德佩教授领导的总医院肾脏内科创建。这是天津市首家肾脏病专科，也是国内最早的肾脏内科之一。

创立 31 年间，在翟德佩、赵立全、林珊、闫铁昆等四任科主任的带领下，总医院肾脏内科的历代同仁刻苦钻研，勤恳工作，为天津市肾脏内科专业发展和人民健康事业作出了重要贡献。

2015 年起，在闫铁昆主任带领下，总医院肾脏内科继续快速发展。目前，肾脏内科在总医院滨海医院、总医院空港医院、医联体社区医院都设有专科门诊。总医院本部肾脏内科开设了 IgA 专病门诊和 CKD 专病门诊，为广大患者提供更加专业和细化的治疗及长期随访。同时，与普外科合作，开展 CKD 继发性甲状旁腺功能亢进患者甲状旁腺全切术加自体异位移植术并取得成功。与血液科、骨科、风湿免疫科合作，成立了天津市多发性骨髓瘤诊治中心。

目前，总医院肾脏内科亚专业齐全，是天津市唯一集肾脏门诊、病房、血液透析中心、腹膜透析中心、肾脏病理室、肾脏实验室为一体的肾脏病专科科室，实现了肾脏病的准确诊断及一体化治疗，已经成为天津市最大的肾病诊疗中心。

二、基础建设

2015 年 8 月，天津医科大学总医院空港医院血液透析中心建立，开放透析床位 42 张，占地面积 1200 平方米。

2016 年 7 月起，血液透析中心优化配置，床位扩增，目前有床旁连续血液净化机 4 台，透析床位已达 110 余张，占地面积增至 2250 平方米。除血液透析外，腹膜透析工作发展迅速，目前有 500 名在透患者。

目前，总医院本部肾脏内科病房开放床位 68 张，年出院患者 2100 余人，年门诊量 128 000 余人次，年血液净化 5 万余人次。

三、党群生活

肾内科党支部在医院党委和内科党总支的领导下积极开展党建工作，认真落实"三会一课"制度，认真学习中国特色社会主义理论和党的方针政策，要求每一位党员在关键时刻能站出来，起到模范先锋作用。

多年来一直贯彻执行院党委要求的"千名党员下社区"和"最佳党日"活动，将业务特长与党建活动相结合，走进敬老院、社区服务中心等开展科普宣讲和义诊活动。同时借助多媒体平台开展患者教育活动。关心职工生活，定期组织慰问科室离退休职工。

肾内科广大员工积极参与各项工会活动，拥有多名工会积极分子，多次在运动会和其他文体活动中取得较好名次。

在院领导关怀和支持下，肾科建立职工小家两处，分别位于病房和透析中心，其中肾科病房职工小家布局巧思，设施完善，并被精心管理和维护，在院职工小家评比中获得第一名。同时，肾内科病房还建立了全院第一个为哺乳女同志服务的"妈咪之家"，环境温馨舒适，大大提高了适龄女职工的幸福感和获得感。

四、科学研究

慢性肾脏病矿物质与骨代谢紊乱（CKD－MBD）基础研究方面，在尿毒症患者、CKD 动物模型及体外实验中，观察了尿毒症血管钙化的机制及危险因素、干预措施，探讨了骨化三醇、帕立骨化醇对尿毒症钙磷代谢、继发性甲旁亢和血管钙化的影响，对成纤维细胞生长因子 23（FGF23）和 klotho 作用靶点及机制等内容。完成了多项相关课题，包括国家自然科学基金课题 2 项（林珊，klotho 调控的 wnt 信号对尿毒症骨代谢的影响，面上项目；刘晓峦，Clusterin 在 CKD 心脏瓣膜钙化的作用机制，青年项目）、天津市自然科学基金课题 1 项（klotho 调控的 wnt 信号对尿毒症成骨细胞功能的影响），卫生局重点攻关课题 1 项（帕立骨化醇对慢性肾脏病患者心血管并发症的影响）等。

免疫性肾小球疾病的基础研究方面，对 ANCA 相关性小血管炎肾损害、IgA 肾病、抗肾小球基底膜病等疾病进行了比较深入的研究。①在 ANCA 相关性小血管炎肾损害基础研究方面，徐鹏程主任医师获 2 项国家自然科学基金委资助项目（"ANCA 诱导的 ROS 在调控中性粒细胞凋亡 / NETosis 转换中的作用机制"，青年基金，"ANCA 相关血管炎中 mCRP 放大中性粒细胞致病性活化的机制"，面上项目），在 SCI 收录杂志发表多篇论著；②IgA 肾病基础研究方面，刘友霞博士主持的国家自然科学基金"IgA 肾病 IgA 分子糖基化缺失的分子机制研究"（青年基金），探讨了 IgA 肾病患者遗传背景对疾病表型的影响，以及糖基化缺失的 IgA 在 IgA 肾病发病中的重要作用，在 SCI 收录杂志发表多篇论著。2018 年，刘友霞博士获得"总医院卓越新星"称号并获得 50 万元科研基金，用于"糖基化缺失的 IgA 在 IgA 肾病发病中的作用"课题研究；③在抗肾小球基底膜病等疾病的基础研究方面，胡水怡博士主持 1 项国家自然科学基金科研课题（CD103 + 树突状细胞在抗肾小球基底膜病中 CTL 细胞依赖性免疫损伤中的作用机制，青年项目），对树突状细胞在抗肾小球基底膜病中的作用进行了深入研究，在 SCI 收录杂志发表多篇论著。顾秋华博士主持 1 项国家自然科学基金科研课题"CD4 + T 细胞内补体 C3 活化在抗肾小球基底膜病发病机制中的作用研究"（青年项目）正在进行。

糖尿病肾病基础研究方面，贾俊亚副教授主持的国家自然科学基金"Ang 1～7 受体 mas 在糖尿病肾病肾小球硬化中作用的研究"（青年项目）对糖尿病肾病中 RAS 激活所致足细胞损害进行了较为深入研究，李栋副主任医师主持的"miR - 124 调控 β1 - FAK 通路参与足细胞黏附损伤的机制研究"（天津市自然科学基金），林珊教授主持的"糖尿病肾病小管上皮细胞炎症因子表达改变与肾功能损害关系"（天津市卫生局课题）均顺利结题，并有多篇重要论文发表。经鉴定该项研究达国际先进水平，获天津市科技进步三等奖。

五、名医成果

闫铁昆，主任医师，1987 年毕业于天津医科大学，2009 年于天津医科大学获得硕士学位，从事肾脏内科临床工作近 30 年，具有丰富的临床经验。任中华医学会天津肾脏病学分会委员（兼秘书），天津市血液净化质控中心委员，天津市心脏学会理事，天津市心脏学会高血压和心力衰竭专业委员会常务委员，天津市医师协会肾脏内科医师分会委员。参与多项国家自然科学基金及省部级课题的研究工作；主持院级课题研究。在 SCI、中华肾脏病杂志及国内其他核心期刊发表学术论文多篇，主要致力于血液透析患者血管钙化的研究。擅长各种原发及继发性肾脏病及疑难、危重症的诊断、治疗，尤其血液净化在危重患者中的治疗方面积累丰富的临床经验，擅长动静脉内瘘成形术。致力于慢性肾功能不全进展机制的研究，尤其是慢性肾脏病矿物质和骨代谢异常（CKD - MBD）患者血管钙化发生及进展机制研究。

林珊，教授、主任医师，博士生导师，中共党员。毕业于天津医学院医疗系，从事肾脏内科临床工作近 40 年。现担任中华医学会肾脏病学分会委员，卫生部肾病学专业医疗质量管理控制专家，天津医学会肾脏病分会名誉主任委员，天津医学会理事，天津医师协会理事，中国医师协会肾脏病分会常务委员，中国中西医结合肾脏病学会常务委员，中国非公立医院肾脏病透析专业委员会常务委员，全国科学技术名词审定委员会肾脏学名词编写委员会编委，中国医药教育协会泌尿与血液净化专业委员会常务委员。担任《中华肾脏病杂志》《肾脏病透析移植杂志》《中华国际医学论坛（电子版）——肾病专刊》《天津医药》《天津医科大学学报》等多家杂志编委。擅长各种原发及继发性肾脏病及疑难、危重症的诊断、治疗，致力于肾性骨营养不良、糖尿病肾病发生及进展机制的研究。参与制定长效二氢吡啶类钙通道阻滞剂在慢性肾脏病高血压中应用、糖皮质激素治疗肾脏疾病、重组人促红细胞生成素在肾性贫血中合理应用等多项专家共识，参与制定血液净化标准化操作规范（SOP）及腹膜透析标准化操作规范（SOP），参与编写《临床诊疗指南（肾脏病学分册）》《临床技术操作规范·肾脏病学分册》等多个肾脏病专业治疗规范。先后主持国家及省部级课题 7 项，获得天津市科技进步奖一项,在国内外学术期刊发表论文五十余篇,培养博硕士研究生三十余名。

六、医疗工作

肾脏病临床专业团队通过30年来的不断努力,总结了一套行之有效的急、慢性肾脏病规范化及个体化治疗方案。在肾科病理室及血液科、彩超室等各兄弟科室技术支持下,对各种急性、慢性肾小球肾炎、间质性肾炎等原发性肾脏疾病及糖尿病肾病、狼疮性肾炎、肾淀粉样变性、多发性骨髓瘤肾病等继发性肾损害可做到快速、准确诊断及精准治疗。在血液透析并发症如继发性甲状旁腺功能亢进、肾性骨病、血管钙化的诊治方面积累了丰富的临床经验。肾科临床实验室由翟德佩教授筹建,是天津市第一个也是目前唯一一个肾科专业实验室。开展项目有抗磷脂酶 A2 受体抗体、尿微量白蛋白肌酐比值、尿醋酸纤维膜电泳(尿蛋白原盘电泳)、尿酶 NAG、GAL,尿酸化功能、尿 FDP、尿肌酐定量等,为科内、院内及市内兄弟医院肾脏病检查及治疗提供了方便,为科研工作的开展作出了贡献。备有全自动、半自动生化分析仪,冰点渗量仪,自动电位滴定仪等先进诊疗仪器,实验技术水平走在天津市前列。

肾脏病理专业。肾科病理室已成为天津市最大的肾活检穿刺及病理诊断中心,也是唯一一家独立完成肾活检穿刺及病理诊断的科室。肾科病理室具有专业资格的病理医师2名,技师1名,3个工作日出具报告,危重病理24小时内出报告。肾脏病理室常规进行 PASM、PAS、MASSON、HE 染色,免疫荧光检查(IgA、IgG、IgM、C3、C4、C1q、FRA)及电镜检查。肾脏病理室除常规检查项目之外,开展多项特殊检查项目,包括Ⅳ型胶原 α3 链、α5 链、Ⅲ型胶原、HBsAg、HBcAg、HCVAg、刚果红染色、轻链 κ 链、λ 链、IgG 亚型(IgG1、IgG2、IgG3、IgG4)、炎性细胞分型(CD4、CD8、CD5、CD19、CD56、CD20)、管周微血管染色及计数(CD34)、Fibronectin、足细胞检测(WT1、PCX)等,对肾脏疾病尤其是疑难病例及少见病例起到了重要的诊断及鉴别诊断作用。肾脏病理亚专科开展项目齐全,对各种疑难肾脏病诊断及鉴别诊断提供重要的依据,如淀粉样变性肾病、免疫触须样病变、肾小动脉胆固醇结晶栓塞症、血栓性微血管病、脂蛋白肾病、轻链沉积病、IgG4 相关性肾病等。肾脏病理广泛用于各类原发性肾小球病、间质小管肾病、继发性肾脏病等病种的快速诊断,是肾脏疾病明确诊断的金标准。同时帮助天津市多家医院完成肾活检病理诊断,带动了全市的共同发展。

血液净化和血管通路专业。总医院肾脏内科血液净化中心业务项目齐全,开展血液透析、血液滤过、血液透析滤过、连续性肾脏替代治疗、血液灌流、血浆置换、免疫吸附等多项技术。独立开展动静脉内瘘成形术、中心静脉长期及临时置管术、腹膜透析置管术等多项技术。血液净化中心现有固定透析患者 400 余人。对有并发症和合并症的终末期肾衰竭的患者治疗积累了较丰富的经验,如肾衰合并心衰、合并胰腺炎、合并脑出血等,患者存活率和生存质量较高。同时,床旁血液净化治疗还辐射全院应用于多脏器衰竭、脓毒症、严重创伤、急性坏死性胰腺炎、急性中毒等危重疾病抢救,也给格林巴利综合征、溶血尿毒综合征、血栓性微血管病、重型狼疮、家族性高脂血症等难治性疾病带来了新的治疗机会。腹膜透析中心坚持实行腹透网上登记制度,购置自动化腹膜透析机,并先后多次派医护人员外出进修学习。已培养专职腹透医生 3 名,专职腹透护士 3 名,腹膜透析患者达到 50 余人。

七、人才培养

肾脏内科不断优化人才梯队建设。在天津医科大学总医院建院 70 年的今天,学科成员已增加至 92 人,其中高级职称人员 10 人,博士研究生导师 1 人,硕士研究生导师 3 人。各个亚专业快速发展,肾脏疾病诊疗水平达到国内先进水平。

目前,肾脏病临床各亚专业迅速发展。肾脏病诊治临床亚专业由闫铁昆主任任学术指导,团队骨干有江建青、韩鸿玲、江建青、李晓莉、徐鹏程、龙香菊、贾俊亚、郑振峰和李栋等一批中青年专家,肾脏病理亚专业由闫铁昆主任任学术指导,有韩鸿玲、郑振峰、韦丽、商文雅等临床和病理专业技术人才，血液透析和血管通路专业：闫铁昆主任任学术带头人，团队骨干有徐鹏程、李栋、李莉娜、张凯、武占飞等一批中青年专家，腹膜透析专业：拥有江建青、贾忠辉、李栋等中青年专家。

肾脏病年轻科研人才不断成长，成绩突出。徐鹏程主任医师在 ANCA 相关血管炎方面、刘友霞博士在 IgA 肾病基础研究方面，胡水怡、顾秋华博士在抗肾小球基底膜病等疾病的基础研究方面、刘晓峦博士在 CKD 心脏瓣膜钙化研究方面均有突出建树。

八、慈善义诊

在医院党委和内科党总支的领导下，肾内科党支部每年组织多名肾科医生参加社区义诊活动。肾科每年"世界肾脏日"举行义诊活动（包括线上）。

九、健康科普

2006 年 3 月 9 日，举行首届"世界肾脏日"健康科普教育会议，会议主题"关爱健康，呵护肾脏——及早诊断，积极预防"。

2007 年 3 月 8 日，举行第二届"世界肾脏日"健康科普教育会议，会议主题"了解您的肾脏——您的肾脏健康吗?"

2008 年 3 月 13 日，举行第三届"世界肾脏日"健康科普教育会议，会议主题"令人惊奇的肾脏——肾脏每天过滤 200 升血液"。

2009 年 3 月 12 日，举行第四届"世界肾脏日"健康科普教育会议，会议主题"稳定血压，保持肾脏健康"。

2010 年 3 月 11 日，举行第五届"世界肾脏日"健康科普教育会议，会议主题"保护您的肾脏，控制糖尿病"。

2011 年 3 月 10 日，举行第六届"世界肾脏日"健康科普教育会议，会议主题"齐保肾，同护心"。

2012 年 3 月 8 日,举行第七届"世界肾脏日"健康科普教育会议,会议主题"捐献肾脏,延续生命"。

2013 年 3 月 14 日，举行第八届"世界肾脏日"健康科普教育会议，会议主题"防止急性肾损伤"。

2014 年 3 月 13 日，举行第九届"世界肾脏日"健康科普教育会议，会议主题"健康肾脏、美好生活：关注老年慢性肾脏病"。

2017 年 3 月 9 日，举行第十二届"世界肾脏日"健康科普教育会议，会议主题"远离肥胖，远离肾脏病"。

2018 年 3 月 8 日，举行第十三届"世界肾脏日"健康科普教育会议，会议主题"关注肾脏病，关爱女性健康"。

2019 年 3 月 14 日，举行第十四届"世界肾脏日"健康科普教育会议，会议主题"肾脏健康，关乎你我"。

2020 年 3 月 12 日，举行第十五届"世界肾脏日"健康科普教育会议，会议主题"人人可享、处处可及——从预防到诊治"。

附录8　血液科大事记

一、组织机构

天津医科大学总医院血液内科前身为内科血液组。20 世纪 60 年代，刘文会教授、俞娴武教授曾与中国医学科学院血液学研究所杨崇礼、杨天楹等教授合作研究血液细胞形态学，成立血细胞形态学实验室。

1972 年，内科成立血液组，有床位 28 张，拥有独立的门诊及血液学实验室，刘文会教授任组长，有主治医师 1 名、住院医师 6 名、技术员 3 名。

1986 年，主楼落成后，病房迁入主楼，成立血液内科，有床位 20 张，程毓倩教授任行政主任，有教授(主任医师)2 名、副主任医师 3 名、主治医师 5 名、住院医师 2 名。

1998 年，血液内科床位增至 37 张，宋文秀教授任行政主任，有教授(主任医师)4 名、副主任医师 2 名、主治医师 5 名、住院医师 2 名、技术员 3 名。

2001 年，张丽彤副主任医师任血液内科负责人。

2004 年，邵宗鸿教授从中国医科院血液学研究所来到医院血液内科担任科主任和学术带头人，付蓉教授担任科室副主任。床位增至 69 张，有教授(主任医师)6 名、副教授(副主任医师)5 名、主治医师 5 名、住院医师 7 名和技师 6 名。

2012 年，有博士生导师 2 名、硕士生导师 6 名、教授(主任医师)7 人、副教授(副主任医师)12 人、在读博士 11 名、在读硕士 32 名。

2019 年，付蓉教授担任血液内科党支部书记并主持科室工作。

2020 年，李丽娟主任医师、宋嘉副主任医师、王化泉主任医师担任科室副主任。至 2020 年，科室目前医师岗 54 人、护理岗 61 人、科研技术岗 8 人；其中正高级职称 10 人、副高级职称 19 人、中级职称 48 人、初级职称 38 人；博士学位 32 人，硕士学位 21 人。

天津医科大学总医院血液内科成立至今近 50 年，在刘文会主任、程毓倩主任、宋文秀主任、张丽彤主任、邵宗鸿主任及付蓉主任的带领下，逐步发展壮大！科室在各类良性血细胞减少症、骨髓增生异常综合征(MDS)、白血病、淋巴瘤、骨髓瘤和免疫性血小板减少症的基础与临床工作方面都取得了丰硕成果。血液内科始终强调学科要"全面发展，突出特色""疗效是学科的生命力"。床位使用率超过 200%，全病种血液病患者中外地患者达 40%，红细胞疾病患者中外地患者超过 70%，患者来自全国各地，患者的住院天数逐年减少，科室连年被评为天津医科大学总医院的十佳科室。

我科护理团队也在不断发挥发展。1999—2003，刘敏华任血液内科护士长。2003—2004，冯向丽任血液内科护士长。2010 至今，刘洁任血液内科护士长。2008 年，刘洁获得第九届天津市高校青年教师教学基本功大赛优秀奖。2010 年，刘欣获得卫生局岗位练兵技术比武优胜者称号。2012 年，刘欣获得天津市第二届青年护士护理技术基本功竞赛三等奖。2013 年，刘洁获得总医院十佳护士长，当选天津市输血协会第四届临床输血工作委员会委员；司马欣获得总医院十佳护士。2014 年，刘欣获得天津市第三届青年护士护理技术基本功竞赛三等奖；刘洁获得总医院十佳护士长；司马欣获得天津市静疗专科护士资质；辛圆圆获得天津市静疗专科护士资质。2015 年，刘洁获得总医院十佳护士长及天津市静疗专科护士资质。2016 年，司马欣获得总医院十佳护士。2017 年，刘欣任血液内科 A 区护士长；司马欣任血液内科层流病房护士长。2018 年，刘洁当选中华护理学会第二十七届理事会安宁疗护专业委员会专家库成员。2019 年，刘洁获得总医院十佳护士长；2020 年，血液科护理部加入中国血液病护理联盟。

二、基础建设

1999 年，血液内科建立百级层流无菌室，购置彩色图像分析仪、梯度降温速率制冷仪等，并开展血液病相关基础研究。

2005 年，血液内科恢复了血细胞形态学实验室，新组建免疫实验室、血细胞化学实验室、细胞遗传学实验室、细胞生物学实验室、分子生物学实验室、溶血实验室和血细胞单采分离室，购买 Aria I 流式细胞仪，使学科具备了开展高水平临床和科研工作的条件，进一步增强了学科可持续发展的后劲，提高了学科的综合实力，逐渐成为天津市大型血液病诊疗基地。

2006 年，新建血液内科三病区层流无菌病房 12 张病床。

2012 年，病房迁入第三住院部，共有编制床位 92 张(其中层流无菌病房床位 16 张)。

2017 年，建设职工小家。

2019 年，完成建立造血干细胞移植实验室(含层流室改建)，完成升级改造 Aria I 流式细胞仪，可承担临床及科研提供细胞分选功能。

2020 年，完成职工小家、党建活动室、妈咪之家改扩建工作。目前，科室现有四个病区(含空港病区)，开放床位 155 张，其中层流病房 16 间，层流床 36 张，年门诊量达 4 万人次，出院患者超过 4000 人次。细胞形态学室、血液成分分离室、血细胞免疫室、细胞化学室、细胞遗传学和生物学室等实验室、造血干细胞冻存室等，并建成总面积近 500 平方米的实验室，购入光谱流式细胞仪，均已投入使用。

三、党群生活

1976 年，时任呼吸血液党支部书记宋文秀主任被评选为"市级抗震救灾模范个人"。

2001 年，血液内科成立党支部，瞿文主任任血液内科党支部书记。血液内科党支部积极组织党员思想建设工作，并落实到具体实践工作中。加强支部的政治思想教育，发展党员，形成爱岗敬业的大环境，组织多次党日活动。

2003 年，在抗击非典的战斗中，血液内科党支部作出了卓越的贡献。宋嘉、瞿文、梁勇、刘文莉支援红区。

2012 年，血液内科党支部派出王一浩支援甘肃敦煌。

2017 年，血液内科党支部派出刘春燕支援甘肃平凉市静宁县。

2018 年，血液内科党支部派出江涓涓支援甘肃平凉市静宁县。血液内科团支部获得院级"五四红旗团支部"，宋锦获得校级"优秀共青团员"。

2019 年，付蓉教授担任血液内科支部书记并主持科室工作。血液内科党支部认真落实"党建引领"，发挥总支、支部的作用，加强思想政治建设，增强"四个意识"，坚定"四个自信"，做到"两个维护"。每月开展 1 次支部委员会，党支部书记讲党课，支部集中学习，开展专题组织生活会，千名党员服务基层，开展"不忘初心、牢记使命"主题教育学习。血液科党支部获天津医科大学总医院 2018—2019 年度"先进基层党组织"称号。刘召云荣获天津医科大学 2018—2019 年度"优秀共产党员"称号，刘召云荣获天津医科大学总医院 2018—2019 年度"优秀共产党员"称号。血液科护理部获得天津医科大学总医院首批"优秀青年志愿者服务集体"称号，血液内科团支部获得院级"五四红旗团支部"。

2020 年，新冠疫情期间，派出张薇、纪雪和梁盼盼参加天津市第八批援鄂医疗队(天津医科大学总医院支援武汉医疗队)驰援武汉市第一医院，孙莹莹、黄蕾支援院内发热门诊、隔离病房。血液内科医护全员坚守抗疫一线，圆满完成了抗疫的部署，及时救治了大量病人。困难和危险面前，冲锋在前。至 2020 年，血液内科党支部正式党员 42 名，其中支部委员 5 名，普通党员 37 名，血液内科团支部获得校级"五四红旗团支部"(加授)，血液内科团支部获得院级"五四红旗团支部"。宋嘉获天津医科大学总医院"双战双赢"优秀医师，张薇获天津医科大学"抗疫最美白衣天使"、天津医科大学总医院"最美逆行奖"。丁凯获天津医科大学总医院"执着坚守奖"。

四、科学研究

1994 年，血液内科建立硕士学位授权点。

2005 年，血液内科建立博士学位授权点。邵宗鸿教授"重型再生障碍性贫血患者骨髓树突状细胞和 T 细胞功能的研究"获得国家自然科学基金资助，这是血液内科史上第一次获得国家自然科学资金。

2006 年，血液内科获得天津医科大学基金 1 项(邢莉民)，天津市卫生局科技基金 1 项(王化泉）。

2007 年，血液内科获得国家自然科学基金 1 项（付蓉），天津市科技支撑计划重点项目重大疾病防治专项基金（邵宗鸿），天津医科大学基金 2 项（刘鸿、王国锦），天津市卫生局科技基金 1 项（瞿文）。天津市科技进步三等奖（宋文秀）。

2008 年，血液内科主办第三届全国骨髓细胞形态学学习班、天津医学会血液学年会、中国再生障碍性贫血治疗协作研讨会。国家自然科学基金资助课题《重型再生障碍性贫血患者树突细胞和辅助性 T 细胞亚群及功能的研究》获校级科技成果一等奖。全年发表论文 17 篇，新获全国高等学校博士学科点专项科研基金 1 项（邵宗鸿）、"十一五"国家科技支撑计划（第一合作单位）1 项（邵宗鸿）、天津市自然科学基金 1 项（付蓉）。邵宗鸿、付蓉等参与的成果登记题目"重型再生障碍性贫血患者树突细胞亚群数量、功能及其对 T 淋巴细胞调节的研究"获天津医科大学科技成果奖、一等奖。

2009 年，血液内科成为天津医科大学重点学科。2009 年是里程碑的一年，血液内科的第一篇 SCI 刊出，全科共发表论著 19 篇（SCI 收录 1 篇），为随后开展的基础与临床科研工作打响第一炮。同年，开展的"骨髓细胞膜抗体的检测"被评为天津医科大学 2009 年度临床新技术。新增课题：天津市自然科学基金 1 项（王化泉），天津医科大学重点基金 2 项（邵宗鸿、付蓉），天津市卫生局科技基金 1 项（邢莉民）。

2010 年，血液内科利用嗜水气单胞菌溶素变异体（Flaer）检测 PNH 患者 GPI 锚，为确诊或排除 PNH 提供了敏感、特异的指标，该技术获得 2010 年度天津市卫生系统引进应用新技术填补天津市空白项目。邵宗鸿教授荣获"天津市卫生行业人民满意好医生"称号。邵宗鸿教授成为中华医学会血液学分会第八届委员会副主任委员，付蓉教授成为中华医学会血液学分会第八届委员会委员。新增天津市科技进步二等奖 1 项（邵宗鸿），国家自然科学基金 2 项（邵宗鸿、付蓉），卫生部卫生行业科研专项（协作单位）1 项（邵宗鸿），中国医师协会基金 1 项（王化泉），天津市卫生局攻关项目 1 项（邵宗鸿），天津市卫生局课题 1 项（王一浩），天津医科大学教学课题 2 项（邵宗鸿，宋嘉）。同时派出多名技术骨干参加国内外学术交流，如 ASH 及 EHA 等。

2011 年，血液内科主办天津医学会血液学分会 2010 年度学术年会暨全国骨髓衰竭性疾病诊治继续医学教育学习班。开展两项新技术：染色体荧光原位杂交分析、实时定量 PCR。天津市卫生系统引进应用新技术填补市空白项目两项：骨髓造血细胞分化抗原检测、骨髓单个核细胞 DLK‐1 检测。中华医学会血液学分会换届选举中，邵宗鸿教授荣升中华医学会血液学分会第八届委员会副主任委员，付蓉教授荣升委员。中国免疫学会血液免疫学分会换届选举中，邵宗鸿教授被选为中国免疫学会血液免疫学分会候任主任委员。新获资助课题 6 项：天津市卫生行业重点攻关项目 1 项（邵宗鸿），天津市卫生局课题 1 项（刘惠），天津医科大学课题 1 项（王一浩）。共发表论著 12 篇（SCI 收录 1 篇），述评 1 篇。新增博士生导师 1 名（付蓉），硕士生导师 1 名（王化泉）。派出多名技术骨干参加国内外学术交流，如 ASH、EHA 及 EBMT 等。

2012 年，血液内科主办全国红细胞疾病学术研讨会、天津市血液学年会、全国骨髓衰竭性疾病继续医学教育学习班并主持亚太地区 PNH 学术研讨会。邵宗鸿教授获天津医科大学教学名师、全国卫生行业优秀党员、天津医科大学校级师德先进个人。新增国家自然科学基金 1 项（王化泉），天津市自然科学基金重点项目 1 项（邵宗鸿）、天津医科大学课题 1 项（丁凯）、天津市卫生局科技基金 1 项（李丽娟）、天津市教委教学课题 1 项（付蓉），获天津市科技进步二等奖 1 项（邵宗鸿）。共发表文章 20 余篇，其中 SCI 收录 4 篇。宋嘉副主任医师获天津医科大学总医院"十佳医生"称号。

2013 年，血液内科获国家药物临床试验机构资格。主办 2012 年度全国红细胞疾病学术研讨会、天津市血液学年会、全国骨髓衰竭性疾病继续医学教育学习班，承办全国第 14 届红细胞疾病学组会议。获国家自然科学基金 1 项，天津市科委防癌支撑项目 1 项。科室共发表 SCI 6 篇，中华系列文章 10 余篇。作为 PI 完成全国 PNH、AA 协作组（中华医学会项目），天津市 AA 登记项目（卫生局重点项目）；参加国际淋巴系统疾病登记项目及组织华北地区淋巴系统肿瘤项目合作（抗癌协会项目）。新增天津市抗癌重大专项攻关计划 2 项（邵宗鸿、付蓉），天津市高等学校科技发展基金计划项目 1 项（岳兰竹），天津医科大学课题 1 项（张薇）。阮二宝主任医师获天津医科大学总医院"十佳医生"称号。

2014 年，主办天津医学会血液学分会 2013 年度学术年会暨全国骨髓衰竭性疾病诊治继续医学教育学习班。开展院级新技术 1 项：记忆 T 细胞在重型再生障碍性贫血患者中的检测。新获资助课题 7 项：国家自然科学基金 2 项（江汇涓、刘春燕），天津市自然科学基金 2 项（付蓉、王化泉），天津市教委课题 2 项（刘春燕、董喜凤），天津市卫生局课题 1 项（王婷）。共发表论文 25 篇，SCI 收录 14 篇。

2015 年，新增天津市科技进步二等奖 1 项（邵宗鸿）、国家自然科学基金 2 项（邵宗鸿、付蓉）、国家自然科学青年基金 1 项（陶景莲）、天津市卫生局重大攻关项目 1 项（付蓉）、天津市自然科学基金（邢莉民、李丽娟）、天津医科大学总医院青年孵育基金 3 项（任悦、齐薇薇、邵媛媛）。共发表文章 30 余篇，其中 SCI 15 篇。同年，成立天津市医师协会血液科医师分会。瞿文主任医师获天津医科大学总医院"十佳医生"称号。

2016 年，血液内科作为承办单位主办全国红细胞疾病（贫血）学术会议，全国骨髓衰竭性疾病继续医学教育学习班，天津市血液学年会及天津市医师协会血液科医师分会会议，并主办骨髓与血细胞形态学学习班。同年，邵宗鸿教授牵头，联合内科其他专业共同申报天津医科大学"十三五"综合投资学科建设项目。同时多名技术骨干参加国内外学术交流，如 ASH、EHA 及 EBMT 等。发表论著 20 余篇，其中 SCI 收录 10 余篇。新增国家自然科学基金 2 项（王婷、郝山凤），天津市科技计划项目 1 项（付蓉）。

2017 年，血液内科主办天津市医学会血液病学分会 2017—2018 年度学术会议暨溶血性贫血的诊治进展、骨髓衰竭性疾病诊疗进展国家级继续教育学习班和天津市医师协会血液科医师分会第四届医师论坛暨首届滨海单克隆免疫球蛋白相关疾病高峰论坛。成立滨海浆细胞病多学科协作组。同年，辅导学生参加临床技能大赛获得天津医科大学临床技能大赛特等奖。发表论著 30 余篇，其中 SCI 收录 20 余篇，"*Deep sequencing of whole genome exon in paroxysmal nocturnal hemoglobinuria*"发表在 Am J Hematol，IF5.5。新增课题：国家级课题 4 项（邵宗鸿、付蓉、齐薇薇、闫莉），天津市自然科学基金 1 项（齐薇薇），天津市教委课题 1 项（张薇）。刘春燕副主任医师获天津医科大学总医院"十佳医生"称号。

2018 年，新增课题：国家自然科学基金 4 项（刘春燕、张薇、邵媛媛、张田），天津科技重大专项 1 项（王化泉），天津市科委课题 2 项（于虹、刘召云），天津市教委课题 2 项（刘惠、丁凯），发表论著 19 篇，其中 SCI 收录 16 篇。同时多名技术骨干参加国内外学术交流，如 ASH、EHA 及 EBMT 等，并做壁报交流。丁凯获得天津医科大学首届卓越教师。李丽娟主任医师获天津医科大学总医院"十佳医生"称号。

2019 年，主办天津市医师协会第五届血液科医师论坛暨老年血液病综合诊治高峰论坛、第十七届全国红细胞疾病（贫血）学术会议，中华医学会第十七次全国红细胞疾病（贫血）学术会议、天津市医学会血液学分会 2018—2019 年度学术会议。同年，血液内科依托医院平台，开展淋巴细胞增高预警，有助于淋巴瘤早期诊断监测。再次明确学科发展方向，以骨髓衰竭性疾病、多发性骨髓瘤、淋巴瘤及老年白血病为重点发展方向，建立精准诊断模型，建设骨髓瘤 MDT 多学科协作平台，实现分层及精准治疗。开展第一例 CAR - T 在淋巴瘤中的应用。2019 年，血液内科共获得国家级课题 4 项（邵宗鸿、付蓉、陈彤、刘召云），省部级课题 2 项（付蓉、王化泉），科室共发表文章 40 余篇，其中 SCI 收录 30 篇。付蓉教授获天津市首届"津门英才"称号，并获天津市"高校学科领军人才"称号。刘春燕副主任医师获天津市"高校中青年骨干创新人才"称号。吴玉红副主任医师获天津医科大学总医院"十佳医生"称号。

2020年,主办天津市医学会、天津市医师协会2019—2020年度学术年会、医师论坛,天津市第一届海河之滨红细胞疾病·骨髓衰竭性疾病高峰论坛。付蓉教授获批教改课题:天津市普通高等学校本科教学质量与教学改革研究计划项目"基于整合医学的临床实践教育改革的探索"。获得天津市科技进步奖二等奖1项(付蓉),国家自然科学基金2项(李丽燕、姜凤娟),天津市科技支撑重大课题1项(付蓉),天津市自然科学基金青年项目1项(陈彤)。发表高水平论文42篇,其中SCI论文32篇,累及影响因子110多分。柔性引进高水平人才2人,为血液内科科研踏上高水平奠定了基础。付蓉教授、邵宗鸿教授获"首届天津名医"称号。张薇主任医师获天津医科大学"十佳教师"称号。

五、名医成果

宋文秀,女,主任医师,教授,前血液肿瘤科主任、硕士研究生导师、天津医学会血液分会常务委员、第一总支委员、呼吸血液党支部书记。曾为市级医疗事故鉴定委员会专家库成员、《中国肿瘤临床》首席审核专家、天津血液学会名誉委员。1976年被评选为"市级抗震救灾模范个人"。发表学术论文50篇,专著9部,主编《贫血基础与临床》,副主编《老年与抗衰老医学》,合译著《高等教育医学考试指南》获国家医学总局优秀图书三等奖、天津市科技进步二等奖。1986—1998年曾三次被评为院、校级模范教师、获授课优秀奖。1986—2000年主持多项院校级、市级科研课题,1990年获中国医学科学院、中国协和医科大学科技进步一等奖,1994年曾获填补市空白新技术项目,1998年获QC局级成果奖,2005年获校级科技进步一等奖。2007年获天津市科技进步三等奖。

邵宗鸿,教授,主任医师,博士生导师。曾任天津医科大学第二医院院长以及天津医科大学总医院血液内科主任、内科教研室主任,并任中华医学会血液学分会副主任委员、中国医师协会血液科医师分会副会长、中国免疫学会血液免疫学分会候任主任委员和临床流式细胞学组主任委员、天津市医学会常务委员,天津医学会血液学分会主任委员、天津市输血协会主任委员、中国抗癌协会(CSCO)常务委员、中国输血协会理事、中华医学会医疗事故技术鉴定专家、中华医学科技奖评审委员会委员、中国医药生物技术协会医药生物技术临床应用专业委员会委员、老年学学会老年肿瘤专业委员会执行委员会委员、卫生部临床路径技术审核专家委员会专家、天津市医疗技术临床应用能力审核专家、美国血液学会海外会员,还任《中华血液学杂志》等10余本国家级专业杂志副总编、副主编及编委以及《Blood》杂志海外审稿人。于1989—1992年和1998年先后两次赴美国学习,多次赴欧美国家进行考察和学术交流。曾荣获"天津市十大优秀青年科技工作者""天津市'九五'立功奖章""天津市劳动模范""天津市优秀教师""天津医科大学教学名师""天津医科大学总医院教学名师""天津市首届卫生行业人民满意好医生""首届天津名医""天津医科大学总医院十佳科主任"等称号。

付蓉教授,中共党员,天津医科大学总医院副院长,血液内科支部书记,博士生导师,教授,主任医师。1992年毕业于天津医科大学,同年分配到天津医科大学总医院血液内科,从事血液病的临床和科研工作。1999年考入中国协和医科大学,2002年获医学博士学位。2004—2005年考取香港大学医学院"郑裕彤奖学金",在香港大学医学院完成博士后工作,主要从事自身免疫性血液系统疾病发病机制的研究。2006年因其突出的业绩被破格晋升为主任医师、教授,2010年遴选为博士生导师。2013年赴澳大利亚墨尔本大学墨尔本皇家医院访问进修。现任中华医学会血液学分会常务委员、中华医学会血液学分会红细胞疾病学组副组长、中国医师协会血液科医师分会委员、中国教育国际交流协会国际医学教育分会副主任委员及临床科学专家组组长、海峡两岸卫生交流协会血液病专家委员会常务委员、北京癌症防治协会红细胞疾病专委会主任委员、天津市医学会血液病学分会主任委员、天津市医师协会血液内科医师分会副会长、中国医师协会多发性骨髓瘤专业委员会委员、中国女医师协会临床肿瘤学专业委员会委员、中国女医师协会第一届血液专业委员会常务委员、中国抗癌协会血液肿瘤专业委员会委员、中国抗癌协会血液肿瘤专业委员会中国MDS/MPN工作组副组长、中国抗癌协会血液肿瘤专业委员会中国慢性淋巴细胞白血病工作组委员、中国医疗保健国际交流促进会血液学分会委员、教育部临床实践教学指导分委员会委员、天津市输血协会临床输血工作委员会副主任委员、天津市抗癌协会血液肿瘤分会常务委员、天津市抗癌协会老年肿瘤专业委员会常务委员、天津市抗衰老学会医学专家,天津医科大学总医院干细胞临床研究学术委员会副主任委员、*Journal of clinical laboratory analysis*（SCI）杂志共同主编,《中华血液学杂志》副主编,《临床血液学杂志》《中国实用内科杂志》及《中国肿瘤临床杂志》杂志编委,《中华内科杂志》及《中华医学杂志》审稿专家,国家自然科学基金评审专家、中华医学科技奖评审专家,中华医学会医疗事故鉴定专家。曾获天津市"131 人才工程（第二层次人选）"、天津医科大学首届"新世纪人才"、天津医科大学总医院"新世纪人才"等人才称号,2014 年获得天津市青年科技奖,2018 年入选天津市首批卫生计生行业高层次人才选拔培养工程,2019 年获"天津市津门医学英才"称号,并获天津市"高校学科领军人才"、天津医科大学"巾帼文明岗"、天津医科大学"第三届中国医师节"十佳医生称号。2020 年当选"首届天津名医"。

六、医疗工作

1973 年,血液组在天津市率先开展了急性白血病联合、分期、间歇化疗和预防中枢神经系统白血病,明显提高了急性白血病的完全缓解率,延长了缓解期和生存期。

20 世纪 80 年代初,血液组建立了铁蛋白、叶酸、维生素 B_{12} 放射免疫测定,血小板抗体、出凝血、溶血性疾病及其他血液相关检测项目,并进行了天津市老年人缺铁性贫血和巨幼细胞贫血流行病学调查。

1986 年,宋文秀教授开展了胚胎造血干细胞输注,治疗再生障碍性贫血、MDS、白血病,还进行了胚胎造血、同位素标记体内追踪、微量元素测定等基础研究,该项目被评为填补天津市医药卫生空白新技术项目。

2003 年,在抗击非典的战斗中,血液内科作出了卓越的贡献。宋嘉、瞿文、梁勇、刘文莉支援红区。

2008 年,血液内科获天津医科大学"院级重点学科"称号。

2014 年,血液内科成为天津医科大学临床重点专科。

2015 年,依托医院平台,发挥综合医院优势,血液内科成立多发性骨髓瘤综合诊治中心。

2016 年,血液内科成立骨髓增生异常综合征精准诊疗中心,充分发挥综合医院多学科优势,大大提高 MDS 诊疗水平。

2017 年,开展球蛋白增高预警,有助于多发性骨髓瘤早期筛查与监测。

2018 年,血液内科成为天津市临床重点学科。

2020 年,血液内科获批第四批"国家血液系统疾病临床医学研究中心分中心"及"第三批天津市血液系统疾病临床医学研究中心",并加入全国及北方慢性淋巴细胞白血病工作组。完善造血干细胞移植实验室,开展第一例多发性骨髓瘤自体干细胞移植。积极开展天津医科大学总医院互联网医院医疗工作。2020 年,2 月 2 日,根据天津市新型冠状病毒肺炎疫情防控指挥部要求,空港医院成为"新冠肺炎"患者集中收治定点医院。血液科积极配合医院部署,全员协作,24 小时内将所有病员安全转往总医院血液科进行不间断治疗。在各级领导的指挥下,成立血液科四病区,收治空港医院转院患者、急诊各种血液指标异常的患者。派出张薇、纪雪和梁盼盼参加天津市第八批援鄂医疗队（天津医科大学总医院支援武汉医疗队）驰援武汉市第一医院,孙莹莹、黄蕾支援院内发热门诊、隔离病房。血液内科医护全员坚守抗疫一线,圆满完成了抗疫的部署,及时救治了大量病人。

七、亚专业特色（各病种特色）

1. 再生障碍性贫血免疫发病机制及免疫治疗　在国家自然科学基金、卫生部基金、天津市自学基金的资助下,系统明了再生障碍性贫血患者的造血干/祖细胞、正负造血调控因子及 T 淋巴细胞在治疗前后质量、功能的变化,提出再生障碍性贫血是 T 淋巴细胞功能亢进导致的造血功能衰竭症。同时以雄激素联合环孢菌素 A(CSA)治疗慢性再生障碍性贫血;首创序贯使用强化免疫抑制合并造血因子(ALG/ATG、CsA 及 HGFs)治疗重型再生障碍性贫血,取得良好疗效,使再生障碍性贫血治愈成为可能。目前科室已成为全国再生障碍性贫血的诊治中心,接诊患者遍及全国。

2. 淋巴细胞功能亢进致造血组织损伤的病因、机制研究及治疗　B 淋巴细胞功能亢进会导致免疫性血小板减少症(ITP)、血栓性血小板减少性紫癜(TTP)、自身免疫性溶血性贫血(AIHA)、Evans 综合征、免疫相关性全血细胞减少症(IRP)及获得性血友病(AH)等。Th 与 T_2 细胞数量及功能失衡是这类自身免疫性疾病病理机制中的重要的环节。针对该环节及其下游环节的治疗已获得较好的临床疗效。探讨归纳、分析不同组织损伤与淋巴细胞功能亢进的关系,深入研究自身免疫性疾病的发病机制及病因,可以为预防和根治自身免疫性血细胞减少其他自身免疫性组织损伤性疾病奠定基础。

3. 阵发性睡眠性血红蛋白尿症(PNH)异常克隆造血调控机制的研究及治疗　在国内最早利用单克隆抗体检测 PNH 患者血细胞膜表面 GPI 耦联蛋白分子,为确诊或排除 PNH 提供敏感、特异的指标。现已完成筛选 PNH 差异表达基因,检测 PNH 患者 T 淋巴细胞、NK 细胞功能状态,探索 PNH 异常造血克隆与免疫耐受的关系。首次采用 DAG、HAG 方案治疗难治/复发 PNH,获得较好的疗效。

4. 骨髓增生异常综合征(MDS)发病机制、诊断、治疗及向白血病转化规律的研究探讨　MDS 患者染色体异常核型数量与疾病进展和预后相关,MDS 患者髓系造血细胞形态、功能(包括生长方式)、抗原表达、周期分布、基因等有明显异常,MDS 患者免疫异常与疾病的恶性程度有密切的关系,MDS 治疗着力于增强机体的免疫功能,使其及时和完全杀灭 MDS 克隆,阻止 MDS 克隆向白血病转化和解除 MDS 克隆对于正常造血的抑制。提出多指标综合诊断 MDS 和分层治疗方案,并于 2016 年成立了天津 MDS 精准诊治中心。

5. 急性白血病完全缓解后微小残留病的检测及根治研究　急性白血病完全缓解后,微小残留病(MRD)是导致复发、影响患者长期生存的主要因素。充分采用现有检测手段动态观察急性白血病完全缓解后 MRD 的变化规律:PCR 检测特异融合基因、Igh/TCR 基因重排;流式细胞仪分析免疫表型;细胞遗传学法检测 MRD 异常核型。通过对 MRD 的检测区分不同预后组,指导治疗决策,达到个体化治疗目的。并探索应用交替半身照射综合方案及中大剂量化疗方案清除急性白血病 MRD。

6. 老年急性白血病生物学特征及诱导缓解的研究　老年急性白血病是急性白血病中的“高危”个体,缓解难,复发易,并发症多,病死率高。科室近年发挥总医院综合医院的优势,采用 IAG 方案单独或联合地西他滨方案诱导缓解取得较好疗效。

7. 淋巴系统肿瘤性疾病的病因学研究及治疗　结合该学科的临床病例统计分析及相关实验室研究,已发现某些巴瘤相关因素,这些因素刺激正常淋巴细胞,使其增生、转化,最终成为恶性细胞。病毒感染是相关因素之一,它与某些癌基因或抑癌基因表达失控以及免疫抑制等因素密切相关。

8. 多发性骨瘤骨病发病机制及预后因素、骨骼重建机制的研究　采用新型靶向治疗药物 Dara 联合硼替佐米(伊沙佐米)、来那度胺、大剂量地塞米松治疗多发性骨髓瘤,并辅以双磷酸盐、降钙素、活性维生素 D 抑制骨质破坏、促进成骨,取得了满意的疗效。于 2015 年成立了天津多发性骨髓瘤综合诊治中心,充分发挥综合医院的多学科优势,大大提高了多发性骨髓瘤的综合诊疗水平。

9. 出凝血发病机制及诊断治疗研究　课题组长期致力于研究免疫性血小板减少症 B 细胞、T 细胞及调节 BT 细胞功能,DC 细胞、NK 细胞对免疫对血小板减少症发病机制的研究,对难治免疫性血小板减少症采用小剂量美罗华治疗,取得良好疗效,对血栓性血小板减少性紫癜采用血浆置换及免疫抑制治疗,取得一定疗效发挥综合医院的优势,多学科协作,极大地提高了 DC 的早期诊断及治疗水平。

10. 骨髓增殖性疾病的研究及治疗 对原发性红细胞增多症及原发性血小板增多症采用血细胞去除及干扰素治疗,取得良好疗效。率先提出骨髓纤维化免疫或恶性克隆的不同发病机制,采取不同的治疗方式。通过定量监测 BCR – ABL 融合基因可测定慢性粒细胞白血病(AML)的 MRD 水平,从而判断疗效、预测复发。

八、人才培养

1975 年,血液组在天津市卫生局支持下举办全市血液病进修班一期,同年协助铁道部举办全国铁路系统血液病学习班一期。

2004 年,付蓉考取香港大学医学院"郑裕彤奖学金",在香港大学医学院完成博士后工作。

2013 年,海外进修:付蓉墨尔本大学皇家医学院,邢莉民美国 H. Lee Moffitt 肿瘤中心。

2014 年,海外进修:岳兰竹美国 H. Lee Moffitt 肿瘤中心。

2015 年,海外进修:江汇涓美国 H. Lee Moffitt 肿瘤中心。

2016 年,海外进修:刘惠(CSC 资助)比利时 VUB 大学骨髓瘤中心。

2017 年,付蓉教授担任天津医科大学总医院副院长。

2018 年,海外进修:闫斯阳(CSC 资助)比利时 VUB 大学骨髓瘤中心,刘春燕美国匹兹堡大学结构生物实验室,王婷美国耶鲁大学医学院免疫实验室。

2019 年,海外进修:王英帅(CSC 资助)德国夏瑞蒂医学院,齐薇薇美国加利福尼亚大学圣地亚哥分校 UCSD,陶景莲美国佐治亚州大学。宋嘉、王一浩前往中国医科院血液病医院进修造血干细胞移植技术。

2020 年,刘惠前往中国医科院血液病医院进修造血干细胞移植技术。

截止至 2020 年,血液内科已毕业硕士研究生 98 人,博士研究生 45 人;在读研究生 61 人,其中博士研究生 21 人,硕士研究生 40 人。

九、慈善义诊

2015 年,举办多发性骨髓瘤综合诊疗大型义诊活动。

2017 年,举办"早期治疗,综合诊治"大型义诊活动。普及淋巴瘤健康知识,推广综合治疗理念,提升淋巴瘤诊疗水平,提高疗效,造福患者。

2019 年,开展"千名党员服务基层"贫血大型义诊活动。

十、健康科普

2017 年至 2020 年,每年举办"综合医院、综合诊疗"多发性骨髓瘤义诊及患者宣教活动。"重回多彩生命——3 月国际骨髓瘤关爱月"活动及在社区医院进行"贫血"的宣教活动等。

附录9　肿瘤内科大事记

一、组织机构

随着肿瘤发病率的不断升高,抗肿瘤治疗成为临床发展重中之重。抗肿瘤治疗已经从单纯手术切除或单纯药物治疗不断发展为综合治疗——即根据患者的身心状况、肿瘤的具体部位、病理类型、侵犯范围和发展趋势,结合细胞分子生物学的改变,有计划地、合理地应用现有的多学科各种有效治疗手段,以最适当的经济费用取得最好的治疗效果,同时最大限度地改善患者生活质量。在此理论基础之上，为进一步提高我院胸部肿瘤诊疗水平，2006 年 9 月周清华教授就任天津医科大学总医院院长，并担任胸心外科首席专家和学术带头人以来，在原心胸外科基础上，成立了天津市肺癌研究所和胸部肿瘤中心，为天津医科大学总医院胸部肿瘤的治疗注入了新的活力，使医疗、教学、科研上了新的台阶。肿瘤内科作为胸部肿瘤中心重要组成部分，于 2006 年 9 月 11 日正式挂牌成立。

2006 年 9 月 11 日肿瘤科成立。科室成立之初，由包括外科及内科多名医师及护理人员共同构成，以便更好地服务于患者。建科人员包括：马力、陈钢、耿凯、朱大兴、宋作庆、邱小明、任尧尧；护理部人员：李梅、邢颖珺、纪晨、周嵘、张蕾、陈静、李晶、王海荣、孙婷、刘佳、刘颖、郑士楠、李艳丽。由马力主任代理行政主任管理科室日常工作，李梅护士长主管护理部工作。随着科室的发展及患者的增多，2006 年 12 月外科组医护人员撤出，并成立肺部肿瘤外科，马晴、孟凡路医生调入肿瘤内科工作。

2007 年 7 月，放疗科病房成立，耿凯医生支援放疗病房建设，同时王燕主任医师调入肿瘤科工作。2007 年 9 月，李梅护士长调任肺外科护士长，赵慧琴担任肿瘤科护士长。赵静、张琳琳、邵宜、刘夏医生进入医师组开始工作。此外，为进一步提高对晚期肿瘤患者综合治疗的能力，2008 年白爱生护师专职负责热疗工作。

2008 年，吕慧、王艇医生进入肿瘤科工作。

2010 年，因工作需要，护理部张蕾调离肿瘤科，任心内科护士长。

2011 年 11 月，开展无痛病房并接受验收、授牌。

2012 年 1 月，赵慧勤护士长调离肿瘤科，邢颖珺任护士长。2012 年 12 月钟殿胜教授接受医院任命担任肿瘤科科主任，马力医师担任行政副主任。曾黎丽、顾立彦，王鑫医师加入肿瘤科。

2013 年，秦琼、姚毅冰医生加入医师组。

2014 年，护士李晶加入院静脉管理师队伍。同年，刘畅医师加入肿瘤科。

2015 年，肖平医生加入肿瘤科。

2016 年，关莎莎、孔令平医师加入肿瘤内科。

2018 年，杨雪、郝芳医师加入肿瘤内科。

2019 年，高爱医生加入肿瘤科。同时，科室医生不断晋升，形成了梯队完善，专业明确的医生队伍。在肺癌、消化道肿瘤、小瘤种、姑息治疗领域不断完善队伍。

2020 年，疫情肆虐，我科室迅速成立医生和护士团队驰援武汉及本院发热门诊抗疫工作。

截止到 2021 年，肿瘤科有正高级医生 1 名，副高级医生 8 名，主治医师 9 名，护士 19 人。

二、基础建设

2006 年 9 月 11 日，肿瘤科成立，科室位于总医院第二住院部 9 楼 A 区，床位 40 张。

2008 年，开始筹备组建热疗室，并于同年 3 月正式投入使用。

2011 年 3 月，根据医院统一安排肿瘤科顺利搬迁至第三住院部 15 楼 B 区，总床位数扩至 47 张。

2020 年至今，严格按照防疫标准，设立隔离病房，严格管控病房人员进入。

三、党群生活

2018 年 10 月 22 日前肿瘤科全体党员隶属于第四党总支心外肿瘤党支部。在独立成立党支部之前，肿瘤科党员在心外科李荃正书记的带领下积极参加支部组织各项活动，认真学习党课，学习习近平总书记在新的历史条件下提出的新理论和新成果；结合支部所在科室和医院特点，充分讨论在日常生活中体现党员的先进性和党支部的战斗力，向科室其他同事传播正能量。

2018 年 10 月 22 日，支部举行最后一次会议，经上级党总支和院党委决定：考虑到心外肿瘤支部党员多达 31 名，分布在不同科室，不利于基层党组织党建工作的开展，决定分别成立心外科党支部和肿瘤科党支部。

2018 年 10 月 24 日，肿瘤科召开首次全体党员大会，成立肿瘤科党支部，并选举产生秦琼同志担任肿瘤科党支部书记，孟凡路同志担任组织委员，邢颖君同志担任纪律委员，建立了肿瘤内科支委会。肿瘤内科党支部隶属于外科第三党总支。

肿瘤科党支部成立以后，大家热情高涨，对于支部工作给予了大力的支持。支部委员会的同志们更是善于克服困难，积极把支部党建工作做好。主要工作如下：

1. 积极发展优秀群众为共产党员，充实基层力量，增加党的凝聚力　一个政党在人民心目中的作用，人心向背很大程度上取决于是不是有年轻优秀的人民群众愿意加入到这个政党。我们肿瘤内科党支部始终把吸引优秀人才到我党作为重要目标，党支部成立 2 年多的时间里，首先完成了李晶同志入党转正工作；在 2019 年将鞠志翠、务俊宁同志发展为入党积极分子；2019 年高爱同志来我科工作，完成党员关系的顺利交接；2020 年 3 月务俊宁同志参加武汉一线抗疫，火线入党；2020 年 12 月 9 日鞠志翠同志通过支部预备党员大会。短短 2 年多的时间，我们肿瘤支部由 18 名共产党员发展到现在 22 名党员。

2. 三会一课学习，打造基层党支部战斗堡垒　基层党支部是我们党这个大家庭的最基层组织，也是和广大人民群众打交道最多，和党员接触最密切的组织；基层党建工作开展得如何，直接影响到人民群众对党的印象。

在基层党建工作开展过程中有很多问题，比如经费来源问题，如何和群众党员做到心连心，如何让大家更乐意加入到这个组织中发展党员问题。作为基层党支部书记，可能很多没有行政上职务，如何更好开展党建工作。

基本思路如下：做到及时传达党的精神、及时关注身边同志的心声、及时以党支部的名义发出声音来回应社会热点问题，而不是仅仅满足于传递文件，作为基层支部书记带头树立全心全意为大家服务的带头作用，好事想着大家，难事主动承担！只有这样才能发挥好基层党支部的战斗力！

3. 在支部管理方面最大体会就是党要管党，从基层做起首先做到敢管　我们中国共产党有其鲜明的政治特色，严明的政治纪律，严格的组织纪律。

2020 年，再次按医院党委总支划分调整，肿瘤内科党支部、肺外科党支部和肺研所党支部共同构成外三党总支，原来重症医学党支部并入其他总支。经过 2 年多的发展，肿瘤内科党支部形成了比较规范的基层党组织，在党群方面起到非常重要积极的作用。在未来我们会进一步围绕党群关系、党员学习、群众教育、共同进步。

四、科学研究

2013 年，在全国肺癌大会上，孟凡路及张琳琳两位医师的科研成果作了大会发言。2013 年，张琳琳医生获得天津市科委青年基金 1 项。

2014 年，肿瘤科参与翻译《哈里森肿瘤手册》。中国肿瘤内科大会中，秦琼医生研究成果做大会展示并发言。

2015 年，钟殿胜教授成功申请到肿瘤科第一个国家自然科学基金——《LKB1／AMPK 负调控 Ras／Raf／MEK／ERK 信号传导途径的分子机制》。

2016 年，邵宜医生获得天津市科委青年基金 1 项。

2018 年，孔令平医师获得国家自然青年基金项目 1 项——《HOTAIR 通过 RUNX3 调控 MICU1 影响头颈部鳞状细胞癌增殖和凋亡的机制研究》。

2020 年，高爱医生获得国家自然青年基金项目 1 项——《白细胞介素－4 对造血干细胞向巨核分化潜能的调控及机制研究》。

本着临床与科研并重原则，科室在肺癌靶向治疗耐药、联合治疗、免疫治疗等方面进行深入探索。截止 2021 年初，科室成员先后发表文章 130 余篇，其中 SCI 收录 50 余篇；获得国家自然科学基金 3 项，天津市自然科学基金 2 项，天津市教委、天津市医科大学科学基金、天津医科大学总医院孵育基金、中国抗癌协会及其他来源课题 10 余项。

五、名医成果

周清华教授，中共党员，肿瘤科创始人。1978 年毕业于四川医学院医学系，1984 年毕业于华西医科大学研究生院，获外科学硕士学位，1988 年晋升为讲师、主治医师，1992 年 4 月破格晋升为外科学副教授，1994 年 10 月破格晋升为外科学教授，1994—1996 年在美国 Vanderbilt 大学以高级访问教授和客座研究员身份从事肺癌研究工作。1995 年遴选为华西医科大学胸心外科学博士生导师。1997 年，被中华人民共和国国务院学位办批准为华西医科大学肿瘤学博士生导师。2006 年 9 月由天津市政府借调到天津医科大学任天津医科大学总医院院长、第一临床医学院院长，天津市肺癌研究所所长，天津市胸部肿瘤中心主任。先后任职四川大学华西医院/华西临床医学院外科学、肿瘤学主任医师、教授，外科学、肿瘤学博士生导师；天津医科大学总医院/第一临床医学院外科学、肿瘤学主任医师、教授，外科学、肿瘤学博士生导师，天津市肺癌研究所所长，天津市肺癌转移与肿瘤微环境重点实验室主任，天津市胸部肿瘤中心主任，中共天津医科大学党委常务委员、天津医科大学副校长；中国卫生部肺癌早诊早治专家组组长，美国 NIH－EDRN 肺癌专家组成员，美国 NIH－EDRN－CANARY 肺癌专家组成员，中华人民共和国政府特殊津贴专家，跨世纪学术带头人，中国抗癌协会肺癌专委会主任委员，中国抗癌协会肿瘤转移专委会候任主任委员，*Thoracic Cancer* 主编、《中国肺癌杂志》主编、*BMC Medicine*、*Lung Cancer*、*Molecular Cancer*、*Journal of Experimental & Clinical Cancer Research* 等二十余种国内外学术期刊主编、编委。

钟殿胜教授，主任医师，教授，肿瘤科主任，博士生导师，硕士学位。中华医学会呼吸学会肺癌学组委员、中国支气管病及介入肺病学会委员、天津医药专家委员会肿瘤专业委员会副主任委员、中国抗癌协会天津靶向专业委员会肺癌学组组长、中华医学会天津肿瘤学会委员等多项学术兼职。1986 年 7 月毕业于天津医学院；1993 年从师于国内著名呼吸病专家朱元珏教授，1996 年获得中国医学科学院，北京协和医科大学的硕士学位。于 2000 年 5 月，在美国 Emory 大学 Winship Cancer Institute 做博士后，从事有关癌症的分子生物学，细胞生物学的研究工作，致力于肺癌的分子靶治疗及抗癌药物合理应用的分子基础研究。2005 年晋升为 *Research Associate*（*Faculty member*）。2009 年 3 月由天津医科大学总医院从美国作为人才引进，在总医院呼吸内科从事医疗、教学、科研工作。2012 年任命担任肿瘤科科主任。多年来，在临床上致力于双肺弥漫性间质性疾病的诊断和鉴别诊断、肺癌的临床诊断及分期、支气管镜的临床应用、肺部感染的诊治、胸腔疾患的诊治、慢性阻塞性肺疾病、肺栓塞以及哮喘的研究，具有丰富的临床经验。开展了经气管镜针吸纵隔淋巴结活检（TBNA）、经气管镜肺活检（TBLB）、经气管镜注射治疗、无痛苦支气管镜、CT/B 超引导下经皮肺活检等技术。曾在美国 John Hopkins 医院学习，受教于"TBNA 之父"Ko－pen Wang 教授。此外，积极开展多科室合作，提高了我院双肺弥漫性疾病和肺癌的诊断水平。在科研方面，建立了自己的实验室，目前，主持国家自然科学基金研究四项和天津市自然科学基金资助一项。作为主要参加者参与国家和天津市重大攻关课题 4 项（包括国家 973 课题 1 项）。先后在"*Cancer Research*"，"*Oncogene*"，"*Molecular Cancer Therapeutics*"，"*Lung Cancer*"等国际杂志上发表了 30 余篇英文论文，共计发表论文 70 余篇。此外，目前担任《中国肺癌杂志》*Journal of Thoracic Diseases*，《天津医药》《国际肿瘤杂志》和《国际呼吸杂志》等杂志的编委。

六、医疗工作

2006 年 9 月周清华教授就任天津医科大学总医院院长，并担任胸心外科首席专家和学术带头人以来，在原心胸外科基础上，成立了天津市肺癌研究所和胸部肿瘤中心，肿瘤内科作为胸部肿瘤中心重要组成部分，于 2006 年 9 月 11 日正式挂牌成立，最初主要收治胸部肿瘤患者。

随着科室不断发展及患者的增多，肿瘤科由单一收治肺癌患者开始逐步增加对消化道肿瘤患者的收治，科室业务量逐渐增加。为进一步提高对晚期肿瘤患者综合治疗的能力，2008 年开始筹备组建热疗室，并于同年 3 月正式投入使用。

2011 年 3 月，根据医院统一安排肿瘤科顺利搬迁至第三住院部 15 楼 B 区，总床位数扩至 47 张。同年 11 月开展无痛病房并接受验收、授牌。

2012 年，肿瘤科申报 GCP 并通过验收，成为临床药物临床试验基地，为进一步加强科研发展及提高临床治疗水平打下良好基础。在天津市卫生局的推动下，启动了癌痛规范化治疗示范病房创建活动，肿瘤科成为本市首批癌痛规范化治疗示范病房。通过示范病房的带动和示范作用，不断提高本市整体肿瘤规范化诊疗水平，提高肿瘤患者生存质量。

2013 年，在院领导支持、钟殿胜教授的带领下，经全科努力及全院之资源，肿瘤科成功申报临床重点专科，并以全市第二名的优异成绩参与评选全国临床重点专科。

2013 年 8 月，顺利完成等级评审工作并得到专家组及院护理部的一致肯定。我科在钟殿胜教授带领下成功独立完成经皮肺穿刺术，并在介入科等兄弟科室帮助下开展经皮肝穿术，进一步提高了科室的诊疗水平。同时以癌痛规范化治疗病房为契机，举办癌痛规范化治疗讲座、癌痛病例分享会。科室为加强专业学习，将每周二下午定位学术研讨日，请有关科室主任医师定期讲课。

2014 年是肿瘤科飞跃发展的一年。科室更加注重自我宣传及学术培养。成功承办多场学术会议。包括肺部空洞性疾病研讨会、抗血管治疗论坛、胰腺癌多学科诊疗研讨会、VTE 研讨会，并诚邀 Emory 大学周炜教授举办了科研论坛 "Less Is More: Therapeutic Opportunities Knock When Tumor Suppressor LKB1 Is Inactivated"。从 2014 年开始举办多学科联合治疗沙龙，联合兄弟医院及兄弟科室进一步提高肿瘤治疗水平。成功地与北京肿瘤医院、天津市肿瘤医院专家共同举办小细胞肺癌研讨。与消化科联合举办胃肠淋巴瘤研讨。此外，肿瘤科还参与翻译《哈里森肿瘤手册》，并制作住院医师手册及癌痛规范化治疗口袋书，加强医师的肿瘤专业规范化培训。

2015 年肿瘤科百尺竿头更进一步，继续加强学术培养及梯队建设，先后承办了静脉血栓栓塞症研讨会(Ⅲ)、药物性肝损伤、TKI 治疗 NSCLC 多学科研讨会(天津市肿瘤医院，北京市肿瘤医院)、化疗药所致血小板减少研讨会、肺腺癌新进展研讨会、难治性癌痛治疗研讨会、肺癌精准治疗研讨会、肺鳞癌多学科治疗研讨会、肺癌抗血管生成治疗进展研讨会、胃癌多学科研讨会、ASCO 肺癌研究进展研讨会等多项会议。肿瘤科积极响应医院各项支援活动，邵宜医师作为第 11 批援助甘肃医疗队成员，圆满完成为期半年的津 - 甘医院对口支援工作，表现出色，受到好评。2015 年初医院批准我科增设门诊诊室 1 间，专家门诊与普通门诊分别出诊，各有侧重，使得患者就医更加便捷，就诊人数激增，门诊量一跃而至 9234 人次，相较于建科伊始，已经翻了 3 番。

2016 年在夯实肺癌规范诊断治疗、完善化疗病例集体讨论和加强青年主治医生病例分析能力的基础上，逐步开展胃癌、结直肠癌等消化道肿瘤的规范诊断治疗和讨论工作，加强对消化道肿瘤患者的收治。截至 6 月份，门诊量突破 6 千人，同比增长 51%。

2018 年，在癌痛规范化病房成功经验基础上成立了"无呕病房"，这是天津医科大学总医院肿瘤内科专业抗肿瘤治疗的特色，科室搭建了促进医生、护士和患者三方沟通的平台，由专业医护人员对制定化疗方案的患者进行恶心呕吐发生风险评估，筛选出高致吐风险患者，对其进行针对性宣教，制定个体化的预防止吐方案，从住院期间的止吐治疗到出院之后的呕吐情况随诊，进行全程综合管理，以实现提高止吐规范化治疗水平，为肿瘤治疗提供保障；降低化疗诱导性恶心呕吐的发生率，提高患者生活质量；让每个患者安心、舒适地完成抗肿瘤治疗。以"无呕病房"为起点，肿瘤内科还逐步完善了化疗后的整体症状管理体系，包括化疗后骨髓保护、化疗后肝功能损伤管理等，让每个在肿瘤内科接受治疗的患者享有更好的治疗体验和更高的生活质量。

2019 年肿瘤内科临床科研两方面均进入迅猛发展期，随着肿瘤精准个体化治疗理念的不断深入，大批临床实验为晚期肿瘤患者带来了生存的希望，科室既往储备大量医生具备 GCP 证书，从而顺利承接数十项国际大型临床三期研究，为患者带来生存获益的同时，扩大了业界知名度；此外，钟殿胜主任作为研究者还发起数项国内临床药物四期观察研究。在科室领导支持和护理部的全力配合下，王鑫医师积极开展输液港置入技术，从根本上解决了化疗药物外渗带来的风险，同时规避了 PICC 术后患者护理不当造成不必要的医疗隐患，天津医科大学肿瘤内科在静脉置管小组基础上成立了专门输液港植入和维护团队。在"医护一体化，全流程管理"输液港发展理念指导下，肿瘤科输液港植入快速发展，在天津地区率先开展手臂输液港植入，并实现锁骨下静脉、颈内静脉和腋静脉多部位血管穿刺植入输液港，为病情复杂肿瘤患者合理选择静脉通路提供了保证。至今肿瘤科已植入输液港 500 余例，让化疗输液变得简单，让打针治疗不再疼痛，是肿瘤科全体工作人员的心声。

疫情肆虐的 2020 年并没有阻挡科室不断前进的步伐，不仅顺利完成医院的各项任务指标，随着科室影响力不断扩大，钟殿胜主任当选天津市医师协会肿瘤多学科诊疗专委会第一届专委会主任委员，倡导 MDT 治疗模式，以病人为中心，打破学科之间的壁垒，将多学科的诊治优势充分发挥，达到临床治疗的最大获益。多学科诊疗专委会的成立，加强了学科间紧密衔接，搭建高水平学术平台，推广 MDT 诊疗模式，这对延长肿瘤患者生存具有重要的意义。

七、人才培养

肿瘤内科历来非常重视人才培养，科室成立 14 年来，已经完成胸部肿瘤专业、消化肿瘤专业、姑息与疼痛专业、乳腺肿瘤专业的构架与相关人才的培养，成功培育了一支合格的肿瘤内科医疗护理团队，亚专业方向的人才梯队也已经建立并逐步完善。目前医师团队博士研究生 9 人，在读博士生 3 人，硕士学位医师 10 名，正高级职称医师 2 人，副高级职称医师 8 人。

进修学习方面，先后派出马晴、孟凡路、张琳琳、刘夏、邵宜、任尧尧等医师于兰州大学循证医学中心接受培训。并派出马晴、吕慧医师到北京肿瘤医院进修，刘夏、邵宜医师到军事医学科学院附属医院（307 医院）进修。

2012 年，肿瘤科护理部获得总医院护理部最耀之星，并登载于总医院报，务俊宁荣获院级优秀团员称号，齐鑫荣获院静疗教练称号。

2013 年，张琳琳获得院内"二十一世纪人才"称号，孟凡路获得院内"青年业务骨干"称号。

2014 年，于涛获得院内"青年业务骨干"称号，护理部获院级 QC 课题二等奖；务俊宁荣获 2014 年度医院"十佳"护士称号；邢颖珺护士长赴天津肿瘤医院进修获得肿瘤专科护士称号。

2015 年，张琳琳医师于芬兰赫尔辛基大学研修学习两年；孟凡路、刘夏、秦琼、王鑫医师代表肿瘤科在"普莱乐杯"辩论赛中荣获全国冠军，秦琼医师在第九届中国肿瘤内科大会上发言。

2016 年，肖平获得院内"青年业务骨干"称号，邵宜医师在 CSCO 抗血管靶向治疗优秀病例比赛中获得优秀病例奖，并进入了全国的决赛。

2019 年，孔令平医师获得国家自然青年基金项目并获得院内"二十一世纪人才"称号，于涛医师于美国哈佛医学院麻省总医院进修一年。

2020 年，高爱医师获得国家自然青年基金项目并获得院内"二十一世纪人才"称号。

八、慈善义诊

2014 年、2015 年，我科连续两年联合胸外科、放疗科、影像科举办"科学抗癌，关爱生命"肿瘤防治宣传周大型联合资讯义诊。

2020 年，联合疼痛科、放疗科、神经外科、药剂科、临床心理科举办"疼痛宣传周——癌痛义诊"，通过互联网门诊进行联合义诊。

九、健康科普

我科钟殿胜主任于 2013 年和 2015 年分别做客天津电视台《百医百顺》栏目，面向大众普及肺部小结节的诊疗措施等，除此之外，肿瘤内科在总医院官微发布一系列科普文章，提高大众对癌症的认识；自 2017 年以来，我科在微信公众号成立肿瘤多学科平台，至今发表数百篇肿瘤治疗相关文章，普及肿瘤学相关治疗理念。建科以来，跟随时代要求与患者需要，不断完善新的科普知识与健教方式，从最初始的简单口述，发展为多种宣教途径的传播；从单病种单一知识点的宣教，发展为以突出专科特色特点的多病种流程化的精准推送；从局限在住院期间的集中普及，发展为"评估—宣教—随访评价"的延续性传播。定期更新健康宣教栏、板报等，并定期举行疾病相关知识讲座，癌痛宣传周期间详细讲解肿瘤患者癌痛的护理以及化疗患者恶心呕吐的防治；根据患者的个性化需求，对患者进行相关专业健康宣教、出院指导以及院内健康咨询、多媒体健康咨询等，对出院病人进行疼痛、CINV、VTE 的随访，获得广大患者的一致好评。

附录 10 放疗科大事记

一、组织机构

放疗科的雏形成立于 1950 年，自 1950 年开始即在国内较早地开展了恶性肿瘤的放射治疗工作。当时放射肿瘤科属于一个新兴学科，只有少数几个中央级医院才有此类设备。1950 年我院拥有一台美国产 Keleket 深部治疗机（250KV），乃是第二次世界大战结束之后联合国救济总署调配我院的，隶属于放射科（即以后之放射影像学科）所有，由放射科人员轮流短期进入放疗室工作，没有专人负责。在 1950—1955 年共治疗病人约 200 例，其中大部分都是良性病，如神经性皮炎等。1956 年 7 月杨天恩（讲师）调入放射科，专门负责放射治疗组的一切工作，此后总医院才有了正规的由专职人员负责的放疗组。后来又陆续引进了 SIEMENS 公司的 PANDULECM250KV 及北京理工深部治疗机各一台。

1972 年，在国内率先引进加拿大产 780 型钴－60 治疗机和与其配套的 720 模拟定位机，于 1975 年机房建成后投入使用。当时平均每日治疗病人 100～150 人次，在全市乃至全国都处于领先地位。当时放疗组的人员队伍逐渐壮大，有专职医师、专职技术员，居于辐射华北地区的重要学术地位。

1978 年，我院放射组杨天恩教授招收首批研究生，计有吕仲虹、张永录、田俊芝等。首批研究生毕业后均留科参加工作，进一步充实了放疗组的实力。放疗组于 1983 年与放射科正式分离，命名为放射治疗科，由杨天恩担任科主任职务。1984—1985 年放射治疗科相继引进了法国产的 Saturne Ⅱ ＋治疗机、Siemens TPS 系统及铱－192 近距离后装治疗机，之后又引进了核通公司的 Necletron 后装治疗机。1984 年我科成立了专门的放射物理室，并调入马元骏工程师担任专职物理师。至此，放射治疗科成为由放射治疗医师、放射治疗技师和放射治疗物理师组成的放射治疗专业队伍。当时治疗病种广泛，病源充足，可开展体外照射及后装近距离治疗。在国内放射治疗界居于领先地位。在学科带头人杨天恩教授的带领下，相继培养了一批专业技术骨干并能胜任专业领导岗位，他们专业知识丰富，治学严谨，在放射治疗专业中均有所建树，放射治疗科得到了进一步的发展壮大。

改革开放后，各种先进设施的引进以及人员学术交流活动的开展促进了放射治疗学科的发展，放疗科的力量空前繁荣。1986 年起，开始和法国 CERO 合作，在全国范围内全面开展中法放射治疗界的学术交流，并批量组织放疗高级人才培训班，与法国定期交流，为全国放射治疗界培养了大批的技术骨干力量。1990 年承办了第二届全国放射肿瘤大会。当时到会近千人，会上交流论文数十篇，杨天恩教授在大会上被选举连任二届学会的副主任委员。1991 年起，常力方主任接任科主任。1996 年 6 月科室引进了北京大恒医疗设备有限公司生产的 Star－2000 立体定向放射治疗设备及

Varian 600C 直线加速器(即 X - 刀),开展颅内,头颈及体部肿瘤的立体定向放射治疗(SRT),在国内率先开展立体定向放疗。该技术在国内居于领先地位,使一大批肿瘤患者从中受益。

自我科成立 X - 刀治疗室开展 SRT 以来,时任科主任的常力方教授以及副主任吕仲虹教授开展与神经外科包括与天津市环湖医院之间的交流合作活动,在全国范围内的 SRT 治疗领域中居于学术领先地位。1996 年,与天津市环湖医院联合承办了全国立体定向放射治疗学术交流大会。当时到会近 300 人,我科在大会上进行了"浅论剂量爬高"的讲座,进一步巩固了 SRT 治疗在全国放射治疗领域中的学术领先地位。2002 年又引进了德国 Siemens 公司生产的直线加速器(Siemens primus)和 ADAC 治疗计划系统,可以开展头、颈及体部的各种良、恶性肿瘤的适形治疗,在全市乃至全国范围内居于领先地位。我科 2006 年成为天津市胸部肿瘤中心成员科室,在肺癌多学科综合治疗领域,充分发挥放射治疗优势。

自 2006 年曹永珍教授担任科室主任以来,注重新技术与新设备的引进以及专业优秀人才的引进、培养,加强同国内外的技术交流与学习,使放疗科更加规范、技术与学术上与国际接轨,在院领导大力支持下成立放疗病房,科室发展迎来了春天。我科放疗团队包括医护技、物理师等不同工种 30 余人,科室成员专业构成完善。2012 年,为满足广大病患不断增长的医疗需求,以及更好地为病患提供优越的现代化的医疗环境,科室病房搬至新住院大楼,放疗机房亦迁至新建的建筑总面积约 1000 平方米的现代化放射治疗区。现代化的病区与国际接轨,环境干净整洁,各种医疗设备先进一流。新的放射治疗区宽敞温馨。2013 年,各位领导高瞻远瞩,率先引进天津市首台直线加速器医柯达 Synergy VMAT 直线加速器,以及 CT 模拟机飞利浦 Brilliance CT Big Bore,在天津首家开展容积适形调强放射治疗。Elekta Synergy VMAT 直线加速器为当今世界最先进的、同时具有容积弧形调强放射治疗(VMAT)、调强放射治疗(IMRT)和影像引导放射治疗(IGRT)功能的多用直线加速器。VMAT 技术大幅缩短了患者治疗时间、提高了肿瘤控制率及降低了副作用,这一新技术的开展弥补了天津市科技空白,从硬件设备和应用技术上都达到了国际一流放射治疗中心的水平,使天津医科大学总医院放疗科跨入国内外先进行列。

现在,总医院放疗科在张文学主任的管理下,上下齐心,秉承"求实,奉献,协作,创新"的科室核心价值观,科室不断发展壮大,科室发展蒸蒸日上。科室凭借丰富的临床经验和夯实的理论基础,以天津市最大三级甲等综合医院的雄厚综合实力为依托,联合神经、五官、胸部、腹部、妇科、血液肿瘤等领域学科,为广大肿瘤患者提供精确、有效、安全的放射治疗,使天津及全国各地一大批肿瘤患者从中受益,大大提高肿瘤患者的生存质量和生存率。我们的患者辐射全国各地如东北地区、河南、河北、山东、安徽、江苏、南京、陕西、山西、新疆、宁夏等各地患者及国外患者。自 1996 年至今,科室为国内 200 多家医院培训立体定向放射治疗医师 3000 余名,其中大部分已成为各单位的技术骨干力量,有的已经走上了领导岗位,为我国立体定向放射治疗领域的健康发展作出了卓越贡献。

放疗科护理团队成立于 2007 年,现有护理人员 15 人,其中主管护师 7 人,护师 3 人,护士 5 人。护士长王昕从事护理工作近 30 年,有着丰富的临床护理经验。我科护理部把人性化的护理,作为护士的实践指南。在强化基础护理的同时,注重专科护理的发展。培养肿瘤专科护士两名,静疗专科护士一名,选派优秀护士积极参加院内专科小组活动。其中静疗护士两名,压疮小组成员一名,营养小组成员一名。

二、设备更替

1950 年我科有一台 Keleket 深部治疗机,50 多年来经过多次整合与更新,设备情况发生了很大的变化:

1. 1956 年增加了 SIEMENS 公司生产的 PANDULECM(220 ~ 250kv)治疗机以及国产的理工(200kv)深部治疗机各一台。

2. 1972—1975 年引进加拿大产的 780 钴 - 60 治疗机和 720 模拟定位机，并建立了独立于放射影像学科的科址。

3. 1984—1985 年引进法国产的 Saturne Ⅱ + 治疗机、Siemens TPS 系统、铱 - 192 近距离后装治疗机，20 世纪 90 年代引进核通公司的 Necletron 后装治疗机。

4. 1996 年引进了北京大恒医疗设备有限公司生产的 Star - 2000 立体定向放射治疗设备及 Varian 600C 直线加速器。

5. 2002 年引进了德国 Siemens Primus 公司生产的直线加速器和 ADAC 治疗计划系统，大力开展 SRT 及 3D 适形放疗。

6. 2012 年引进天津市首台、当今世界最先进的同时具有容积弧形调强放射治疗（VMAT）、调强放射治疗（IMRT）和影像引导放射治疗（IGRT）功能的多用直线加速器医柯达 Elekta Synergy VMAT 直线加速器，以及 CT 模拟机飞利浦 Brilliance CT Big Bore。

7. 2020 年引进同时具有容积弧形调强放射治疗（VMAT）、调强放射治疗（IMRT）和影像引导放射治疗（IGRT）功能的多用直线加速器医柯达 Elekta Infinity 直线加速器，其采用最新的第七代 Integrity 智能控制系统，FFF 高剂量率模式，4 维 CBCT 影像引导及分次内监控，配备立体定向放射外科系统，配备自主呼吸门控系统（ABC），及 Monaco 智能放射治疗计划系统。

8. 2020 年同时引进可以实施三维近距离照射的 Flexitron 后装治疗机，其为瑞典 Elekta 公司最新一代 20 通道高剂量率后装治疗平台，并配备 Oncentra Brachy 三维计划系统，从而实现近距离三维适型精准治疗。

三、党群生活

2017 年，放疗科党支部成立，初始党员共 10 人，星星之火可以燎原，每一位党员都积极参加党总支组织的活动，思想水平提高，能力得到锻炼，为日后独立开展各项活动奠定了基础。

2018 年，随着党员队伍的稳定，支部有了开展各项活动的基础。该年度党支部成员积极参加"两学一做"教育活动，将"三会一课"、组织生活会、主题党日等制度化、规范化。继续推进"千名党员服务基层"等主题活动；通过总医院官方微信群，普及相关医学知识。缅怀革命先烈，放飞中国梦想，5 月份放射治疗科党支部开展党日活动，到蓟州区人民医院义诊。

2019 年，以"不忘初心，牢记使命"为中心，每名党员通读《习近平关于"不忘初心、牢记使命"重要论述选编》和《习近平新时代中国特色社会主义思想学习纲要》。党支部组织全体党员参观周恩来邓颖超纪念馆、天津市档案馆，使每位党员近距离感受到了中国共产党近百年来坚守初心使命、不断开拓进取的光辉历程，受到了一次深刻的思想教育和精神洗礼，并发展入党积极分子一名。年中放疗科党支部书记张文学同志中秋节期间到河北省青县义诊，张荣新同志开展肿瘤防治义诊。

2020 年，是不平凡的一年。新冠疫情给放疗科带来巨大的压力。在疫情暴发初期，病原体不明，社会大众尚沉浸在恐惧中，我科范慧竹及张靓同志接到赴鄂任务，立刻出发，面对的是废弃的医院，而且物资匮乏，人力匮乏，硬是咬牙扛了下来。在大风大浪面前，人群中需要一面屹立的旗帜，放疗科党支部当之无愧。"特殊时期，是考验每个共产党员的时刻！"这句话，是我们的心声，也是我们的志向！疫情稳定后我们继续加强防控并努力复工复产，继续为肿瘤患者提供放射治疗服务。放疗科党支部在院党委及工会组织部署下，多次深入一线抗疫同志家中了解情况，帮助解决家庭中遇到的一切困难，使他们无后顾之忧，安心抗疫。我支部的英雄们在抗击疫情的"大考"中砥砺初心和使命，充分发挥了党支部的战斗堡垒和党员的先锋模范作用。2020 年 6 月 24 日，李排云医生加入放疗科党支部，队伍进一步壮大。李排云医生政治立场坚定，医疗技术扎实，她的到来使放疗科党支部的凝聚力进一步增强。

四、科学研究

老教授杨天恩同志 60 余年来致力于放射治疗的临床医疗、教学和科研工作，相继在国内外医学刊物上发表科学论文 130 篇左右，包括国际学会学术交流的论文 5 篇，以及带研究生的工作总结 20 余篇。代表作有《实用放射肿瘤剂量学》，《英汉医学放射学词汇》，*Basic Radiotherapy and Cancer Management*，*Radiotherapy in Cancermanagement – Apractical Manual*，*WHO*，*Chapmant Hall Med*，1997（合作）等。于 1997 及 2007 年两次获得中华医学会放射肿瘤学会授予的"放射肿瘤杰出贡献奖"，于 2002 年获天津市科技进步三等奖一项，并于 2011 年荣获"天津市医科大学总医院终身专家"荣誉称号。

杨天恩主任十分注重人才的培养。自 1978 年杨天恩教授招收首批硕士研究生起，科室所培养的研究生大多数成为各地放疗科的技术骨干力量，其中 5 人留在本科工作，成为科内人才储备力量，并发展、成熟、成长为科内技术骨干，使得科室发展蒸蒸日上。1986—1990 年与法国放射肿瘤教育委员会（CERO）联合培养放射治疗博士生（dis）共约 30 人（均来自全国各肿瘤医院及放疗中心），其中医师均获得法国 dis 证书（博士学位）。这些学员回国后工作于全国各地，现已成为国内放射治疗界的骨干，推动了我国放射治疗专业水平的提高，深受同行专家的重视及赞许。

曹永珍主任近年来在国家级期刊发表文章 60 多篇（包括国内外学术交流）。获国家级科技成果 2 项，获天津市科技进步三等两项。获北京市科技进步二等奖 2 项。填补天津市医药卫生新技术 2 项，完成卫生部级课题 4 项，完成国家高科技"863"课题子课题一项，校级课题 3 项，在研的有吴阶平基金课题 4 项，卫生部课题三项，国家"十一五"支撑计划课题一项。2015 年主编《电离辐射损伤与临床诊治》一书，近年参编《肿瘤基因放射治疗学基础》《放射性疾病诊疗手册》《放射治疗学》等著作 7 部。培养硕士研究生、协助带教博士生共计 20 余人。承担多项科研任务的研究工作包括：①主持卫生部课题《外周神经损伤的研究》，卫生部课题《放射性脊髓炎的诊断标准》的研究，卫生部课题《放射性脑损伤的诊断标准》的研究，国家"十一五"科技支撑计划课题《局部晚期 NSCLC（ⅢA/ⅢB）放疗/PE 方案化疗与放疗/PC 方案化疗》的临床研究，主持吴阶平基金课题 4 项（食管癌三维适形放疗的临床研究、鼻咽癌外照射规范化治疗、非小细胞肺癌三维适形放疗、乳腺癌根治术后规范形放疗）；②近年来已完成课题：2003 年完成卫生部课题《放射性口腔炎诊断标准》的研究；2004 年完成国家高科技发展计划（863）子课题《立体定向放射治疗血管损伤的验证》，校级课题《鼻咽癌立体定向放疗》，医大课题《特殊体形病人立体定向放疗方法的研究》，医大课题《立体定向放疗中脏器动度影响的研究》。

张文学主任近年来在国家级期刊发表文章 13 篇，参与课题研究有：①2006 年"立体定向放疗与常规放疗结合治疗脑胶质瘤"获天津市科委成果认定（津 20063027）；②中国抗癌协会神经肿瘤研究项目，CSNO – 2013 – MSD003，采用小边界适形调强放疗结合替莫唑胺化疗治疗恶性脑胶质瘤的前瞻性随机对照临床研究；③中国抗癌协会神经肿瘤研究项目，CSNO – 2014 – MSD01，多模态影像融合技术优化恶性脑胶质瘤手术及放化疗标准方案的研究；④国家自然科学基金，81671683，基于 X 射线相称 CT 研究肝纤维化微血管动态变化及其对门脉高压形成的作用机制；⑤基于 X 射线相称 CT 研究肝脏门脉小支缺失在胆汁性肝硬化门脉高压症中的作用机制；⑥吴阶平基金 320.6750.17137 榄香烯在脑转移瘤容积弧形调强放疗疗效增敏的前瞻性随机对照研究。

五、名医成果

杨天恩，教授，主任医师，硕士研究生导师。曾任中华放射肿瘤学会副主任委员、中华放射肿瘤学杂志副主编、中国抗癌协会常务理事、中国癌症基金会审稿专家、中国肿瘤史料研究委员会委员、中华医学会天津分会常务理事等职。1992 年被国务院批准享受政府特殊津贴，1997 及 2007 年两次获得中华医学会放射肿瘤学会授予的"放射肿瘤杰出贡献奖"，2011 年获天津医科大学总医院终身专家荣誉称号。

杨天恩同志祖籍河北临榆，1924 年 9 月出生于沈阳。1948 年毕业于沈阳小河沿私立辽宁医学院。1948—1955 年工作于各外科领域（包括耳鼻喉科专业），为日后临床肿瘤专业工作打下了坚实的基础；1955 年后专攻放射肿瘤学。1971 年在总医院担任放射科（放疗组）副主任，分管放疗工作。1980 年任主任医师，1983 年任教授。1982 年总医院放疗科正式成立。杨天恩同志自 1982—1991 年任放疗科主任一职。杨天恩同志为放疗科的筹备、创立以及发展、壮大呕心沥血，作出了极大的贡献。多年来一直坚持工作在医疗、教学、科研的第一线，八十高龄仍坚持参加教学查房。

杨天恩教授 60 余年来致力于放射治疗的临床医疗、教学和科研工作，主要的研究领域有三方面：①临床放射肿瘤学的治疗方面侧重于中枢神经系统及内分泌（垂体）肿瘤的治疗；②临床放射生物学侧重于放射损伤的研究及放射增敏的探索；③ 临床放射治疗剂量学侧重于电子束的使用及放射防护。相继在国内外医学刊物上发表科学论文约 130 篇左右，包括国际学会学术交流的论文 5 篇，以及带研究生的工作总结 20 余篇。代表作有《实用放射肿瘤剂量学》《英汉医学放射学词汇》*Basic Radiotherapy and Cancer Management*，*Radiotherapy in Cancermanagement – Apractical Manual*，*WHO*，*Chapmant Hall Med*，1997（合作）等。于 1997 年及 2007 年两次获得中华医学会放射肿瘤学会授予的"放射肿瘤杰出贡献奖"，于 2002 年获天津市科技进步三等奖一项，并于 2011 年荣获"天津市医科大学总医院终身专家"荣誉称号。

杨天恩同志十分注重人才的培养。自 1978 年杨天恩教授招收首批硕士研究生起，科室所培养的研究生大多数成为各地放疗科的技术骨干力量，其中 5 人留在本科工作，成为科内人才储备力量，并发展、成熟、成长为科内技术骨干，使得科室发展蒸蒸日上。1986 – 1990 年与法国放射肿瘤教育委员会（CERO）联合培养放射治疗博士生（dis）共约 30 人（均来自全国各肿瘤医院及放疗中心），其中医师均获得法国 dis 证书（博士学位）。这些学员回国后工作于全国各地，现已成为国内放射治疗界的骨干，推动了我国放射治疗专业水平的提高，深受同行专家的重视及赞许。

杨天恩同志自 1983 年以来，曾多次受邀赴意大利、匈牙利、荷兰、日本、德国、美国进行学术交流及访问。曾受 OSHO 邀请赴瑞士参加编写放射肿瘤学书籍 *Basic Radiotherapy and Cancer Management*，他是当时受邀参加编写的唯一的中国专家。曾参加由国家科委及卫生部组织的"九五"计划国家基金的评审工作。

常力方，主任医师，曾任第四届中华医学会放射肿瘤分会常务委员，中共保健局会诊专家，中华医学会医疗事故技术鉴定委员会专家，全国放射治疗、核医学、放射剂量学设备标准化分技术委员会及标准审定委员会委员，天津市第十届、第十一届政治协商会议委员，天津市和平区第十届政治协商会议常务委员，九三学社天津市委员会委员，九三学社天津医科大学委员会主任，《生物医学工程与临床》编委。

常力方主任于 1962—1967 年在天津医学院医疗系学习，1979 年考入天津医学院放射治疗专业研究生。1982 年硕士毕业后留总医院放疗科工作。1983 年 10 月随天津医学院医疗设备考察团赴法国、德国考察。1987 年加入九三学社，历任总医院支社主委。1991 年 8 月加入中国共产党，1991 年 11 月任天津医科大学总医院放疗科主任。1996 年赴美国华盛顿、纽约学习立体照射技术。参编著作：《英汉医学放射学词汇》《最新外科治疗手册》《消化系统疾病治疗学》《骨肿瘤影像诊断学图谱》《遗传性大肠肿瘤学》等。

吕仲虹，教授，主任医师，1970 年毕业于天津医学院医疗系，1970—1978 年在天津市南郊区咸水沽医院任耳鼻喉科医师，1978—1981 年天津医学院放射肿瘤专业研究生在学，1981 年毕业并获硕士学位，1981 年起在医科大学总医院放疗科工作至今。在放疗科历任住院医师、主治医师、副主任医师，1996 年晋升主任医师。1997 年任放疗科副主任，2006 年 5 月负责放疗科工作。任职期间发表论文十余篇，获北京市科技进步二等奖一项，天津市科技进步三等奖一项。参加编写著作三部。天津市建设项目职业病危害评价评审专家。在放疗领域，特别是在立体定向放射治疗方面多有建树。尤其是 1996 年我科成立 X – 刀治疗室开展 SRT 以来，吕仲虹主任开展的与神经外科包括与天津市环湖医院之间的交流合作活动，在全国范围内的 SRT 治疗领域中居于学术领先地位。

曹永珍，硕士研究生导师，教授，主任医师，现任天津医科大学总医院放疗科科主任。担任中华医学会放射肿瘤专业委员会天津分会主任委员，中华医学会肿瘤放疗专业委员会委员，中国抗癌协会肿瘤放疗专业委员会委员，中国北方放射治疗协作组委员，中国肿瘤临床杂志审稿专家，中国科学院大恒医疗有限公司技术顾问，医院健康管理中心会诊专家，天津市建设项目职业病危害评价评审专家。1980 年毕业于天津医学院医疗系，1990 年 7 月研究生毕业留校留放疗科工作至今。2002 年晋升主任医师。近年来在国家级期刊发表文章 60 多篇（包括国内外学术交流）。获国家级科技成果 2 项，获天津市科技进步三等两项。获北京市科技进步二等奖 2 项。填补天津市医药卫生新技术 2 项，完成卫生部级课题 4 项，完成国家高科技"863"课题子课题一项，校级课题 3 项，在研的有吴阶平基金课题 4 项，卫生部课题三项，国家"十一五"支撑计划课题一项。2015 年主编《电离辐射损伤与临床诊治》一书，近年参编《肿瘤基因放射治疗学基础》《放射性疾病诊疗手册》《放射治疗学》等著作 7 部。培养硕士研究生、协助带教博士生共计 20 余人。

张文学，硕士研究生导师，主任医师，1999 年毕业于白求恩医科大学，1999—2010 年在天津市环湖医院工作，历任住院医师、主治医师、副主任医师，于 2008 年毕业并获博士学位，入职天津医科大学总医院至今。其现时任卫生部医疗援黔专家团核心专家，中国研究型医院学会放射生物与多模态诊疗专委会委员，中国医师协会脑胶质瘤专委会放疗学组委员，中国抗癌协会神经肿瘤专委会青年委员。中国抗癌协会鼻咽癌专委会委员，中国医疗装备协会放射治疗装备协会常务委员。中国肿瘤微创治疗新战略联盟立体放疗专委会常务委员。北京医学奖励基金会肺癌专家委员会常务委员，天津医学会放射治疗学分会常务委员，天津市抗衰老学会普通外科专委会常务委员，天津市中西医结合学会临床营养治疗专委会委员，天津医学会肿瘤学会委员。天津市抗癌协会神经肿瘤专委会委员，天津医师协会精准医疗委员会委员。

六、医疗工作

自我科成立 X-刀治疗室开展 SRT 以来，时任科主任的常力方教授以及副主任吕仲虹教授开展与神经外科包括与天津市环湖医院之间的交流合作活动，在全国范围内的 SRT 治疗领域中居于学术领先地位。1996 年，与天津市环湖医院联合承办了全国立体定向放射治疗学术交流大会。当时到会近 300 人，我科在大会上进行了"浅论剂量爬高"的讲座，进一步巩固了 SRT 治疗在全国放射治疗领域中的学术领先地位。2002 年又引进了德国 Siemens 公司生产的直线加速器（Siemens primus）和 ADAC 治疗计划系统，可以开展头、颈及体部的各种良、恶性肿瘤的适形治疗，在全市乃至全国范围内居于领先地位。我科 2006 年成为天津市胸部肿瘤中心成员科室，在肺癌多学科综合治疗领域，充分发挥放射治疗优势。

自 2006 年曹永珍教授担任科室主任以来，注重新技术与新设备的引进以及专业优秀人才的引进、培养，加强同国内外的技术交流与学习，使放疗科更加规范、技术与学术上与国际接轨，在院领导大力支持下成立放疗病房，科室发展迎来了春天。我科放疗团队包括医护技、物理师等不同工种 30 余人，科室成员专业构成完善。2012 年，为满足广大病患不断增长的医疗需求，以及更好地为病患提供优越的现代化的医疗环境，科室病房搬至新住院大楼，放疗机房亦迁至新建的建筑总面积约 1000m² 的现代化放射治疗区。现代化的病区与国际接轨，环境干净整洁，各种医疗设备先进一流。新的放射治疗区宽敞温馨。2013 年，各位领导高瞻远瞩，率先引进天津市首台直线加速器医柯达 Synergy VMAT 直线加速器，以及 CT 模拟机飞利浦 Brilliance CT Big Bore，在天津首家开展容积适形调强放射治疗。Elekta Synergy VMAT 直线加速器为当今世界最先进的、同时具有容积弧形调强放射治疗（VMAT）、调强放射治疗（IMRT）和影像引导放射治疗（IGRT）功能的多用直线加速器。VMAT 技术大幅缩短了患者治疗时间、提高了肿瘤控制率及降低了副作用，这一新技术的开展弥补了天津市科技空白，从硬件设备和应用技术上都达到了国际一流放射治疗中心的水平，使天津医科大学总医院放疗科跨入国内外先进行列。

现在，总医院放疗科在张文学主任的管理下，上下齐心，秉承"求实，奉献，协作，创新"的科室核心价值观，科室不断发展壮大，科室发展蒸蒸日上。科室凭借丰富的临床经验和夯实的理论基础，以天津市最大三级甲等综合医院的雄厚综合实力为依托，联合神经、五官、胸部、腹部、妇科、血液肿瘤等领域学科，为广大肿瘤患者提供精确、有效、安全的放射治疗，使天津及全国各地一大批肿瘤患者从中受益，大大提高肿瘤患者的生存质量和生存率。我们的患者辐射全国各地如东北地区、河南、河北、山东、安徽、江苏、南京、陕西、山西、新疆、宁夏等各地患者及国外患者。

七、人才培养

放疗科历来非常重视人才培养。目前硕士生导师1人，40岁以下中青年医生中具有硕士学位占100%，博士6人。

2019年，派出1名医生前往北京协和医院进修后装治疗。2名医生前往中国医学科学院放射所进行课题科研工作。

八、慈善义诊

2018年5月，放射治疗科党支部开展党日活动，到蓟州区人民医院义诊。

2019年，放疗科张文学医生中秋节期间到青县义诊，张荣新医生开展肿瘤防治义诊。

放疗科团队包括医护技、物理师等不同工种30余人，科室成员专业构成完善。现代化的病区与国际接轨，环境干净整洁，各种医疗设备先进一流。新的放射治疗区宽敞温馨。2013年，各位领导高瞻远瞩，率先引进天津市首台直线加速器医柯达Synergy VMAT直线加速器，在天津首家开展容积适形调强放射治疗。Elekta Synergy VMAT直线加速器为当今世界最先进的、同时具有容积弧形调强放射治疗(VMAT)、调强放射治疗(IMRT)和影像引导放射治疗(IGRT)功能的多用直线加速器。VMAT技术大幅缩短了患者治疗时间、提高了肿瘤控制率及降低了副作用，这一新技术的开展弥补了天津市科技空白，从硬件设备和应用技术上都达到了国际一流放射治疗中心的水平，使天津医科大学总医院放疗科跨入国内外先进行列。

现在，总医院放疗科在张文学主任的管理下，上下齐心，秉承"求实，奉献，协作，创新"的科室核心价值观，科室不断发展壮大，科室发展蒸蒸日上。科室凭借丰富的临床经验和夯实的理论基础，以天津市最大三级甲等综合医院的雄厚综合实力为依托，联合神经、五官、胸部、腹部、妇科、血液肿瘤等领域学科，为广大肿瘤患者提供精确、有效、安全的放射治疗，使天津及全国各地一大批肿瘤患者从中受益，大大提高肿瘤患者的生存质量和生存率。我们的患者遍及全国各地如东北地区、河南、河北、山东、安徽、江苏、南京、陕西、山西、新疆、宁夏等各地患者及国外部分地区。

附录11　感染科大事记

一、组织机构

天津医科大学总医院感染科是在原大内科传染病学组的基础上发展起来的。

20世纪70年代末，天津医学院附属医院内科划分为心血管、呼吸、血液、消化、内分泌和传染病6个学组，时任内科副主任的吴宗璠教授任传染病学组负责人，与内分泌学组同在一个病区，称"内科三组"，床位约15张。

20世纪80年代中期，大内科建立三级学科。在传染病学组的基础上组建了传染科(后更名为感染科)，由邵维传教授担任科主任。传染科有独立的病区，床位12张。

1989年，天津医学院更名天津医科大学附属医院，同年医院主楼投入使用，感染科病区设在主楼 6 楼，开放床位 20 张。在时任科主任邵维传教授的积极主张和努力下，感染科更名为感染免疫科，科室开始收治类风湿关节炎、系统性红斑狼疮、血管炎等结缔组织病。

1998 年，巩路教授担任科主任和学科带头人后，感染免疫科的各项工作有了飞跃发展，2005 底主楼内科病房改造完成后，感染免疫科下设 2 个住院病区和肠道门诊，床位增加到 45 张，有主任医师 4 人，副主任医师 2 人，主治医师和住院医师各 5 人，护士 21 人。

2012 年，为适应学科及医院的可持续发展，推动我市感染性疾病的诊疗工作，感染免疫科更名为感染/风湿免疫科。

2013 年，感染/风湿免疫科正式分为感染科和风湿免疫科两个独立科室，感染科由逄崇杰担任科主任，张丽担任护士长，秦文青主管发热/肠道门诊日常护理工作。现有主任医师 1 人，副主任医师 2 人，主治医师 7 人，护士 27 人。

2020 年，新型冠状病毒病暴发，发热门诊成为防控前沿阵地，结合上级要求和自身实际情况，采取灵活机动的组织架构，整合全院调配来发热门诊的医生和护士，组成了实力更强、经验更丰富的诊疗和护理团队。

二、基础建设

2013 年，感染科正式独立，设有住院病区、发热/肠道门诊、感染科门诊。住院病区位于实验楼一层，床位数 16 张，配备独立的全病区通风装置。发热/肠道门诊同样位于实验楼一层，按照"三区两通道"设计，患者出入通道设置于最易辨识的位置，靠近总医院东门，有独立的挂号处、药房、收费处、化验室、配液室、诊室和输液区，发热门诊与病房有单向通道相连。感染科门诊位于门诊楼二层，设有专家诊室 1 间，普通诊室 1 间。

2016 年，遵照医院整体规划，感染科病区搬入第一住院部一楼，床位数 16 张。

2020 年 1 月，"新冠"疫情暴发，感染科病区关闭，紧急改建为隔离病区，人员全部撤出，服从医院派遣。

2020 年 2 月，位于原药理试验基地的"轻症隔离病区一区"和"轻症隔离病区二区"相继完成改建，实现发热门诊 – 隔离病区闭环管理。5 月，疫情控制，轻症隔离病区陆续关闭，感染科暂时迁回第一住院部。

2020 年 10 月至今，严格按照防疫规定设计、改建的新病区竣工。新病区位于原实验楼一层，医院急诊楼后、靠近四平西道侧，独立于医院主要建筑之外。发热门诊、隔离病区、普通病区在此合理布局，并以单向通道相连接。发热门诊除原有功能区外，诊区增设重症留观室 1 间，CT 检查室 1 间，核酸标本可由电梯式装置直接运送至二楼核酸检验室；隔离病区单间 12 间，其中包括 2 间负压病房；普通病区床位 16 张。此外，由数个可移动舱组成的核酸采集点也正式投入使用，总医院日检测能力可达万人。

三、党群生活

2014 年，感染科党支部成立，初期只有 6 名成员。星星之火可以燎原，每一位党员都积极参加党总支组织的活动，思想水平提高，能力得到锻炼，为日后独立开展各项活动奠定了基础。

2016 年，曲瑾医生加入感染科党支部，队伍进一步壮大。曲瑾医生政治立场坚定，医疗技术扎实，她的到来使感染科党支部的凝聚力进一步增强。

2018 年，王晴晴护士加入感染科党支部。随着党员队伍的稳定，支部有了开展各项活动的基础。该年度党支部成员积极参加"两学一做"教育活动，继续推进"千名党员服务基层"，还以"感染病和抗菌药物合理使用培训"等主题为契机，组织宣传活动；通过总医院官方微信群，普及相关医学知识。滨海新区发生严重车祸外伤事件后，我支部逄崇杰、曲瑾、袁双龙同志发挥党员先锋模范精神，投入大量时间，多次参加会诊救治工作。

2019 年，以"不忘初心，牢记使命"为中心，每名党员通读《习近平关于"不忘初心、牢记使命"重要论述选编》和《习近平新时代中国特色社会主义思想学习纲要》。于新立、逢崇杰、张弘三名同志到新星小学进行流感科普知识讲座；党支部组织全体党员参观周恩来邓颖超纪念馆、天津市档案馆，使每位党员近距离感受到了中国共产党近百年来坚守初心使命、不断开拓进取的光辉历程，受到了一次深刻的思想教育和精神洗礼，并发展入党积极分子一名。

2020 年，是不平凡的一年。新冠疫情给感染科带来巨大的压力。在疫情暴发初期，病原体不明，社会大众尚沉浸在恐惧中，逢崇杰同志、曲瑾同志最先进入"红区"，他们心理素质稳定、医疗技术功底扎实，成功拦截了总医院第一例新冠肺炎，给予全科上下巨大的鼓励。王晴晴同志接到赴鄂任务，立刻出发进驻武钢二院，面对的是废弃的医院，而且物资匮乏，人力匮乏，硬是咬牙扛了下来。在大风大浪面前，人群中需要一面屹立的旗帜，感染科党支部当之无愧。"特殊时期，是考验每个共产党员的时刻！"这句话，至今仍写在感染科每一张排班表上，这是我们的心声，也是我们的志向！

四、科学研究

1985 年，感染科被上级批准为硕士学位授予点，吴宗璘教授担任硕士生导师，同年招收吴瑛、巩路和陈洪立医生为研究生，并建立了感染科实验室，主要用于研究生的科研工作。

1989 年，在原感染科实验室的基础上建立了感染免疫实验室，引进了具有丰富实验室工作经验及科研能力的陈且峰副主任技师任实验室负责人，率先建立和开展了抗 ENA 抗体的检测。邵维传教授、陈且峰主任还首先在天津市开展了血清军团菌抗体的检测工作，并获天津市引进新技术成果奖。

1998 年，在巩路教授和陈且峰主任的领导下，感染科实验室又先后开展了细胞因子、类风湿关节炎特异性抗体和隐性类风湿因子的检测，为进一步研究风湿性疾病的发病机制和开展早期诊断奠定了基础。同时在发表论文的数量和质量、获得科研课题的数目、出版专著等方面都较以往有了飞速提高。1999 年至 2005 年在正式期刊共发表论文 50 篇，其中在中华系列杂志发表 20 篇，出版专著 7 部，申请课题 7 项。

2000 年，逢崇杰主任主持课题《体外诱导耐万古霉素葡萄球菌耐药性研究》结题。

2004 年，巩路教授担任副主编的《临床感染病学》由天津科技出版社出版。

2005 年，巩路教授作为主要参与者的天津市科委重点攻关课题《医院多重耐药细菌感染的基础和临床研究》获市科技进步二等奖。

2014 年，逢崇杰主任参编《神经外科重症监护》，人民卫生出版社出版。

2018 年，逢崇杰主任主持《耐碳青霉烯了肠杆菌科细菌的分子流行病学及毒力特点研究》在研。

2019 年至今，逢崇杰主任主持《NF-κB 信号通路在败血症类炎症反应中的作用及控制研究》在研；横向课题《评价口服苹果酸奈诺沙星治疗成人社区获得性肺炎患者的有效性和安全性的多中心Ⅳ期临床研究》结题；多重耐药革兰阴性菌感染网络登记性研究(北京市医学奖励基金会，北京协和医院)在研；全国常见革兰阴性菌最低抑菌浓度调研项目(浙江大学医学院附属邵逸夫医院)结题；全国肺炎克雷白菌流调项目(浙江大学医学院附属邵逸夫医院)结题。在读硕士 1 人。科室成员发表 SCI 论文 4 篇，参与国自然面上项目 2 项。

五、名医成果

20 世纪 70 年代末，吴宗璘教授为传染病学组负责人。吴宗璘教授早年毕业于北京大学医学院医学系，1944 年参加工作，1948 年加入中国共产党，参加党的地下工作。1950 年参加抗美援朝医疗队，历任天津市人民政府咨询委员会第二、第三、第四、第五届委员，天津市卫生局咨询委员会委员，天津医科大学总医院内科副主任，天津市中华医学会委员，中西医结合学会常务委员，肝病专业委员会名誉主任等，受到毛泽东、邓小平同志接见。1981 年 11 月建立内科学传染病专业硕士点，是天津医学院（现天津医科大学）首批硕士点之一，吴宗璘教授担任硕士生导师。1981 年吴宗璘教授获得全国中西医结合学会成果奖，2002 年获得全国中西医结合学会贡献奖。在得知身患绝症后，吴宗璘教授仍然以豁达、乐观的精神继续工作，并把自己多年的经验传授给年轻医生。吴宗璘教授生前始终认为中西医结合是世界医学的创举，也是我国医学重要的伟大创新，并希望通过自己的努力发扬光大。吴宗璘教授于 2007 年 12 月 20 日因病医治无效逝世，享年 87 岁。吴宗璘教授从医从教60 余年，先后主编著作 9 部，发表相关论文百余篇。在传染病、中西医治疗肝病方面医术卓绝，是总医院感染科奠基人。

20 世纪 80 年代中期，大内科建立三级学科。在传染病学组的基础上组建了传染科（后更名为感染科），由邵维传教授担任科主任。邵维传教授治学严谨，技术上精益求精，在不明原因发热和风湿免疫性疾病方面有着丰富的临床经验。在他和巩路教授、李宝全教授等的努力下，感染科实现了从传染病到感染病、从感染病到风湿病的两次飞跃。40 多年来，邵维传教授主要从事内科临床医疗、教学和科研工作，成功抢救了众多危重症患者，并为本专业培养了大批人才，发表论文 10 余篇，参编专著《起死回生 100 例》《内科学》和《内科学基本功》等。

1998 年，巩路教授开始担任感染免疫科科主任和学科带头人。巩路教授从事临床工作近 40 年，在感染性疾病诊疗、医院感染防控、抗菌药物使用管理方面有着丰富的经验，在天津市医院感染的控制及抗菌药物的管理与合理应用中发挥着重要的作用。巩路教授现任天津市医院感染质控中心主任委员、天津市风湿病学会主任委员、天津市医师协会感染病分会名誉会长、天津市医学会感染病学分会副主任委员、天津市预防医学会医院感染控制分会副主任委员、天津预防医学会理事、卫生部和天津市抗菌药物合理使用专家指导小组成员、天津市特殊管理抗菌药物会诊专家和《天津医药》杂志编委。先后指导和培养研究生 30 余名，完成科研课题多项，主持天津市卫生系统重大攻关课题一项、参与国家"十一五"攻关课题两项，以第一作者/通讯作者发表论文 50 余篇，主编及副主编著作各一部，参编著作、译著多部，获天津市科技进步二等奖（参加）、三等奖（主持）各一项。曾获得2003 年天津市抗击"非典"先进个人和优秀共产党员、2003 年中华预防医学会抗击"非典"先进工作者、2004 年天津医科大学优秀教师、2006 年天津医科大学优秀共产党员、2006 年天津医科大学总医院优秀共产党员、2006 年天津市卫生行业优秀思想政治工作者、2007 年度天津市五一劳动奖章先进个人、天津市十佳医生等荣誉称号。

感染科现任负责人逄崇杰主任，从事临床一线工作 20 余年，具有扎实的内科基本功和很强的逻辑分析能力，对疾病有很强的判断能力。在感染性疾病、耐药细菌治疗、抗菌药物合理使用和医院感染控制方面有很高的造诣，特别是针对多种能引起发热的疾病，如败血症、脑膜炎、肺炎、心内膜炎、血管炎、关节炎等以及长期不明原因发热疾病诊疗上具有丰富的临床经验。目前兼任中华医学会感染病学分会青年委员，天津市医院感染质控中心副主任委员，天津市药学会抗感染委员会副主任委员，天津市医师协会感染病分会副会长，天津市医学会感染病学会常务委员，天津市预防医学会医院感染控制分会常务委员兼秘书，天津市医院协会第二届医院感染管理管理专业委员会常务委员，天津市抗菌药物合理使用专家指导小组成员，天津市特殊管理抗菌药物会诊专家。先后参加了非典、甲流、新冠患者的救治工作以及多次参加天津市疑难和危重患者的会诊工作。2020 年荣获天津市劳动模范荣誉称号。

六、医疗工作

20 世纪 70 年代，我科主要收治的病种包括流行性乙型脑炎、流行性脑脊髓膜炎、细菌性痢疾、阿米巴痢疾、伤寒、败血症、急性重型病毒性肝炎和结核性脑膜炎等，是当时天津市救治重症传染病的骨干学科。

20 世纪 80 年代中期，感染免疫科收治病种由以单纯的传染病为主逐渐过渡到以各系统感染性疾病为主，如肺部感染、胆系感染、肝脓肿、泌尿系感染、中枢神经系统感染、败血症以及不明原因发热等，但仍会收治一些传染病如伤寒、流行性脑脊髓膜炎和流行性斑疹伤寒等，其中在 1988 年收治了第 1 例天津本地区发病的流行性出血热患者。

1989 年更名为感染免疫科后，在邵维传教授、巩路、李宝全等医生的努力下，率先在天津市开始了风湿免疫病的诊治工作，收治的病种逐步包括系统性红斑狼疮、类风湿性关节炎、干燥综合征、皮肌炎、混合结缔组织病、系统性血管炎、成人斯蒂尔病、血清阴性脊柱关节病和骨关节炎等，为天津市开展风湿病工作起到了重要的促进和推动作用。

20 世纪 90 年代末，科室在保持风湿病诊疗天津市领先的同时，对感染性疾病研究重点也转向了难治性感染和不明原因发热的诊疗、指导抗生素的合理应用、医院感染的预防与控制，承担着天津市内外大量的疑难危重病例的会诊及抗感染治疗的指导工作，参与各种自然灾害后的感染防控及救治工作。2012 年感染科被天津医科大学评为临床重点专科。

由于学科专业特点，感染免疫科成为医院处理突发公共卫生事件的"先头部队"。2003 年"非典"时期，巩路教授为确诊天津市首个"非典"病例起到至关重要的作用，是天津市首批进入定点医院的指导专家之一。当年感染免疫科被市总工会评为"九五立功先进集体"，巩路教授荣获天津市和教卫工委优秀共产党员称号，逢崇杰等同志获天津市抗击 SARS 先进个人，新长征突击手称号。2009 年，甲型 H1N1 流感全球大流行，感染免疫科根据医院要求，将原肠道门诊改造成发热门诊，另将第二住院病区改造成专门收治甲型 H1N1 流感重症患者的病区，为甲流疫情控制起到了重要的作用。2020 年，新型冠状病毒肺炎暴发，几经考验的感染科医护立刻全体动员，逢崇杰主任担任医院新冠肺炎临床专家组组长和天津市卫健委新冠肺炎医疗救治专家组副组长，参加海河医院新冠肺炎患者的会诊工作和感染防控工作，参与天津市卫生健康委制度、规范制订和督导检查工作，为上级决策提供专业意见和建议，组织参与督导检查 10 余次；张燕平医生随国家医疗队至武汉接管重症病区之一，该病区实现"零死亡"；曲瑾医生在疫情暴发初期连续奋战数个昼夜，诊断了总医院首例新冠肺炎；袁双龙医生在空港医院全面负责发热门诊工作，守护境外入津的门户；许楠、于新立医生负责隔离病房的工作；王晴晴护士是天津赴武汉首批医疗队成员；张丽护士长和秦文青护士长带领全体护士坚守岗位，实现医护"零感染"。疫情暴发时期确诊 7 例新冠肺炎、筛查 134 例疑似病例。全年接诊发热病人近九万人次，核酸采集点接待十四万人次，为守护津城百姓健康作出了重要贡献。荣获天津市"三八红旗集体"，天津医科大学"抗疫最美白衣战士团队"，人文爱心科室（白求恩精神研究会、《中国医学人文杂志社》）等荣誉称号。

七、人才培养

感染科历来非常重视人才培养。目前硕士生导师 1 人，40 岁以下中青年医生中具有硕士学位占 100%，在读博士 2 人。

2013 年，天津市卫健委举办感染疾病科骨干医师研究班，先后派出 4 名医生接受培训，取得优异成绩。

2018 年，派出 1 名医生在北京协和医院感染科完成进修。举办总医院抗菌药物管理（AMS）交流会。

2019 年，派出 2 名医生参加培元计划学习班；一名医生晋升副主任医师。

八、慈善义诊

2018 年，曲瑾医生参加"佳园里社区义诊"。

2019 年，曲瑾医生再次代表感染科党支部参加党总支下基层义诊活动。

九、健康科普

2018 年，袁双龙医生、许楠医生先后接受天津卫视采访，科普夏季腹泻、冬季流感的一般防控知识。

2019 年，曲瑾医生接受中央电视台《朝闻天下》栏目和天津电视台都市频道采访，介绍天津医科大学总医院发热门诊概况和接诊情况；张弘医生在天津交通广播电台普及流感服药时的注意事项。感染科在总医院官微发布一系列科普文章，提高群众对夏秋季传染病的认识。

2020 年，逄崇杰主任做客天津广播新闻中心《空中问诊》栏目，与市民在线互动，答疑解惑。

感染科历经半个世纪的风雨磨砺，在老中青四代专家和全科医护人员的努力下，各项工作一年一个台阶，蓬勃发展。门诊量以及收住院患者人次每年都有一个突飞猛进的发展。随着学术的发展，诊治水平的提高，新诊疗技术的不断开展，当前的感染科已成为天津市抗感染领域的支柱力量，每年承担天津市大量的疑难危重病例的会诊及抗感染治疗的指导工作。有越来越多的患者慕名前来求医，许多疑难杂症在感染科被确诊，更有许多危重患者在感染科被成功救治。感染科目前把科研工作作为工作重点，以科研工作带动和促进学科发展，把感染病科建设成为兼有感染病临床诊疗、抗菌药物使用指导和医院感染控制三位一体的新型科室，承担起医院抗菌药物合理使用指导以及疑难重症感染患者的诊疗任务，医生的日常工作也将分为病房管理、感染病门诊和院内会诊三个部分。感染科今后将要站在医院的角度，建立"大感染科、医院的感染科"和"小病房、大会诊"，积极主动参与医院抗菌药物使用与管理、医院感染控制与管理，在天津市乃至全国创建一种全新的感染科模式。